U0925370

Diseases of the Orbit

A Multidisciplinary Approach

Second Edition

眼眶疾病

第2版

编　著　〔加〕Jack Rootman

主　译　孙丰源

副主译　潘　叶　李青吉　赵　红

译　者　（以姓氏笔画为序）

孙丰源　杨士强　李宁东

李青吉　陈　婷　林思勇

孟　斌　赵　红　常翠荣

潘　叶　鞠　宏

Lippincott Williams & Wilkins Inc.　授权

天津科技翻译出版公司　出版

著作权合同登记号:图字:02-2006-30

图书在版编目(CIP)数据

眼眶疾病:第2版/(加)鲁特曼(Rootman,J.)编著;孙丰源主译.—天津:天津科技翻译出版公司,2006.7

书名原文:Diseases of the Orbit: A Multidisciplinary Approach

ISBN 7-5433-2009-6

Ⅰ.眼… Ⅱ.①鲁… ②孙… Ⅲ.眼眶疾病-诊疗 Ⅳ.R777.5

中国版本图书馆CIP数据核字(2006)第015884号

本书中所给出的各种药物的适应证、副作用和剂量安排,虽经专家审定均正确无误,但今后仍会有所变更。因此读者在使用时应以各药厂提供的使用说明为准。

授权单位: Lippincott Williams & Wilkins Inc.
出　　版: 天津科技翻译出版公司
出 版 人: 蔡 颢
地　　址: 天津市南开区白堤路244号
邮政编码: 300192
电　　话: 022-87894896
传　　真: 022-87895650
网　　址: www.tsttpc.com
印　　刷: 山东新华印刷厂临沂厂
发　　行: 全国新华书店
版本记录: 889×1194 1/16 30.75印张 800千字
2006年7月第1版 2006年7月第1次印刷
定价:200.00元

(如发现印装问题,可与出版社调换)

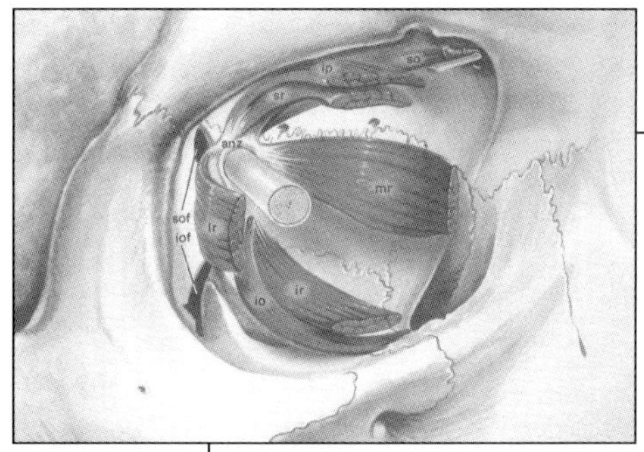

作者名单

Jack Rootman, MD, FRCSC, *Professor Departments of Ophthalmology and Pathology University of British Columbia and the Vancouver Hospital and Health Sciences Centre Vancouver, British Columbia Canada*

Hind Al-Katan, MD, *Consultant Ophthalmologist & Head, Department of Ophthalmology, Security Forces Hospital; Clinical Assistant Professor, Department of Ophthalmology, King Saud University; Visiting Staff, Department of Pathology, King Khalid Eye Specialist Hospital, Riyadh, Saudi Arabia*

Wilma Y. Chang, BSc, *Department of Ophthalmology, University of British Columbia, Vancouver, British Columbia, Canada*

Joseph M. Connors, MD, FRCPC, *Clinical Professor, Division of Medical Oncology, Department of Medicine, University of British Columbia; Chair, Lymphoma Tumor Group, British Columbia Cancer Agency, Vancouver, British Columbia, Canada*

Peter J. Dolman, MD, FRCSC, *Clinical Associate Professor, Department of Ophthalmology, University of British Columbia and the Vancouver Hospital & Health Sciences Centre, Vancouver, British Columbia, Canada*

Randy D. Gascoyne, MD, FRCPC, Clinical Professor, Department of Pathology, University of British Columbia; Pathologist, British Columbia Cancer Agency, Vancouver, British Columbia, Canada

Douglas A. Graeb, MD, FRCPC, *Associate Professor, Division of Neuroradiology, Departments of Radiology, University of British Columbia and the Vancouver Hospital & Health Sciences Centre, Vancouver, British Columbia, Canada*

Dean R. Jones, MD, *Resident, Department of Anesthesiology, Columbia Presbyterian Medical Center, Columbia University, New York, New York, United States*

Steven E. Katz, MD, *Assistant Professor, Department of Ophthalmology, Ohio State University, Columbus, Ohio, United States*

Christopher J. Lyons, MB, BSc, FRCSC, *Associate Professor, Department of Ophthalmology, University of British Columbia; Head, Department of Ophthalmology, British Columbia Children's Hospital, Vancouver, British Columbia, Canada*

Thomas R. Marotta, MD, FRCPC, *Assistant Professor and Interventional Neuroradiologist, Departments of Radiology, St. Michael's Hospital, the University Health Network – Toronto Western Hospital and the University of Toronto, Toronto, Ontario*

Robert A. Nugent, MD, FRCPC, *Associate Professor, Division of Neuroradiology, Department of Radiology, University of British Columbia and the Vancouver Hospital & Health Sciences Centre, Vancouver, British Columbia, Canada*

Peerooz Saeed, MD, *Department of Ophthalmology–Orbital Centre, Academic Medical Center, University of Amsterdam; Consultant Ocular Oncologist, Head and Neck Group, Antonie van Leeuwenhoek Hospital/The Netherlands Institute of Cancer, Amsterdam, The Netherlands*

Dinesh Selva, MBBS (Hons), FRACS, FRANZCO, *Senior Clinical Lecturer, Oculoplastic and Orbital Division, Department of Ophthalmology, Royal Adelaide Hospital, University of Adelaide, Adelaide, Australia*

Bruce Stewart, BFA, *Victoria, British Columbia, Canada*

Valerie A. White, MD, FRCPC, *Associate Professor, Departments of Pathology and Ophthalmology, University of British Columbia and the Vancouver Hospital & Health Sciences Centre, Vancouver, British Columbia, Canada*

主译者简介

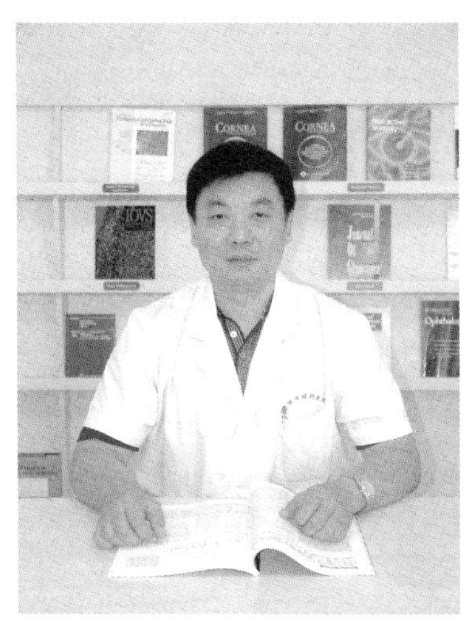

孙丰源，天津眼科医院副院长、天津眼科研究所副所长、教授、博士研究生导师，享受国务院政府特殊津贴。天津市卫生系统跨世纪人才、天津市政府授衔眼眶病专家、美国眼科学会（AAO）会员、荷兰阿姆斯特丹大学眼眶中心客座教授、北京朝阳医院客座教授、国家自然科学基金项目评审专家。中国超声医学工程眼科学会副主任委员、中华眼科学会眼科免疫学组委员、中华眼科学会外伤整形眼眶学组委员、《中华眼科杂志》编委、《中国超声诊断杂志》编委、《中国实用眼科杂志》通讯编委。天津市政协委员、九三学社天津市委员会委员。主要从事眼眶病、眼免疫、眼影像等基础和临床工作，诊治各种眼眶疾病6000余例。发表学术论文40余篇，撰写专著11部，获国家科技进步二等奖一次，天津科技进步二等奖两次，天津市卫生局、天津医科大学等科技奖多项。培养研究生10余名，现承担多项自然科学基金项目。

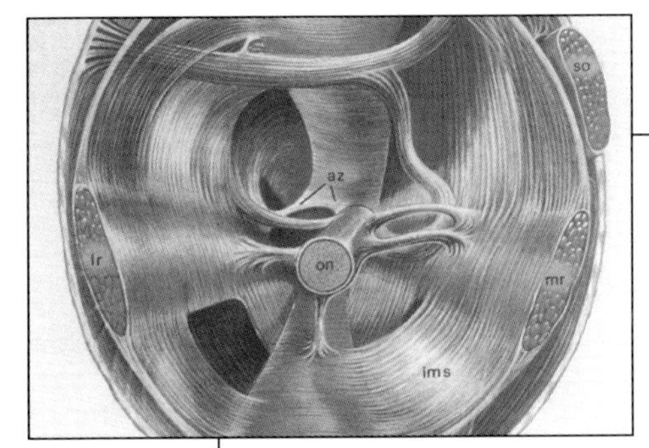

中译本序

眼眶疾病属临床边缘学科，介于眼科、神经科、耳鼻喉科、颅底外科和颌面口腔科之间。由于眼眶的位置较深，其周围又有许多重要结构，因而眼眶疾病的诊断和治疗均较困难。加之，这一领域的研究者较少，致使眼眶病学长期以来处于停顿或缓慢进展阶段。近20余年以来，科学技术的飞速发展，医学各学科和生物医学工程学的进步，特别是医学影像学的形成和完备，促进了眼眶病学的发展。更可喜的是，国内外已出版多部有关眼眶疾病方面的专著，在众多的专著中，Jack Rootman 编著的《眼眶疾病（*Diseases of the Orbit*）》最具特色。

Jack Rootman 是世界级的眼眶病专家，从事眼眶疾病的临床和基础研究已有几十年之久，具有丰富的临床经验和扎实的医学基础知识，对于眼眶病理、血管性肿瘤及畸形有独到见解。他的这些成就均写入了他的专著之中，该专著在一定程度上反映了现代眼眶病学的世界水平。该书内容丰富，章节分类侧重于病理生理，大量的绘图影像和综合表格便于读者理解和记忆。为了使广大读者及时了解眼眶疾病的前沿，学习并应用到临床实践中去，将该书译为中文出版实属必要。

以孙丰源教授为主译的译者们，都受过眼眶病学的专门训练，并长期工作在临床和科研第一线。他们具有丰富的临床经验和深厚的理论基础，曾发表多篇学术论文，参与多部专著的撰写。他们中多人曾在欧洲、北美和日本进修，并在当地参加临床、科研工作，知识面广，英文功底深厚，从而保证了《眼眶疾病》中译本的学术水平和权威性。《眼眶疾病》中译本，无论是从事眼眶病学科的工作者，还是相关学科的临床医生，均值得一读，必可从中获得有益的知识。

宋国祥

2006年5月

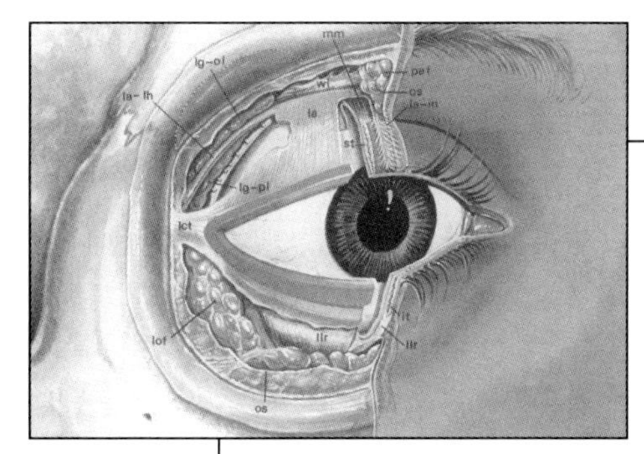

中译本前言

眼眶疾病属于眼科范畴，但具有交叉学科的特征，所涉及的医学领域较广泛，除眼科以外，还涉及颅脑外科、耳鼻喉科、口腔科、医学影像以及组织病理等多学科的专业知识。同时，由于眼眶疾病与全身各系统疾病的关系密切，因此要求眼眶病医生具备更多的全身整体观念和综合知识。应该讲，眼眶疾病无论是其发病种类、发病机制、疾病的发生发展，还是诊断及治疗都是眼科领域中的难点。随着我们对眼眶疾病的认识不断提高，眼眶疾病的范畴相应扩大，其发生率也在逐年上升。因此，提高临床医生诊断和处理眼眶疾病的能力尤为重要。

在我国，眼眶疾病的系统研究是由著名的眼科专家，我的恩师宋国祥教授于20世纪60年代开始的，他是我国眼眶疾病研究的开创者。经过几十年不懈的探索与实践，伴随医学其他领域的发展，特别是医学影像、基因、免疫病理等多学科的高速进步，眼眶疾病的理论研究和临床诊断治疗水平也有了很大的提高。目前，在国内几所较大的医院眼眶疾病的诊治水平已经接近或达到国际同专业水平，这是我们应该感到欣慰的。但是我们也应该认识到，当前我国眼眶疾病的整体水平还不高，某些诊治方法还不甚规范。

到目前为止，国内已有数部由宋国祥教授及其他作者所编写的眼眶疾病专著与读者见面。这些著作无疑对推动我国眼眶病学的发展起到了至关重要的作用。2003年我在荷兰阿姆斯特丹大学眼眶中心学习和工作期间，有幸得到由Jack Rootman编著的《眼眶疾病（*Diseases of the Orbit*）》一书，当时此书刚刚完成再版。当我读过之后，发现此书无论从涉及的内容还是写作风格都令读者耳目一新，是一本难得的好书。全书内容深入浅出，逻辑性强，特别是书中包含了大量的图表，十分便于读者的理解。Jack Rootman是国际上著名的眼眶病专家，由他编著的这本书也必然代表着该专业的最高水平。

为了大多数读者阅读方便，我们将此书译为中文，读者若能从中受益，我们将甚感欣慰。译者们都工作在临床一线，工作繁忙，加之水平有限，在翻译过程中不妥或错误在所难免，敬请广大读者批评指正。本译作的出版得到了天津市自然科学基金项目（01360931）、天津市卫生局重点资助项目(04KY05)、中国医学科学院生物工程研究所天津迈达医学科技有限公司、日本参天深圳瑞霖医药有限公司、上海申旭仪器有限公司的大力支持,在此深表感谢。

孙丰源

2006年5月于天津

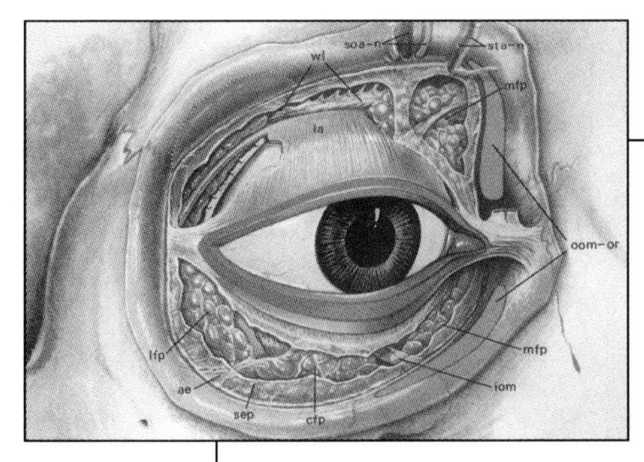

前　言

从事临床实践和研究的医生是需要终生学习的，这一点在本书中得到了充分的体现。不断地思索和创新，是临床医生必须具备的一种素质，在治疗疾病的过程中，乃至在处理老师、学生和同事之间的复杂关系中，它都起着十分重要的作用。《眼眶疾病》就是以思索和创新的方式为临床医生提供了获取知识和解决问题的途径和方法。书中第一、二篇阐释了眼眶疾病及其诊断的相关基础知识，有助于临床医生通过分析主要的临床表现为患者制定恰当的治疗方案，第三篇阐述的各种相关特殊疾病，则可作为个性化治疗的参考。

本书是《眼眶疾病》第2版，其最突出的特点是最大程度地体现了我们的临床实践以及对眼眶疾病的理解方面发生的种种改变。当今，医学科学已进入了分子时代，病理学上的新技术使我们能更好地探索和了解疾病的发病机制，这对于炎症和肿瘤领域尤为重要，因为我们可以做出更特异性的诊断并制定更加合理的治疗方案。基于我们最近十年对2000例甲状腺相关眼病治疗的经验，本书在如何处置甲状腺相关眼病方面做了较多的修改，但我们仍面临着如何预防这种疾病发生的挑战。在临床工作中，眼眶血管性病变是一个重点，神经放射学的介入和临床病理学的进展，促使我们对这类疾病有了更进一步的理解。

总之，与1998年第1版相比，书中的内容修改了40%~50%，同时，新版书采用了先进的印刷工艺，使其在装祯质量及有效发挥图的作用方面得到了提升。本书意在集个案病例为一体，以便临床医生能够借助特殊病例增加整体知识的积累，最终目的是为临床医生诊治病人提供系统思路。然而，我们在编写过程中，也发现我们的现有知识存在一些缺陷，我们将进一步学习来弥补这些不足。

Jack Rootman

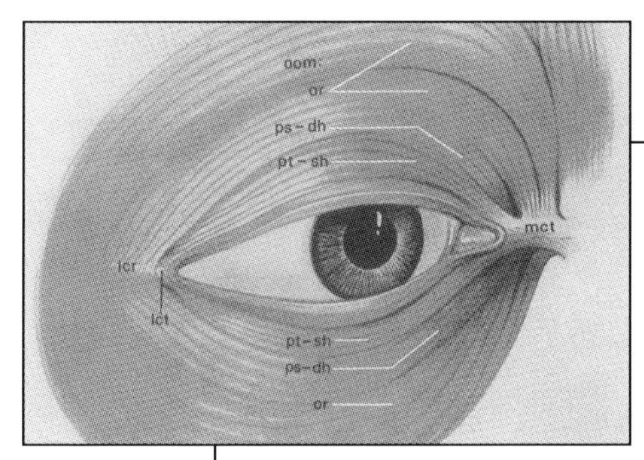

目　录

第1篇　基础知识

第2篇 接触病人

第3篇 眼眶疾病

PART

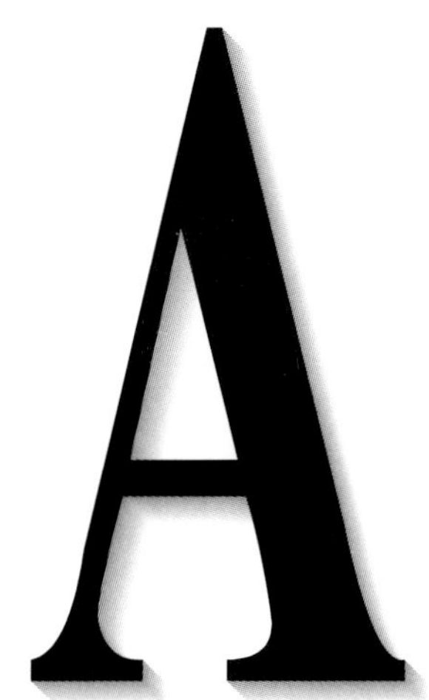

第1篇 基础知识

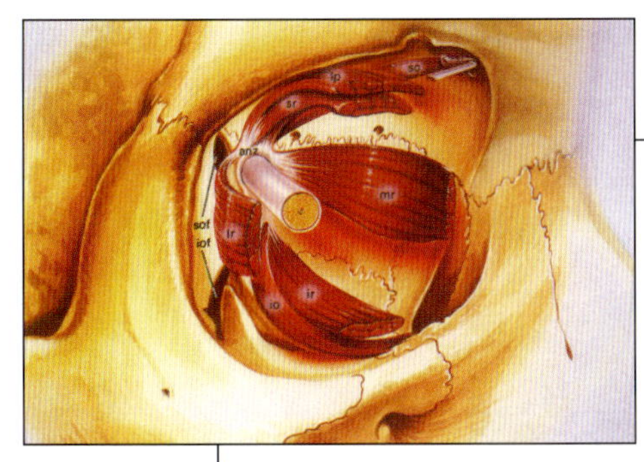

第 1 章

眼眶结构:解剖和影像特征

眶内容约为30cm³,由神经、血管、肌肉、泪腺等组成,周围被眼睑、眶骨、鼻窦、颅底、面深部结构所围绕。这些组织可单独起病,其他部位的疾病也可累及到眼眶,从而导致视力下降、功能障碍。眼眶及眶周的解剖知识是理解眼眶病变过程及外科手术的基础。眼眶的重要特征是与周围组织联系密切、结构完整、双侧对称。尽管存在结构上的变异,在临床及手术中,我们还是需要掌握眼眶解剖的基础知识。

眼眶影像学的进步为临床解剖提供了更加详尽的细节知识。本章我们将把眼眶解剖与影像学联系起来。

一、骨性解剖

眼眶呈金字塔形,总容积为30cm³,其中眼球占7cm³(图1-1)。金字塔的基底部是前部开放的四边形,水平4cm,垂直3.5cm。最宽的径线位于眶前缘后1~1.5cm处。眶尖由视神经管和眶上裂组成。

眶内壁大致平行,两侧相距2.5cm,长4.4~5cm。眶外壁长4.5~5cm,互成直角。从眶下缘的前缘到眶下沟的后缘的距离是2.5~3cm。外侧颞窝的深度是2cm。

眼眶完成发育的年龄为从7岁到青春期。儿童时

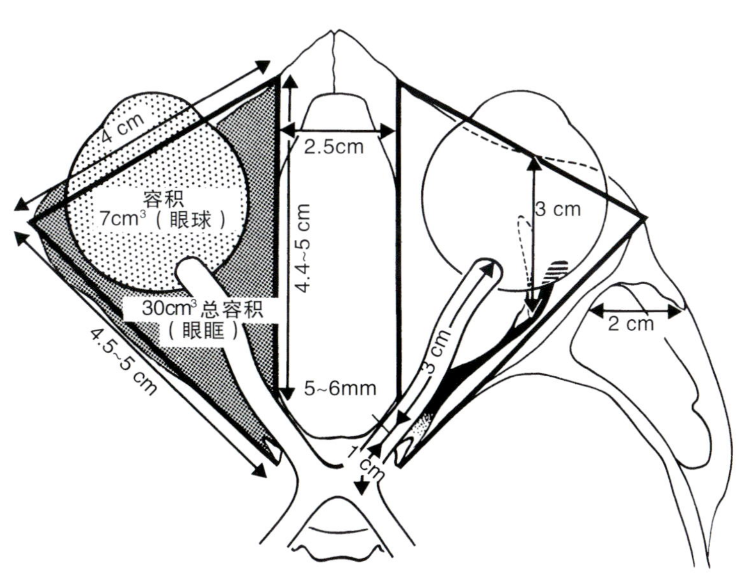

图 1-1　图示眼眶主要径线及与周围组织关系。

期行眼内容剜出术会妨碍眶骨的发育。

眶顶（图1-2）呈三角形，由蝶骨小翼和额骨组成，其内还可包括额窦向后延伸的部分。眶尖由含有视神经管的蝶骨小翼构成，视神经管直径为5~6 mm，长10~12mm（因为视神经管开口倾斜，解剖可有变异），与矢状面呈36°角。这样，两视神经管前孔相距3cm，后孔相距2.5cm。眶顶后部厚3mm，眶上缘后最薄。前外侧是泪腺窝，位于颧额缝的上面。眶顶呈弓形向上弯曲，眶底则向下弯曲，这一点非常重要（图1-3）。

眶外壁（图1-2）由蝶骨大翼、额骨、颧骨组成，与眶内壁呈45°角，长4.5~5cm，是最结实的眶壁。与眶顶以眶上裂（长2.2cm）为界，与眶底以眶下裂（长20mm）为界。其外侧形成颞窝的一部分，在蝶骨大翼与颧骨接缝处最薄（该处手术中易骨折）。后部，眶下裂与翼腭窝及颞下窝沟通。

眶内壁在眶壁中最薄（0.2~0.4mm），由上颌骨、泪骨、筛骨、蝶骨小翼组成。距离泪前嵴约24mm处为筛前孔，筛前孔后12mm是筛后孔，筛后孔与视神经管相距6mm（为了便于记忆，称为“24-12-6”）。这些孔是额筛缝上筛骨水平板的标志。筛窦、蝶窦、上颌窦构成眶内壁的一部分。

眶底（图1-2和图1-3）较短，呈三角形，由上颌骨、颧骨、腭骨组成。眶下沟起源于眶下缘后2.5~3cm，中途形成眶下管，眶下管开口于上颌骨的眶下孔。上颌窦和一些筛窦直接与眶底相连。眶底厚度是0.5~1mm，最薄处在眶下沟和管的内侧，在减压术中易骨折。内上方是泪囊窝（宽5mm，长17mm），泪骨和上颌骨形成鼻泪管。泪囊位于泪囊窝中与鼻泪管相连。下斜肌起源泪囊窝的内后方。鼻泪管长17~20mm，向外下走行，呈15°后倾，开口于下鼻甲的前1/3与后2/3交界处的下方。

眼眶平片

一些重要的骨标记很容易在平片上辨认。Caldwell像（图1-4A）对于显示前部眶缘（除了下方部分）特别有用，下方部分在Water像更加明显。另外，Caldwell像还可显示眶内壁、眶顶、后壁，并可见蝶骨大翼小翼间的眶上裂。通常睑裂产生一个通过眼眶的横向的透射线，易误诊为骨折线。

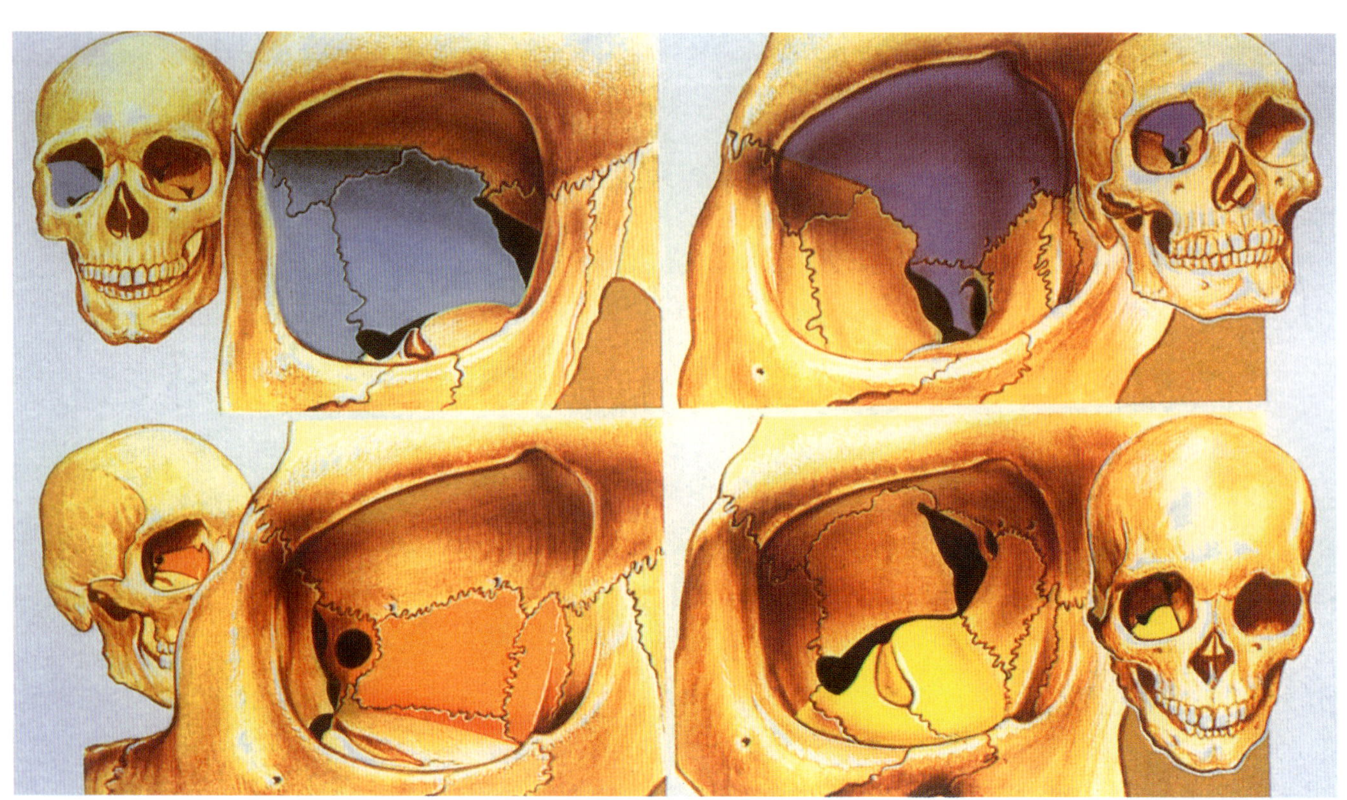

图1-2 眶壁解剖。

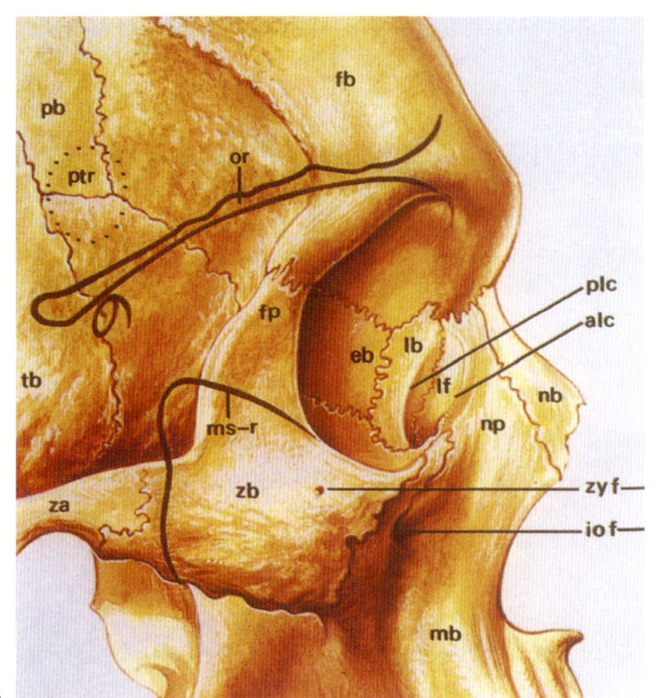

图 1–3　(A)眶骨直接外侧观及眶顶、眶底、视神经管的透视图。(B)眶底上面观,显示与邻近鼻窦与窝的关系。

注释(A):

fb	额骨
plc	泪后嵴
alc	泪前嵴
lb	泪骨
lf	泪囊窝
eb	筛骨
nb	鼻骨
np	上颌骨鼻部
zyf	颧面孔
iof	眶下孔
mb	上颌骨
zb	颧骨
za	颧弓
ms-r	上颌窦顶(剖面)
fp	颧骨额部
tb	颞骨
or	眶顶(剖面)
ptr	翼点
pb	顶骨

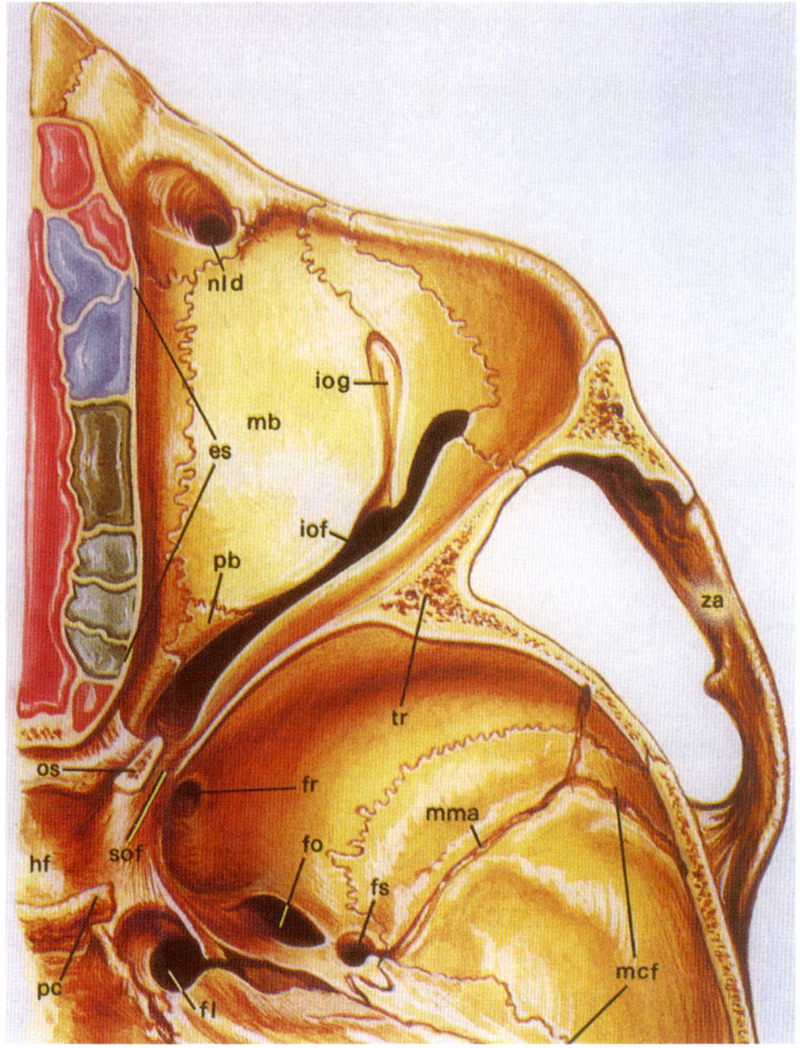

注释(B):

nld	鼻泪管
iog	眶下沟(V_2)
iof	眶下裂
pb	腭骨
es	筛窦
mb	上颌骨
za	颧弓
tr	蝶骨大翼三角
mma	脑膜中动脉沟
mcf	中颅窝
fs	棘孔
fo	卵圆孔(V_3)
fr	圆孔　(V_2)
fl	破裂孔(颈内动脉穿过)
sof	眶上裂(蝶骨大翼尖端)
os	视神经支撑点
hf	垂体窝
pc	后床突

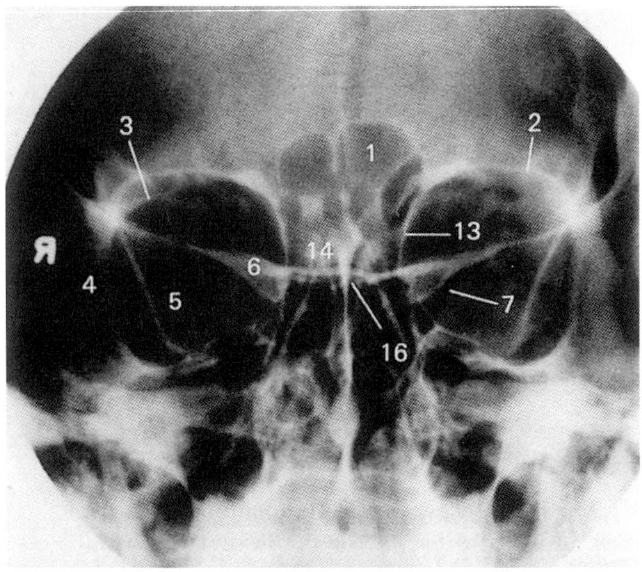

A

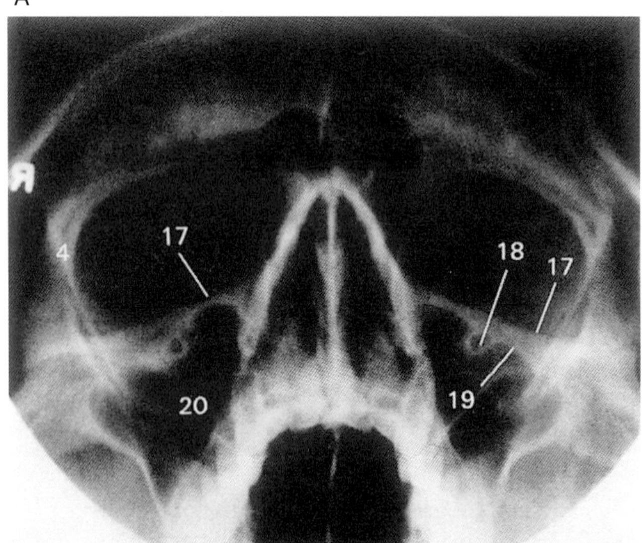

B

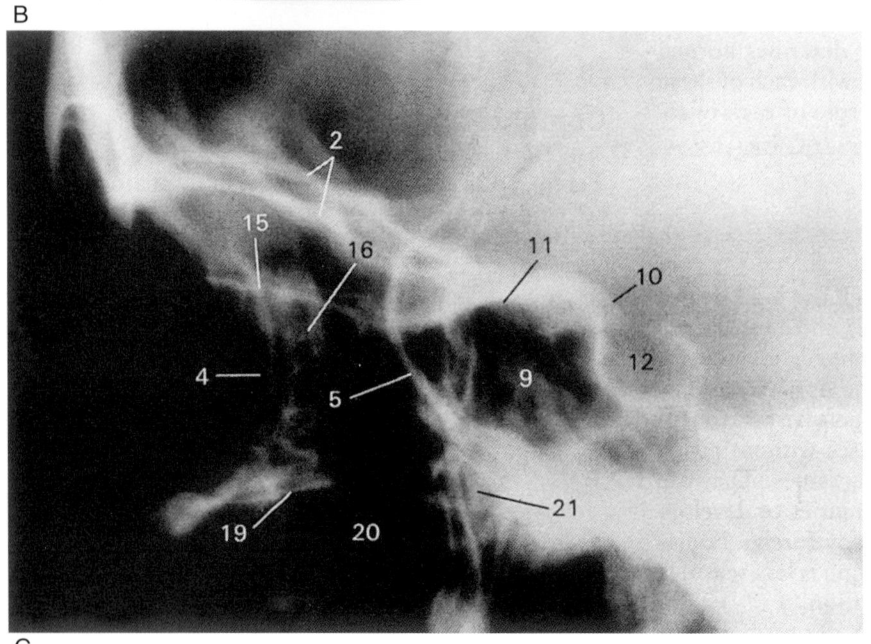

C

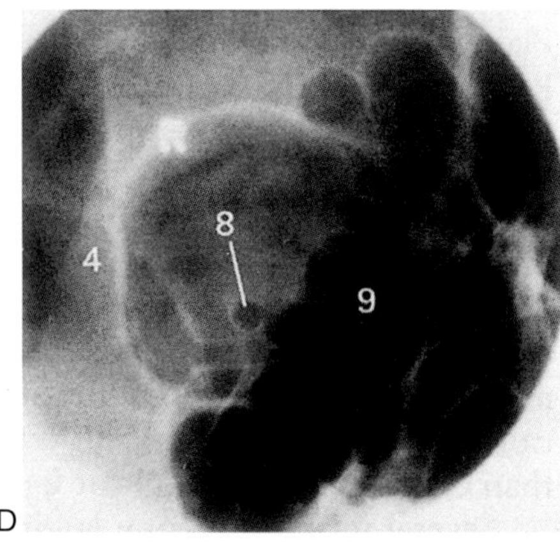

D

图 1–4 眼眶平片：(A)Caldwell 像；(B)Water 像；(C)侧位像；(D)右眶视神经管像。

注释：

1 额窦
2 眶顶
3 上眶缘
4 外眶缘
5 蝶骨大翼
6 蝶骨小翼
7 眶上裂
8 视神经管
9 蝶窦
10 前床突
11 蝶骨面
12 蝶鞍
13 眶内缘
14 筛窦
15 筛窦顶
16 筛板
17 眶下缘
18 眶下管
19 眶底
20 上颌窦
21 翼腭窝

Water像（图1-4B）显示眶底、外侧眶缘、眶下管最好，对诊断眶底爆裂性骨折特别有用。

侧位像（图1-4C）用于显示眶顶、眶底及由蝶骨大翼形成的眶后外壁。

基底像可提供关于视神经管一些额外的信息，它对于评价眶外壁特别有用。

视神经管像是通过倾斜的眶顶投射获得的，它显示视神经孔、视神经管、前床突、蝶骨脊、上方筛窦小房、后部额窦。

二、骨膜与眶隔

眶骨膜（图1-5）除了前部眶缘、泪嵴、裂和管的边缘外，通常与骨连接疏松。后部与视神经的硬脑膜延续，并围绕眶上裂，前部为眶缘处骨膜。因此，后部的手术或外伤易导致脑脊液瘘。

眼眶分成骨膜外、肌锥外、肌锥内间隙，后两者被直肌和肌间膜分开，肌间膜在眶前部增厚。疾病多发生在这些间隙中，因此，这些概念有实用价值。而Koornneef认为肌锥内肌锥外间隙高度复杂，被放射状纤维血管结缔组织隔分开，它们也在肌肉和骨膜之间形成桥状联系。这些隔膜与所有眶内结构相连并提供支撑，这样就形成了复杂的外科间隙，并将眶脂肪包埋其中，呈小叶状包绕所有的眶内结构。总之，在眶前部的隔膜更复杂、更厚，因而外科分离时更困难。结缔组织支撑着眶内结构，组织之间密切相连、结构统一。这一系统与眼外肌的大致关系如图1-5所示。眼眶结构损坏改变了结缔组织之间的联系，这就解释了骨折和外伤导致的许多临床后果。

三、眼眶内容

1. 眼外肌

六条眼外肌包括四条直肌、两条斜肌，控制着眼球运动（图1-6）。直肌起源于眶尖部Zinn环，与视神经鞘的硬脑膜、眶骨膜和眶尖结缔组织相连。环分为上部（来自悬韧带）和下部（来自Zinn环）。因为存在这些联系，因此眶尖疾病经常同时影响这些结构。另外，手术切除视神经时应在Zinn环内，这在去除眶顶后进入其内上会更安全。直肌向前在角膜缘后5~7mm与眼球相连。上斜肌起源于环的上方，向前穿过滑车（滑车位于眶缘后4mm，眶上切迹内侧），轻度向后外延伸与上方眼球相连。下斜肌起源于泪囊窝后外侧的骨质，向后外侧延伸，通过下直肌的下方与眼球下外方相连。上斜肌由滑车神经支配，外直肌由外展神经支配，其余的肌肉由动眼神经的分支支配。提上睑肌（动眼神经支配）起源于Zinn环，附着于上睑。Müller肌是交感神经支配的平滑肌，向前与提上睑肌及腱膜相连。甲状腺性眼眶病等疾病会影响这些肌肉，改变眼睑位置及功能。直肌由前至后的长度和上斜肌的长度是4cm。神经进入肌肉的位置在肌腹的后1/3与前2/3交界处。下斜肌长度为3.5cm，动眼神经的下分支在下直肌的外侧、眼球赤道后部进入其肌腹后部，支配其运动。

2. 视神经

视神经（图1-1）是神经纤维束，长4.5~5cm，直径4mm，从眼球延伸至视交叉，可分为四部分，眼内段（1mm）、眶内段（30mm）、管内段（9~10mm）、颅内段（10mm）。因为从眼球至眶尖是20mm，所以眶内部分视神经呈“S”形。从视神经管到眼球，视神经由蛛网膜下腔和脑膜包绕。在视神经管内，眼动脉被硬脑膜包绕，眼动脉位于视神经外下方。在视神经管眶内开口处，视神经外失去硬膜覆盖，在肌锥的内侧走行。视网膜中央动脉是眼动脉的分支，在眼球后1cm内下方进入眼球。其余视神经的滋养动脉是经过软膜蛛网膜的从属分支动脉。视神经在颅内与脑额叶、前连接、前交叉、中脑、颈内动脉、海绵窦、垂体相邻。

3. 周围神经

眶内感觉主要由三叉神经眼支传导，上颌支（通过眶下神经和颧神经分支）传导眶下部、面颊、颞侧区域感觉（图1-7）。眼神经的额支和泪腺支在Zinn环外侧进入眼眶，在眼眶骨膜和提上睑肌复合体之间行进，支配前额和泪腺。鼻睫分支在肌锥内、视神经的内侧行进，终末分为筛神经和滑车下神经。滑车神经与额神经和泪腺神经于同一间隙内走行（图1-8）。

动眼神经在Zinn环内进入肌锥，分为上支（支配提上睑肌和上直肌）和下支（支配内直肌、下直肌、下斜肌）。睫状神经节位于眶尖部视神经的颞侧（眼球后1.5~2cm）（图1-9）。它是一个重要的神经节，

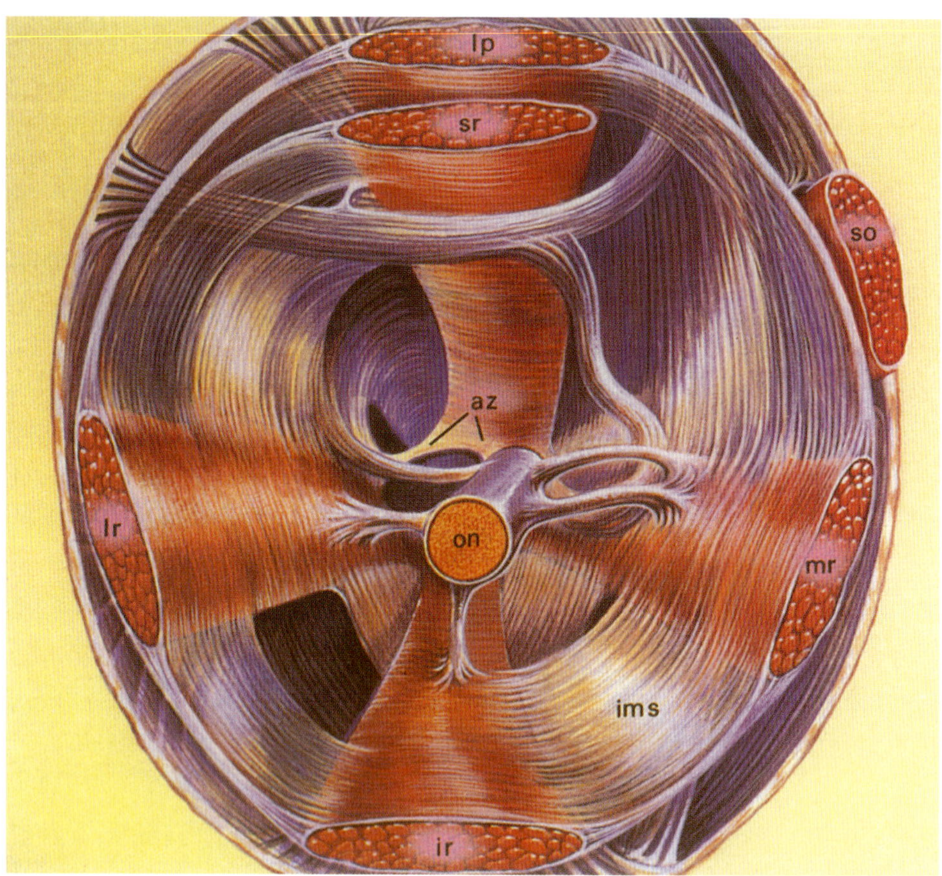

A

图 1-5 （A）眶隔和眶后部组织。（B）Tenon 囊、眶前部结构及眶隔。

注释（A）：

lp	提上睑肌
sr	上直肌
so	上斜肌
mr	内直肌
ir	下直肌
lr	外直肌
ims	肌间膜
az	Zinn 环
on	视神经

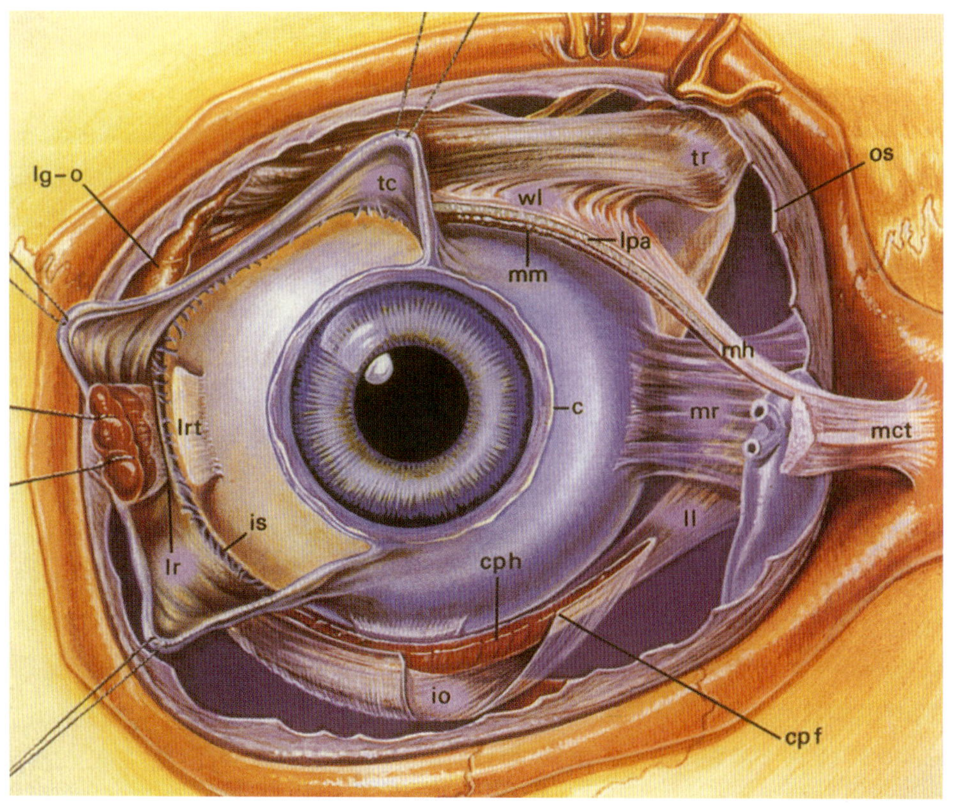

B

注释（B）：

lg-o	泪腺（眶叶）
tc	Tenon 囊（在角膜缘处剪开）
wl	Whitnall 韧带
tr	滑车上筋膜聚集
lpa	提上睑肌腱膜（切掉边缘）
mm	Müller 肌（切掉边缘）
mh	提上睑肌腱膜内角
mr	内侧支持韧带
mct	内眦韧带（前支切断）
c	结膜
ll	眼球悬韧带
cpf	结膜囊与眼睑之间筋膜
cph	位于结膜囊与眼睑之间的下睑缩肌的头部
io	下斜肌混有悬韧带
is	肌间膜的聚集
lrt	外直肌腱（切断）
lr	为外直肌打开的 Tenon 囊
os	眶隔

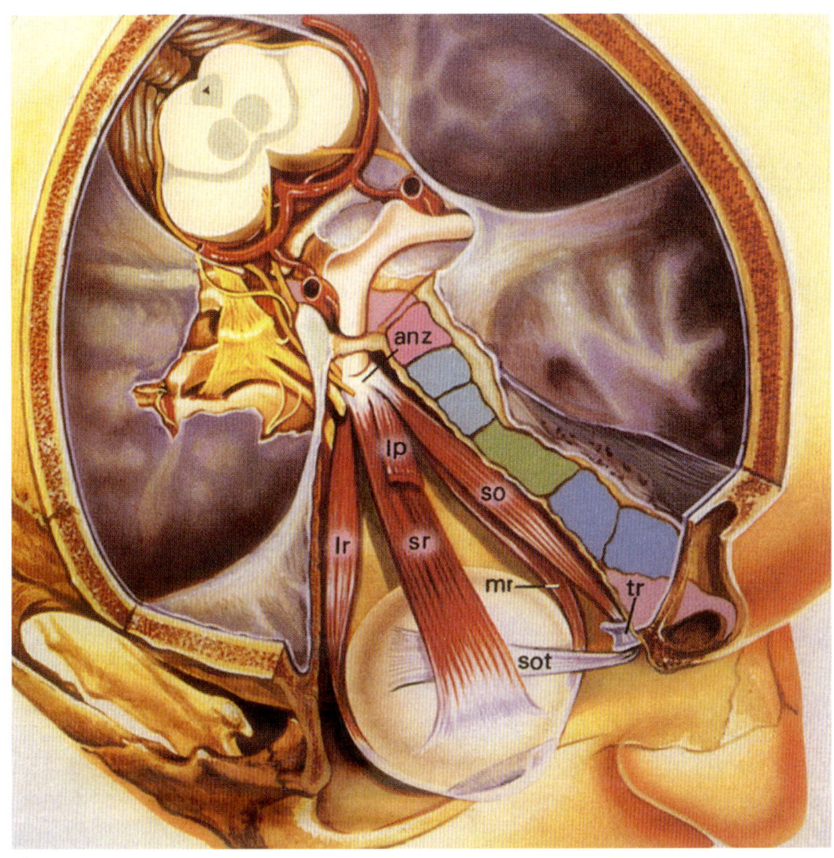

A

图 1–6　(A)眼眶上方观,眼外肌的主要关系。(B)眼外肌前外侧观。

注释(A):

sot　上斜肌腱
tr　滑车
mr　内直肌
lr　外直肌
sr　上直肌
so　上斜肌
lp　提上睑肌
anz　Zinn 环

注释(B):

so　上斜肌
lp　提上睑肌
sr　上直肌
mr　内直肌
lr　外直肌
ir　下直肌
io　下斜肌
sof　眶上裂
iof　眶下裂
anz　Zinn 环

B

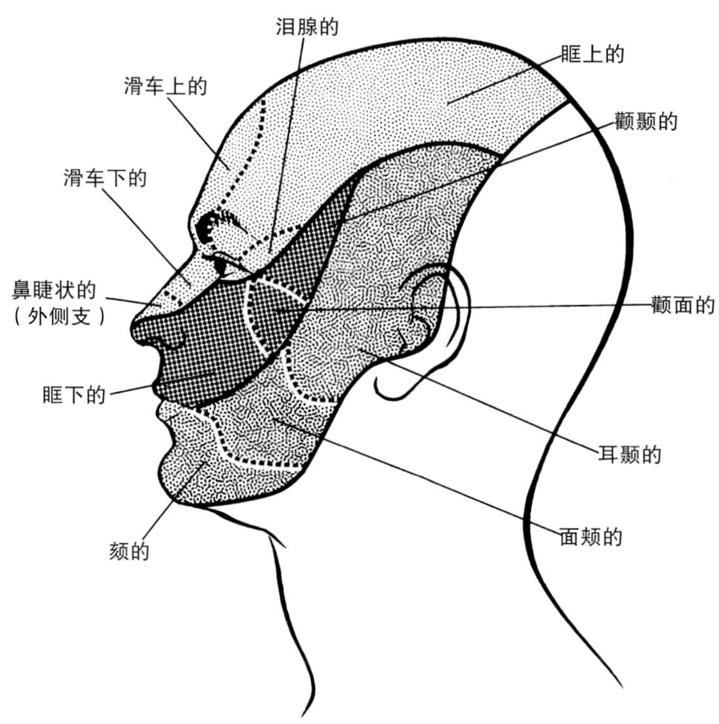

图 1-7 图示三叉神经皮支分布区：V_1眼支（细小点区），V_2上颌支（深黑点区），V_3下颌支（中黑点区）。

在神经节内动眼神经的下支换元为副交感神经纤维。鼻睫神经的感觉纤维、颈内动脉周围神经丛的交感纤维（经过眶上裂）通过该神经节。感觉根司角膜、虹膜、睫状体的感觉；副交感神经支配虹膜括约肌、睫状体和泪腺；交感神经支配眼静脉、虹膜开大肌（通过睫状神经）、泪腺以及上下睑的平滑肌。泪腺的分泌神经纤维（蝶腭神经的节后纤维）来自颧神经和泪腺神经。

第七对颅神经是支配眼眶运动的神经，神经中间的副交感神经纤维分布于泪腺。面神经进入腮腺分成颞（上）支和颈（下）支。它通过上支支配眼眶，分成额颞支和颧支。解剖变异较大。外侧入路开眶术通过额颧神经的上方，在颞侧筋膜的表面操作时要避开此神经。

4. 血管解剖

（1）动脉供应

眼眶的主要供养动脉来自眼动脉的分支，它通常起源于颈内动脉，在视神经的内下方（图1-10）。少数人眼动脉起源于脑膜中动脉，通过眶上裂进入眼眶。在视神经管内眼动脉被硬脑膜鞘包绕向前外侧走行，在眶尖部向外侧穿透硬脑膜，80%~85%的人在视神经上方向眶内壁行进。剩余的15%~20%在视神经下方走行。眼动脉的分支在起源上有变异，分支如下：视网膜中央动脉、外后睫状动脉、泪腺动脉、内后睫状动脉、肌支、眶上动脉、筛前筛后动脉、鼻额动脉、滑车上动脉和鼻梁动脉。眼动脉与颈外动脉系统有吻合支：脑膜中动脉和泪腺动脉，它们通过眶上裂，通过前深颞侧支、上表面颞侧支和泪腺动脉（图1-11）吻合。Hayreh描述了眼动脉的分支和解剖变异（表1-1）。

后睫状动脉通过15~20个短支（到脉络膜和视神经头部）和2个长支（到睫状肌、虹膜、脉络膜前部）供养眼球。有两个主要的肌支，外侧支（供养提上睑肌、上直肌、上斜肌）和内侧支（供养内直肌、下直肌、下斜肌）。向前，直肌中的动脉分成两支睫状前动脉，供养眼球前部。泪腺动脉与脑膜回归动脉、颧动脉、腺动脉、睑外侧动脉（形成眼睑动脉弓）相连。颧动脉分支与前深颞侧动脉（通过颧颞侧动脉）和

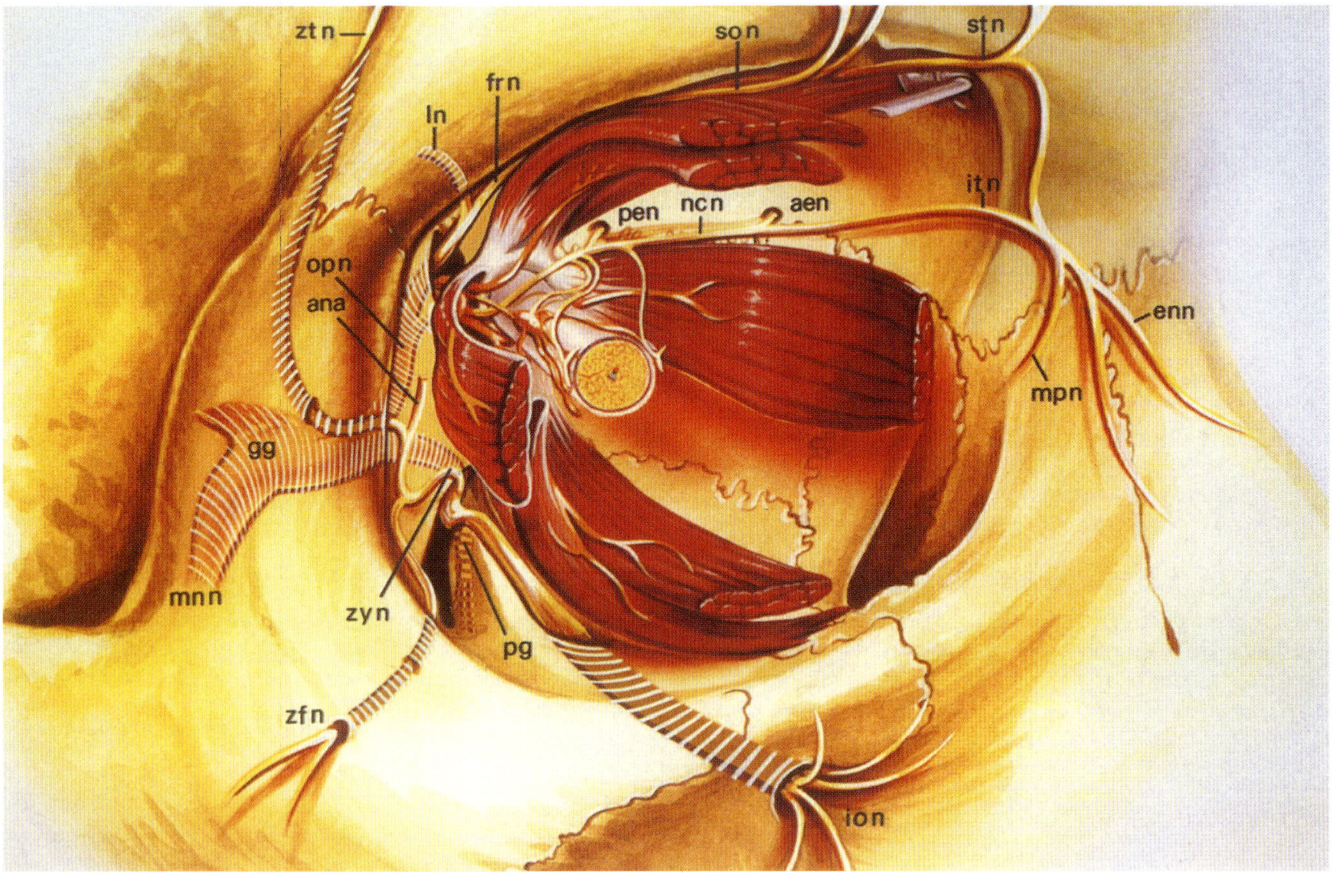

A

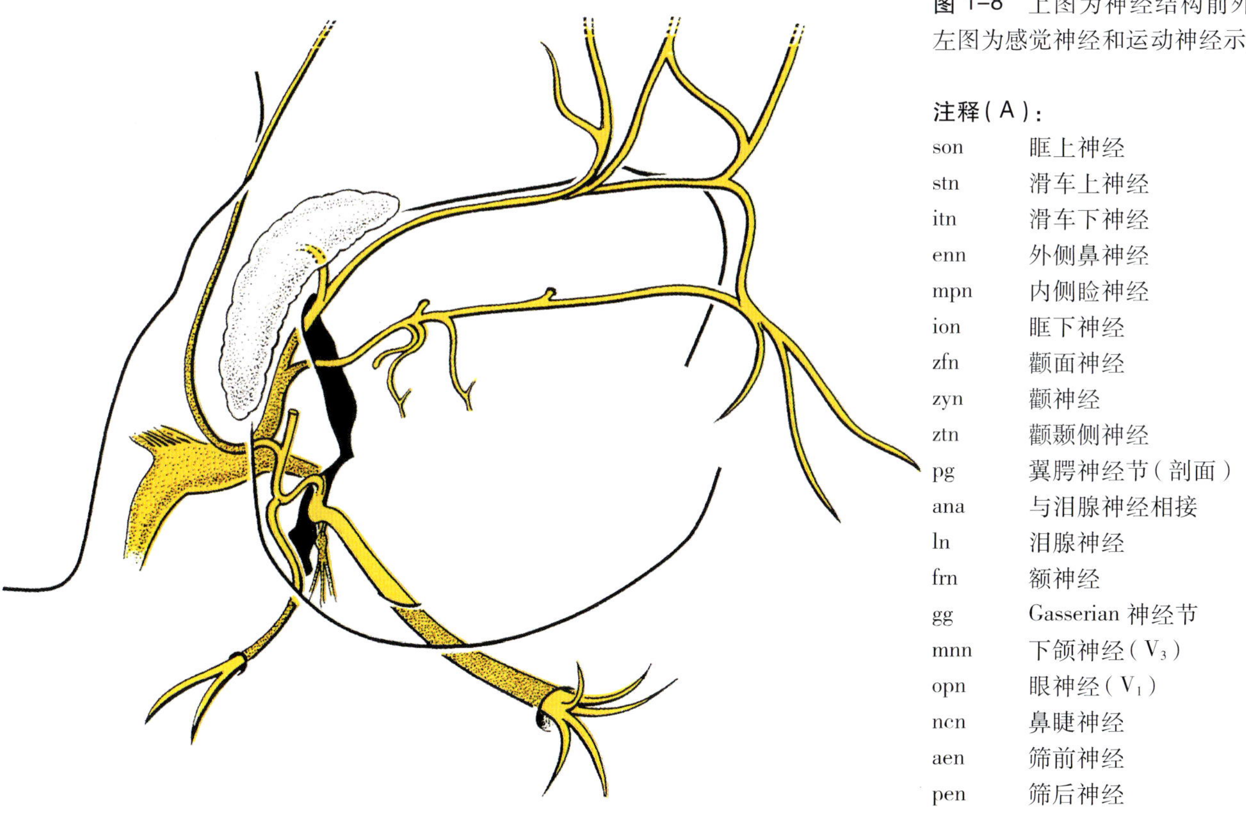

图 1–8　上图为神经结构前外侧观，左图为感觉神经和运动神经示意图。

注释(A):

son	眶上神经
stn	滑车上神经
itn	滑车下神经
enn	外侧鼻神经
mpn	内侧睑神经
ion	眶下神经
zfn	颧面神经
zyn	颧神经
ztn	颧颞侧神经
pg	翼腭神经节(剖面)
ana	与泪腺神经相接
ln	泪腺神经
frn	额神经
gg	Gasserian 神经节
mnn	下颌神经(V_3)
opn	眼神经(V_1)
ncn	鼻睫神经
aen	筛前神经
pen	筛后神经

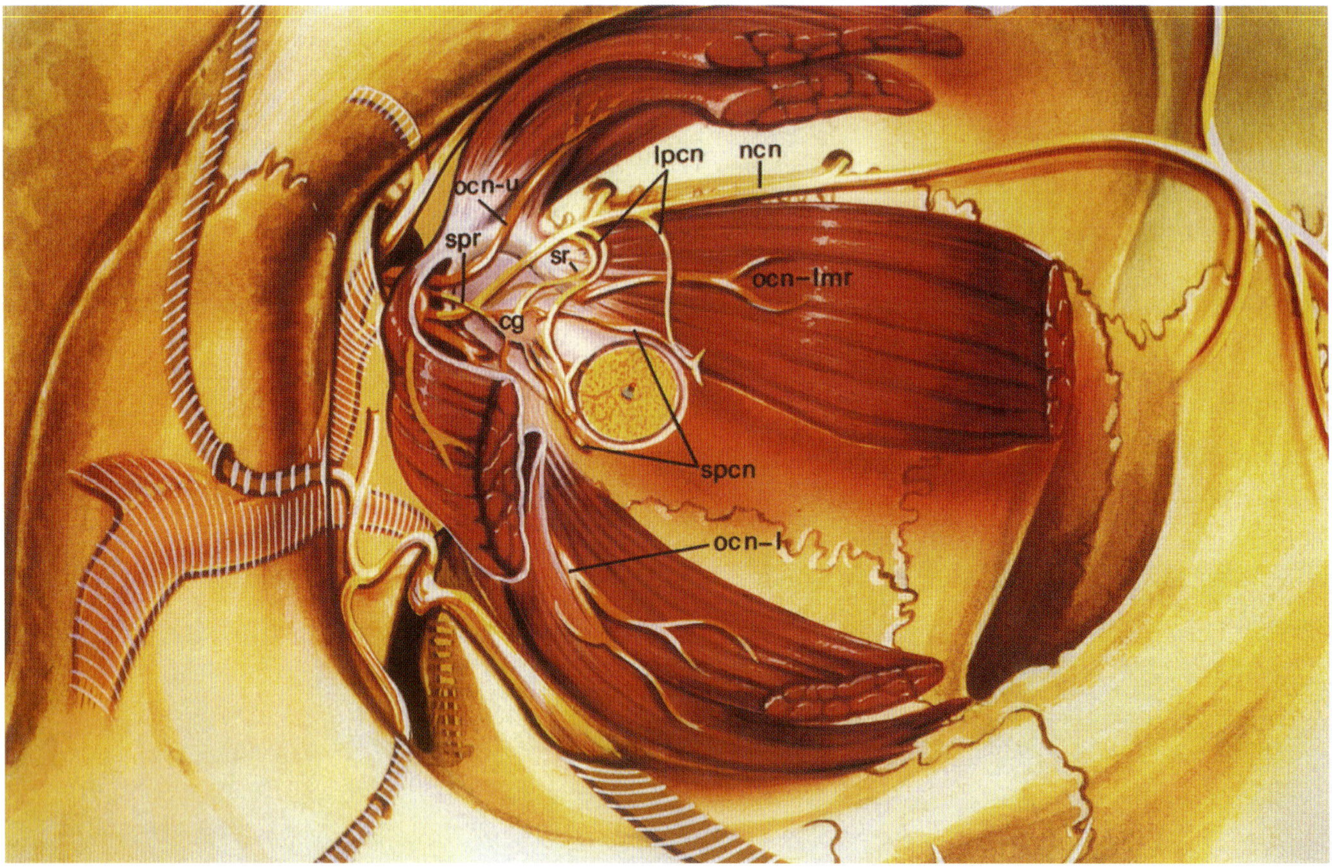

B

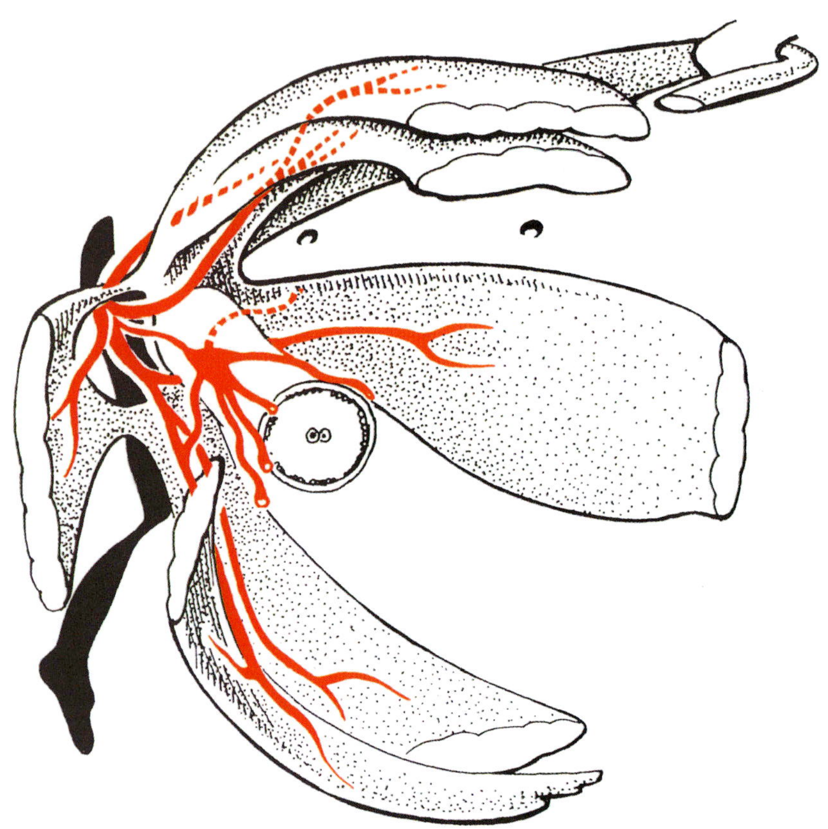

注释(B):

ocn-l	动眼神经(Ⅲ),下支到下斜肌
spcn	睫状后短神经
cg	睫状神经节
ocn-lmr	动眼神经(Ⅲ),下支到内直肌
lpcn	睫状后长神经
ncn	鼻睫神经
sr	感觉根
spr	颈动脉丛交感根
ocn-u	动眼神经(Ⅲ),上支到提上睑肌和上直肌

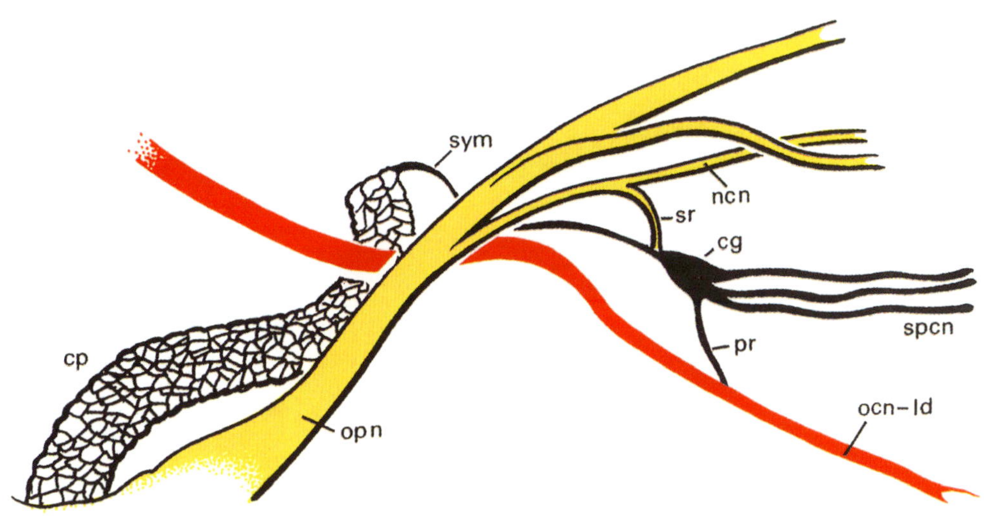

图 1-9　睫状神经节和与之联系的神经外侧观。

注释:

cp	颈交感丛	cg	睫状神经节
sym	交感根	pr	副交感根
opn	眼神经(V_1)	spcn	睫状后短神经
sr	感觉根	ocn-ld	动眼神经(Ⅲ)下支
ncn	鼻睫神经		

表 1-1　起源于眼动脉的分支动脉

分支次序	眼动脉与视神经交叉	
	在视神经上	在视神经下
1	视网膜中央动脉和后内侧睫状动脉	后外侧睫状动脉
2	外侧后睫状动脉	视网膜中央动脉
3	泪腺动脉	内侧肌支
4	上直肌、提上睑肌的肌支	内侧后睫状动脉
5	筛后动脉和眶上动脉,合在一起或分开	泪腺动脉
6	内侧后睫状动脉	上直肌、提上睑肌的肌支
7	内直肌肌支	筛后动脉和眶上动脉合在一起或分开
8	上斜肌、内直肌肌支,合在一起/分开/分别到以上肌肉	上斜肌、内直肌肌支,合在一起/分开/分别到以上肌肉
9	组织间隙支	筛前动脉
10	筛前动脉	组织间隙支
11	内侧眼睑或下内侧眼睑支	内侧眼睑或下内侧眼睑支
12	上眼睑内侧支	上眼睑内侧支
终支	1. 鼻梁动脉 2. 滑车上动脉	1. 鼻梁动脉 2. 滑车上动脉

面横动脉(通过颧面动脉)有吻合支。眶上动脉供给眉部、前额,有一小分支分布到上直肌、上斜肌、提上睑肌。

筛后动脉供给后组筛窦,筛前动脉供给剩余的筛窦、额窦、前颅凹中的硬脑膜、鼻的外侧壁、眶隔。睑缘动脉弓由睑内侧动脉、睑外侧动脉形成,距上睑缘4mm,距下睑缘2mm。其余终末动脉为鼻梁动脉、滑车上动脉。

颈外动脉供养眼眶的主要分支是面动脉(内侧)、颞浅动脉(外侧)、上颌动脉(深部)。面动脉形成内眦分支,与鼻梁动脉有吻合支。颞浅动脉形成面横动脉(与眶下动脉有吻合支)、颧动脉(与泪腺动脉、眼动脉的睑分支有吻合支)、额动脉(与眶上动脉、眼动脉的额支有吻合支)。上颌动脉形成眶下动脉分支(供养泪腺、下直肌、下斜肌、泪囊和下睑)与面动脉的分支有吻合支。循环如图1-11所示。

(2)眼眶血管造影

血管造影对诊断血管病变非常重要,特别是动静脉畸形、动静脉瘘(图1-12),也用于帮助鉴别诊

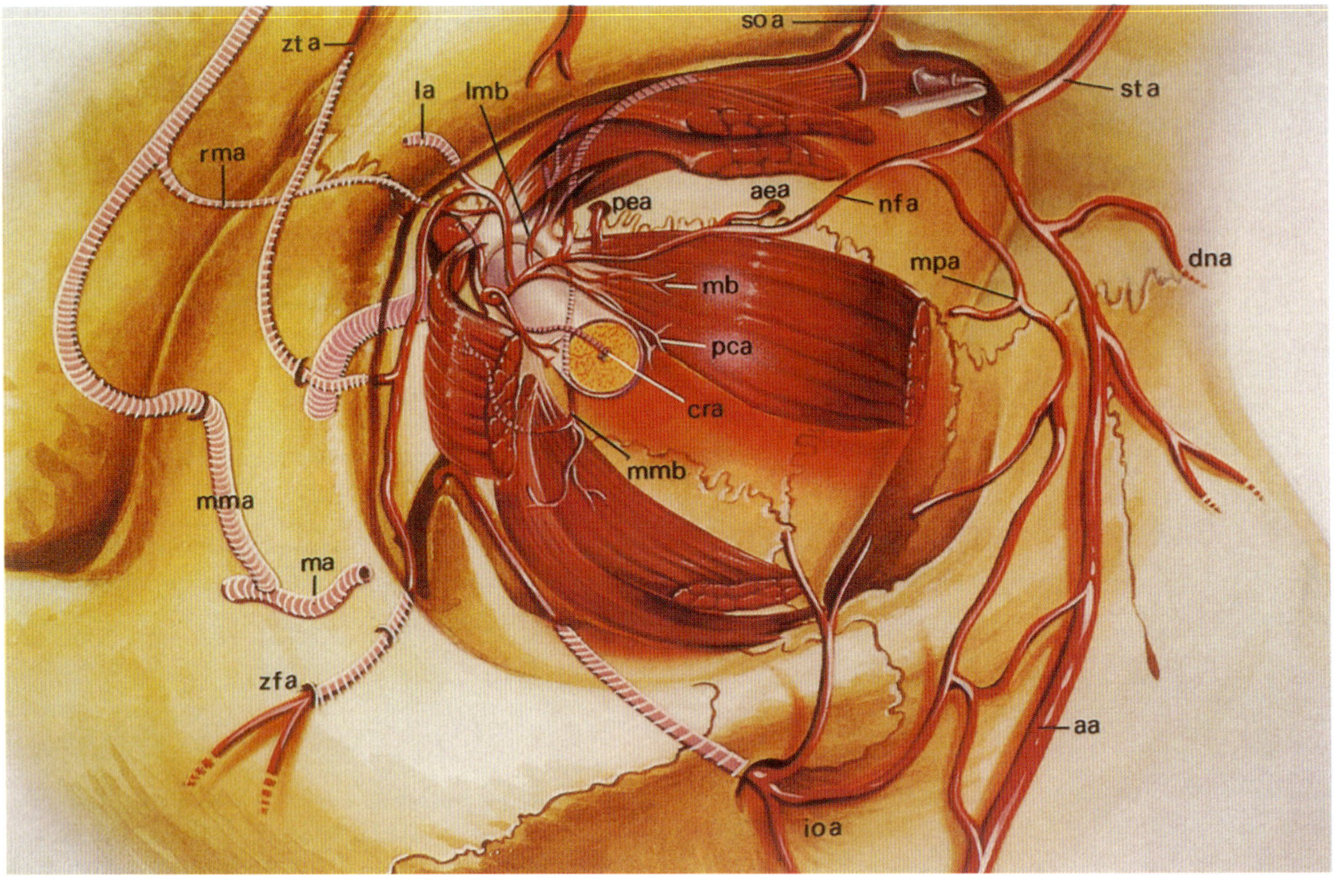

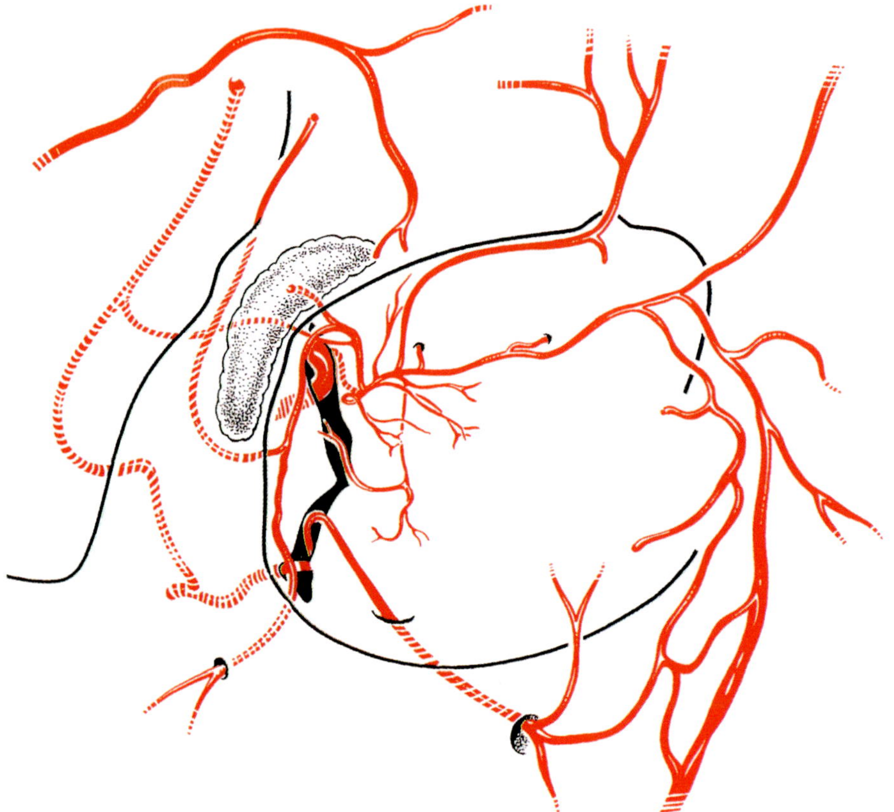

图 1–10 上图为眼眶动脉前外侧观，左侧图为据解剖图的示意图。

注释：

soa	眶上动脉
sta	滑车上动脉
dna	鼻梁动脉
aa	内眦动脉
ioa	眶下动脉
mpa	睑内侧动脉
nfa	鼻额动脉
aea	筛前动脉
pea	筛后动脉
mb	肌支
pca	后睫状动脉
cra	视网膜中央动脉
mmb	内侧肌肉动脉
lmb	外侧肌肉动脉
la	泪腺动脉
zta	颧颞侧动脉
rma	脑膜长中央动脉
mma	脑膜中动脉
ma	上颌动脉
zfa	颧面动脉

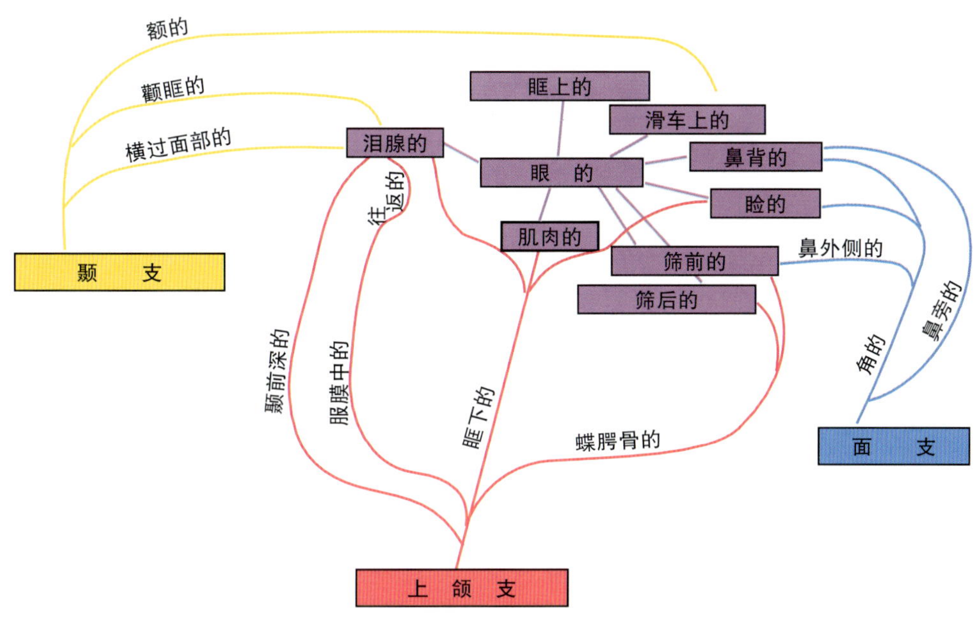

图 1-11　颈外动脉、颈内动脉之间的吻合支。

断CT或MRI显示的病变,特别是脑膜瘤和血管瘤。偶尔用于术前评估动脉解剖。

该技术具有创伤性，从股动脉穿刺选择颈内动脉或颈外动脉插入导管。高度选择性地将导管插入到颈外动脉分支也是经常做的。高额的费用、中高度放射量也是血管造影的缺点。

眼动脉分为颅内段、管内段、眶内段。超过80%的人眼动脉起源于颈动脉海绵窦外硬脑膜下部,再进入视神经管。接近10%的人起源于颈动脉海绵窦部分,经眶上裂进入眼眶。眼动脉起源于脑膜中动脉很少见。

颅内部分是相对短的。在外侧像上,它向上弯曲通过前床突内下方。在视神经管内位于视神经的下方,当它向前下走行时是相对直的。在外侧像和矢状像显示得好。

眼动脉眶内部分由三部分组成。最后面的一部分是从视神经管到开始向外侧弯曲围绕视神经处。80%的人第二部分由外至内在视神经上方与之交叉。大约15%~20%的人,眼动脉在下方通过视神经。第三部分从视神经的内上方起始，在上斜肌与内直肌之间行进，经过滑车下分为额动脉支、内眦动脉支。

泪腺动脉起源于眼动脉眶内第二部分，但近端的部分不易看见;在外侧像,投影在眼动脉之上,向前延伸到脉络膜弧形斑。在矢状位,可见向眶外上角延伸。

外侧像上,眶上动脉是最上方的血管,与眶顶接近。在矢状位它朝眶上裂向上、内侧走行。筛前筛后动脉在眼眶的中后部是较小的分支。外侧像上,下直肌动脉是最下方的分支。

脉络膜弧形斑是在眼球后2/3出现的特征性的血管红色轮廓,在静脉早期可看到。肌锥内病变可使其压陷。在静脉期可见上、下涡静脉从眼球的上、下缘向后走行。它们勾勒出肌锥轮廓。

眼动脉分支与颈外动脉之间有吻合支。特别是眶上动脉、筛动脉、泪腺动脉、眶下动脉、颧面动脉分支之间有吻合支。因此眼眶血管评估应包括颈外血管造影(图1-11)。

CT或MRI血管造影对描述血管病变也有意义,并且没有动脉导管穿刺的危险。

(3)静脉系统

眼眶静脉(图1-13)是没有静脉瓣的,眼上静脉血经眶上裂回流入海绵窦,向下入眼上静脉和翼丛。静脉系统路径与动脉不同,位于眼眶结缔组织隔内,而动脉系统穿过这些隔。眼上静脉是大的静脉,由内

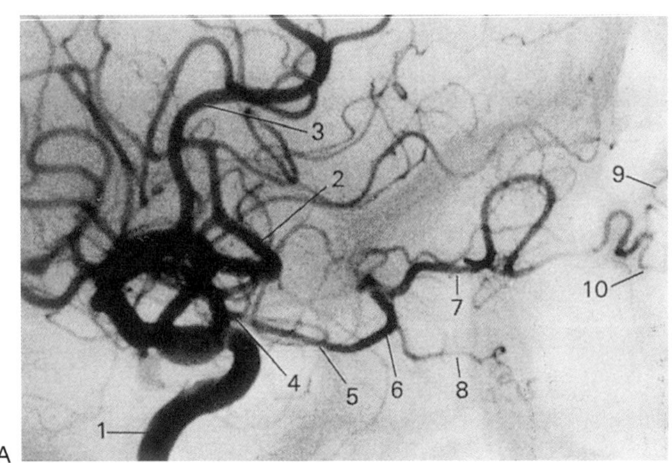

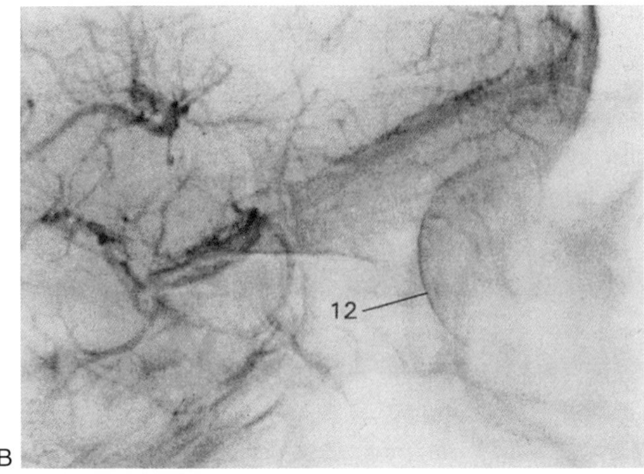

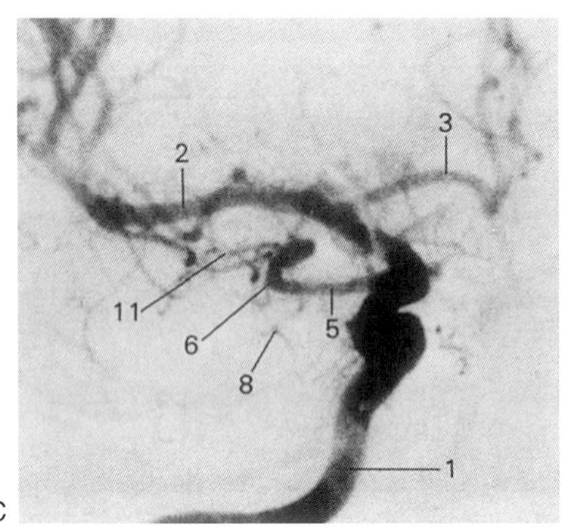

图 1–12 正常眼眶血管造影：（A）动脉期的外侧像；（B）静脉期的外侧像；（C）动脉期的 Caldwell 位像。

注释：

1	颈内动脉	7	眼动脉–眶内段：第三部分
2	大脑中动脉	8	下直肌动脉
3	大脑前动脉	9	额动脉
4	眼动脉–颅内段	10	内眦动脉
5	眼动脉–眶内段：第一部分	11	泪腺动脉
6	眼动脉–眶内段：第二部分	12	脉络膜弧形斑

眦静脉、鼻额静脉、眶上静脉汇合而成。它有三部分，第一部分由后外侧延伸到上直肌的内缘，位于眶前1/3。第二部分进入肌锥，在上直肌下沿眶外壁走行。第三部分沿上直肌外侧缘向后内走行进入眶上裂，汇入海绵窦。眼下静脉变异多形成下外侧丛，与下直肌紧邻向后走行。它与眼上静脉有吻合支，有类似的分支通过眶下裂与翼丛相联系。支流为肌支、内并行支、涡静脉、外并行支。

前部静脉通过内侧内眦静脉入面静脉，外侧从眼下静脉经静脉丛到面静脉。

（4）眼眶静脉造影

眼眶静脉造影很少用于评价眶内海绵窦静脉病变。笔者诊断静脉病变主要通过直接手术探查，这将在有关血管性病变章节中具体阐述。

这一技术通过额部中线静脉注射造影剂，用手指压迫内眦静脉以上区域使造影剂经过眼上静脉。可获得Caldwell位、Water位、外侧投射像（图1–14）。通常在眼下静脉和与之交通静脉注射造影剂，眼上静脉可在双侧辨认出。

眼上静脉的第一部分开始于近滑车处，在眼眶前1/3向后延伸，在进入肌锥前沿提上睑肌内缘延伸。眼上静脉的第二部分在视神经的上方、上直肌的下方向后走行。第三部分在外直肌、上直肌起源之间走行，经过眶上裂，进入海绵窦前下方。在眶内段这一静脉可以很好地被辨认。

（5）海绵窦

海绵窦（图1–15）位于颅中凹，与蝶窦、垂体凹相邻，在前后床突下面，在颞叶下内侧。它是硬脑膜静脉窦，与眼静脉、视网膜中央静脉、脑下静脉、中脑浅静脉、中脑膜静脉相沟通。另外，与岩上窦、岩下窦、翼丛沟通。结构上海绵窦由复杂的静脉管道构成。窦内是颈静脉虹吸血管和交感丛。

外侧壁包括其内部疏松的纤维、动眼神经、滑车神经、外展神经、三叉神经眼支和上颌支。在窦内这

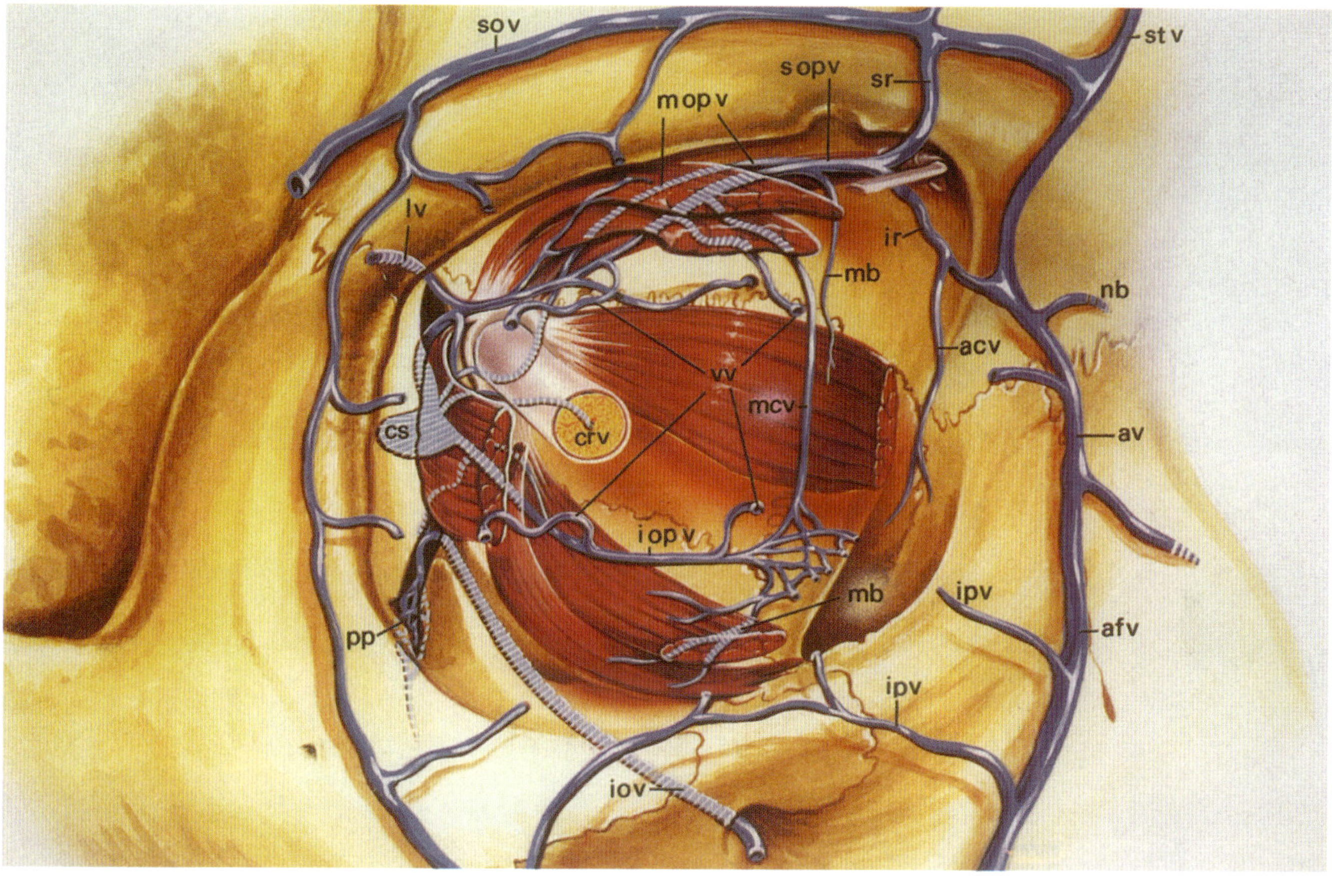

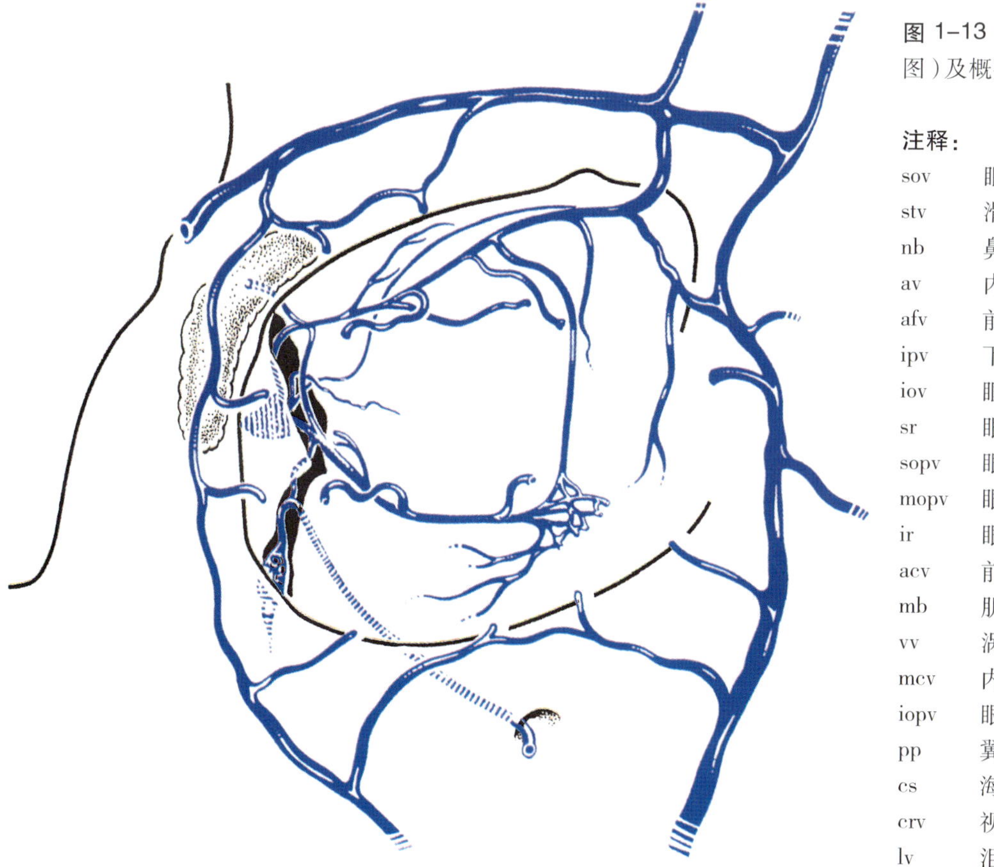

图 1–13　眼眶静脉回流前外侧观（上图）及概要图（左图）。

注释：

sov　眶上静脉
stv　滑车上静脉
nb　鼻支
av　内眦静脉
afv　前面静脉
ipv　下睑静脉
iov　眶下静脉
sr　眼上静脉上支
sopv　眼上静脉
mopv　眼内侧静脉
ir　眼上静脉下支
acv　前并行静脉
mb　肌支
vv　涡静脉（上、外、内侧涡静脉）
mcv　内侧并行静脉
iopv　眼下静脉
pp　翼丛
cs　海绵窦
crv　视网膜中央静脉
lv　泪腺静脉

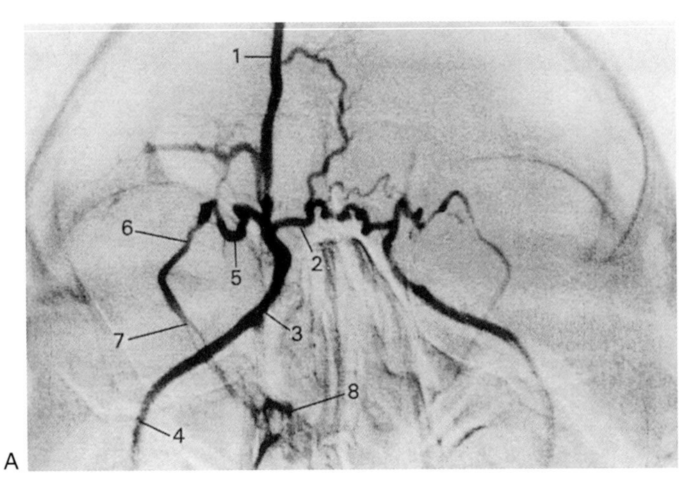

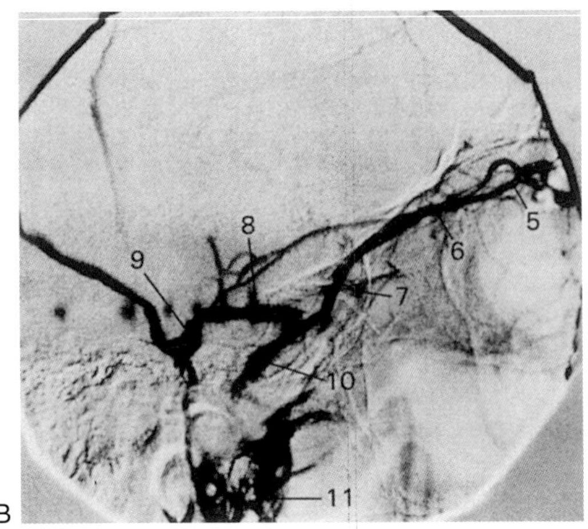

图 1-14 眼眶静脉造影：(A)Water位；(B)外侧像。

注释：

1 额静脉	4 面静脉	7 眼上静脉，第三部分	10 岩下窦
2 鼻前静脉	5 眼上静脉，第一部分	8 海绵窦	11 深颈丛
3 内眦静脉	6 眼上静脉，第二部分	9 岩上窦	

些神经的位置关系在从后向前的走行过程中发生了变化(图1-15)。动眼神经从滑车神经的上方移行至其下方，外展神经换位到三叉神经眼支下方。在窦前泪腺神经、额神经、滑车神经在Zinn环的外侧进入眼眶，动眼神经、外展神经、鼻睫神经在环内进入眼眶(图1-16)。因为这种在海绵窦内复杂的密切关系，该区域病变会引起多种眼眶感觉神经、运动神经的功能异常。

5. 眼眶的裂与孔

表1-2描述了眼眶裂及管的内容物，图1-16描述了眶内和眶上裂内的主要神经结构。

6. 泪道系统

泪腺位于眶外上壁浅凹内，重78g，20mm×12 mm×5mm。它被提上睑肌腱膜外角分为睑部泪腺、眶部泪腺(较大)两叶(图1-17)。眶部泪腺在眼睑上方，两叶之间的峡部在提上睑肌腱膜向外延伸的沟中，泪腺手术中通过辨认提上睑肌及下外侧的腱膜纤维可以很好分辨出峡部。从睑部泪腺伸出10~12个小管，在外上侧穹窿结膜可见，距睑板上缘4~5mm。切除睑叶则破坏泪腺功能。泪腺前界为眶隔，后为眶脂肪，内侧为上直肌、眼球和外直肌。外直肌托着其下表面。泪腺是浆液性腺，腺管呈管状葡萄状排列。葡萄状腺由柱状细胞组成，周围围绕着一层肌上皮细胞。腺泡分泌物导入小叶内、小叶间，然后进入大导管。泪腺表面呈结节状，有结缔组织假包膜，为粉灰色，与眶脂肪对比明显，眶脂肪为灰黄色。泪腺被Whitnall韧带、提上睑肌腱膜外角、眶隔固定于眶外上方。泪腺动脉在它后部穿过，泪腺静脉导入眼上静脉。淋巴回流通过眼睑、结膜到耳前淋巴结。泪腺神经或颧神经分支有感觉传入、副交感传出(通过中间的神经、面神经、岩上神经、翼管神经、蝶腭神经节、眶下神经、泪腺神经)和交感神经传出(通过蝶腭神经节，来自颈丛)功能，这一通路负责流泪反射。在眼睑和结膜有副泪腺(Krause和Wolfring腺)作为泪腺补充。在上穹窿有20~40个Krause腺，6~8个在下穹窿。Wolfring腺就更少了，在上睑板上缘有3个，在下睑板下缘有1个。

泪液通过眼球导入泪囊。由瞬目引起的虹吸系统使泪液进入上、下泪小管。泪膜由表面脂质层、中间水层、下方黏液层组成。上、下泪小管起源于泪小点，垂直部分长2mm，水平部分长8mm，它们融合成鼻泪管(图1-18)。鼻泪管进入泪囊外壁，通过Rosenmüller瓣，阻止反流。泪小管表面为鳞状上皮，泪囊和导管由柱状上皮、杯状细胞、纤毛细胞排列组

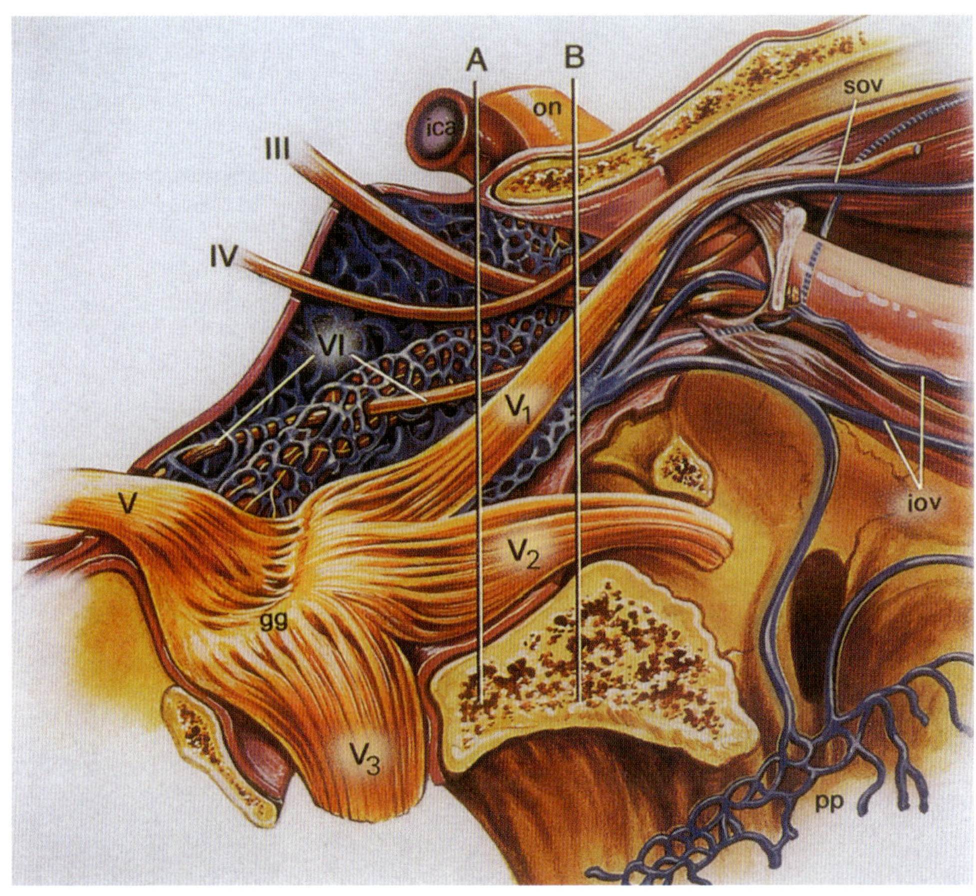

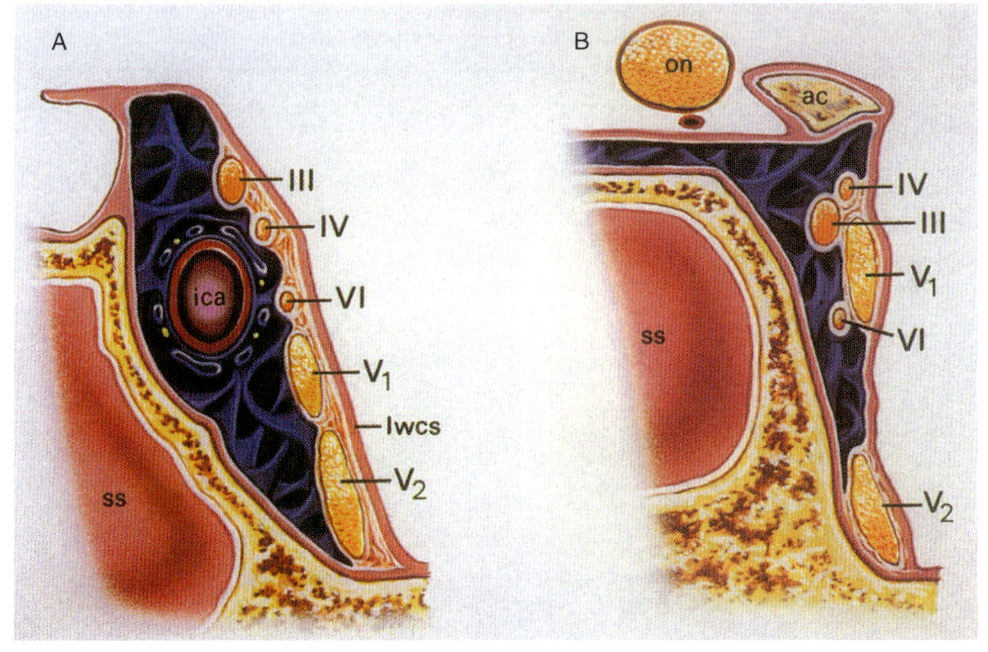

图 1–15　海绵窦和眶尖外侧观(上图)和断面观(下图)。垂直线(A 和 B)为海绵窦冠状切面。

注释(上图):

ica　颈内动脉
on　视神经
sov　眼上静脉
iov　眼下静脉
pp　翼丛
gg　Gasserian 神经节
Ⅲ　动眼神经
Ⅳ　滑车神经
V_1　三叉神经(眼支)
V_2　三叉神经(上颌支)
V_3　三叉神经(下颌支)
Ⅵ　外展神经

注释(下图):

ss　蝶窦(冠状像)
ica　颈内动脉
on　视神经
ac　前床突
Ⅲ　动眼神经
Ⅳ　滑车神经
V_1　三叉神经(眼支)
V_2　三叉神经(上颌支)
lwcs　海绵窦外侧壁(硬脑膜)

成。泪囊高13~15mm,基底部(3~5mm)在内眦韧带上后方,主体(10mm)在内眦韧带下。泪囊位于泪囊窝中,被内眦韧带、眶周韧带、睑板前的浅层及深部组织、眶隔前肌肉深头包裹。这些复杂结构组成泪道泵系统。眼泪通过鼻泪管沿下鼻甲下方的流出,经过位于鼻外壁的管中折叠结构(称为Hausner瓣)。

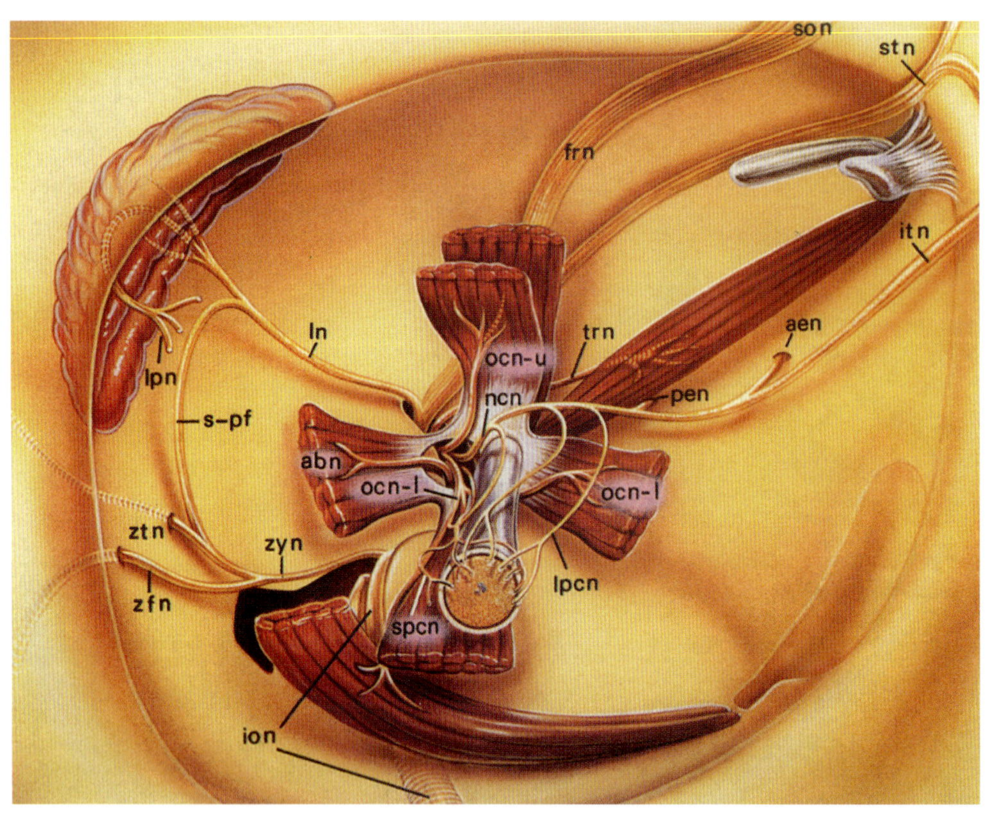

图 1-16 前面观，重点显示眶内、眶上裂内神经结构的关系。

注释：

frn	额神经（V_1）
son	眶上神经（V_1）
stn	滑车上神经（V_1）
itn	滑车下神经（V_1）
aen	筛前神经
pen	筛后神经
trn	滑车神经（Ⅳ）
ocn-u	动眼神经上支（Ⅲ）
ocn-l	动眼神经下支（Ⅲ）
ncn	鼻睫神经（V_1）
abn	外展神经（Ⅵ）
lpcn	睫状后长神经
spcn	睫状后短神经
ion	眶下神经（V_2）
ln	泪腺神经（V_1）
zyn	颧神经（V_2）
s-pf	泪腺神经的感觉和副交感神经纤维
lpn	睑外侧神经
ztn	颧颞神经
zfn	颧面神经

表 1-2 眼眶裂及管的内容物

	位置	内容物
视神经管	蝶骨小翼	视神经 脑膜 眼动脉 交感纤维
眶上裂	蝶骨小翼和大翼	神经 运动：Ⅲ上和下分支 Ⅳ滑车神经 Ⅵ外展神经 感觉：V_1额泪神经，鼻睫神经 交感纤维 血管 眼上静脉 泪腺动脉与脑膜中动脉之间的吻合支
眶下裂	蝶骨大翼，腭骨，颧骨，上颌骨	神经 感觉：V_2眶下神经和颧神经 副交感神经 翼腭神经节分支 血管：眼下静脉和翼丛分支
前部筛管	额骨和筛骨	神经：筛前神经变为鼻梁神经 血管：筛前动脉
后部筛管	额骨和筛骨	神经：筛后神经 血管：筛后动脉
鼻泪凹	泪骨和上颌骨	泪囊和泪管

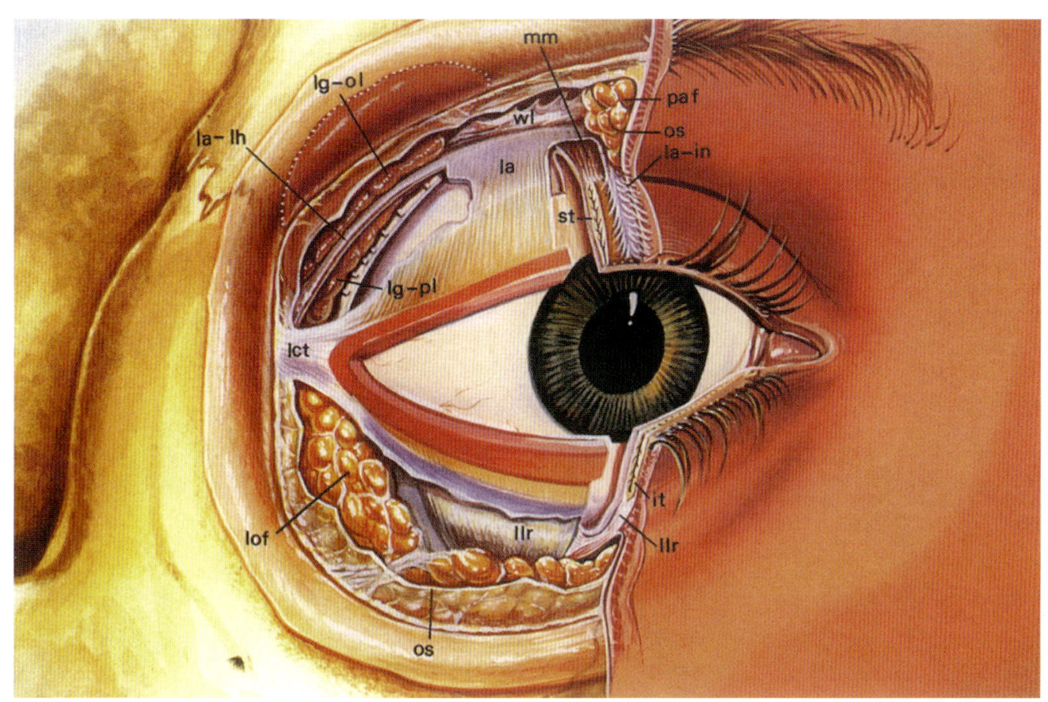

A

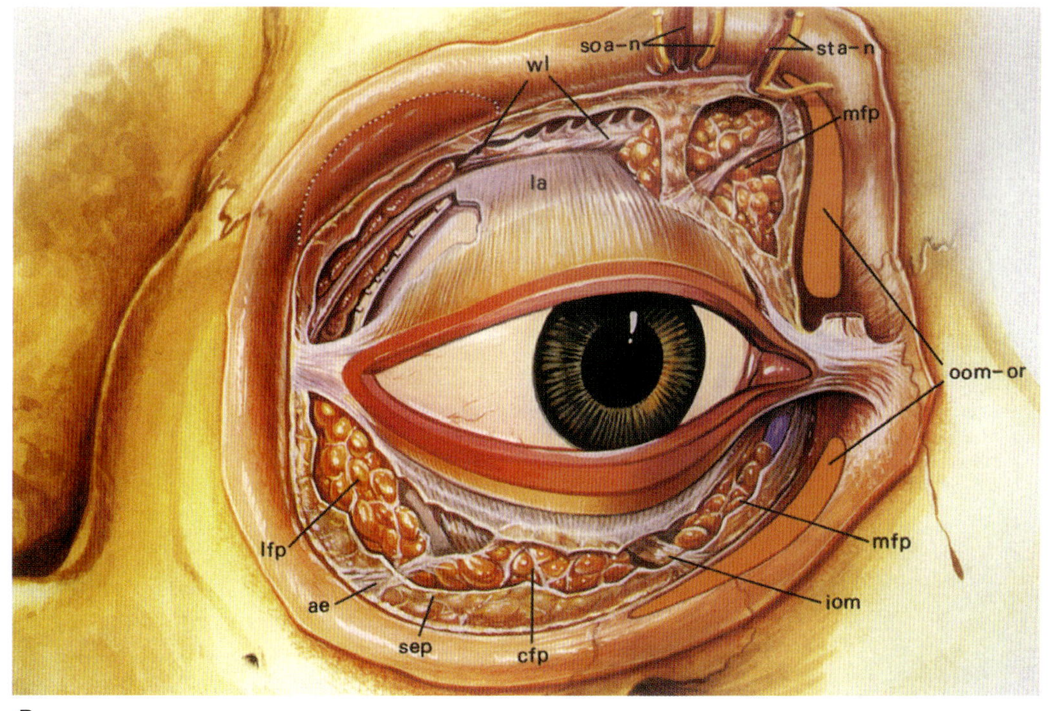

B

图 1-17　（A）部分上、下眼睑横断观，切开眶膈外侧部分及提上睑肌以显示相邻关系；（B）整个上、下眼睑轮匝肌后部解剖。

注释（A）：

lg-ol	眶叶泪腺
lg-pl	睑叶泪腺，腺管开口于结膜
la-lh	提上睑肌腱膜外角
la	提上睑肌腱膜
wl	横韧带
mm	Müller 肌
paf	腱膜前脂肪
os	眶隔（切缘）
la-in	提上睑肌腱膜止点
st	上睑板
it	下睑板
llr	下睑缩肌
lof	外侧眶脂肪
lct	外眦韧带

注释（B）：

wl	横韧带
la	提上睑肌腱膜
sep	眶隔
soa-n	眶上动脉和神经
sta-n	滑车上动脉和神经
mfp	内侧脂肪垫
oom-or	眶部轮匝肌起源
iom	下斜肌
cfp	中央脂肪垫
ae	弓形膨胀
lfp	外侧脂肪垫

泪囊造影

泪囊造影对于溢泪患者有意义，溢泪往往是由于泪道系统机械性堵塞、炎症性疾病、肿瘤、憩室、泪道结石、手术失败引起（图1-19）。CT扫描显示泪囊、鼻泪管，但不显示泪小管堵塞或狭窄的位置。

显影剂通常是水溶性制剂，通过插管注入下泪小管。在矢状位可见上、下泪小管和泪总管在眶内侧充盈。Caldwell位对于显示泪囊、鼻泪管等结构是有意义的。常见泪囊下缘Krause瓣处是狭窄的。鼻泪管

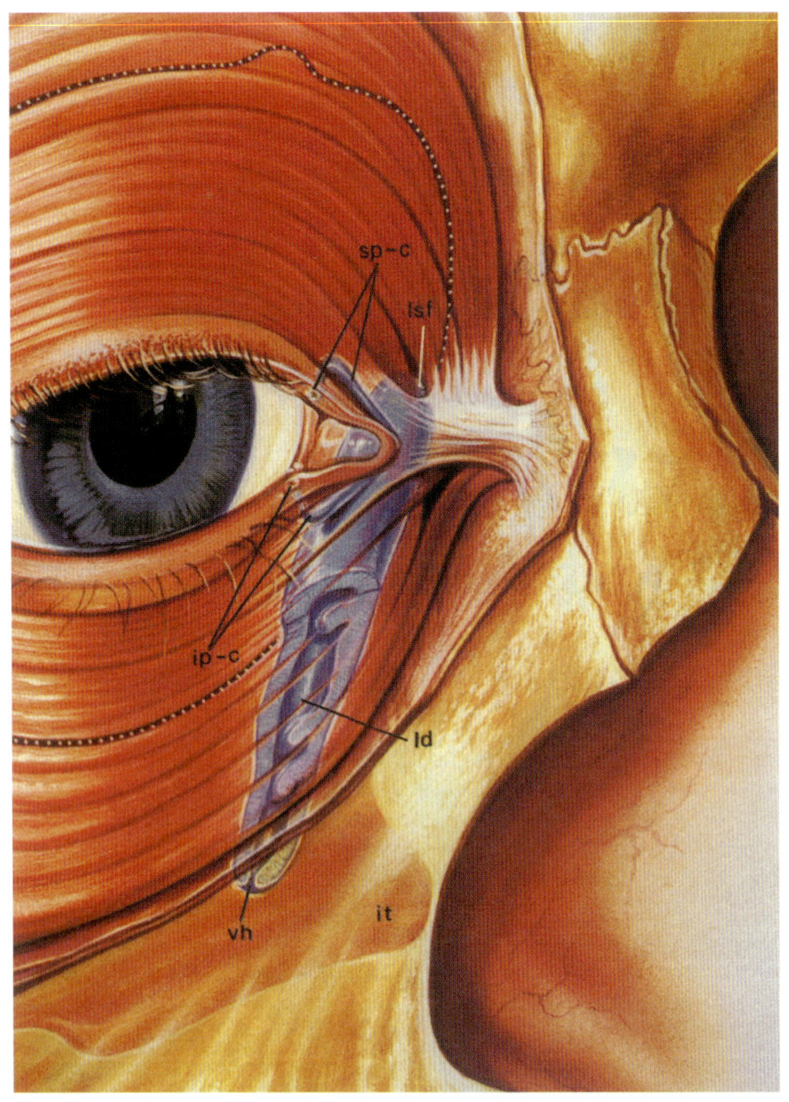

图 1-18 横切面显示泪液流出系统主要关系。

注释：

sp-c 上泪小点及泪小管
ip-c 下泪小点及泪小管
lsf 泪囊底部
ld 鼻泪管及内部瓣膜
vh Hasner 瓣
it 下鼻甲（剖面）

中段Taillefer瓣处也是狭窄的。由于Hasrer瓣，鼻泪管远端是狭窄的。当管是空的，造影剂可向下沿伸，进入下边管道。该技术的优点是相对简单、便宜，它提供了鼻泪系统的详细解剖细节。

泪道闪烁造影是另一影像技术，用于显示泪道排出系统解剖和功能异常。

四、眼睑

眼眶部眼睑与眉区形成的复合结构，为眶前部屏障（图1-20和图1-21）。

眉是位于眶上缘的多层结构。在女性位置偏高。它由四层组成，包括厚的皮肤、肌肉、脂肪、腱膜层。肌层由上部额肌组成，在内侧与垂直方向的眉间降肌、斜方向的皱眉肌融合。皱眉肌、眉间降肌、额肌顺序与眶纤维组织相连。肌肉下面为脂肪层，向上超过眉，位于眶隔之上。肌肉和脂肪组织与起于深部帽状腱膜的腱膜层相连，特别在内侧部分。外侧肌层很少与深部组织紧密相连，因此外侧眉下垂。

眼睑与眶隔构成整体形成眼眶前界。除了上、下睑缩肌不同外，上睑解剖与下睑相似。很薄的角质化上皮覆盖眼睑，与其下眶部肌肉联系疏松（图1-20）。肌肉分为眶部、眶隔前部、睑板前部（图1-18和图1-21）。外侧，眶纤维组织围绕下睑，在内侧与眶缘、额骨、上颌骨额突相连。内侧，眶隔前和睑板前肌肉形成与泪囊、内眦韧带相联系的复合体，内眦韧带分成深支、浅支。眶隔前浅支插入到内眦韧带，深支

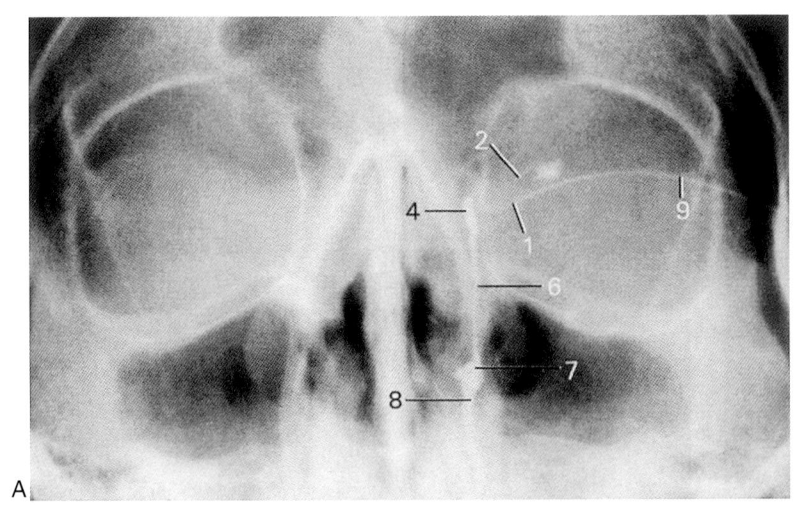

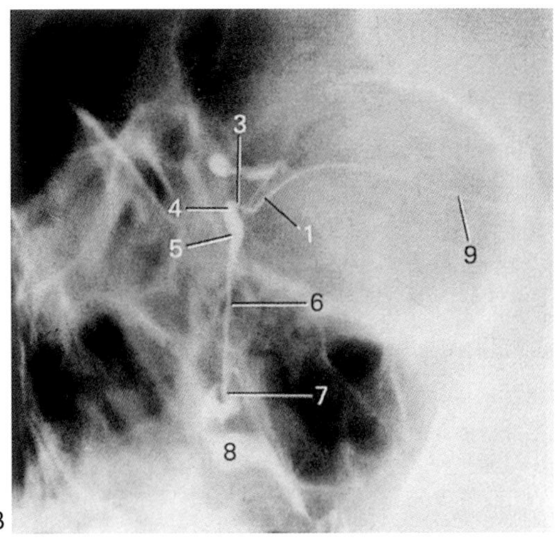

图 1-19　正常泪囊造影:(A)Water 位;(B)斜位。

注释:

1　下泪小管	4　泪囊	7　Hasner 瓣
2　上泪小管	5　Krause 瓣	8　鼻内的造影剂
3　泪总管	6　鼻泪管	9　插管

进入泪囊表面。睑板前轮匝肌分为浅头和深头,浅头在泪小管前与内眦韧带肌腱相连,深头与泪囊表面、泪后嵴相连。内眦韧带分为深支(薄,与泪后嵴相连)、浅支(厚,与上颌骨额突相连)和一个薄的上支。外侧眶隔前肌肉形成不明显的缝,睑板前肌肉形成外眦韧带,与外侧眶结节相连。

在轮匝肌深部,眶隔与眶缘周围骨膜融合,除了内侧,分成两叶分别与泪前嵴、泪后嵴相连(图1-17)。眶隔在上睑与提上睑肌腱膜相融合,在下睑与被覆筋膜融合。腱膜前眶脂肪被眶隔包绕,在上、下睑被分成一些脂肪垫(图1-17)。

上、下睑缩肌与眶前结缔组织相连,起悬韧带作用。Whitnall上横韧带在睑板上15~20mm,内侧与滑车附近相连,外侧通过泪腺与眶壁相连。提上睑肌腱膜起始于横韧带下,Müller肌也起始于此。手术可将这两层分离,Müller肌与睑板上缘相连,腱膜与睑板前缘、轮匝肌、皮下组织相连。提上睑肌腱膜外角把泪腺分为眶叶、睑叶,附着于外侧眶结节、支持带、肌腱。内角与内眦韧带后部相连。

下睑缩肌是睑被覆的筋膜。它是从下直肌开始延伸的纤维层,围绕下斜肌,与Lockwood悬韧带融合。因此它与下睑板肌肉(在穹窿部)结合,作为筋膜附着于下睑板。另外附着于眶隔和Tenon囊。下睑板肌肉并不附着在下睑板,在睑板下2~3mm与筋膜融合。Lockwood韧带形成复合体与眶前筋膜和下睑缩肌相连。

睑板由排列规则的结缔组织组成,包括Meibomian腺(在上睑25个,在下睑20个),分泌脂质。眼睑的腺体还包括分泌脂质的Zeis腺和顶浆分泌的Moll腺。另外眼睑皮肤腺包括外分泌汗腺。供给眼睑睑板前部的动脉是起源于颈外动脉系统的颞浅动脉及面动脉。静脉血通过面前静脉及颞上静脉回流。供给睑板后部分的是眼动脉的终末支,静脉血通过眼静脉回流。眼睑淋巴回流,外侧到耳前及耳旁淋巴结,内侧到颏下、颌下淋巴结。眶深部没有淋巴组织。

五、浅表解剖

眶上切迹(75%的人有)或孔(25%的人有)在眶上缘内1/3与外2/3相接处可触及(图1-22)。这一点与眶下缘下斜肌起点前3~4mm(紧邻鼻泪管开口)在一条垂线上。眶下缘4mm可触及眶下孔形成的凹陷。眶上切迹内侧,眶缘后4mm可触及滑车。其下,泪囊上缘水平可触及内眦韧带。因此,在内眦韧带上方触及到的囊性肿物多起源于筛骨,内眦韧带下方触

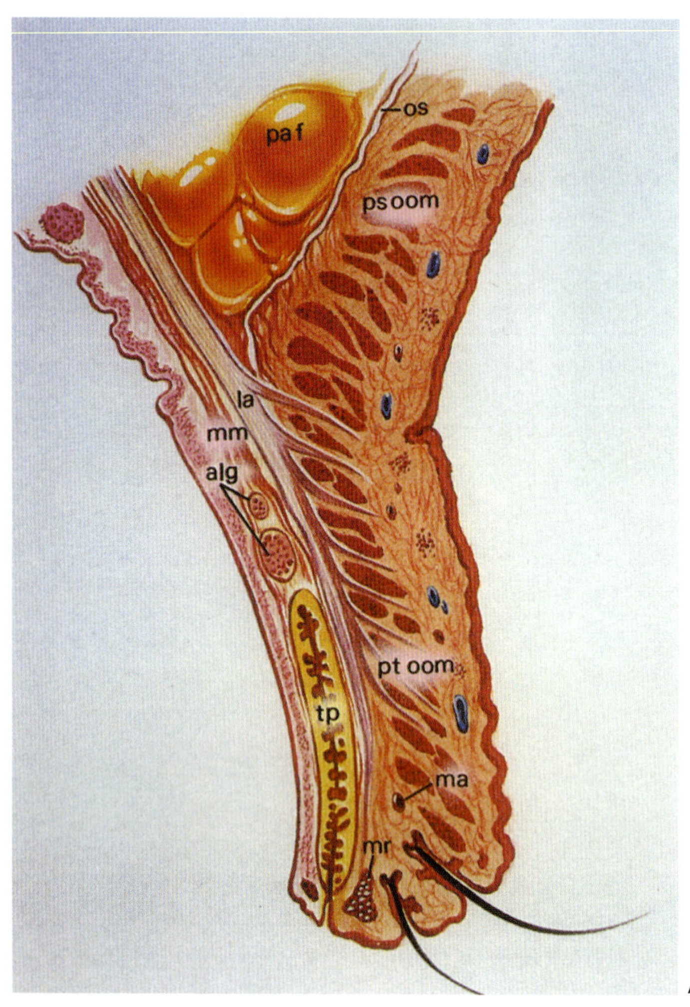

图 1–20 （A）上睑矢状位。（B）中央下睑矢状位及毗邻的眼球和眶结构。

注释（A）：

os	眶隔
paf	腱膜前脂肪
la	提上睑肌
mm	Müller 肌
alg	附属泪腺
tp	上睑板及 Meibomian 腺
mr	Riolan 肌（灰线）
ma	睑缘动脉
ps oom	眶隔前眼轮匝肌
pt oom	睑板前眼轮匝肌

注释（B）：

irm	下直肌
cph	下睑缩肌的睑筋膜部
llr	下睑缩肌
iom	下斜肌
f	下穹窿
cpf	睑被覆筋膜
os	眶隔
of	眶脂肪
t	下睑板

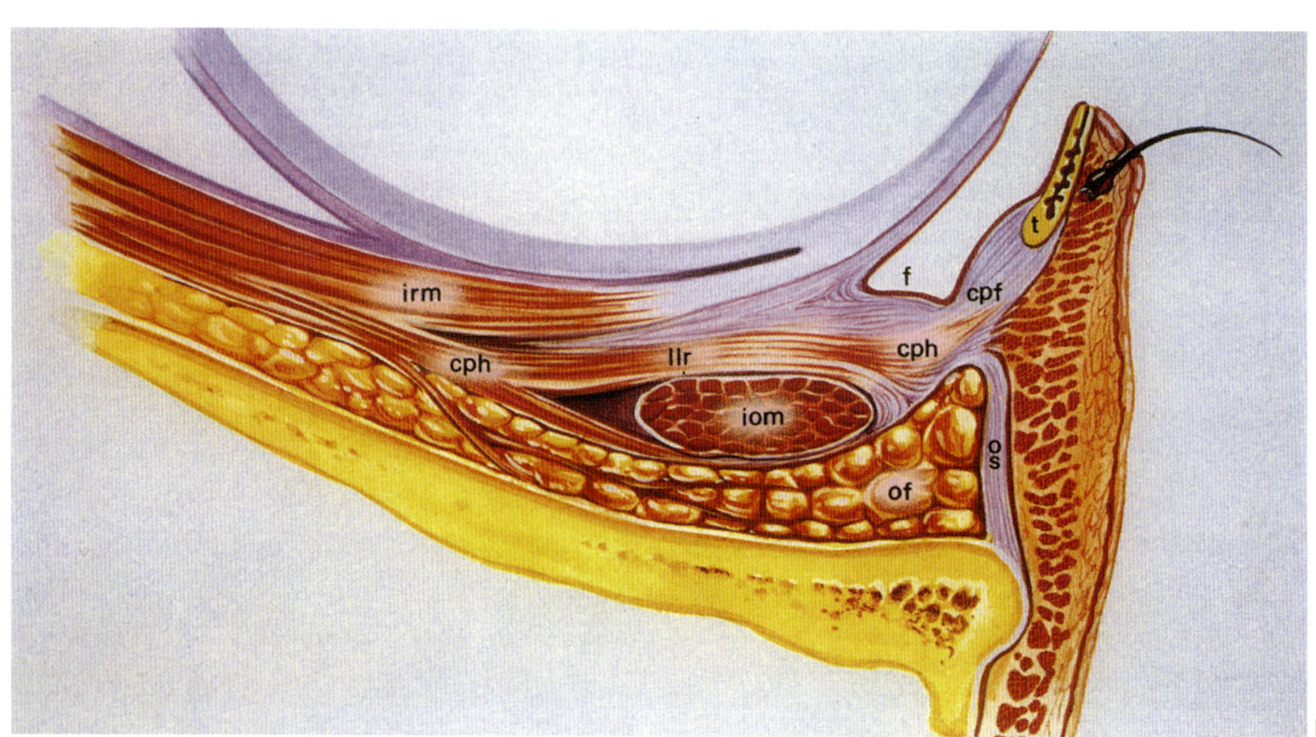

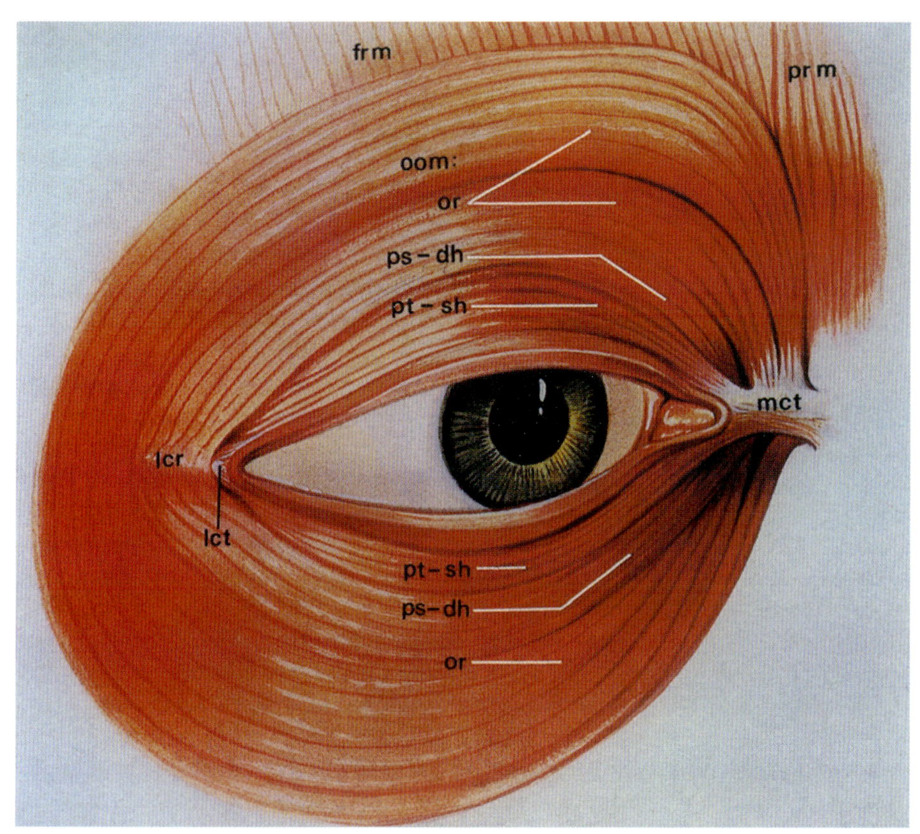

图 1-21　眼轮匝肌三部分前面观。

注释：

frm	额肌
prm	眉间降肌
oom:or	眼轮匝肌眶部
ps-dh	眶隔前部,深支
pt-sh	眶隔前部,表面支
mct	内眦韧带
lcr	外眦缝
lct	外眦韧带

到的多半起源于泪囊。颧额缝在颧骨结节上6mm可触及,是泪腺下界的体表的标志。

眼睑向上延伸至眼眉,向外至眶缘,向下至颧骨鼻部(内侧)和颧骨反折处(外侧)。总之,上睑折痕位于睑缘上8~11mm,由于提上睑肌腱膜在此处下方有紧密连接。这一皱褶将眶隔前(上方)疏松连接与睑板部紧密连接分开。下睑折痕在年轻人更明显,内侧位于下睑缘下2~3mm,外侧位于下睑缘下5~6mm。眼睑在水平方向被泪小点(位于内侧1/6)分为内侧泪道部和外侧睫毛部或眼球部。睑缘睫毛部包括睫毛、附件,被灰线与睑板(后部)分开,后者包括Meibomian腺口。上下眼睑外侧接合处位于与耳轮上缘连接的水平线。

六、CT 和 MR 眼眶解剖

1. 计算机体层摄影(CT)

正常 CT 解剖

眼眶水平位和冠状位可以很好地显示骨及软组织解剖(图1-23)。水平位可以显示外侧和内侧骨壁、眶上裂、视神经管。冠状位用于评价眶顶和眶底。泪囊和鼻泪管及眶下裂、眶下管在水平位和冠状位也同样可见。

视神经呈轻度弯曲,在中位微微向下外弯,因此水平位薄层扫描不能完全显示视神经走行。视神经除了管内段外均可分辨。管后部分包括视交叉也可分辨。静脉内注射造影剂后,视神经周围的硬膜鞘膜及脉络膜极易辨认。在冠状位眼球后内侧,视神经中央小的低密度区为视网膜中央动静脉。当扫描前眶底及前床突平面时,视神经管可清晰分辨。

眼外肌与邻近眶壁平行。在水平位只可见内直肌、外直肌全貌。Zinn环肌肉起源处到锥形肌腹到肌腱均可见到。在冠状位它们是垂直走行的。在任一水平位层面上只能见到部分上直肌或下直肌,在冠状位可见位于轻度倾斜的上、下直肌截面。这与从外侧至内侧眶底上斜、眶顶下斜有关。提上睑肌与上直肌合在一起,只能在眶前部冠状位层面处区分开,因为在该处提上睑肌与上直肌分离。在冠状位,上斜肌可见,位于内直肌上内侧。水平位滑车可见,偶见钙化。

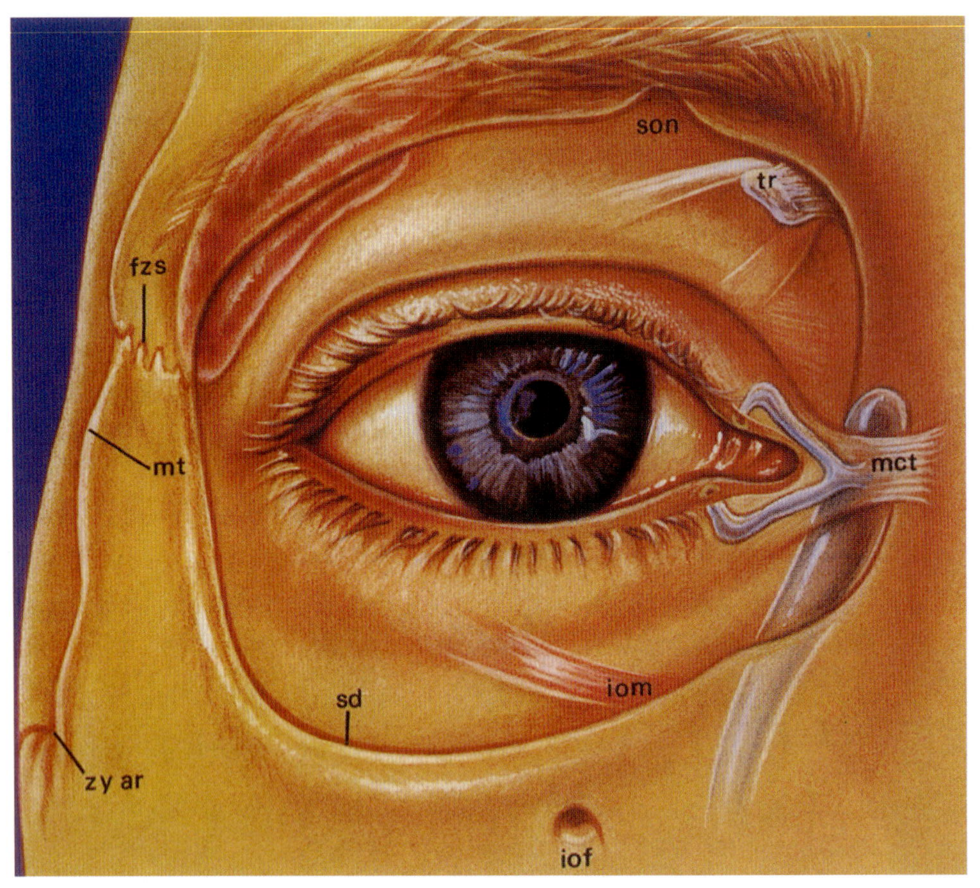

图 1–22 眶周区域浅表解剖。

注释：

son	眶上切迹
tr	滑车
fzs	颧额缝
zy ar	去除颧弓
sd	在下眶缘眶隔界限
iof	眶下孔
iom	下斜肌起源
mct	内眦韧带前支
mt	颧骨边缘结节

最不好分辨的肌肉是下斜肌，水平位可见附着点，在冠状位前面的层面肌腹很少能分辨清楚。

在冠状位和水平位泪腺窝中可分辨出泪腺。在内侧，前部软组织与眼球融合，在外侧是眶隔、眼睑和结膜。在水平位显示泪前嵴、泪后嵴，因而可分辨泪囊。鼻泪管上部，从泪囊向下延伸，在冠状位和水平位可分辨。

眼眶血管不需血管造影也可见，造影时可被增强。眶尖可见眼动脉越过视神经之前位于视神经外侧走行。可分辨它的某些分支，包括筛前后动脉、后睫状血管。

在水平位、冠状位可见眼上静脉，它在滑车附近，在上直肌与视神经之间通过肌锥，通过眶上裂离开眼眶。眼下静脉和联系静脉不一定可见。

在水平位上，两侧外眶缘连线多通过眼球中部，至少有1/3眼球位于这条线后。在增强扫描时，巩膜、脉络膜、视网膜形成易分辨的带。CT像中晶体通常是高密度的。

眶内神经偶可分辨，尽管存在位置变异。特别是额神经、眶上神经、动眼神经下支可见。然而它们与血管很难分辨，特别是血管内没注射造影剂时。

血管内注射造影剂时海绵窦（图1–24）可见。第Ⅲ、Ⅳ、V_1、Ⅵ颅神经出现在它周围，表现为冠状位低密度结构，与海绵窦同时被强化。

视交叉比管后段视神经更易分辨，因为前者在蝶鞍上被脑脊液环绕。

2. 磁共振成像（MRI）

MRI显示软组织细节与CT近似，眶脂肪比其他结构更亮（图1–25）。MRI显示眼球结构更清晰，而CT显示骨及钙化更好。MRI可较好地显示视神经管内部分及视交叉。

正常 MRI 解剖

MRI可利用眼眶及眶周脂肪突出许多正常结构，在T1加权像薄扫显示好，因为脂肪高信号（表现为

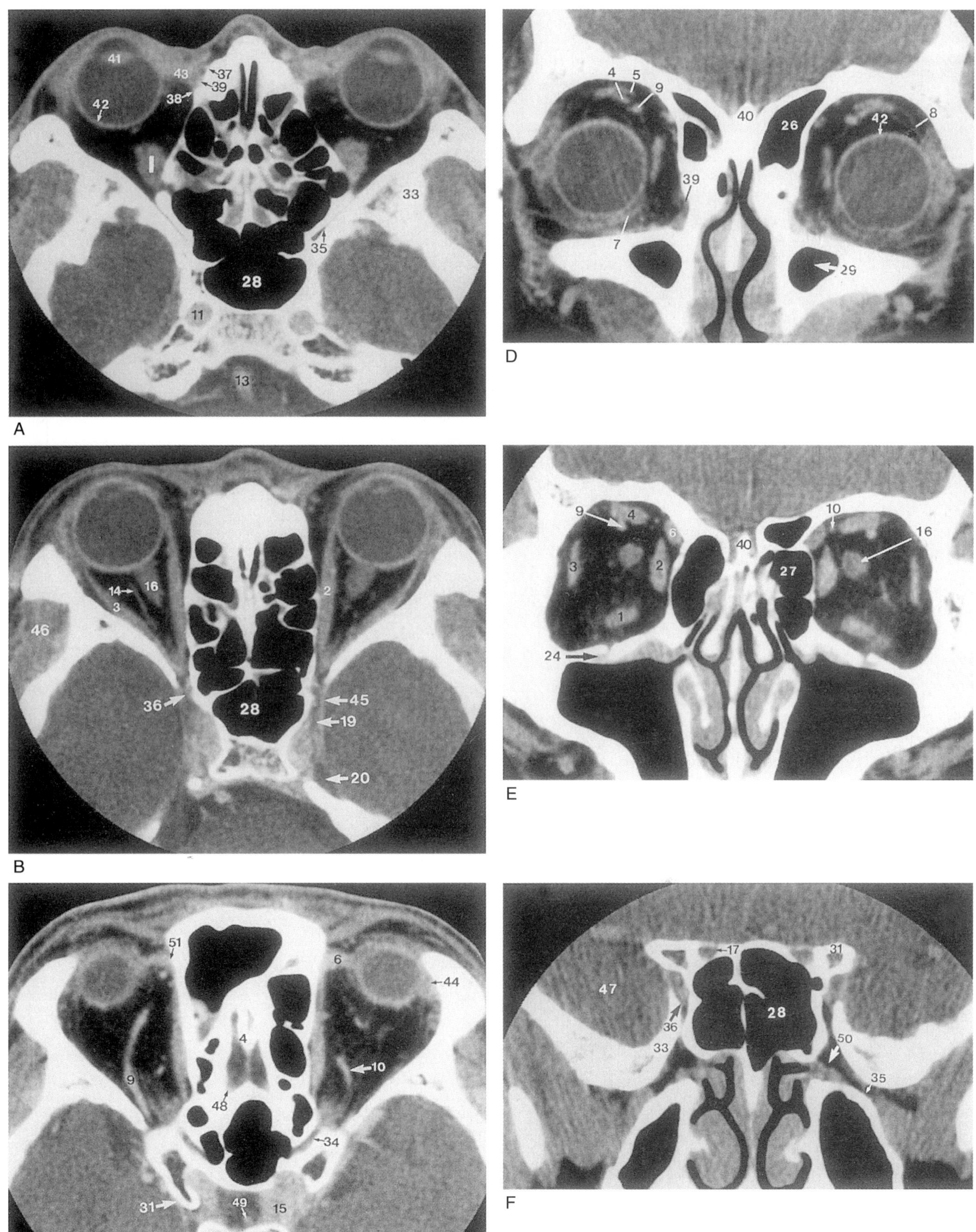

图 1-23　CT 水平扫描:选择性水平扫描,进行静脉内造影剂增强扫描,从眼眶下至上显示解剖结构(A、B 和 C)。冠状 CT 扫描:图像从前至后扫描(D、E 和 F)。

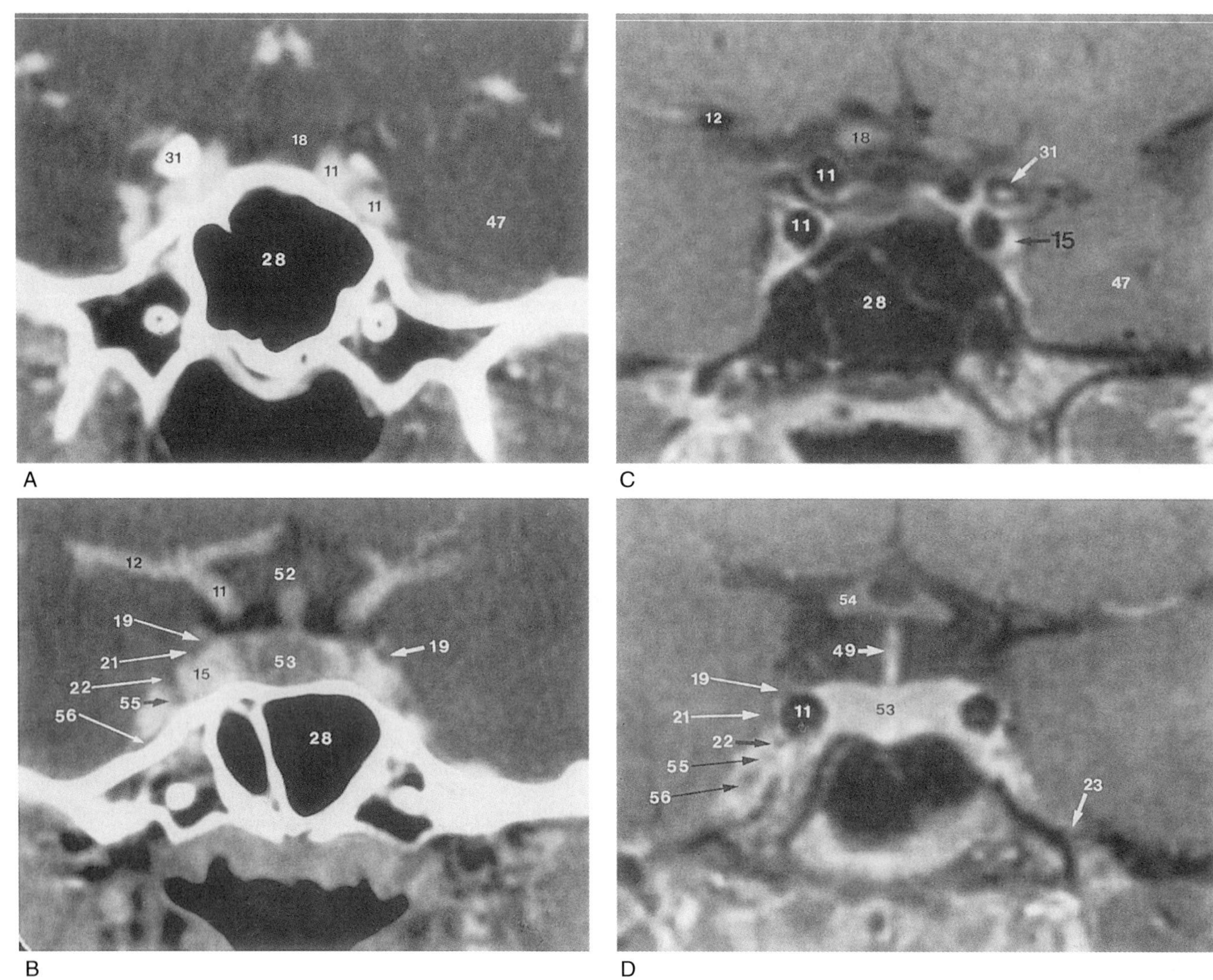

图1-24 海面窦区：（A 和 B）海面窦区强化冠状 CT 像，从前至后；（C 和 D）与 CT 像对应的 MR 像。

图1-23和图1-24注释：

1 下直肌
2 内直肌
3 外直肌
4 上直肌
5 提上睑肌
6 上斜肌
7 下斜肌
8 肌间膈
9 眼上静脉
10 眼动脉
11 颈内动脉
12 大脑中动脉
13 基底动脉
14 睫状后动脉
15 海绵窦
16 视神经眶内段
17 视神经管内段
18 视神经颅内段
19 颅神经（Ⅲ）
20 Gasserian 神经节
21 颅神经（Ⅳ）
22 颅神经（Ⅵ）
23 颅神经（V_3）
24 眶下神经
25 额神经
26 额窦
27 筛窦
28 蝶窦
29 上颌窦
30 鞍背
31 前床突
32 后床突
33 蝶骨大翼
34 视神经管
35 眶下裂
36 眶上裂
37 泪前嵴
38 泪后嵴
39 泪囊窝
40 鸡冠
41 晶体
42 巩膜葡萄膜缘
43 眶隔
44 泪腺
45 幕
46 颞窝
47 颞叶
48 嗅沟
49 垂体茎
50 翼腭窝
51 滑车
52 视交叉
53 垂体腺
54 视束
55 三叉神经第一支
56 三叉神经第二支

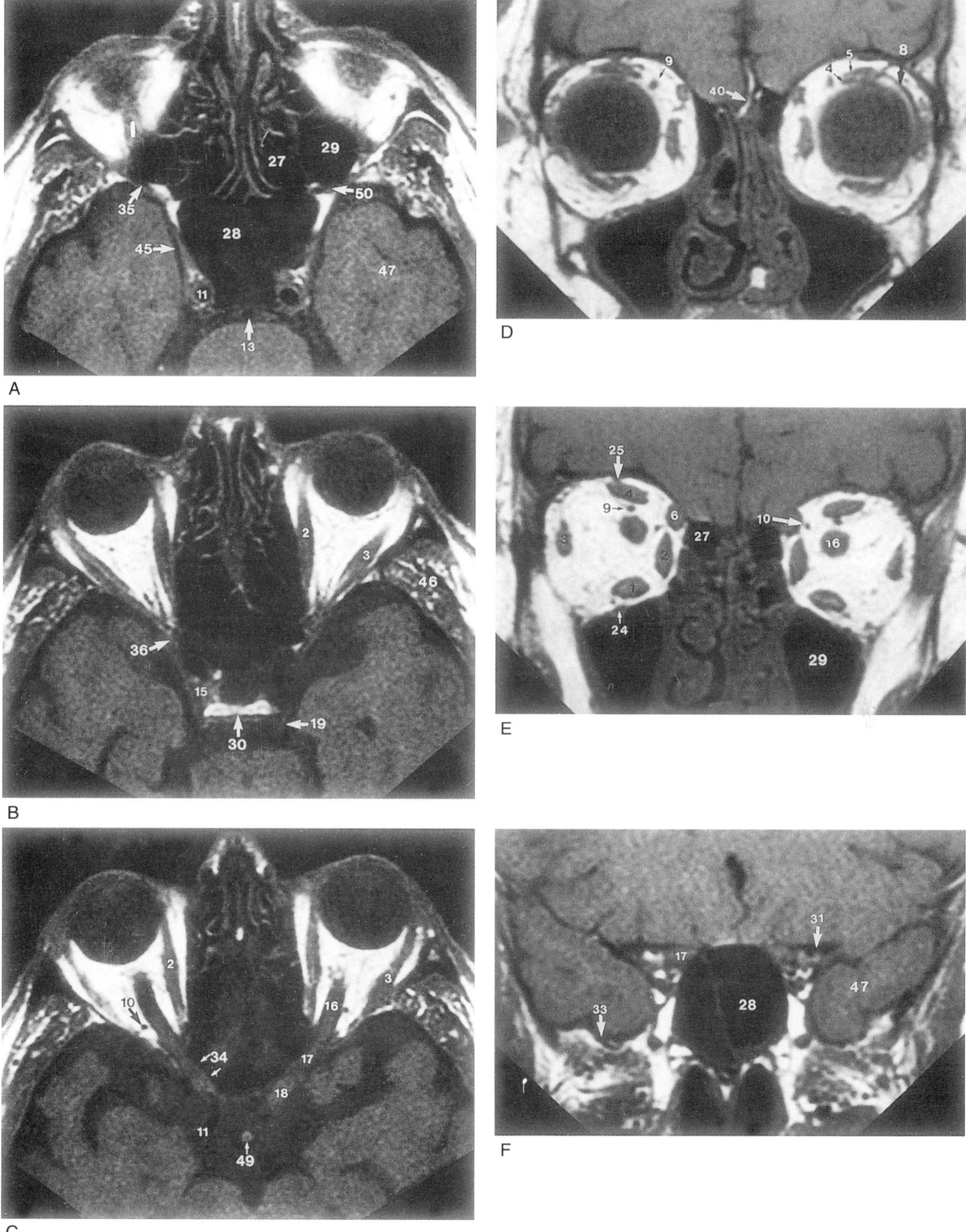
35
50
27
29
28
45
47
11
13
A
9
5
8
4
40
D
2
3
46
36
15
30
19
B
25
4
9
6
10
27
3
16
2
1
24
29
E
2
3
10
16
34
17
18
11
49
C
31
17
47
33
28
F

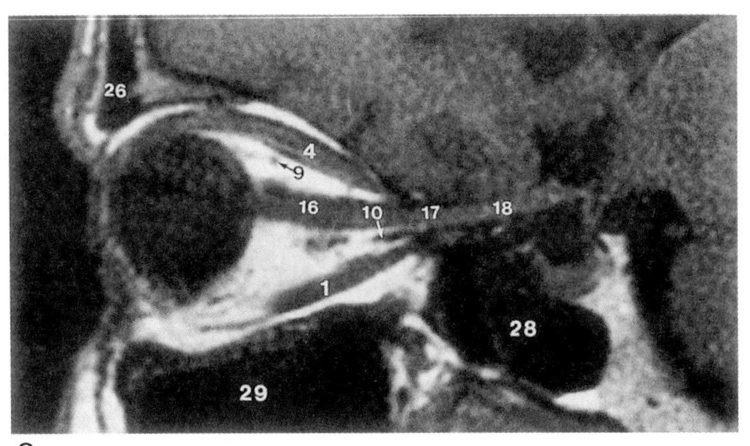

G

图 1–25 眼眶磁共振显像：（A、B 和 C）轴位；（D、E 和 F）冠状位；（G）矢状位。

注释：

1	下直肌	15	海绵窦	29	上颌窦	43	眶隔
2	内直肌	16	视神经眶内段	30	鞍背	44	泪腺
3	外直肌	17	视神经管内段	31	前床突	45	幕
4	上直肌	18	视神经颅内段	32	后床突	46	颞窝
5	提上睑肌	19	颅神经（Ⅲ）	33	蝶骨大翼	47	颞叶
6	上斜肌	20	Gasserian 神经节	34	视神经管	48	嗅沟
7	下斜肌	21	颅神经（Ⅳ）	35	眶下裂	49	垂体茎
8	肌间膈	22	颅神经（Ⅵ）	36	眶上裂	50	翼腭窝
9	眼上静脉	23	颅神经（V_3）	37	泪前嵴	51	滑车
10	眼动脉	24	眶下神经	38	泪后嵴	52	视交叉
11	颈内动脉	25	额神经	39	泪囊窝	53	垂体腺
12	大脑中动脉	26	额窦	40	鸡冠	54	视束
13	基底动脉	27	筛窦	41	晶体	55	三叉神经第一支
14	睫状后动脉	28	蝶窦	42	巩膜葡萄膜缘	56	三叉神经第二支

明亮白色），而其他结构表现为低信号，图像上从非常黑到不同灰度不等。

眼内虹膜及睫状肌可见，内、外眦韧带和Tenon囊表现相对黑。巩膜与视网膜、脉络膜可区分，特别是血管内注射造影剂，视网膜、脉络膜可被强化。

在水平位、矢状位眶隔为低密度带。同时眼眶内肌肉、眼睑中睑板表现为薄、黑带。

与CT扫描相同，MR像也显示眼外肌，并能更好地显示肌腱。提上睑肌腱膜作为提上睑肌直接延伸，当它在上睑向下弯曲时可见。Müller肌与提上睑肌下部可区分，当它向上越过上直肌时可分辨。在矢状位和冠状位，上述两结构均可见，在眶前部肌间隔可见，在眶后部变得不完整。

冠状位，许多神经可辨认出来，表现为较低信号通过眶脂肪的圆形结构。额神经、动眼神经上、下分支经常可见，尽管位置有轻微变异。当眶下神经通过眶下管时可见。其他神经，如鼻睫神经、滑车神经、颧面神经、颧颞侧神经，也经常可见。

眼上下静脉作为中等低信号结构。眶内动脉，包括泪腺动脉、鼻睫动脉、滑车上支、眼动脉，表现为极低密度，因为它们流速快。

在视神经鞘内从蛛网膜下腔中可分辨出视神经。视神经在管内及视交叉后的部分也可见。

与头和颈部的其他肌肉不同，造影剂可使眼外肌强化，T1加权脂肪抑制像可更好地显示眶内强化病变，这些病变如果没有脂肪抑制将很难与正常脂肪分开。

参考文献

General

Doxanas MT, Anderson RL. Clinical Orbital Anatomy. Baltimore: Williams & Wilkins, 1984.

Kikkawa DO, Lemke BN. Orbital and eyelid anatomy. In: Dortzbach RK, ed. Ophthalmic Plastic Surgery: Prevention and Management of Complications. New York: Raven Press, 1993:1-29.

Lange J. Clinical Anatomy of the Nose, Nasal Cavity, and Paranasal Sinuses. New York: Thieme Medical Publishers, 1989.

Lasjunias P, Berenstein A. Surgical Neuro-Angiography. Germany: Springer-Verlag, 1987.

McCord CD, Tannenbaum M, eds. Oculoplastic Surgery, 2nd ed. New York: Raven Press, 1987.

Rootman J, Stewart B, Goldberg RA. Orbital Surgery: A Conceptual Approach. Philadephia: Lippincott-Raven, 1995.

Wigand ME. Endoscopic Surgery of the Paranasal Sinuses and Anterior Skull Base. New York: Thieme Medical Publishers, 1990.

Zide BM, Jelks GW. Surgical Anatomy of the Orbit. New York: Raven Press, 1985.

Bony Anatomy

Goldberg RA, Relan A, Joenig J. Relationship of the eye to the bony orbit, with clinical correlations. Aust N Z J Ophthalmol 1999;27:398-403.

Webster RC, Gaunt JM, Hamdan US, et al. Supraorbital and supratrochlear notches and foramina: anatomical variations and surgical relevance. Laryngoscope 1986;96:311-5.

Optic Canal

Bansberg SF, Harner SG, Forbes G. Relationship of the optic nerve to the paranasal sinuses as shown by computed tomography. Otolaryngol Head Neck Surg 1987;96:331-5.

Goldberg RA, Hannanai K, Toga AW. Microanatomy of the orbital apex: computed tomography and microcryoplaning of soft and hard tissue. Ophthalmology 1992;99:1447-52.

Hayreh SS. The sheath of the optic nerve. Ophthalmologica 1984;189:54-63.

Maniscalco JE, Habal MB. Microanatomy of the optic canal. J Neurosurg 1978;48:402-6.

Periorbita, Septa, and Extraocular Muscles

Anderson RL. Medial canthal tendon branches out. Arch Ophthalmol 1977;95:2051-2.

Apt L. An anatomical reevaluation of rectus muscle insertions. Trans Am Ophthalmol Soc 1980;78:365-75.

Helveston EM, Merriam WW, Ellis FD, et al. The trochlea. A study of the anatomy and physiology. Ophthalmology 1982;89:124-33.

Jones LT. A new concept of the orbital fascia and rectus muscle sheaths and its surgical implications. Trans Am Acad Ophthalmol Otolaryngol 1968;72:755-64.

Koornneef L. Eyelid and orbital fascial attachments and their clinical significance. Eye 1988;2:130-4.

Koornneef L. Orbital septa: anatomy and function. Ophthalmology 1979;86:876-80.

Mustarde JC. The role of Lockwood's suspensory ligament in preventing downward displacement of the eye. Br J Plast Surg 1968;21:73-81.

Sacks JG. The shape of the trochlea. Arch Ophthalmol 1984;102:932-3.

Nerves

Davis RA, Anson BJ, Budinger JM, Kurth L. Surgical anatomy of the facial nerve and parotid gland based upon study of 350 cervicofacial halves. Surg Gynecol Obstet 1956;102:384-412.

Gudmundsson K, Rhoton AL Jr, Rushton JG. Detailed anatomy of the intracranial portion of the trigeminal nerve. J Neurosurg 1971;35:592-600.

Henderson WR. A note on the relationship of the human maxillary nerve to the cavernous sinus and to an emissary sinus passing through the foramen ovale. J Anat 1966;100:905-8.

Ishikawa Y. An anatomical study of the distribution of the temporal branch of the facial nerve. J Craniomaxillofac Surg 1990;18:287-92.

Stuzin JM, Wagstrom L, Kawamoto HK, Wolfe SA. Anatomy of the frontal branch of the facial nerve: the significance of the temporal fat pad. Plast Reconstr Surg 1989;83:265-71.

Vascular

Brismar J. Orbital phlebography. II. Anatomy of the superior ophthalmic vein and its tributaries. Acta Radiol [Diagn] (Stockh) 1974;15:481-96.

Brismar J: Orbital phlebography. III. Topography of intraorbital veins. Acta Radiol [Diagn] (Stockh) 1974;15:577-94.

Hayreh SS. The ophthalmic artery. III: branches. Br J Ophthalmol 1962;46:212-47.

Hayreh SS. Arteries of the orbit in the human being. Br J Surg 1963;50:938-53.

Hayreh SS, Dass R. The ophthalmic artery. I: origin and intracranial and intra-canalicular course. Br J Ophthalmol 1962;46:65-98.

Hayreh SS, Dass R: The ophthalmic artery. II: intra-orbital course. Br J Ophthalmol 1962;46:165-85.

Lang J, Kageyama I. The ophthalmic artery and its branches, measurements and clinical importance. Surg Radiol Anat 1990;12:83-90.

Spektor S, Piontek E, Umansky F. Orbital venous drainage into the anterior cavernous sinus space: microanatomic relationships. Neurosurgery 1997;40:532-40.

Yoshii I, Ikeda A. A new look at the blood supply of the retro-ocular space. Three-dimensional analysis of the arterial pattern of the posterior ciliary artery. Anat Rec 1992;233:321-8.

Orbital Apex and Cavernous Sinus

Ettl A, Zwrtek K, Daxer A, Salomonowitz E. Anatomy of the orbital apex and cavernous sinus on high-resolution magnetic resonance images. Surv Ophthalmol 2000;44:303-23.

Goldberg RA, Hannanai K, Toga AW. Microanatomy of the orbital apex: computed tomography and microcryoplaning of soft and hard tissue. Ophthalmology 1992;99:1447-52.

Govsa F, Kayalioglu G, Erturk M, Ozgur T. The superior orbital fissure and its contents. Surg Radiol Anat 1999;21:181-5.

Harris FS, Rhoton AL. Anatomy of the cavernous sinus. A microsurgical study. J Neurosurg 1976;45:169-80.

Henderson WR. A note on the relationship of the human maxillary nerve to the cavernous sinus and to an emissary sinus passing through the foramen ovale. J Anat 1966;100:905-8.

Housepian EM. Microsurgical anatomy of the orbital apex and principles of transcranial orbital exploration. Clin Neurosurg 1978;25:556-73.

Natori Y, Rhoton AL Jr. Microsurgical anatomy of the superior orbital fissure. Neurosurgery 1995;36:762-75.

Renn WH, Rhoton AL Jr. Microsurgical anatomy of the sellar region. J Neurosurg 1975;43:288-98.

Lacrimal System

Ahl NC, Hill JC. Horner's muscle and the lacrimal system. Arch Ophthalmol 1982;100:488-93.

Anderson RL, Dixon RS. The role of Whitnall's ligament in ptosis surgery. Arch Ophthalmol 1979;97:705-7.

Doane MG. Interactions of eyelids and tears in corneal wetting and the dynamics of the normal human eyeblink. Am J Ophthalmol 1980;89:507-16.

Doane MG. Blinking and the mechanics of the lacrimal drainage system. Ophthalmology 1981;88:844-51.

Gioia VM, Linberg JV, McCormick SA. The anatomy of the lateral canthal tendon. Arch Ophthalmol 1987;105:529-32.

Jones LT. The lacrimal secretary system and its treatment. Am J Ophthalmol 1966;62:47-60.

Jones LT, Wobig JL. Surgery of the Eyelids and Lacrimal System. Birmingham: Aesculapius, 1976:58.

Meyer DR, Linberg JV, Wobig JL, McCormick SA. Anatomy of the orbital septum and associated eyelid connective tissues. Ophthal Plast Reconstr Surg 1991;7:104-13.

Lids

Anderson RL. Medial canthal tendon branches out. Arch Ophthalmol 1977;95:2051-2.

Anderson RL, Beard C. The levator aponeurosis. Attachments and their clinical significance. Arch Ophthalmol 1977;95:1437-41.

Anderson RL, Dixon RS. The role of Whitnall's ligament in ptosis surgery. Arch Ophthalmol 1979;97:705-7.

Collin JRO, Beard C, Wood I. Experimental and clinical data on the insertion of the levator palpebrae superioris muscle. Am J Ophthalmol 1978;85:792-801.

Gentry LR. Anatomy of the orbit. Neuroimaging Clin N Am 1998;8:171-94.

Hawes MJ, Dortzbach RK. The microscopic anatomy of the lower eyelid retractors. Arch Ophthalmol 1982;100:1313-18.

Hayman LA, Maturi RK, Pfleger MJ, Diaz-Marchan P. MR imaging of the eyelids: normal and pathological findings. AJNR 1995;165:639-44.

Hoffman KT, Hosten N, Lemke AJ, et al. Septum orbitale: high-resolution MR in orbital anatomy. AJNR 1998;19:91-4.

Jones LT. The anatomy of the lower eyelid and its relation to the cause and cure of entropion. Am J Ophthalmol 1960;49:29-36.

Jones LT. A new concept of the orbital fascia and rectus muscle sheaths and its surgical implications. Trans Am Acad Ophthalmol Otolaryngol 1968;72:755-64.

Kuwabara T, Cogan DG, Johnson CC. Structure of the muscles of the upper eyelid. Arch Ophthalmol 1975;93:1189-97.

Lemke BN, Stasior OG. The anatomy of eyebrow ptosis. Arch Ophthalmol 1982;100:981-6.

Imaging

Daniels DL, Herfkins R, Gager WE, et al. Magnetic resonance imaging of the optic neves and chiasm. Radiology 1984;152:79-83.

Ettl A, Kramer J, Daxer A, Koornneef L. High resolution magnetic resonance imaging of neurovascular orbital anatomy. Ophthalmology 1997;104:869-77.

Kline LB, Acker JD, Post MJ, Vitak JJ. The cavernous sinus: a computed tomographic study. AJNR 1981;2:2299-305.

Lloyd GAS. Radiology of the Orbit. Philadelphia: WB Saunders, 1975.

Sargent EN, Ebersole C. Dacryocystography: the use of sinografin for visualization of the nasolacrimal passages. Am J Roentgenol Rad Ther Nucl Med 1968;102:4:831-9.

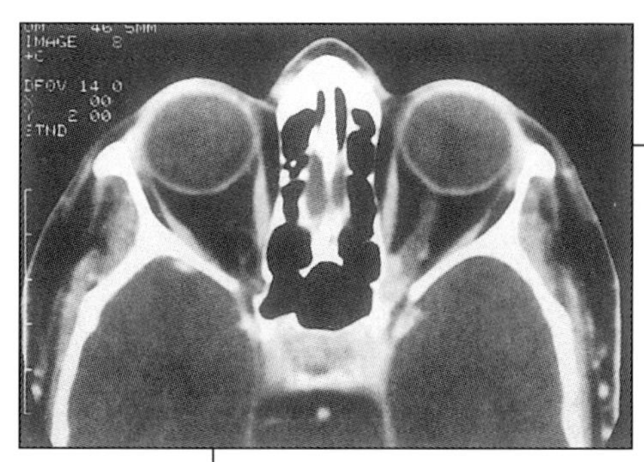

第 2 章

眼眶疾病的解剖学特征

疾病所引起的后果不仅依赖于其病理生理特性，也依赖于病变所在部位的解剖特征。例如，眶尖部小肿瘤将产生对Ⅱ、Ⅲ、Ⅳ、Ⅴ、Ⅵ颅神经的早期损害，如海绵状血管瘤，表现为早期进展性视力丧失（图2–1A）。相反，眶尖偏外侧的脑膜瘤首先影响眶上裂结构，之后可能引起视神经病变（图2–1B）。简言之，疾病或引起功能性损害，或引起占位性损害。这些特征有助于辨别病变位置。功能损害影响眼眶结构的运动、感觉、分泌功能。肿物通过占位效应（正效应）、减少空间（骨膨胀，负效应）、结瘢（负效应）改变了眼眶结构。例如筛部肿块引起眶外侧组织位置改变（正效应），另外损坏眶底导致眼球内陷及下移（负效应）（图2–2）。结缔组织生成的过程，如转移癌将引起组织牵拉，导致朝向肿物的牵引及包裹（负效应）（图2–2）。

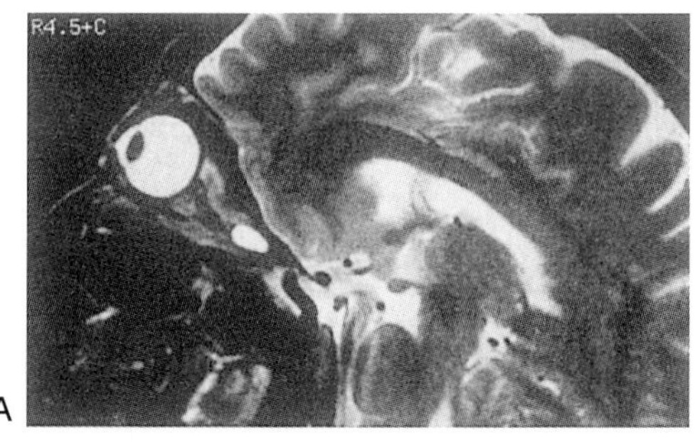

A

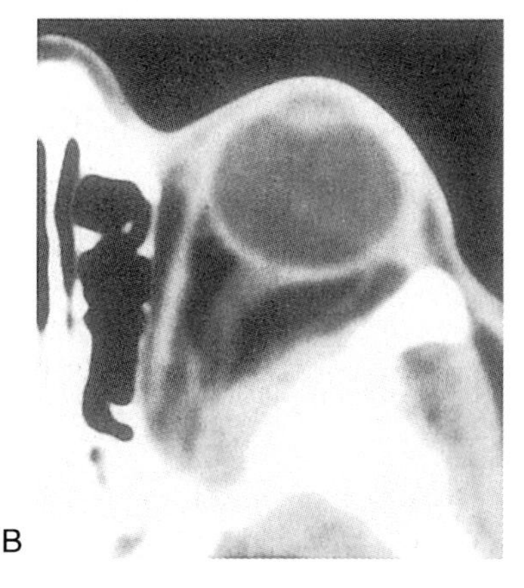

B

图 2–1　两例眶尖病变患者，病变部位略有不同所引起的临床表现。（A）48 岁女性，右眼为非弱视眼，表现为视力下降、色觉降低，轻度中心视野缺损。她有 1.8 log 单位的右侧瞳孔传入障碍。MRI 揭示界限完整的眶尖部肿物，有光滑的前后缘，可被强化。因视力进行性下降，通过外侧开眶切除病变，证实为海绵状血管瘤。（B）脑膜瘤表现为眼球突出、静脉淤血，轻度视神经病变，眶上裂受压。

按解剖特征，病变累及的部位分为前部、眼球、泪腺、泪道、眼肌、肌锥内、眶尖、视神经、弥漫性和眶周。疾病引起的症状体征可以帮助定位。本章以炎症为例，来了解这种部位与临床表现的关系。例如，把已分为急性和亚急性特发性（非特异性）眼眶炎症按解剖模式分类，即根据病变位置累及范围不同导致不同的临床特征，炎症又分为：前部、泪腺、眼肌、眶尖、弥漫性炎症。

一、前部

前部或眼周的特发性炎症的特征为疼痛、球结膜水肿、上睑肿胀、充血、葡萄膜炎、视神经乳头炎、视神经病变、复视、渗出性视网膜脱离（图2–3）。所有这些表现与病变部位及眶前部炎症严重程度，是否影响到邻近组织以及眼球有关。一个典型病人表现为突眼、球结膜水肿、眼睑充血、视网膜静脉扩张、葡萄膜炎。典型CT和MR强化图像显示，眼眶前部炎症与眼球密切相关，引起巩膜、脉络膜增厚，眼球边界不清并沿视神经鞘蔓延。超声定位为前部炎症，显

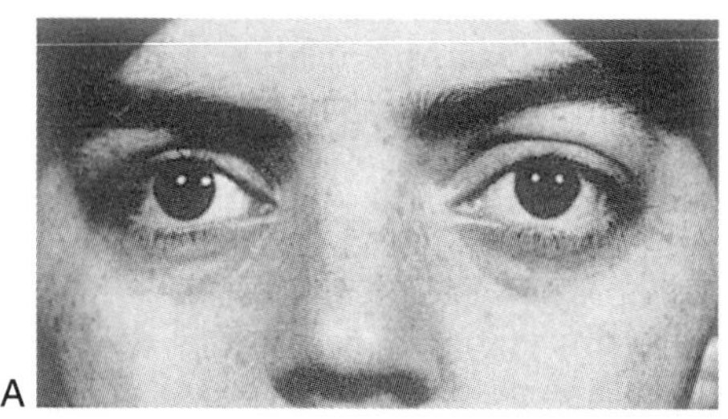

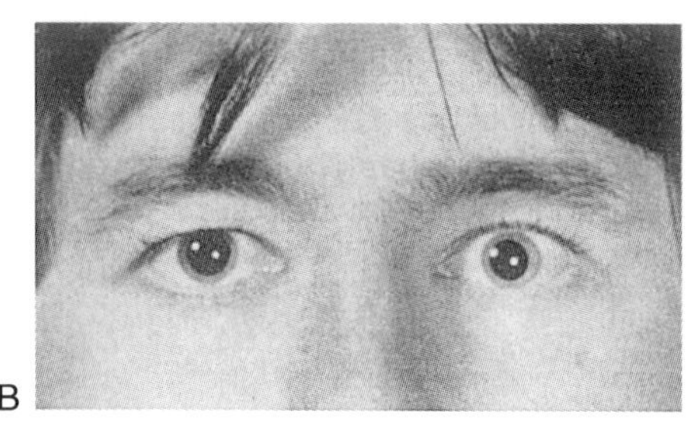

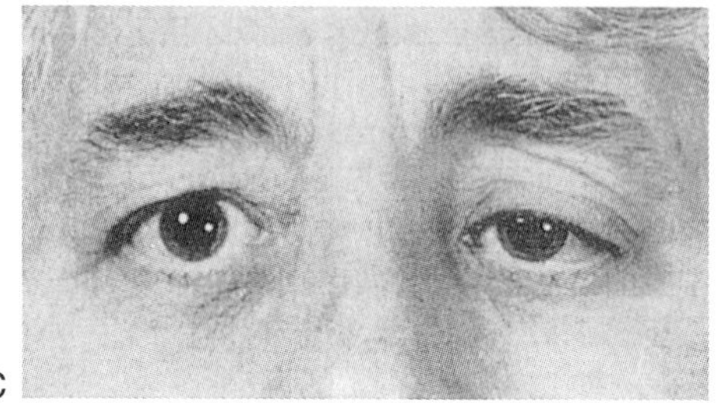

图 2-2 三个不同的占位效应。(A)筛骨纤维发育不良，阳性占位效应导致左眼外移。(B)负效应，爆裂性骨折、眶底凹陷致左眼球内陷和下移。(C)转移癌瘢痕引起负效应，左眼眼球内陷、眼睑收缩。

示巩膜筋膜炎。

二、眼球

眼球炎症可扩展到周围组织，如病人表现为角膜炎、球结膜水肿、结膜充血、巩膜炎所导致的巩膜增厚(图2-4)。另外临床上有眶前部炎症导致上睑下垂、眼睑水肿。CT扫描显示球壁增厚、前眶部炎症浸润，B超显示巩膜Tenon囊炎症。结膜活检证实血管周围炎。

三、泪腺

急性特发性泪腺炎典型表现为局部疼痛、上睑颞侧及睑部泪腺区的穹窿部充血、触痛，可触及泪腺，上睑呈S形变形，泪腺导管突起(图2-5)。影像学显示眶颞上方不规则的、边界不清的浸润性病变。它与眼球外侧界限不清，眼球向内下移位。

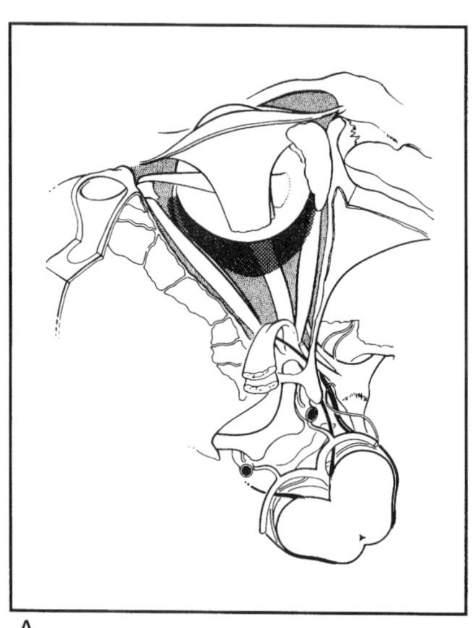

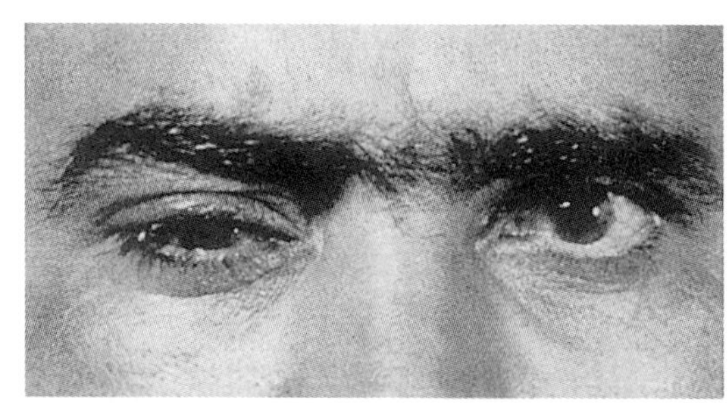

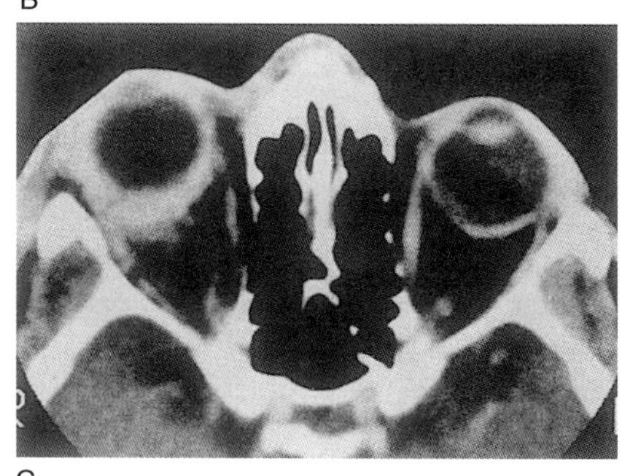

图 2-3 (A)累及前部病病变的示意图，为急性前部特发性炎症。(B)临床表现为疼痛、右眼睑下垂、球结膜水肿、充血、眼球突出(3mm)，小面积渗出性视网膜脱离、视力下降(20/60)。(C)强化CT扫描示眶前部不规则病变，伴巩膜脉络膜增厚。这一特征与巩膜炎难以区分。活检显示非特异性多形性淋巴细胞浸润，口服激素治疗，病人反应良好。

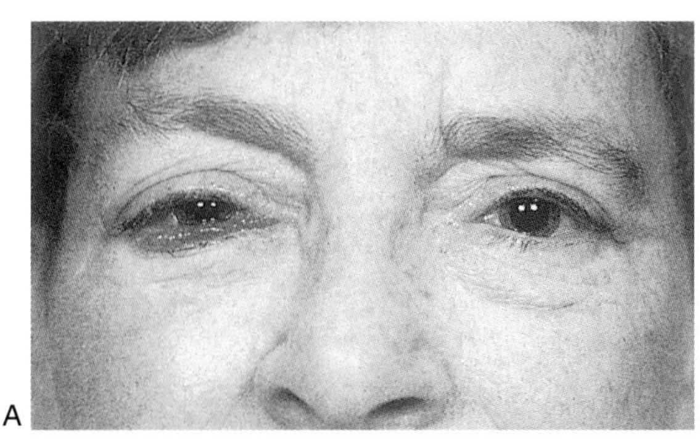

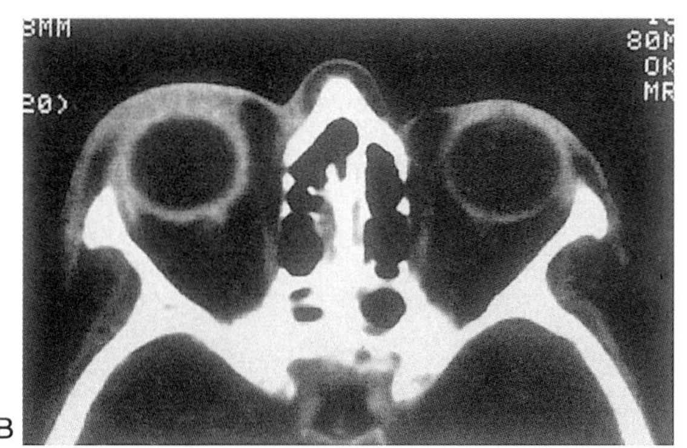

图 2–4　（A）72 岁老年女性，突然发生右眼水肿、充血、疼痛，并不断进展，导致严重球结膜水肿。裂隙灯检查表现轻度眼球突出、巩膜增厚。（B）CT 扫描显示眼球弥漫增厚、眶前部脂肪浸润。通过全身激素治疗巩膜炎症，病情迅速缓解。

四、泪道系统

炎症影响泪道系统，导致溢泪，眶前部及眼睑水肿，眼球向上、向外移位，形成瘘管（图2–6）。后果与原发病严重性及性质有关。

五、眼肌

眼肌急性和亚急性特发性炎症表现为眼球运动时疼痛，肌肉附着点处局部充血，眼球活动度减小（图2–7）。强化CT扫描及超声显示一条或多条眼外肌弥漫性增粗，延伸至眼球，通常包括肌腱。

六、肌锥内

肌锥内病变产生眼球轴性移位病引起视神经、肌肉、睫状神经节功能缺陷。图2–8显示，双侧肌锥内硬化性炎症导致轴性眼球突出和眼球运动受限。

七、眶尖

神经周围或眶尖急性、亚急性特发性炎症表现为轻度眼球突出、疼痛或炎症，但早期就可发展为视神经病变或出现运动、感觉症状（图2–9）。另外当眶尖部病变影响眶上裂，由于上、下眼静脉受阻，导致血管淤血。那样，病人典型主诉为疼痛、眼球运动受限、视力障碍，称做“眶尖综合征”。CT扫描证实眶尖及神经周围炎症，与临床症状相符。

八、弥漫性

弥漫性特发性炎症与前部炎症临床表现相似，但有更严重的症状和体征（图2–10）。它经常伴有视神经病变、眼眶运动和感觉障碍。全眼眶表现为弥漫

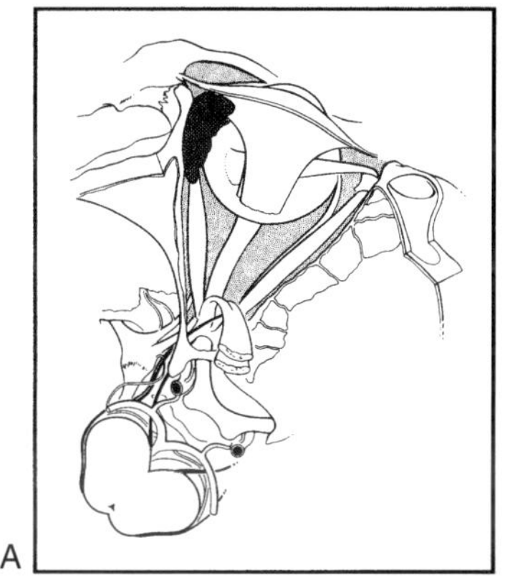

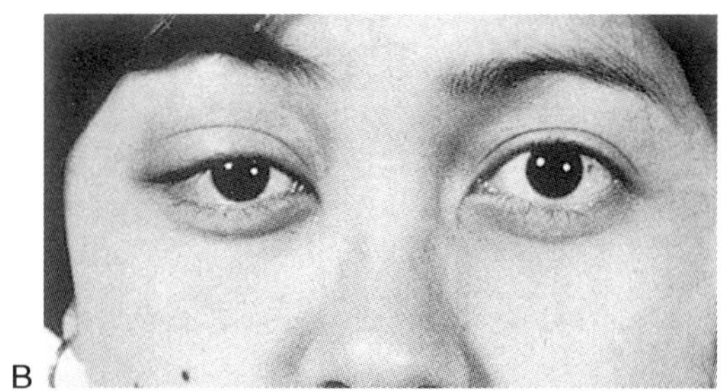

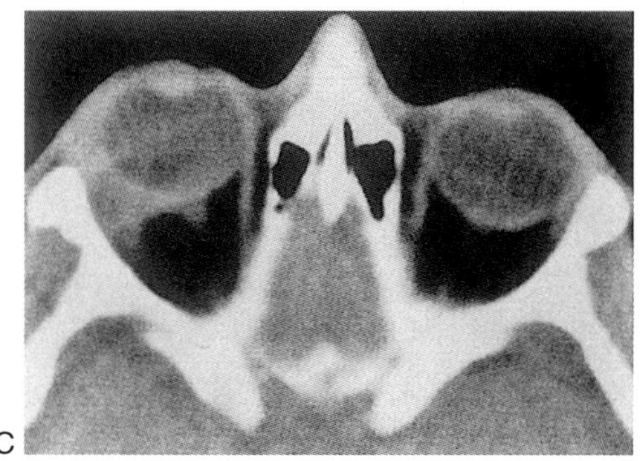

图 2–5　（A）图示泪腺位置，以一位 25 岁女性表现右泪腺特发性炎症为例。（B）显示上外侧眼睑肿胀、眼睑呈 S 形变形、轻度局部球结膜水肿和充血。（C）CT 扫描显示不规则泪腺肿块，活检证实为炎症，口服激素有效。

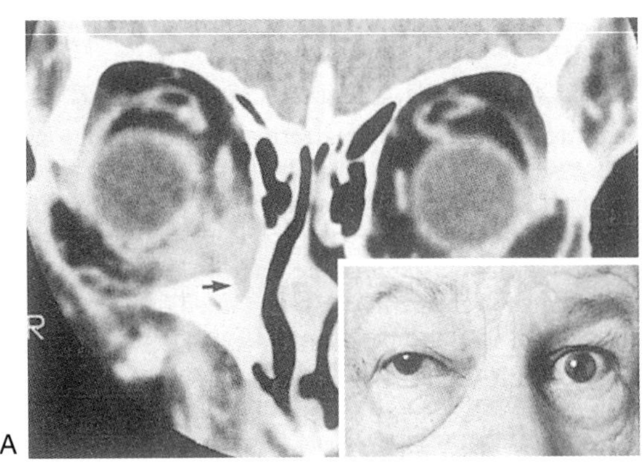

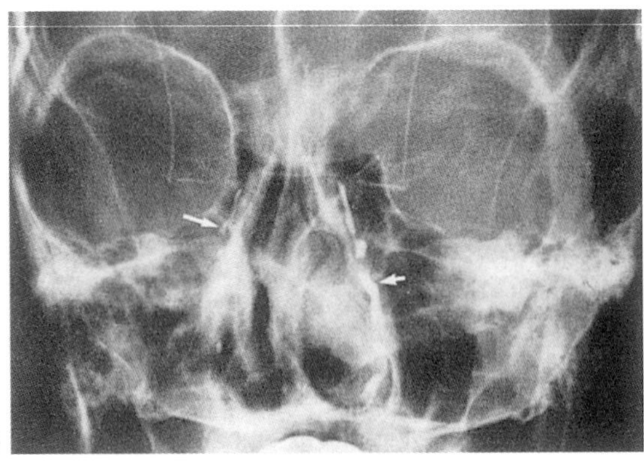

图 2-6 （A）显示泪道系统炎症，该病人右下睑肿胀、眼球上移、上转受限，溢泪。CT 显示不规则浸润性肿块（箭头），累及眶前下部，以及下斜肌、泪道。（B）该病人泪道造影显示右侧阻塞（长箭头），左侧开放（短箭头）。活检揭示特发性硬化性炎症病变。

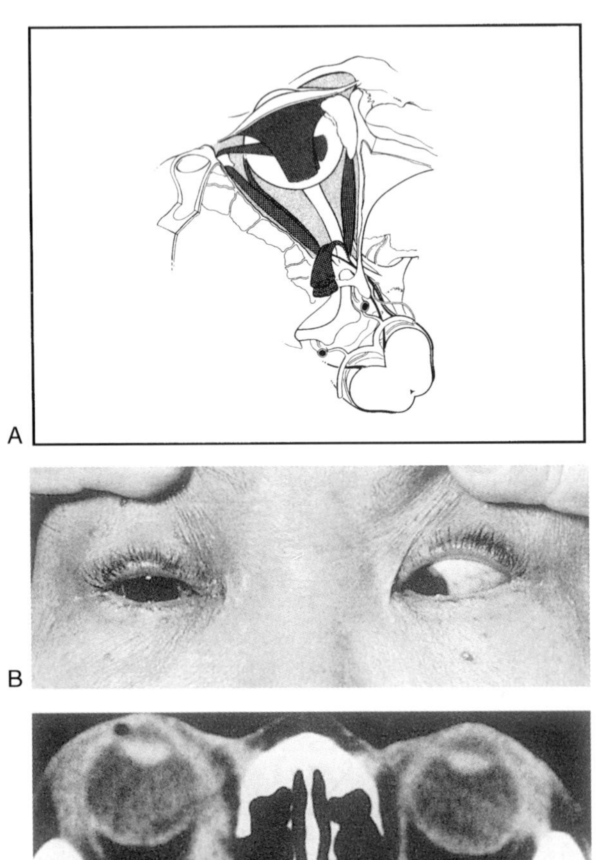

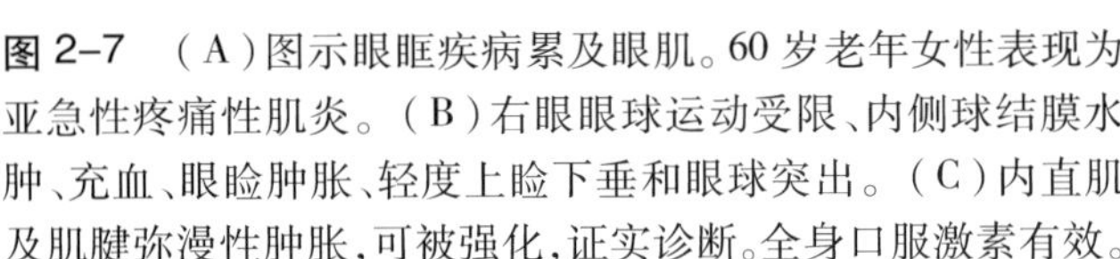

图 2-7 （A）图示眼眶疾病累及眼肌。60 岁老年女性表现为亚急性疼痛性肌炎。（B）右眼眼球运动受限、内侧球结膜水肿、充血、眼睑肿胀、轻度上睑下垂和眼球突出。（C）内直肌及肌腱弥漫性肿胀，可被强化，证实诊断。全身口服激素有效。

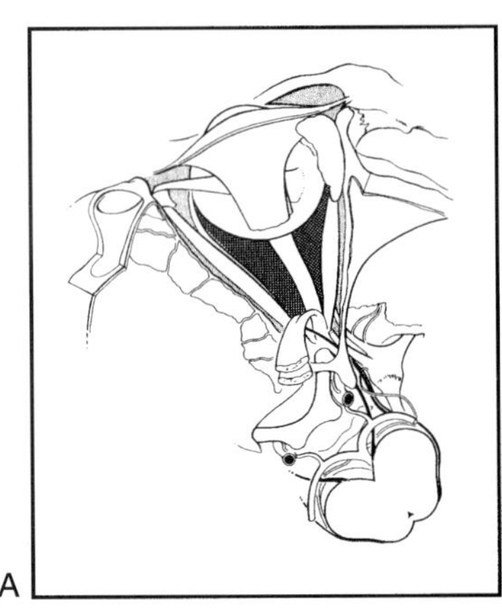

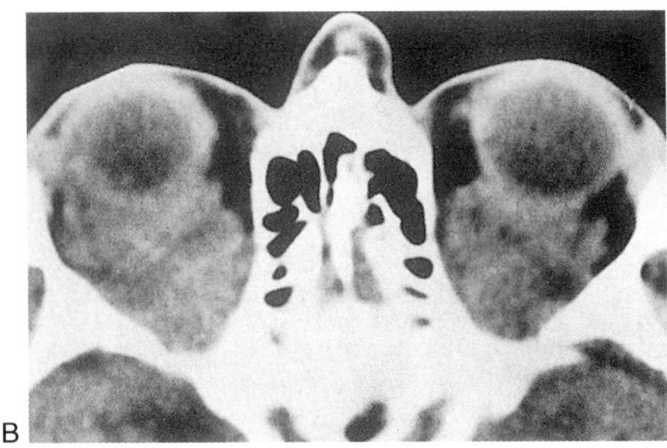

图 2-8 （A）图示肌锥内病变。（B）临床可见双侧肌锥内浸润性病变，活检证实为眼眶特发性硬化性炎症。

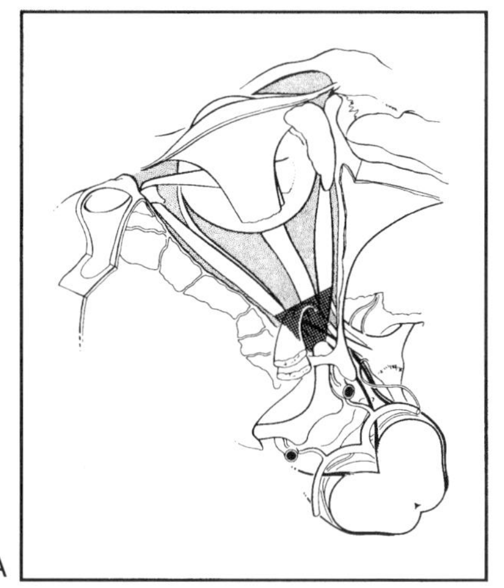

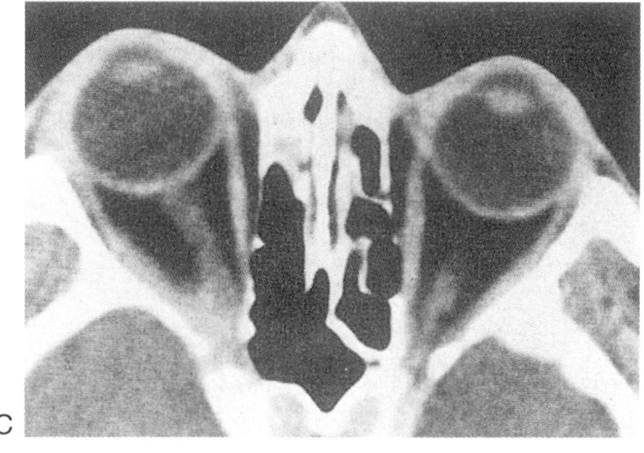

图 2-9　(A)图示眶尖疾病影响眼眶主要结构。(B)中年患者，急性特发性眶尖炎性疾病，临床表现为突然疼痛性眼肌麻痹，右眼运动受限，视神经病变(视力手动)，轻度眼球突出，眼球眼睑反应较轻。(C)CT 扫描显示眶尖结构不规则浸润、视神经轻度肿胀。病人对激素反应敏感。瞳孔药物性散大。

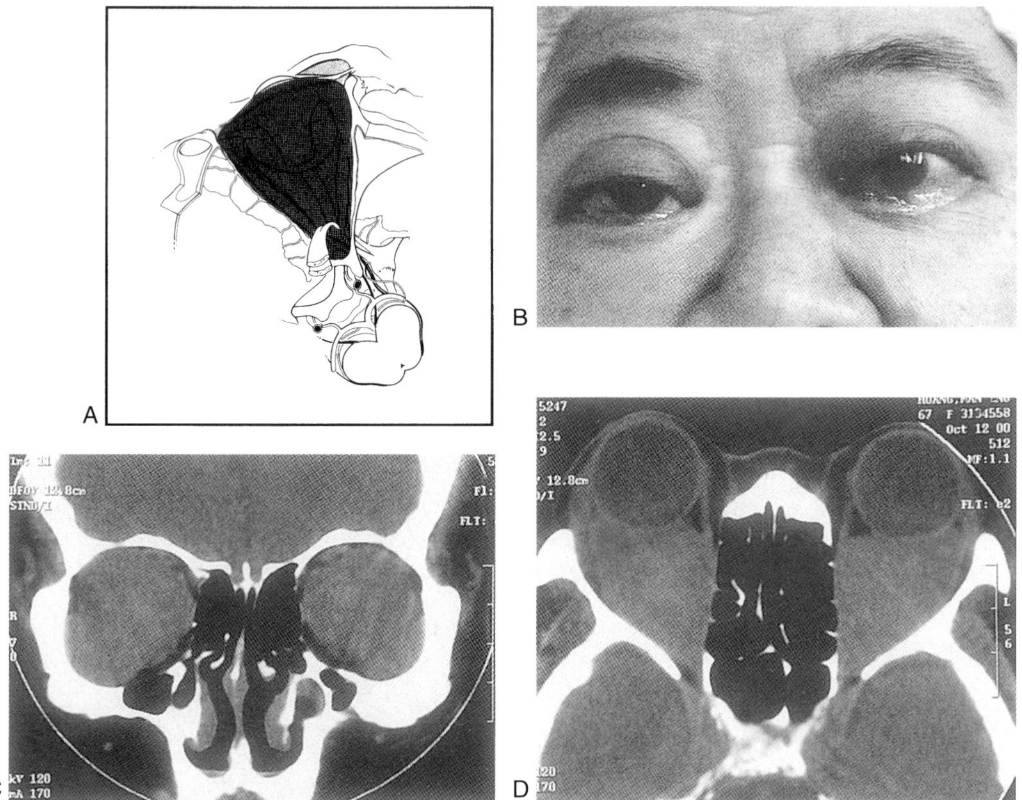

图 2-10　(A)图示眼眶弥漫性疾病。(B)67 岁女性 1 年来进展性眼球突出伴视力降低。检查发现：右眼视力为光感，左眼为 1.2m(4 英尺)指数，伴眼压升高。她有明显的对称性眼球运动受限，眶压增高，眼球突出度右眼 22mm，左眼 21mm，右眼轻度瞳孔直接对光反射障碍。CT 扫描(C、D)显示双侧弥漫性眼眶浸润，活检证实为 Erdheim-Chester 病。她最初对静脉激素和环磷酰胺有反应，右眼视力提高到手动，左眼到 20/40，但迅速恶化，初诊后 4 个月死于高血压中风和糖尿病合并症。

性、界限不清、造影剂可强化的浸润性病变。

九、眶周

起源于鼻窦、面部、颅内的疾病，可通过颅面部孔洞蔓延至眼眶或通过与眼眶相联系的神经、血管，影响眼眶。以鼻窦部炎症为例，鼻窦位置及病程不同决定了临床表现各异。这包括弥漫性蜂窝织炎、瘘管、复发性炎症或骨膜下脓肿继发急性眼球突出（图2-11C）。颅骨病变也会影响到对眼眶起供给作用的组织结构或直接蔓延至眼眶（图2-11B）。

十、视神经

视神经疾病引起的后果决定于是视神经本身的病变还是视神经鞘的病变。这一差异表现为视神经炎及视神经鞘膜炎（图2-12）。病生理的差异可以以肿瘤为例更好地解释。视神经本身肿瘤（胶质瘤）与神经鞘瘤（脑膜瘤）的起源、特征、进展、临床症状和体征均不同。

十一、总结

以上用炎症性疾病为例揭示疾病的解剖模式，其他疾病也与此类似。疾病的后果决定于它们所在位置引起的病生理紊乱。例如，肿瘤可能发生在泪腺、眶周、神经或眶尖，如良性泪腺混合瘤、鼻窦癌、视神经胶质瘤、蝶骨翼脑膜瘤等。主要不同点是肿瘤具有非炎症性占位效应或浸润特征（包裹）。前部病变由于与眼球直接相连引起更直接的眼部后果，而弥漫性病变累及眼眶的运动、感觉结构，导致眼球固定和感觉障碍（疼痛、感觉异常、视功能丧失）。眶尖部疾病易于早期影响视神经、感觉、运动神经，如某患者因转移癌仅轻度侵犯眶尖，出现早期严重的运动障碍（上睑下垂、眼球运动受限）、感觉障碍（感觉异常）和视力丧失，而未出现明显的占位效应（眼球突出）（图2-13）。泪腺病变主要是功能改变（溢泪、眼干）和泪腺、泪腺窝、上睑外1/3的结构改变。此部位肿瘤引起眼球向下向内移位，额颞神经、额颧神经的感觉障碍及上睑呈S形变形。眼肌疾病如甲状腺性眼病导致眼球运动受限，是由于占位效应、瘢痕及神经肌肉功能障碍的共同作用。眼球疾病有症状功能改变（如视力丧失、漂浮物、闪光幻觉、疼痛、畏光），主要影响视力，通常可以很快地通过临床检查查到。眶骨膜与眶骨之间的空间小，病变易引起严重

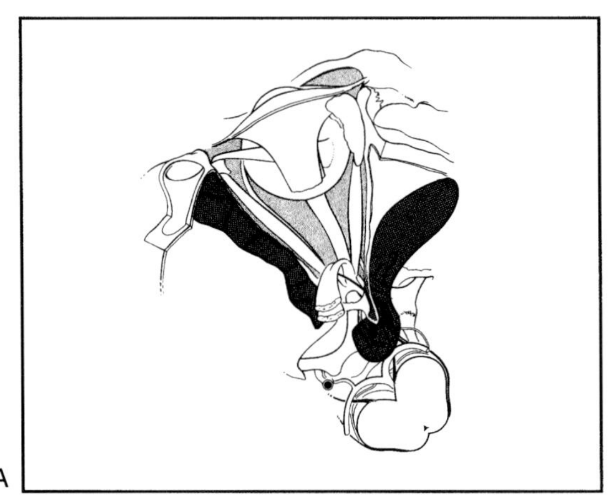

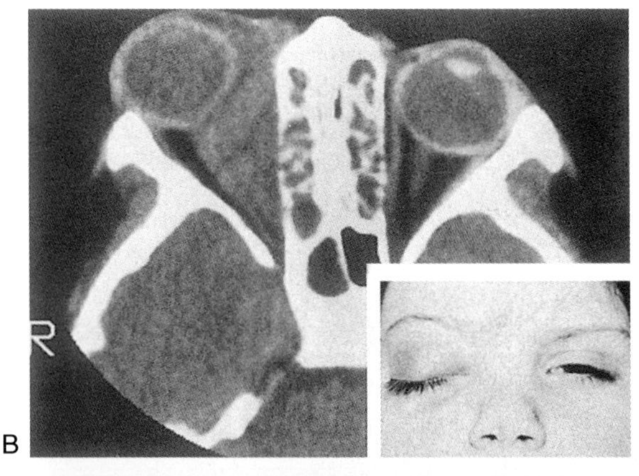

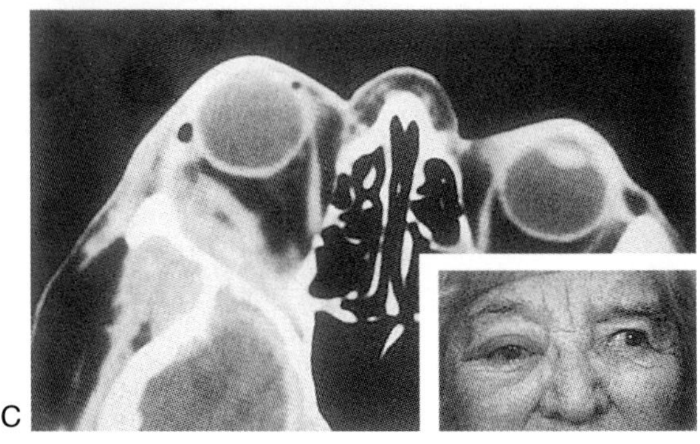

图2-11 （A）图示眶周疾病的来源，包括鼻窦、眶骨、颅内结构。（B）筛窦感染和骨膜下脓肿引起急性眼球突出、外侧移位、上睑下垂、视神经病变。（C插图）80岁老年女性，3~4个月前开始右眼球突出、眼睑肿胀，右侧头皮和太阳穴感觉迟钝。检查发现：视力为光感，眼球下移明显，眼球运动受限，同时有眶上部和下部的感觉障碍。（C）CT扫描显示病变侵蚀蝶骨翼、眼眶、颞窝、颅中窝。活检显示腺癌，从以前发现的肠癌转移而来。

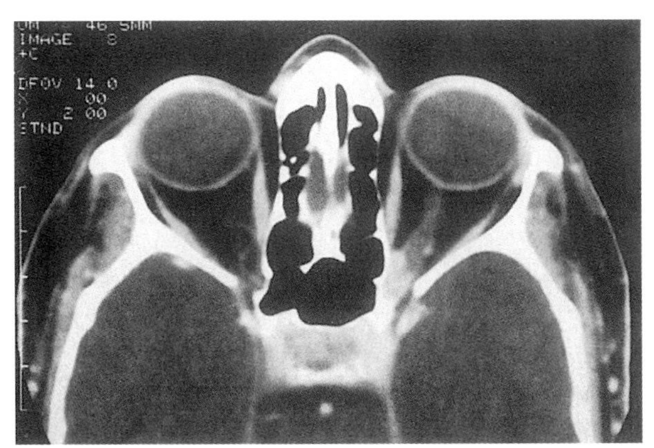

图 2-12　患者为 52 岁女性，表现突然视力下降到 2m 指数。CT 扫描有多处硬脑膜增厚，可被强化，与硬脑膜结节病一致。全身检查排除结节病，但病人对口服激素有效。

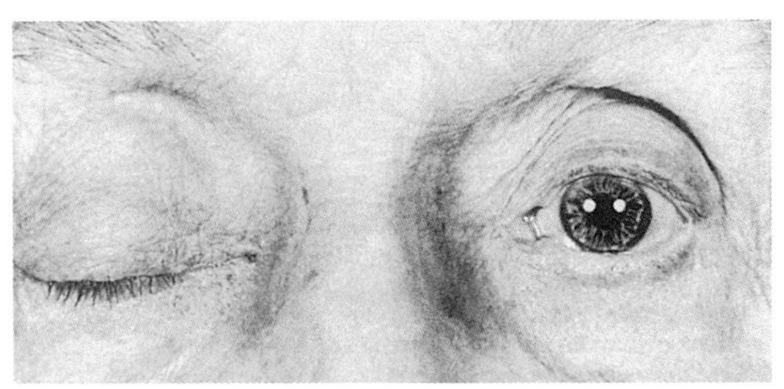

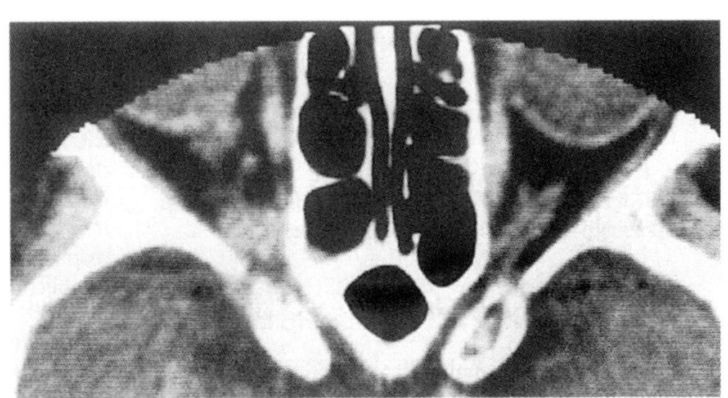

图 2-13　患者表现为右眼上睑下垂（上图），CT（下图）显示眶尖部转移癌压迫视神经和运动神经。

的和突发的后果（如脓肿），伴病变区引起的眼球移位。从筛窦起源的肿块引起眼球向外移位，眶顶疾病引起下移位（图2-14），眶底疾病引起上移位。泪道系统疾病，引起泪液流出受阻，伴或不伴有反复感染。此处占位引起眼球上、外移位伴眶前部组织肿胀。

因为眼眶作为特征复杂的器官，根据症状和体征通常可以确定疾病的位置。认识到眼眶疾病症状体征中的占位效应会使临床分析更恰当和准确。

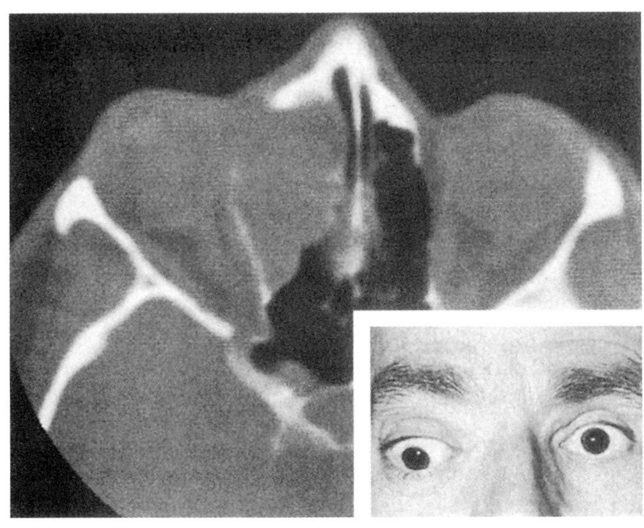

图 2-14　右额筛复合体肿块（黏液囊肿）引起眼球下移、外移。

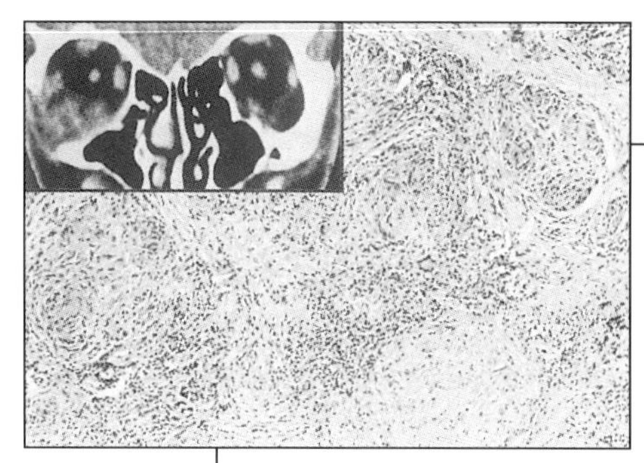

第3章

眼眶疾病的病生理类型

眶内或眼眶周围，独立存在或合并发生的疾病可有五种病理过程：炎症、肿瘤、解剖结构异常（获得性或先天性）、血管性病变、变性和沉积性疾病。这些病理过程并非完全对立，可同时存在，据我们的经验，在病生理表现中往往以一种病理过程为主导。不列颠哥伦比亚大学眼眶病中心基于对近4000例病人的研究，总结发病率如下：

炎症（总数）	60.3%
甲状腺性眼眶病	51.7%
其他炎症	8.6%
肿瘤	18.1%
解剖结构异常	12.6%
先天性	4.9%
获得性	7.7%
血管性病变	4.6%
变性和沉积性疾病	1.7%

一、炎症

总之，我发现约60%眼眶原发疾病是炎症，其中大部分为甲状腺性眼眶病。病生理基质决定了临床表现的特征及病变发展过程。这些基质包括从急性炎症细胞及其化学介质，到非直接免疫反应或肉芽肿中的隐匿性浸润。特别是在急性炎症中，主要是多形核白细胞引发快速频发的破坏性病变。相反，引起发展慢的进展性病变的细胞包括淋巴细胞、浆细胞、组织细胞、成纤维细胞（特发性硬化性炎症）或肉芽肿浸润（Wegener肉芽肿）。我们对淋巴细胞了解较多，很明显淋巴细胞对引发不同疾病和相应的临床类型的细胞发生反应，这些细胞可快速生成或慢速生成，可吸引或不吸引其他细胞，可以引起组织破坏或纤维组织形成。

浸润的特征及部位影响临床表现，急性炎症主要表现为疼痛、充血、全身不适、功能丧失，慢性炎症为隐匿性。慢性炎症以浸润为特征，表现为包裹或占位。以上描述了已建立的炎症的基本病生理模式，包括急性、慢性、亚急性。

1. 急性炎症

急性炎症的特征是发展迅速（以“天”计算），具有炎症的典型表现（发热、充血、肿胀、全身不适、功能丧失）。典型的是急性蜂窝织炎。眼眶的大部分此类炎症起源于鼻窦，尤其是儿童，它们也可起源于眼部、脓血症或继发于外伤的感染。疾病的部位决定后果。例如：眶隔前的感染开始很少影响眼眶组织功能，但可能导致眼睑结构的损害（图3-1）。另一方面，鼻窦炎症眼眶播散在早期可严重和快速损害视神经和眼眶功能（图3-2）。

病理学上，急性细菌感染导致白细胞聚集和其化学递质的释放，致组织坏死和组织结构迅速破坏。因此，早期表现是水肿、充血、疼痛、功能丧失、全身不适，以后形成脓肿、瘘管，如果未及时处理形成播散。据研究，进展性特征表现为组织肿胀、浸润、不规则的边缘破坏，导致脓肿形成、正常界面破坏、结构分离、组织被造影剂强化。

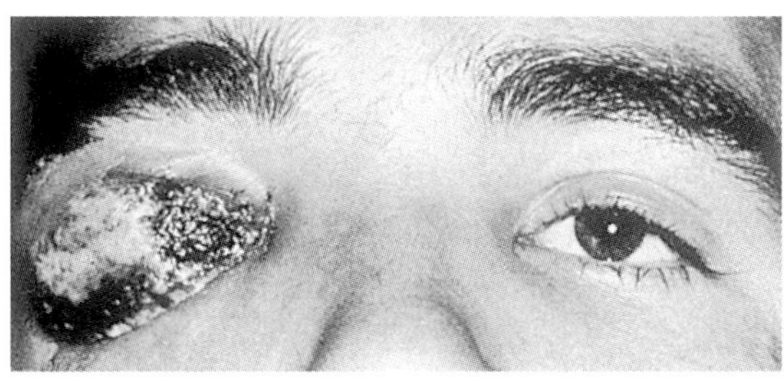
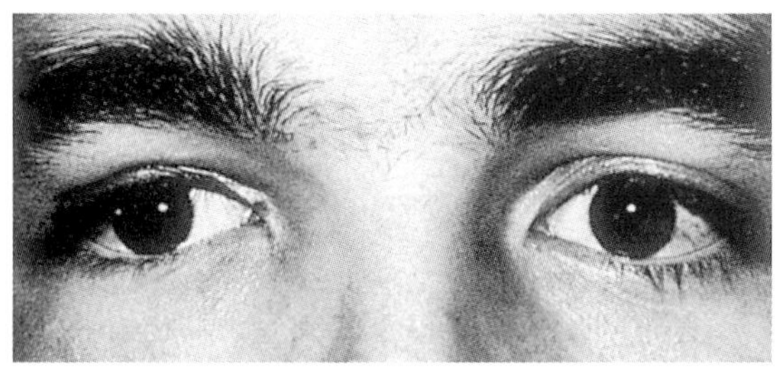

图 3–1　眼睑眶隔前急性坏死性炎症，图示全身抗菌素和局部治疗前（上图）、后（下图）。病变对眼睑结构仅有轻微损害。

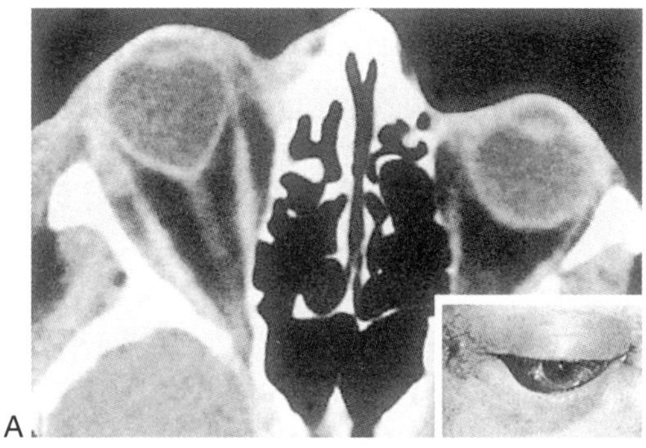

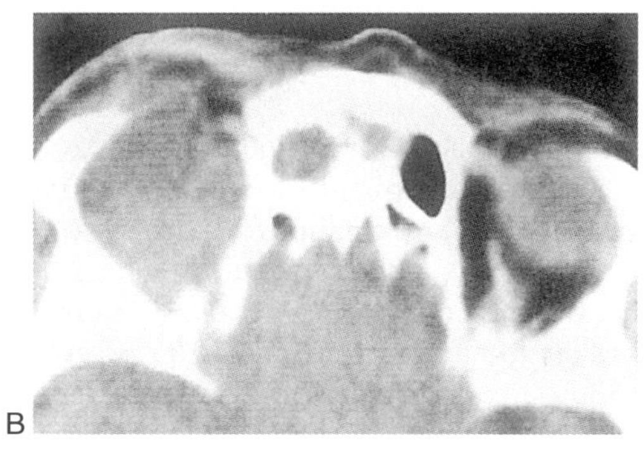

图 3–2　急性鼻窦感染可快速和严重影响眼球和眼眶。（A）高度的眼球突出、视神经被拉紧。（B）由于额窦脓肿的化脓组织突然膨胀进入上部骨膜下间隙造成眼球突出、眼眶压高。

临床急性眼眶炎症鉴别诊断包括五种疾病：感染性蜂窝织炎、急性非特异性炎症、急性眼球炎症（葡萄膜炎、角膜炎、巩膜炎）、既往病变的突然发作（如淋巴管瘤出血）以及较为罕见的暴发性肿瘤（例如绿色瘤、横纹肌肉瘤或转移癌）。暴发性肿瘤常表现为亚急性炎症。

2. 亚急性炎症

亚急性炎症有两种类型，发展慢需数周，仅有炎症的轻微表现。第一种类型是起病缓慢，眼球发生移位、充血、疼痛、功能丧失（如占位效应，影响功能），第二种类型是症状和体征发展的过程中有缓解。

浸润性甲状腺性眼眶病是亚急性炎症的例子。免疫病理机制为淋巴细胞、肥大细胞、浆细胞浸润，黏多糖、结缔组织、水含量增加，影响眼外肌和脂肪。临床表现为眼睑、结膜水肿、眼球突出、充血、复视。如果浸润严重，眼球突出和眼肌受累所引起的并发症将成为临床主要特征。另一方面眶尖疾病影响视神经和眼球运动，与眼球突出程度无关（图3–3）。

第二种亚急性炎症类型是缓解型炎症，它表现为炎症缓解和加重交替出现。以继发于鼻窦疾病的眼眶炎症为例，成人常见。有两种因素可导致这种缓解类型出现。首先为疾病自然防御机制，如瘘管形成或引流（图3–4）。第二个更常见的原因为医源性，是对鼻窦炎症伴眶蜂窝织炎不完全、不恰当的治疗造成的。总之，亚急性炎症表现为或进展或减轻。基本的鉴别诊断包括甲状腺性眼眶病、感染性蜂窝织炎（特别是真菌感染）、特发性（非特异性、特异性）眼眶炎症（特别是肉芽肿或持续存在淋巴细胞浸润的炎症）、眼球原发炎症（例如巩膜炎、葡萄膜炎）、胶原血管性疾病、迅速发展（暴发）的恶性疾病。少数情况下，动静脉瘘引起的血管扩张和组织渗出也易与炎症混淆。

3. 慢性炎症

眼眶慢性炎症表现为安静的或轻微的炎症体征，伴或不伴有包裹性组织移位和眼眶功能障碍。这样慢性炎症产生浸润性疾病（包裹）或仅表现为占位效应。典型的特征出现在特发性硬化性炎症和眼眶的肉芽肿性疾病（图3–5）。炎症刺激网状细胞反应，眼眶浸润，最终导致组织结构固定。研究表明正常组织丢失和不规则肿块形成。在破坏性病变的病例，特别是起源于骨或邻近骨组织，可见骨浸润、破

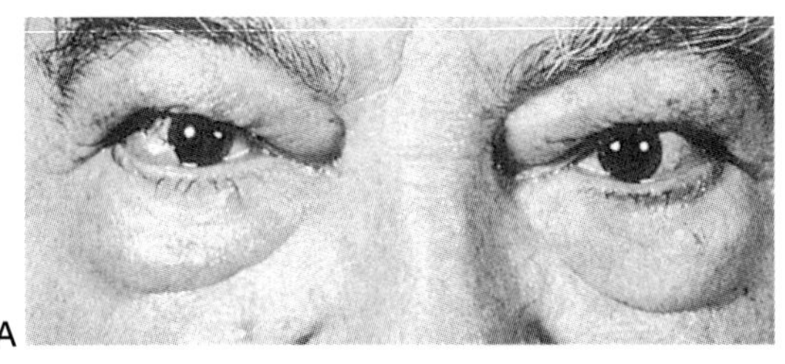

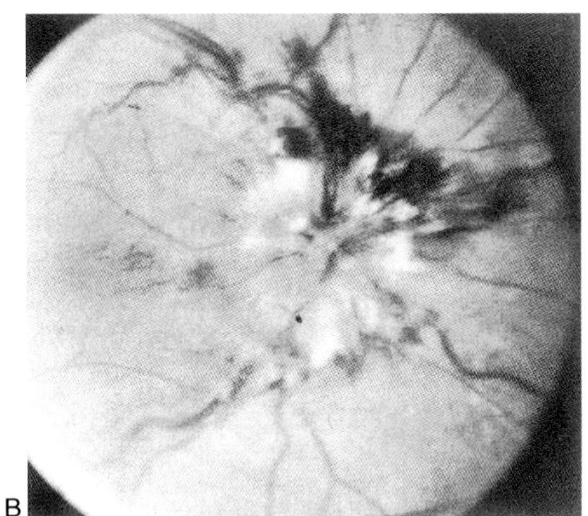

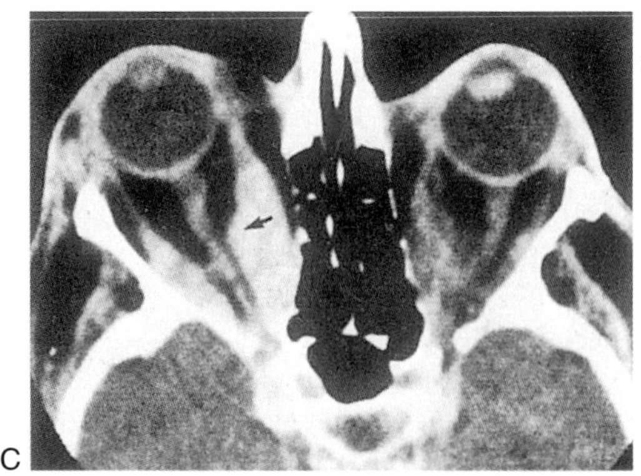

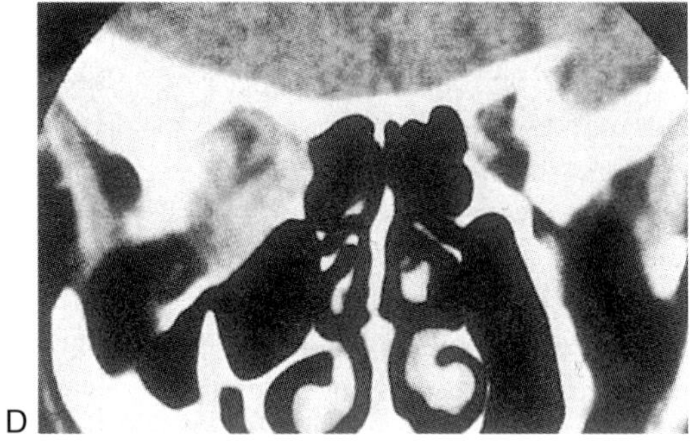

图 3–3 亚急性炎症性疾病，浸润性甲状腺性眼眶病病例。(A和B)眼睑肿胀、球结膜水肿、对称的眼球运动受限，视乳头水肿。(C和D)这些表现是由于严重的眶尖肌肉肿胀，CT显示压迫性视神经病变。由于对视神经的压迫，肌肉后部成角状肿大(C箭头)。

坏，骨变得不规则。慢性浸润性炎症鉴别诊断包括原发性和继发性肿瘤、甲状腺性眼眶病、淋巴组织增生性疾病、胶原血管性疾病、特发性硬化性炎症，少见疾病如淀粉样变性。

另一方面，慢性炎症可在没有眼眶组织浸润或包裹的情况下产生占位效应。肿块的位置影响临床表现。例如眶顶胆固醇性肉芽肿侵蚀骨，引起眼球下移、不伴眶组织包裹(图3–6)。慢性炎症性疾病伴占位效应鉴别诊断包括眼眶原发、继发肿物。

二、肿瘤

肿瘤约占眼眶疾病的18%，特征是不断生长。从临床角度区分肿瘤，根据其生物学行为，将它们分为良性和恶性，表现浸润或非浸润现象。临床上良性非浸润性肿块是孤立的，有占位效应，没有破坏和包裹。相反，浸润性肿块表现为功能损害和包裹。研究表明两种类型都有占位和移位效应。然而恶性浸润性病变有不规则的边缘、吞没组织、破坏骨，相反非浸润性肿块表面光滑、规则。

良性、缓慢生长、进展性肿瘤的范例是神经鞘瘤，伴眶结构移位。这类肿瘤包括一系列软组织病

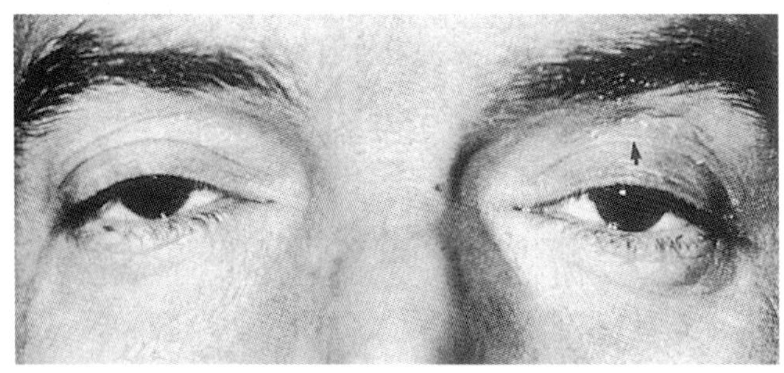

图 3–4 显示患者左上睑瘘管形成(箭头)，它是从额窦排脓的途径。由于瘘管反复关闭或开放，表现为间断性亚急性炎症。

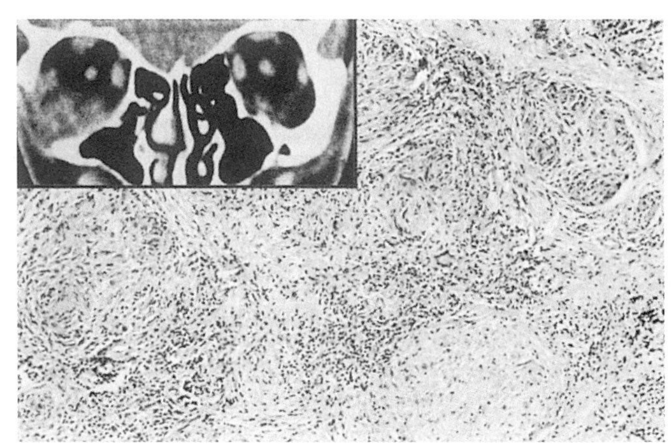

图 3–5 眼眶慢性浸润性肉芽肿性炎症。显示右眶下外部分不规则浸润。由于下、外直肌包裹，眼球上、外转受限。

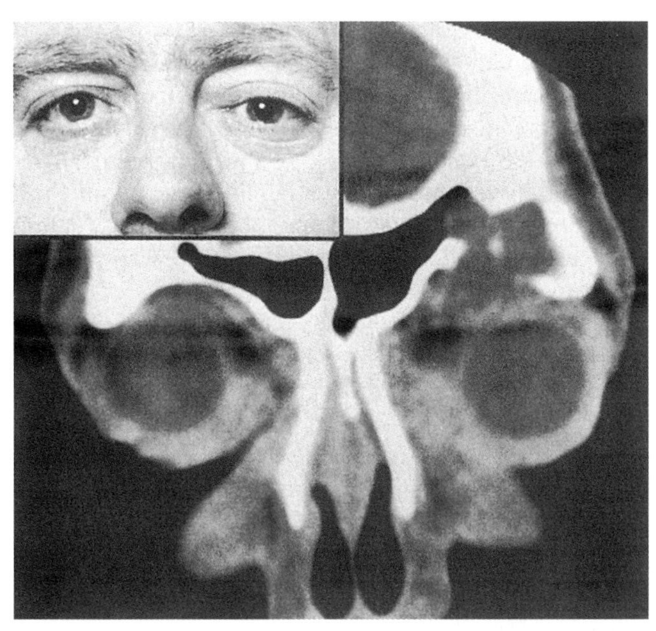

图 3-6　显示病人的胆固醇性肉芽肿占位效应，破坏眶外上侧骨壁，眶结构下移，不伴浸润。

具有局部侵袭性行为的良性肿瘤（非转移性）包括纤维组织细胞瘤、血管周细胞瘤。

组织学上，恶性病变有两个特征，浸润和破坏效应。以表现浸润或非浸润行为的两个泪腺肿瘤病例来解释。一位70岁男性表现左眼10年来缓慢眼球突出、下移，近6个月体征、症状加重。他表现明显的眼球突出、水肿、上睑下垂、眼球运动受限、球结膜水肿，伴三叉神经泪腺分支分布区感觉障碍。研究证实浸润性肿块起源于泪腺、破坏骨（图3-9）。组织学检查为低分化黏液上皮癌。

恶性病变总是表现为浸润和破坏效应，导致移位（占位效应）和功能障碍（运动、感觉、视功能）。另一方面，组织学上的恶性病变可能缺乏侵袭性，如另一位患者眼球下移，运动、感觉功能未受影响。她有泪腺病变，没有骨破坏，在CT或X线平片显示伴有泪腺窝的凹陷。这意味着长期的非浸润性占位性效变，如神经鞘瘤、良性纤维组织细胞瘤（图3-7）。

良性肿瘤很少有浸润性行为，但可局部侵袭。例如粒细胞肿瘤浸润、包裹眶前部结构导致眼球运动受限、眼球突出、后极凹陷、视力降低（图3-8）。其他

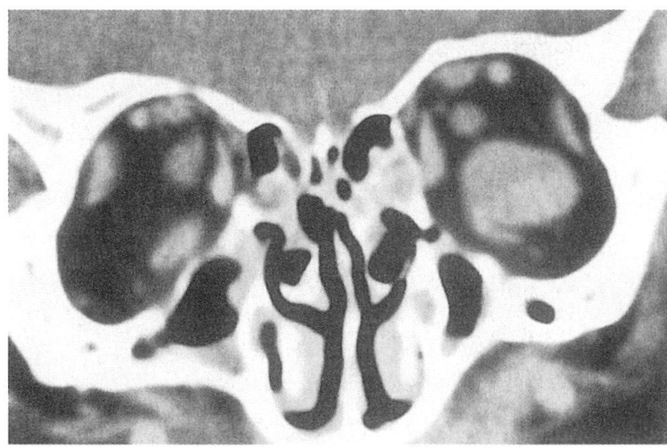

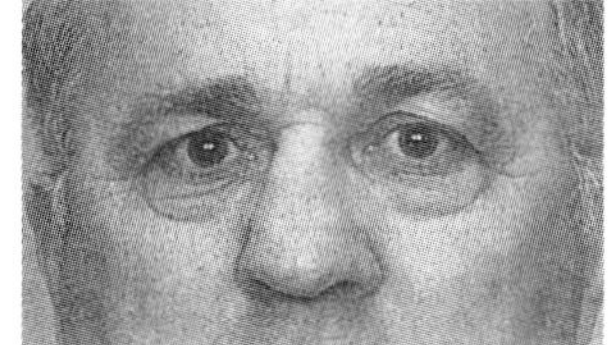

图 3-7　54岁男性进展性远视，左眼肿胀。他表现为眼球突出2mm、上移，伴下方脉络膜皱褶。CT显示肌锥内轮廓光滑、非浸润性肿块，超声显示回声均匀，取出后证明是神经鞘瘤。

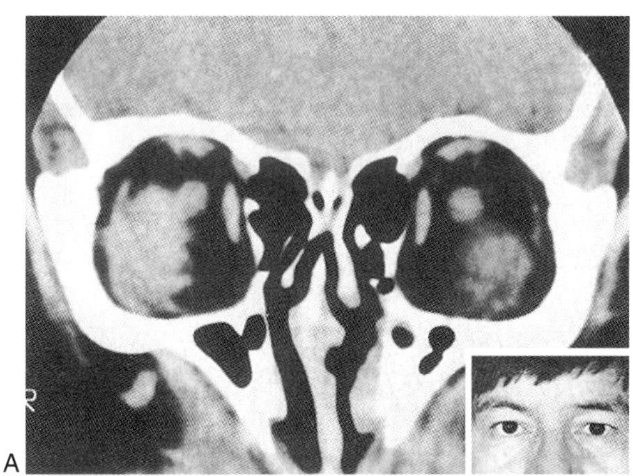

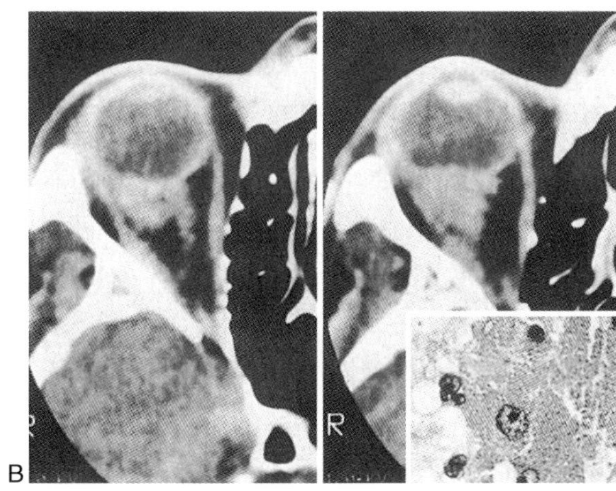

图 3-8　（A）局部浸润性良性肿瘤。（B）粒细胞肿瘤（内图为HE染色，×100）眶前部浸润，眼球运动受限，后极凹陷，视力降低。

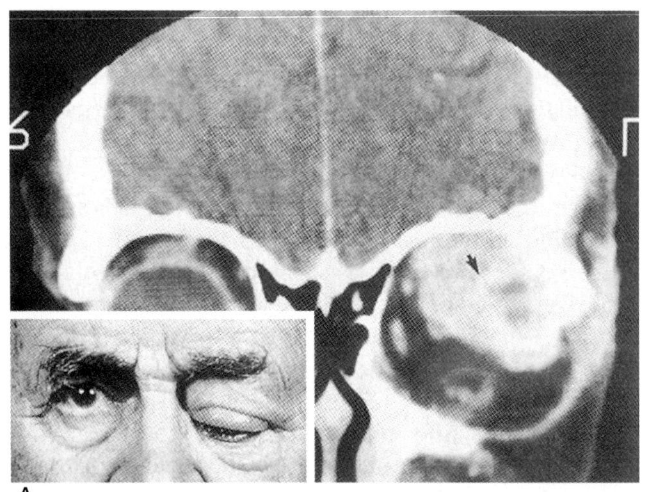

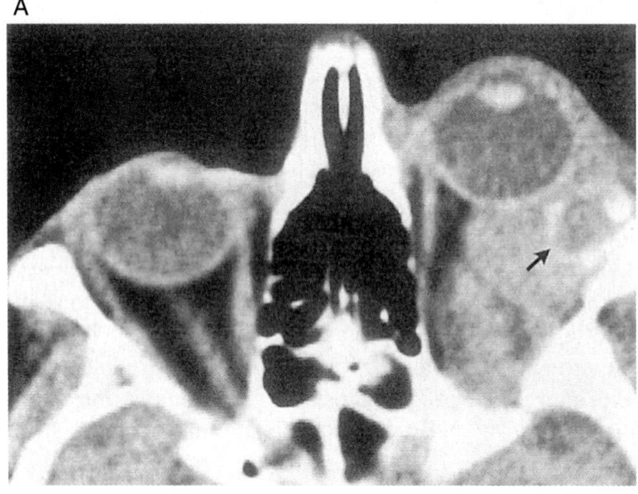

图 3–9 泪腺浸润性、恶性、上皮性肿瘤。（A）临床上，病人有长期病变，6个多月前肿物突然生长，导致上睑下垂、球结膜水肿、眼肌水肿、眼球运动受限；（B）显示不规则骨侵蚀及破坏、钙化（箭头）、眶尖浸润。组织学检查为低分化黏液上皮癌。

应（图3–10）。术中发现包膜完好。证实是泪腺多形性腺瘤伴原位癌。

三、解剖结构异常：先天性和获得性

解剖结构病变包括先天骨异常，例如Crouzon病或颅面骨发育障碍、上颌骨发育不全和面部不对称（图3–11）。获得性解剖结构异常见于眼眶外伤后，由各种物理性损伤引起。最常见于直接物理击伤（图3–12），也见于热、化学、放射性眼眶损伤。一些囊肿（皮样囊肿、植入性囊肿、泪腺囊肿、黏液囊肿）和异位囊肿也包括在此类中。

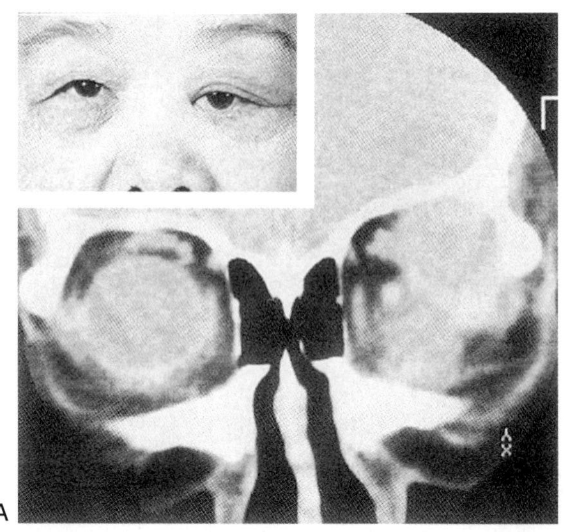

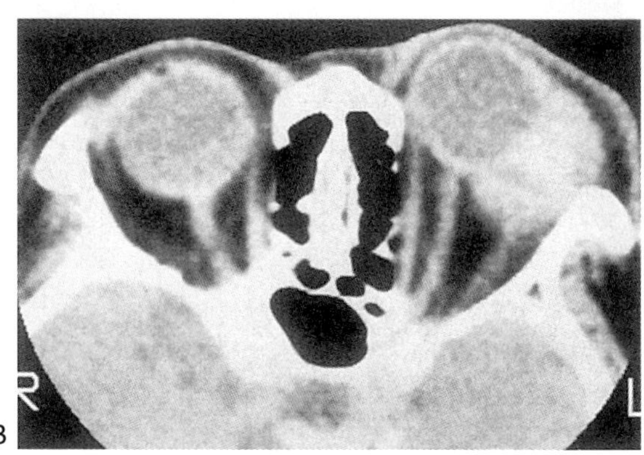

图 3–10 （A）该病人组织学诊断为低度恶性泪腺黏液上皮癌，伴有长期生长的临床表现。（B）显示骨膨胀性增生，与图3–9所示恶性黏液上皮癌不规则浸润相对比。

四、血管性病变

据我们的经验，血管性病变占眼眶疾病的第四位。病理上，很多疾病，但病理生理学上很少有疾病具有血流动力学异常。非阻塞性血管病变的动脉表现为高或低血流（包括肿瘤、畸形和短路）。静脉畸形表现为扩张或非扩张性，主要取决于与静脉系统联系的大小和程度。血流动力学上，淋巴管瘤是相对独立的血管病变。然而，有许多过渡型血管病变和畸形，由不同类型血管组成，例如动静脉性（硬脑膜瘘和动静脉畸形）、静脉淋巴管化（称做淋巴管瘤）、动脉毛细血管性（Sturge-Weber和Osler-Rendu或遗传性出血性毛细血管扩张）病变。单纯阻塞性病变可以是动脉或静脉而表现不同的特征，这取决于它们之间的联系。

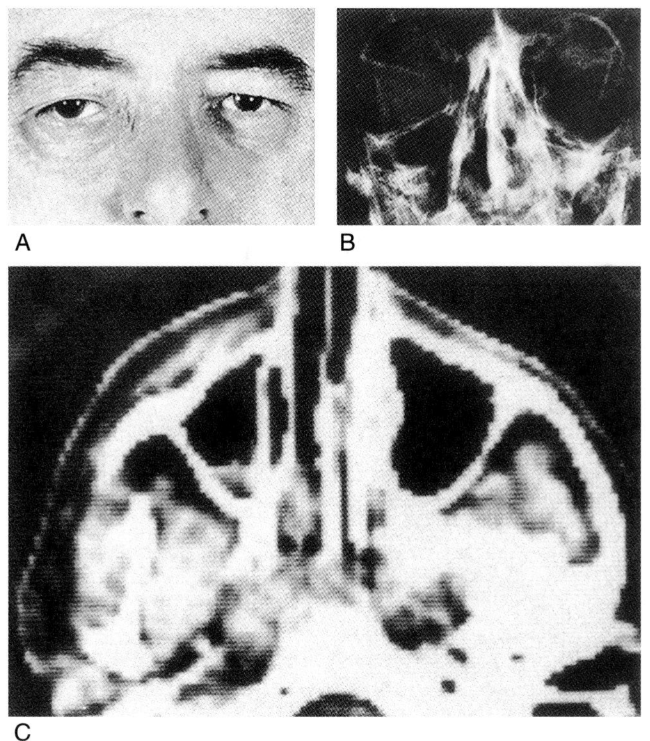

图 3-11　(A)先天结构异常，表现明显右眼眼球突出，实际上是左眼眼球内陷。X 线平片(B)和 CT 扫描(C)可见由于左上颌骨发育不全导致左眶腔扩大。

动脉高血流肿瘤的经典例子见于一些婴儿型毛细血管瘤(图3-13)，也包括草莓状血管瘤，该病包括从局部表面婴儿血管瘤到巨大的面部病变(复合的婴儿血管瘤)，伴或不伴多发的外部或内部血管瘤。组织学上，它们有许多血管通道，并且可自发退化。这些高血流的肿瘤可发生于眶内(深部婴儿血管

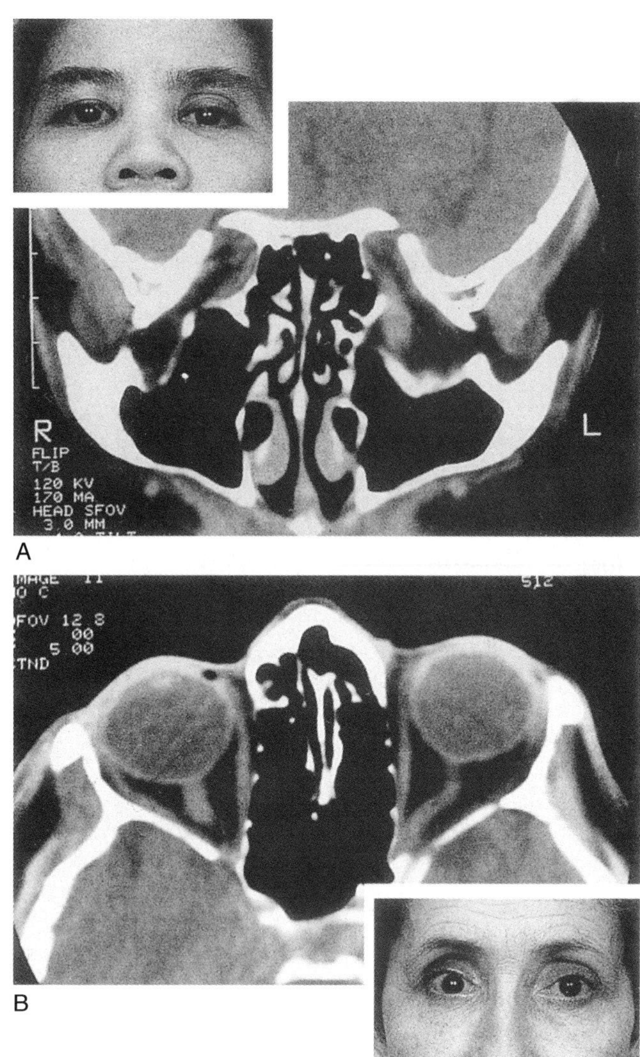

图 3-12　两位病人均为外伤后眼球内陷、下移(A 图中小图左眼，B 图中小图右眼)，爆裂性骨折后上眶睑沟加深。CT 扫描，冠状位示眶下壁骨折(A)，水平位示眼球内陷(B)。

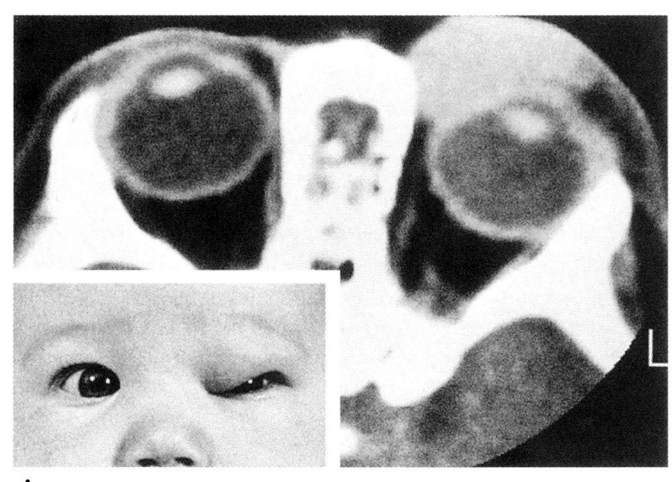

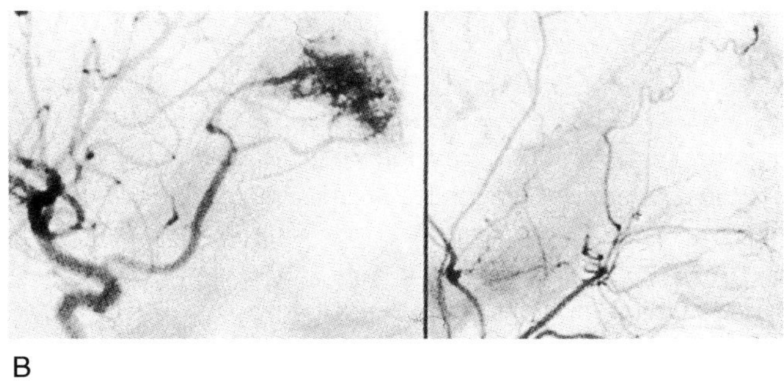

图 3-13　该病人为婴儿毛细血管瘤，伴高动脉血流。(A)CT 扫描示左侧强化团块。(B)颈外和颈内血管造影动脉迅速充盈。

瘤），由于有丰富的血供，可表现为搏动性突眼。

海绵状血管瘤是低动脉血流的血管病变。在成人眼眶内生长缓慢。超声易于诊断，强化CT和MR显示病变被强化，血管造影显示轻度晚期血液充盈。

先天性动静脉畸形和获得性动静脉瘘，血管交通（短路）可大可小，引起高血流或低血流病变。交通支越大，眼眶病变越严重。获得性高血流短路表现搏动性眼球突出、杂音，由于血液反流入静脉系统而使眼眶组织肿胀，在CT扫描及血管造影中可显示。相反，低血流颈动脉海绵窦瘘表现轻度静脉压升高，导致巩膜上、眼眶、眼内静脉扩张，眼球突出较轻，眼压升高，杂音较小或没有。动静脉畸形的血流反复进出短路处，而较少进入眼眶静脉系统。因此，它们的特征是有流出静脉增粗、搏动、间断性出血。

在循环的静脉体系中，有一部分病变有大的静脉交通支（可扩张的）或小的静脉交通支（不可扩张的）。例如，临床可见不可扩张的静脉曲张，有低血流量，表现自发的血栓、突然出血。然而，这也表现缓慢进展的、无症状的肿物，由微血栓和出血造成。静脉曲张经常是静脉淋巴管畸形（称做血管淋巴管瘤）的组成部分。真正的淋巴管瘤是没有血流的病变，直接注射对比染色剂出现染色剂持续充盈现象。相反，大的静脉之间的短路（可扩张的静脉血管畸形）表现为眼球内陷，在增加颈静脉压时出现间歇性眼球突出（图3–14）。

以上所述病变有动脉或静脉阻塞成分。然而，动脉和静脉阻塞可能是其他全身或局部病变的一部分。例如，病人手术后因为眼上静脉血栓形成，出现严重的眼睑肿胀（图3–15）。

五、变性和沉积性疾病

眼眶变性性疾病以萎缩、沉着、瘢痕形成为特征。进展性眼肌病变和淀粉样沉积属于这类疾病。我们遇到的其他例子如硬皮病伴有面部皮肤和眶萎缩与眼睑和内直肌瘢痕化有关（图3–16）。另外，这种

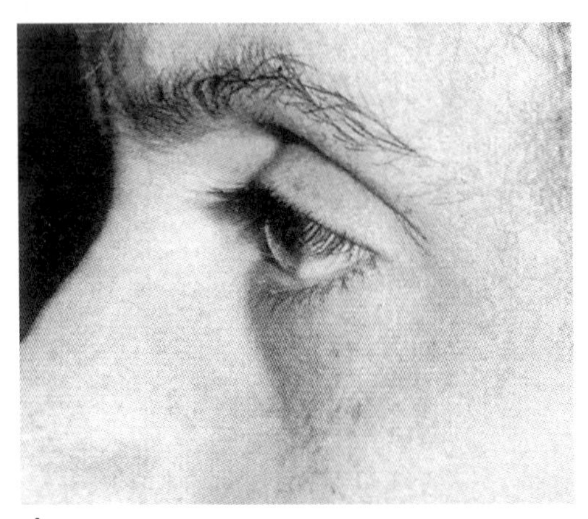
A

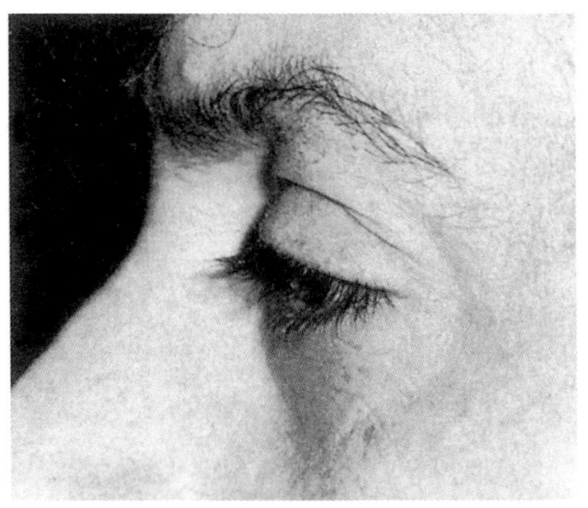
B

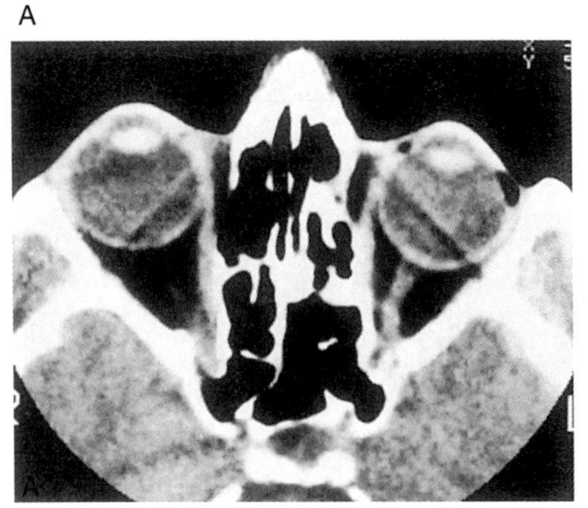

C

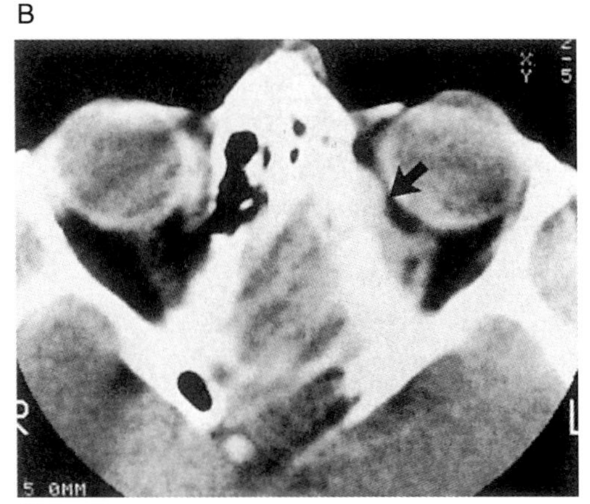

D

图 3–14 该病人有可扩张的静脉异常的临床表现和CT特征。（A和C）显示休息时眼球内陷；（B和D）堵鼻鼓气时，眶内侧曲张静脉充盈（箭头）导致眼球突出。

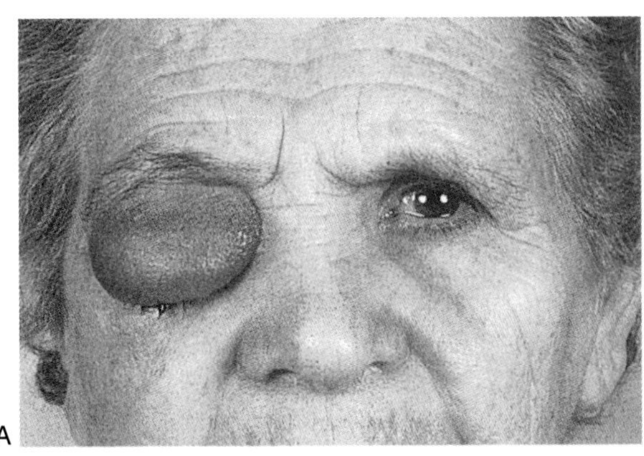

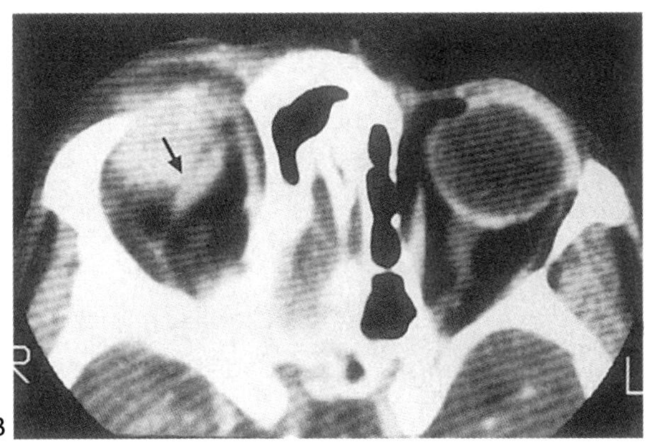

图 3–15　（A）71 岁老年女性由于继发性青光眼冷冻后右上睑表面蜂窝状肿胀，导致橘皮征、上方球结膜水肿、眼球突出（3mm），眼球运动受限。（B）CT 揭示眼上静脉增粗、阻塞（箭头）。治疗为临床观察。

病人眶脂肪从Tenon囊脱垂，特别是在眼部受压时容易出现。这是由于眶结缔组织随年龄变得薄弱（图 3–17）。进展性近视是另一种变性疾病，表现为假性眼球突出。局部淀粉样变性是发生在眼眶的沉积性病变，导致功能和结构发生改变，病理为潜在的炎症或淋巴组织增生性病变。

以上所述可作为临床考虑眼眶疾病的常规，但在所有的常规中都有例外，这主要为临床提供了正确的方法来分析眼眶疾病。

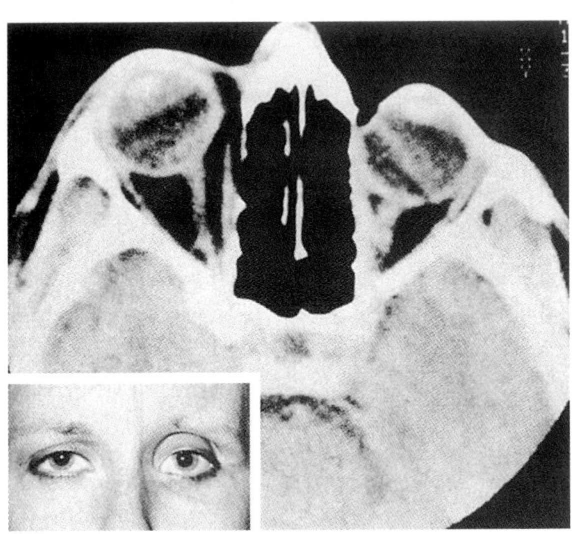

图 3–16　该病人患有变性性疾病。硬皮病导致局部额面部皮肤和眶脂肪萎缩，伴眼睑和内直肌瘢痕。

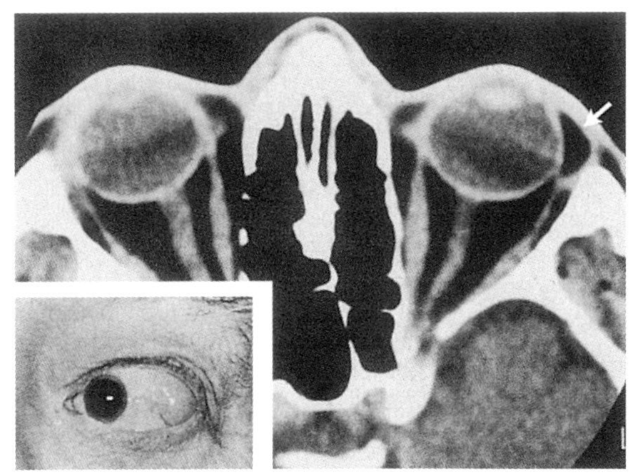

图 3–17　眼眶变性性疾病。由于 Tenon 囊缺陷，上外侧脂肪脱出（箭头）。

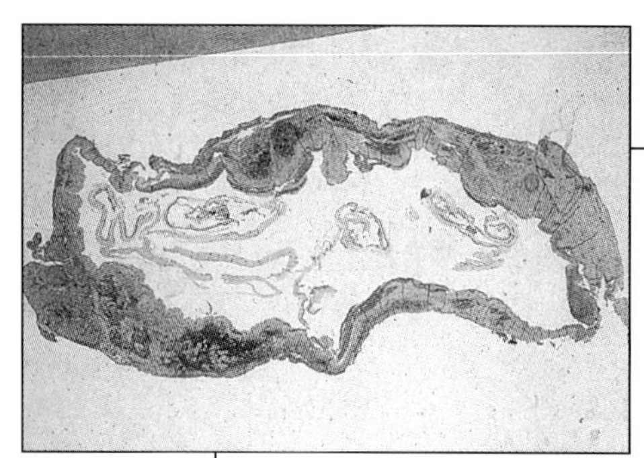

第4章

眼眶疾病的分布和鉴别诊断

本章的目的是帮助您掌握眼眶疾病的发病情况,即发病年龄、病程、诊断和临床表现等相关的情况,以便您在诊断眼眶疾病时做出合理的分析、判断。就我个人而言,我不太赞成逐条罗列眼眶疾病的特点,但对不同年龄组的发病情况和各类临床表现所应考虑的临床诊断,一定要有一个总体概念,这非常有用。这一章,我们通过多年的经验为大家总结了根据各年龄组和各种临床表现为基础的鉴别诊断。各地区的流行病学、疾病的分类分级的选择、专业的特殊性,所有这些都应该考虑。因此,本章中我们不仅给您提供了一个眼眶疾病的全面概念,而且也提供了分析眼眶疾病的一个框架。在这里还介绍了一些眼眶疾病的发生率。读者还可以参考其他一些文章,特别是Albert和Jakobiec、Duke-Elder、Henderson、Krokel和他的同事、Taylor、Kennedy、Iliff和Green、Shields、Wilson等写的文章。

一、眼眶疾病的分布

1. 按发病年龄的分布情况

图4-1显示了不列颠哥伦比亚眼眶病中心总结的眼眶各类疾病按年龄分布的大体情况。表4-1显示了每个疾病按年龄分布的大体情况。其中,肿瘤的发病年龄具有双峰特点,甲状腺性眼眶病主要发生在中年,解剖结构上的疾病随年龄增大而减少,炎症性、血管性、退变性疾病发病情况相对一致。每个疾病的分布剖面图可见表4-1,下面章节我们将进一步讲述。

2. 按临床诊断的分布情况

下面将详细讨论各个疾病,观察它们在儿童期和青少年期(不到16岁)、成年期(17~64岁)、老年期(65岁以上)的具体分布情况。

儿童期和青少年期眼眶疾病的发生率的次序如表4-2,这就为这一年龄段眼眶疾病的鉴别诊断提供了一个框架。2岁以下的儿童两种常见的病变是肿瘤和解剖结构上的异常,其中最常见的肿瘤是毛细血管瘤,而最常见的解剖结构异常是皮样囊肿和表皮样囊肿。2~16岁最常见的是结构性病变,其中包括眼眶外伤、皮样和表皮样囊肿和其他骨异常。假性眼球突出造成的眶部不对称在这一年龄组并不少见,所以应该在儿童期、青少年期的眼眶疾病的鉴别诊断中考虑进去。第二常见的是肿瘤,主要是神经源性和间叶性肿瘤。眶部炎症中感染性炎症与急性、亚急性特发性眼眶炎症的比例大约为3:2,两者都具有明显的炎症症状和体征。血管性病变大约占14%,主要是静脉淋巴管畸形(淋巴管瘤)。甲状腺性眼眶病是这一年龄组又一常见病,在中年最常见。另外,我们也发现肿瘤和解剖结构病变在2~17岁呈稳定下降趋势,炎症则呈上升趋势。

在成年人,常见的眼眶疾病依次是甲状腺性眼眶病、肿瘤、解剖结构病变和炎症。在这一年龄段的肿瘤疾病主要是原发性肿瘤,尤其是神经源性、淋巴组织增生性、血管性和继发性。大约11%的肿瘤为继发性。其次是结构性病变,主要为严重的外伤,获得

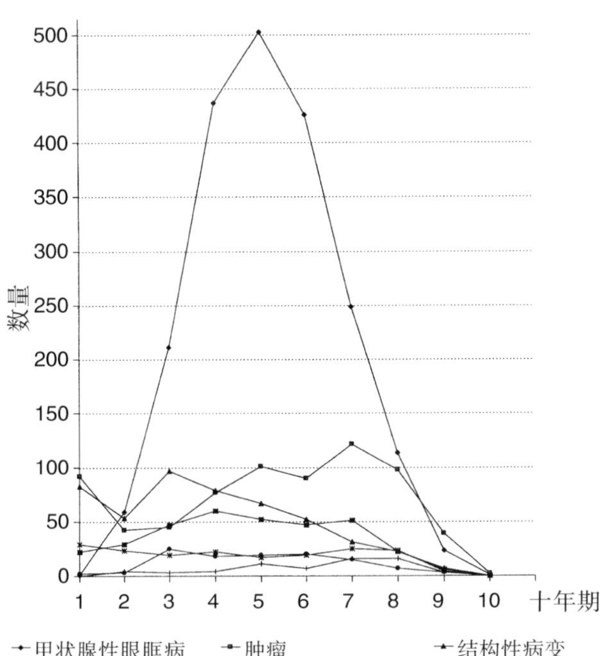

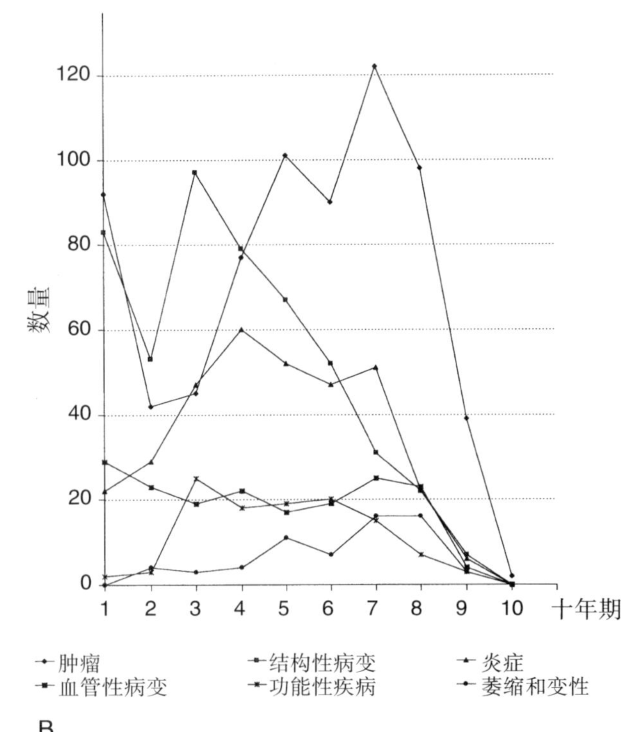

图 4-1　（A）所有眼眶疾病的年龄分布；（B）除甲状腺性眼眶病外的眼眶疾病的年龄分布（不列颠哥伦比亚大学眼眶病中心，1976~1999 年）。

表 4-1　眼眶疾病患者的年龄分布（不列颠哥伦比亚大学眼眶病中心，1976~1999 年）

疾病类型	十年期 1	2	3	4	5	6	7	8	9	10	总数	%
甲状腺性眼眶病												

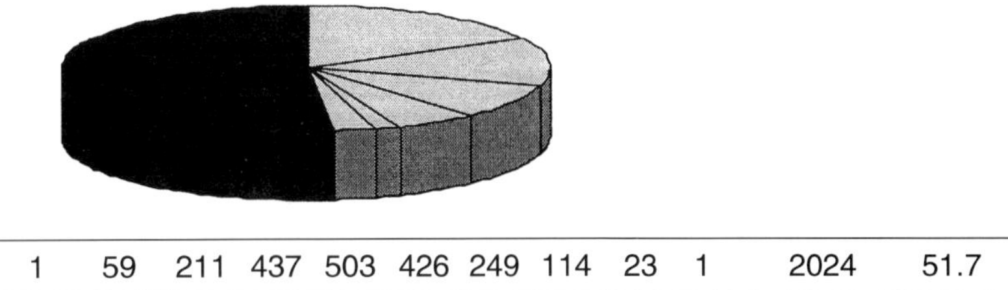

疾病类型	1	2	3	4	5	6	7	8	9	10	总数	%
甲状腺性眼眶病	1	59	211	437	503	426	249	114	23	1	2024	51.7

肿瘤

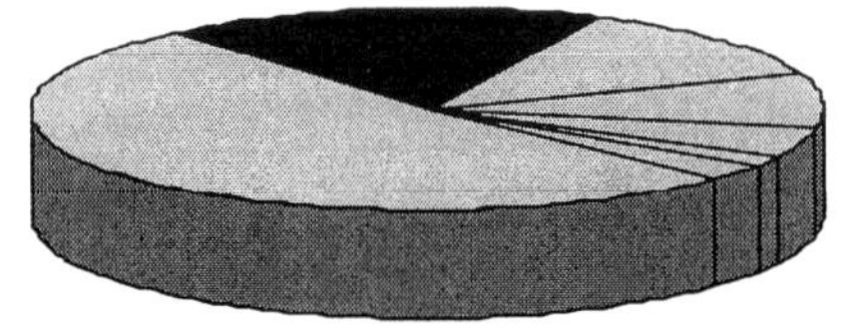

疾病类型	1	2	3	4	5	6	7	8	9	10	总数	%
神经源性肿瘤												
视神经胶质瘤	10	7	4	1	1	1	0	0	0	0	24	0.6
脑膜瘤												
视神经	0	0	3	6	9	5	5	3	2	0	33	0.8
蝶骨翼	0	1	2	4	8	11	9	7	0	0	42	1.1
其他	1	0	1	2	2	5	2	0	0	0	13	0.3

（续表）

疾病类型	十年期 1	2	3	4	5	6	7	8	9	10	总数	%
其他视神经肿瘤												
硬脑膜黑色素瘤	0	0	0	0	1	0	0	0	0	0	1	0.0
髓母细胞瘤	1	0	0	0	0	0	0	0	0	0	1	0.0
外周神经鞘瘤												
神经纤维瘤	0	0	0	0	1	1	1	0	0	0	3	0.1
丛状神经纤维瘤	2	4	1	2	2	1	0	0	0	0	12	0.3
神经鞘瘤	1	3	4	6	1	3	2	1	0	0	21	0.5
恶性神经鞘瘤	0	0	1	0	1	0	0	0	0	0	2	0.1
恶性外周神经鞘瘤	2	1	0	0	0	0	0	0	0	0	3	0.1
神经纤维瘤病	7	3	5	4	2	0	2	0	0	0	23	0.6
罕见的神经纤维瘤病												
周围神经外胚层瘤	2	1	0	0	0	0	0	1	0	0	4	0.1
颗粒细胞	0	0	0	0	1	0	0	0	0	0	1	0.0
视神经异位瘤	0	0	0	1	0	0	0	0	0	0	1	0.0
其他中枢神经肿瘤	0	0	0	0	1	0	0	0	0	0	1	0.0
淋巴瘤	0	1	0	0	0	0	0	0	0	0	1	0.0
星状细胞瘤	1	0	0	1	1	0	1	0	0	0	4	0.1
癌性脑膜炎	0	0	0	1	0	0	0	0	0	0	1	0.0
视神经鞘扩张	0	0	0	0	0	1	0	0	0	0	1	0.0
神经源性肿瘤总数	27	21	21	28	31	28	22	12	2	0	192	4.9
淋巴组织增生性病变												
淋巴细胞性												
反应性淋巴增生	0	1	0	0	6	1	0	0	0	0	8	0.2
不典型淋巴增生	0	0	0	0	2	1	0	2	1	0	6	0.2
淋巴瘤	0	0	1	1	10	14	24	33	12	1	96	2.5
结膜淋巴瘤	0	1	1	2	3	2	3	4	1	0	17	0.4
硬化性淋巴瘤	0	0	0	0	0	0	1	1	0	0	2	0.1
浆细胞肿瘤												
反应性	0	0	0	0	0	0	0	1	0	0	1	0.0
骨髓瘤	0	0	0	0	0	1	3	3	0	0	7	0.2
浆细胞瘤	0	0	0	0	0	1	0	2	0	0	3	0.1
其他												
T细胞淋巴瘤	0	0	1	0	0	1	0	0	0	0	2	0.1
霍奇森淋巴瘤	0	0	1	0	0	0	0	0	0	0	1	0.0
白血病性	0	0	1	0	1	0	2	0	0	0	4	0.1
绿色瘤	3	0	0	0	0	0	0	0	0	0	3	0.1
骨髓源性白血病	0	0	0	1	0	0	0	0	0	0	1	0.0
组织细胞增多病												
Langerhans细胞组织细胞增多症	8	0	0	0	0	0	0	0	0	0	8	0.2
恶性组织细胞病	0	0	0	0	1	0	0	0	0	0	1	0.0
淋巴组织增生性病变总数	11	2	5	4	23	21	33	46	14	0	160	4.1
血管性肿瘤												
毛细血管瘤（婴儿）	35	0	0	0	0	0	0	0	0	0	35	0.9
海绵状血管瘤	0	0	1	17	15	10	3	2	1	0	49	1.3
血管外皮瘤	0	0	3	0	0	2	1	1	0	0	7	0.2
血管肉瘤	0	0	0	0	0	0	0	1	1	0	2	0.1

（续表）

疾病类型	十年期 1	2	3	4	5	6	7	8	9	10	总数	%
化脓性肉芽肿	0	0	0	0	0	0	1	0	0	0	1	0.0
血管性肿瘤总数	35	0	4	17	15	12	5	4	2	0	94	2.4
继发性肿瘤												
鼻咽部												
鳞状	0	1	0	1	3	1	2	2	0	0	11	0.3
移形细胞	0	0	0	0	0	0	1	0	0	0	1	0.0
腺样串性	0	0	0	0	0	0	2	1	0	0	3	0.1
黏液上皮性	0	1	0	0	1	0	0	0	0	0	2	0.1
神经分泌性	0	0	0	0	1	0	0	0	1	0	3	0.1
黑色素性	0	0	0	0	0	0	2	0	0	0	2	0.1
腺癌	0	0	0	0	0	1	0	2	0	0	3	0.1
淋巴瘤	0	0	0	0	0	0	1	1	0	0	2	0.1
横纹肌肉瘤	1	0	0	1	0	0	0	0	0	0	2	0.1
恶性纤维组织瘤	0	0	0	0	0	0	1	0	0	0	1	0.0
血管外皮瘤	0	0	0	0	0	0	1	0	0	0	1	0.0
成感觉细胞瘤	0	0	1	0	0	0	0	0	0	0	1	0.0
眼睑												
基底细胞	0	0	0	0	1	1	3	3	2	0	10	0.3
鳞状细胞	0	0	0	1	0	0	3	1	2	0	7	0.2
皮脂腺	0	0	0	1	0	0	2	1	0	0	4	0.1
黑色素瘤	0	0	0	0	0	0	0	1	0	0	1	0.0
多形性腺瘤	0	0	0	1	0	0	0	0	0	0	1	0.0
梭形细胞瘤	0	0	0	0	0	1	0	0	0	0	1	0.0
结膜的												
黑色素瘤	1	0	0	0	0	3	1	1	2	0	8	0.2
鳞状细胞	0	0	0	0	0	0	2	4	2	1	9	0.2
眼内的												
黑色素瘤	1	0	0	0	0	3	1	1	2	0	8	0.2
恶性纤维组织细胞瘤	1	0	0	0	0	0	0	0	0	0	1	0.0
泪囊的												
移形细胞	0	0	0	0	0	1	2	0	0	0	3	0.1
鳞状细胞	0	0	0	0	1	0	1	1	0	0	3	0.1
纤维组织细胞瘤	0	0	0	1	0	0	0	0	0	0	1	0.0
其他邻近部位	0	0	0	1	0	0	1	2	0	0	4	0.1
继发性肿瘤总数	3	2	1	8	7	9	26	21	12	1	92	2.3
间叶性肿瘤												
横纹肌												
横纹肌肉瘤	5	3	0	0	0	0	0	0	0	0	8	0.2
纤维组织												
纤维肉瘤	1	0	0	0	0	0	0	0	0	0	1	0.0
组织细胞的												
良性纤维组织细胞瘤	1	0	0	1	1	1	0	0	0	0	4	0.1
恶性纤维组织细胞瘤	1	0	0	0	0	0	1	0	0	0	2	0.1
孤立的纤维性肿瘤	0	0	0	0	1	0	0	0	0	0	1	0.0
反应性骨肿瘤												
胆固醇肉芽肿	0	0	0	1	2	2	0	1	0	0	6	0.2

（续表）

疾病类型	十年期 1	2	3	4	5	6	7	8	9	10	总数	%
巨细胞肉芽肿	0	0	1	0	0	0	0	0	0	0	1	0.0
动脉瘤样骨囊肿	1	1	0	0	0	0	0	0	0	0	2	0.1
棕色瘤	0	0	0	0	0	0	1	0	0	0	1	0.0
良性纤维骨性病变												
纤维异常增生	1	3	3	2	0	1	1	0	0	0	11	0.3
骨瘤	0	4	2	3	1	0	1	0	0	0	11	0.3
软骨瘤	0	0	1	0	0	0	0	0	0	0	1	0.0
骨化纤维瘤	0	0	1	0	0	0	0	0	0	0	1	0.0
恶性骨病变												
Ewing 肉瘤	2	1	0	0	0	0	0	0	0	0	3	0.1
软骨肉瘤	0	0	0	0	2	1	0	0	0	0	3	0.1
骨肉瘤	1	1	0	0	0	0	0	0	0	0	2	0.1
骨内海绵状血管瘤	0	0	0	0	0	0	1	0	0	0	1	0.0
其他												
上皮样细胞肉瘤	0	1	0	0	0	0	0	0	0	0	1	0.0
脂肪肉瘤	0	1	1	0	0	0	0	0	0	0	2	0.1
棒状体肿瘤	1	0	0	0	0	0	0	0	0	0	1	0.0
平滑肌瘤	1	0	0	0	0	0	0	0	0	0	1	0.0
间叶性肿瘤总数	15	15	9	7	7	5	5	1	0	0	63	1.6
转移性肿瘤												
癌												
乳腺	0	0	0	2	3	6	7	1	1	0	20	0.5
前列腺	0	0	0	0	0	1	3	2	1	0	7	0.2
胃肠道	0	0	0	0	0	0	1	1	0	0	2	0.1
肺	0	0	0	0	1	1	2	1	0	0	5	0.1
甲状腺	0	0	0	0	0	0	1	0	0	0	1	0.0
未知	0	0	0	0	0	1	1	0	1	0	3	0.1
胰腺	0	0	0	0	0	1	0	0	0	0	1	0.0
腺癌	0	0	0	1	1	0	2	2	3	0	9	0.2
类癌	0	0	0	0	0	0	0	0	1	0	1	0.0
肉瘤												
脂肪肉瘤	0	0	0	0	0	0	1	0	0	0	1	0.0
神经母细胞瘤	1	0	0	0	0	0	0	0	0	0	1	0.0
黑色素瘤	0	0	1	1	0	1	4	0	2	0	9	0.2
纤维肉瘤	0	0	0	0	0	0	0	0	0	0	0	0.0
转移性肿瘤总数	1	0	1	4	5	11	22	7	9	0	60	1.5
泪腺肿瘤												
良性上皮性病变												
多形性腺瘤	0	0	4	5	5	4	2	2	0	0	22	0.6
多形性腺瘤中的癌	0	0	0	1	1	0	0	0	0	0	2	0.1
肌上皮瘤/梭形细胞	0	0	0	0	1	0	0	0	0	0	1	0.0
恶性上皮性病变												
腺样囊性癌	0	2	0	3	5	0	0	2	0	0	12	0.3
多形性腺瘤癌变	0	0	0	0	0	0	2	1	0	0	3	0.1
多形性腺瘤黏液表皮样癌变	0	0	0	0	0	0	2	1	0	0	3	0.1
腺癌	0	0	0	0	0	0	0	1	0	0	1	0.0

（续表）

疾病类型	十年期										总数	%
	1	2	3	4	5	6	7	8	9	10		
多形性低分化腺癌	0	0	0	0	0	0	1	0	0	0	1	0.1
导管腺癌	0	0	0	0	0	0	1	0	0	0	1	0.1
泪腺肿瘤总数	0	2	4	9	13	4	9	7	0	0	48	1.2
肿瘤总数	92	42	45	77	101	90	122	98	39	2	710	18.1

结构性病变

结构性病变 13%

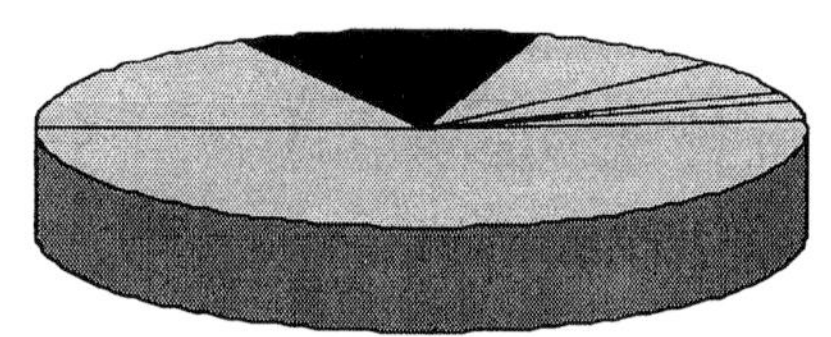

疾病类型	1	2	3	4	5	6	7	8	9	10	总数	%
先天性病变												
囊性病变												
皮样和表皮样囊肿	45	6	9	7	2	2	3	0	1	0	75	1.9
小眼球合并囊肿	3	0	0	1	0	0	0	0	0	0	4	0.1
汗腺囊肿	0	0	1	0	1	0	0	0	0	0	2	0.1
拉特克囊肿	0	1	0	0	0	0	0	0	0	0	1	0.1
肌肉囊肿	0	0	0	0	1	0	0	0	0	0	1	0.0
其他囊肿	3	1	1	1	2	0	0	0	0	0	8	0.2
植入性囊肿	1	3	1	1	1	1	0	1	0	0	9	0.2
蛛网膜囊肿	0	0	0	0	0	0	0	1	0	0	1	0.0
呼吸道上皮囊肿	0	0	1	1	0	0	0	0	0	0	2	0.1
骨异常												
不对称	4	2	6	10	8	15	4	1	2	0	52	1.3
浅眼眶	2	0	0	0	0	0	0	0	0	0	2	0.1
Pfeiffers 综合征	1	0	0	0	0	0	0	0	0	0	1	0.0
上颌骨发育不良	0	0	0	0	0	0	1	0	0	0	1	0.0
其他	0	1	0	0	0	1	0	0	0	0	2	0.1
异位肿瘤												
皮脂瘤	11	3	10	3	1	1	0	0	0	0	29	0.7
筛窦内脂肪	0	0	0	0	0	1	0	0	0	0	1	0.0
先天性病变总数	70	17	29	24	16	21	8	3	3	0	191	4.9
获得性病变												
囊性病变												
黏液囊肿	0	1	7	97	7	5	1	1	2	0	49	1.3
植入性囊肿	0	0	0	0	1	1	0	0	0	0	2	0.1
泪腺囊肿	1	0	3	6	7	5	1	0	0	0	23	0.6
息肉病	0	0	0	0	0	2	0	1	0	0	3	0.1
泪囊黏液囊肿	0	0	0	0	1	0	1	0	0	0	2	0.1
颅腔囊肿	0	0	0	0	1	0	0	0	0	0	1	0.0
创伤性												
眼眶骨折	8	20	29	17	14	5	6	2	0	0	101	2.6
软组织创伤	1	6	5	2	3	3	2	2	0	0	24	0.6
异物创伤	2	4	4	2	3	2	1	1	0	0	19	0.5

（续表）

疾病类型	十年期 1	2	3	4	5	6	7	8	9	10	总数	%
外伤性血肿	0	1	3	0	0	1	0	0	0	0	5	0.1
眼眶气肿	0	0	0	0	0	1	0	0	0	0	1	0.0
外伤后视神经病变	1	2	3	4	0	1	1	0	0	0	12	0.3
外伤后眼球内陷	0	0	11	5	8	0	2	0	1	0	27	0.7
创伤后的其他病变	0	0	2	1	2	0	0	0	0	0	5	0.1
假性眼球突出	0	0	1	6	2	1	3	1	1	0	15	0.4
睑皮松垂症	0	2	0	1	0	1	1	0	0	0	5	0.1
眼睑回缩	0	0	0	2	2	1	0	1	0	0	6	0.2
获得性病变总数	13	36	68	55	51	31	23	19	4	0	300	7.7
结构性病变总数	83	53	97	79	67	52	31	22	7	0	491	12.6

炎性病变

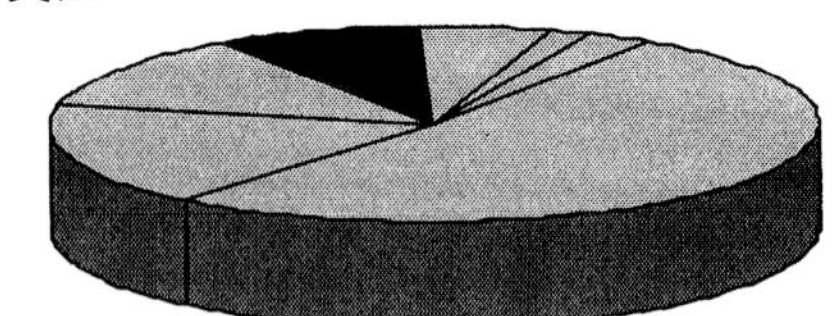

疾病类型	1	2	3	4	5	6	7	8	9	10	总数	%
感染性病变												
微生物引起的炎症												
鼻窦炎	7	9	5	4	2	3	4	1	2	0	37	0.9
其他微生物性炎症	2	1	4	5	2	1	3	3	2	0	23	0.6
结膜炎	1	0	0	1	0	1	0	0	0	0	3	0.1
泪腺炎	0	0	1	0	1	2	2	0	0	0	6	0.2
骨髓炎	0	0	1	1	0	0	0	1	0	0	3	0.1
寄生虫性炎症	1	0	0	1	1	0	0	0	0	0	3	0.1
真菌感染												
毛霉菌病	0	0	0	0	0	1	0	1	0	0	2	0.1
曲霉菌病	0	0	0	0	0	0	1	0	1	0	2	0.1
其他	0	0	0	2	0	0	0	0	0	0	2	0.1
炎性瘘	0	0	0	0	0	1	0	0	0	0	1	0.0
感染性病变总数	11	10	11	14	6	9	10	6	5	0	82	2.1
非特异性炎症												
急性和亚急性特发性炎症												
前部的	1	5	4	4	2	3	3	2	0	0	24	0.6
弥散的	0	1	0	0	0	0	2	0	0	0	3	0.1
肌炎性的	3	4	11	13	11	8	5	1	0	0	56	1.4
眶尖的	0	1	0	0	4	3	2	1	0	0	11	0.3
泪腺的	0	3	3	6	7	4	3	1	1	0	28	0.7
上斜肌腱炎	0	0	0	0	1	1	0	0	0	0	2	0.1
非特异性肉芽肿性炎症	0	0	2	1	0	1	1	0	0	0	5	0.1
非特异性炎症总数	4	14	20	24	25	20	16	5	1	0	129	3.3
其他眼眶炎症												
结节病	0	1	1	3	1	1	1	1	0	0	9	0.2
肉样瘤样反应	0	0	1	1	1	2	3	2	0	0	10	0.3

（续表）

疾病类型	十年期 1	2	3	4	5	6	7	8	9	10	总数	%
硬化性非特异性炎症	2	1	2	6	3	5	3	1	0	0	23	0.6
Sjögrens 综合征	0	0	1	2	5	3	1	1	0	0	13	0.3
血管炎												
系统性狼疮	0	0	1	0	0	0	0	0	0	0	1	0.0
Wegener 肉芽肿	3	1	3	2	5	1	6	0	0	0	21	0.5
眼眶血管炎	0	1	0	0	0	0	1	1	0	0	3	0.1
白细胞分裂性血管炎	0	0	1	0	0	2	1	1	0	0	5	0.1
具有眼眶体征的眼内炎症												
巩膜炎	0	1	1	3	4	2	4	3	0	0	18	0.5
Cogans 综合征	0	0	0	1	0	0	0	0	0	0	1	0.0
Tolosa-Hunt 综合征	0	0	2	3	1	1	1	0	0	0	8	0.2
原因不明的炎症	0	0	1	0	0	1	0	0	0	0	2	0.1
Melkersson-Rosenthal 综合征	0	0	0	0	0	0	1	0	0	0	1	0.0
渐进坏死性黄色肉芽肿	0	0	0	0	0	0	1	0	0	0	1	0.0
成年哮喘合并黄色肉芽肿	0	0	0	0	1	0	1	1	0	0	3	0.1
假性类风湿样结节	1	0	2	0	0	0	0	0	0	0	3	0.1
血管淋巴管增生伴哮曙红细胞增多	1	0	0	1	0	0	1	0	0	0	3	0.1
其他眼眶炎症总数	7	5	16	22	21	18	25	11	0	0	125	3.2
炎性病变总数	22	29	47	60	52	47	51	22	6	0	336	8.6

血管性病变

血管性病变 5%

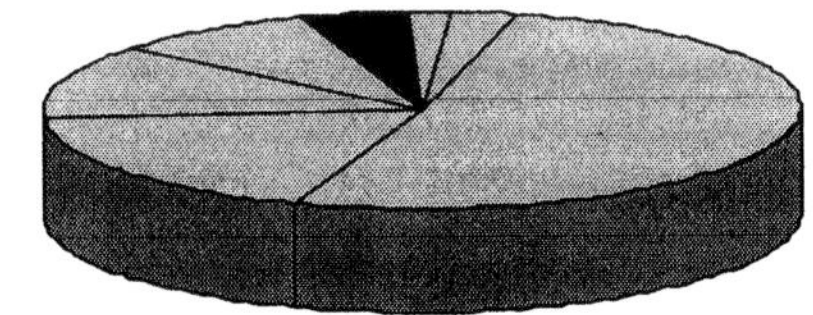

疾病类型	1	2	3	4	5	6	7	8	9	10	总数	%
动静脉性病变												
畸形	2	2	0	1	0	0	0	0	0	0	5	0.1
成人畸形	0	0	1	3	0	0	0	0	0	0	4	0.1
短路（分流）/瘘	0	1	1	4	4	10	11	13	3	0	47	1.2
静脉性病变												
非扩张性静脉曲张	3	4	0	3	2	2	1	1	1	0	17	0.4
扩张性静脉曲张	1	2	9	5	5	3	3	3	0	0	31	0.8
畸形	2	0	0	2	0	1	1	0	0	0	6	0.2
栓塞	0	0	0	0	1	0	0	2	0	0	3	0.1
静脉淋巴管畸形												
（淋巴管瘤）	18	13	6	3	1	0	1	1	0	0	43	1.1
成人淋巴管瘤	0	0	0	0	1	2	1	0	0	0	4	0.1
合并淋巴管的静脉曲张	3	1	0	0	1	0	0	0	0	0	5	0.1
淋巴性水肿	0	0	1	1	0	0	0	0	0	0	2	0.1
血管神经性水肿	0	0	1	0	0	0	0	0	0	0	2	0.1
自发性出血	0	0	0	0	0	1	2	0	0	0	3	0.1
动脉性缺血	0	0	0	0	0	0	2	2	0	0	4	0.1
眼上静脉栓塞	0	0	0	0	1	0	2	1	0	0	4	0.1
颈动脉海绵状动脉瘤	0	0	0	0	1	0	1	0	0	0	2	0.1

（续表）

疾病类型	十年期 1	2	3	4	5	6	7	8	9	10	总数	%
血管性病变总数	29	23	19	22	17	19	25	23	4	0	181	4.6

萎缩和变性

萎缩和变性 2%

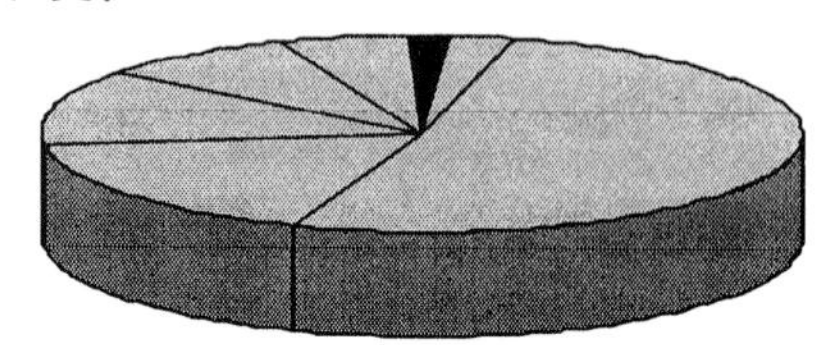

疾病类型	1	2	3	4	5	6	7	8	9	10	总数	%
后放射	0	1	1	0	2	1	1	2	0	0	8	0.2
特发性脂肪萎缩	0	0	0	0	0	0	0	1	0	0	1	0.0
其他												
近视	0	0	0	0	0	0	1	0	0	0	1	0.0
硬皮病	0	0	0	1	1	1	0	0	0	0	3	0.1
脂肪脱垂	0	2	0	0	3	11	11	12	0	3	0	0.8
进展性眼外肌麻痹	0	0	1	1	0	0	1	0	0	0	3	0.1
线粒体萎缩	0	0	0	0	0	1	0	0	0	0	1	0.0
上睑下垂	0	2	0	1	2	0	0	1	0	0	6	0.2
眼球内陷	0	0	1	0	0	1	0	0	0	0	2	0.1
眼球突出（近视改变）	0	0	0	1	2	0	1	0	0	0	4	0.1
沉积物	0	0	0	0	1	1	1	0	1	0	4	0.1
眼眶神经麻痹	0	0	0	0	0	1	0	1	0	0	2	0.1
萎缩和变性疾病总数	0	5	3	4	11	7	16	16	3	0	65	1.7

功能性疾病

功能性疾病 3%

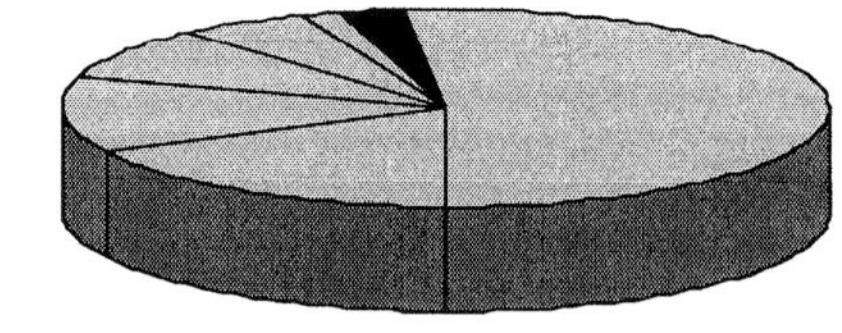

疾病类型	1	2	3	4	5	6	7	8	9	10	总数	%
眼眶疼	0	1	9	10	8	9	7	4	2	0	50	1.3
大脑假瘤	0	1	9	4	4	1	1	0	0	0	20	0.5
视神经鞘水肿												
缺血性视神经病变	0	0	0	1	1	1	1	1	0	0	5	0.1
视乳头水肿	0	1	3	0	1	1	2	0	0	0	8	0.2
眼眶水肿	0	0	2	2	2	3	1	0	1	0	11	0.3
慢性球结膜水肿	0	0	0	1	0	0	1	0	0	0	2	0.1
尚未诊断的	2	0	2	0	3	5	2	2	0	0	16	0.4
功能性疾病总数	2	3	25	18	19	20	15	7	3	0	112	2.9
总数											3919	100.0

表 4–2　眼眶疾病按年龄的分布情况

（不列颠哥伦比亚大学眼眶病中心，1976~1999 年）

	例数	%
年龄 <2 岁（n=82）		
肿瘤	37	45.1
毛细血管瘤	29	
结构性病变	35	42.7
先天性囊肿	25	
年龄 2~16 岁（n=280）		
结构性病变	83	29.6
外伤	31	
皮样囊肿、表皮样囊肿	31	
肿瘤	78	27.9
神经源性	38	
间叶性	20	
炎症	43	15.4
感染性	19	
非特异性	14	
血管性病变	38	13.6
淋巴管瘤、混合性静脉淋巴病变	26	
甲状腺性眼眶病	27	9.6
年龄 17~64 岁（n=4126）		
甲状腺性眼眶病	1743	42.2
肿瘤	377	9.1
神经源性	121	
淋巴组织增生性和造血系统性	68	
血管性	50	
继发性	43	
结构性病变	337	8.1
眶部外伤	152	
获得性囊肿	62	
先天性骨异常	43	
炎症	245	5.9
非特异性眶部炎症	107	
特异性炎症	95	
年龄 >65 岁（n=646）		
甲状腺性眼眶病	254	39.3
肿瘤	203	31.4
淋巴组织增生性和造血系统性	83	
继发性	44	
神经源性	27	
炎症	52	8
特异性炎症	22	
感染	20	
结构性病变	51	7.9

性囊性病变，如黏液囊肿及植入性囊肿。在这一年龄段，一些先天性骨性异常也可出现，包括眶部不对称。非特异性和特异性眶部炎症的发病率大致相等。

65岁及65岁以上的患者，甲状腺性眼眶病依然是最常见的眼眶病。其次是肿瘤，其中依次是淋巴组织增生性、继发性和神经源性肿瘤。特发性和感染性炎症在这一年龄段大致相等。黏液囊肿是常见的解剖结构性病变，而获得性动静脉分流是常见的血管疾病。

各年龄组眼眶疾病的分布情况可以提供一些有用的规律。比如，非甲状腺性眼眶炎症性病变，在儿童期主要是感染，在中年期主要是非特异性和特异性炎症，在老年期主要是血管炎性和肉芽肿性的疾病。肿瘤也有相似的变化特点。儿童期和青少年期主要是原发性肿瘤；而中年期第一位的是原发性肿瘤，其次是继发性肿瘤；老年期则主要是继发性、转移性肿瘤，且多为恶性肿瘤。儿童和青少年眼眶病通常为外伤性和先天性解剖结构病变，成年人和老年人常发生获得性结构病变，主要是黏液囊肿和创伤后遗症。此外，淋巴瘤开始出现于中年，到老年成为最常见的肿瘤。

3. 按发病部位的分布情况

一些疾病往往局限于或常发生在一定的眼眶部位，从而依据病变的部位提供鉴别诊断的信息。例如，眼眶疾病最常见的发病部位是眼眶的上部和眶前部（表4–3~表4–5），内侧和下侧的病变大多来自鼻窦，而泪腺的肿瘤和炎症局限在眼眶的外上侧。

表 4–3　非甲状腺性眼眶病的病变位置

（不列颠哥伦比亚大学眼眶病中心，1976~1999 年）

	例数	%
按前后位		
眶前部	693	37
眶中部	486	26
眶后部	302	16
弥散性	71	4
按象限分布		
上	719	38
外	547	29
内	401	21
下	296	16
弥散性	185	10
中心	184	10

表 4-4 眶内前后位的主要非甲状腺性眼眶病

（不列颠哥伦比亚大学眼眶病中心，1976~1999 年）

	例数	%
眶前部（693）		
淋巴组织增生性疾病	100	14
先天性病变	64	9
血管畸形	63	9
外伤	60	9
特异性炎症	51	7
血管性肿瘤	42	6
继发性肿瘤	41	6
非特异性炎症	40	6
眶中部（486）		
外伤	63	13
血管畸形	61	13
淋巴管瘤（33）		
血管性肿瘤	47	10
淋巴组织增生性疾病	42	9
神经源性肿瘤	38	8
非特异性炎症	33	7
特异性炎症	28	6
间叶性肿瘤	27	6
眶后部（302）		
神经源性肿瘤	80	25
蝶骨翼脑膜瘤（33）		
周围神经鞘瘤（18）		
血管畸形	57	19
淋巴管瘤（21）		
瘘（13）		
血管性肿瘤	23	8
间叶性肿瘤	22	7
特异性炎症	22	7
弥散性（71）		
外伤	19	27
分流/瘘	8	11
神经源性肿瘤	7	10
非对称性	6	8

表 4-5 眶部各象限的主要常见非甲状腺性眼眶病

（不列颠哥伦比亚大学眼眶病中心，1976~1999 年）

	例数	%
上部（向下移位）[719]		
淋巴组织增生性疾病	96	13
淋巴瘤（72）		
特异性炎症	67	9
血管畸形	66	9
淋巴管瘤（24）		
静脉曲张（16）		
先天性囊性病变	64	9
皮样囊肿/表皮样囊肿（55）		
获得性囊性病变	61	8
黏液囊性（37）		
非特异性炎症	52	7
外侧（向内移位）[547]		
淋巴组织增生性疾病	51	9
淋巴瘤（36）		
先天性囊性病变	51	9
特异性炎症	51	9
非特异性炎症	50	9
泪腺炎症（29）		
神经源性肿瘤	48	9
蝶骨翼脑膜瘤（28）		
内侧（向外移位）[401]		
淋巴组织增生性疾病	50	12
眶部外伤	40	10
继发性肿瘤	34	8
获得性囊性病变	34	8
黏液囊性（33）		
感染	33	8
鼻窦炎、蜂窝织炎（33）		
间叶性肿瘤	26	6
下侧（向上移位）[296]		
眶外伤	66	22
血管畸形	33	11
静脉曲张（16）		
淋巴管瘤（10）		
淋巴组织增生性疾病	29	10
血管肿瘤	23	8
继发性肿瘤	21	7
弥漫性（轴向移位）[185]		
眶部外伤	32	17
不对称	21	11
分流/瘘	14	8
中心（轴向移位）[184]		
神经源性肿瘤	71	39
视神经脑膜瘤（25）		
视神经胶质瘤（20）		
功能性疾病	30	16
视神经鞘水肿（13）		
脑假瘤（12）		
结构性病变	25	14
眶外伤（18）		
炎症	16	9
特异性炎症（8）		
血管性肿瘤	10	5
海绵状血管瘤（7）		

按眼眶从前到后划分（表4–4），淋巴组织增生性疾病是前部最常见的，血管性畸形和肿瘤在眶中部占主导，眶后部中神经源性肿瘤最常见。按四象限划分（表4–5），淋巴组织增生性病变最常见于上和内象限。神经源性病变主要发生在眼眶中央区。

4. 按临床表现的分布情况

（1）疾病的起病时间

疾病的发作可分成六种类型：先天性、骤发性（几小时~1 天）、急性（几天）、亚急性（几天~几周）、慢性（月）（1~12 个月）、慢性（年）（超过 12 个月）（表 4–6）。骤发性发作主要是感染性疾病，大多是炎症性病变、血管性病变及快速进展的肿瘤。急性发作的疾病主要是感染和炎症、动静脉交通及更少见的转移性肿瘤。亚急性病变主要是肿瘤、炎症（尤其是特异性的）和解剖结构上的病变。慢性病变主要是肿瘤和特异性炎症疾病，尤其是轻度和浸润性炎症。

（2）临床过程

临床表现的类型主要有占位效应、炎症、浸润和血管性（表4–7）。最常见的临床表现是占位效应；近58%的非甲状腺眼眶部的患者表现出某种程度的眼球移位。其中主要表现为眼球移位的是肿瘤和解剖结构上的病变，其次是血管性和炎症性病变。最常见的肿瘤是神经源性和淋巴组织增生性肿瘤。外伤后和先天性病变在结构性疾病中占主要部分。在血管性病变中，混合性静脉淋巴管畸形是最常见的。在炎症中表现为占位效应的病变大多为轻度的慢性疾病，如肉芽肿、类肉瘤和硬化性炎症。

临床上表现为明显炎症疾病的患者最终的诊断包括非特异性炎症（主要是肌炎），特异性炎症（主要是肉芽肿性和硬化性疾病），以及起源于鼻窦部的感染。炎症的另一类主要原因是获得性囊性病变和外伤后炎症。其中的黏液囊肿，有炎症表现的往往是脓性黏液囊肿。只有少数肿瘤和血管性病变的患者表现为假性炎症的特征。在这一组中我们遇到的肿瘤包括少数淋巴瘤、睑板腺癌和继发性肿瘤。具有炎症症状和体征的血管性病变是眼上静脉栓塞或淋巴水肿。

临床上表现为浸润性症状（眼球运动受限、功能性破坏、瘢痕形成）的患者大多数是继发性或转移性肿瘤。我们也注意到相当数量的淋巴组织增生性疾病或神经源性肿瘤具有浸润性的特征。在这一组中的炎症性疾病包括特异性炎症，如硬化性炎症、Wegener肉芽肿瘤。非特异性眼眶炎症综合征和感染性的病人也可表现浸润性。偶尔，表现浸润特性的病人患有罕见的疾病，如淀粉样硬皮病和线样硬皮病。

血管性疾病包括动脉性、静脉性、淋巴管性和混合性畸形，主要表现为各种各样的眼球突出或者是明显的表面病变。大多数动静脉沟通临床上易诊断为血管性疾病。混合性静脉淋巴管病变的病人常常表现为占位效应，但可以根据表面特征，确定为血管异常。有些肿瘤也表现为血管性病变，尤其是具有表面特征的毛细血管瘤和皮肤血管肿瘤。

（3）症状

我们根据诊断和病变部位分析了我们收集病例所表现的症状（表4–8）（图4–2）。在非甲状腺性眼眶病中最常见的症状依次是肿胀、眼球突出、视物不清或视力丧失、复视和疼痛。这里有一些有趣的规律可以提供给我们一个进行鉴别诊断的框架。例如，神经源性的肿瘤主要症状是明显的视力丧失，而蝶骨翼脑膜瘤和外周神经鞘瘤主要表现为占位。周围神经鞘瘤也可伴有上睑下垂、眼睑肿胀和疼痛。相反，蝶骨翼脑膜瘤由于眶尖受压常伴有眶周肿胀。在淋巴组织增生性肿瘤的一系列表现中最主要的症状是肿胀、可触及的肿块、睑下垂和眼球突出。在血管性肿瘤中除了相当数量的有视力丧失或视物模糊外，也有以上症状。继发性肿瘤主要表现为疼痛、感觉减退或眼球突出。骨性病变主要的症状包括眼球突出、眼眶移位及眶周水肿。相反，转移性肿瘤常伴有复视、肿胀、睑下垂、痛性视力减退。大约1/3的泪腺肿瘤伴有可触及的肿块，一半伴有眼球突出。

解剖结构上的病变最常见的症状是占位性和眼球突出。另一个有趣的发现是相当数量的骨性异常伴有疼痛。囊性病变最常见的症状是水肿、肿块、眼球突出，偶有疼痛。

在炎症病变，包括感染性和非特异性炎症中最常见的症状是肿胀、疼痛、发红、复视和眼球突出。在特异性眼眶炎症综合征中，主要的特征是充血性水肿和轻度疼痛。眼部的炎症通常伴有疼痛。在血管性病变中，许多动静脉和静脉性病变伴有疼痛，此外还

表 4-6 非甲状腺性眼眶病的发作特点——按年龄分类的主要常见疾病（不列颠哥伦比亚大学眼眶病中心，1976~1999 年）

发作类型	<2 岁	例数	2~16 岁	例数	17~64 岁	例数	>65 岁（n=646）	例数
爆发性	总数	3	总数	31	总数	140	总数	11
	感染	2	眶部外伤	28	眶部外伤	124	眶部外伤	7
	外伤	1						
急性	总数	2	总数	43	总数	169	总数	61
	淋巴组织增生性肿瘤		炎症		眶部炎症		感染	11
	外伤	1	感染	14	微生物感染	29	分流/瘘	9
			鼻窦炎	11	特异性炎症	18	肿瘤	
			非特异性炎症	7	非特异性炎症	34	淋巴组织增生性	7
			血管性		血管性病变	17	转移性	5
			淋巴管瘤	7	眶部外伤	11	继发性	4
					肿瘤	10		
亚急性	总数	12	总数	22	总数	147	总数	47
	毛细血管瘤	7	肿瘤	12	眶部炎症		淋巴组织增生性肿瘤	10
			眶部炎症	4	非特异性炎症	34	眶部炎症	8
			结构性病变	4	特异性炎症	21	结构性病变	6
					肿瘤			
					淋巴组织增生性	17		
					转移性	11		
					结构性病变			
					获得性囊肿	7		
					眶部外伤	7		
慢性(月)	总数	28	总数	67	总数	311	总数	141
	毛细血管瘤	11	肿瘤		肿瘤		肿瘤	
	皮样囊肿、表皮样囊肿	10	神经源性	11	淋巴组织增生性	27	淋巴组织增生性	53
			间叶性、骨性	9	转移性	19	继发性	17
			血管性病变	11	脑脊膜瘤	16	结构性病变	11
			先天性囊肿	10	海绵状血管瘤	15	血管性病变	10
			眶部炎症	10	继发性	15	眶部炎症	
					眶部炎症		肉样瘤	6
					非特异性炎症	28		
					特异性炎症	25		
					血管性病变	17		
					结构性病变			
					获得性	17		
					先天性	14		
慢性(年)	总数	1	总数	56	总数	392	总数	113
	血管性肿瘤	1	肿瘤		肿瘤		肿瘤	
			神经纤维瘤	9	脑脊膜瘤	43	继发性	19
			视神经胶质瘤	6	其他神经源性肿瘤	33	神经源性	14
			皮样囊肿、表皮样囊肿	11	脉管肿瘤	23	淋巴组织增生性	13
					淋巴组织增生性	21	萎缩、退化	12
					继发性	21	血管性病变	10
					间叶性	14	结构性病变	
					泪腺	14	获得性结构性病变	6
					结构性病变			
					骨异常	25		
					获得性囊肿	16		
					先天性囊肿	14		
					血管性病变			

（续表）

发作类型	<2 岁	例数	2~16 岁	例数	17~64 岁	例数	>65 岁（n=646）	例数
					静脉曲张	20		
					淋巴管瘤	11		
					眶部炎症	25		
先天性	总数	35	总数	22	总数	20	总数	0
	先天性囊肿	13	皮样囊肿、表皮样囊肿	6	结构性病变	8		
	血管性肿瘤	10	血管性病变	5	血管性病变	6		
	血管性病变	6	肿瘤	5	肿瘤（神经纤维瘤病）	3		

表 4–7　非甲状腺性眼眶病的病变特点（不列颠哥伦比亚大学眼眶病中心，1976~1999 年）

占位效应（n=1103）	例数	%	总计	%
肿瘤			493	44.7
神经源性	125	11.3		
淋巴组织增生性	118	10.7		
血管性	68	6.2		
继发性	59	5.3		
间叶性	55	5.0		
泪腺	35	3.2		
转移性	33	3.0		
结构性病变			366	33.2
外伤	132	12.0		
皮样囊肿/表皮样囊肿	63	5.7		
皮脂瘤	17	1.5		
获得性				
黏液囊肿	38	3.4		
泪腺囊肿	17	1.5		
不对称	42	3.8		
血管性病变			102	9.2
淋巴管瘤/混合性静脉淋巴管疾病	45	4.1		
静脉曲张	21	1.9		
分流/瘘	17	1.5		
炎症			74	6.7
特异性炎症	35	3.2		
感染	19	1.7		
非特异性炎症	18	1.6		

浸润性疾病（n=152）	例数	%	总计	%
肿瘤			103	67.8
继发性	42	27.6		
淋巴组织增生性	24	15.8		
转移性	18	11.8		
神经源性	13	8.6		
炎症			27	17.8
特异性炎症	15	9.9		
感染	6	3.9		
非特异性炎症	5	3.3		

炎症性（n=376）	例数	%	总计	%
炎症			274	72.9
非特异性炎症（116）				
肌炎	51	13.6		
泪腺	24	6.4		
眶前部	20	5.3		
特异性炎症（91）				
Wegener 肉芽肿病	17	4.5		
巩膜炎	17	4.5		
硬化病	14	3.7		
肉样瘤、肉样瘤病	13	3.5		
感染（66）				
鼻窦炎、蜂窝织炎	49	13.0		
结构性（33）			33	8.8
获得性囊肿	12	3.2		
外伤	12	3.2		
黏液囊肿	9	2.4		
肿瘤（31）			31	8.2
淋巴组织增生性	17	4.5		
继发性	7	1.9		

血管性（n=146）	例数	%	总计	%
血管性病变			127	87
淋巴瘤/混合性静脉淋巴病变	38	26.0		
分流/瘘	35	24.0		
静脉曲张	29	19.9		
肿瘤			9	6.3
血管性	3	2.1		

未知的（n=40）	例数	%	总计	%
功能性	34	85.0	34	85.0

表 4-8 常见的非甲状腺性眼眶病的症状（不列颠哥伦比亚大学眼眶病中心，1976~1999 年）

疾病	总数	水肿	眼球突出	复视	疼痛	视力丧失、模糊	占位效应	睑下垂	红	流泪	感觉迟钝	眼球内陷	砂粒感
肿瘤													
神经源性肿瘤													
视神经胶质瘤	24		8	3	3	12		1					
脑膜瘤（视神经）	33	2	5	10	7	30		1	1	1	2		
脑膜瘤（蝶骨翼）	42	18	26	4	8	21		4	2	3	3	1	1
周围神经鞘肿瘤	64	10	20	8	13	11	13	18	1	4		2	
淋巴组织增生性肿瘤													
淋巴瘤、淋巴性增生	129	58	30	37	14	20	47	22	13	18	2		5
浆细胞瘤	11	2	8	7	4	4		7			1		
血管性肿瘤	59	15	27	15	9	27	33	4	2	2	2		
继发性肿瘤													
鼻咽	30	7	9	10	10	11	2	4	1	6	7		
眼睑	24	2		4	2		9	1	3				1
结膜	16		1	2	2		7		1				
内眼	10	1		1	3	2	3	2		1			1
间叶性肿瘤													
纤维组织、横纹肌	18	5	6	3	2	3	6	3					
骨性病变	45	10	19	5	11	7	8	4		5	5		
转移性肿瘤	60	21	10	29	13	20	7	17	4	3	5	2	2
泪腺肿瘤	48	6	17	10	7	4	14	9	2	7	2	1	1
结构性病变													
先天性病变													
囊性	103	13	19	17	4	8	60	8	9	4	2		1
骨异常	58	8	28	7	15	4	1	4	7	6	2	2	1
异位	30	3	1	8	3	1	21	1	3	1			
获得性病变													
囊性	80	26	19	20	18	15	25	9	5	5	1	2	2
外伤	220	52	19	69	25	56		20	5	4	24	22	1
炎性病变													
感染	82	52	19	22	42	18	3	9	19	6	4		1
非特异性炎症	129	95	17	43	78	22	3	12	31	15			8
特异性眶部炎症													
肉样瘤病	19	10	1	3	4	6	4	4	3	5	1		1
硬化病	23	16	7	11	10	4	3	4	6	3			
Sjögren 综合征	13	10	3	2			2	2	4	1			1
血管性炎症	30	17	9	7	12	9	5	3	9	3			1
伴有眶部体征的内眼炎症	19	12	4	3	13	3		3	13	2			1
血管性病变													
淋巴管瘤、混合性静脉淋巴性病变	52	16	30	8	6	9	11	4	5	6	1	1	
动静脉病变	56	27	25	20	16	11	3	9	27	1	2		
静脉病变	57	16	17	13	19	12	14	4	1	2	3	2	1
总数	1584	530	404	401	373	350	304	193	177	114	69	35	30

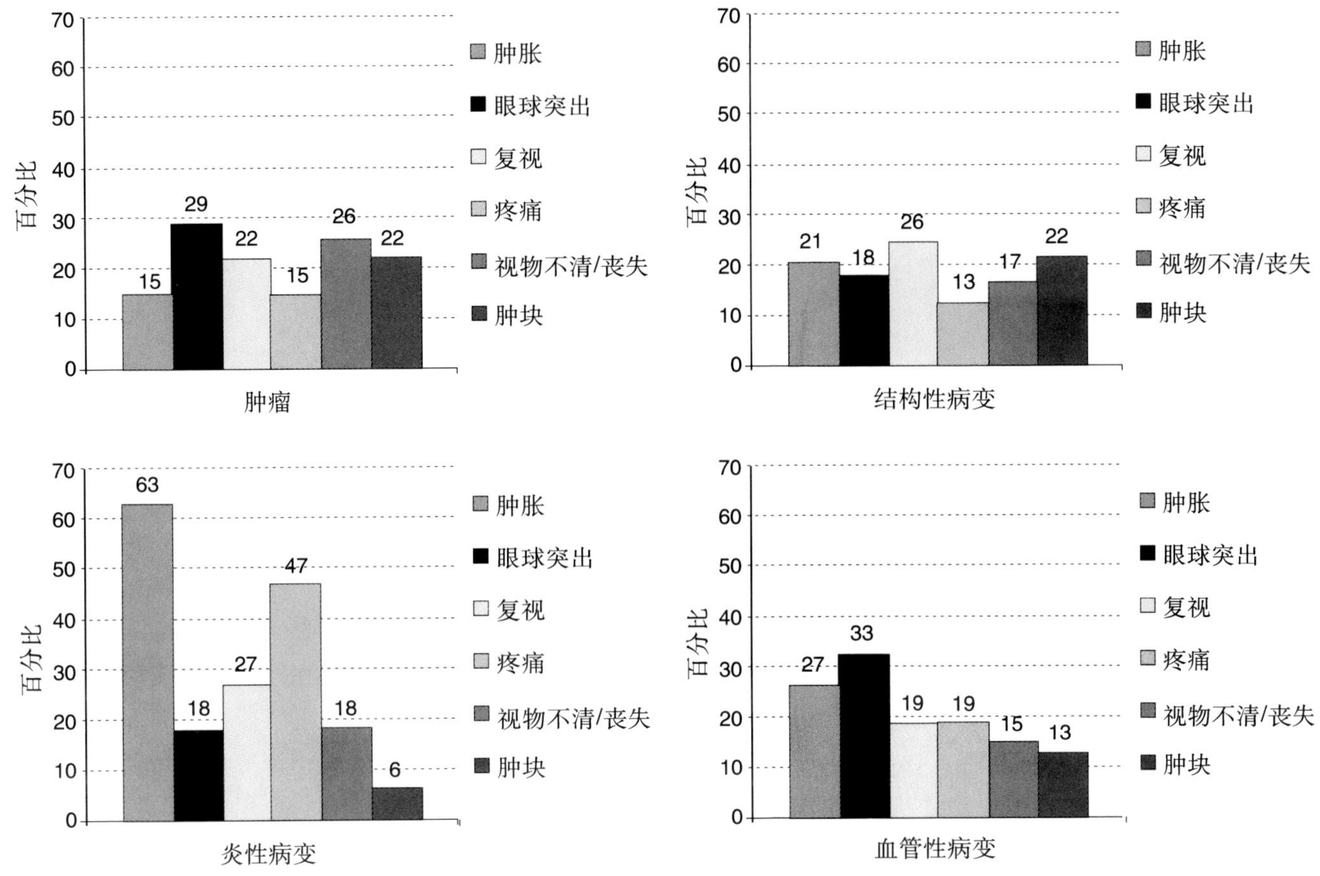

图 4-2　眼眶疾病的症状学分类

有复视、眼球突出和肿胀。

症状与病变部位的相对关系（图4-3），也对临床鉴别诊断非常有用。例如，眶前部病变主要表现为占位。此外，许多炎症也发生在前部。位于翼腭窝和颞下区的疾病主要表现为占位和精神生理改变，而位于中线的病变常表现为占位、炎症和眼球运动异常。无论在眶内还是颅内，病变越靠后，心理生理和感觉异常越显著。伴有鼻窦和鼻咽部病变的最常见的症状是炎症和占位，而视神经病变主要是心理生理改变。

前面我们所提到的经验并不是要取代对病人仔细的临床分析，而是提供一个了解眼眶疾病临床特征的大体框架。了解这些统计结果以及一些规律，容易获得特异性和有价值的诊断。

二、眼眶鉴别诊断

1. 双侧眼球突出

可造成双侧眼球突出的病变列于表4-9中。临床上，最常见的原因包括甲状腺性眼眶病、急性和亚急性特发性炎症、先天性颅面畸形、近视、淋巴瘤和白血病、转移性病变和动静脉交通。

2. 假性眼球突出

有些疾病可能表现为眼球突出，但是与眼球的轴性移位无关，包括不对称的骨性眼眶、眼球、睑裂（表4-10）。

3. 眼球内陷

眼球内陷是一个重要的，而又由于较轻微而被忽略的临床体征。三种机制单独或联合作用而导致眼球内陷：解剖结构的异常、脂肪萎缩和肌肉收缩（表4-11）。解剖结构的异常按最可能的原因包括外伤性眶腔扩大、眼眶不对称、上颌窦炎或黏液囊肿造成的眶底破坏，以及神经纤维瘤中蝶骨翼的缺失。另一个原因是交感神经轻瘫，临床表现可能比实际情况明显得多。眼眶萎缩的原因包括：外伤后、炎症后、放射后脂肪萎缩，扩张性眶静脉曲张和脂肪营养不良。眼球内陷的最后一个机制是因为瘢痕形成造成

表 4-9 双侧眼球突出

炎症
甲状腺性眼眶病
急性、亚急性特发性炎症
血管炎，包括 Wegener 肉芽肿病
特发性硬化性炎症
肉样瘤
Sjögren 综合征
肿瘤
淋巴瘤和白血病
转移性癌
转移性神经母细胞瘤
Langerhans 细胞组织增多症（组织增多症 X）
神经纤维瘤病中弥散性视神经胶质瘤
脊索瘤和脊索癌
中线纤维性结构不良
鼻窦癌
结构性病变
先天性颅面骨发育不良
黏液囊肿
泪腺导管囊肿
退化性病变
近视
血管畸形
动静脉瘘
静脉曲张
海绵窦栓塞
双侧泪腺病变
淋巴瘤
肉样瘤
Sjögren 综合征
急性、亚急性特发性炎症
泪腺囊肿

表 4-10 假性眼球突出

眼球
近视（不对称）
牛眼
屈光不正
眼睑位置改变
睑下垂
眼睑回退
眼肌手术性退缩
第三、六对颅神经麻痹
结构性病变
面部不对称
对侧眼球内陷
外伤性病变

表 4-11 眼球内陷

结构异常
外伤
不对称
眶壁破损
蝶骨翼缺失
交感性轻瘫
萎缩
外伤后
放射后
脂肪萎缩
静脉曲张
瘢痕
外伤后
炎症后
转移性癌
手术后萎缩
眼球震颤性回退
线性硬皮病

的收缩。原因包括转移癌（尤其是来自乳房、胃、肺和前列腺），肌肉炎症后瘢痕形成，眼外肌的截短手术，线状硬皮病和退缩性眼球震颤性，以及外伤后眶软组织的疤痕形成。根据我们的经验，很大比例的眼球内陷的患者还伴有眼球突出、上睑下垂或复视，而这些症状常常被患者和医生忽视。详细的病史、照片回顾、家庭调查和眼眶影像学检查都是确定临床诊断的要素。

需要特别说明的是，由转移性病变造成的眼球内陷常被忽视很长一段时间。继发于上颌窦炎的眼球内陷是因为眶底受侵蚀，手术纠正可以消除眼球内陷、面部疼痛和视力问题。不论是外伤、小眼球还是眶部不对称造成的眼球内陷都可以治疗，因为这可能对病人来说是十分重要的。对于眶部不对称的一系列疾病，明确的诊断将减轻患者的忧虑。眶静脉曲张造成明显的疼痛，需要手术治疗。总之，眼球内陷是一个轻微的、常被忽略的、但很重要的体征，可以而且应该被准确的诊断。眼球内陷的原因必须找到，这一点很重要。

4. 眼眶的动态病变

眼眶的动态性病变包括随体位而改变或随瓦尔萨尔瓦动作而改变的搏动（表4-12）。基本的病理生理机制包括骨性结构缺失与颅内交通产生的搏动或

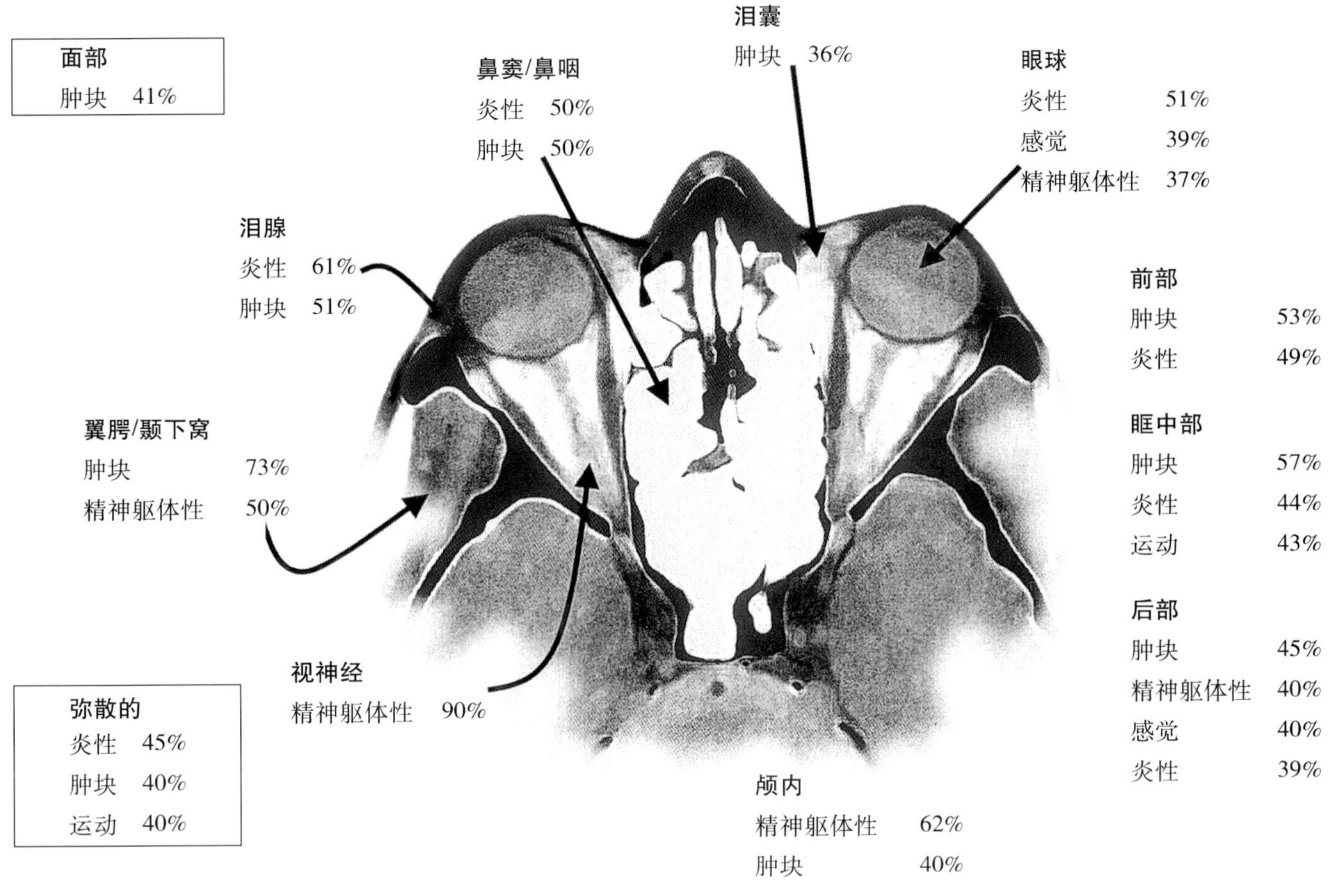

图 4-3　根据病变位置列举临床所见眼眶病的常见症状。

是广泛的动静脉系统之间交通。此外,颈静脉系统的明显交通造成的静脉异常也可造成暂时性眼球突出。一个不常见的动态病变是神经纤维瘤造成的眶外侧壁的缺失，这可导致眼球随着咀嚼动作上下摆动,因为咀嚼运动引起的运动经颞侧窝传导至眼球。我们曾见过几个患者在做眶减压术去除外侧壁后眼球随咀嚼而上下运动。

5. 眼眶影像:鉴别诊断

许多种类的眼眶病变可根据影像学表现来确定诊断。需再次说明的是,这些列表并不意味着能代表所有临床影像学表现，但是可以帮助您掌握眼眶疾病影像学的一般规律。

(1)孤立的局限性病变

孤立的局限性病变可能是良性的或是恶性的,如表4-13。主要的孤立的非浸润性的眶部病变是海绵状血管瘤、外周神经鞘肿瘤(包括神经鞘瘤和神经纤维瘤)、纤维组织细胞瘤和血管外皮细胞瘤。泪腺的病变可形成包绕良好的病变，包括上皮性肿瘤和肉瘤样炎症。其他表现非浸润性的病变,以淋巴瘤最多见。淋巴瘤可边界清楚,但通常呈结节状,不影响周围结构；而有上述表现的其他病变都倾向于使周围组织结构移位或变形。一些横纹肌肉瘤和转移性肿瘤可能在影像学上也表现为边界相对清楚。

(2)囊性病变

囊性病变在结构性病变一章中介绍(第11章),在那里它们分为上皮性和非上皮性病变。囊性病变的类型和囊性变的退化在表4-14中列出。眼眶最多见的孤立性囊性病变是皮样囊肿和各种附属器囊肿。一些快速生长的肿瘤可能经历囊性变,尤其是横纹肌肉瘤、黑色素瘤和转移性肿瘤。一些良性肿瘤可经历黏液变性,包括良性混合瘤、神经鞘瘤和孤立的神经纤维瘤。淋巴管瘤常常有多个低密度囊性区,在增强CT中可显示为环形强化。脓肿,不管是微生物引

表 4-12 眼眶动力学改变

骨性异常
- 先天性蝶骨翼缺失
- （神经纤维瘤病）
- 脑膜膨出
- 骨潜在性破坏性病变
  - 巨大黏液囊肿颅内延伸
  - 动脉瘤样骨囊肿
  - 修复性肉芽肿
  - 骨黄色瘤病
  - 外伤后或手术后骨裂
  - 皮样囊肿
  - 骨转移性细胞溶解性肿瘤（如：Wilm 肿瘤、浆细胞瘤、骨髓瘤）
  - Langerhans 细胞组织细胞增多症（组织细胞增多症 X）

动静脉分流
- 毛细血管瘤
- 高流量先天性和获得性分流
- 血管性肿瘤
  - 甲状腺癌
  - 肾母细胞瘤
  - 前列腺癌
  - 血管外皮细胞瘤（罕见）

静脉异常
- 扩张性静脉曲张

表 4-13 孤立性局限性病变

良性
- 海绵状血管瘤
- 良性周围神经鞘瘤
- 纤维组织细胞瘤
- 血管外皮细胞瘤
- 良性泪腺上皮瘤
- 轻度眶部和泪腺炎症（如肉样瘤）
- 毛细血管瘤（罕见）
- 成人孤立性淋巴管瘤
- 淀粉样瘤

恶性
- 淋巴瘤，多为结节性
- 泪腺上皮癌
- 类癌瘤
- 横纹肌肉瘤
- 转移性肿瘤
- 视神经肿瘤
- 间叶性软骨肉瘤

起的还是寄生虫引起的，可表现为中央低密度囊性病变和对比增强的环。

表 4-14 囊性病变

上皮囊肿
- 先天性
  - 皮样囊肿
  - 囊性畸胎瘤
  - 单纯性上皮囊肿
- 获得性
  - 黏液囊肿
  - 泪腺囊肿
  - 植入性囊肿

非上皮性囊肿
- 血缘性
  - 自发性
  - 伴有骨性病变
  - 伴有血管性病变
- 神经源性
  - 视神经鞘囊肿
  - 小眼囊肿
- 感染性
  - 微生物
  - 非微生物/寄生虫
- 肿瘤
  - 迅速生长的肿瘤囊性变（如横纹肌肉瘤、黑素瘤、转移癌）
  - 其他肿瘤囊性或黏液样变（如良性混合性泪腺肿瘤、神经鞘瘤、孤立的神经纤维瘤、纤维型星型细胞瘤）

（3）浸润性眼眶病变

浸润性眼眶病变的主要类型包括良性和恶性肿瘤、炎症和沉积性病变（表4-15）。良性病变表现为浸润性表现的有丛状神经纤维瘤、毛细血管瘤。可以根据发病年龄和临床表现较易做出诊断。恶性病变和慢性眶部炎症很难鉴别，因为它们的临床症状出现在相似的年龄段，而且在眶内都有结缔组织增生或瘢痕形成（浸润）的反应。尤其是转移性和慢性炎症性疾病均属此类。非特异性炎症病变和一些急性肿瘤如白血病，也可表现为相似的、快速发展的临床症状，在影像学上也相似。此外，淀粉样沉积病也是静止的、临床上局限的浸润性病变。

（4）肌肉病变

肌肉病变列于表4-16中，可引起眼外肌肥大的病变依次为炎症、肿瘤、血管性病变。肌肉最常见的病变是炎症，可以根据临床表现和影像学鉴别。甲状腺性眼眶病和肌炎的鉴别诊断在第12章的急性和亚

表 4-15　浸润性眼眶病变

浸润性眼眶病变
良性肿瘤
丛状神经纤维瘤
毛细血管瘤
畸形
淋巴管瘤
动静脉畸形
恶性肿瘤
转移性肿瘤
恶性纤维组织细胞瘤
某些淋巴瘤
白血病
炎症
非特异性眶部炎症
特异性眶部炎症
沉积症
淀粉样

急性特发性炎症一节中讨论。一些动静脉交通也可表现为眼外肌肥大，易与炎症性疾病相混淆，影像表现为相对均匀的眼外肌肥大。肿瘤性病变包括转移癌，尤其是来自乳腺、黑色素瘤和一些淋巴瘤。转移癌常常伴有眼外肌的结节样肿大，并向周围呈网状浸润。而黑色素瘤倾向于产生均匀的眼外肌肥大，常伴有肿瘤中央坏死。发生在眼外肌的淋巴瘤可产生明显的肌肉肥大，多侵犯提上睑肌、上直肌和内直肌。淀粉样沉积病也可发生在眼外肌，表现为结节样、不规则的肥大。

（5）骨的破坏性病变

①实性病变

许多病变可能会造成骨性破坏，并可伴有或不伴有实性软组织成分。尤其是炎症性病变，包括慢性鼻窦炎、骨髓炎和Wegener肉芽肿病。修复性肉芽肿和动脉瘤骨囊肿也可导致骨破坏，病变中有低密度区。可侵犯骨组织的恶性肿瘤包括Langerhans细胞组织细胞增多病、浆细胞瘤、Ewing肉瘤和一些转移性肿瘤，尤其是神经母细胞瘤和前列腺癌。鼻窦的上皮性恶性病变也可侵犯破坏骨组织。一些罕见的溶解性脑膜瘤也可破坏骨组织（表4-17）。

②囊性病变

囊性骨病变的种类包括皮样囊肿，因为病变内部脂肪的存在常有一低密度区；它们在骨缝处生长，影

表 4-16　肌肉病变

肌肉病变
伴有肌肉肿大
炎症
非特异性眶部炎症
特异性眶部炎症
血管性
颈动脉或硬脑膜海绵窦瘘
动静脉畸形
肿瘤
局部浸润性眼眶肿瘤（转移性、继发性或原发性）
眼肌孤立性转移病灶
副肿瘤综合征
感染
眶蜂窝织炎继发侵犯
细菌、病毒、真菌或寄生虫原发感染（如眼带状疱疹、莱姆病、旋毛虫病）
沉积症（淀粉样）
外伤（钝性/开放性外伤）
医源性
眼部或鼻窦手术后
锂中毒性肌病
氯喹性肌病
先天性
肌肉缺失
纤维综合征
肌肉肥大
神经纤维瘤病
混杂的（如肢端肥大症、维生素 E 缺乏）
伴有肌肉萎缩
肌病
去神经性萎缩
重症肌无力，线粒体细胞病变
线状硬皮病
炎症后

表 4-17　骨的实性病变

骨的实性病变
原发性
修复性肉芽肿
动脉瘤骨囊肿
Ewing 肉瘤
Wegener 肉芽肿病
成骨肉瘤
纤维肉瘤
继发性
鼻窦炎（息肉病）
Langerhans 细胞组织细胞增多症
浆细胞瘤
骨性转移瘤
鼻窦和鼻咽上皮恶性肿瘤
溶解性脑膜瘤

响该处骨的局部区域，常有一明显的边界。黏液囊肿溶解侵犯周围的鼻窦和眶结构，通常在黏液囊肿的壁内有营养不良性钙化。修复性肉芽肿和反应性黄色瘤病变也可导致骨性破坏和低密度囊性区（表4-18）。骨的病变将在第9章的眼眶间质性肿瘤一节中详细讨论。

表 4-18 骨囊性病变

皮样囊肿
黏液囊肿
修复性肉芽肿
黄色瘤病

③骨肥厚性改变

前列腺癌有造成骨密度增加的趋势，尤其是蝶骨翼。一些脑膜瘤和慢性骨髓炎也可能造成骨肥厚。几种原发性骨肿瘤常伴有高密度的骨和类骨样骨形成，导致极度骨化、骨肥厚，其中包括纤维性结构不良、骨瘤、骨化纤维瘤、软骨肉瘤和成骨肉瘤（表4-19）。

表 4-19 骨肥厚性病变

前列腺癌（转移性）
脑膜瘤
骨髓瘤
原发骨肿瘤
纤维性结构不良
骨瘤:骨化纤维瘤
骨肉瘤
软骨肉瘤

（6）视神经病变

视神经病变包括肿瘤性和非肿瘤性，如表4-20所列。视神经脑膜瘤和神经性胶质瘤的鉴别诊断在第9章的神经源性肿瘤中讨论。一些视神经非肿瘤性病变可能导致神经或鞘膜一致性扩张，这些伴鞘膜扩张的病变包括因甲状腺性眼眶病和颅压升高导致的眶尖受压，尤其是脑假瘤。眶内或颅内外伤导致的蛛网膜下腔出血也可导致视神经鞘的扩张。神经自身的扩张可能与一系列炎症疾病有关，包括视神经炎、弓形体病、结核病和结节病，所有这些都可导致视神经密度均匀的扩张。相反，当视神经因直接的血管阻塞或是邻近的炎症或血管性疾病造成梗塞时，视神经的中央部分表现低密度或是紧张度降低。

（7）钙化性眼眶病变

眼眶钙化性病变但没有骨破坏的疾病列于表4-21。

表 4-20 视神经病变

肿瘤性
视神经胶质瘤
视神经脑膜瘤
丛状神经纤维瘤（睫后神经）
血管脑脊膜瘤
转移癌
白血病
肿瘤的脑脊膜扩散
非肿瘤性
神经鞘扩张
甲状腺性眼眶病眶尖拥挤
脑假瘤
慢性视神经乳头水肿
蛛网膜下出血
视神经鞘扩展
神经扩张
视神经炎
弓形体病
结核病
肉样瘤病
视神经梗塞

表 4-21 无骨破坏的眶部钙化病变

营养不良性钙化
静脉石
静脉曲张
淋巴管瘤
动静脉分流或畸形处陈旧血栓形成
陈旧出血处
慢性炎症
肿瘤
恶性和少见的良性泪腺上皮肿瘤
骨外间叶性软骨瘤
脑膜瘤
偶发淋巴瘤（特别是浆细胞性）
陈旧的神经鞘瘤
骨和软骨软组织肿瘤
囊性病变
结膜皮样囊肿
孤立的表皮囊肿
眼球内钙化
骨折后眶骨移位
钙化的滑车

静脉曲张、淋巴管瘤和动静脉交通或是畸形等疾病血栓形成后可能形成静脉石。其他营养不良型钙化的原因包括慢性炎症。一些肿瘤与钙化有关，尤其是泪腺上皮性肿瘤。其中，恶性上皮性肿瘤比良性更易形成钙化。骨性和软骨性软组织肿瘤常常发生钙化。脑膜瘤，尤其是沙样瘤样变异易形成钙化。神经鞘瘤，尤其是一些陈旧性的，可能在局部形成营养不良性钙化。我们曾见过两个淋巴瘤病例发生局部营养不良性钙化，推测可能是因为有局部坏死。眼眶的囊性病变，包括皮样囊肿、表皮样囊肿和黏液囊肿具有局部钙化倾向，多发生于囊壁。

在眼球内钙化的一系列原因包括肺结核球、骨瘤、视神经疣、透明质酸斑和退化残缺的软骨。

引起骨破坏（表4-22）且可有钙化的病变包括原发性纤维骨性瘤、皮样囊肿和黏液囊肿。黏液囊肿和皮样囊肿倾向于造成骨的凹陷而不是侵蚀。不过我们也遇到过少数皮样囊肿破裂伴肉芽肿反应，造成不寻常的骨浸润和破坏。不过，有区别的特征是破裂的界限在骨缝处。纤维骨性瘤的全部鉴别诊断在第9章的间质性肿瘤一节中讨论。

表 4-22　伴有骨破坏的眶部转移性病变

纤维-骨性肿瘤
- 纤维异常增生
- 骨瘤
- 修复性肉芽肿
- 实性动脉瘤样骨囊肿
- 骨肉瘤
- 软骨瘤

皮样囊肿

表皮样囊肿

黏液囊肿

6. 具体诊断过程

在第5章（诊断方法），我将着重介绍合理的检查和诊断的方法和知识，包括深入地了解疾病发作特点、临床种类、发生部位等特征。实际上，根据临床检查、病理生理、影像检查、活检，甚至分子技术，鉴别诊断的范围将逐渐缩小。下面，我将用两个具体的病例加以说明。两个病例都是儿童，病史都是伴有炎症特征的颞侧眶部肿物的亚急性病变。

第一个病例（病例A，图4-4），眼科医生根据临床表现应该考虑引起儿童迅速发展的眼球突出的所有疾病（表4-23）。应考虑到如下种类的疾病：快速辨认已经存在的疾病，感染、传染或炎症，生长迅速的新生物或肿瘤，以前存在疾病发生改变。迅速发展的眼球突出最常见的原因是以前就已存在的疾病被突然发现，包括多种可发生在这一年龄段的不同类型的肿瘤。感染、传染和炎症性疾病包括鼻窦炎、非特异性炎症综合征、转移性脓肿、寄生虫病和硬化性炎症。肿瘤包括毛细血管血管瘤、横纹肌肉瘤、转移

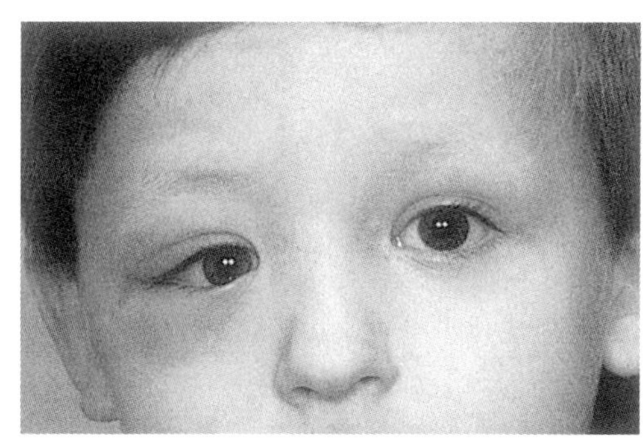

图 4-4　来自波斯尼亚的 4 岁男孩，表现右眼向下、向内移位 3 个月，伴有突然的炎症发作，除了上睑充血和眼球移位外，眼部检查正常。

表 4-23　病例 A：儿童快速发展的眼球突出的鉴别诊断

1. 既已存在的疾病的新近发现
   - 胶质瘤
   - 泪腺肿瘤
   - 皮样囊肿
   - 蝶骨翼脑膜瘤
   - 混合性的肿瘤
2. 感染、传染、炎症
   - 鼻窦炎
   - 非特异性炎症
   - 转移性脓肿
   - 寄生虫病
   - 硬化性炎症
3. 快速生长的新生物或肿瘤
   - 毛细血管瘤
   - 横纹肌肉瘤
   - 转移性或继发性肿瘤
   - 混合瘤
4. 既已存在的疾病发生改变
   - 淋巴管瘤
   - 静脉曲张
   - 血肿
   - 修复性肉芽肿
   - 实性动脉瘤骨囊肿伴有出血
   - 纤维性结构不良病变出血
   - 破裂的皮样囊肿

性或继发性肿瘤和一些混合性肿瘤。以前存在的疾病发生改变也可引起快速发展的眼球突出，如淋巴管瘤、血肿、静脉曲张、修复性肉芽肿或皮样囊肿。

另一方面，眼科医生可能根据初发部位进行诊断（表4-24）。在这类病例中，根据病变部位可考虑泪腺窝的疾病、颞侧眶骨的病变以及少数弥漫性软组织肿瘤或炎症。泪腺窝的病变包括炎症、原发性泪腺炎、破裂的皮样囊肿、上皮肿瘤和淋巴组织增生性疾病或白血病。颞侧眶骨的病变可包括脑膜瘤、修复性肉芽肿、皮样囊肿、Langerhans细胞组织细胞增多症、淋巴瘤或是白血病。最后，非特异性眶部炎症疾病或肿瘤也可有这种表现。

进一步明确诊断，要结合在儿童期颞侧眶部可能急性发展的肿物来考虑（表4-25）。在突然发现的既已存在的疾病中包括泪腺肿瘤、皮样囊肿，或是蝶骨翼脑膜瘤。在感染传染和炎症中，可能是泪腺炎、非特异性炎症、寄生虫病、硬化性炎症，以及极为少见的转移性脓肿。迅速发展的新生物或肿瘤按发病率依次是Langerhans细胞组织细胞增多症、修复性肉芽肿、完整的动脉瘤骨性囊肿和转移性肿瘤如神经母细胞瘤、淋巴瘤和肉瘤（肉瘤一般很少发生在颞侧）。最后一组以前就存在的疾病发生改变，其中除皮样囊肿外，大多数很少发生在颞侧及这个年龄组。

综合以上的鉴别诊断，在这一年龄组最可能的原因是感染、传染或炎症。对于这一年龄组的病人，以前就存在的病变发生改变很少引起显著的亚急性

表 4-24 病例 A：儿童颞侧眶部肿物的鉴别诊断

1. 泪腺窝的病变
   - 炎症
   - 皮样囊肿
   - 上皮性肿瘤
   - 淋巴增生性疾病或白血病
2. 颞侧眶骨的病变
   - 皮样囊肿
   - 脑脊膜瘤
   - Langerhans 细胞组织细胞增多症
   - 修复性肉芽肿
   - 实性动脉瘤骨囊肿
   - 淋巴瘤或白血病
   - 转移性肿瘤（神经母细胞瘤）
3. 软组织肿瘤或炎症
   - 特异性和非特异性眶部炎症，尤其是泪腺
   - 颞侧眶肿瘤

表 4-25 病例 A：儿童快速发展的颞侧眶部肿瘤的鉴别诊断

1. 既已存在的疾病被突然发现
   - 泪腺肿瘤（腺样囊性癌）
   - 皮样囊肿
   - 蝶骨翼脑膜瘤
2. 感染、传染、炎症
   - 泪腺炎
   - 非特异性炎症
   - 转移性脓肿（非常少见）
   - 寄生虫病
   - 硬化性炎症（少见）
   - 破裂的皮样囊肿
3. 快速生长的新生物或肿瘤
   - Langerhans 细胞组织细胞增多症
   - 修复性肉芽肿
   - 实性动脉瘤骨囊肿
   - 转移性肿瘤（神经母细胞瘤）
   - 淋巴瘤
   - 肉瘤（颞侧罕见，包括横纹肌肉瘤）
4. 既已存在的疾病发生改变
   - 颞侧很少发生

炎症发作，而突然发现的早已存在的疾病也很少发炎。颞侧出血实际上很罕见。而迅速发展的新生物或肿瘤中修复性肉芽肿和转移性肿瘤很少发炎，而Langerhans细胞组织细胞增多症或白血病浸润可能有炎症特征。

影像学检查会显著提高诊断的准确率。在第一个病例中，我们发现病变呈完整的囊性，压迫眶骨和眼球，使眶骨凹陷、眼球变平，提示我们是以前就存在的病变发生炎症改变（图4-5）。因此现在的诊断是儿童颞侧眶部孤立性的囊肿发炎（表4-26）。在感染、传染或炎症中，边界如此清晰的囊肿最可能的就是包虫囊肿。如果考虑是以前存在的疾病发生了改变，皮样囊肿的可能性较大。但因为该病很少发炎，

表 4-26 病例 A：儿童发炎的、孤立的颞侧眶部囊肿的鉴别诊断

1. 既已存在的疾病被突然发现
   - 不发炎
2. 感染、传染、炎症
   - 包虫囊肿
   - 皮样囊肿
3. 快速进展的新生物或肿瘤
   - 很少发生在颞侧、发炎或压陷眶骨
4. 既已存在疾病发生改变
   - 不发炎

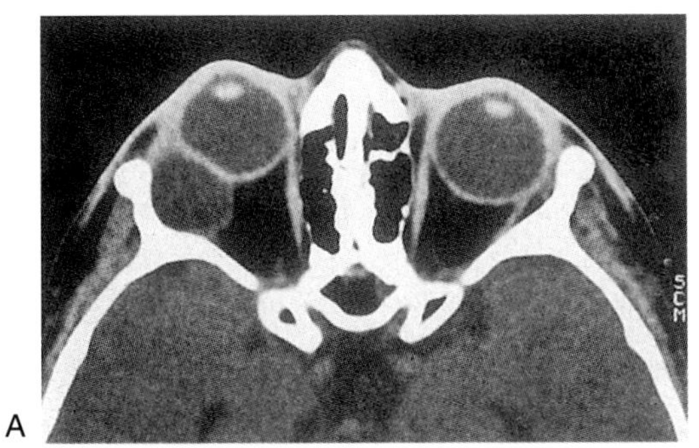

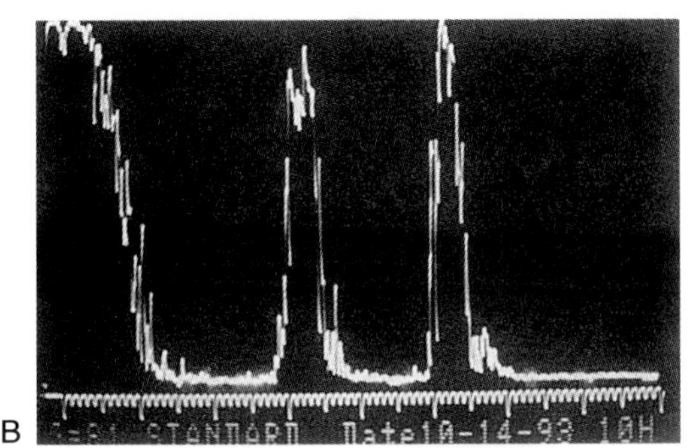

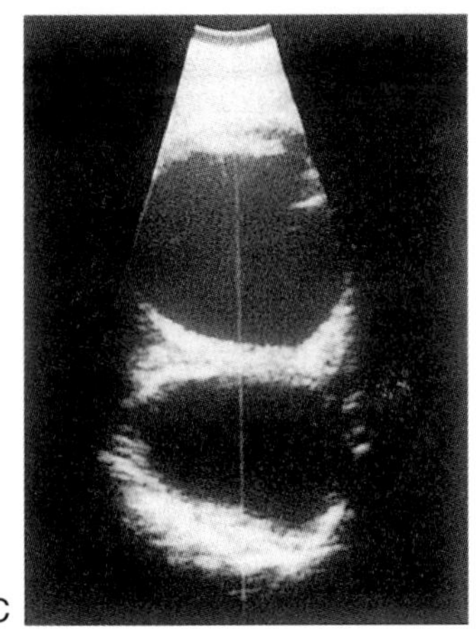

图 4-5　病例 A：（A）CT 扫描显示颞侧眶部囊性病变，压迫眶骨并形成凹陷，提示为慢性疾病。（B）A、B 超声扫描都证实是一囊性病变。

我们也就将其排除。由于肿瘤很少发炎或压陷骨壁，所以我们也将其排除。最后，集中的诊断是包虫囊肿或皮样囊肿。手术切除证实是包虫囊肿（图4-6）。

第二个病人（病例B，图4-7）影像学上表现为骨破坏性病变，伴有低密度中心（图4-8），这构成鉴别诊断的核心（表4-27和表4-28）。鉴别诊断包括新生肿块，而在这一年龄组中常为Langerhans细胞组织细胞增多症和淋巴瘤。然而，淋巴瘤在这一年龄组很少破坏骨。第二种可能是以前存在的病变发生改变，包括皮样囊肿、修复性肉芽肿（常位于纤维异常增生的中心），或是坚硬的动脉瘤骨囊肿。最后，既已存在

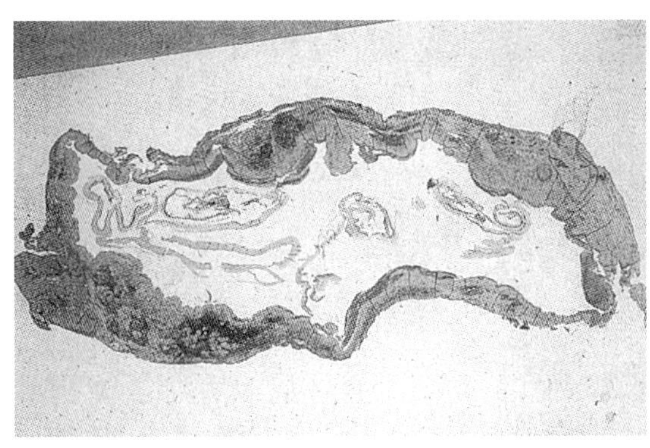

图 4-6　病例 A：摘除囊肿的低倍像，可见棘球绦虫（HE 染色，×2）。

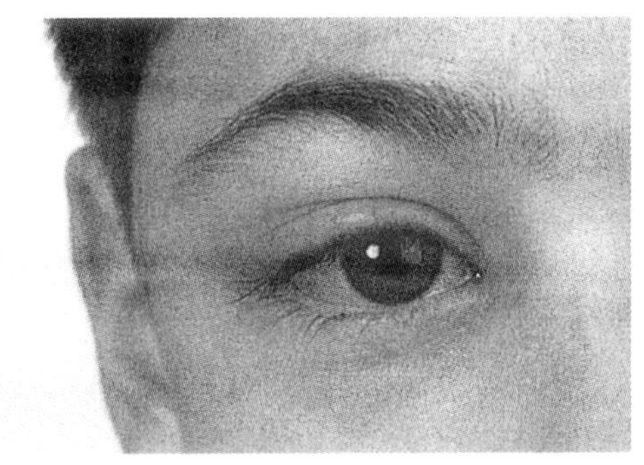

图 4-7　病例 B：10 岁男孩表现为右上睑水肿 3 周，眼球向下移位，轴向眼球突出，其他眼部检查正常。

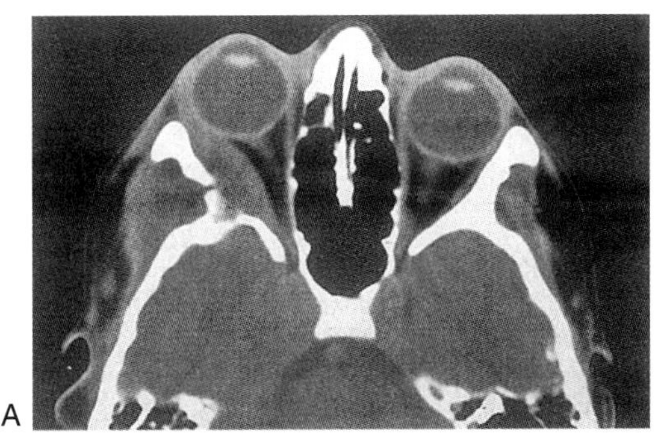

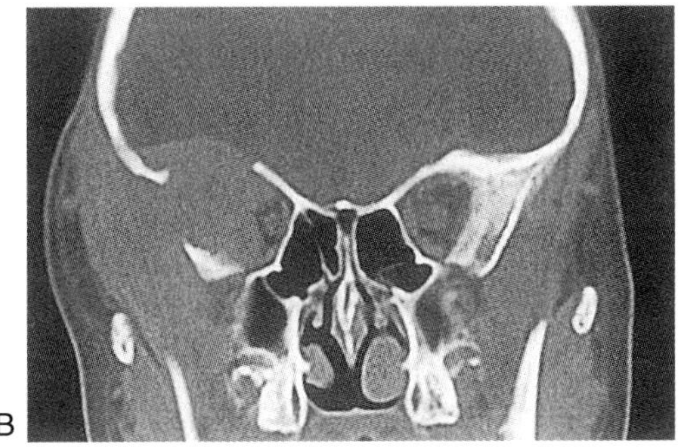

图 4-8　病例 B：（A）CT 轴向扫描显示为一囊性肿物周围有一密度增高的环。（B）CT 冠状位骨窗扫描显示眶外侧壁和眶顶骨破坏。

表 4–27 儿童颞侧眶部发炎肿物的鉴别诊断

1. 感染、传染、炎症
   - 泪腺炎
   - 非特异性炎症
   - 转移性脓肿
   - 寄生虫病
   - 硬化性炎症
   - 混合性
2. 快速进展的新生物或肿瘤
   - 修复性肉芽肿（很少发炎）
   - Langerhans 细胞组织细胞增多症（很少发炎）
   - 淋巴瘤或白血病（很少发炎）
   - 转移性肿瘤（很少发炎）
3. 既已存在疾病发生改变
   - 皮样囊肿
   - 血肿
4. 既已存在疾病被突然发现
   - 不发炎

的病变被突然发现，可包括皮样囊肿。最终活检证实患者为 Langerhans 细胞组织细胞增多症（图 4–9）。

这两个病例的诊断过程告诉了我们诊断眼眶疾病的思路，经过对相关疾病的判断分析，在治疗之前能预先集中考虑某些有意义的诊断。

表 4–28 儿童发炎的、迅速发展的颞侧眶部肿物并伴有低密度中心和骨破坏的疾病

1. 发展迅速的新生物或肿瘤
   - Langerhans 细胞组织细胞增多症
   - 淋巴瘤或白血病（此年龄很少有骨破坏）
2. 既已存在的疾病发生改变
   - 皮样囊肿
   - 修复性肉芽肿
   - 实性动脉瘤骨囊肿
3. 既已存在的疾病被突然发现
   - 皮样囊肿？

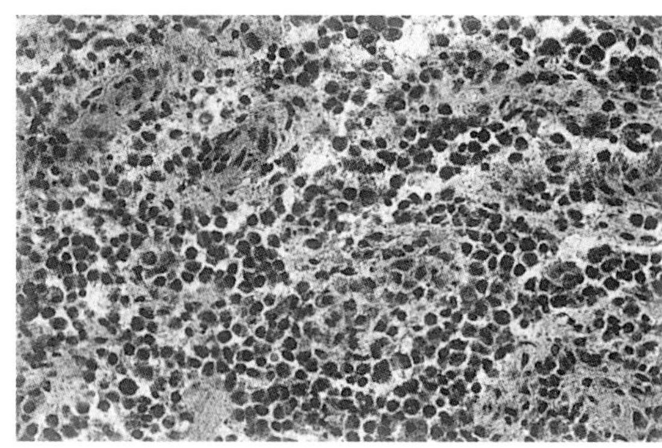

图 4–9 病例 B：穿刺活检证实是 Langerhans 细胞组织细胞增多症（HE 染色，×10）。病变被刮除。

参考文献

Adam YG, Farr HW. Primary orbital tumors. Am J Surg 1971;122:726-31.

Cline RA, Rootman J. Enophthalmos: a clinical review. Ophthalmology 1984;91:229-37.

Crawford JS. Disease of the orbit. In: Toronto Hospital for Sick Children, Department of Ophthalmology. The Eye in Childhood. Chicago: Year Book Medical, 1967;331-64.

Dallow RL, Pratt SG, Green JR. Approach to orbital disorders and frequency of disease occurrence. In: Albert DM, Jakobiec FA, eds. Principles and Practice of Ophthalmology. 2nd ed. Philadelphia: WB Saunders, 2000; 3056-67.

Duke-Elder S. System of Ophthalmology. Vol 13, The ocular adnexa. London: Henry Kimpton, 1976.

Dutton JJ, Byrne SF, Proia AD. Diagnostic Atlas of Orbital Diseases. Philadelphia: WB Saunders, 2000.

Eldrup-Jorgensen P. Primary, histologically confirmed orbital tumours in Denmark 1943-1962. Histopathological and prognostic studies. Acta Ophthalmol 1970;48:657-66.

Henderson JW. The tumor survey. In: Henderson JW, ed. Orbital Tumors. 3rd ed. New York: Raven Press, 1994;43-52.

Iliff WJ, Green WR. Orbital tumors in children. In: Jakobiec FA, ed. Ocular and Adnexal Tumors. Birmingham: Aesculapius, 1978;669-84.

Jones IS, Jakobiec FA. Diseases of the Orbit. Hagerstown, MD: Harper & Row, 1979;17-30.

Kennedy RE. An evaluation of 820 orbital cases. Trans Am Ophthalmol Soc 1984;82:134-55.

Krohel GB, Stewart WB, Chavis RM. Orbital Disease: A Practical Approach. New York: Grune & Stratton, 1981.

Moss HM. Expanding lesions of the orbit: a clinical study of 230 consecutive cases. Am J Ophthalmol 1962;54:761-70.

Perez Moreiras JV, Perez Becerra E. Patologia orbitaria: exploracion, diagnostico y cirugia. Tomo 1. Barcelona: Ciba Vision, 2000.

Reese AB. Expanding lesions of the orbit. Bowman lecture. Trans Ophthalmol Soc UK 1971;91:85-104.

Shields JA, Bakewell B, Augsburger JJ, et al. Classification and incidence of space-occupying lesions of the orbit: a survey of 645 biopsies. Arch Ophthalmol 1984;102:1606-11.

Shields JA, Bakewell B, Augsburger JJ, et al. Space-occupying orbital masses in children: a review of 250 consecutive biopsies. Ophthalmology 1986;93:379-84.

Taylor D. Pediatric Ophthalmology. 2nd ed. London: Blackwell Science, 1997.

Templeton AC. Orbital tumours in African children. Br J Ophthalmol 1971;55:254-61.

Wilson MW, Buggage RR, Grossniklaus HE. Orbital lesions in the Southeastern United States. Orbit 1996;15:17-24.

Wilson MW, Grossniklaus HE. Orbital disease in North America. Ophthalmol Clin North Am 1996;9:539-47.

PART

B

第2篇

接触病人

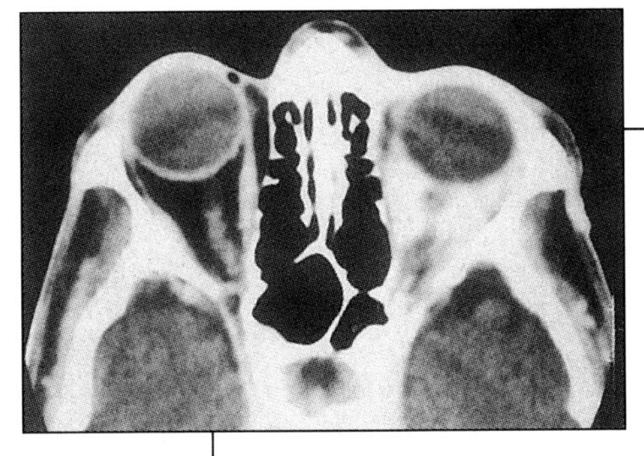

第5章

诊断方法

诊断一名患有眼眶疾病的病人应该寻找收集有关其病理生理效应和病变位置的信息。询问病史和体格检查可以确定病变的位置，可以辨别病变是否有炎症、浸润、肿胀或血管改变等特征。这些变化通过评估病生理改变，包括心理生理异常和运动、感觉的改变来确定。最后，影像学检查可以根据病变的部位、形状、浸润情况以及与周围组织结构的关系进一步了解病变。影像可以显示血管的分布、压缩性、位置的改变、治疗前后的变化、功能（如动态CT及MR、CTA和MRA、血管造影术、静脉造影术和PET扫描）。这种思考和检查病人的模式是获得相关信息的一种逻辑性体现。诊断要依赖对症状、体征、发病年龄、疾病发生率等特点的分析，并且需要根据影像学检查进一步明确诊断（图5-1）。

一、眼眶疾病临床分析的病生理方法

当遇到一个可疑患有眼眶疾病的病人时，临床医生可能感到迷惑。这里介绍一种研究各个病例的框架模式。临床分析为其他研究搭建了平台，是我们最可靠的工具。我们喜欢通过描述发病部位和病变

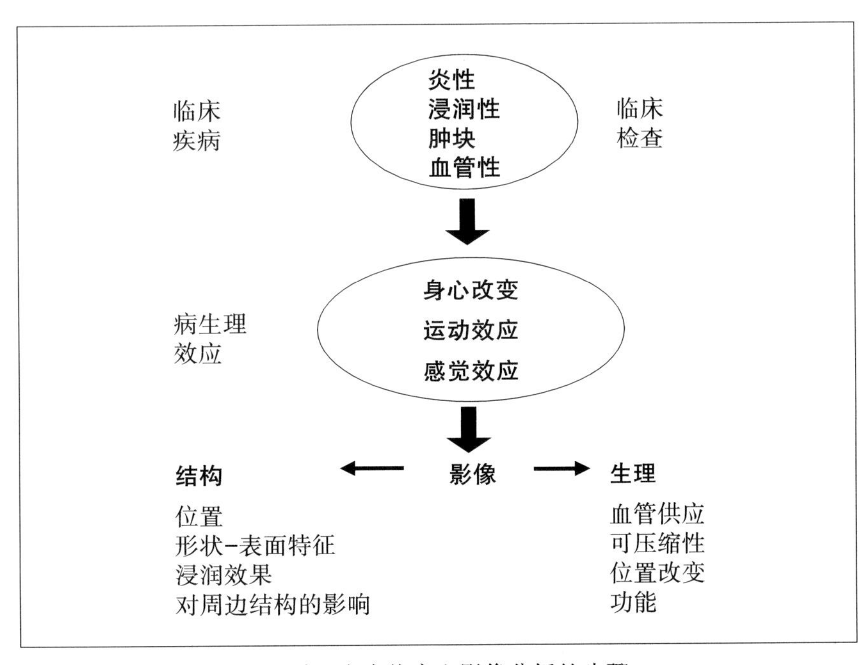

图 5-1 疾病临床和影像分析的步骤。

过程来分析病例。实质上，询问病史和体格检查可以直接回答这两个问题：

- 疾病位于哪？
- 疾病如何影响眼眶结构，即它引起怎样的动态改变？

围绕对这两个问题的分析，临床医生就有了询问、检查病人的基本思路。

1. 基本原则

（1）疾病的定位

疾病发生在哪里常常是最容易回答的问题。定位可以通过分析眼眶组织的机械性移位来获得。当病变使眶组织发生移位时，移位的方向是疾病定位的一个线索。如果将病变因占位效应而将组织推移的方向定为正方向（图5-2），那么由于瘢痕（图5-3）、凹陷（图5-4）或两者同时作用牵拉组织则为负方向。凹陷的原因为眶内容的萎缩或继发于眼眶相邻结构的发育不全、外伤或溶骨改变导致的眶腔扩大。

体格检查提供了眶部结构的改变、移位的程度和方向等信息。眼球的移位可以按下面方式度量：

- 水平移位，患者向正前方注视，在内外眦连线水平，记录鼻中央到内侧角巩膜缘的距离（图5-5A）。
- 垂直移位，眼球距内外眦连线水平的上、下距离（图5-5B）。
- 眼球突出度测量要用突眼计，分别测量每只眼，并要求患者沿他们的中央视轴注视前方的物体（如检查者的眼睛）（图5-5C）。

除了眼眶组织结构移位的提示外，功能不足也可帮助确定病变位置。例如，眶尖部的病变可以通过视力、感觉、运动功能的异常来确定病变部位。主要影响运动功能的疾病可能发生于眼眶的神经肌肉组织。

（2）动态改变

动态改变更难评估，需要分析疾病的两个基本临床特征：短暂改变和异常病变。

①短暂改变

短暂改变，如每天的变化和周期性的变化，应从

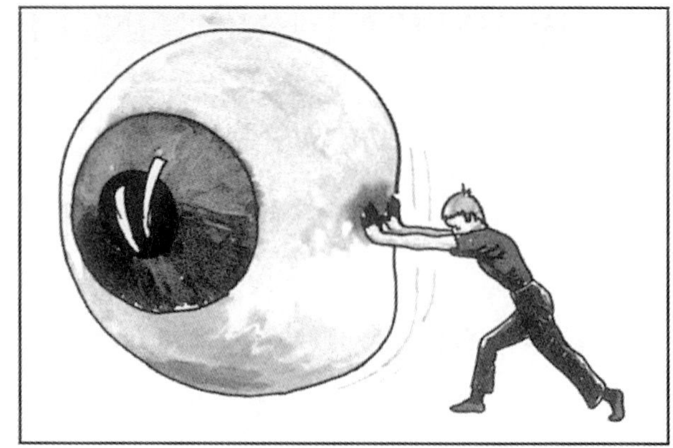

图5-2 眼眶疾病的正效应：病变推移眶结构（以眼球为例）。

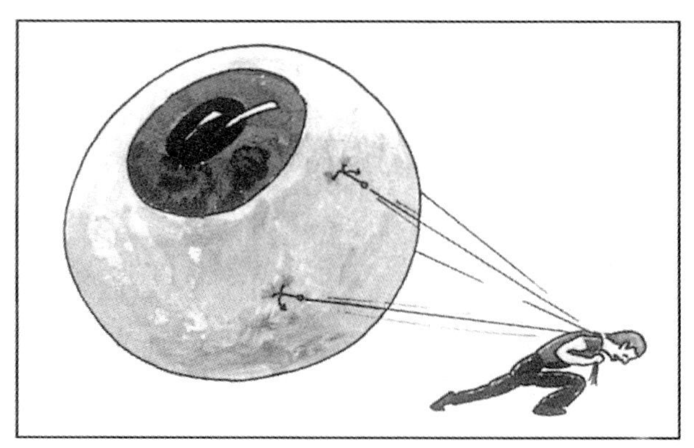

图5-3 眼眶疾病的负效应：病变牵拉眶结构。

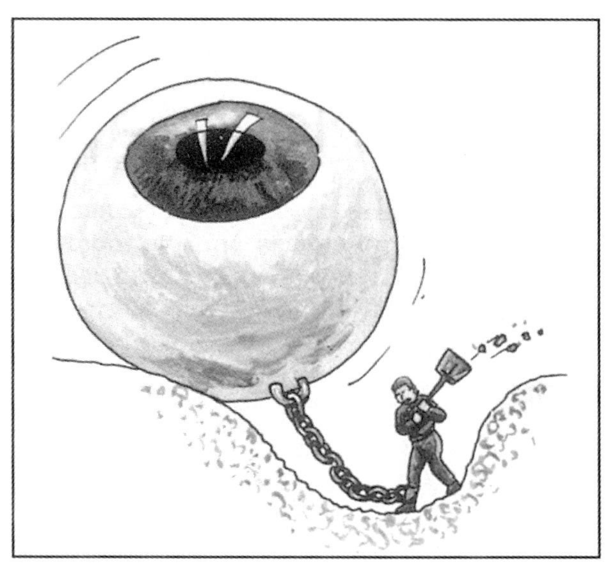

图5-4 眼眶移位可因为眶内容的瘢痕形成或是因为外伤或是溶骨病变，伴有或不伴有周围结构的萎缩。

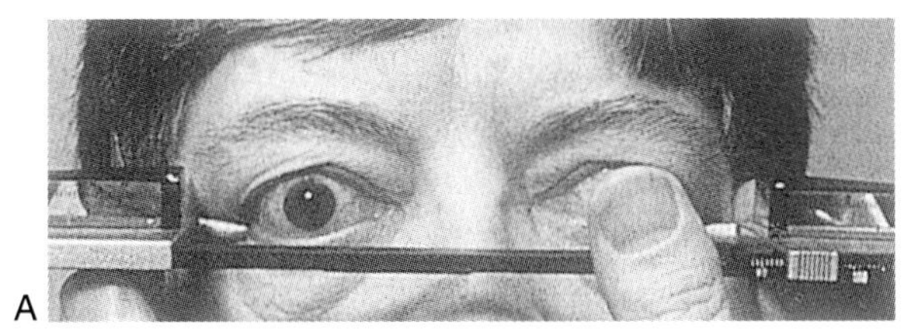

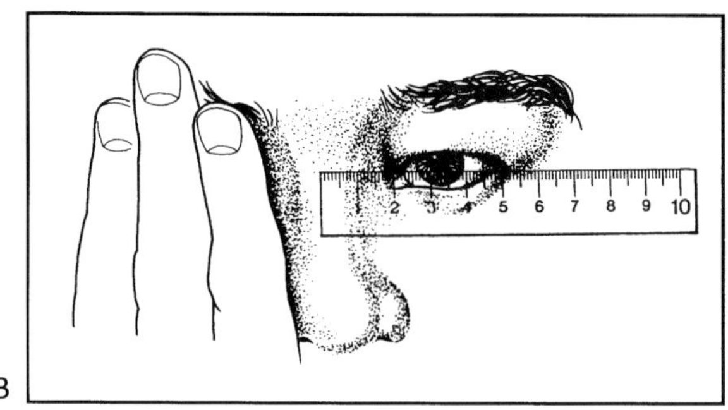

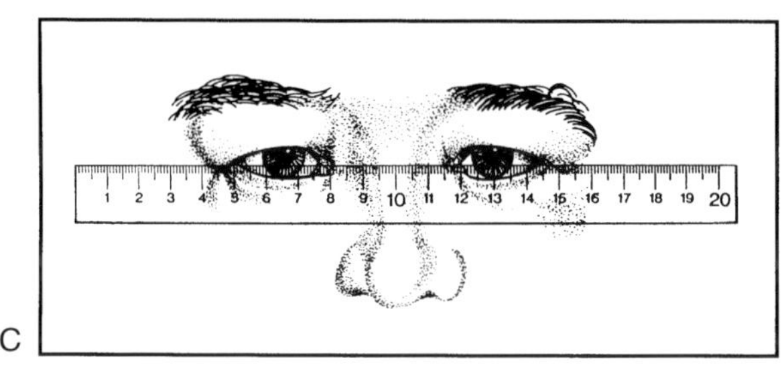

图 5-5　(A)水平移位是测量患者单眼水平方向注视时,在内外眦连线水平上,鼻中央到内侧角巩膜缘的距离。(B)垂直移位是测量眼球距内外眦连线水平的上、下距离。(C)眼球突出度测量是用突眼计,测量患者的一只眼,遮挡另一只眼,并让患者沿他们的中央视轴注视前方的物体。

病人的病史中提炼出来,重点放在发病时间和发展速度上。例如,甲状腺性眼病的许多患者的眼球突出、眼睑水肿和复视多在早晨更明显,这是因为夜间俯卧位眼眶水肿加重。

发病时间和速度的改变可以提示潜在病变的性质。发生在几小时之内的骤然改变提示要么是以前存在的疾病发生出血,要么是急性炎症。改变稍慢一些(几天或几个星期)但仍发展的提示,要么是炎症过程,要么是进展期肿瘤。而隐袭的疾病(几个月或几年)可能是轻度的炎症或是肿瘤,可能是良性,也可能是恶性。最后,间歇性的改变如有搏动性或伴瓦尔萨尔瓦(Valsalva)动作的改变,提示有眶骨缺损或与血管系统疾病有关的病变。

②异常过程

为了描述方便,我们把异常病变分为四种基本临床类型,但这四种类型并不总是相互独立的。这样,我们就可以把临床表现与这四种类型联系起来。

炎症效应:炎症可表现为疼痛、发热、功能障碍及肿胀,容易根据症状和体征判断。根据发作的严重程度和速度可以分成急性、亚急性或慢性。

占位效应:占位效应包括移位,伴或不伴有感觉或神经肌肉组织受累的症状。移位可以帮助指示疾病的位置和性质。

浸润性变化:浸润性疾病常常与破坏性、出血性或两者皆有的迹象有关,包括对眼球运动或神经功能的影响(例如复视、肌肉受限或纤维化、视神经病、疼痛或感觉异常)。

血管性变化:血管的特征、大小和结构完整性的改变可以暗示潜在的血管性变化,血管疾病的主要特征包括静脉扩张、搏动、伴瓦尔萨尔瓦手法动作后的扩张,组织渗出、出血、不全骨折和血管结构成分的改变。

2. 应用病生理方法分析的实例

下面通过具体的临床病例说明前面所讲的原则。

(1)疾病的定位

①机械性特征

发生在泪腺窝的肿物产生正效应,致使眼球突出且眼球向下、向内移位,伴或不伴眼球压痕(图5-6)。某本病患者眼底可见颞上方脉络膜皱褶,诊断

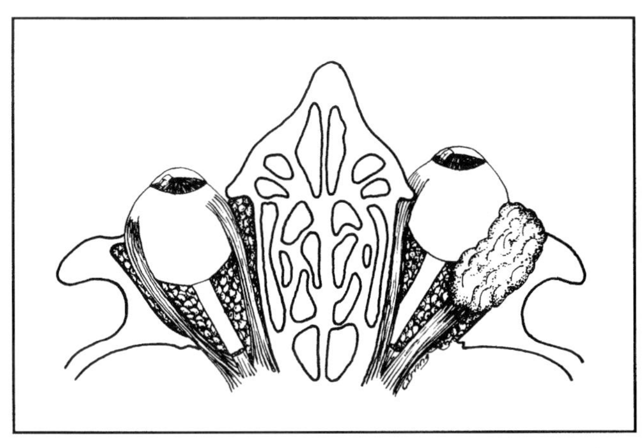

图 5-6　泪腺肿瘤造成的正效应:眼球的向下、向内移位。

为泪腺良性混合瘤（图5-7）。另一个病例在同一部位因瘢痕产生负效应造成眼球内陷，眼球向上、向外移位，如图5-8所示，为硬化癌。

发生在肌锥内的病变产生正或负效应可使眼球发生轴性移位（图5-9）。例如，肌锥内的神经鞘瘤导致正的移位、眼球轴向突出，而硬化性癌的眶部转移导致眼球轴向内陷（图5-10）。在某些情况下，正的和负的效果可能发生在同一疾病的不同的情况下。如图5-11患者正常情况下眼球内陷，但因为眶静脉

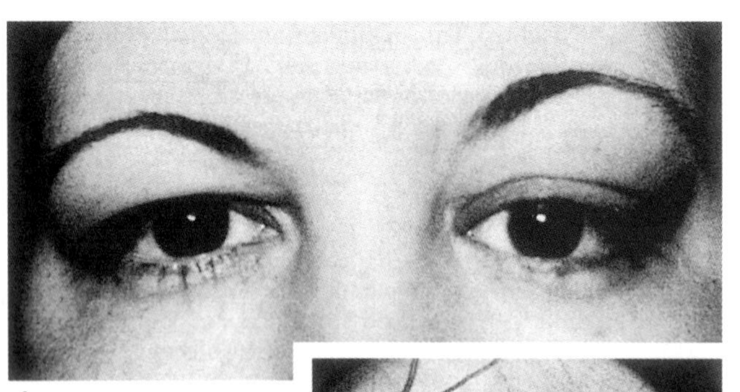

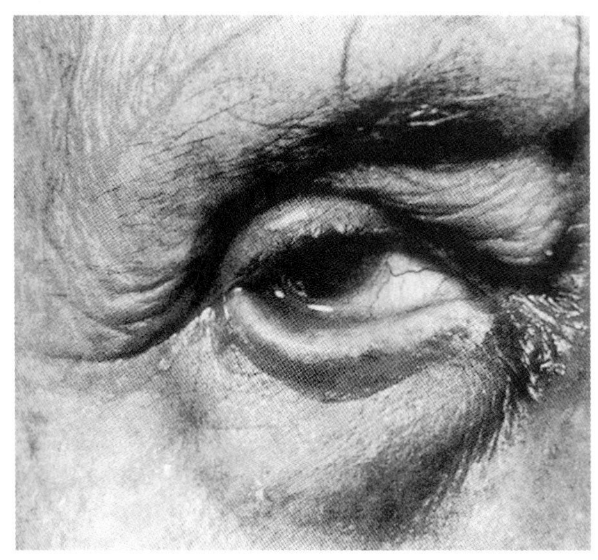

图5-7 （A）泪腺良性混合瘤患者左眼向下、向内移位，上睑饱满呈S形。（B）此患者眼底可见颞上方脉络膜皱褶。

图5-8 颞上眶部硬化癌患者，眼球和上睑向上、向外移位。

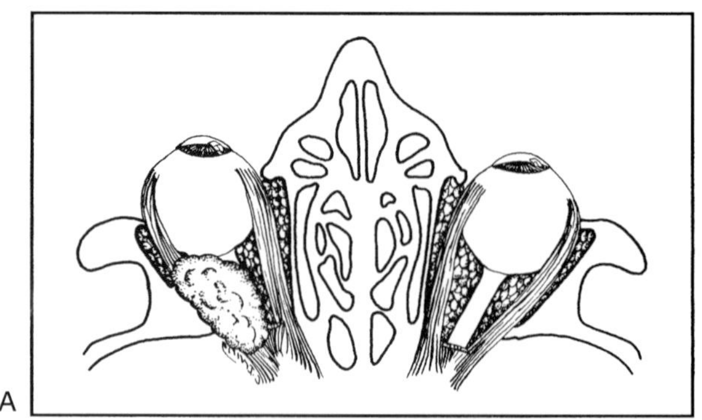

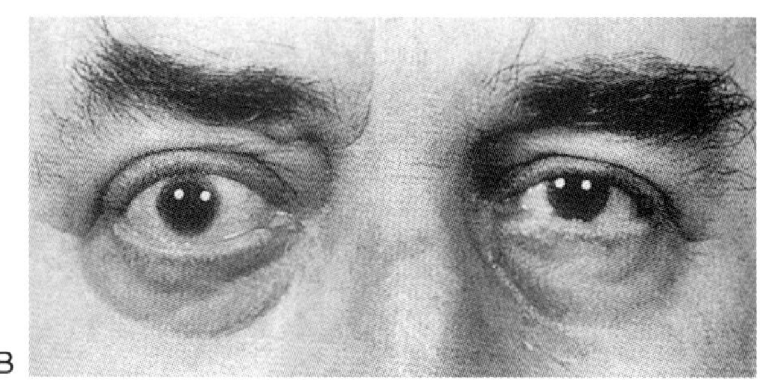

图5-9 （A）肌锥内肿物造成眼球轴性移位的示意图。（B）右眼肌锥内神经鞘瘤患者眼球轴性移位的临床表现。

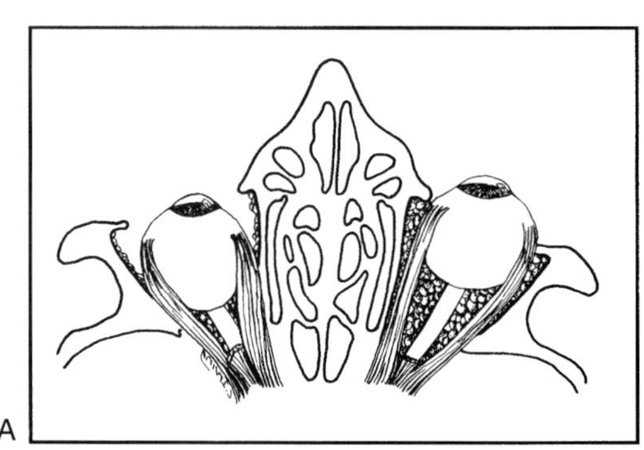

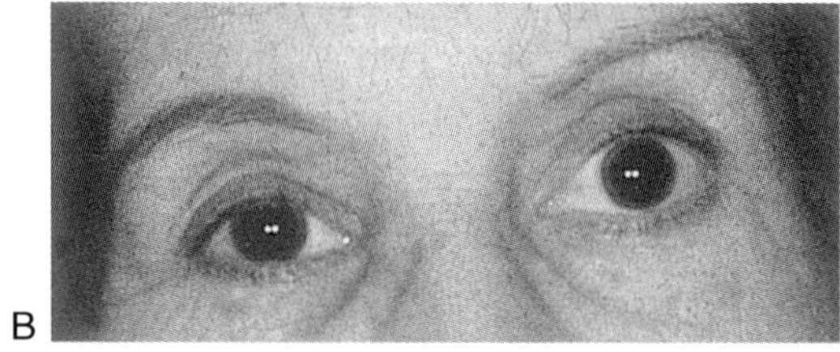

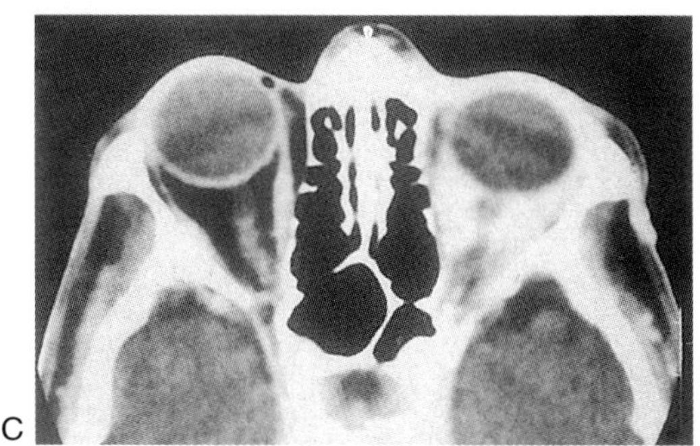

图5-10 （A）肌锥内瘢痕形成或萎缩造成眼球轴性内陷的图示。（B）一位67岁女性左眼进展性内陷，眼睑和眼球活动度减弱。（C）CT扫描证实左眼内陷，为乳腺癌转移浸润眶部形成瘢痕。

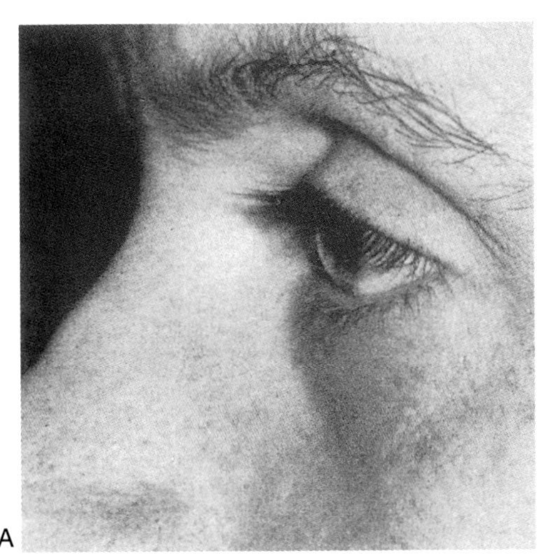

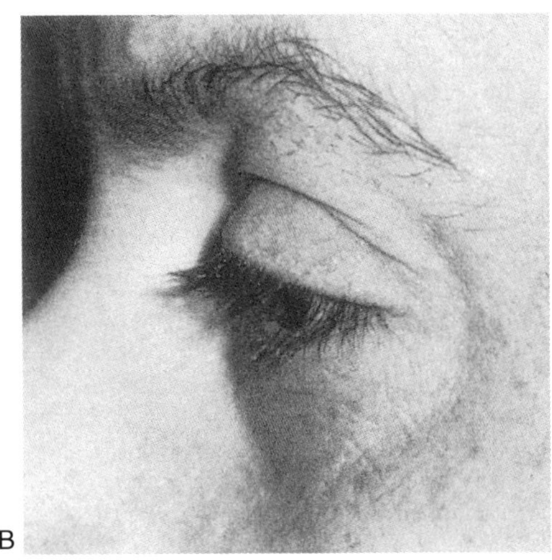

图 5-11 （A）一膨胀性眶部静脉畸形患者因脂肪萎缩，眶腔扩大导致眼球内陷。（B）同一病人在 Valsalva 动作时，眼球突出、眼睑饱满、上睑深深的眶睑沟消失。

异常，在瓦尔萨尔瓦动作或屈身时，表现逐渐增加的眼球轴向突出和眼睑饱满。

②功能特征

图 5-12 所示眼肌炎的患者证实有功能障碍可帮助诊断病变的部位。患者表现有眼球运动时疼痛、眼睑水肿、受累内直肌局限性充血，提示病变位于肌肉。

（2）动态改变

骤然一时性改变提示原有病变的出血或急性炎症。图5-13的患者在晨起后突然发现眼球突出、外展神经麻痹，最后证实是原有的血管病变发生眶内大出血所致。患者提供的一张5年前的照片表明已存在眶部不对称，进一步支持该诊断，仔细询问病史发现曾在5岁时发生结膜下出血后自发性的眼球突出。观

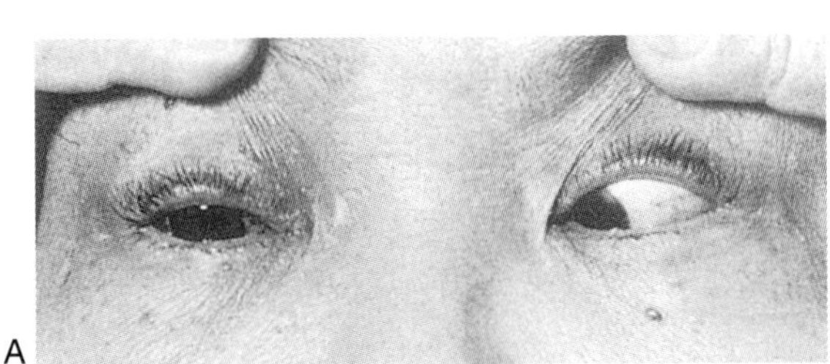

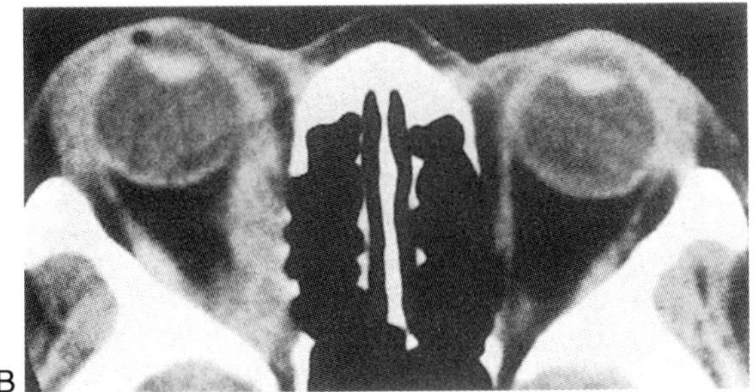

图 5-12 （A）眼肌炎患者眼睑水肿，肌肉附着点充血。（B）CT 扫描显示内直肌和肌腱肥大。

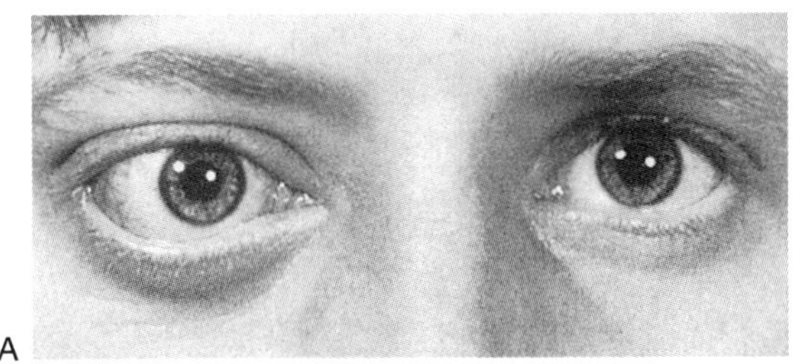

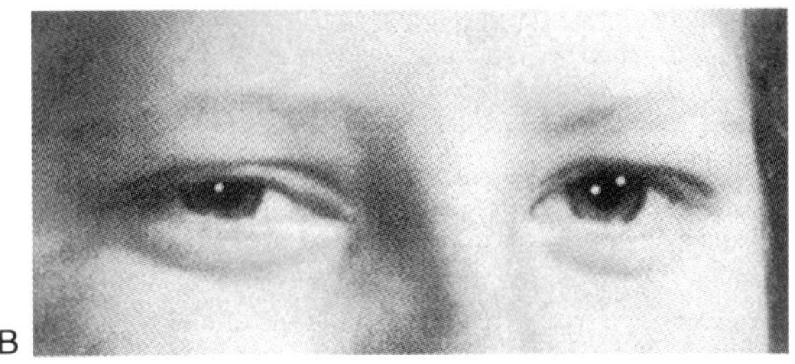

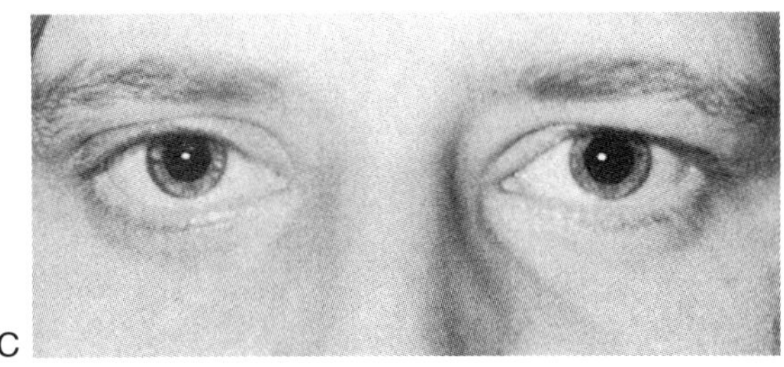

图 5-13 （A）16 岁男孩，眼眶血管异常，一夜间右眼球突出。第六颅神经麻痹。（B）5 年前眶部不对称。（C）1 个月后血吸收，残余少量眼球突出。

察一个月，患者病状减轻。这个病例告诉我们仔细询问病史可以帮助诊断疾病。

一时性的改变可能继续快速发展或是隐匿，这表明不同的病变。另一方面，间歇性的病变，例如搏动或因瓦尔萨尔瓦动作而发生的改变，暗示有骨性缺损或血管系统异常。图5-14中的孩子患有婴儿型眶血管瘤，丰富血流致使出现搏动性的眼球突出。

异常病变

临床上，炎症根据症状的严重程度和发作的速度而分类。例如，急性感染性蜂窝织炎具有眶部炎症突然发展的特征：明显的运动受限，眼球突出，充血和疼痛（图5-15）；相反，亚急性病变，如一些特发性炎症或甲状腺眼病，可能具有全部或大部分炎症特征，但它们更轻微一些（图5-16）。

占位效应包括眶组织的移位，伴或不伴功能受限。包裹完整的病变使眶组织移位，除了机械性的压痕外一般不伴有其他明显的影响。

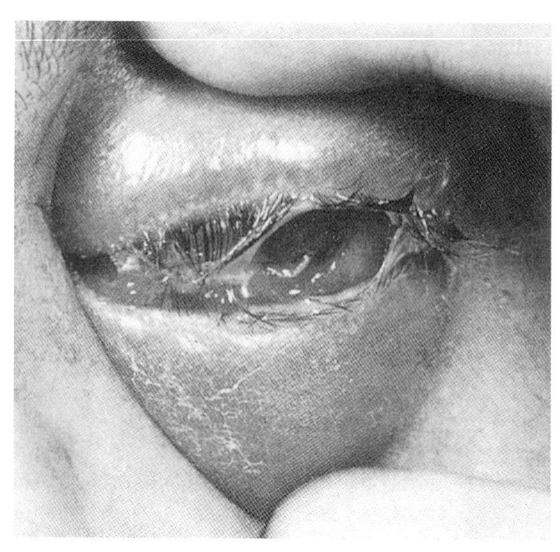

图 5-15 继发化脓性眼内炎的急性蜂窝织炎患者，表现为眼睑水肿、充血，眼球突出，眼球运动受限、疼痛。

浸润性病变可侵犯破坏眶组织，如硬化性癌眶部转移的患者可见眼球内陷、眼睑下垂、眼球运动受限（图5-10）。图5-17中的病人则表现为进行性的眼球突出、眼球运动受限、不伴有炎症表现但相对发展迅速的视神经乳头水肿。这些迹象提示恶性或破坏性的炎症病变，最后证实为眶部转移癌。

血管的改变表现为巩膜静脉扩张，眼内压轻度升高，视网膜静脉扩张，因动静脉短路造成中度的组织充血（图5-18）。

在回答疾病的发生部位和产生的动态改变这两

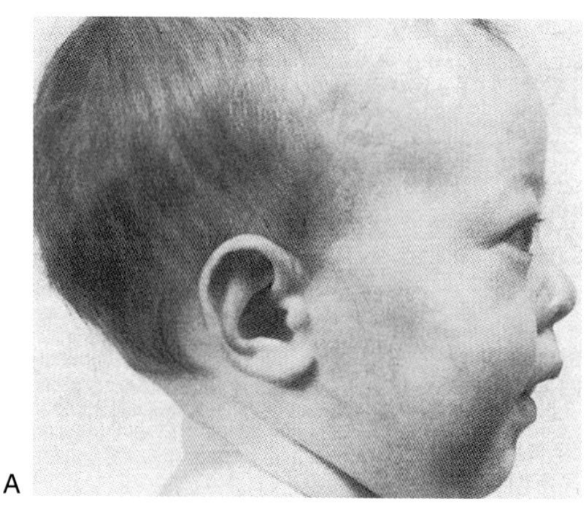

A

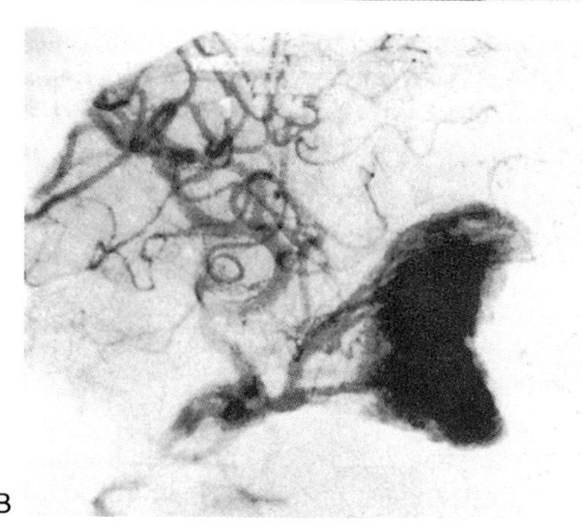

B

图 5-14 （A）搏动性眼球突出。（B）血管造影术证实为眶部毛细血管瘤。

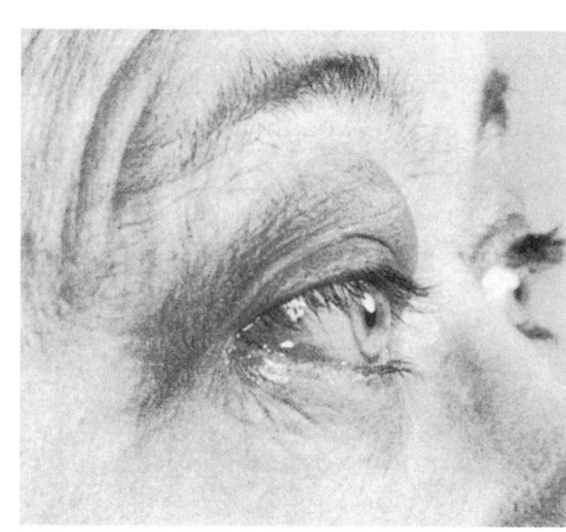

图 5-16 甲状腺眼眶病引起亚急性眶部炎症，眼睑水肿，充血、球结膜水肿，眼球运动受限，无压痛。

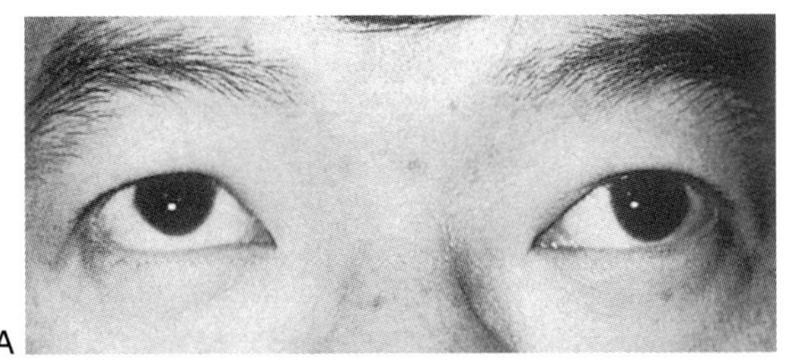

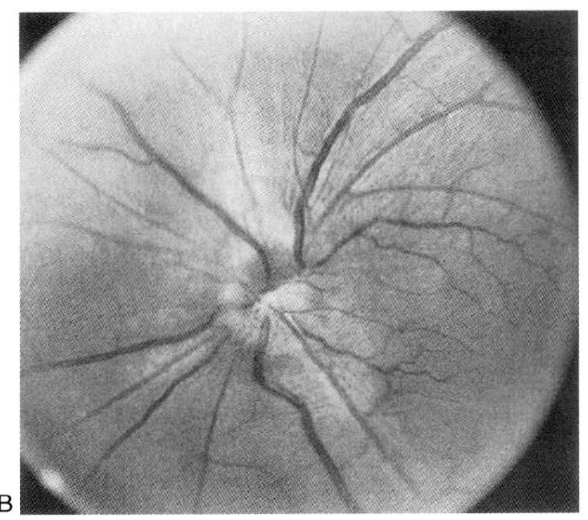

图 5-17　（A）快速进展的浸润性病变的体征，左眼眼球突出，上转受限。（B）结肠腺癌的眶部转移导致轻度视神经乳头水肿（上方视盘充血，视网膜静脉充盈）。

个问题的过程中，检查会变得更有趣、更有用、更准确。为了做出眼眶病的临床诊断，医生应将从询问病史和体格检查中得到的信息综合起来，从而确定病变的部位、特点和病变类型。眼眶病实质上都是病变位置和动态变化的综合。通过临床方法来解答这些问题，是检查的合理的思路、是研究病人最有力的工具。

二、接触病人

1. 询问病史（表 5-1）

询问病史是诊断最重要的部分，需要阐明疾病的动态特征，尤其是关于一过性的发作和生理改变。在一定程度上，可以直接指出病变位置，比体格检查更明显。动态学调查包括询问疾病的发作、持续的时间、间歇性和病程。观察病人的旧照片（充分浏览其家庭照片）或观察其他家庭成员对诊断也很有用。各种生理异常的症状可以分成感觉性、运动性、精神生理性、结构性和功能性。

（1）感觉

感觉异常包括疼痛，可以根据严重性、部位、放射性以及与眼球运动或光照的关系等进行描述。感觉

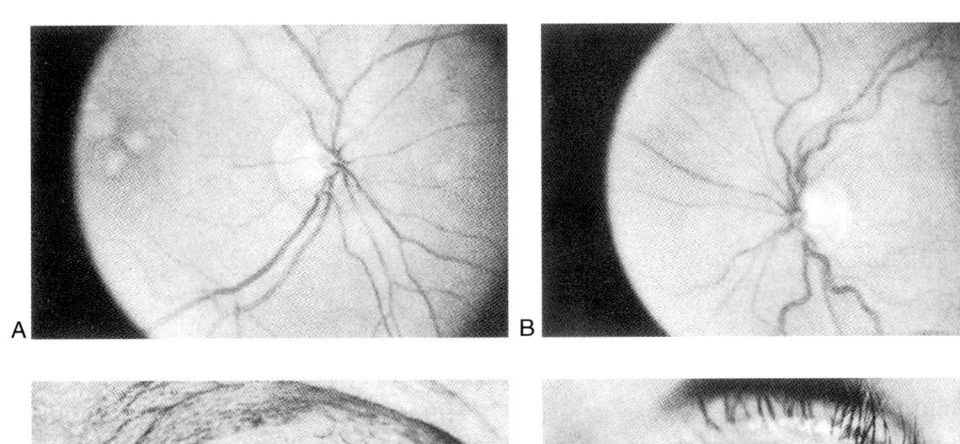

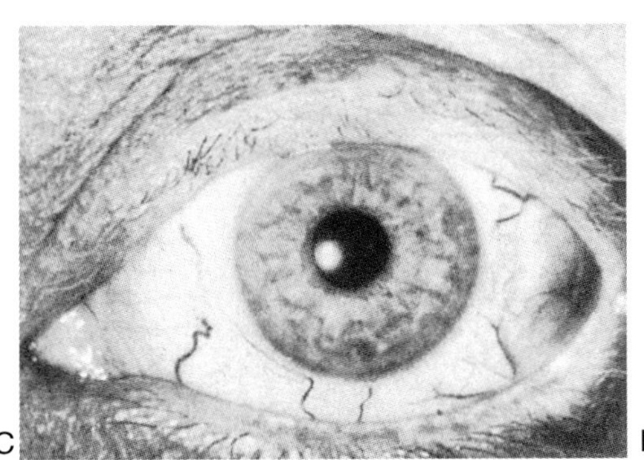

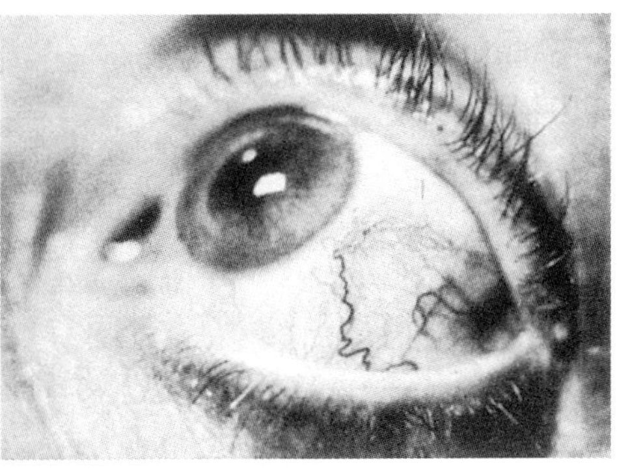

图 5-18　一位 72 岁女性患者低流量动静脉短路的临床表现。左眼后极血管扩张弯曲（B），右眼后极部正常（A）。左眼眼球表面血管扩张（C），眼球突出 3mm。（D）一位 74 岁女性球结膜血管扩张、弯曲，因动静脉短路导致第六对颅神经轻度麻痹、眼压升高（34mmHg）、眼球突出 2mm。

表 5-1 患者病历

1. 病史
症状
一过性
动态改变
感觉
运动
结构
心理生理
功能
发病时间：急性 <7 天
亚急性 1~4 周
慢性（月） >4 周
慢性（年） >1 年

2. 一般情况
过敏史
药物史
既往史
内科或免疫疾病
外科疾病
眼部疾病
不良嗜好
烟
酒
毒品
家族史
功能咨询

3. 体格检查
a. 精神物理检查 右眼 左眼
角膜曲率测量
视锐度
裸眼视力
矫正视力
明显的
色觉（Isihara）
视野（对比）
Amsler 格
感觉功能
瞳孔
传入功能：___log 单位； 右/左/无
b. 眼睑
面部轮廓
眶周脂肪脱垂
（标记指数 0~+2）
水肿（0~3）
上眶隔前
上睑板前
下眶隔前
结膜水肿
充血（0~3）
上眶隔前
结膜
睑裂（mm）
内睑裂
边缘反射距离
上巩膜可见高度
下巩膜可见高度
提上睑肌最大功能
兔眼
上睑延迟
眼睑折痕
听诊
结节
c. 眼眶 右眼 左眼
移位（mm）
垂直
水平
冲击触诊：强度增加（0~3）
眼球突出度（mm）
Hertel
面部
泪腺触诊（0~2）
d. 运动性
共轭旋转（Hirschberg 法）
三棱镜遮盖试验
明显的斜视（第一眼位）
被动外展
紧张度增加（1~4）
顺应性（眼眶紧张度）
e. 眼部检查
裂隙灯检查
穹窿部
角膜：染色斑点（0~3）
前房
虹膜颜色/角度
结构（晶状体）
Schirmer 试验
眼压(mmHg)
直接的（向下 5°）
向上看（最大）
其他
玻璃体
眼底检查
视盘水肿（0~3）
视神经萎缩
黄斑
脉络膜皱褶

4. 分析
病变部位
动态改变：一过性
生理性
5. 进一步检查
6. 诊断
7. 计划处理措施： 保守治疗
内科治疗
外科治疗
其他
8. 处理
9. 结果

的缺失或减弱可以阐述为麻木感、刺痛、冷和热等。

（2）运动

运动异常的症状包括复视，根据注视方向的改变，出现疼痛以及运动时的紧张感，后者可以反映瘢痕性或限制性因素。

（3）心理

精神生理性症状主要是视力的变化、色觉的改变，以及正或负暗点。视神经功能早期或轻度损伤时，患者常常可以意识到他们视力变模糊或色觉饱和度降低，但可能是间歇性的或与注视有关。这种改变常常需要专门的技术设备来获得。

（4）结构

有症状的结构改变往往表现为眼球移位。患者可能注意到眼球突出、眼球内陷或水平、垂直移位。此外，可能察觉有眼睑饱满、间歇水肿、软或硬的肿物。

（5）血管

反映血管性病变的症状包括水肿、发红、充血和眼球表面血管扩张。

（6）其他

有关眼眶病的其他功能异常包括溢泪或干眼。

（7）全身情况

眼眶病常常与系统性病变有关。询问病史应包括患者现在的健康状况、现在和过去的用药史、过敏史，以及明显的皮肤异常情况，既往病史也应该询问，尤其是内分泌性疾病、免疫性疾病、肿瘤、感染、手术史和主要内科疾病。某些重点应该放在中枢神经系统疾病的症状上，如头痛、感觉和运动异常的症状。有时，疾病的家族史可以帮助揭示诊断，尤其是关于免疫、肿瘤、内分泌和感染性疾病。

2. 体格检查

眼眶的检查应该收集可提供患者病理生理变化的各种信息。尽管我们不赞成机械地检查患者的方法，但这种获得必要信息的框架是非常有用的。利用这些信息可以建立一个合理的治疗计划。

眼眶疾病患者的体格检查可以分为一般性检查、精神生理性检查、眼眶检查、眼球运动检查和眼部检查。

一般性的检查应该包括面部轮廓、面部对称性、眼睑、眼眶和眼部结构的检查。此外，重点还要放在颜色的改变（变黄、变红、褪色）和色素沉着。眼眶和眶周组织及耳前、颈部淋巴结应该触诊，眼睑和结膜位置和结构改变也应检查。通过测量双侧的睑裂高度可以证实上下睑回退、边缘反射距离、眼睑迟落和巩膜显露程度，提上睑肌肌力也应包括在内。结膜和眼睑充血应该记录并分级（常用+表示），眶隔前、睑板前和结膜水肿的程度也应该记录（使用主观或+表示）。结膜水肿可以分为至灰线、至睑缘和超过睑缘三级。

精神生理检查包括最佳校正视力、视野、Amlser格子测中央视力、色觉评估。此外，还要对第五对颅神经的感觉功能轻触感和疼痛感进行评估。瞳孔的检查应该包括直径、对称性、对光反射、近反射和传入性瞳孔异常的检查。

眼眶检查包括眼球水平、垂直移位的程度，眶压（用+或毫米度量），眼球突出度应测量并记录眼突计的宽度。一般两眼突出度相差2mm以上就考虑是眼球突出或眼球内陷，正常的眼球突出测量标准与年龄、性别、种族有关。Fledelius和Stubgaard调查267名对象表明10~20岁的青少年平均眼球突出度比成人（>19岁）的低，在1个标准偏差之内。5~7岁的儿童，平均眼球突出度女性为12.6mm，男性为13.7mm，而8~10岁女性为14.1mm，男性为13.7mm。成人组（≥20岁），男女平均分别为16.0mm和16.5mm。种族上也存在差异，黑种人比白种人眼球突出度大，亚洲人位于两者之间（表5-2）。

当怀疑有血管性病变时，应该检查是否有明显搏动感，从侧面仔细观察其眼球或从眼突计观察，有的微弱的搏动只能在裂隙灯检查时才观察到。当病变源自颅内缺损时，可能有向下的搏动。在静脉曲张中，内陷的眼球通过瓦尔萨尔瓦动作评估，让患者屏住呼吸，于坐位时屈身将头置于两腿间，这样就增加了胸腔和腹腔压力，减少了静脉流出。

眼球运动根据在四个主要注视方向上的转动和共轭运动进行记录，我们用Hirschberg试验测定灯光影像，在瞳孔缘代表15°，在瞳孔缘和角巩膜缘中间

表5-2 成人的正常眼球突出度(Hertel)

种族	男性		女性		来源
	平均值(mm)	标准差	平均值(mm)	标准差	
黑种人	18.20	2.97	17.46	2.64	Dunsky
黑种人	18.56*	3.08	17.90*	2.61	Migliori 和 Gladstone
亚洲人*	16.73	1.90	16.64	1.81	Quant 和 Woo
白人-美洲人	16.55*	2.57	15.46*	2.34	Migliori 和 Gladstone

* 右眼测量值

代表30°,在角巩膜缘代表45°。单眼遮盖和交替遮盖加棱镜检查评估明显斜。此外还用Resley三棱镜在第一眼位、上视、下视、左看、右看时进行Maddox杆试验。任何眼球运动异常的证据都需要在强制性的转动验证,可以主观上记录为1~3级。

眼部检查应该包括第一眼位和上视时的眼内压测定。通常,当存在眼球转动异常时,向瘢痕反方向注视时常有眼压升高。角膜、结膜和穹窿处的检查也很重要。最后,眼底、视神经乳头、视网膜血管和脉络膜也要在直接、间接眼看镜下仔细检查,尤其是脉络膜皱褶、视盘水肿、视睫状血管。眼球凹痕有时也可以看到,由于肿块产生的凹痕在用间接眼底镜观察时,会因患者改变眼球的方向而发生移位。

询问病史和体格检查之后,形成对患者病变定位和动态改变的分析概况,包括一时性和生理性的,接下来就可以完善诊断和治疗的计划。

随访要记录处理措施、结果以及治疗与否的疾病的发展情况。表5-1提供了记录表格。

三、鉴别诊断——分析框图

根据症状、病史和体格检查,针对每个病人都应该形成一个鉴别诊断的分析框图(图5-19)。这样可以推断疾病的定位和动态改变情况。例如,一个慢性疾病的患者,描述有浸润性改变和眼球突出,首先要放在隐匿性发作的浸润性疾病的鉴别诊断之列中,此病在各年龄组的发病率要和患者的年龄相一致,然后根据患者的临床表现通过特殊的检查方法进一步限定。随访要记录处理措施、结果以及治疗和未经治疗疾病的发展情况。表5-1提供了记录的表格。

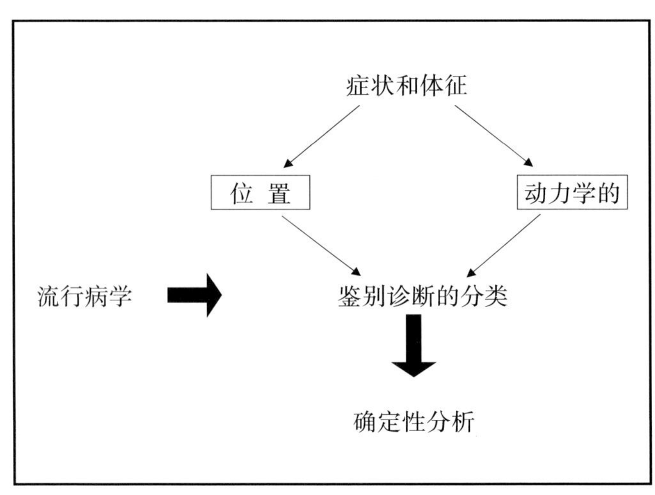

图5-19 眼眶疾病鉴别诊断的分析概况。

参考文献

Dunsky IL. Normative data for Hertel exophthalmometry in a normal adult black population. Optom Vis Sci 1992;69:562-4.

Fledelius HC, Stubgaard M. Changes in eye position during growth and adult life as based on exophthalmometry, interpupillary distance, and orbital distance measurements. Acta Ophthalmologica 1986;64:481-6.

Migliori ME, Gladstone GJ. Determination of the normal range of exophthalmometric values for black and white adults. Am J Ophthalmol 1984;98:438-42.

Quant JR, Woo GC. Normal values of eye position and head size in Chinese children from Hong Kong. Optom Vis Sci 1993;70:668-71.

Quant JR, Woo GC. Normal values of eye position in the Chinese population of Hong Kong. Optom Vis Sci 1992;69:152-8.

Rootman J. An approach to diagnosis of orbital disease. Can J Ophthalmol 1983;18:102-7.

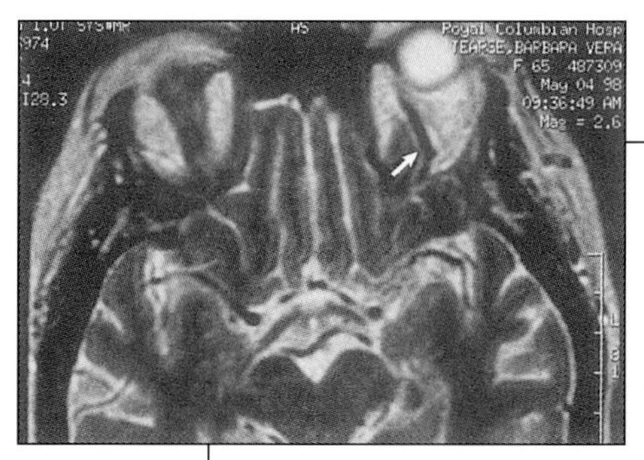

第 6 章

眼眶疾病及功能影响的研究

根据临床分析框架的步骤应该通过确定疾病的位置、动态变化（一时性和相关过程）和眼眶异常的结构逐步确定诊断。询问病史和体格检查之后还应进行眼和视觉功能评估、眼眶影像、系统检查和病理研究。视觉和精神生理检查提供了疾病对视觉器官功能影响的证据。影像检查帮助准确了解病变位置，并提示炎症、肿块、浸润、脉管和结构改变等情况。系统检查也很重要，因为内分泌、血管性、感染、免疫和肿瘤性疾病可有眼眶表现。组织病理学检查则是最终的裁定，组织活检可以大大提高诊断的准确率。最后治疗方案的选择是根据临床分析和调查做出的。

一、眼眶疾病的眼部和视功能检查

为了评估疾病对视觉和眼眶功能的影响，有一系列研究病理生理功能、眼球运动、血供和泪腺动力学的方法。视功能通过检查色觉、视野和视觉诱发电位描述。肌肉和神经肌肉器官的功能异常可以根据检查早期发现、记录并进行研究。泪液的产生、内容物和排泄功能可以用简单或复杂的方法检查。

1. 心理生理研究

尽管病史和体检是诊断的基石，精神生理和电生理研究则常常有助于了解整个疾病概况。精神生理（色觉、视野和对比敏感度试验）和电生理研究的重要性可以用下面的病例很好地说明。精神生理检查适用于：临床证据缺乏或轻微的功能性病变，确定某些临床结果，随访病人预后情况或是治疗后发生的变化。

（1）左眶尖血管瘤

一个36岁的男性患者左眼眼球长期突出，伴近期中央视力减退。左眼视力降至20/80（右眼20/20），视神经乳头轻微水肿，视乳头颞上方周边视网膜有小的局部隆起，推测是因为视网膜下出血造成的。右眼VEP结果正常，左眼VEP延长，波幅降低（图6–1）。色觉评估用Ishihara和Dvorine板或D15 Farnsworth格无异常表现，但是Farnsworth-Munsell 100色度试验检

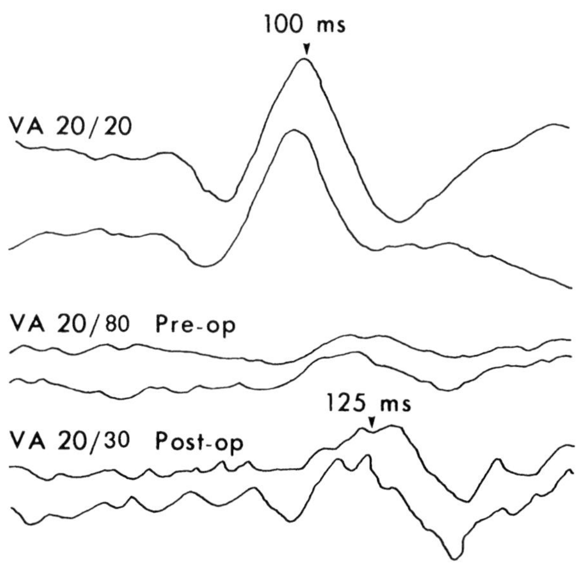

图 6–1 眶尖可压缩的血管瘤患者，右眼正常 VEP，左眼术前术后的 VEP。VEP 潜伏时间好转，但未达到正常水平。

查色度分辨力有明显的色觉异常（患者左眼值为368，此年龄组95%限值为120）。视野检查表明有一小的中央暗点和生理盲点的扩大（图6-2A）。影像学检查显示肌锥内眶尖部的肿块（图6-3）。最后，经外侧开眶术切除肿物为血管瘤。

术后六个月患者再次检查，视力上升到20/30。VEP和色觉检查也证实了这一点。左眼VEP潜伏期时间缩短，波幅升高，虽然仍没达到正常水平（图6-1）。患者仍有一小的局部的视野缺损（图6-2B）和一局限的视乳头颞上方的疤痕。左眼Farnsworth-Munsell 100色度值降至200，虽然仍是异常但有明显地改善。

评论：此患者VEP的改变是眶内压迫性病变影响视神经功能的典型表现。VEP波幅的下降程度或多或少与视力下降相符。而VEP潜伏期的改变更好地揭示视神经功能异常的范围。视功能的提高也可以用视力和色觉的提高来解释，尽管还存在视野缺损。

（2）甲状腺性眼眶病

一女性患者手术前有压迫性甲状腺性眼眶病（眶尖拥挤综合征）和明显的软组织和眼球运动症状。表现有视野缺损（左眼较广泛）。视力右眼20/40+，左眼20/70-。VEP检查表明右眼正常，左眼主波峰降低并延迟（图6-4）。色觉检查证实左眼有严重的视神经功能异常，Ishihara和Dvorine检查显示主要的颜色相混淆，FarnsworthD1.5和Farnsworth-Munsell 100色度检查表现红/绿色觉丧失。右眼的分值在所有检查中都在正常值范围内。眶减压术后3个月再进行检查，中央视力有所下降（右眼20/60，左眼20/80）。但VEP和色觉功能有明显提高。VEP潜伏期几乎正常，但主要的正的波峰的幅度仍在正常限值之下。获得性红/绿色觉缺失在色觉检查中仍存在，但严重程度降低。

这一病例说明一个事实，就是VEP和色觉检查有时可以提供视力检查不易发现的视功能改变的信息。传导功能提高而视力下降说明视网膜病变而不是持续的压迫性视神经病变。

2. 视野检查

视神经的功能常常因眼眶病、视神经管和视交叉前颅内病变而受影响。尽管视野缺损不是某种疾病特有的病变类型，无论压迫性、浸润性或炎症性的疾病，视野缺损都可能表明疾病的所在部位。视野的缺损可以提示肿物压迫的方向或是浸润性病变中视神经受累范围。单独一次视野检查可能没有特点，但是多次检查就可发现病变的类型、发作特点和退化，并可以评估眼眶病的动态变化。

（1）眼眶视神经受累的视野改变

眶前部的肿瘤很少侵犯视神经，眶尖肿瘤则常常侵犯视神经，这是因为眶尖空间小而视神经活动空间小。因为眼眶病变造成的视野缺损主要表现为中心暗点，可能患者第一次检查时密度就比较高，或

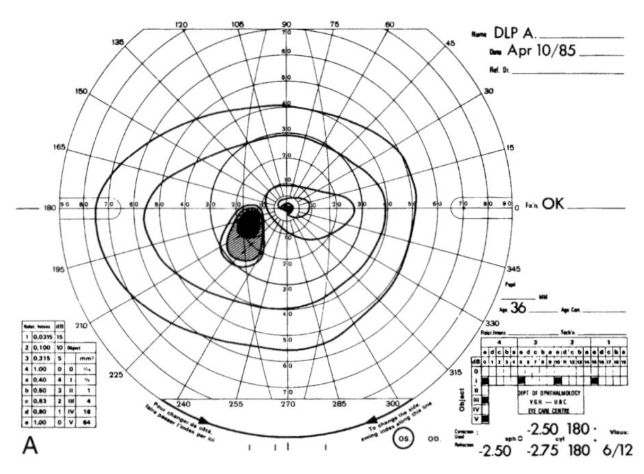

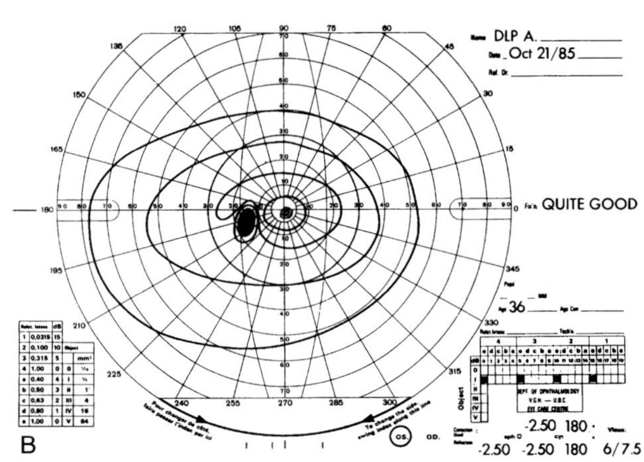

图6-2 （A）图6-1患者术前的视野，生理盲点扩大，旁中心相对暗点，盲点扩大与视盘之上视网膜下新生血管范围一致，中心视力20/80。（B）手术取出眶尖海绵状血管瘤6个月后，视力上升到20/30，中心等视线加大，但暗点仍存在。

图 6–3　图 6–1 中患者的轴位和冠状位 CT 扫描，显示局限的分叶的肿物，围绕视神经生长，并向眶尖延伸。

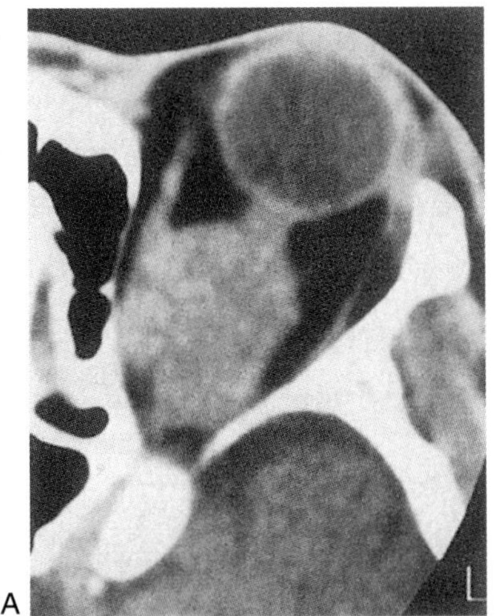

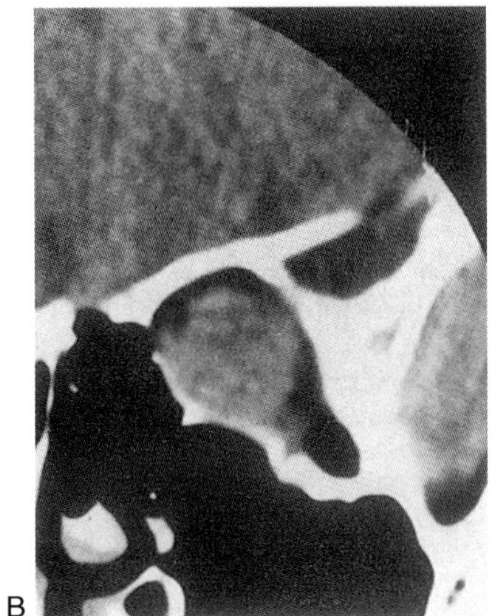

可能开始是盲点与固视点之间的一小的旁中心的暗点，逐渐发展成中心暗点（图6–5）。这些暗点可发展到周边，尤其可在甲状腺性眼眶病的视神经病变中可发现此特征，且发展到下侧的比上侧多（图6–6）。通常，等视线的缩小也可出现，但是非特异性结果，常常很难解释。当病人的视力仍然良好、屈光间质没有浑浊时，等视线的收缩常提示视神经受侵。

视野可能也表现为局限的扇形缺损。常为因内侧受压造成的颞侧视野缺损，和因上方受压造成的下方视野缺损。甲状腺性眼眶病和眶尖部压迫性肿瘤的视野缺损清楚地表明颞侧和鼻侧纤维在视交叉处分离，然后分别至外侧膝状体。眶尖部视神经受压多没有垂直阶梯的视野缺损表现。在双侧眼眶病中，尤其是甲状腺性眼眶病中，如果双侧视野都有垂直阶梯的颞侧缺损，则应怀疑有视交叉病变。很多甲状腺性眼眶病视神经病变中，其中一些病变经CT排除了视交叉损害，而且病理变化也不可能涉及到视交叉处。因此，双颞侧视野缺损可能误导病变的定位。另外，我们曾遇到过几个不寻常的病例。一些甲状腺性眼眶病患者存在颞侧视野缺损，这说明视野检查的必要性。其中一个患者除了有甲状腺相关眼病外，还有蝶鞍旁皮样瘤。另一个有基底动脉瘤也造成了视野缺损。这两个患者都有甲状腺性眼眶病，但没有甲状腺性眼眶病联合视神经病变的常见的一些特征，这使我们怀疑存在引起视野缺损的其他原因。

视神经压迫也可造成弓形或下方等高线型的视神经纤维束的缺损。然而，这更少见。

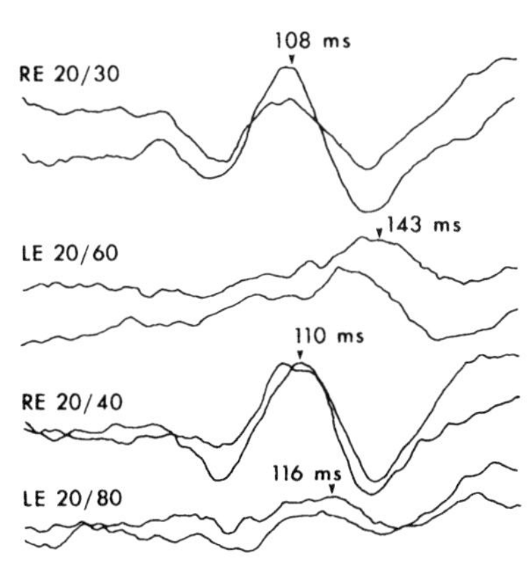

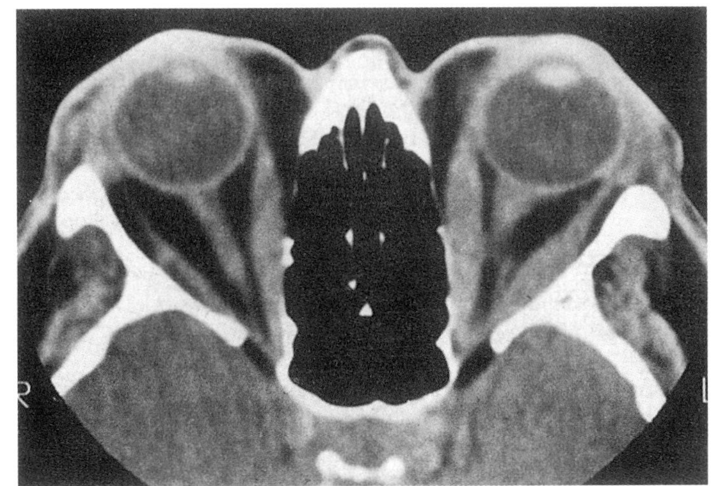

图 6–4　（左）压迫性甲状腺视神经病变患者，减压前后 VEP 表现。术后潜伏时间好转，但视力下降，与视网膜病理改变一致。（右）轴向 CT 扫描指示左眶尖受压，球后视神经鞘扩张。

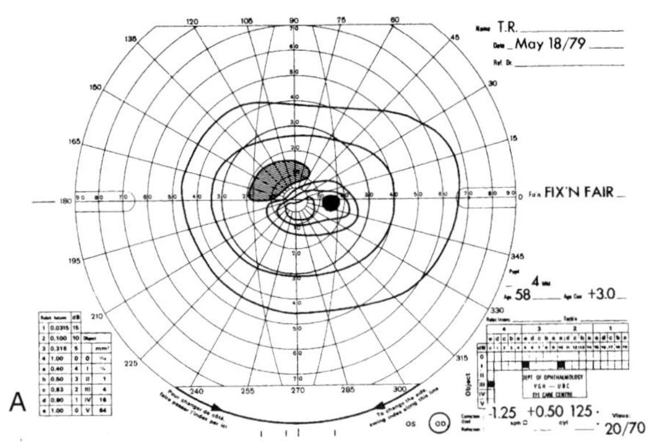

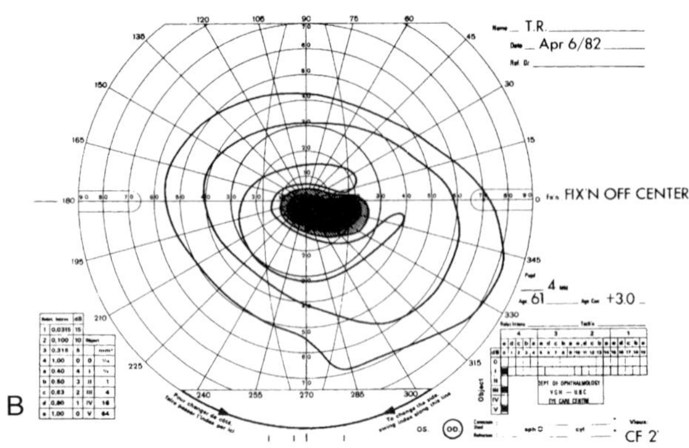

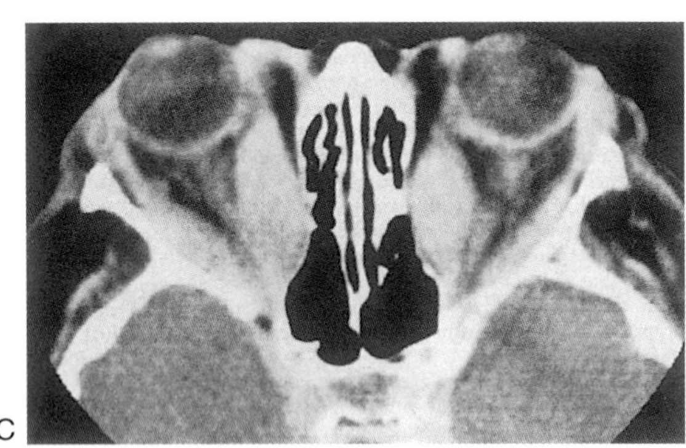

图 6-5 压迫性甲状腺视神经病变患者的视野改变。由（A）到（B），逐渐发展的中心暗点。（C）轴位 CT 扫描显示眶尖受压，内直肌肿胀。双侧筛骨纸板被压迫成弓形。

（2）累及视神经的颅内和颅骨病变

颅内压迫性病变最可能发生的是视神经及其周围结构的脑膜瘤、Willis环的前部动脉瘤、颅咽管瘤和垂体瘤。这些疾病的视野缺损不同于眶尖病变引起的视野缺损。中心暗点，常发展至上方周边部，是最常见的缺损。典型的神经纤维状和地平线型缺损也较常见。病变越接近视交叉，越可能造成对侧视野的缺损，产生交叉性的暗点，颞侧缺损伴垂直阶梯，可能继续侵犯对侧视野的颞上象限。视野检查在评估视神经肿瘤范围和排除视交叉侵犯中很有用。尽管这种联合的缺损提示侵犯颅内视神经，但甲状腺性眼眶病造成的双侧眶尖压迫也可发生垂直阶梯和颞侧视野缺损，从而可能造成误诊。

疾病进展可以根据视野的发展变化来监测，尤其是颅-眶脑膜瘤。脑膜瘤造成的视野缺损的发展速度是变化的，但是趋于缓慢的。蝶骨翼脑膜瘤的外科减压术可以改善视野缺损（图6-7）。

3. 眼球运动的检查

精确的眼球运动评估在鉴别因眼眶病引起的浸

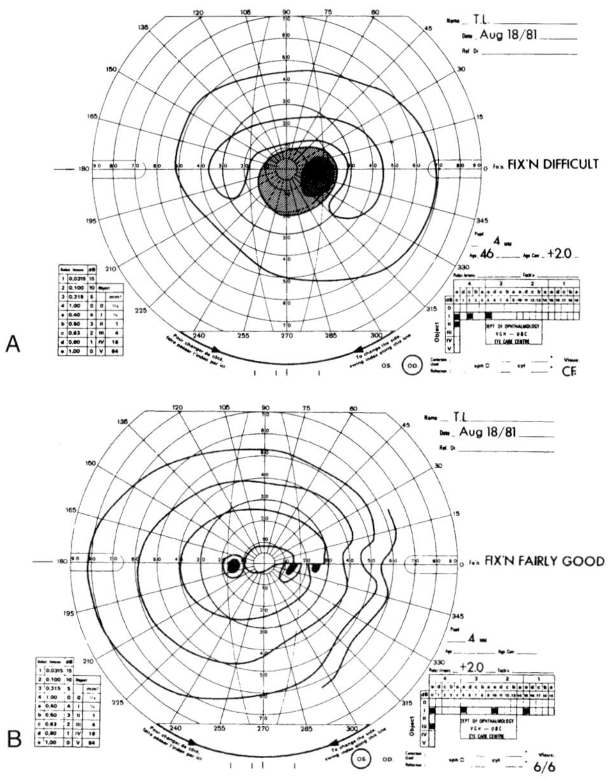

图 6-6 某患者双侧视神经长期受压的视野。右眼（A）重于左眼（B），右眼视野浓密的中心盲点，左眼下方的神经纤维束缺失、伴鼻侧周围等视线凹陷。左眼的早期视野缺损是甲状腺性眼眶病视神经病变的一种常见的典型表现。

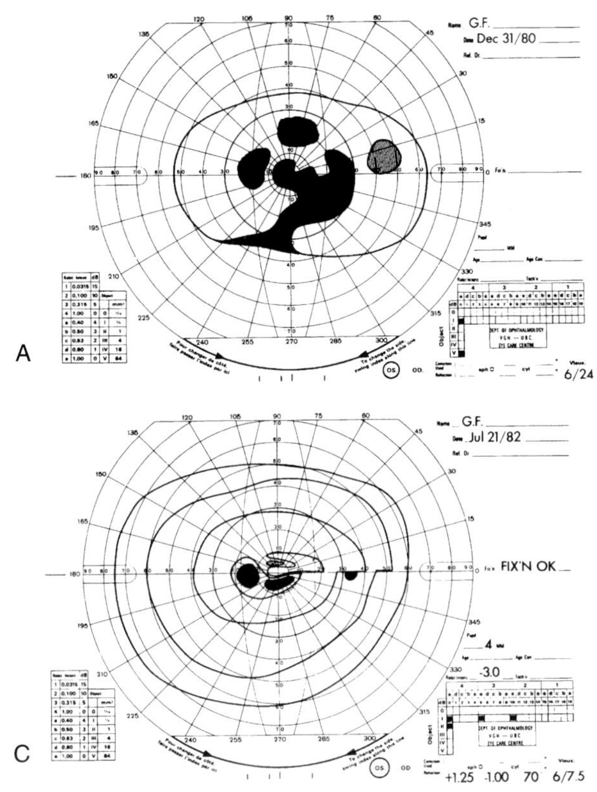

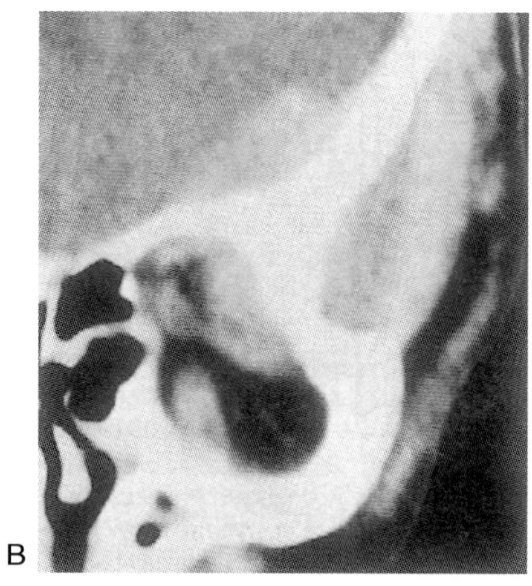

图 6–7　（A）蝶骨翼脑膜瘤患者的视野缺损。脑膜瘤已侵犯眶尖和颅内视神经。浓密的中心暗点向下扩展，另外存在两个旁中心暗点。（B）CT 扫描显示侵犯眶尖、颞窝和前颅窝的脑脊膜瘤。（C）术后视力由 6/24 提高到 6/7.5。视野中心暗点消失。上下方神经纤维束缺损仍存在。

润性和非浸润性限制病变中很有用。被动牵拉试验有助于区别浸润性和非浸润性肌病。另外，用客观的方法进行检查，包括Hess屏，可以得到疾病的主要特征和疾病的预后。例如，术前评价患有进行性肌病的患者，尤其是甲状腺性眼眶病，有助于确定干预的需要性和时机（图6–8A）。双眼视野情况是治疗后有用的辅助检查（图6–8B）。

二、眼眶影像

眼眶影像检查可以反映病变的位置、特性和进展等特性。根据临床提示的位置和病变的动态特点，检查程序应该是变化的、独特的。影像可以确定病变的位置、与周围结构的关系、浸润的程度、包膜的完整性、形状、组织特点、动态变化（活动性和位置的变化）及与血管系统的关系，从而在诊断和治疗上提供更具个体性的建议。影像在一些检查中也有用，如针刺活检、术中、术前的定位和定性。此外，病变随时间的改变也可以帮助诊断、确定干预的时机，以及评估预后和治疗的效果。

例如，在诊断轴性眼球突出的病人时，如果是血管瘤则CT扫描定位于眶内，如果是鼻窦的软骨肉瘤则定位于眶尖和内侧壁（图6–9）。影像可以区分囊性、非浸润性和浸润性肿物。例如图6–10A~C中显示的是包虫囊肿，图6–10D中显示的是泪腺腺瘤，图6–10E显示的是泪腺癌。在CT扫描和超声检查之后，就可以完成肿瘤术前定位或辅助的诊断措施，如针吸活检（图6–11）。最后，疾病的进展情况或治疗效果也可以通过影像检查来获得，如图6–12所示的眶、鼻咽部Ewing肉瘤患者在放疗和全身化疗之前和之后的影像表现。MRI在眶尖、视神经和中央神经系统病变的定性、定位和研究病变范围优势明显（图6–13）。

影像的发展体现在提高软组织分辨率上，已经超越了传统技术，如平片。这一章节将讨论应用影像技术检查眼眶疾病。

1. 超声检查

眼眶超声是一种非介入性的检查技术，可提供关于眼眶病变的位置、大小、形状、组织特性和血管特点等有用信息。标准的超声检查综合了A超、B超和多普勒超声所获得的信息。A型扫描声波从一小的探头发出，显示在示波器上，从而可以区别病变的反射性、结构、声波衰减、位置、大小、边界、可动性和压

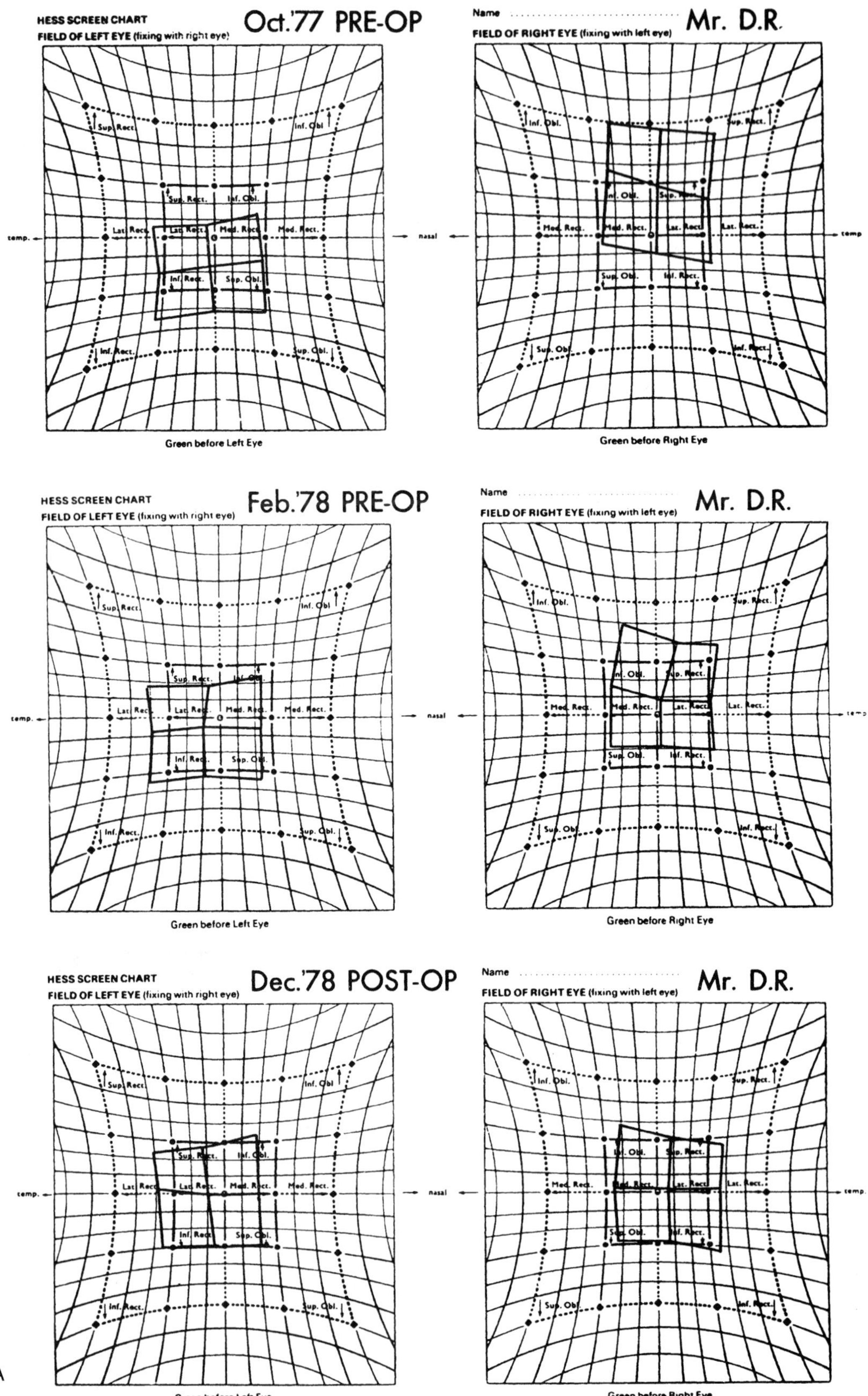
HESS SCREEN CHART
FIELD OF LEFT EYE (fixing with right eye)
Oct.'77 PRE-OP
Name
FIELD OF RIGHT EYE (fixing with left eye)
Mr. D.R.
Sup. Rect.
Inf. Obl.
Lat. Rect.
Med. Rect.
Inf. Rect.
Sup. Obl.
temp.
nasal
Green before Left Eye
Green before Right Eye
HESS SCREEN CHART
FIELD OF LEFT EYE (fixing with right eye)
Feb.'78 PRE-OP
Name
FIELD OF RIGHT EYE (fixing with left eye)
Mr. D.R.
Green before Left Eye
Green before Right Eye
HESS SCREEN CHART
FIELD OF LEFT EYE (fixing with right eye)
Dec.'78 POST-OP
Name
FIELD OF RIGHT EYE (fixing with left eye)
Mr. D.R.
Green before Left Eye
Green before Right Eye
A

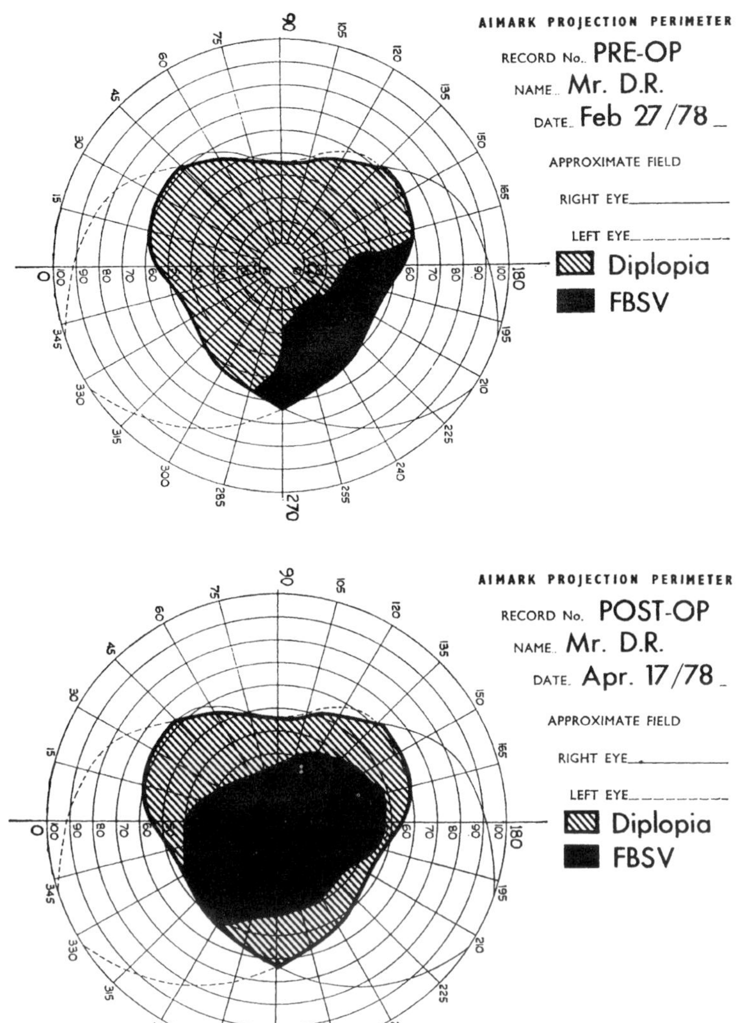

图 6–8 （A,上图和中图）一位 50 岁甲状腺性眼眶病患者术前 Hess 屏检查，分别做于 1977 年 10 月和 1978 年 2 月。上端和下端变平，旋转–垂直部分稳定减少。患者有 25°上斜和 6°外斜。（A,下图）术后 Hess 屏检查，垂直成分好转，左下直肌退缩。（B,上图）术前双眼视野。（B,下图）术后双眼视野中心视野恢复。

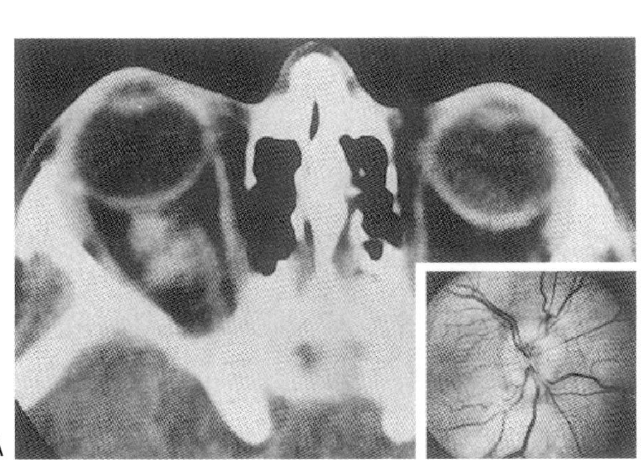

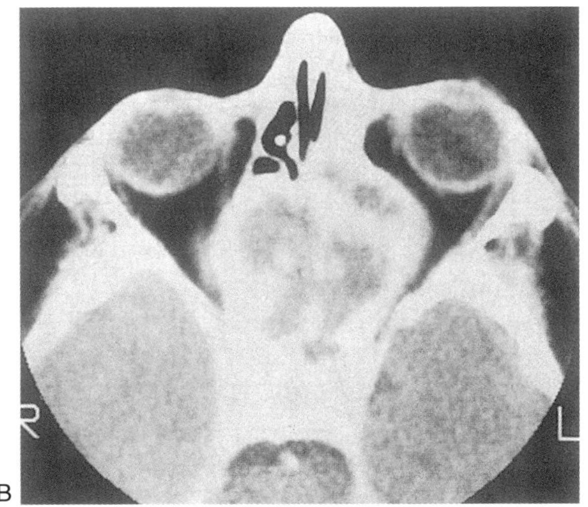

图 6–9 （A）肌锥内血管瘤所致眼球轴向突出，视神经移位。（B）源自筛窦的软骨肉瘤所致的眼球轴向突出。

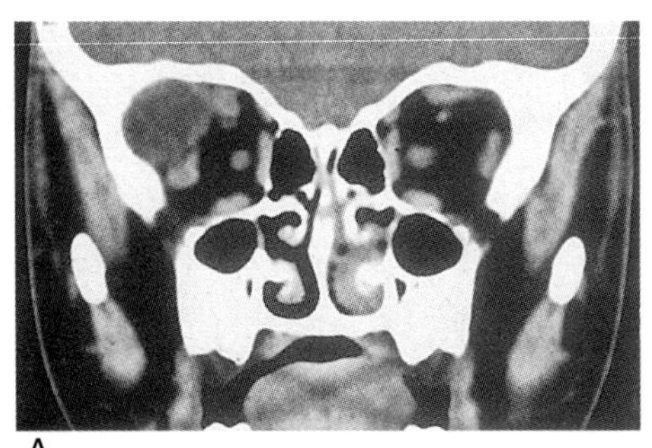
A

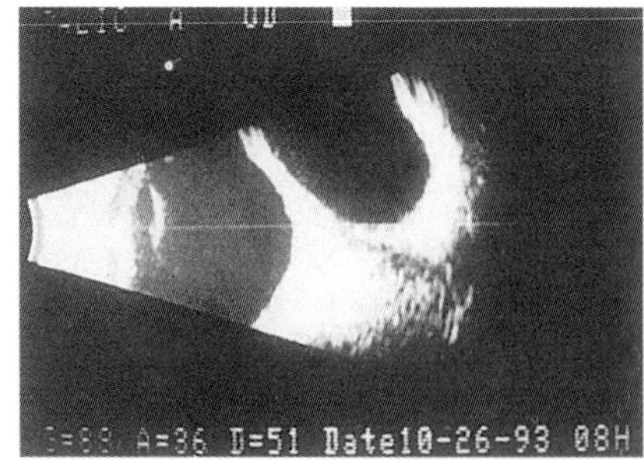
B

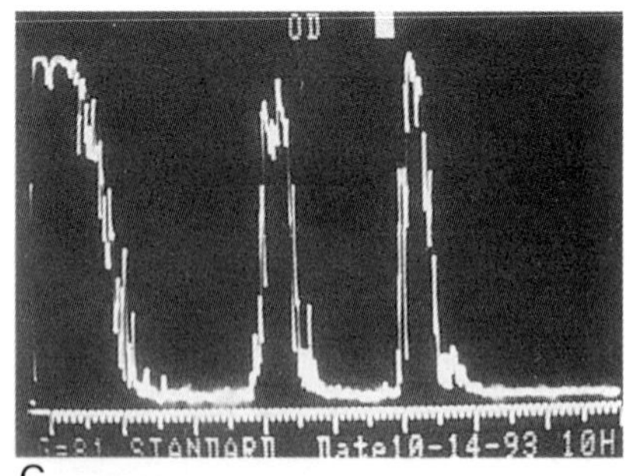
C

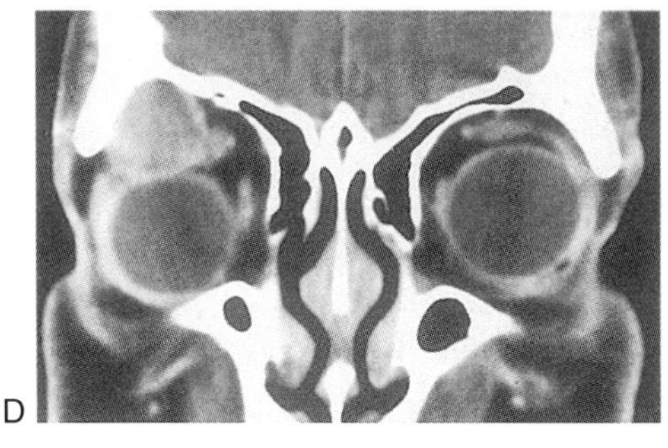
D

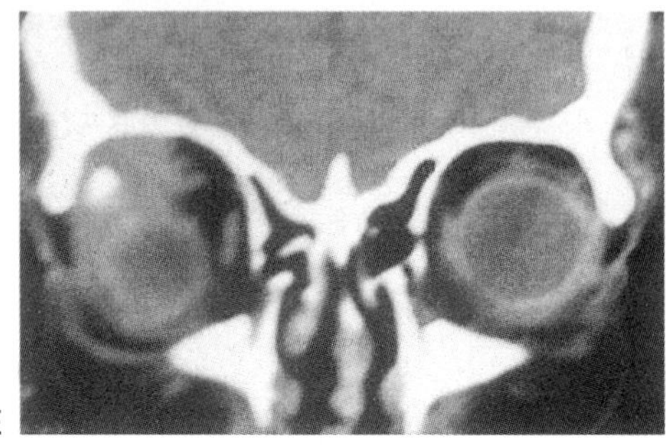
E

图 6-10 （A）冠状 CT 扫描示泪腺窝一边界清楚的囊性病变，（B、C）A、B 超声扫描进一步证实。最后证实为包虫囊肿。（D）患者为 50 岁男性，右眼突出两年，回顾照片发现病变至少存在 5 年。肿瘤边界清晰、均质、轻度分叶，软组织密度增强，眼球向下、向前移位，周围肌肉也移位，无钙化，可见泪腺窝处的骨改变，说明病变长期存在。体格检查：眼球突出度超过 5mm，向下移位 10mm，向内移位 4mm。轻度上转受限，眼球外上方受压。肿物整块取出后证实是多形性腺瘤。（E）患者为 74 岁女性，右前额疼，外侧眶缘感觉异常 6 个月。此外，右眼逐渐眼球突出，伴间歇性垂直复视。体格检查：无感觉迟钝的证据，但发现右眼眶外上缘有触痛。可触及一坚硬的结节状肿物。极力向上看时，右眼轻度下斜，运动受限。颞上方脉络膜皱褶，冠状 CT 扫描示不规则的泪腺区肿物，局部钙化，泪腺窝形状相对正常。针吸活检为腺样囊性癌。切除眼眶和邻近骨组织。因为邻近骨组织受到浸润，故患者接受了 5000cGy 的放射治疗，最后局部复发，5 年后肺部转移。

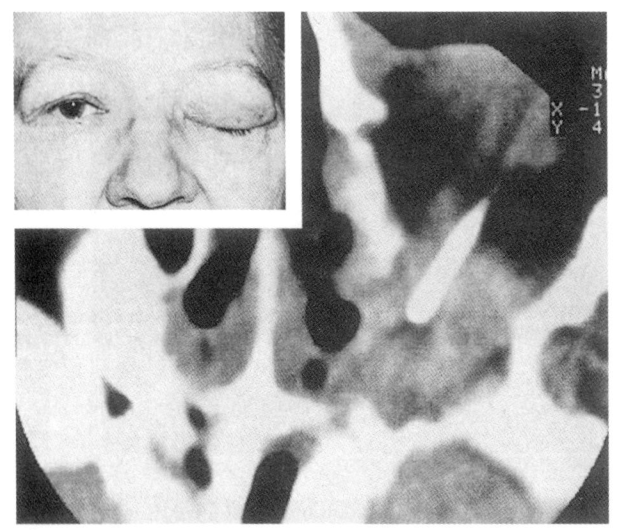
A

图 6-11 （A）此图显示了眶部影像检查对针吸活检的重要性，该患者进行性眼球突出、上睑下垂、第三对颅神经麻痹，浸润性肿物从上颌窦的顶端突入眼眶，超声也可用于针吸活检定位。（B）63 岁女性患者患有结肠转移癌，轴位 CT 扫描显示左内直肌一 1.5cm 长的纺锤形肿物，右内直肌不规则肥大。超声显示内直肌肥大，针刺活检前（C）及针刺活检时（D，箭头所示）的图片。

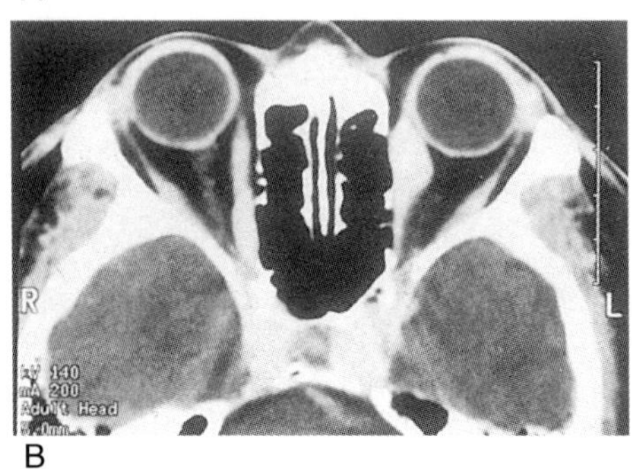

B

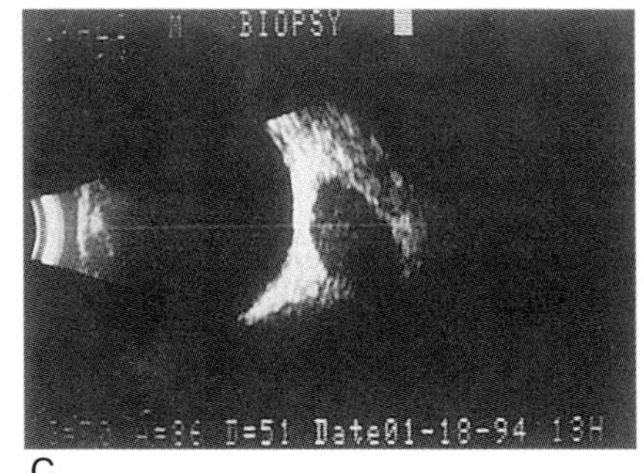

C

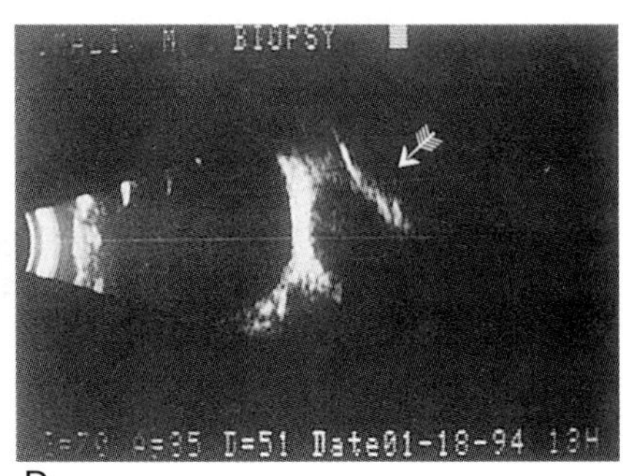

D

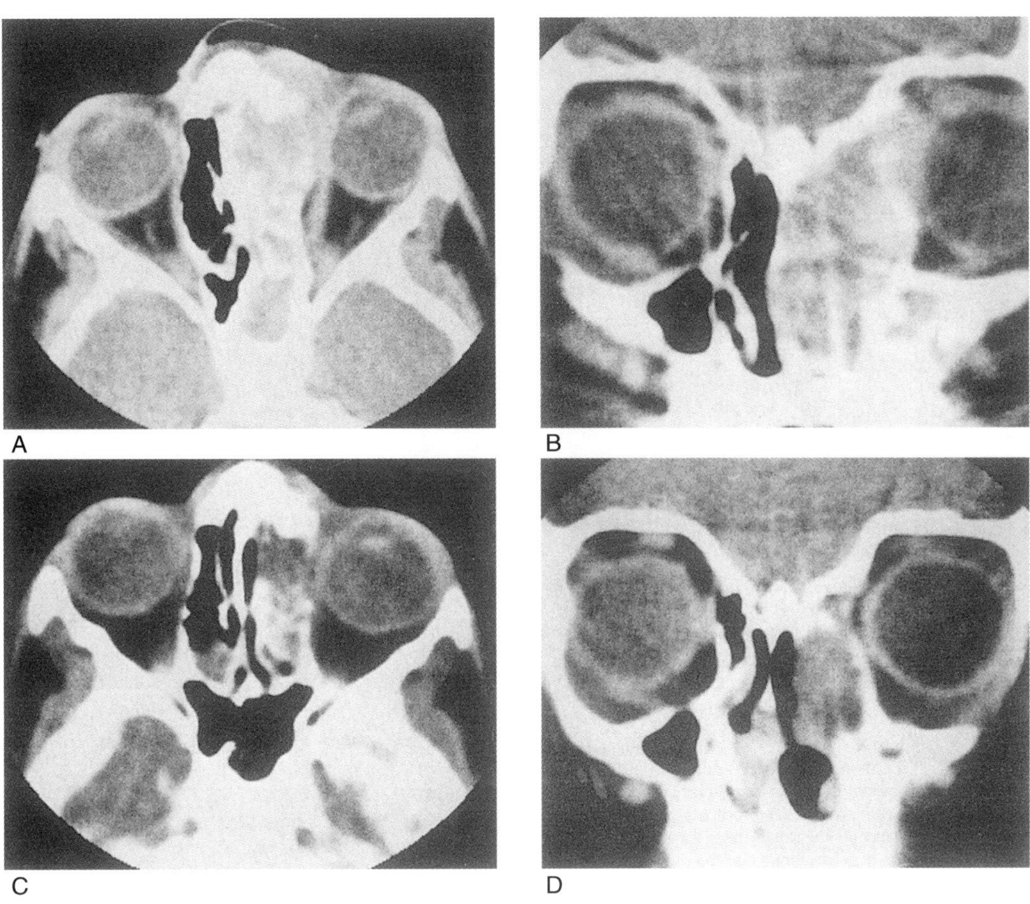

图 6–12　轴位和冠状位扫描图示放疗和化疗前（A、B）、后（C、D）Ewing 肉瘤的变化。

迫性。加上B超的二维形态，病变的位置、形状和大小就可以生动地表现出来。多普勒成像可以提供关于血管分布的有关信息。

根据研究的病变类型，应将这些方法综合起来应用。我们利用超声技术主要作为一种辅助的影像措施。在评估涉及眼球及相邻眼眶的病变中很有用。例如巩膜炎（图6–14）。另外，超声检查有利于眼眶囊性病变的研究。在肿瘤病例中，病变的位置、组织密度和边界可以确定，并可区别光滑的、结节的和浸润性病变（图6–15）。炎症病变，如肌炎和脓肿，也可以用超声区别。尤其对于眶前部病变，超声引导的针吸活检是非常有用的辅助措施。用30°试验超声可以证实扩张的视神经鞘的扩张和塌陷（图6–16）。

2. 计算机体层摄影（CT）

因为眶脂肪的存在，CT可以提供很好的软组织

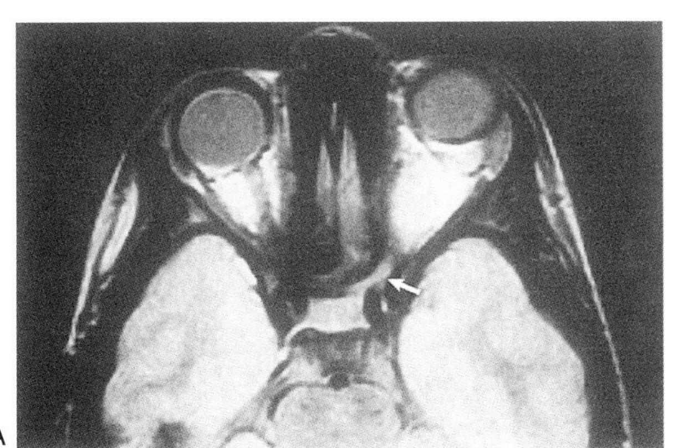

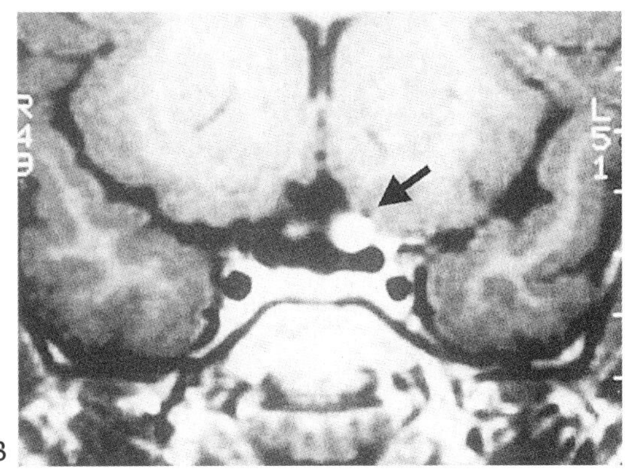

图 6–13　（A）T2 加权轴向 MRI 示视神经胶质瘤沿视神经管延伸到视交叉前（箭头所示）。肿瘤切除到视交叉内 2mm；组织学证实手术缘仍残留肿瘤。（B）2 年后的 T1 加权冠状 MRI 示残留肿瘤生长。

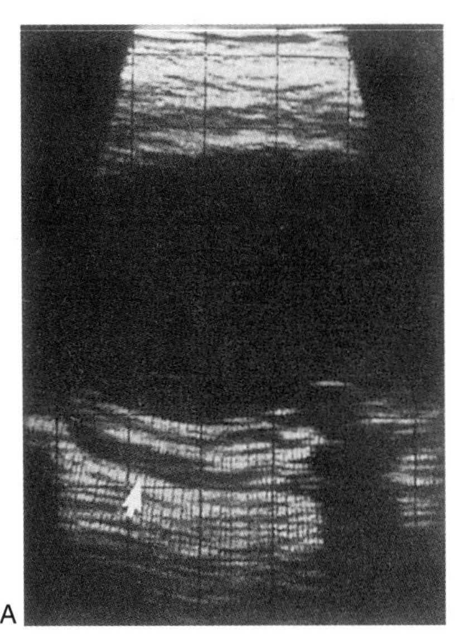

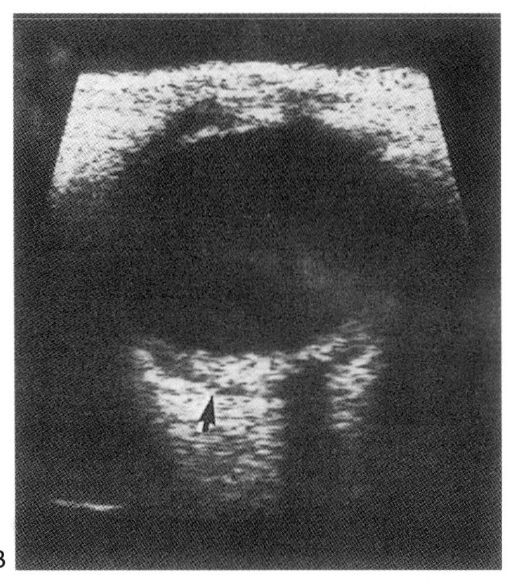

图6–14 B超示后巩膜炎的特征。在这两个例子中，后部巩膜层增厚，Tenon囊液体积聚（箭头所示）。

分辨率。在CT中脂肪呈低密度，可以很好地识别眶结构（图6-17和图6-18）。CT还可提供高质量的骨结构解剖的分辨率，对钙化和高密度的异物极其敏感，例如金属。CT是评估眼眶病首选的影像技术。这一技术使用的是离子放射原理。射线到达晶体所需的照射剂量近似30mGy（3rad），由一系列3mm轴向薄层组成。白内障的形成所需剂量估计在200~600rad。

（1）应用技术

眼眶常规检查包括连续水平位和冠状位像。这些图像或断层通常厚3mm，也可在1~5mm之间改变。薄的断层有利于分辨更小体积的变化，提供更好的空间分辨率。然而，信噪比不高而且会增加放射剂量。对于颈椎病患者或是有过多牙汞合金的患者很难获得高质量的真实的冠状位图像。对于这种情况，最近出现的螺旋CT是有优势的。因为其他平面的图像可以从原始的轴位图像计算、重组出来。

轴位图像通常在平行Reid基线（下眶缘到外耳道的连线）的角度获得。然而，视神经管最好的图像是在与Reid基线呈-20°的角度处（视神经管平行于从上眶缘到前床突上部的线）获得，因为视神经管是从后到前呈向下斜向延伸。

（2）增强CT的作用

在静脉中注入含碘水溶造影剂后，血管中造影剂就很充足，这就使得组织密度增强。眼外肌、泪腺均有明显的增强。视神经中央有很微弱的增强，而硬脑膜鞘则增强更明显些。眼眶内的动、静脉增强，巩膜葡萄膜边缘也增强。

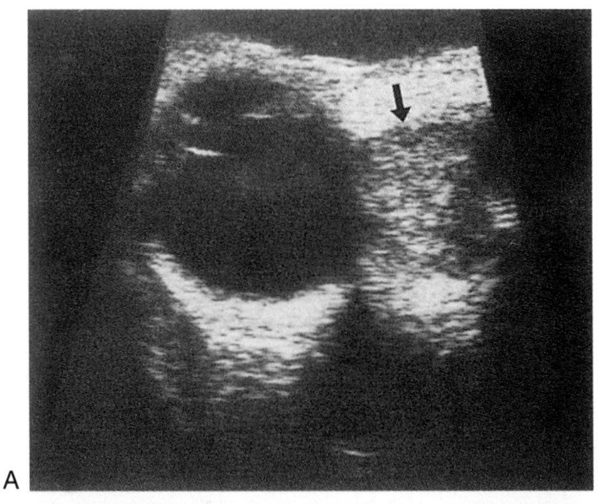

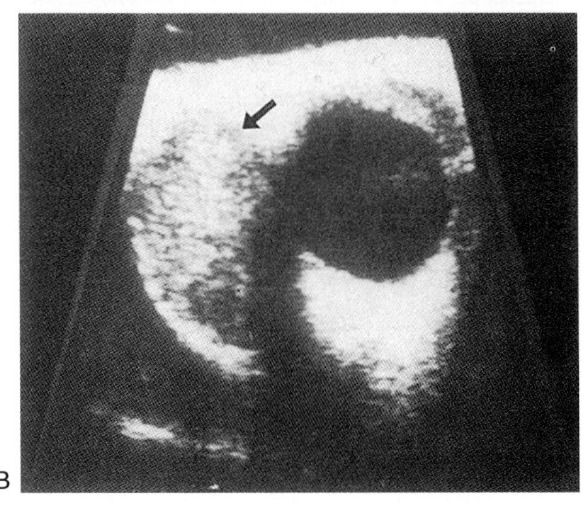

图6–15 两病例B超均示颞上方眶内巨大、边界清楚的肿物（箭头所示）。病变均为实性肿瘤，非囊性有回声，都是泪腺肿瘤。（A）是多形性腺瘤，（B）是腺样囊性癌。

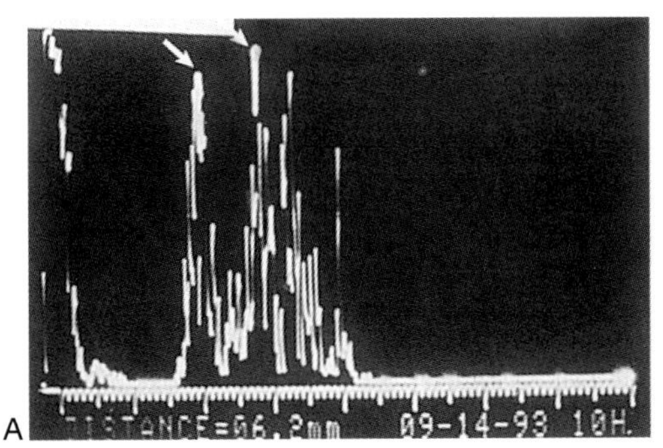

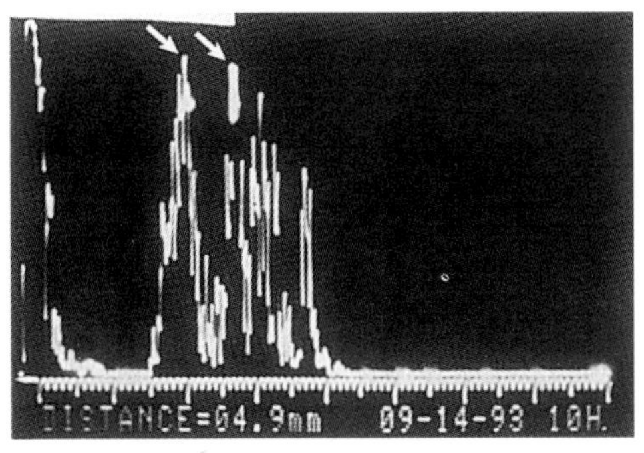

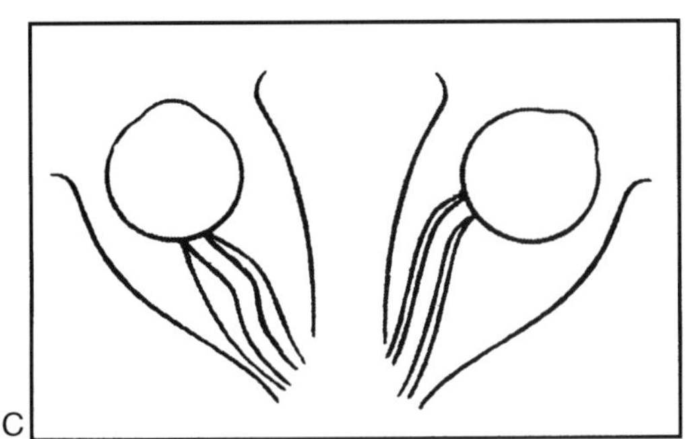

图 6–16　轴位（A）和外展位（B）的 A 超显示视神经鞘的扩大（A，箭头所示）、外展位（B，箭头所示）下降。图 C 显示因蛛网膜下积液导致的视神经鞘扩大。患者是一位 31 岁的男性，良性颅内高压视乳头水肿，进行性视力丧失，接受了成功的视神经鞘减压术。

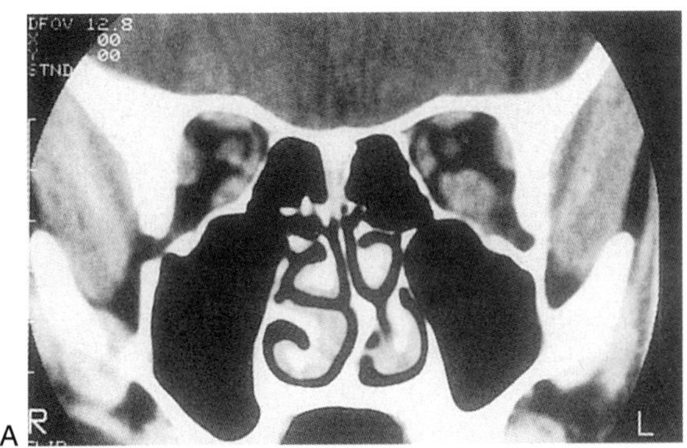

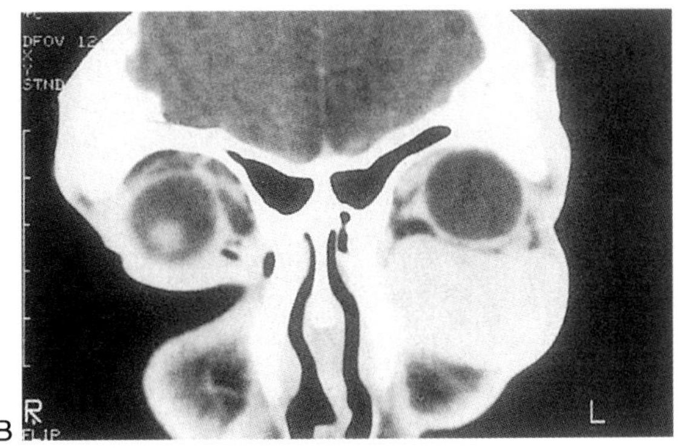

图 6–17　这些冠状 CT 扫描显示起自左眶下直肌的肿物（A）向前延伸，使眼球向上移位（B）。证实此 18 岁男性患有脂肪肉瘤。

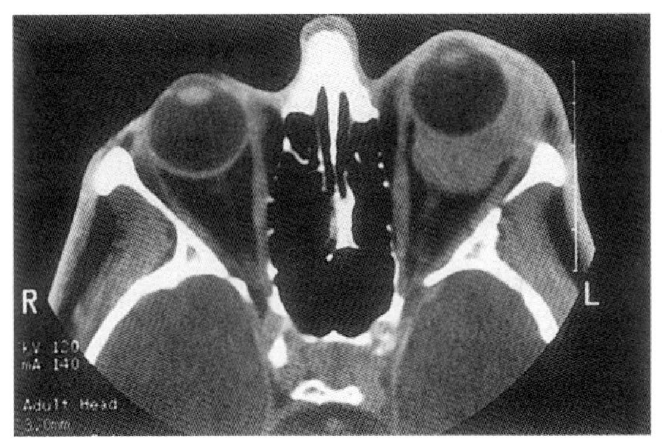

图 6–18　左眶内光滑的、均质的微小结节病变与眼球轮廓一致，在 Tenon 囊下向前延伸，证实是黏膜相关淋巴瘤。

眼眶肿物可以很容易地被识别而不用对比增强，因为周围有低密度脂肪。然而，对比增强在诊断眶外蔓延时非常有用，尤其是肿瘤的颅内蔓延。增强CT和位置改变在脉管性病变中也非常有用，例如静脉曲张、淋巴管瘤（图6–19）、动静脉畸形和混合性静脉淋巴管畸形（图6–20）和血管瘤。同样，增强CT在诊断视神经病变时也常常应用，如脑膜瘤和神经胶质瘤。增强CT还可以帮助鉴别血栓和囊肿或实性的肿块。

蛛网膜下腔经颅内脑脊液腔隙延伸到视神经鞘。许多曾用水溶物做过脊髓X线造影术或脑池造影的患者可在CT扫描时发现视神经鞘内有增强剂显影。这一技术在过去偶尔使用，但因为MRI可以确定视神经周围的脑脊液而不再使用。

3. 磁共振成像（MRI）

随着技术的发展，磁共振成像在眼眶影像中的

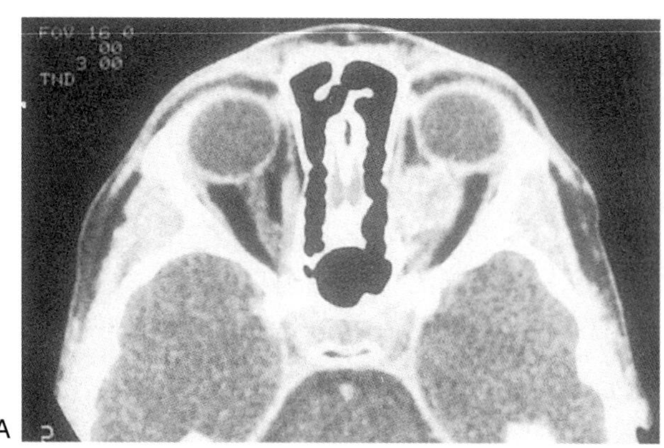

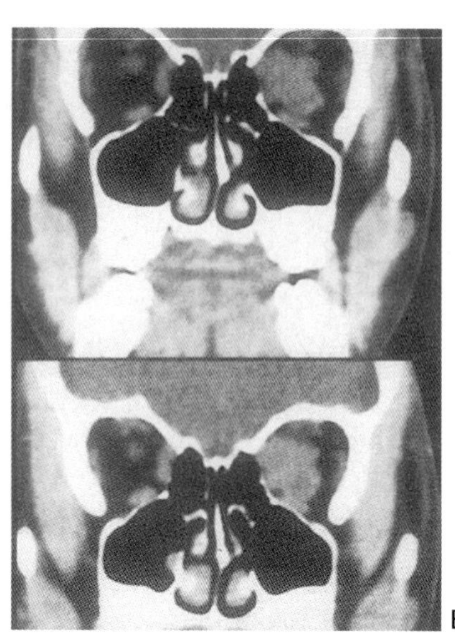

图 6-19 11岁男孩,右眼眶内侧肿物使视神经移位,左眼视乳头水肿,视力20/200。病变形状不规则(A、B上图为未增强,B下图为增强)。切除后,证实为孤立的静脉淋巴管畸形(淋巴管瘤)伴出血。

作用不断提升。MRI信号强度依赖几个参数——氢质子密度、T1、T2弛豫时间,不同组织T1、T2弛豫时间不同。

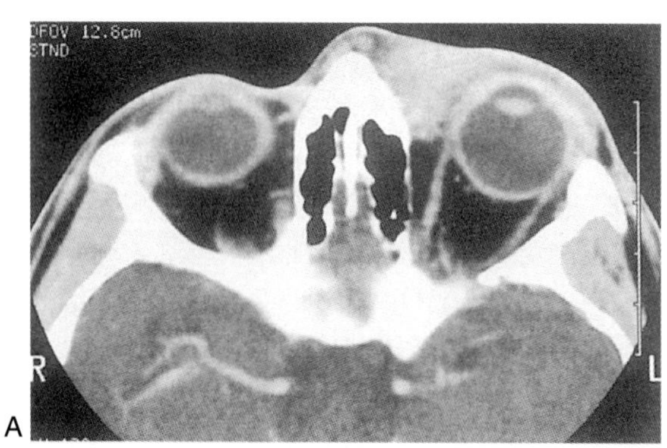

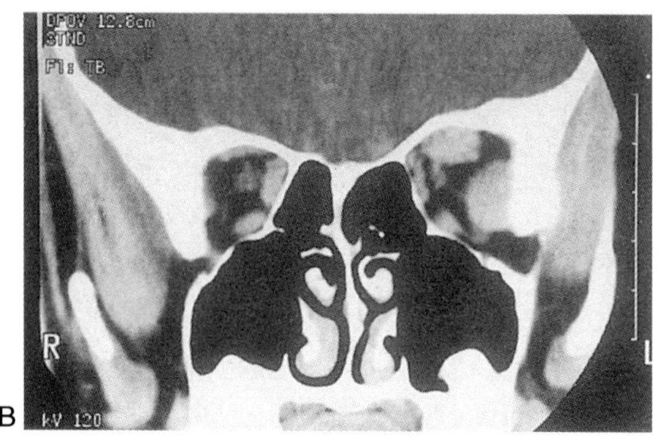

图 6-20 (A)对比增强的轴向CT扫描示一11岁男孩眶前部病变,病变在临床检查中表现独立的血流特点(Valsalva动作阴性),但与深部静脉相关,颈静脉压升高时冠状位扫描如图(B)。前部病变切除后证实是淋巴管瘤。深部病变是扩张性静脉曲张。

MRI与CT相比有几个优点:没有离子射线辐射,可以获得各个平面的图像而不需要改变患者位置,不会因为牙齿填充物等外来物影响成像。但CT和MRI都会受牙套和其他金属的影响。

MRI和CT相比的缺点包括对患者移动的敏感性,即患者轻微移动图像就会受到很大影响,以及高昂的费用。MRI的禁忌证包括带有心脏起搏器、眶内异物和大多数颅内动静脉瘤夹。

应用技术

与CT一样,MRI多采用水平面和冠状面扫描。此外,矢状面也有应用,尤其是对于视神经。T1弛豫相(图片特点是黑色玻璃体和黑色脑髓液)显示了良好的高信号的眶脂肪和肌肉、视神经之间的对比(图6-21)。微小的信号强度的改变,例如在Graves眼眶病中肌肉的改变或是视神经炎中视神经的改变,可以被质子密度或是T2弛豫相(图片特点是白色玻璃体和白色脑髓液)识别出来(图6-22)。高血流产生暗的图像(流空效应)(图6-23)。T2加权像上水肿或液体成分显示为明亮。脂肪抑制技术通过排除周围脂肪的高信号而使强度改变更明显(图6-21)。骨骼在MRI显示为暗色,不如CT清楚。

静脉内对比剂的应用与CT扫描对比剂的使用相似,血供丰富的正常结构如眼内肌及血管性病变例如血管瘤,优先容纳更多的对比剂,通过缩短这些组织的T1弛豫时间,增加T1加权像病变的信号强度。脂

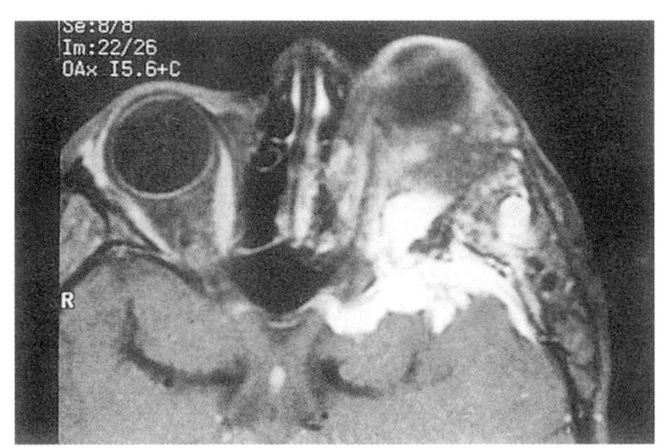

图 6-21 对比增强，脂肪抑制，T1 加权 MR 扫描显示广泛的静脉病变侵犯眼眶、颞窝、脑和中颅窝的硬脑膜。

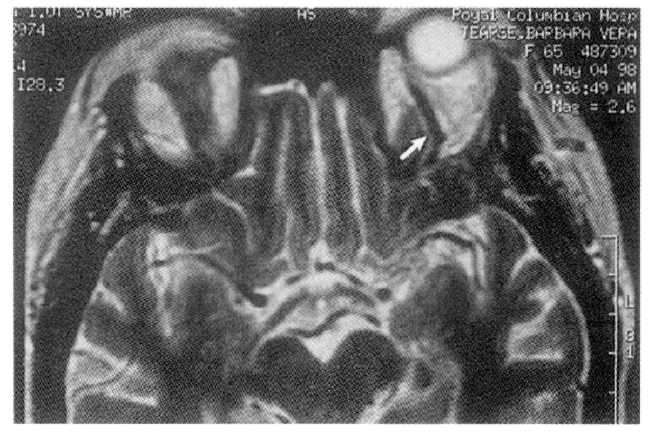

图 6-23 T2 加权 MRI 显示获得性硬脑膜瘘患者扩大的眼上静脉的流空现象（箭头所示）。

肪抑制成像可以更好地显示强度的增加（图6-21）。

表面线圈技术近年取得相当的进展，现在可获得极灵敏的眶内解剖分辨率，有很好的信噪比，甚至可以切割很薄的层面。其局限性是因为眶尖部、海绵窦和视交叉处病变不能很好地显现，这些部位需要带着头圈成像。

MRI对眼球的分辨率也很好，与CT相比可获得更好地解剖清晰度和基于信号强度的组织特异性。

4. MRI 与 CT 的比较

（1）外伤

CT在这些病人中具有重要的作用。因为可以更好确定骨骼的损伤和异物。这两种情况都可有出血和眼球破裂伤。而存在金属性异物则是使用MRI的禁忌证，因为强大的磁场可以使异物移位而破坏周围结构。

眼球损伤和视神经挫伤在MRI可以更好地确定，然而，CT扫描应该是首选的影像技术。

（2）眼眶肿瘤

眼内肿瘤可以更容易地应用MRI确认和定性，超声波检查也可以做很好的补充。CT在这方面有局限性，尽管它可以很好地显示眼部病变里的钙化，例如视网膜母细胞瘤。

眼球后部的肿物用这两种方法都可以很容易地确认，钙化在CT中更明显。MRI可以根据信号强度来判断肿瘤性质。MRI对显示病变中的出血也很有用。

（3）脉管性病变

MRI和CT显示动静脉畸形、动静脉瘘和脉管畸

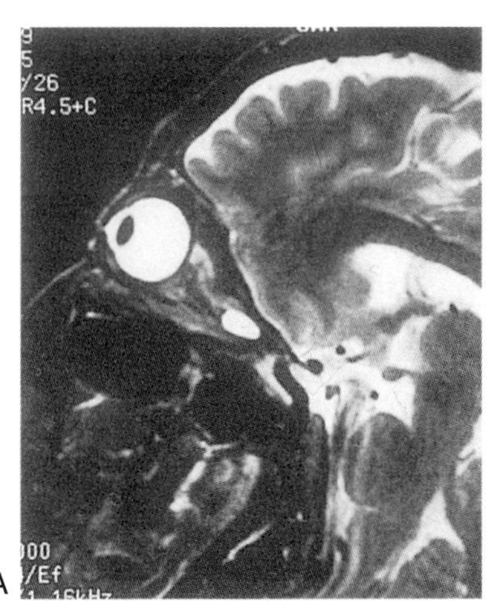

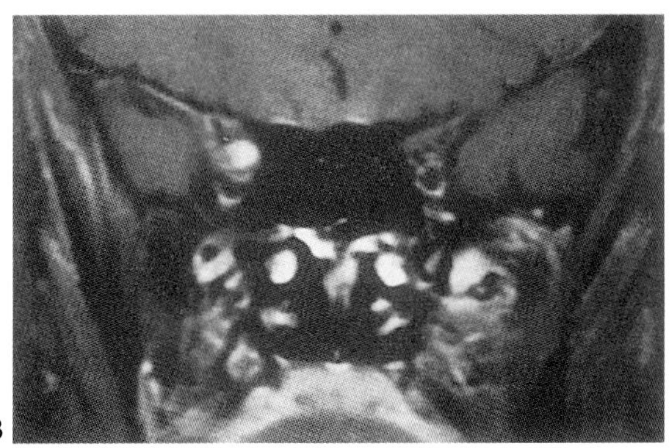

图 6-22 T2 加权矢状 MR 扫描（A）和对比增强 T1 加权冠状扫描（B）显示眶尖肿物。发生在一 48 岁女性，造成视力丧失（视力、色觉降低和视野减小）。经外侧开眶术切除肿物，证实是海绵状血管瘤。

形都很好(图6-21)。扩张性的改变有时不明显,除非患者将口鼻闭住、深呼吸或是定位取直接冠状像(图6-20)。在这种情况下,MRI可能遗漏病变,因为头部位置的变化在MRI中作用不大。

MRI显示高流速血管为流空信号(图6-23),而CT显示增强。海绵窦在MRI更易显示,因为CT中血管的强化可以模糊海绵窦的影像,而MRI高流量的流空信号可以与海绵窦信号形成明显对比。

(4)视神经病 MRI

视神经在CT和MRI中都可以很好地显示, 尽管管内段和颅内段在CT中显现不是太理想(图6-24),但视神经的大部分病变在两种方法中都可显现。钙化和脑膜瘤在CT中更清楚,而因为信号强度的改变,视神经炎的早期改变只能在MRI中显现出来。视神经的颅内段和视交叉在CT和MRI中均可见,但MRI显现得更好。

(5)特发性眼眶炎症和 Graves 眼眶病

CT和MRI在这两种疾病的影像检查中都非常有用。最新研究证明MRI可以区分特发性炎症和淋巴肿瘤。

这两种检查都可以显示眼外肌的改变。CT提供了一种简单、精确的测量眼外肌的方法。MRI可以及早察觉肌肉信号强度的改变,可以尽早发现Graves眼眶病肌肉大小的改变。不过,CT扫描在Graves眼眶病早期阶段也显示低密度的改变。

5. 血管的研究和步骤

对血管研究在评估眼眶肿瘤和血管病变的某些特性是有用的。动脉供应的增加和减弱的图像可以帮助确定手术前肿瘤血供的位置和特点(图6-25)。实际上,血供丰富的肿瘤、畸形(图6-26和图6-27)和瘘的治疗可以用选择性动脉栓塞和闭塞方法。静脉造影术在眼眶病的研究中很少使用, 除了静脉畸形需要特殊的定位和显像(图6-28)。眼眶静脉造影常规要通过成角的支流进行, 但是静脉系统也需要通过逆行的颈静脉供应和在精确的条件下直接穿刺进行研究。在某些情况下,引入数字减影技术可避免直接和复杂的动脉内灌注。

6. 泪液排泄系统检查的方法

泪液排泄系统可以通过直接对比剂注射、荧光照相、CT、MRI进行检查。例如泪道阻塞的病例中,对

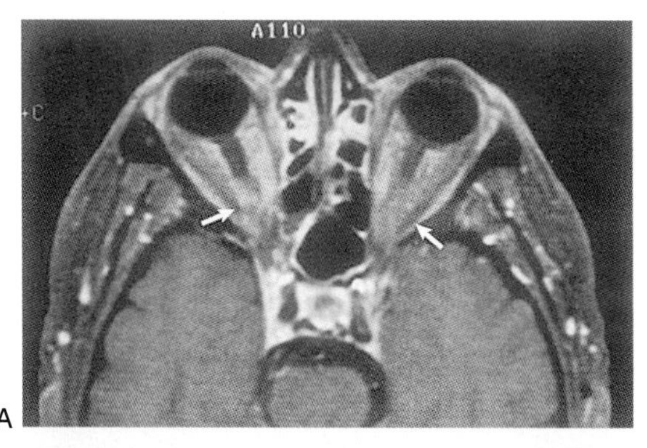

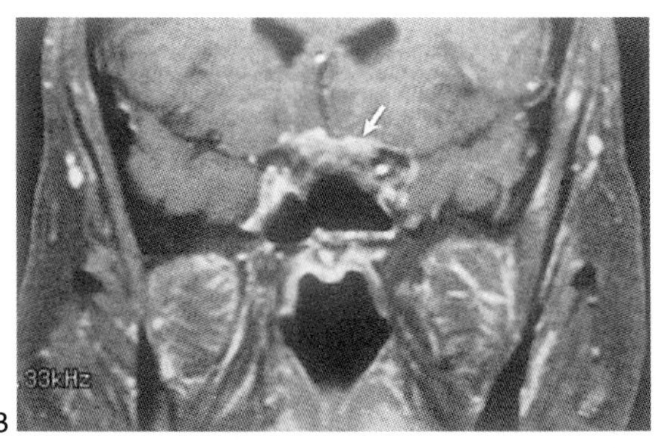

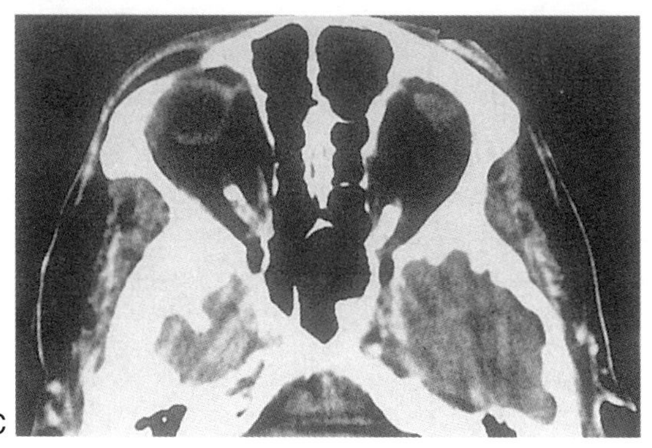

图 6-24 (A)T1 加权轴向 MRI 双侧眶尖视神经浸润和闭塞。冠状 T1 加权对比增强也证实这一点(B)。冠状扫描表明病变浸润视交叉和蝶骨平面(B,箭头所示)。57 岁男性,有 11 年进展性视力丧失的病史,曾被诊为视神经炎。(C)轴向 CT 扫描拍于上述检查的 2 年前显示双侧视神经钙化,为视神经脑膜瘤特有的表现。

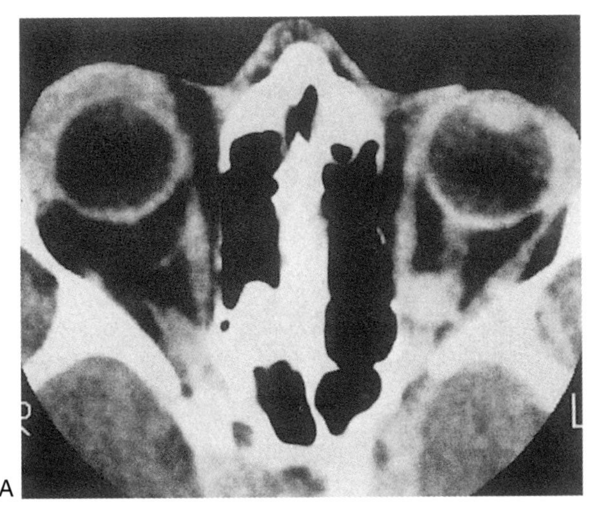

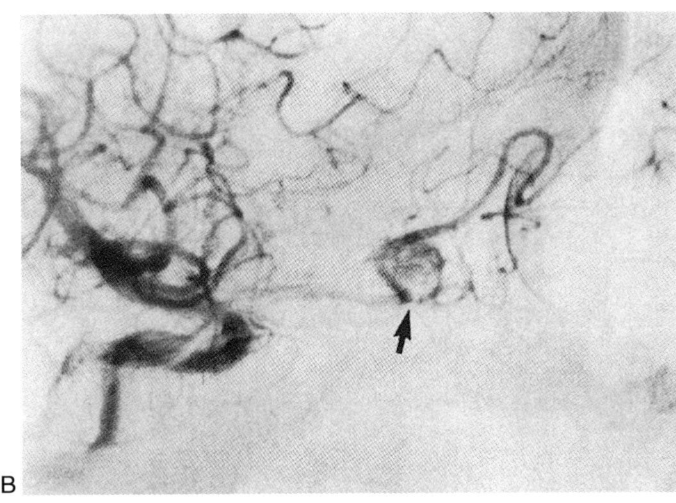

图 6–25　（A）CT 扫描显示对比增强的眶尖肿物，视神经移位，导致视神经病变。（B）血管造影显示早期均匀清晰的网眼结构，表明是血管脑膜瘤或脉管性肿瘤。

比剂注射可以帮助勾勒出管腔内肿瘤的轮廓或是确定由外部压迫形成阻塞的位置。这在检查鼻咽和眼眶或泪囊混合性病变时尤其有用。泪液溶菌酶和血管紧张肽转换因子的生化分析有助于区别影响泪腺的肉样瘤病和Sjögren病（血管紧张肽转换因子和泪液溶菌酶水平在肉样瘤病都升高）。

7. 结论

血管造影术、静脉造影术和泪囊造影术是眼眶病的特异性检查方法。平片只能提供骨骼和异物存在的基本情况。CT扫描和MRI提供详细的软组织情况，对眶内病变的敏感，因此是眼眶影像的主要方法。尽管MRI显示出对眼眶疾病尤其是内眼病变诊断的优势，但CT在许多情况更容易实施。两种形式都各具优点。

三、病理检查

通常，眼眶病变不容易取到病变组织，活检或摘除病变组织需要非常专业的技术。一旦取到组织，要根据假定的诊断仔细计划如何处理这些组织。诊断病理所涉及的主要领域有细胞学、组织化学、免疫组化、电子显微镜学和分子技术。这些方法的作用可以

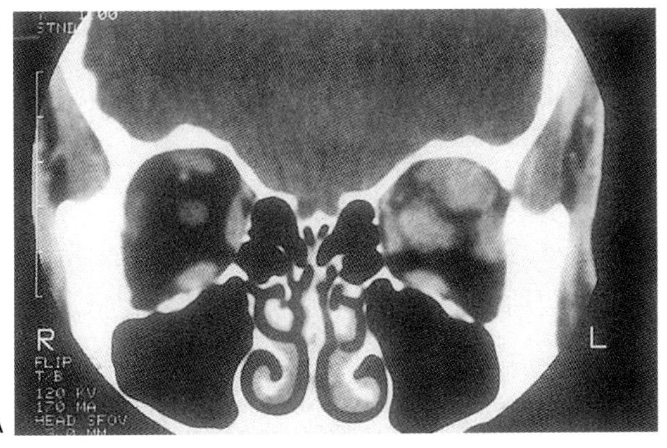

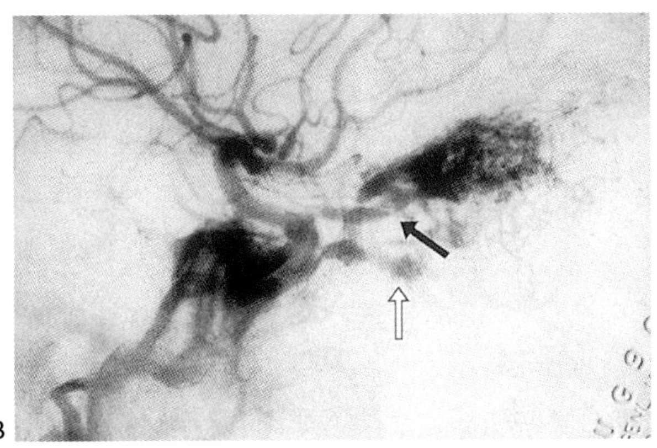

图 6–26　（A）冠状 CT 扫描显示一 40 岁男性眶尖复杂的不规则的肿物，有反复眶内出血，伴 Valsalva 动作或受压而有搏动性眶部疼痛。（B）颈内血管造影显示复杂的动静脉畸形，眼动脉扩张（黑箭头所示），静脉血回流至海绵窦（空箭头所示）。

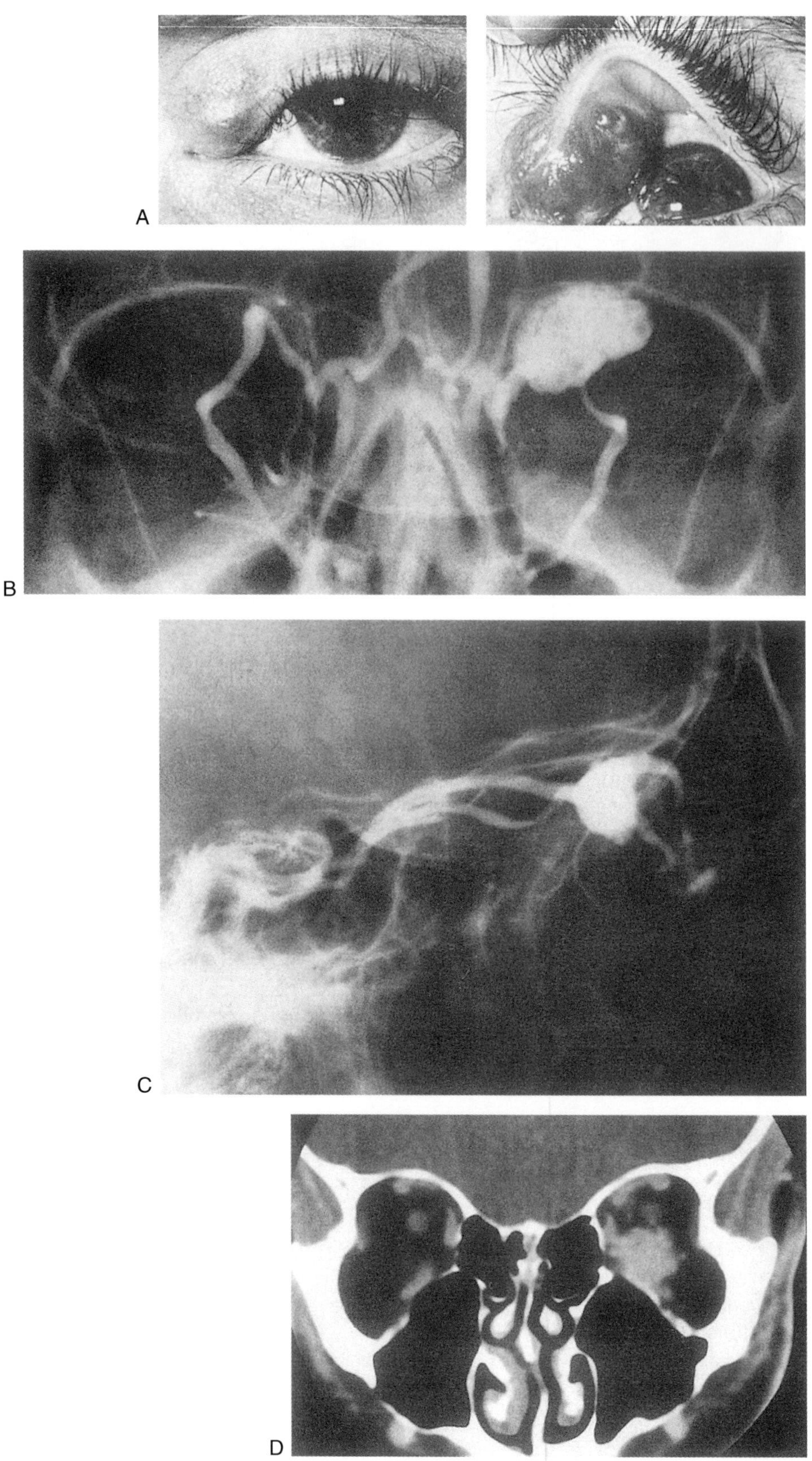

图 6-27 临床照片显示一静脉曲张的眶前部，Valsalva 动作前（A，左）后（A，右）表现。静脉造影（B、C）显示静脉曲张的前后位图和侧位图。（D）冠状 CT 显示位于眶前部孤立的深部扩张性静脉曲张，与上面提到的病变的血流上没有关系。

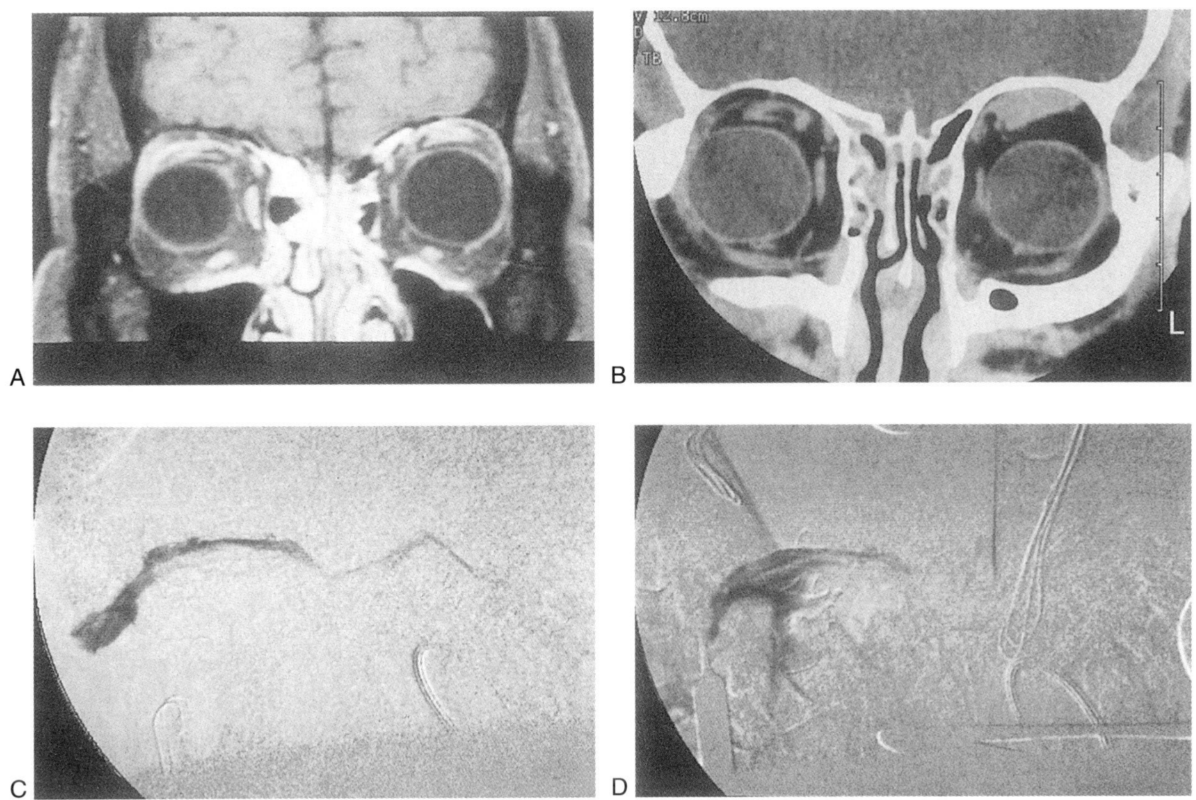

图 6-28　冠状增强 T1 加权 MR（A）和增强的 CT 像显示涉及左上眶的静脉曲张。CT 冠状像病变显示得较大，因为患者的头部位于过度伸直位才能达到这一影像平面（MRI 获得多平面的图像不需要这样的头位）。在手术中，直接的病变内静脉造影显示病变充盈，通过眶上裂的一单个静脉通道反流到海绵窦（C）。手术中在眶上裂施加压力可控制反流，静脉造影可证实这一点。

用一些实际例子说明。

常规的细胞学方法和辅助技术，包括组织化学和电子显微镜，在大多数治疗中心都具备。在眼眶中，细小的针吸活检在诊断继发侵犯性病变中尤其有用，可以避免开放性活检。例如，针吸起自上颌窦的眼眶进展性浸润性病变，获得的标本通过组织学和电镜检查证实是鳞状细胞癌（图6-11A和图6-29）。

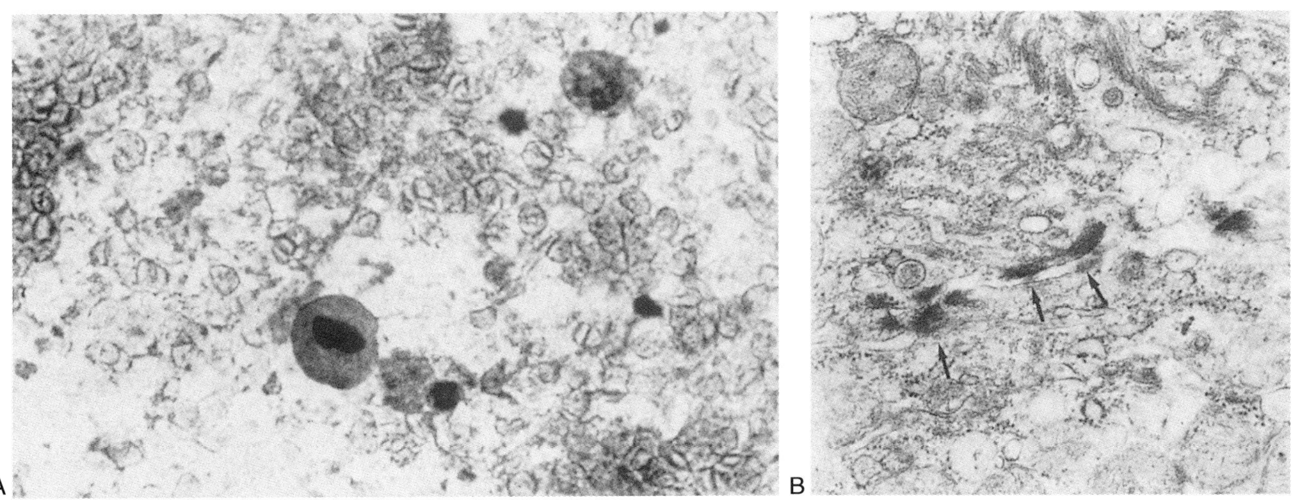

图 6-29　（A）图 6-11 所示的针吸标本的细胞组织病理图，显示巨大的鳞状细胞（HE 染色，×100）。（B）电镜显示桥粒（箭头所示）和源自鳞状细胞的小细胞的细胞器。

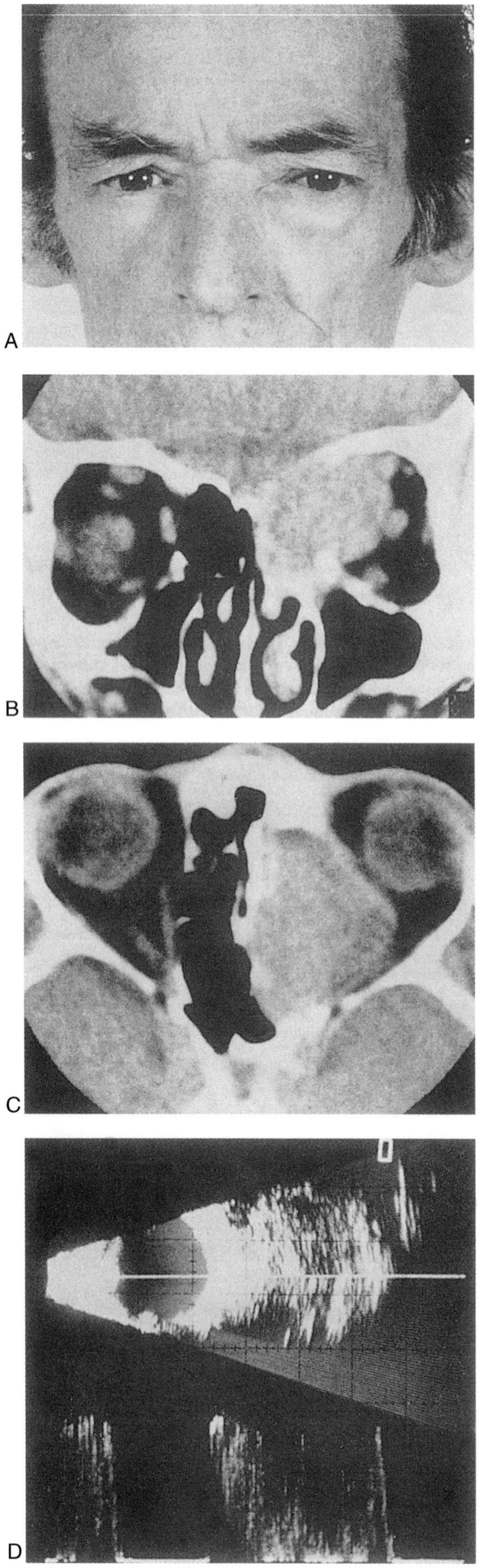

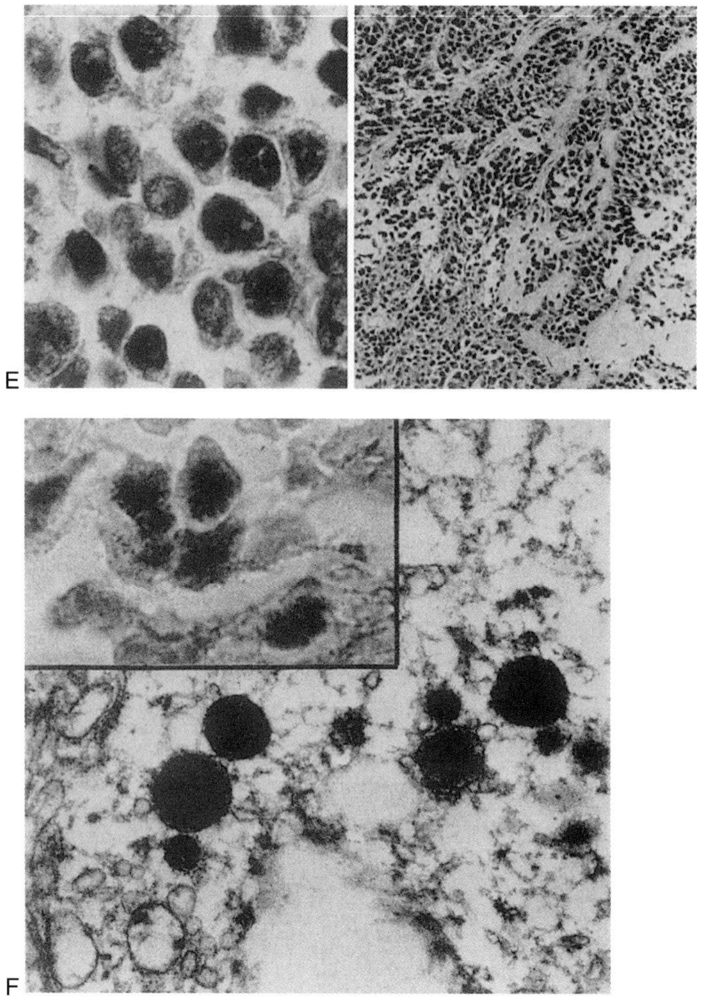

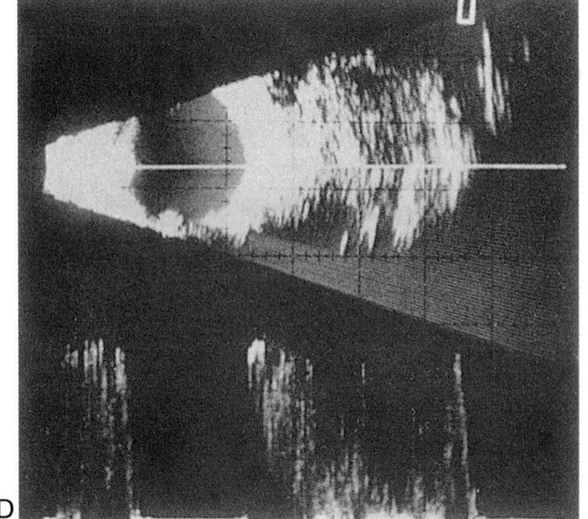

图 6-30 （A）患者左眼因鼻窦和鼻咽部肿物向颞侧轴向移位，如冠状（B）、轴向（C）CT 扫描所示，骨受浸润破坏。（D）超声（A、B 超）显示实性浸润性眶部肿物有多个界面。（E）病变活检的低倍、高倍显微像，是一难以鉴别的鼻咽部球形细胞肿瘤（HE 染色，右×10，左×100）。（F 内图）grimelius 染色显示嗜银颗粒阴性。（F）电镜显示神经内分泌颗粒，证实是神经内分泌癌。

常规的组织化学方法提供了一系列标准技术来辨别肌纤维、淀粉、纤维素、网织蛋白、神经胶质组织等等。进一步引入免疫组织化学技术，尤其是应用单克隆抗体和聚合酶链反应的免疫过氧化物酶技术，可以确定更多特异性的组织。正确处理组织对于获得精确的结果很重要。确认抗原的方法可以常规检测免疫蛋白、肌肉、角蛋白、神经胶质蛋白、前列腺抗原、内分泌微粒以及其他许多成分。免疫组化方法甚至可以应用于吸出的活检标本中。

下面这个鼻咽癌的病例中应用了全部技术。在常规组织学中，它表现为一难鉴别的恶性肿瘤，鉴别诊断的范围很广（图6-30A~D）。免疫过氧化酶染色排除了免疫蛋白、肌球蛋白和神经胶质蛋白。常规的嗜银颗粒组织化学染色为强阳性，提示是具有神经内分泌特征的癌（图6-30E）。

超微结构对区别组织类型很有用，如上面的病例，检查显示标本中有带包膜的神经内分泌颗粒（图6-30E）。另一个例子是一儿童难鉴别的鼻咽部圆形细胞肿瘤，电镜显示成片的糖原、细胞膜间连接缺少亚细胞成分，这就可诊断为Ewing肉瘤（图6-31）。现在可以用分子技术进一步证实。电子显微镜在研究儿童球形细胞肿瘤中很有价值，可以区分横纹肌肉瘤、淋巴瘤、神经母细胞瘤和更少见的肿瘤如粒细胞肉瘤、Ewing肉瘤和组织细胞增多症X。在横纹肌肉瘤病例中，电镜可以显示典型的肌母细胞端点的连接。糖原聚积和细胞膜之间的连接缺少细胞内成分的有助于诊断Ewing肉瘤。粒细胞肉瘤含有微粒和溶酶体。在组织细胞增多症X中有典型的Birbeck微粒（X体或Langerhans微粒）。电镜也可以帮助区分成人难以鉴别的肿瘤如淋巴瘤（表现为回旋状核、胞浆成齿状、细胞核成空泡、核桥）、癌症（绒毛、神经内分泌颗粒、细胞间桥、微腺体形成等等）、黑色素瘤（黑色素体）。手术取得活检标本之后合适的固定（戊二醛）和快速送往实验室对获得最佳的电镜结果很重要。这对免疫组化和分子技术也很重要，它们优于电镜的方面是不像电镜那样严格地要求组织新鲜。

分子生物学技术逐渐应用于确定肿瘤的类型，尤其是在儿童肿瘤，不仅在确定预后而且在选择最佳的治疗方案中起作用。

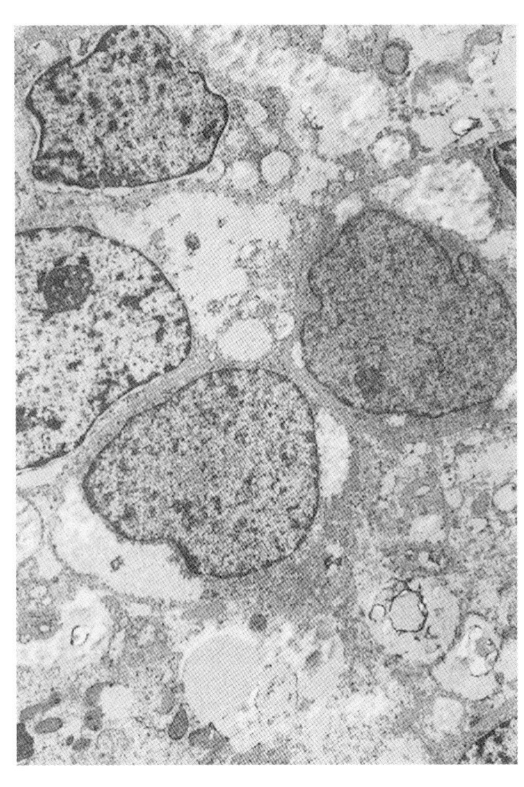

图 6-31　电镜显示成片的糖原、细胞器消失，提示是 Ewing 肉瘤。

我们不希望广泛地论述应用技术中的大量的细节问题，而是强调获得活检标本所需丰富的、多学科的知识的重要性。它不需要我们所有人在病理方面精通，但是要有不断增加和改变精确性和特异性的意识。尤其是，临床医师应该有一个明确的计划即在活检前如何取得标本。处理标本的最好方法包括提前提醒病理检查者、积极进行鉴别诊断，询问处理组织的建议，这样才能获得最佳的诊断信息。

四、结论

本章目的是在形成一个合理的临床思路后，进行合理的检查。尤其是，给出了一个框架来确定疾病的表现、部位、影响和特异性。广博的解剖、临床表现、病理生理和检查技术等多学科知识，对合理地处理眼眶疾病非常重要。

参考文献

General

Duke-Elder S. System of Ophthalmology, Vol. 13. London, Henry Kimpton, 1984.

Dutton JJ, Byrne SF, Proia AD. Diagnostic Atlas of Orbital Diseases. Philadelphia: WB Saunders, 2000.

Henderson JW. Orbital Tumors. 2nd ed. Philadelphia: Lippincott-Raven, 1994.

Jakobiec FA (ed). Ocular and Adnexal Tumors. Birmingham: Aesculapius, 1978.

Jones IS, Jakobiec FA. Diseases of the Orbit. New York: Harper& Row, 1979.

Extraocular and Visual Function

Van Lith GHM, Vijfvinkel-Bruinenga S, Graniewski-Wijnands H. Pattern evoked cortical potentials and compressive lesions along the visual pathways. Documenta Ophthalmolgica 1982;52:347-53.

Orbital Imaging

Bailey CC, Kabala J, Laitt R, et al. Cine magnetic resonance imaging of eye movements. Eye 1993;7:691-3.

Breslau J, Dalley RW, Tsurada JS, et al. Phased array surface coil MR of the orbits and optic nerves. AJNR 1995;16:1247-51.

Byrne SF. Standardized echography in the differentiation of orbital lesions. Surv Ophthalmol 1984;29:226-8.

Byrne SF, Glaser JS. Orbital tissue differentiation with standard echography. Ophthalmology 1983;90:1071-90.

Chambers EF, Manelfe C, Cellerier P. Metrizamide CT cisternography and perioptic subarachnoid space imaging. J Comput Assist Tomogr 1981;5:875-80.

Char DH, Sobel D, Kelly WM, et al. Magnetic resonance scanning in orbital tumor diagnosis. Ophthalmology 1985;92:1305-10.

de Potter P, Shields JA, Shields CL. MRI of the Eye and Orbit. Philadelphia: JB Lippincott, 1995.

Deluise VP, Tabbara KF. Quantitation of tear lysozyme levels in dry-eye disorders. Arch Ophthalmol 1983;101:634-5.

Dubois PJ, Kennerdell JS, Rosenbaum AE, et al. Computed tomographic localization of fine needle aspiration biopsy of orbital tumors. Radiology 1979;131:149-52.

Ettl AR. High Resolution Magnetic Resonance Imaging Anatomy of the Orbit. Amsterdam: St. Poelten, 1999.

Flaharty PM, Lieb WE, Sergott RC, et al. Color doppler imaging: a new noninvasive technique to diagnose and monitor carotid cavernous sinus fistulas. Arch Ophthalmol 1991;109:522-6.

Herrick RC, Hayman LA, Taber KH, et al. Artifacts and pitfalls in MR imaging of the orbit: a clinical review. Radiographics 1997;17:707-24.

Hurwitz JJ, Welham RAN, Lloyd GAS. The role of intubation macrodacryocystography in management of problems of the lacrimal system. Can J Ophthalmol 1975;10:361-6.

Levine RA. Orbital ultrasonography. Radiol Clin North Am 1987;25:447-69.

Lloyd GAS. Radiology of the Orbit. Philadelphia: WB Saunders, 1975.

Moström U, Ytterberg C, Bergström K. Eye lens dose in cranial computed tomography with reference to the technical development of CT scanners. Acta Radiol Diagn [Stockh] 1986;27:599-606.

Ossoinig KC. Standardized echography: basic principles, clinical applications, and results. Int Ophthalmol Clin 1979;19:127-210.

Rosenstock T, Hurwitz JJ. Functional obstruction of the lacrimal drainage passages. Can J Ophthalmol 1982;17:249-55.

Sargent EN, Ebersole C. Dacryocystography. The use of sinografin for visualization of the nasolacrimal passages. Am J Roentgenol Radium Ther Nucl Med 1968;102:831-9.

Sharma OP, Vita JB. Determination of angiotensin-converting enzyme activity in tears. A noninvasive test for evaluation of ocular sarcoidosis. Arch Ophthalmol 1983;101:559-61.

Tien RD, Chu PK, Hesselink JR, Szumowski J. Intra- and paraorbital lesions: value of fat-suppression and MR imaging with paramagnetic contrast enhancement. AJNR 1991;12:245-53.

Wilson WB, Dreisbach JN, Lattin DE, Stears JC. Magnetic resonance imaging of nonmetallic orbital foreign bodies. Am J Ophthalmol 1988;105:612-7.

Pathologic Assessment

Amemiya T, Yoshida H. Electron microscope study of the orbital lesion of Hand-Schüller-Christian disease. J Pediatr Ophthalmol 1977;14:242-7.

Basset F, Escaig J, Le Crom M. A cytoplasmic membranous complex in histiocytosis X. Cancer 1972;29:1380-6.

Churg A, Ringus J. Ultrastructural observations on the histogenesis of alveolar rhabdomyosarcoma. Cancer 1978;41:1355-61.

Crist WM, Edwards RH, Pereira F. Rhabdomyosarcoma diagnosed by electron microscopy in a child with acute lymphocytic leukemia. J Pediatr 1978;93:893-4.

Dresner SC, Kennerdell JS, Dekker A. Fine needle aspiration biopsy of metastatic orbital tumors. Surv Ophthalmol 1983;27:397-8.

Falini B, Taylor CR. New developments in immunoperoxidase techniques and their application. Arch Pathol Lab Med 1983;107:105-17.

Frable WJ. Fine-needle aspiration biopsy: a review. Hum Pathol 1983;14:9-28.

Freeman AI, Johnson WW. A comparative study of childhood rhabdomyosarcoma and virus-induced rhabdomyosarcoma in mice. Cancer Res 1968;28:1490-500.

Friedman B, Gold H. Ultrastructure of Ewing's sarcoma of bone. Cancer 1968;22:307-22.

Friedman B, Hanaoka H. Round-cell sarcomas of bone. A light and electron microscopic study. J Bone Joint Surg Am 1971;53:1118-36.

Ghadially FN. Diagnostic electron microscopy of rumours. London: Butterworth, 1980.

Henderson DW, Raven JL, Pollard JA, Walters MN. Bone marrow metastases in disseminated alveolar rhabdomyosarcoma: case report with ultrastructural study and review. Pathology 1976;8:329-41.

Horvat BL, Caines M, Fisher ER. The ultrastructure of rhabdomyosarcoma. Am J Clin Pathol 1970;53:555-64.

Hou-Jensen K, Priori E, Dmochowski L. Studies on ultrastructure of Ewing's sarcoma of bone. Cancer 1972;29:280-6.

Kadin ME, Bensch KG. On the origin of Ewing's tumor. Cancer 1971;27:257-73.

Kameya T, Shimosato Y, Adacho I, et al. Neuroendocrine carcinoma of the paranasal sinus: a morphological and endocrinological study. Cancer 1980;45:330-9.

Kaminsky DB. Aspiration biopsy for the community hospital. In: Masson Monographs in Diagnostic Cytopathology. New York: Masson, 1981, vol. 2.

Kennerdell JS, Dekker A, Johnson BL, Dubois PJ. Fine-needle aspiration biopsy. Its use in orbital tumors. Arch Ophthalmol 1979;97:1315-7.

Kennerdell JS, Slamovits TL, Dekker A, Johnson BL. Orbital fine-needle aspiration biopsy. Am J Ophthalmol 1985;99:547-51.

Khalil MK, Huang S, Viloria J, Duguid WP. Extramedullary plasmacytoma of the orbit: case report with results of immunocytochemical studies. Can J Ophthalmol 1981;16:39-42.

Kline TS. Handbook of fine needle aspiration biopsy cytology. St. Louis: CV Mosby, 1981.

Knowles DM 2nd, Jakobiec FA. Ocular adnexal lymphoid neoplasms: clinical, histopathologic, electron microscopic, and immunologic characteristics. Hum Pathol 1982;13:148-62.

Kroll AJ, Kuwabara T, Howard GM. Electron microscopy of rhabdomyosarcoma of the orbit. A study of two cases. Invest Ophthalmol

1963;2:523-37.
Kroll AJ. Fine-structural classification of orbital rhabdomyosarcoma. Invest Ophthalmol 1967;6:531-43.
Liu D. Complications of fine needle aspiration biopsy of the orbit. Ophthalmology 1985;92:1768-71.
Mahoney JP, Alexander RW. Ewing's sarcoma. A light- and electron-microscopic study of 21 cases. Am J Surg Pathol 1978;2:283-98.
Meis-Kindblom JM, Stenman G, Kindblom L-G. Differential diagnosis of small round cell tumors. Semin Diagn Pathol 1996;13:213-41.
Mesa-Tejada R, Pascal RR, Fenoglio CM. Immunoperoxidase: a sensitive immunohistochemical technique as a "special stain" in the diagnostic pathology laboratory. Hum Pathol 1977;8:313-20.
Mierau GW, Favara BE. Rhabdomyosarcoma in children: ultrastructural study of 31 cases. Cancer 1980;46:2035-40.
Morales AR, Fine G, Horn RC Jr. Rhabdomyosarcoma: an ultrastructural appraisal. Pathol Annu 1972;7:81-106.
Nakayama I, Tsuda N, Muta H, et al. Fine structural comparison of Ewing's sarcoma with neuroblastoma. Acta Pathol Jpn 1975;25:251-68.
Rice RW, Cabot A, Johnston AD. The application of electron microscopy to the diagnostic differentiation of Ewing's sarcoma and reticulum cell sarcoma of bone. Clin Orthop 1973;91:174-85.
Roholl PJ, De Jong ASH, Ramaekers FCS. Application of markers in the diagnosis of soft tissue tumours. Histopathology 1985;9:1019-35.
Rootman J, Quenville N, Owen D. Recent advances in pathology as applied to orbital biopsy: practical considerations. Ophthalmology 1984;91:708-18.
Sarkar K, Tolnai G, McKay DE. Embryonal rhabdomyosarcoma of the prostate. An ultrastructural study. Cancer 1973;31:442-8.
Schyberg E. Fine needle biopsy of orbital tumours. Acta Ophthalmol [Suppl] 1975;125:11.
Shechan DC, Hrapchak BB. Theory and Practice of Histotechnology, 2nd ed. St. Louis: CV Mosby, 1980.
Spoor TC, Kennerdell JS, Dekker A, et al. Orbital fine needle aspiration biopsy with B-scan guidance. Am J Ophthalmol 1980;89:274-7.
Taylor CR. Immunoperoxidase techniques: practical and theoretical aspects. Arch Pathol Lab Med 1978;102:113-21.
Triche TJ. Round cell tumors in childhood: the application of newer techniques to the differential diagnosis. Perspect Pediatr Pathol 1982;7:279-322.
Westman-Naeser S, Naeser P. Tumours of the orbit diagnosed by fine needle biopsy. Acta Ophthalmol 1978;56:969-76.
Winkler CF, Goodman GK, Eiferman RA, Yam LT. Orbital metastasis from prostatic carcinoma: identification by an immunoperoxidase technique. Arch Ophthalmol 1981;99:1406-8.
Zimmerman LE, Font RL, Tso MOM, et al. Application of electron microscopy to histopathologic diagnosis. Trans Am Acad Ophthalmol Otolaryngol 1972;76:101-7.

PART

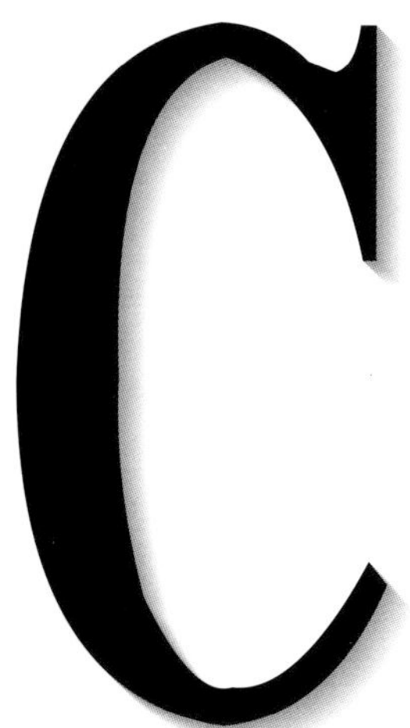

第3篇
眼眶疾病

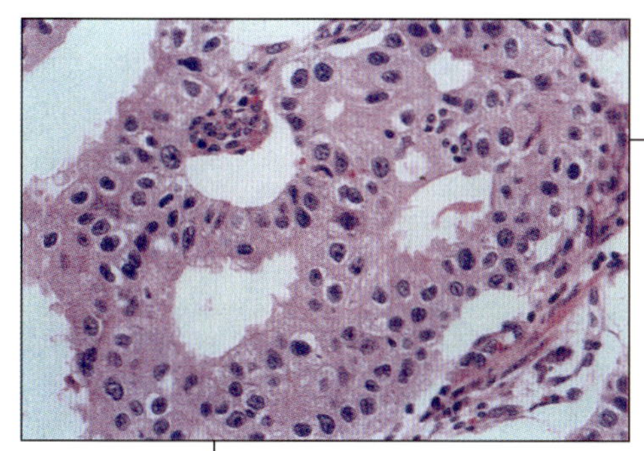

第 7 章

眼眶疾病的病理基础

眼眶的病理改变与身体其他部位相类似，但由于其解剖部位的特点而又有其独特的一面。本章试图从病理学家的角度来对眼眶疾病进行描述，以便为眼科医师提供简明扼要，全面合理的疾病分类。许多内容以表格形式进行描述，以利于从概念上理解各种疾病的分类及鉴别诊断。相对于其他病变而言，附带星号的病变表示一些常见的眼眶疾病。

为明确诊断，特别是遇到可疑肿瘤，由眼眶手术医生和病理专家共同处理标本极为重要。这主要是不断更新的组织病理学技术层出不穷，不可能期望眼科医生掌握所有，而且，细胞遗传学和分子遗传学检查已成为某些眼眶肿瘤诊断的重要辅助手段，而使用这些技术往往需要对新鲜组织标本进行特殊处理。因此，在组织活检前，眼科医生应与病理医生共同对疾病的鉴别诊断和组织处理进行讨论。对各种病变组织的处理将详述于后。

虽然本章中大多数组织都是经福尔马林固定、石蜡包埋、切片、HE染色，并在光镜下观察组织切片进行诊断，但针吸活检，HE和Giemsa染色涂片进行细胞学检查也广泛用于眼眶及眼内肿瘤诊断。表7-1列出眼眶疾病诊断的病理学技术。细胞遗传及分子遗传学技术在诊断某些特殊疾病中的应用将在有关章节中介绍。

一、肿瘤

肿瘤病理分析强调两方面——肿瘤的良、恶性判断和肿瘤分型。通过常规HE染色，分析细胞有丝分裂和间变，并通过病史，结合肿瘤浸润范围，基本上可确定大多数肿瘤的良恶性程度和肿瘤性质。确定肿瘤类型需通过免疫化学、电镜检查和/或基因分析。常规用于分型的肿瘤标本用福尔马林固定可保持多数有用抗原。我们通常把一小块具有代表性的部分组织固定在2.5%戊二醛中用于电镜检查，其余的则用福尔马林固定。组织取出后尽快固定可最大限度的保存抗原。如果条件许可，并有足够的组织，可将一部分新鲜标本进行细胞遗传学研究，同时保留一小部份冰冻组织留作日后DNA研究。尤其是疑为恶性肿瘤时，这点尤为重要。

表7-2给出了肿瘤相关的通用病理学术语的定义，以便理解眼眶肿瘤的分类。

表7-2中所示，眼眶肿瘤应按照上皮性、间质性、淋巴组织增生性和白血病性，以及黑色素细胞性和中枢神经系统性肿瘤（视神经）这五类进行描述。眶骨骨肿瘤和泪腺肿瘤由于其发生部位特殊，而使其组织鉴别与众不同，应额外进行分类描述。同样，视神经肿瘤因组织鉴别特异，也不应该把它按照其他部位的肿瘤进行描述。

多数情况下，组织来源很容易判断，但对于低分化或未分化的恶性肿瘤，病理学家须先判断肿瘤属于哪种主要类型，而后尽可能进一步进行分类。表7-3列举了有助于肿瘤初步分类的一系列免疫组织化学染色方法。一旦将肿瘤确定为上述主要分类中的某一种，则需进行免疫组织化学染色以进一步做出特异性诊断。由于免疫组织化学在肿瘤诊断中的重

表 7-1 眼眶疾病诊断的病理学技术

技术方法	描 述	用 途
光镜检查	组织经福尔马林固定，酒精处理后石蜡包埋，切片，厚度 1~5 μm，HE 染色后光镜观察；也可用其他固定方法	最常用的病理学方法，一线诊断方法；合并使用其他技术，如组织化学及免疫组化染色，DNA 提取
针吸活检和细胞学检查	用细针由病变处抽取细胞，立即涂片，染色，细胞转入液体内行细胞离心	若获足量细胞，则可明确病理诊断，是快速诊断方法；诊断复发或转移性肿瘤；细胞可用流式细胞仪或分子技术分析；在非纤维性病变中用途广泛
免疫组化	组织常规处理后用特异抗原-抗体进行染色，通过任何一种能产生有色产物的处理来观察抗原位置	多种此类抗原有助于判断未分化肿瘤的性质，检测淋巴瘤或炎症中不同类别的淋巴细胞的存在
电子显微镜	小块组织经戊二醛固定，再经锇酸和酒精处理后包埋到硬的树脂块内，<100nm 薄层切片经乙酸双氧铀和枸橼酸铅染色后电镜观察	极高放大率分析少量细胞，用以判断肿瘤细胞性质，尽管已广泛被免疫组化染色所取代；常应用于研究的目的，可与免疫组化染色联合应用
流式细胞仪	被荧光素标记抗体染色的细胞悬液，激光计数	对于确定淋巴增殖性病变中单克或多克隆淋巴细胞群落很有用，用于确定肿瘤细胞核内 DNA 成分
细胞遗传学检测	细胞悬浮培养致分裂中期，用甲醛检和醋酸固定，行 Giemsa 染色后测单细胞染色体成分	有助于诊断 Ewing 肉瘤，周围神经外胚层肿瘤，黏液样脂肉瘤，牙槽骨横纹肌肉瘤，Burkitt 淋巴瘤和已知的染色体易位滤泡中心细胞淋巴瘤
聚全酶链反应及逆转录 PCR（RT-PCR）	采用肿瘤细胞提取 DNA，将其中一小段具体序列扩增至能用 DNA 探针进行分析；RT-PCR 是从肿瘤细胞中提取 RNA，首先制备互补 DNA（cDNA），然后扩增	PCR 有助于确定任何一种淋巴瘤内免疫球蛋白重链基因或 T-细胞表面变体基因重排，从而检测单克隆淋巴瘤群落的存在；RT-PCR 用于检测上述肿瘤中具体易位产物

表 7-2 与肿瘤相关的常见病理学术语的定义

病理名词	定义
肿瘤	“新生物”：组织过度自主增生并且与机体正常组织不相协调，在刺激物或诱发因素停止后仍持续增生
增生	器官或组织细胞数目增长，可能不伴有体积增大
发育不良	具有两重含义，了解各自使用条件很重要：①最常用于上皮细胞癌前病变，上皮细胞丧失其正常规则的成熟形态，在基底层以上出现多形性细胞及有丝分裂；②也指胎儿时期的不规则增生而产生异常的器官或组织
良性肿瘤	保留有起源细胞某些特性的肿瘤通常具有膨胀性，非侵袭性的边界，通常不发生转移、致死；良性上皮细胞肿瘤称为腺瘤，并在其前加上起源部位（如皮脂腺瘤）；良性间质组织肿瘤的命名是在起源细胞之后加“瘤”（如：纤维瘤和骨瘤分别指成纤维性细胞和骨细胞构成的良性肿瘤）
恶性肿瘤	侵袭周围组织具有潜在转移和致死能力的肿瘤。根据与起源细胞相似性可分为高、中、低分化。组织学可表现如下几方面：细胞大小和形态的多样性，核浆比例增大，异常分裂相，瘤巨细胞，细胞排列异常，坏死和或侵袭性边界（缘）。所有恶性肿瘤可分为五大类，据具体特征可进一步分类：①癌-恶性上皮细胞肿瘤，前面加上起源部位或细胞（如皮脂腺癌）；②肉瘤-间质细胞恶性肿瘤，起源于软组织或骨组织，在其前加上起源细胞（如骨肉瘤）；③淋巴瘤-淋巴细胞恶性肿瘤（不存在淋巴细胞的良性肿瘤）；④黑色素瘤-恶性黑色素细胞瘤（相应的良性肿瘤称为痣）；⑤中枢神经系统肿瘤（视神经）
分化	肿瘤组织与其起源组织细胞的相似程度
去分化	肿瘤与其起源组织各种细胞均不相似，这并不意味着肿瘤细胞曾分化而现在不再分化，说明肿瘤起源的干细胞发生足够次数的突变，因此没有表现出任何分化；在这种情况下，免疫组化和电镜检查很有帮助
母细胞瘤	通常用于命名儿童的组织发育不成熟而类似于胚胎组织的肿瘤
畸胎瘤	常发生于儿童脑组织或（和）眼眶组织，或是性腺，组织学证实肿瘤组织源于三个胚层：外胚层、中胚层、内胚层（如视网膜母细胞瘤）
错构瘤	发生于某一特定部位的组织结构排列紊乱的良性肿瘤
迷芽瘤	良性，组织增生，为正常组织发生于异常部位

表 7-3　主要恶性肿瘤常用的免疫组织化学染色方法

染色	肉瘤	癌	黑色素瘤	淋巴瘤
角蛋白	−	+	−	−
波形蛋白	+	−	+	+
HMB-45	−	−	+	−
白细胞共同抗原,B 细胞或 T 细胞抗原	−	−	−	+

+ 抗原染色阳性；− 抗原染色阴性

要作用，故将不同组织来源的肿瘤免疫组织化学染色特点归纳于表7-4~表7-6。

1. 免疫组织化学

各种免疫组织化学染色列表（表7-4~表7-6）以HE染色的基本组织学特征为基础。

2. 眼眶软组织和眶骨的间叶性肿瘤

眼眶间叶性肿瘤包括软组织和骨的良性和恶性病变。软组织包括平滑肌、骨骼肌、纤维、脂肪、血管

表 7-4　梭形细胞的免疫组化染色

肿瘤	弹性蛋白	肌动蛋白	平滑肌肌动蛋白	结合蛋白	S100	相关抗原因子Ⅷ	荆豆凝集素（UEA）	角蛋白	肌红蛋白	CD34
纤维组织细胞瘤	+	+/−	+/−	−	−	−	−	−	−	+
横纹肌肉瘤	+	+	−	+	−	−	−	−	+/−	−
平滑肌肉瘤	+	+	+	+	−	−	−	−	−	−
脂肪肉瘤	+	−	−	−	+/−	−	−	−	−	−
血管外皮细胞瘤	+	−	−	−	−	−	−	−	−	+
血管肉瘤	+	−	−	−	−	+/−	+/−	−	−	+
Kaposi 肉瘤	+	−	−	−	−	+/−	+	−	−	+
神经鞘瘤,神经纤维瘤	+	−	−	−	+	−	−	−	−	+
恶性周围神经鞘瘤	+	−	−	−	+/−	−	−	−	−	+/−
软骨肉瘤	+	−	−	−	+/−	−	−	−	−	−
梭形细胞癌	+/−	−	−	−	−	−	−	+	−	−

+ 通常着色；+/− 可能着色；− 通常不着色

表 7-5　小细胞未分化肿瘤免疫组化染色

肿瘤	白细胞共同抗原（LCA）	角蛋白	神经元特异性烯醇酶（NSE）	神经微丝（NF）	结合蛋白	O13
儿童期肿瘤						
白血病*	+	−	−	−	−	+/−
神经母细胞瘤	−	−	+	+	−	−
视网膜母细胞瘤	−	−	+	+	−	NA
横纹肌肉瘤	−	−	−	−	+	−
Ewing 肉瘤	−	−	−	−	−	+
Wilms 瘤	−	+	−	−	$	−
成人肿瘤						
淋巴瘤	+	−	−	−	−	+/−
周围神经上皮瘤	−	−	+	+	−	+
嗅神经母细胞瘤	−	−	+	+	−	−
小细胞癌	−	+/−	+/−	+/−	−	−

+ 通常抗原着色；− 通常不着色；$ 如果表现肌样分化就着色；+/− 可能着色

* 需要鉴别淋巴瘤和白血病后酶组织化学或其他免疫组化染色

表 7-6 大细胞肿瘤的免疫组化染色

肿瘤	弹性蛋白	角蛋白	上皮膜抗原（EMA）	S100	神经元特异性烯醇酶（NSE）	嗜铬粒蛋白	突触素	HMB-45	神经胶质酸性蛋白 GFAP	白细胞共同抗原（LCA）
葡萄膜、结膜、眼眶或转移性黑色素瘤	+	−	−	+	+	−	−	+	−	−
转移性、局部侵袭性或泪腺区癌	LG	+	+	LG	−	−	−	−	LG	−
大细胞淋巴瘤	+/−	−	−	−	−	−	−	−	−	+
粒细胞肿瘤	+	−	−	+	−	−	−	−	−	−
副神经节瘤	+	−	−	+/−	+	+	+	−	+/−	−
类癌瘤	−	+	NA	−	+	+	+	−	−	−
泡状软组织肉瘤*	+/−	−	−	+/−	+/−	NA	−	−	−	−
恶性杆状肿瘤	+	+	+/−	−	−	−	−	−	−	−
脑膜瘤	+	+/−	+/−	+/−	+/−	NA	NA	−	−	−
星形细胞瘤	+	−	−	+/−	+/−	−	−	−	+	−

+ 通常抗原着色；- 通常不着色；+/- 可能着色

* 结合蛋白和肌动蛋白着色；LG 泪腺肿瘤弹性蛋白、S100 和 GFAP 染色可能着色；NA 无记录

和周围神经系统组织。来源于软组织的良、恶性肿瘤统称为“软组织瘤”，而恶性肿瘤又可称为肉瘤。眼眶间叶性肿瘤在显微镜下主要由梭形细胞组成，故此类肿瘤又常称为“梭形细胞瘤”。虽然某些肿瘤的行为不尽相同，但一般通过光镜来区分肿瘤的良恶性。周围神经肿瘤也属于梭形细胞瘤。一旦确定为软组织肿瘤，则要根据其分化类型进一步分类并确定诊断。大部分发生于身体其他部位的软组织肿瘤也

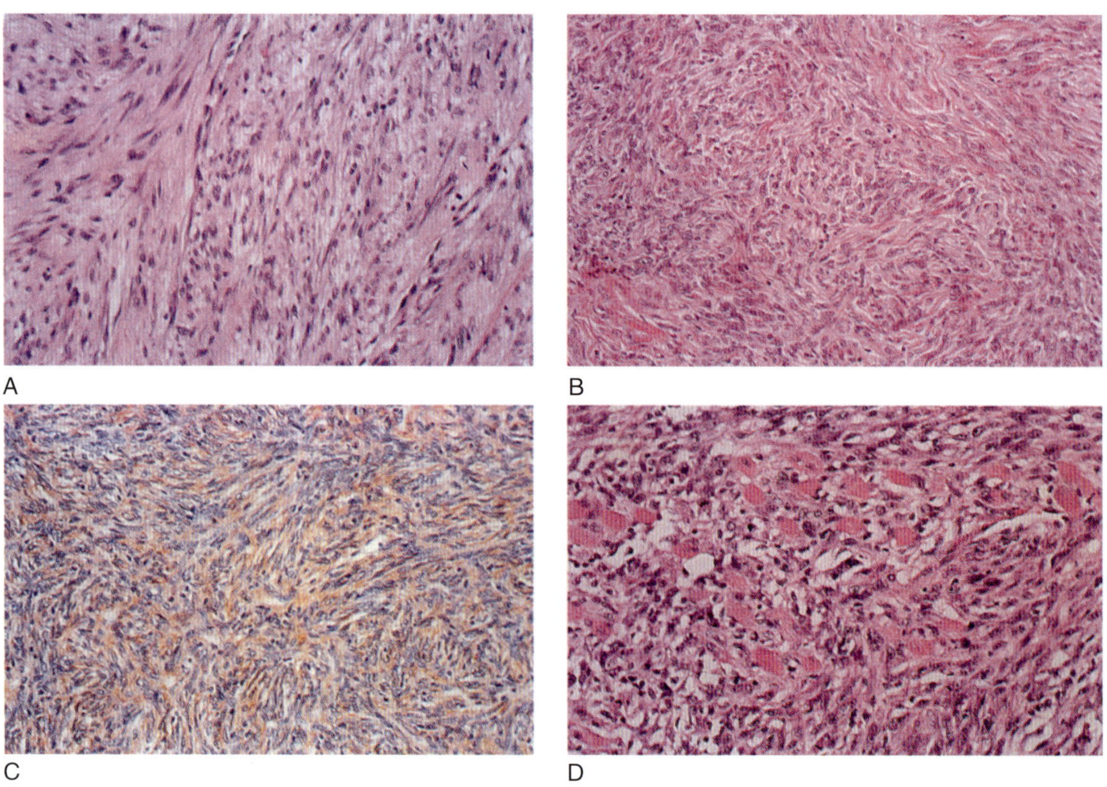

图 7-1 （A）结节性筋膜炎。高倍镜下细胞周围形状规则的纺锤装细胞和正常分裂（HE 染色，×25）。（B）良性纤维组织细胞瘤。显微照相显示单一的纺锤状细胞呈席纹状排列，与孤立的纤维肿瘤相象（HE 染色，×25）。（C）肿瘤的 CD-34 抗原染色（间接过氧化物酶，×25）。（D）恶性纤维组织细胞瘤。肿瘤中见多形核，核仁明显，大量核分裂，因为它侵犯眼外肌（HE 染色，×25）。

可发生于眼眶，本书中将据其主要类型和特性以表格形式列出，此外，由于某些反应性病变易形成肿块，应将它们与真性肿瘤进行病理鉴别，故将此类病变也列入其内。

（1）眼眶软组织的间叶性肿瘤

①纤维性和纤维组织细胞性肿瘤

纤维母细胞性瘤主要由间质细胞，即成纤维细胞组成。通过免疫组化染色，可见这种细胞内含有染色阳性的波形蛋白中间丝。电镜下，这种细胞含粗面内质网，无外板及桥粒连接。纤维组织细胞肿瘤更为常见，光镜和电镜下可见多种细胞成分，包括成纤维细胞、肌成纤维细胞、组织细胞样细胞及未分化间质细胞，这一点可与单纯性纤维母细胞性病变相鉴别。纤维组织细胞瘤免疫组织化学染色可呈波形蛋白染色阳性，有时也可为肌动蛋白染色阳性。上述两种肿瘤可通过组织学形态，临床和影像学检查加以鉴别（参见表7–7）。

②横纹肌和平滑肌肿瘤

肌肉软组织肿瘤分为横纹肌肿瘤和平滑肌肿瘤。实际上，眶内横纹肌肿瘤均为恶性，要与属于“小蓝细胞”范畴的许多恶性肿瘤进行鉴别。后者多为未分化肿瘤，并多见于儿童和年轻患者（表7–8）。所有肌肉肿瘤均可进行波形蛋白、结合蛋白和肌肉特异性肌动蛋白等免疫组织化学染色，而平滑肌瘤又可行平滑肌肌动蛋白染色。

表 7–7　成纤维细胞性和纤维组织细胞性病变的病理学特点

名称和定义	肉眼观	显微镜下观
结节性筋膜炎（图7–1A）（反应性成纤维细胞肿块）	白色，质地坚硬，界限不清	梭形成纤维细胞和肌成纤维细胞有丝分裂，但无非典型分裂相，通常围绕中心黏液样区域
纤维瘤和黏液瘤 罕见，主要由成纤维细胞组成，含或不含黏液样背景（含黏多糖）	白色，质地坚硬，界限不清，胶胨状	胶原或黏多糖背景可见梭形成纤维细胞
良性局部侵袭性纤维组织细胞肿瘤（图7–1B和C）主要由成纤维细胞组成，偶尔见组织细胞样细胞	质硬，白色或灰色，界清（限局性）	良性肿瘤由细小或波浪状梭形细胞排列成席纹或车轮状，有时可见正常分裂相，没有坏死；局部侵蚀性肿瘤的细胞学结构大致相同，但有浸润性边缘
单纯纤维瘤（成纤维细胞组成的良性肿瘤）	质硬，白色至灰色，局限性	可发生于身体多个部位，包括眼眶。良性成纤维细胞排列成多种形状，包含席纹状、束状、血管外皮瘤样，组织学上与良性纤维组织细胞瘤相似
巨细胞血管纤维瘤 少见，良性，由成纤维细胞血管和巨细胞组成	发生于泪腺区	最近出现的病理名称，组织学上与单纯纤维瘤类似，但有大量血管和巨细胞
纤维瘤病 良性，无转移，局部侵蚀性成纤维细胞增生的一类病变	质硬，白色至灰色，非局限性	梭形成纤维细胞束状排列，背景为大量胶原小血管，有时可见炎细胞，可见正常有丝分裂相；细胞含量比纤维瘤多，比纤维肉瘤少
纤维肉瘤 单一成纤维细胞的恶性肿瘤，好发于儿童	质硬，色灰白，非局限性	形态规则的成纤维细胞增生排列成人字形，夹杂少许胶原组织，异常的分裂相以及细胞构成增加，可与上述肿瘤相鉴别
恶性纤维组织细胞瘤（表7–1D）主要由恶性成纤维细胞组成，杂有肌成纤维细胞、“组织细胞样”细胞和未分化细胞	体积大，质硬，灰白有坏死，浸润性，非局限性	由多形态成纤维细胞、肌成纤维细胞和未分化细胞构成，通常有异常分裂相、坏死、瘤巨细胞形成，浸润性边缘

表 7-8 横纹肌和平滑肌肿瘤的病理学特点

名称和定义	肉眼观	显微镜下观	特殊检查
横纹肌肉瘤			
肌分化的恶性软组织肿瘤趋向横纹 分为预后不同的几类组织亚型： ①胚胎型是眼眶最常见的亚型（图 7-2AB） ②梭形细胞型 ③葡萄簇状型 ④泡状（图 7-2C） ⑤未分化及未分类型	质软，肉样 可局限或浸润性	核浆比大，胞浆少 ①胚胎横纹肌肉瘤：大量小圆形或梭形细胞，胞浆稀少，有时见带状细胞，胞浆较多，并可见交叉条纹 ②梭形细胞型：细胞构成少，小的梭形细胞束状排列 ③葡萄状横纹肉瘤：见于上皮下，肿瘤细胞积聚在上皮下 ④泡状横纹肌肉瘤：细胞排列成泡状，其外周细胞保持良好，中央为细胞坏死，经常出现瘤巨细胞	免疫组化对诊断很有用，电镜证明细胞含有肌小节残留物，包括粗的肌球蛋白、细肌动蛋白丝和Z带物质。泡状横纹肌肉瘤具有特异性 t(2;13) 或 t(1;13) 染色体易位，异常产物可通过 RT-PCR 证实
平滑肌瘤			
平滑肌细胞的良性肿瘤，眼眶少见	质硬，局限，切面成漩涡状	胶原纤维背景中梭形细胞束状排列	电镜显示梭形细胞内有纵形胞浆丝、致密团状物、胞饮小囊和外板层
平滑肌肉瘤			
恶性平滑肌肿瘤，很少见于眼眶	质软，肉样非局限性	梭形细胞多形性程度不一，有丝分裂不一致，浸润性边缘	电镜下与平滑肌瘤相似，但显示不如平滑肌瘤

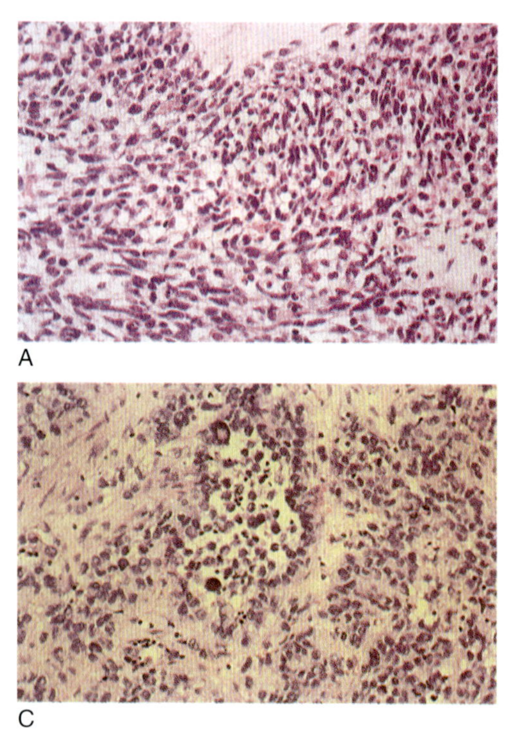
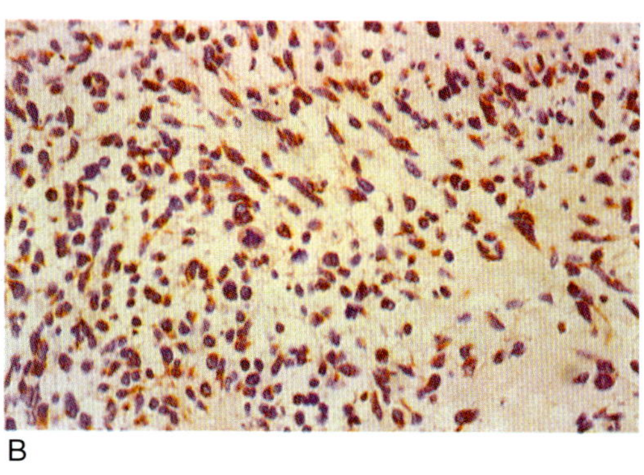

图 7-2 横纹肌肉瘤。（A）伴未分化小梭形细胞的胚胎横纹肌肉瘤，其间可见低细胞区（HE 染色，×25）。（B）结合蛋白、肌细胞中间丝染色强阳性（间接免疫过氧化物酶、结合蛋白染色，×25）。（C）眼眶外腺泡型横纹肌肉瘤，中央为变性细胞，周围可见细胞保存良好并伴腺泡状区域。腺泡区左上方可见瘤巨细胞（HE 染色，×25）。

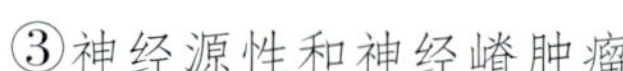

③神经源性和神经嵴肿瘤

神经源性肿瘤和神经嵴肿瘤应归为一类，这是因已证实或推测两者起源于周围神经成分，或已有明确的神经嵴或神经外胚层分化来源的证据。在这一大类中，周围神经鞘肿瘤最为常见，其他少见。其中大部分S100免疫组织化学染色阳性。

④血管性肿瘤

血管性病变包括畸形、错构瘤和肿瘤。毛细血管瘤、海绵状血管瘤和淋巴管瘤被认为是错构瘤而不是良性肿瘤。在血管病的诊断方面，临床及放射线检查比组织病理学检查更为重要，这是由于某些病例中很少或者没有将组织切除，特别是血管畸形。这些

表 7-9　神经源性或神经上皮分化的肿瘤病理特点

名称和定义	肉眼观	显微镜下观	特殊检查
神经纤维瘤（图 7-3A~C）			
周围神经内可见细胞构成的良性肿瘤，可能伴有 Von Reckinghausen 多发性神经纤维瘤，分为三种类型	丛状：虫囊样外观，血管丰富 孤立：硬，白色，周围神经局限扩大 弥漫：组织密度和硬度不规则增加	丛状：周围神经内正常可见的细胞：轴索，Schwann 细胞，神经内膜细胞，神经周细胞构成小的神经不规则扩张 孤立：上述细胞构成局限性肿物 弥漫：梭形细胞和卵圆小体增生围绕并渗透正常结构内，但不发生组织破坏	镜下均显示有轴索，Schwann 细胞和未分化细胞
神经鞘瘤（图 7-3D）			
完全由 Schwann 细胞构成的良性肿瘤	质硬，白色，局限性，周围神经偏心性增粗，常见于眶上神经	局限性肿瘤由梭形细胞组成。核仁长而呈波浪状，可形成 Verocay 小体（核仁平行排列的区域）；Antoni A 区细胞丰富，B 区细胞较少，类似神经纤维瘤；可能出现囊样变性区域，泡沫状巨嗜细胞聚集，血管壁厚，异型核仁。	电镜下：外板层包绕长的包裹状细胞突起形成特征性结构
恶性周围神经鞘瘤			
少见的周围神经肉瘤	可呈丛状生长证实其神经起源很重要	梭形细胞或上皮样细胞，现出恶性肿瘤常见特征	免疫组化部分 S100 染色阳性，电镜下可见 Schwann 细胞特点
截肢神经瘤			
外伤致神经离断反应性外周神经和纤维组织增生	质硬，不规则的白色肿块，边缘浸润	良性病变，继发于外伤致周围神经纤维杂乱增生，外周纤维化	S100 染色阳性
颗粒细胞肿瘤（图 7-4A）			
良性，推测起源于兼有组织细胞功能的 Schwann 细胞	质硬，不规则白色肿物伴边缘浸润	胞浆富含嗜酸性颗粒的多角形细胞集聚。PAS，淀粉酶和 S100 染色阳性	电镜下：胞浆内见大量含有电子致密物的单膜限制溶酶体

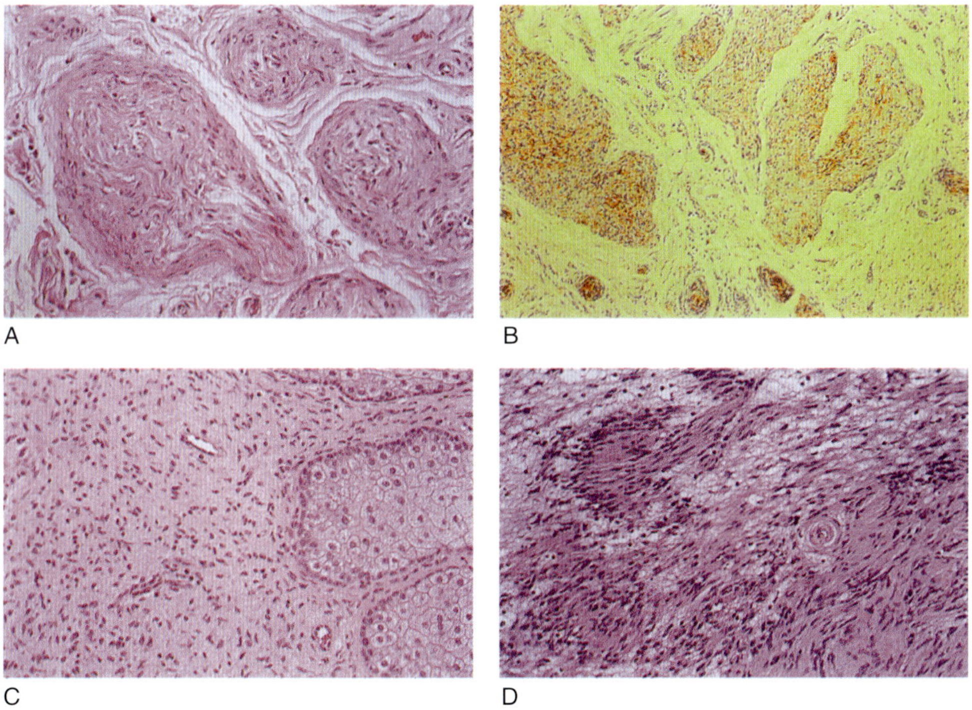

A　B　C　D

图 7-3　（A）丛状神经纤维瘤。显微照相显示纺锤状细胞增生导致神经增粗，形成虫袋样外观，眼睑增厚，眼眶饱满（HE 染色）。（B）增粗的神经 S-100 蛋白染色阳性（×10）。（C）同一个患者皮脂腺周围弥散的神经纤维瘤（HE 染色，×25）。（D）神经鞘瘤显示下半部 Antoni A 区有 Verocay 小体，左上部少细胞的 Antoni B 区（HE 染色，×25）。

（续表）

名称和定义	肉眼观	显微镜下观	特殊检查
周围神经外胚层肿瘤（PNET）			
（图7-4B）原始神经上皮细胞构成的肿瘤，PCR恶性好发于软组织，类似于分化较好的Ewing肉瘤	质软的肉样肿块，边界局限或浸润	大量未分化蓝色小细胞，部分形成玫瑰花环样，表现出一定的神经系统分化	电镜下：部分细胞实含有致密的核颗粒及微管结构。RT-PCR证实t（11;22），t（21;22）或t（7;22）易位
副神经节细胞肿瘤			
起源于副神经节的神经嵴的肿瘤	局限，褐色	多角形细胞，胞浆颗粒排列为巢状结构，由薄壁血管分隔	Grimelins染色和免疫组化染色嗜铬粒阳性，电镜可见大量致密核颗粒和细胞内连接
视网膜始基肿瘤			
（婴儿黑色素性神经外胚层肿瘤）肿瘤类似于发育的眼球，来源于异物的神经上皮，多发于上颌骨	非局限性，色素沉着	细胞排列成泡状结构，外界为类似于色素上皮细胞的有色立方样细胞，围绕中央区域含有小的成神经细胞	
原发性眶脑膜瘤	质硬，白色局限	组织学方面与视神经脑膜瘤类似，但不附着于神经或颅内硬脑膜	

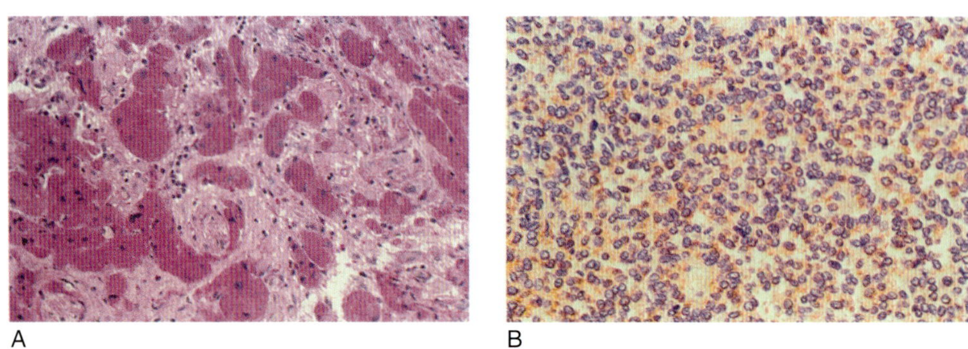

图7-4 颗粒细胞瘤显示大量嗜伊红胞浆颗粒，周围被纤维组织包围。（A）淀粉酶处理后，胞浆PAS染色强阳性（PAS和淀粉酶，×25）。（B）眶周神经上皮瘤显示未分化的小细胞增生，偶见玫瑰花环(神经特异的烯醇化酶，×40)。

疾病在血管性病变章节内将全面讨论（第13章）。

⑤脂肪组织肿瘤

脂肪肿瘤在眼眶罕有发生。以前对眼眶疾病研究中包含大量脂肪瘤，可能被当作脂肪结节而切除。

⑥不明组织来源的肿瘤

这些罕见的肿瘤因其起源细胞不明而被划归为一类。它们由不成熟的细胞组成，通常较少表现出特定分化或混合分化的迹象。恶性横纹肌瘤和上皮样肉瘤中波形蛋白和上皮细胞标记物染色均呈阳性。

（2）眶骨的间叶性肿瘤

发生于眶骨的间叶性肿瘤由于其起源部位与软组织病变不同，故划归为一类。可能由于颅面骨起源于神经嵴且缺乏软骨骨化，而且也因为头部骨肿瘤罕见，并且与其他部位骨肿瘤在组织病理特征上存在轻度差别，使头部骨组织病理研究既困难又复杂。这些因素使它们难与良性病变的组织病理学改变区分，而发生于其他部位的骨组织时，则很容易鉴别。

表 7-10　血管肿瘤的病理特点

名称和定义	肉眼观	显微镜下观
血管内乳头状内皮增生		
动脉或静脉内大量机化血栓导致眶前部或眼睑肿块形成	出血性肿块	纤维蛋白构成机化血栓，被覆内皮细胞而形成乳头状，可遮盖血管或蔓延至血管壁外，从而难以辨别其来源
血管球肿瘤		
肿瘤来源于 Sucquet-Hoyer 吻合血管的平滑肌细胞，即常见于手和脚的一种动静脉吻合	局限，暗红色结节	小血管腔隙围以规则的多角球细胞
血管外皮瘤（图 7-5A）		
肿瘤来自周细胞，即围绕内皮细胞的细胞	包裹性血管肿物	窦状/鹿角状血管腔内衬内皮细胞，外围小的椭圆形至梭形的周细胞；良性、恶性病变均有，但都可缓慢转移和复发
血管肉瘤（图 7-5B）		
高度恶性的内皮细胞肿瘤，通常累及皮肤及浅层软组织	出血性肿块	浸润性血管间隙内衬非典型内皮细胞，在低分化区域可形成实性均质样

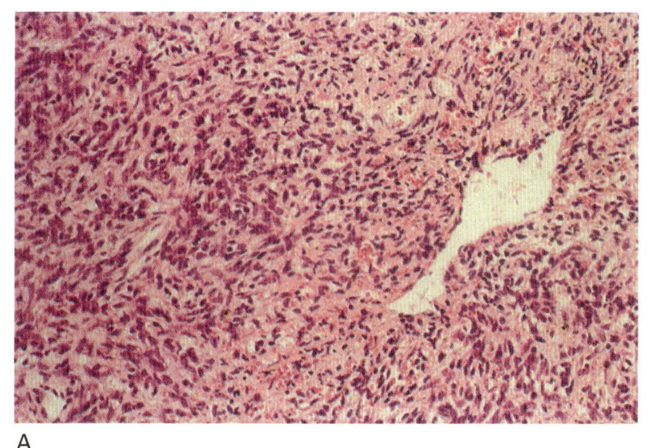
A

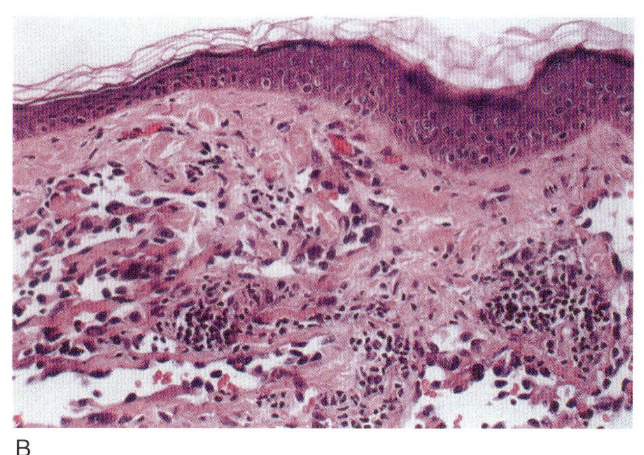
B

图 7-5　（A）血管外皮瘤。小的规则的纺锤状周细胞围绕在大的鹿角状血管周围（HE 染色，×25）。（B）血管肉瘤。不规则无血管的管道侵犯真皮，管道内衬以具有大的深色核的恶性内皮细胞（HE 染色，×25）。

表 7-11　脂肪组织的病理特点

名称和定义	肉眼观	显微镜下观	特殊检查
脂肪瘤			
眶内少见的肿瘤，由良性脂肪细胞构成，也可混杂纤维组织	小的脂肪肿块，可含部分纤维组织，有包膜	成熟脂肪组织混合成纤维细胞形成梭形细胞脂肪瘤，或者混杂小血管而形成血管脂肪瘤	
脂肪肉瘤（图 7-6）			
眶内少见的肿瘤，由成脂细胞混合成纤维细胞和血管组成；进一步分为四种类型，有报道只有两种见于眼眶：高分化和黏液样	大块脂肪肿块含有纤维组织，有包膜或是浸润性	黏液样：细胞数目少，黏液样背景含有成脂肪细胞（圆形细胞，胞核被单个脂肪泡推到一侧）和丛状血管。高分化：主要为成熟的成脂细胞（很难与正常眶脂肪相鉴别），纤维组织和多形性成纤维细胞	黏液型具有特异性 t（12；16）染色体易位，RT-PCR 可证实其异常产物

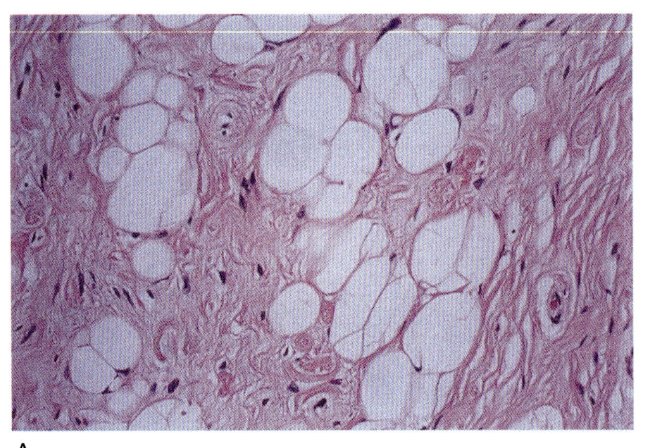

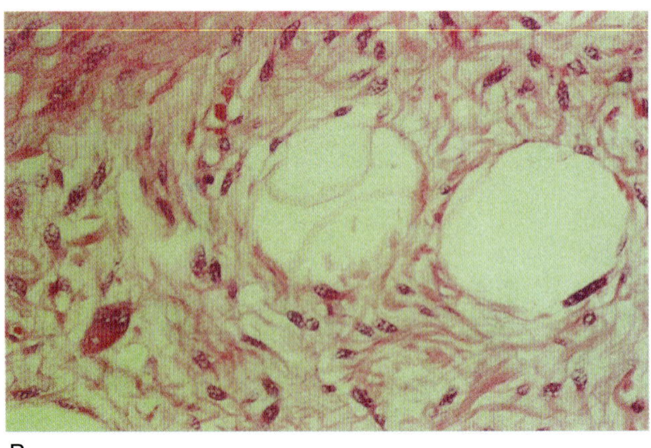

图 7-6 （A）分化好的脂肪肉瘤，硬化区侵犯眼外肌。硬化区内主要是轻度多型性纺锤状核。这种肿瘤可以长大，但组织学性质温和（HE 染色，×25）。（B）脂肪肉瘤。分化较差，有较多的大的不规则细胞（HE 染色，×40）。

表 7-12 不明组织源性肿瘤的病理学特点

名称和定义	肉眼观	显微镜下观	特殊检查
牙槽软组织肉瘤			
低度分化肉瘤，某些病例中可表现出横纹肌分化的微小迹象	高度血管软组织肿瘤	多角型细胞，有排列成假牙槽形状的纤维血管基质包绕，偶有细胞包含特征性的 PAS+D 的阳性结晶	电镜可见结晶包含矩形膜，每隔 8~10nm 周期性排列
恶性横纹肌瘤			
原始多向分化潜能的肉瘤表现出横纹肌肉瘤的某些组织学特点	柔软，局限	大量单一的恶性细胞，泡状核，核周可有切迹，嗜伊红性增强，胞浆透明样变，大量有丝分裂和坏死	电镜可见胞浆由呈螺旋状排列的中间丝组成，无横纹肌或其它特定分化可见
上皮样肉瘤（图 7-7A，B）			
组织学上低度分化的肿瘤，通常发生在末端，预后不良	沿腱呈小结节状分布，可与表皮形成瘘管	体积大，不典型的细胞构成小结节状，伴有中央坏死，需与肉芽肿相区别	

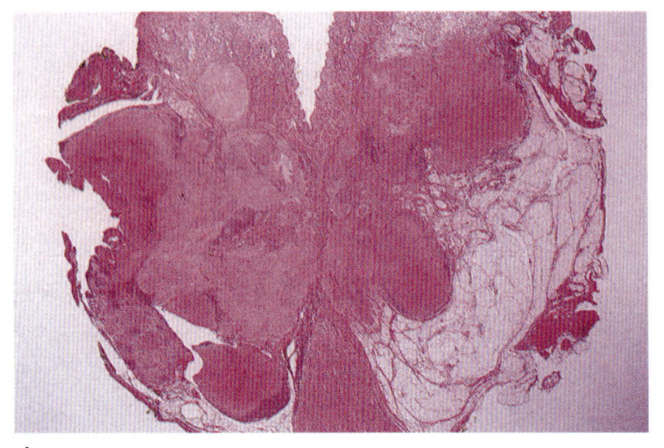

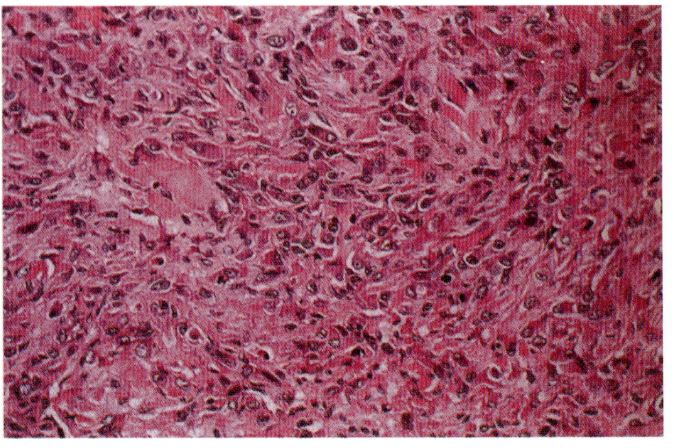

图 7-7 上皮样肉瘤。（A）低倍镜显示肿瘤结节中央有坏死区，侵犯眼眶脂肪（HE 染色，×25）。（B）高倍镜显示细胞大，核萎缩，胞浆内大量嗜伊红颗粒（HE 染色，×25）。

表 7-13 主要的眶骨间叶性肿瘤

病变	定位	病理
纤维骨性病变		
骨瘤	额、筛窦	大多数骨瘤表现为周围有致密板层骨帽，很少有基质和编织骨核，排列着成骨细胞和破骨细胞，包含纤维基质
纤维性发育不良（图 7-8）	额、筛骨、蝶窦，上颌骨	在细胞纤维基质中编织骨不规则的小梁被成骨细胞分隔（我们有一病例表现在纤维背景下有骨软骨病灶）
骨化纤维瘤	全身均可见，额筛骨最常见	细胞纤维基质呈螺旋状排列，骨小梁排列着成骨细胞，沙样瘤的变异体围绕着卵圆形骨刺与沙样瘤体很相似
成骨细胞瘤	额，筛骨	大量类骨质小梁和编织骨被许多多形性、良性的成骨细胞包绕，基质包含破骨细胞和大量衬以内皮细胞的血管
反应性巨细胞病变		
巨细胞修复性肉芽肿	最常见于下颌骨也可见于上颌骨、颞骨、蝶骨、筛骨	小巨细胞聚集在出血灶内并在基质中不规则分布，基质中包含卵圆形和梭形细胞，胶原、含铁血黄素和类骨质的病灶
甲状旁腺机能亢进的褐色瘤	上颌骨、筛骨、额骨、蝶骨	组织学上与巨细胞修复性肉芽肿相类似，通常只要发现异常的血清钙和磷酸盐值就可以作出诊断
动脉瘤样骨囊肿	蝶骨、额骨	腔隙内皮细胞不连续，充满血细胞，周围包绕各种纤维基质，包含类骨质、巨细胞、出血灶和含血铁黄素
胆固醇肉芽肿（图 7-9）	最常见于额骨，罕见于颧骨、上颌骨	胆固醇裂隙样结晶周围由异体巨细胞、新旧出血灶、泡沫状巨嗜细胞、淋巴细胞、纤维组织所包绕，可与周围异常骨相结合
恶性肿瘤		
骨肉瘤（图 7-10A，B）	上颌骨、筛骨、额骨，通常发生于有生发线的病人，视网膜母细胞瘤基因变异	类骨质小梁直接发生于恶性成纤维细胞基质，表现为细胞增多、退行发育、有丝分裂和侵入临近组织，也可出现恶性成软骨细胞区

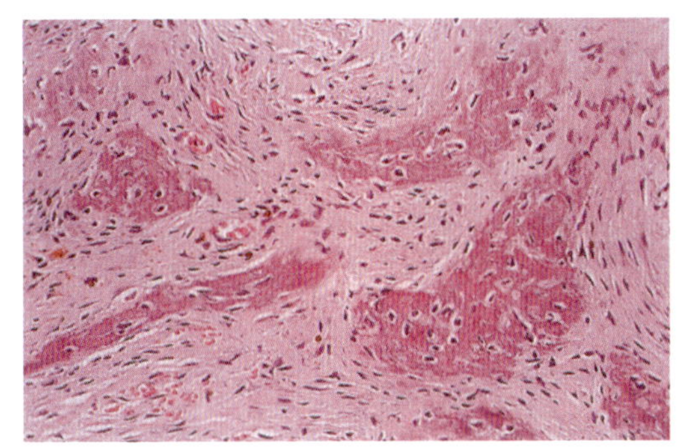

图 7-8 纤维性结构不良。组织病理显示纤维性基质，成骨细胞分隔的编织骨小刺来源于此（HE 染色，×25）。

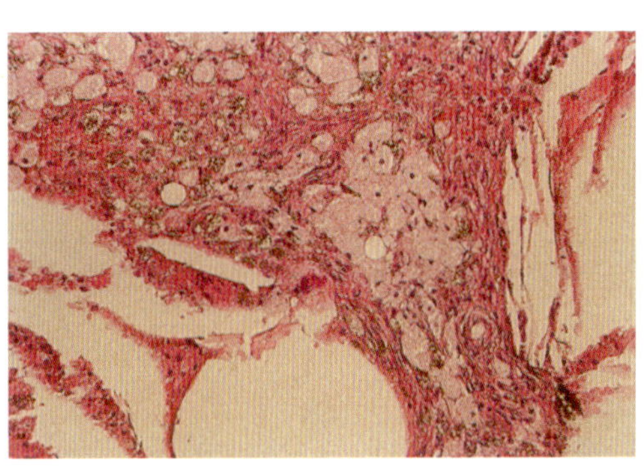

图 7-9 胆固醇性肉芽肿（血性囊肿）。眶组织可见泡沫状组织细胞、胆固醇裂隙和含铁血黄素沉着（HE 染色，×25）。

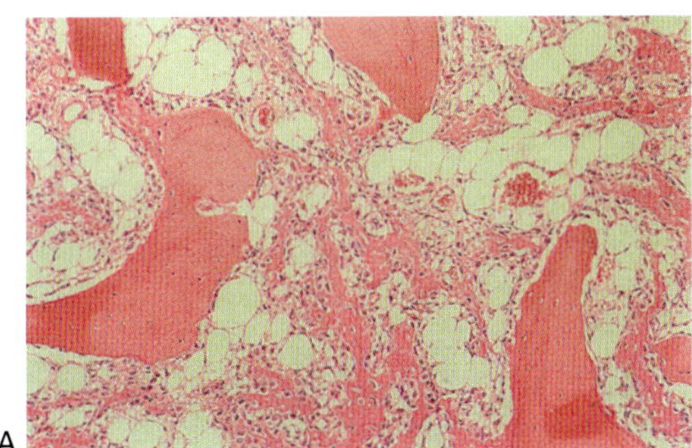

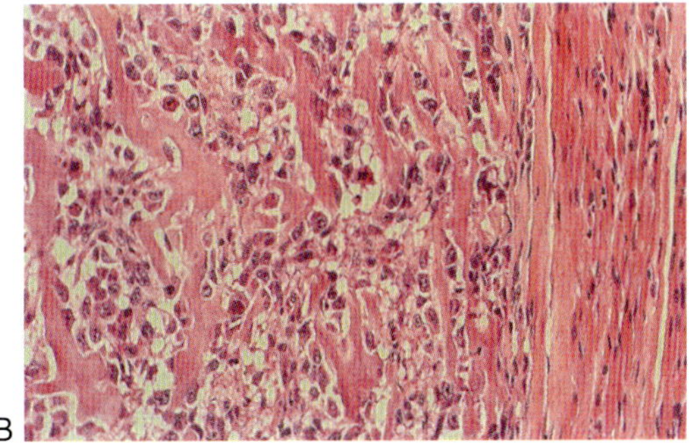

图 7-10 骨肉瘤。（A）正常眶骨和骨髓脂肪之间的类骨质周围可见恶性成骨细胞浸润（HE 染色，×25）。（B）高倍镜显示多形性肉瘤细胞浸润的一条眼外肌（HE 染色，×25）。

（续表）

病变	定位	病理
软骨肉瘤	上颌骨、筛骨	透明软骨组织表现细胞增多，核多形性，陷窝内的双核细胞
间质软骨肉瘤	眼眶骨和软组织	成熟透明软骨灶嵌入由小梭形细胞组成的基质中，与血管外皮细胞瘤类似
Ewing 肉瘤（图 7-11）	额骨、上颌骨、筛骨、蝶骨	未分化小细胞；PAS 阳性，胞浆内淀粉酶敏感的糖原，电子显微镜显示细胞很少有细胞间连接和细胞器，特异性染色体 22 易位，如外周神经外胚层肿瘤所见（见表 7-9）

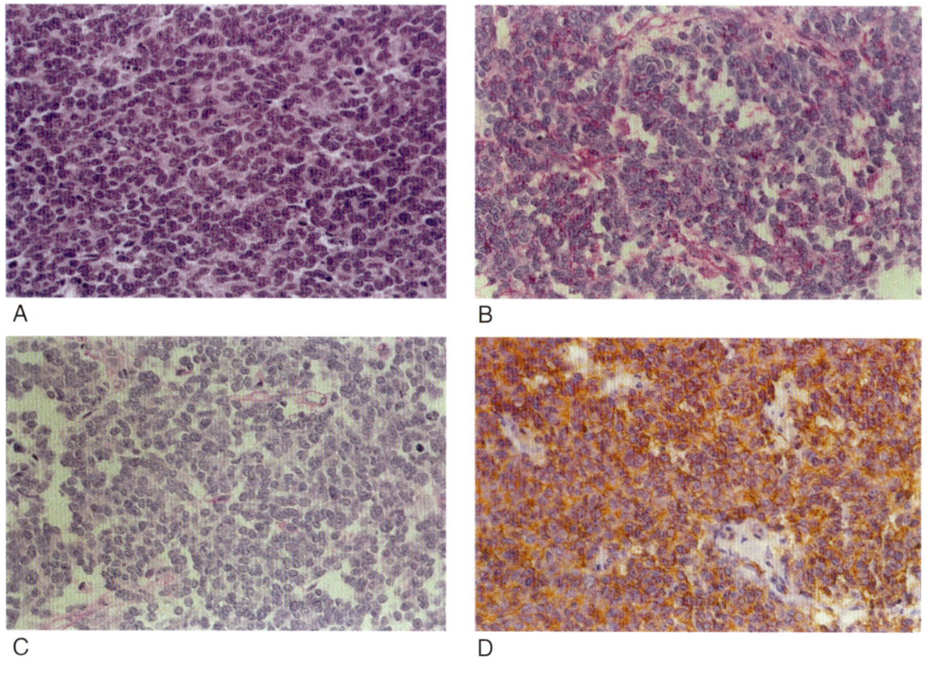

图 7-11 Ewing 肉瘤。（A）未分化小（蓝色）细胞浸润眶骨，可见大量有丝分裂相（HE 染色，×25）。（B）PAS 染色可见肿瘤细胞内大量糖原（PAS，×40）。（C）淀粉酶预处理切片后糖原消失（PAS 和淀粉酶，×40）。（D）肿瘤 O13 染色强阳性（免疫过氧化物酶，抗 O13，×40）。

我们将其分为三类；纤维骨性、反应性巨细胞性和恶性病变。与所有骨组织病变一样，诊断应与放射线检查相结合，如果不一致，则诊断需商榷，并应考虑可能是所取标本不具代表性或取自病变周围组织。有关全身骨肿瘤，Mirra在其书中有最全面的阐述。而Fu、Perzin和Bledi则在我们的文章中，专门探讨头面部骨肿瘤。需强调的是，所有的眶骨肿瘤都可能累及眶周软组织。我们曾遇到一例眶内生软骨瘤，此种骨肿瘤很少在眼眶发生。其他多种发生于眶软组织的肿瘤都有偶见于眶骨的报道，包括黏液瘤、脂肪瘤、海绵状血管瘤、血管内皮瘤、纤维组织细胞瘤和淋巴瘤。

3. 淋巴组织增生性和白血病性病变

眼科医生的重要任务是保证将疑有淋巴组织增生性病变患者的组织标本以妥当的方式送交病理医生，使这些标本能广泛用于病理诊断。在我们医院，标本切除后立即送到实验室，并用无菌生理盐水浸湿的Telfa纱布包裹，并放入硬塑料容器而非塑料袋，以防止挤压。实验室收到标本后，用玻片触其表面以获取细胞，立刻行HE染色，以证实淋巴组织增殖性病变。如果发现淋巴细胞，且标本量足够，样本将按下列方法分配：①一份用 B5 固定液（含升汞和福尔马林）常规固定处理，所固定的组织进行HE染色及免疫表型检测（普通福尔马林固定影响细胞核特征，并破坏许多用于正确分类所需的抗原）；②取一份新鲜组织，采用流式细胞计数仪进行免疫表型测定，并提取DNA进行免疫球蛋白基因重排（IgH RA）的检测，后者在所有类型的B细胞淋巴瘤中较为常见；或检测bcl-2致癌基因的重排［滤泡淋巴瘤可见t（14；18）异位产物］；也可用以检测少见的眼眶T细胞淋巴瘤中T细胞受体基因的重排。这些检查约需要0.5ml组织，因此并非每份样本都这样做。最重要的是样本不被挤压，并且迅速用B5固定液固定以进行组织学检查。足量样本行B5固定后,如果剩余样本量不足以进行新鲜组织研究,可用福尔马林固定,因为PCR技术可以对福尔马林固定的标本进行基因重排的检测。

（1）B 细胞淋巴瘤

以前认为眶淋巴瘤和炎症或炎性假瘤很难鉴别，但目前认为大多数眼眶淋巴组织增生性疾病就是淋巴瘤,患者应按淋巴瘤进行治疗并随诊。眶淋巴瘤通常在临床上表现为可疑（图7–12A）,而组织学较易确诊。这类疾病绝大多数是B细胞源性,但也混有不定量的反应性T细胞。大多数由 “小”B细胞构成,与正常淋巴细胞类似。以前二者难以鉴别,而近几年对“小细胞淋巴瘤”已有详细描述,表7–14概括列出了发生于眼眶的最常见类型。要准确诊断淋巴瘤可能需要借助免疫组织化学或流式细胞仪来分析各种淋巴细胞的分化抗原。低度恶性黏膜相关淋巴瘤（MALT）最为常见。表7–14列出了两种组织学分类方法,尽管REAL（修订的欧美淋巴瘤分类）为最新分类法,但目前两者均在使用,并且今后很可能合

表 7–14　眼眶常见的小细胞淋巴瘤 REAL（修订的欧美淋巴瘤分类）分类,工作格式（Working Formulation）,组织学和细胞学比较

REAL 分类	工作格式	组织学结构	细胞学	免疫学标志	分子学检测结果
结外边缘带 B 细胞淋巴瘤（MALT 型低度恶性 B 细胞淋巴瘤）（图 7–12B~F）	小淋巴细胞型	弥漫性,结节及模糊不清,生发中心	多种淋巴细胞:小圆形淋巴细胞,裂淋巴细胞（边缘带/单核细胞样 B 细胞）,浆细胞	CD5–,CD10–, CD20+,CD23–/+, CD43–/+	IgH RA

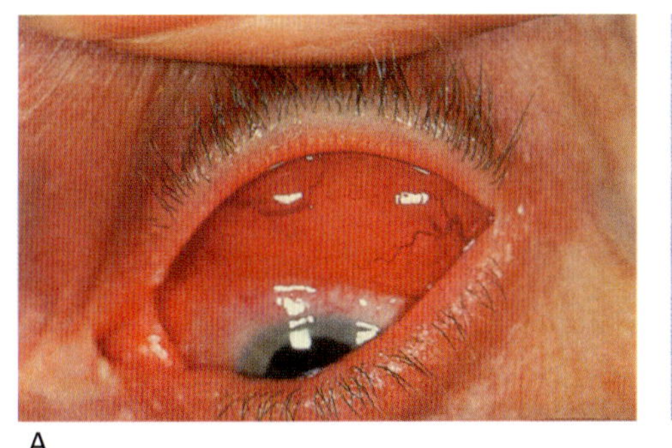
A

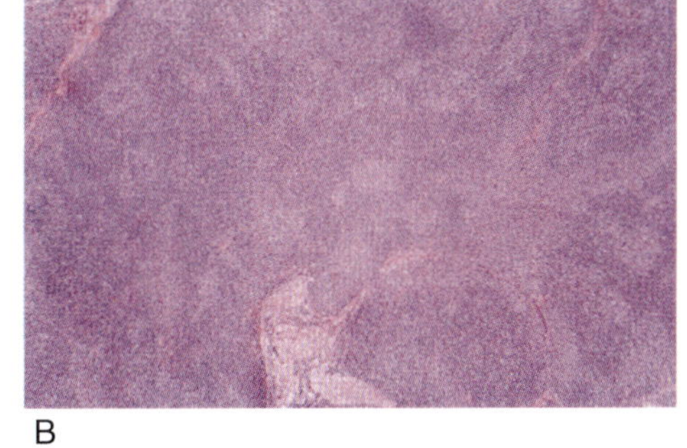
B

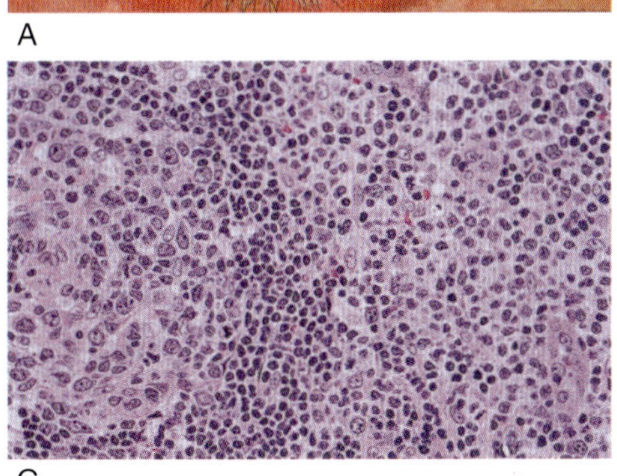
C

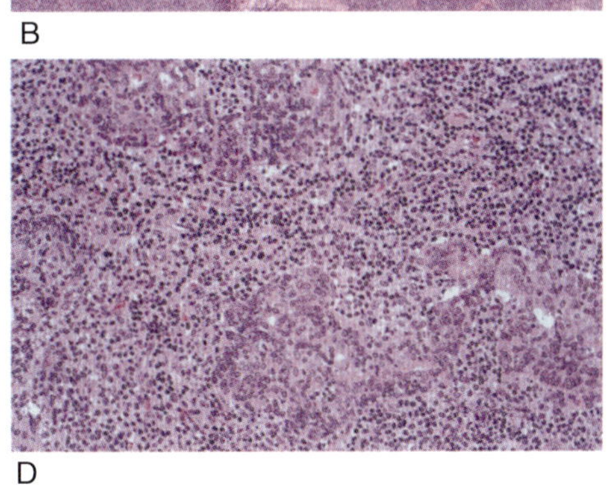
D

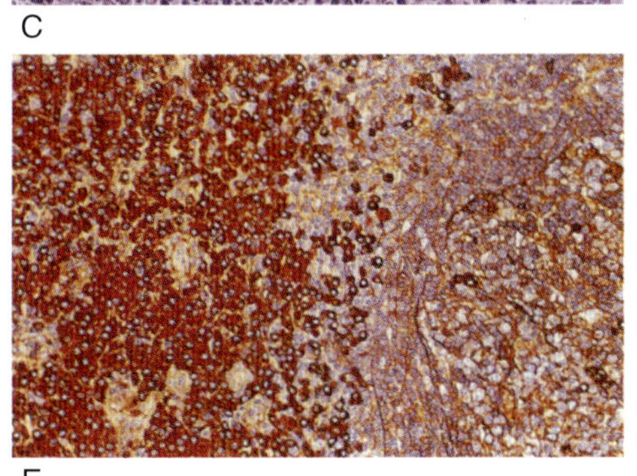
E

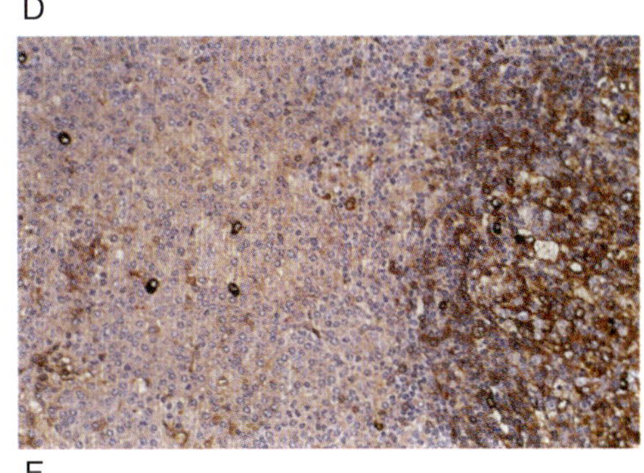
F

图 7–12　（A）眶淋巴瘤临床照片,结膜下受累,呈典型的鲜鲑鱼样外观。（B）低倍镜下 MALT 特征性的暗区和苍白区（HE 染色,×2.5）。（C）高倍镜显示左侧为小淋巴细胞包绕的生发中心，右侧为较大的单核细胞样 B 细胞苍白区（HE 染色,×40）。（D）高倍镜下 MALT 泪腺淋巴瘤，淋巴上皮病变中可见淋巴细胞浸润导管反应性上皮（HE 染色,×25）。（E）另一 MALT 淋巴瘤通过 Kappa 轻链免疫过氧化物酶染色显示其单克隆性。（F）Lambda 轻链很少着色。（并非所有 MALT 的免疫过氧化物酶染色均呈单克隆性）,（E 和 F,抗-轻链、免疫过氧化物酶染色,×25）。

（续表）

REAL 分类	工作格式	组织学结构	细胞学	免疫学标志	分子学检测结果
B 细胞慢性淋巴细胞白血病/小细胞性淋巴瘤	小淋巴细胞型与慢性淋巴细胞白血病一致	弥漫性假滤泡	小，圆形淋巴细胞	CD5-/+，CD10-，CD20+，CD23+，CD43+	IgH RA
淋巴浆细胞样淋巴瘤	小淋巴细胞型浆细胞样型	弥漫性	小圆形淋巴细胞，浆细胞样淋巴细胞，浆细胞	CD5-，CD10-，CD23-，CD43-/+	IgH RA
帽带细胞淋巴瘤（图 7-13A 和 B）	弥漫性小核裂细胞	弥漫性，结节、皮质带不清，罕见滤泡	小核裂淋巴细胞，胞核圆形或椭圆形	CD5+，CD10-/+，CD20+，CD23-，CD43+	IgH RA，t（11；14）
滤泡中心淋巴瘤，滤泡型，Ⅰ~Ⅲ级（图 7-14A-C）	滤泡内主要是小核裂细胞，滤泡性大小细胞混合	有/无滤泡弥漫区	小核裂淋巴细胞，胞核不规则，卷曲状	CD5-，C10+，CD20+，CD23-/+，CD43-	t（14；18），IgH RA
滤泡中心淋巴瘤	弥漫，小核裂细胞	弥漫性	小核裂淋巴细胞	同滤泡中心性，滤泡性	同滤泡中心性，滤泡性

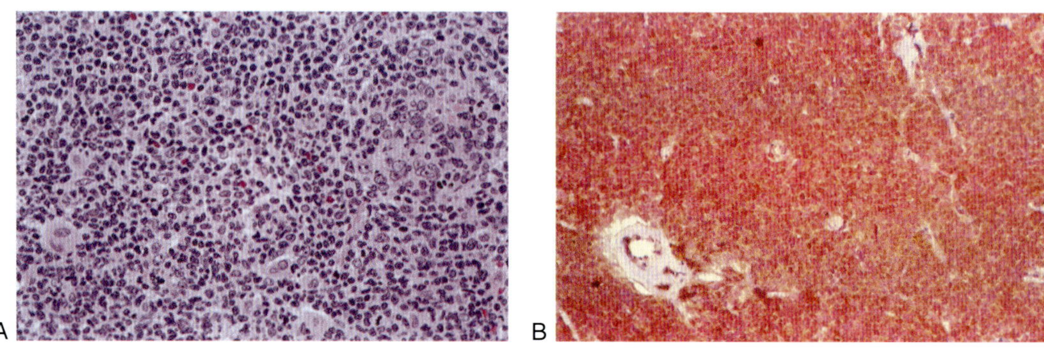

图 7-13 帽带细胞淋巴瘤。（A）光镜下，淋巴细胞胞核轻度不规则，细胞挤压残余生发中心，有时混杂部分组织细胞（HE 染色，×40）。（B）bcl-1 染色阳性，为（11；14）易位产物，见于帽带细胞淋巴瘤（免疫过氧化物酶染色，抗-bcl-1，×25）。

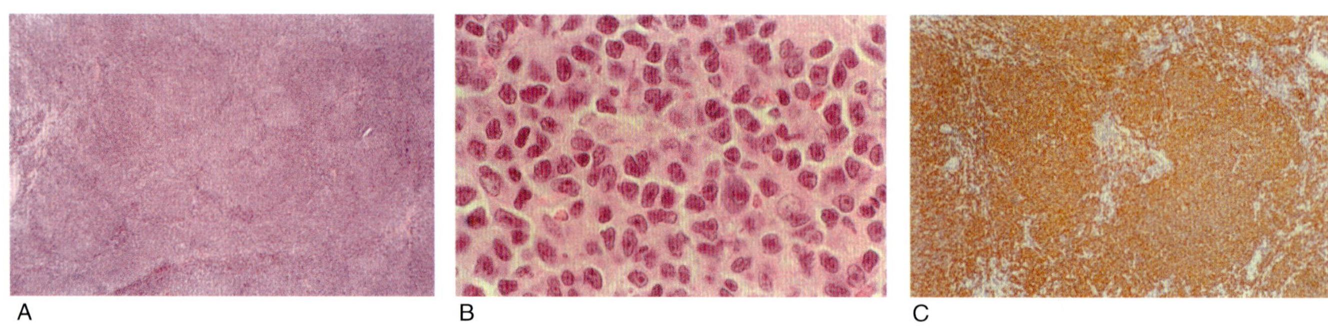

图 7-14 滤泡淋巴瘤。（A）低倍镜下此类淋巴瘤呈轻度结节样外观（HE 染色，×2.5）。（B）高倍镜下恶性滤泡内细胞，胞核极不规则的劈裂状（HE 染色，×100）。（C）bcl-2 染色阳性，为（14；18）易位产物，见于滤泡淋巴瘤，（免疫过氧化物酶染色，抗 bcl-2，×10）。

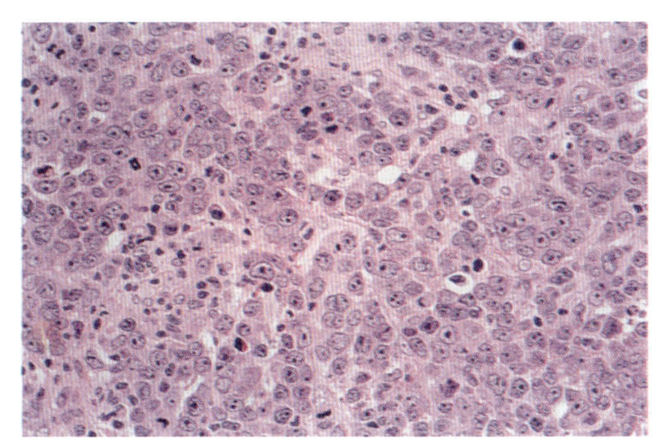

图 7-15　大细胞淋巴瘤。细胞大，多形性、泡状胞核，核仁明显，分裂相多见（HE 染色，×40）。

并入WHO分类。

有时眼眶偶见大细胞淋巴瘤，这类淋巴细胞体积类似于组织细胞或内皮细胞（图7-15），在这种情况下，需与其他大细胞恶性病变，如表7-3中所列的癌或黑色素瘤相鉴别。我们曾报道一例单发的眼眶淋巴瘤，呈印戒样形态，为混有小间隔的大细胞眼眶淋巴瘤，而这种结构在腺癌中很常见，因此必须在免疫病理和（或）电镜检查的基础上进行排除。曾有文章报道一些AIDS患者发生眼眶大细胞淋巴瘤和Burkitts淋巴瘤。也有报道称累及眼眶的大细胞淋巴瘤为移植术后淋巴组织增生异常的表现之一。

据报道，全身系统性淋巴瘤中有超过5.3%的病例将继发眼眶和附属器受累。其组织类型主要是中度恶性的大淋巴细胞，区别于主要由小淋巴细胞构成低度恶性的原发眶淋巴瘤。

（2）反应性和非典型性淋巴细胞增生

真正的反应性淋巴组织增生在眼眶并不常见，且有多种定义。我们认为严格意义应是局灶性淋巴组织集聚，通常具有生发中心和完整的帽状区，并被眶脂肪和纤维组织广泛分隔。。弥漫性多层淋巴细胞病变并不在此范围。

有时很难区分某些病例究竟属于是反应性病变还是淋巴瘤，此时，应采用所有的特殊检查方法，包括免疫表型检测和分子技术来协助诊断，这点非常重要。尽管如此，仍有一些病变不能被区分。这可能是由于活检标本量不足，或样本处理不当，因此只能做出可疑淋巴瘤的诊断而不能确诊，出现这种情况时，往往需要再次活检。

（3）T 细胞淋巴瘤

累及眼眶的T细胞淋巴瘤并不常见，但常见于蕈样真菌病末期，这时往往合并广泛的皮肤及其他器官病变。曾有病例报道单独的眼眶T淋巴细胞瘤，表现为眼睑和/或眼眶受累。组织学方面，恶性T细胞通常具有明显的脑回状卷曲细胞核（Sezawy细胞），可提示诊断。但并非所有病例均有典型表现，需通过免疫表型或基因重排检测来明确诊断。

恶性组织细胞增多症或骨髓网状组织细胞增多症不常累及眼眶。虽然其细胞组织发生学存在争议，但研究表明大多数病例为T细胞源性。

（4）浆细胞瘤

由于浆细胞是B淋巴细胞分化的终末阶段，所以浆细胞瘤应归为B细胞淋巴瘤。但两者病史和累及眼眶的方式差别很大，故应将两者进行区分。浆细胞肿瘤可视为软组织病变，它即可视为多克隆反应性或髓外单克隆浆细胞瘤，也可视为一种单独的骨肿瘤，并且可合并周围软组织病变；此外，浆细胞肿瘤也可作为系统性疾病或多发性骨髓瘤眶骨受累的部分表现。如果通过活检诊断为眼眶浆细胞瘤，则应进行全面体检，并进行骨骼检查以排除溶骨性疾病，并进行骨髓活检、血清蛋白电泳、血浆和尿液的免疫电泳检查来排除系统性疾病。

组织学上，浆细胞呈椭圆形，偏心性细胞核伴染色质聚集，核周有晕轮，双嗜性胞浆，故容易辨认。但较低分化肿瘤的部分细胞特征可能不明显。通过对Beuin液或B5固定的组织进行胞浆免疫球蛋白过氧化物酶免疫染色，可有助于确定其单克隆来源。如果通过免疫组织化学检查发现某一病变为多克隆来源，则应进行免疫球蛋白重链基因重排分子检测，以排除或确定是否为单克隆来源，这点会影响对治疗方案的选择。

（5）Hodgkin 淋巴瘤

累及眼眶的Hodgkin淋巴瘤很罕见，仅有几例报道，而且常在遍及全身的状态下发生。我们曾遇到一位Hodgkin病患者，直到29个月后才发现眼眶受累，但眼眶不对称（旧照片显示）和放射检查所示的骨破坏，均提示眼眶受累已有很长时间。Hodgkin淋巴瘤组织学诊断依据为发现R-S细胞，即镜影双核细胞，具有嗜伊红染色核仁和泡状核仁。多年来使用Rye分类法将Hodgkin淋巴瘤分为淋巴细胞为主型、混合细胞型、淋巴细胞消减型和结节硬化型。曾有报道一例慢性Hodgkin淋巴瘤患者眼眶发生非特异性肉芽肿。

（6）白血病

白血病常累及眼部,但不一定有临床表现。在大量尸检病例中,眼部受累占80%,但累及眼眶者在慢性白血病中仅为14%,急性白血病仅占7.3%,其中大部分均无临床表现。眼眶浸润可以是急性白血病首发症状,也可在病程中发生。

绿色瘤（或粒细胞肉瘤,或者是最新命名的髓外髓细胞肿瘤）与急性髓性白血病和慢性淋巴细胞性白血病有密切的关系，但在慢性髓细胞性白血病的急变过程中,很少形成肿块。最近我们遇到一例眼眶受累的幼淋巴细胞白血病患者。如果已确诊为白血病，则绿色瘤诊断较为容易；如只表现为眼眶绿色瘤,在做出诊断时要多加考虑。外观上,由于含有髓过氧化物酶,绿色瘤呈浅绿色。

组织学检查可见大量未分化细胞，需与儿童期其他的“蓝色小细胞瘤”相鉴别。在儿童期,最常见的是粒细胞肉瘤（图7-16A和B）。确诊粒细胞肉瘤需通过检测胞浆中是否存在含髓过氧化物酶的嗜伊红颗粒,胆固醇脂酶染色阳性或抗溶菌酶、抗髓过氧化物酶免疫组织化学染色阳性。若没有证实全身性白血病的存在,须排除横纹肌肉瘤、转移性神经母细胞瘤和Ewing肉瘤。白血病通常会与绿色瘤同时或在其后不久发生，但也有个别在其数月后才发生的病例。如眼眶肿瘤合并淋巴母细胞性或慢性淋巴细胞性白血病,则细胞类似于前文所述的淋巴瘤,需检查骨髓及外周血以利于明确诊断。

4. 眼眶良性和恶性上皮性肿瘤

眶内惟一的上皮性结构是泪腺,因此累及眼眶的原发性上皮性肿瘤来源于泪腺。而其他累及眼眶的癌则为转移性或是邻近部位肿瘤直接侵犯所致。

泪腺经常会出现淋巴组织增生,类似于B细胞淋巴瘤和反应性或非典型淋巴样增生，它同样也是下述多种炎症反应的好发部位。间叶性软组织肿瘤也可累及泪腺,但很少见。

（1）泪腺上皮性肿瘤

泪腺上皮性肿瘤包括良性（腺瘤）和恶性（癌）,两者均多见于泪腺的眶叶,睑叶少见。泪腺肿瘤与涎腺肿瘤类似，但并非所有涎腺肿瘤均可见于泪腺（表7-15）。

其他良性（单形性腺瘤和肌上皮细胞瘤）和恶性肿瘤（导管癌,腺泡细胞癌和上皮细胞—肌上皮细胞癌）在泪腺中则少有报道。

（2）眼眶软组织上皮细胞性肿瘤

正如前面所述，非起源于泪腺的眶软组织癌主要是转移性或由邻近组织直接蔓延而来（继发性）。成人中常见的容易发生转移癌的原发性癌是乳腺

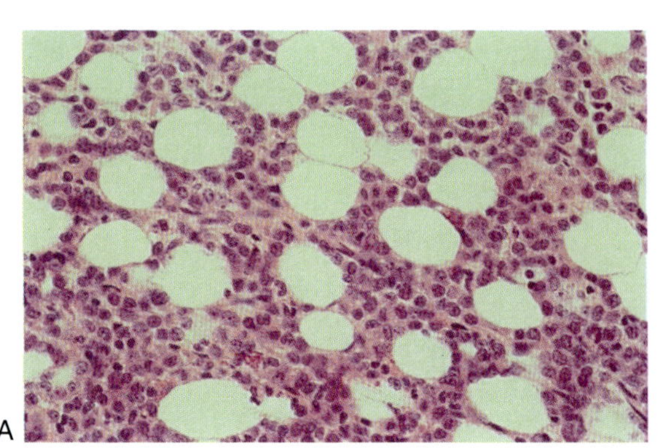

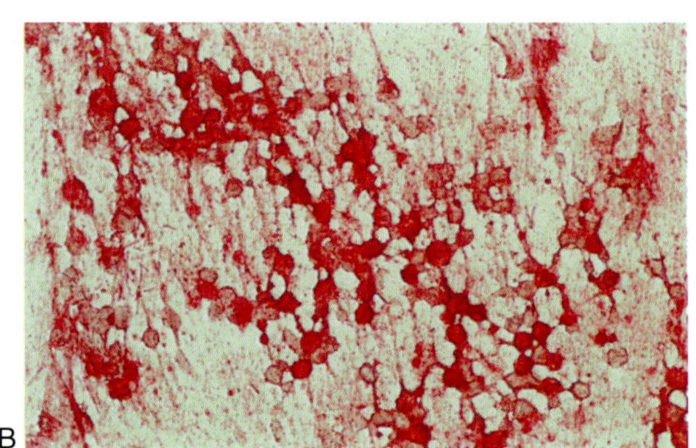

图7-16 绿色瘤。（A）骨髓白血病细胞浸润眶脂肪,细胞核略呈卵圆形（HE染色,×40）。（B）图（A）中白血病细胞涂片胆固醇酯酶染色阳性（HE染色,×40）。

表 7-15　泪腺上皮性肿瘤的病理学特点

名称和定义	肉眼观	显微镜下观
多形性腺瘤（良性混合瘤）（图 7-17A 和 B） 双相性肿瘤，可见上皮和基质混合区域	质硬，白色，有包膜但有圆凸的肿块，可有囊性区域	每一病灶均可见两种细胞 上皮细胞：小管结构，内衬两层细胞，内层为上皮细胞，外层为肌上皮细胞 "基质"：黏液样区域类似于间质，但实际上来源于肌上皮细胞；这些区域通常会有化生软骨，罕见骨和脂肪
多形性腺癌 来源于多形性腺瘤内部，不蔓延到外部	与多形性腺瘤类似	在多形性腺瘤结构背景中，细胞局灶性或弥漫性分布，胞核异形性，可见有丝分裂相或恶性腺体，此类肿瘤未侵及腺瘤包膜外
嗜酸细胞瘤 由嗜酸瘤细胞构成的良性上皮瘤，泪阜和腺更为常见	质硬，局限性棕黄色肿块	全部由嗜酸瘤细胞构成，细胞大，具有丰富的电镜下内含线粒体的嗜酸性颗粒胞眼睑副泪浆；胞核规则，核仁明显
腺样囊性癌（图 7-18A，B） 恶性上皮肿瘤，含上皮细胞和肌上皮细胞	质硬，白色，浸润性肿块	由胞浆稀少的、轻度异形性小细胞构成，形成真性腺体；而腺体样区域是由细胞围绕基底膜物质排列而形成的筛状结构；可见多种组织学形态：筛状、管状、基底细胞样、粉刺状癌样，硬化性；常侵及神经周及骨
多形性腺瘤外癌（恶性混合瘤） 来源于腺瘤且蔓延到腺瘤之外，或已行腺瘤切除后的患者发生的腺癌	质硬，白色，浸润	背景为多形性腺瘤，可分为腺癌、鳞癌、黏膜表皮样癌、未分化癌几类；必须是以前有多形性腺瘤的患者再次出现泪腺肿瘤症状

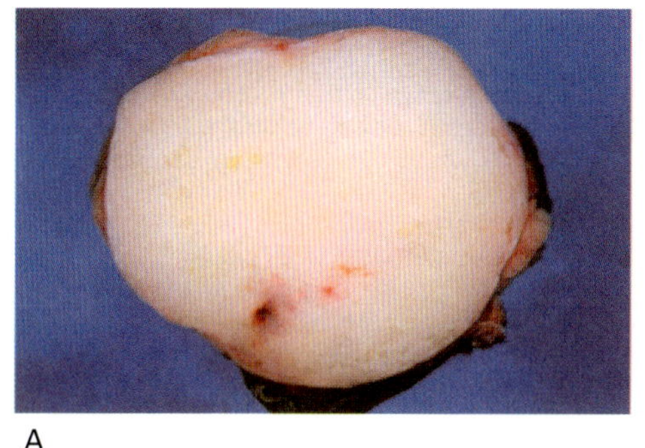

A

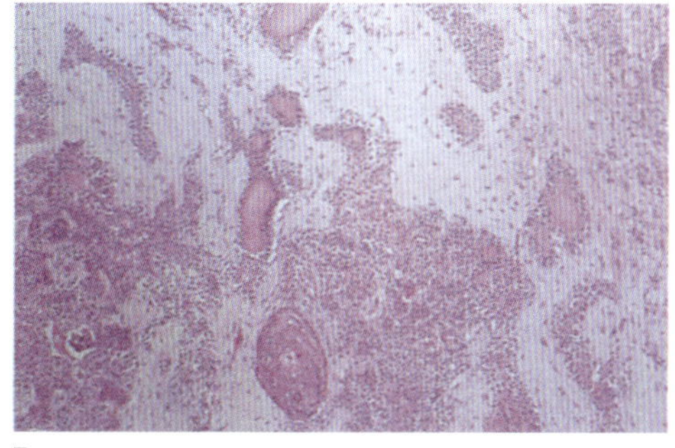

B

图 7-17　多形性腺瘤。（A）切除的多形性腺瘤的大体照片，质硬、灰白色、赘生物进入包膜处，表面呈轻度结节状外观。（B）光镜下呈典型的双相性特征，小管内衬两层细胞，内层为上皮细胞和外层为肌上皮细胞，融入黏液样基质内（HE 染色，×10）。

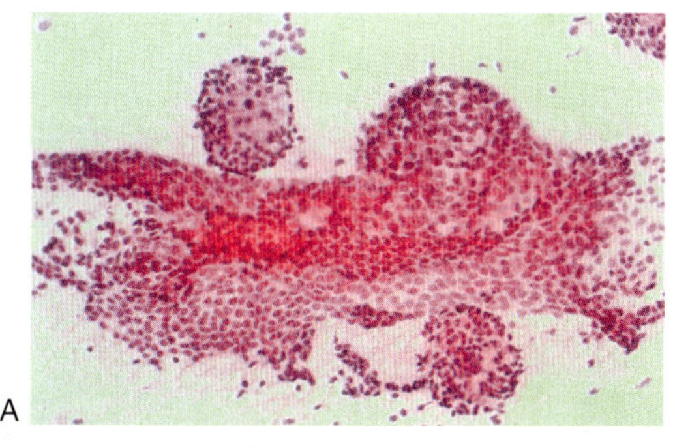

A

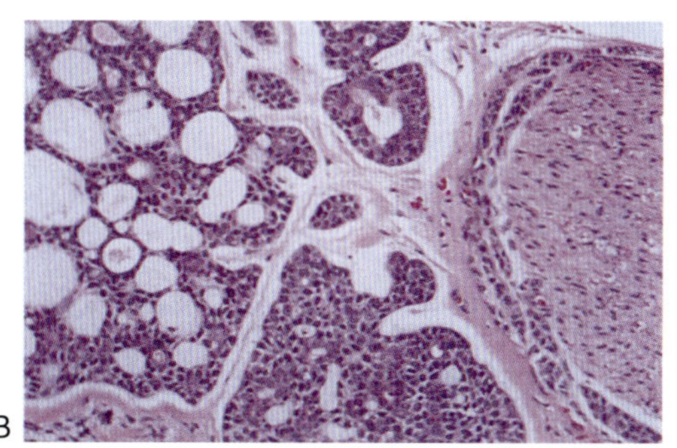

B

图 7-18　腺样囊性癌。（A）抽吸活检标本显示长圆形丝状组织，结构与腺样囊性癌中所见筛孔和小管状结构相一致，细胞小而且非典型性（HE 染色，×25）。（B）组织学观察可见筛网状和管状结构，右侧可见伴有神经周受累（HE 染色，×25）。

（续表）

名称和定义	肉眼观	显微镜下观
黏液表皮样癌 双相性癌由腺体和鳞状区域组成	质硬，白色，浸润	必须具备两种成分：单细胞或腺体细胞内含黏蛋白，以及多层鳞状细胞或明确鳞状分化的黏细胞；可以是分化良好，形成更多囊性腺体，或者分化较差以区域为主，仅有少许黏液分泌细胞
腺癌，NOS 其以前没有发生多形性腺瘤的泪腺癌	质硬，白色，浸润	恶性腺体肿瘤。组织结构可与乳腺导管癌和它唾液腺导管癌相类似，称为导管腺癌或唾液腺导管癌（图 7-19）

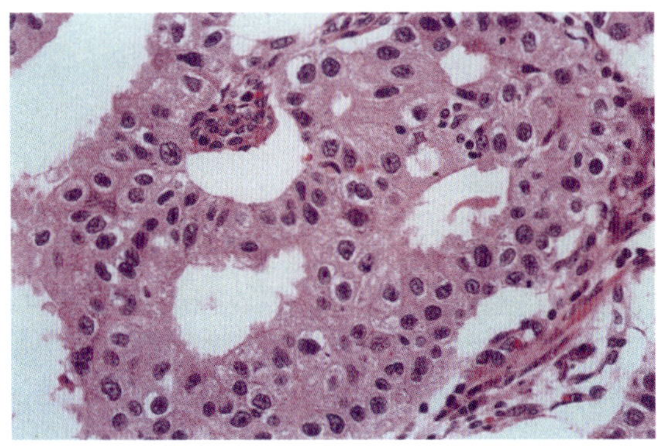

图 7-19 泪腺导管腺癌恶性腺体中细胞体积大，细胞核多形性，大量分裂相和嗜酸性胞浆。可见肿瘤呈粉刺样坏死及血管浸润（HE染色，×40）。

癌、肺癌、胃肠道癌、前列腺癌、肾癌以及皮肤黑色素瘤。当疑有癌转移时，应将眼眶病变与原发灶进行组织学比较，只有组织表现相似，才可能诊断。25%以上的转移性肿瘤在原发病发现之前已存在，故在临床和病理鉴别诊断时，应考虑癌转移的可能。一个明显的特征是某些肿瘤趋向转移到眼眶某一特定部位，如皮肤黑色素瘤和乳癌转移到眼外肌，前列腺、肾脏和甲状腺腺癌以及神经母细胞瘤转移到眶骨（通常是蝶骨大翼）。表7-16以发病率为顺序简要列出了主要的转移性眶肿瘤的类型、好发部位以及病理特点等。来源于睾丸精原细胞瘤、卵巢癌、肝细胞癌和涎腺癌的转移性肿瘤也鲜有报道。儿童转移性肿瘤被单独列出，是由于这一年龄组的转移性肿瘤与常见的儿童实性肿瘤类似。表7-17总结了可以直接蔓延至眼眶的肿瘤。大部分病例根据临床表现或患者眼眶邻近组织肿瘤的病史即可明确诊断。表7-16和表7-17所列出的肿瘤并不都是癌，但为了完整起见均已列出。

5. 累及眼眶的黑色素细胞性肿瘤

所有的黑色素瘤，无论何种来源，均有其共同的组织学和免疫组织化学特征。细胞形态从梭形至多角形以至巨细胞，通常具有中度到高度的核异形性，核仁突出，可见有丝分裂。胞浆嗜酸性，从不含色素直到色素极丰富，因此大体外观从白色到黑色之间均可见，通常色素分布不均。Fontana-Masson组织化学染色对识别黑色素很有帮助。所有黑色素瘤均有表7-3所列的免疫组化特征。因有免疫组织化学染色，电镜检查已很少使用，但检查可发现含有程度不均的生成黑色素的黑素体。

眼眶黑色素瘤通常继发于脉络膜、结膜、皮肤或软脑膜黑色素瘤的直接蔓延或转移。原发性眶黑色素瘤很罕见，通常来源于眼皮肤黑色素细胞病（Ota痣），此病常见于亚洲人和黑人，是一种发育异常，至少已报道6例发生眶黑色素瘤。病理检查为黑色素瘤，类似于梭形细胞型脉络膜黑色素瘤，并合并数量不等的良性梭形黑色素细胞，或类似于眼眶组织内围绕黑色素瘤的细胞蓝色痣。

6. 视神经肿瘤

发生于眶软组织的许多病变均可累及视神经，如炎症、转移性肿瘤及原发于眼内和眼眶肿瘤的直

表 7-16 转移性眶肿瘤的病理学特点

肿瘤	转移部位	组织学	组织化学	免疫组化	电镜
成人转移瘤					
乳癌	软组织，眼外肌，骨	腺样，纵向排列，组织细胞样	PAS+淀粉酶，阿利辛蓝	雌激素，孕酮受体，B72.3，CEA	细胞内外管腔，黏蛋白分泌泡
小细胞肺癌	软组织，骨	伴有坏死的层状小椭圆形细胞，血管 DNA 染色		角蛋白，NSE	致密核芯颗粒囊泡
结肠、胃、胰腺、肺腺癌	软组织，骨	腺样，黏液样，印戒样，乳头状	PAS+淀粉酶，黏蛋白卡红	CEA，角蛋白	细胞内外管腔，核心小根丝状微绒毛
前列腺癌	软组织，骨	腺样，单细胞浸润	阿利辛蓝，PH2.5	前列腺磷酸脂酶，前列腺特异抗原	细胞外腺体形成
肾腺癌	软组织，骨	小叶中的透明细胞被血管包绕，有时颗粒状	淀粉酶处理后 PAS 阴性	角蛋白+/-，波形蛋白	上皮细胞内含糖原和脂质
皮肤黑色素瘤（图 7-20A 和 B）	眼外肌，软组织	大上皮样细胞，无黑色素，异形细胞	Fontana-Masson 染色	S100，HMB-45	黑色素前体，极少连接，核内胞浆包含体
甲状腺癌	软组织，骨	伴圆形玻璃样核的乳头样结构，滤泡样结构或髓状（类似于类癌）		滤泡状癌为甲状腺素，髓样癌为降钙素	乳头中可见核内包含体；滤泡状腺癌可见上皮细胞伴胶质；髓样癌中致密核芯颗粒囊泡
类癌	软组织	规则细胞呈小叶状、小梁状	银染+/-，嗜银性	铬抑素，突触素，5-羟色胺	上皮细胞内含不规则致密核芯颗粒囊泡
鳞癌	软组织	多角形细胞群；单一细胞浸润，胞浆嗜伊红染		角蛋白	上皮细胞内含桥粒连接的张力丝
儿童转移瘤					
神经母细胞瘤	软组织，骨	未分化小细胞，偶尔形成玫瑰花环结构		NSE	细胞胞浆延伸，内含致密核芯颗粒囊泡和微管结构
Ewing 肉瘤	软组织	未分化小细胞	淀粉酶处理后 PAS 阴性	O13	细胞间连接形成不良，细胞器稀少
Wilms 肿瘤	软组织	伴小管和梭形细胞基质双相性结构			

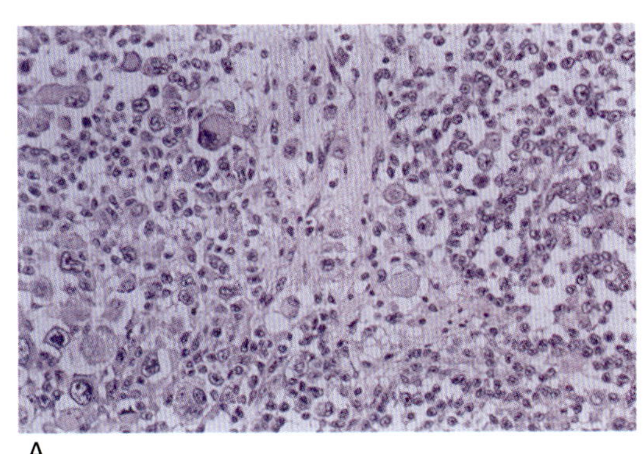

A

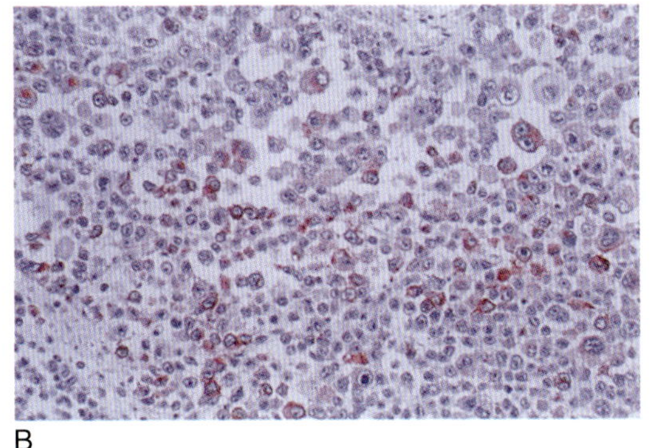

B

图 7-20 转移性皮肤黑色素瘤。（A）转移至直肌的多形性非黑色素性黑色素瘤（HE 染色，×25）。（B）抗黑色素瘤抗体 HMB-45 染色，肿瘤细胞中度着染（间接免疫过氧化物酶，×25）。

表 7-17 直接蔓延侵犯眼眶的肿瘤

来源部位	肿瘤类型
鼻窦(上颌窦、筛窦、额窦)	鳞状上皮癌,腺癌,移行细胞癌,腺样囊性癌,黏液上皮癌,恶性混合瘤,来源于内生乳头状瘤的癌,非上皮细胞黑色素瘤,肉瘤罕见
鼻及鼻咽部	低分化鳞癌(淋巴上皮瘤),鼻腔神经胶质瘤,血管纤维瘤,以及源于鼻窦的各类肿瘤
眼睑及周围面部皮肤	基底细胞癌,鳞癌,皮脂腺癌,皮肤黑色素瘤,汗腺癌罕见
结膜	鳞癌,梭形细胞鳞癌,黏液表皮样癌,嗜酸瘤细胞癌,结膜黑色素瘤
眼球	葡萄膜黑色素瘤,视网膜母细胞瘤,髓上皮瘤,睫状体色素上皮及非色素上皮细胞瘤
颅腔及视神经	脑膜瘤,高度恶性星形细胞瘤,脊索瘤,大垂体腺癌
泪囊	鳞癌,移行细胞癌,来源于新生的腺癌,起源于乳头状瘤的腺癌,腺样囊性癌,未分化癌,黑色素瘤,肉瘤罕见

接蔓延。视神经原发性肿瘤仅有星形细胞瘤和脑膜瘤两种,前者亦称神经胶质瘤,包括星形细胞瘤和少突胶质细胞瘤。髓上皮瘤偶可发生于视神经。

二、先天性和组织结构性病变

1. 先天性病变

对本组病变很难进行分类，因为许多疾病可同时归属于不同类别的病变类型。在此仅从发病机制角度进行阐述。

(1)畸形

- 与眶骨和眼球畸形有关的病变

许多眼眶软组织和眶骨发生的先天性结构畸形,组织学上为正常的,很少需要进行病理检查。这些病变包括眼眶不对称和颅面骨发育不良，通过临床和放射线检查即可确诊。原发性眼球异常,如无眼球、独眼、先天性囊性眼及小眼球也能导致正常眼眶组织的发育异常。

- 血管畸形

眼眶血管异常即可独立发生，也可能是先天综合征的一部分，如:Sturge-Weber或Wyburn-Mason综合征,亦可自发获得或外伤诱发。诊断要依据血流动力学、动脉造影、静脉造影和病变内血管检查。切除组织的病理检查可显示杂乱的异常血管团,动、静脉间的清晰轮廓消失,动脉弹力小板结构断裂,动、静脉均缺乏正常肌层。

(2)错构瘤

①血管性

- 毛细血管瘤

毛细血管瘤常累及眼附属器，位置有深有浅或深浅均有。早期,主要是增生的毛细血管组成的细胞性病变,很少见到伴有管腔的基质(图7-23A,B),可以浸润性生长而波及所有眶组织。之后,毛细血管扩张,血细胞充盈,血管间纤维及脂肪形成。在病变的任何阶段,使用羟基链霉素染色、内皮细胞免疫组织化学CD34染色，以及用以显示Ⅷ因子相关抗原的植物血凝素结合的Ulex europaeus-1染色均可显示血管轮廓。

- 淋巴管瘤

淋巴管瘤被认为是“错构瘤”或“迷芽瘤”,这取决于组成的血管是真性淋巴管还是具备部分淋巴管特征的发育异常的血管。这种边界不清的浸润性病变可发生于儿童和青年患者,可波及结膜、眼睑、眶深部,通常只能部分切除。组织学方面,大量形态和大小不规则的薄壁管腔位于疏松的纤维性基质中,基质内含束状平滑肌组织,淋巴细胞聚积。管腔内充盈血细胞或浆液。含铁血黄素和胆固醇裂隙样结晶的存在证明有陈旧出血,可有血栓形成和钙化。电镜下显示有血管和淋巴管特征。许多所谓的淋巴瘤实际是混有静脉淋巴管的畸形,将详述于后。

- 海绵状血管瘤

海绵状血管瘤多见于成人,是有完整包膜,并且生长缓慢的良性血管性病变。若出现明显的眼球突出、复视和视野缺损,则需手术切除。外观上,海绵状血管瘤呈紫色圆凸状有包膜的肿块,切面呈海绵状。显微镜下,有形成良好的纤维组织包膜,大而规则的血管腔隙,内衬内皮细胞,周围由平滑肌细胞包绕。基质由束状平滑肌和黏液样灶形成的厚层纤维构成。通常血管内充盈血细胞,机化血栓罕见。海绵状血管瘤可多发,也可发生于眶骨内。

②非血管性

- 软骨性错构瘤

曾有包含眶内良性软骨组织病变的报道，有人将其归入真性肿瘤而非错构瘤，但所有病例的组织

表 7-18 视神经肿瘤的病理学特征

名称和定义	肉眼观	显微镜下观
星形细胞瘤（神经胶质瘤）（图 7-21A，B） 发生于视神经内部星形细胞的肿瘤	受硬脑膜的限制神经呈梭形膨胀；肿瘤切面质软，白色，有时呈囊状	软膜内神经膨胀区由梭状细胞及无有丝分裂的纤维状星形细胞轻度过度增生所分隔；因为细胞构成在逐渐减少，且肿瘤边缘存在的可能是反应性神经胶质细胞，因此从组织学上很难判断肿瘤的边缘；脑膜可能因脑膜增生而变厚，伴或不伴神经胶质瘤的侵入；肿瘤细胞间可见含有黏多糖的微囊腔；细胞突可见嗜酸性神经胶质聚集，称为 Rosenthal 纤维；神经胶质瘤偶发，多见于成人，恶性，表现为明显的细胞构成增多，多形性星形细胞及有丝分裂相。
脑膜瘤（图 7-22A~C） 起源于视神经周围的脑膜瘤	视神经鞘不同程度的增厚，可有眶组织累及	大多为视神经脑膜瘤的移行型或脑膜瘤型；脑膜瘤型：呈层状生长，细胞边界不清，核呈卵圆形并伴有核内胞浆包涵体；移行型：有小叶和螺旋状的脑膜细胞被成纤维细胞所包绕，并可能包含沙样瘤小体；其他良性组织类型罕见；非典型者为层状生长，大量有丝分裂，呈血管外皮细胞瘤型，罕见

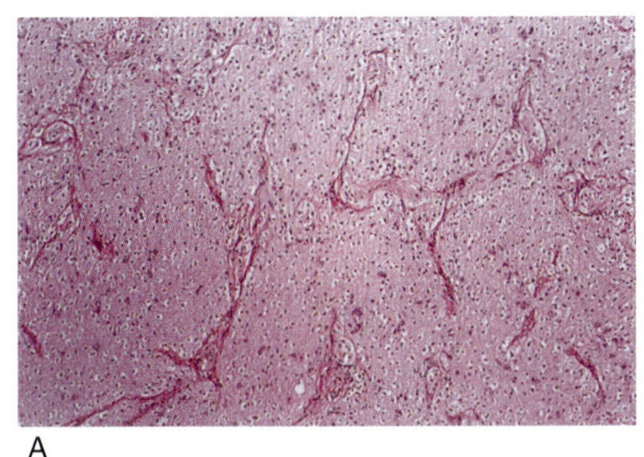
A

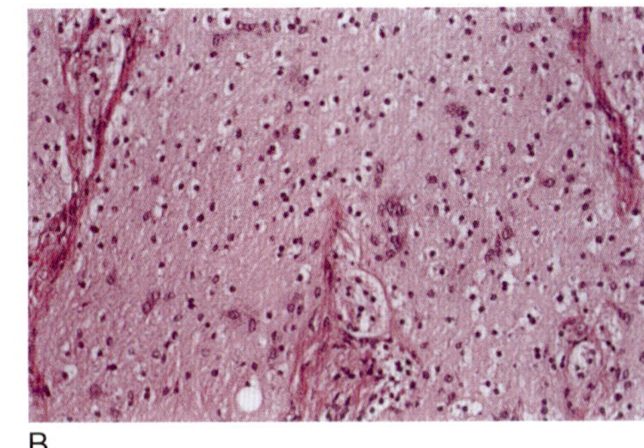
B

图 7-21 视神经星形细胞瘤（A）低倍光镜下示神经软膜间隔之间组织增宽（HE 染色，×10）。（B）高倍镜下示轻度细胞构成增多，主要是轻微不典型细胞（HE 染色，×25）。

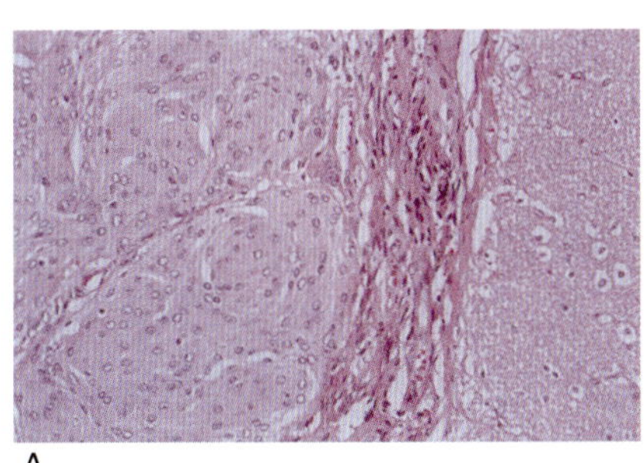
A

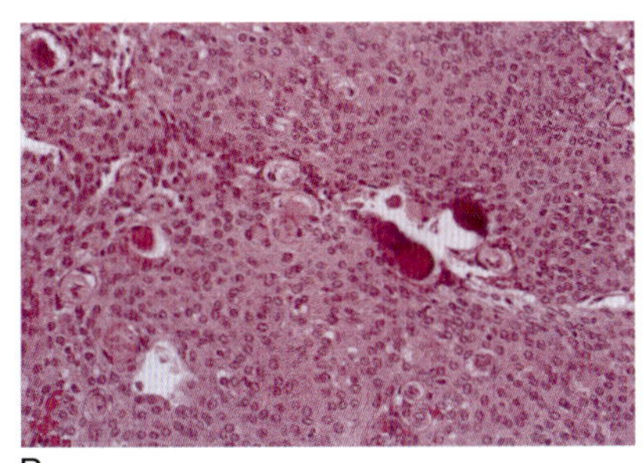
B

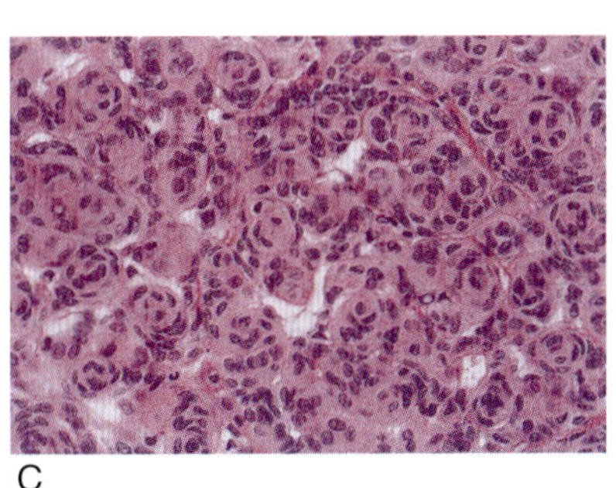
C

图 7-22 脑膜瘤。（A）左侧肿瘤压迫右侧的视神经（HE 染色，×25）。（B）组织学上为脑膜瘤型，偶见沙样瘤小体（HE 染色，×25）。（C）移行型伴有大量螺纹结构（HE 染色，×40）。

学改变均为良性。

（3）迷芽瘤

①迷芽瘤性囊肿

所有的先天性上皮囊肿都有一内层包绕的部分正常上皮结构，此病通常被认为是由于一些正常组织在胚胎发育过程中异位存留所致，故称为迷芽瘤性囊肿。

● 皮样囊肿（图7-24A~C）

是最常见的先天性上皮样囊肿，占我们所统计的囊肿中的33%，占儿童常见眼眶疾病的50%。最典型的病变见于眶颞上部，且与缝线有关，常伴骨质缺损。其内层为角化分层的鳞状上皮，囊壁内可见多种附属结构，包括皮脂腺，毛发滤泡和外分泌汗腺。囊

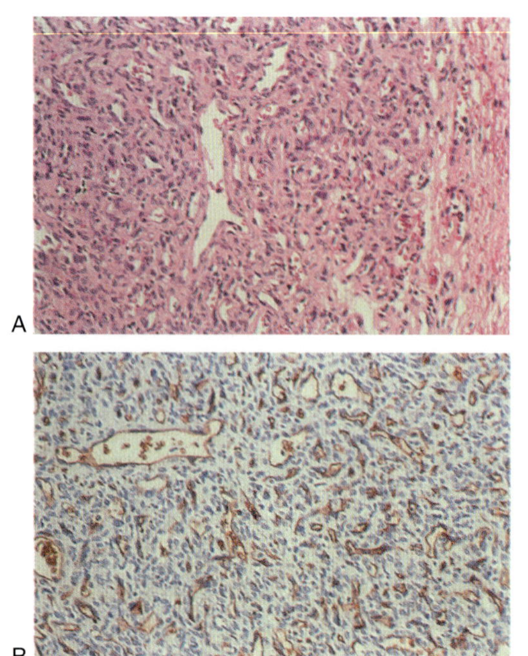

图 7-23 毛细血管瘤。(A)细胞性毛细血管瘤,可见小血管,部分含有血细胞,纤维组织包绕成小叶状(HE 染色,×25)。(B)与植物血凝素结合的 Ulex europaeus-1 染色显示病变区丰富的小血管(HE 染色,×25)。

肿内容物为肉眼可见的角质物、皮脂腺分泌物及毛发。部分囊壁由巨细胞异物肉芽肿反应所代替,提示内壁曾有破裂。当油性皮脂腺分泌物进入周围眶脂肪,会引发脂质肉芽肿性和纤维性反应,从而掩盖原本的囊性病变结构。应寻找上皮和毛发残留物以明确炎症来源。如果囊壁无附属结构,则称为表皮样囊肿。最近有外直肌皮样囊肿的报道。曾有报道在两位老年患者发现起源于长期无症状性迷芽瘤囊肿的鳞状细胞癌。

结膜皮样囊肿

结膜皮样囊肿是指结膜上皮和泪阜上皮的异位存留,通常好发于眶内侧,无骨质缺损。囊内壁为非角化的分层鳞状上皮或立方上皮,并可见杯状细胞,囊壁含有附属结构,偶见泪腺。有时囊壁无任何附属结构,使病变呈单纯的结膜囊肿,类似于表皮样囊肿。这种囊肿与获得性结膜植入性囊肿类似,只有通过无外伤史及临床表现进行鉴别。

其他上皮囊肿

此类囊肿内层有泪腺导管或顶分泌汗腺(生汗性)上皮细胞,或者无任何特征,归入单纯性之列。作者曾见两例囊肿,内衬呼吸道样假复层纤毛柱状上皮(内胚层起源),与鼻窦无沟通。以往曾有一些报道,可能为先天性病变。还可见肠生性囊肿报道,内衬类似于胃肠道上皮的黏蛋白分泌上皮细胞(内胚层源性)。混合有结膜上皮和顶分泌上皮细胞以及肿瘤细胞的囊肿亦有报道。

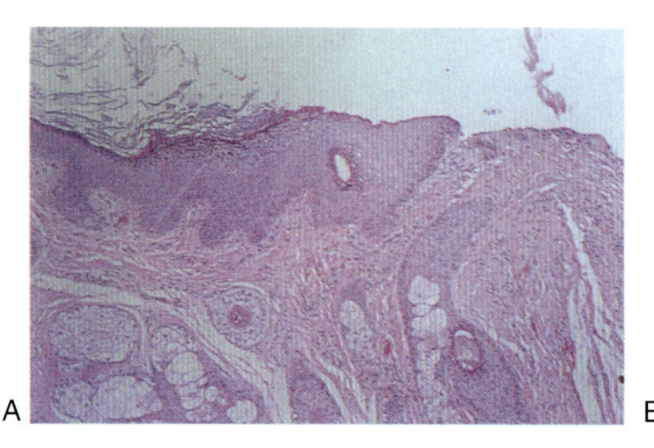

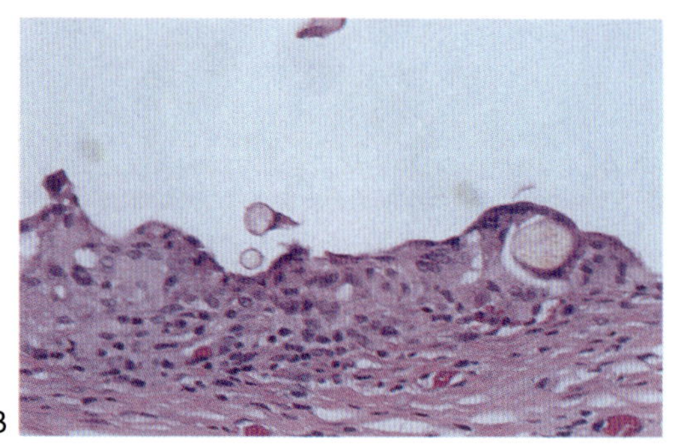

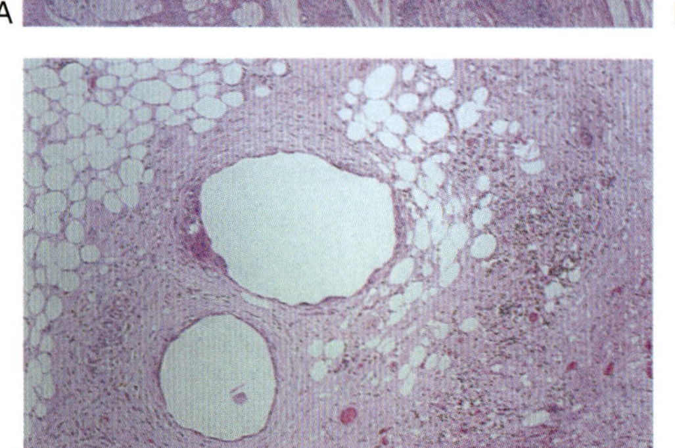

图 7-24 皮样囊肿。(A)皮样囊肿,显示分层角化的鳞状上皮细胞,囊壁可见毛发滤泡及皮脂腺,囊内可见毛发和角质(HE 染色,×10)。(B)皮样囊肿破裂,异物巨细胞和组织细胞取代上皮细胞,显示大量毛发(HE 染色,×25)。(C)由破裂的皮样囊肿漏出的脂质引发眶脂质肉芽肿性炎症及纤维性反应(HE 染色,×10)。

②神经性

神经性迷芽瘤由神经胶质细胞构成，有时可见神经元和脑脊膜细胞。脑膨出、脑膜脑膨出和脑膜膨出通过硬脑膜和眶骨的缺损处与颅腔内相交通，而异位脑组织则无此联系。组织学上，由杂乱的神经胶质细胞和纤维组织构成，经常可见神经元及钙化灶。作者曾见一例病变包含有脑组织和具有室管膜样内衬的囊肿。由于其眶内囊肿内衬杂乱的视网膜和胶质细胞，故先天性小眼球伴囊肿和先天性囊性眼球也属此类。

③晶状体迷芽瘤

好发于眼睑和眼眶前部，主要由白内障晶状体皮质岛状物质组成。皮质外围绕立方形的晶状体上皮细胞和PAS阳性的囊膜。Ellis等人报道抗 α，β，γ-晶状体蛋白、中间丝及波形蛋白抗体免疫组织化学染色呈阳性。

④异位泪腺

泪腺的眶叶正常时应延伸至眼球后面。位置更深的异位腺泡小叶无导管连接，因此分泌物的积聚可导致炎症反应。异位泪腺罕见肿瘤或囊肿。

（4）畸胎瘤

畸胎瘤多见于性腺、纵隔和松果体。约有50余例眼眶畸胎瘤的报道。从胎儿到青少年间任何时期均可发生。大多数是良性且局限于眼眶，但某些畸胎瘤可累及脑和/或眶骨膜，并由其原发部位蔓延。借助超声检查即可发现宫内胎儿脑和眼眶受累。组织学方面，病变组织通常较成熟，组成部分包括外胚层的角化鳞状上皮细胞和附属腺体结构，中胚层的纤维组织、软骨、脂肪、肌肉和或骨组织，内胚层的胃肠黏膜及腺体组织，以及神经外胚层的成熟脑组织。若神经组织呈胎儿神经组织样外观，则提示不成熟，通常见于胎儿期的原发性颅内畸胎瘤伴继发性眼眶病变，常致死。

内胚窦瘤是畸胎瘤的一种同源性肿瘤，通常见于儿童的性腺，眼眶中亦有数例报道。它源于胚胎组织，表现为胚胎外分化。组织学上，基质呈疏松的网状结构，内衬有扁平或立方形上皮细胞。也可见乳头状结构，称为Schiller-Duval小体（血管性核心衬以上皮细胞）。常见间变、有丝分裂、出血和坏死。肿瘤细胞甲胎蛋白染色强阳性。另一特征为含有丰富的PAS阳性、抗淀粉酶的透明小体。

2. 获得性病变

获得性结构性病变通常呈囊性，因此要与多种囊性肿块相鉴别。

（1）外伤性

①黏液囊肿（图7-25A和B）

黏液囊肿患者多与既往的慢性鼻窦炎或累及鼻窦的骨折病史有关，但偶尔亦无此病史。大多数来源于额窦或筛窦，但也可见于其他鼻窦。由于鼻窦口阻塞，引流不畅导致分泌物潴留而形成。随着病程进展，黏液囊肿扩大，侵蚀鼻窦骨壁而波及眼眶，从而出现肿块而导致眼球移位。与外伤相关的囊肿是由于外伤骨折时导致鼻窦黏膜植入眶内，黏液不断分泌而致其缓慢膨胀。组织学检查见囊肿内壁衬以正常的假复层纤毛柱状鼻窦上皮，可见杯状细胞。有时由于压力作用，内壁上皮萎缩或破坏。囊肿外壁通常

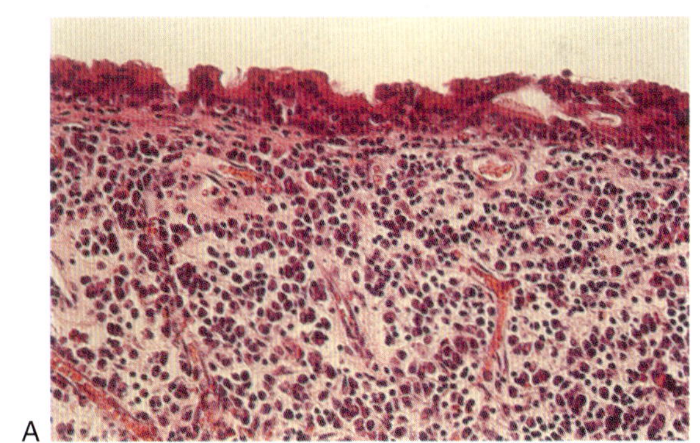

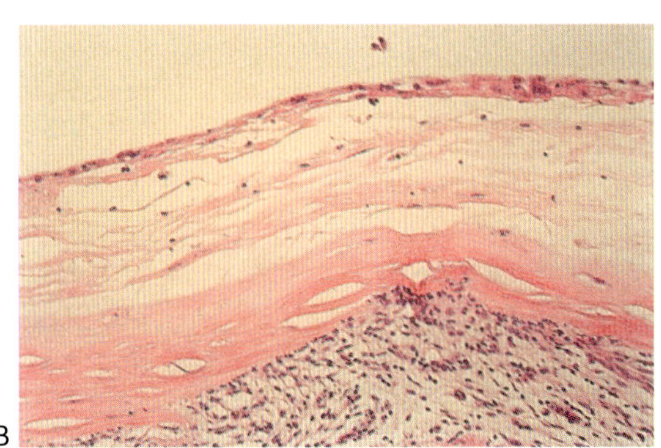

图7-25 黏液囊肿。（A）炎性黏液囊肿，囊壁显著慢性炎症，呼吸性上皮细胞轻度变性（HE染色，×40）。（B）同一囊肿其他部位显示上皮细胞萎缩以及囊壁的致密板层结缔组织。（HE染色，×25）。

有极为致密的板层纤维结缔组织，并伴上皮下营养不良性钙化，以及不同程度的浆细胞和淋巴细胞的炎性浸润。囊腔内液体清亮或呈黏液样物质，并含有上皮细胞碎屑。囊肿偶可发生感染，其内罕见真菌菌丝，过敏者可见大量嗜酸粒细胞。鼻窦息肉病可能随着息肉的扩张而破坏骨壁，侵入眶内。恶性肿瘤有时可伴发黏液囊肿。

②植入性囊肿

结膜植入性囊肿，内衬结膜上皮，多有外伤或手术史，尤其是眼肌手术而植入眶内。可见于任何部位并且体积可增大。

③血性囊肿（图7–9）

发生于眶软组织及眶骨的充满血液的囊肿属此类。软组织病变多与既往已存在的淋巴管瘤或血管异常有关，或者因凝血性疾病而自发出现。曾有一例与髓外浆细胞瘤相关的报道。发生于骨组织的多与已存在的纤维性结构不良、动脉瘤样骨囊肿或修复性肉芽肿有关，后者也称为胆固醇肉芽肿，或没有相关基础病变。这些不同种类病变的病理改变主要是原发疾病的病理表现，并伴有新鲜和变性红细胞构成的新旧出血，异物巨细胞反应包绕的胆固醇裂隙样结晶，泡沫样组织细胞，吞噬含铁血黄素的巨噬细胞。

（2）非外伤性

①泪腺导管囊肿（图7–26）

泪腺导管囊肿见于眶外上方部，翻转上睑后在结膜穹窿部很容易看见。双侧可同时发生。组织学检查，囊肿内衬2~3层上皮细胞，常含有杯状细胞，内层是立方或柱状上皮，外层为扁平的基底上皮细胞。囊壁可有泪腺腺泡、炎症及纤维化。

②感染性

作者曾遇一例由于囊虫病所致的感染性囊肿。囊肿位于外直肌内，被含有大量嗜酸粒细胞的强烈肉芽肿性炎症所包绕。囊虫病通常累及玻璃体视网膜间隙和结膜下区域，但偶见于眼眶内，特别是眼外肌。眶内感染性囊肿更常见的原因是单包绦虫，多见于中东、南非、印度和南美（图7–27）。其他可致眶内囊肿形成的微生物包括多头绦虫和组织浆细胞属。

三、感染性和炎症性疾病

感染性和炎症性疾病可以根据不同方式进行分类：病程、炎症部位、炎症发生机制、相关系统性疾病或主要累及的炎性细胞。后者往往为病理学家为进行特异性诊断而采用的分类，也是本章采用的一种分类方法。但无论何种分类，必须要认识到同一病变可产生不同的炎症，这取决于病程中进行活检的时间、患者的免疫状态以及其他未知因素。本章节只涉及进行活检的病例。因为除非特殊病例，大多数急性感染性炎症和急性、亚急性非特异性炎症通常不行活检。对于每一类病变，鉴别诊断均包括感染性及非感染性情况，因此眼科医生应考虑到这些，并在活检时应进行适当的培养。

1. 急性炎症

此类病变特征为炎性细胞以中性粒细胞或多形核白细胞为主。

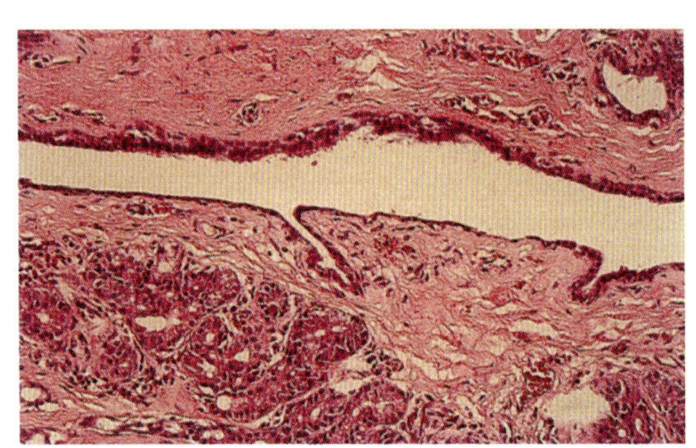

图7–26 获得性泪腺导管囊肿，内衬2~3层立方或柱状上皮，囊壁可见泪腺组织（HE染色，×25）。

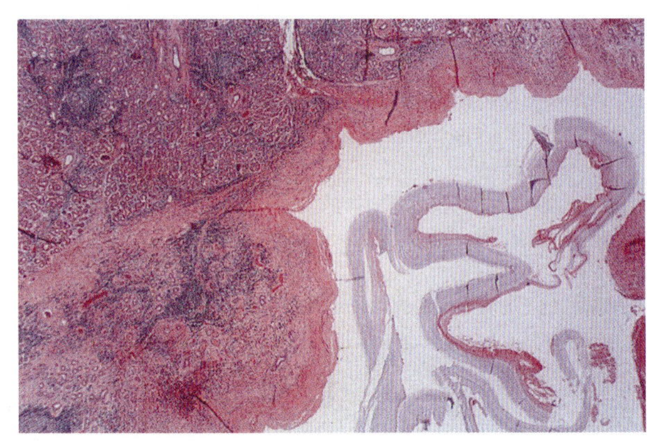

图7–27 包虫病囊肿。由于单包绦虫感染，囊壁呈含有嗜酸性粒细胞的强烈肉芽肿性炎症。注意囊肿的板层胚膜特征。未见生物体存留（HE染色，×2.5）。

表 7-19　眶急性炎症的病理特征

名称和定义	病理学表现
急性感染性	
急性细菌感染	罕用活检，通常根据临床进行诊断；中性粒细胞团，分脱颗粒，混杂少许淋巴细胞，巨噬细胞和浆细胞
急性非感染性	
血管炎	包括结节性多动脉炎、过敏性血管炎及罕见的 Churg-Strauss 血管炎，其特征均为中性粒细胞浸润血管壁；血管炎波及较大血管时，血管壁可发生纤维素样坏死，即由于血管壁的坏死，纤维素渗入管壁致使管壁出现强嗜伊红染色；过敏性血管炎累及毛细血管和毛细血管后静脉时，中性粒细胞裂解，产生嗜中性碎屑

2. 肉芽肿性炎症

此大类疾病的特征为肉芽肿形成，其定义为：上皮样组织细胞聚集，常含有巨细胞，周围淋巴细胞和浆细胞包饶。肉芽肿的形成是由于异物或微生物颗粒难以消化，或者T细胞介导的对刺激物的免疫反应，或者两者共同作用。由于病变依赖于完整的细胞介导的免疫反应，因此在免疫受损的患者中，此免疫反应大为减弱。认识肉芽肿性炎症具有双重意义：第一，许多慢性感染性炎症也可有肉芽肿反应，因此必须通过培养和/或特异性染色来排除；第二，非感染性患者出现肉芽肿特征性病变时，可能提示某种特

表 7-20　眶肉芽肿性炎症的病理学特征

名称和定义	病理学表现
感染性肉芽肿	
细菌性	眶部非常罕见
结核或麻风分支杆菌引起感染性肉芽肿	结核性肉芽肿的特征为坏死性肉芽肿性炎症。中央为干酪样坏死灶，周围包绕着上皮样组的感织细胞和 Langhans 巨细胞，并依次围绕着淋巴细胞和浆细胞 Zeihl-Neelsen 或荧光胺染色发现一种罕见的抗酸杆菌，则具有特异性诊断价值
真菌性（图 7-28A~C）	存在两种组织学特性
通常由曲霉菌属或白霉菌属引起的感染性肉芽肿，少数为假阿利什菌属、组织胞浆菌属、芽生菌属、感染所致	免疫系统正常患者出现坏死性肉芽肿性炎症，与以上分支杆菌感染表现相同；免疫系统受损患者，炎症反应轻微或无，真菌菌丝通常侵入血管导致周围组织的坏死；真菌菌丝通常经 HE 染色被证实，但 PAS 或 Grocott 染色时更为明显。曲霉菌属的菌丝形状规则，孢子丝菌属有隔，分支呈锐角，而白霉菌属的菌丝形状不规则、较宽、呈带状，无隔，分支呈直角

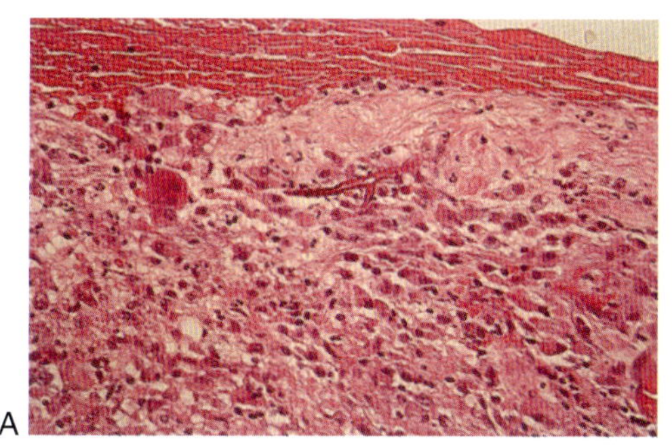

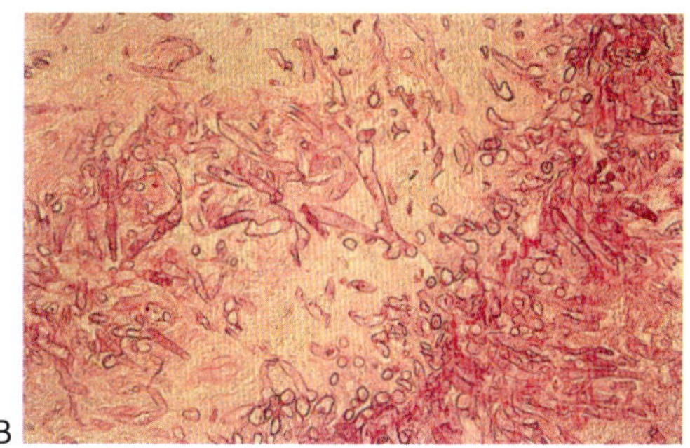

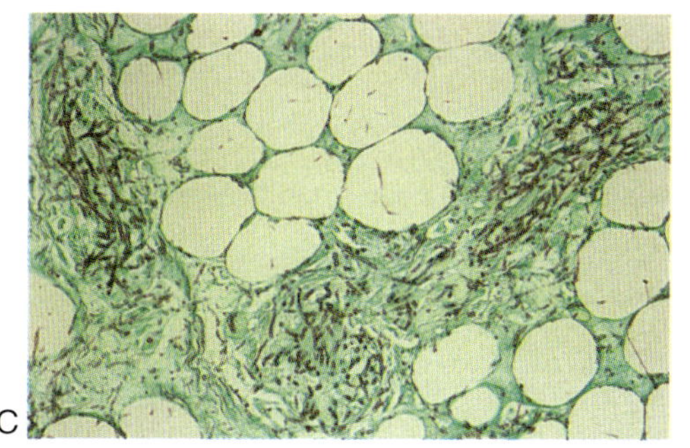

图 7-28　（A）局限性眼眶毛霉菌病。眶炎性肿块活检显示很少的无间隔菌丝碎片，被肉芽肿性炎症包绕（HE 染色，×40）。（B）免疫系统受损患者的毛霉菌病，毛霉菌侵犯血管。显示宽大、带状、无间隔的菌丝。不规则的菌丝 PAS 染色显著着色，亦可清晰见于 HE 染色（PAS 染色，×25）。（C）假阿利什菌（亦称尖端赛多孢子菌）。侵犯血管，周围眶组织坏死，但无炎症反应。Grocott 染色可充分显示这些微生物，形态上与曲霉菌相似，只有通过培养才能加以鉴别（Grocott 染色，×40）。

（续表）

名称和定义	病理学表现
寄生虫性	
由各种寄生虫侵扰引起的感染性肉芽肿。最常见于棘球绦虫属和囊虫病； **少见的病原**：多头绦虫属、旋毛虫属、罗阿丝虫和旋盘尾丝虫的微丝蚴，恶丝虫属的成虫，并殖吸虫属和埃及血吸虫属的虫卵，蛔虫，原生动物阿米巴属。极少数情况下，由于感染某种苍蝇幼虫，发生眼蛆病而导致眼眶组织坏死。	组织学观察：大多数寄生虫被肉芽肿性反应所包裹，并含大量的嗜酸性粒细胞 特别的寄生虫必须通过形态学检查辨别 棘球绦虫可产生肉眼可见的囊肿，其外层为毛细胞层，内层生发层，伸出发育不全的幼虫，含头部或带钩的头节；若病程较长，则囊肿钙化或坏死，仅剩余钩状物（图7-26） 囊虫病可见被表皮包裹的虫体
特异性非感染性肉芽肿性炎	
Wegener肉芽肿 （图7-29A，B） 为一种特发性系统性血管炎，可累及肾、肺和上呼吸道。眼眶受累可以是首发或惟一症状	虽然本病命名为肉芽肿性炎，但仅在半数病例中可见到如下表现：含有中等量中性粒细胞混合性炎细胞浸润，常形成微脓肿，或浸润小血管壁导致血管炎 浸润的炎细胞必须有组织细胞、淋巴细胞和浆细胞存在，也可见嗜酸性粒细胞和巨细胞 若存在肉芽肿，则结构不清，围绕在坏死组织周围，应行革兰染色、真菌及Zeihl-Neelen染色以排除相关感染

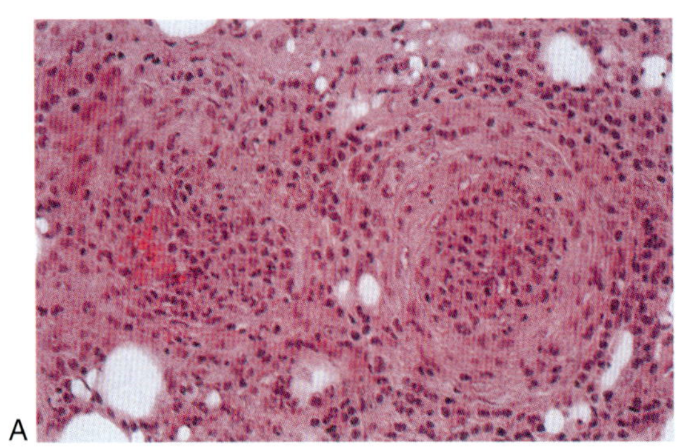
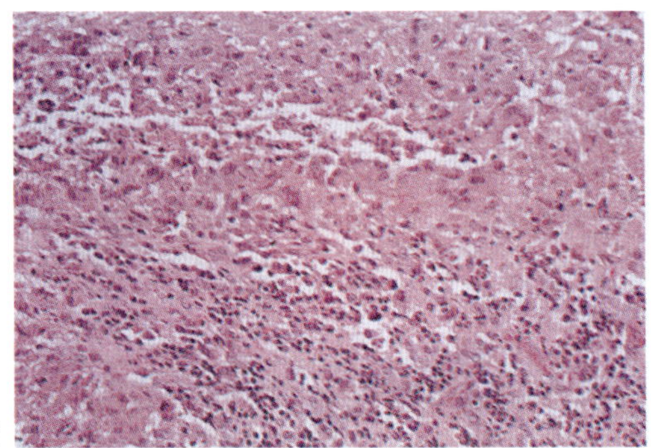

图7-29 Wegener肉芽肿。（A）中性粒细胞浸润血管壁形成血管炎，周围的眶脂肪有大量急、慢性炎症混合浸润（HE染色，×40）。（B）坏死区域周围肉芽肿形成不良（HE染色，×25）。

名称和定义	病理学表现
类肉瘤和肉瘤样反应 （图7-30） 局部或系统性病变的特征是形成典型的非感染性肉芽肿	由于其外周没有淋巴细胞围绕，巨细胞少见，故非坏死性肉芽肿性炎中的肉芽肿常被称为“裸露性” 当巨细胞出现时，可有星形小体、Schaumann小体和（或）草酸钙结晶包涵体 病变可纤维化 若为系统性疾病，称为类肉瘤病，反之称为肉瘤样反应 可以发生于眼眶软组织，泪腺或视神经

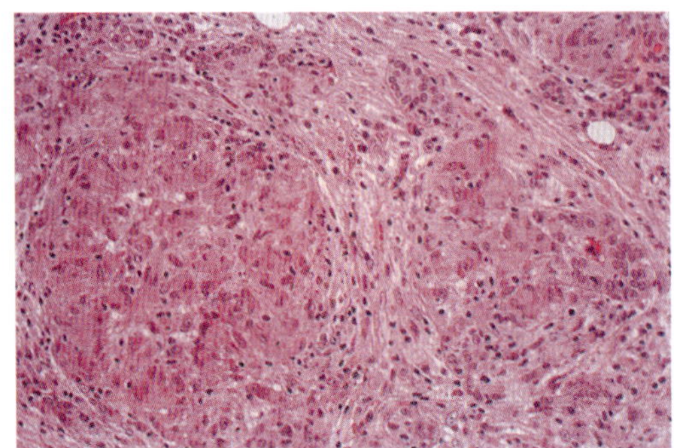

图7-30 肉瘤样反应。活检显示在纤维性背景中的、形成良好的非干酪样坏死性肉芽肿（HE染色，×25）。

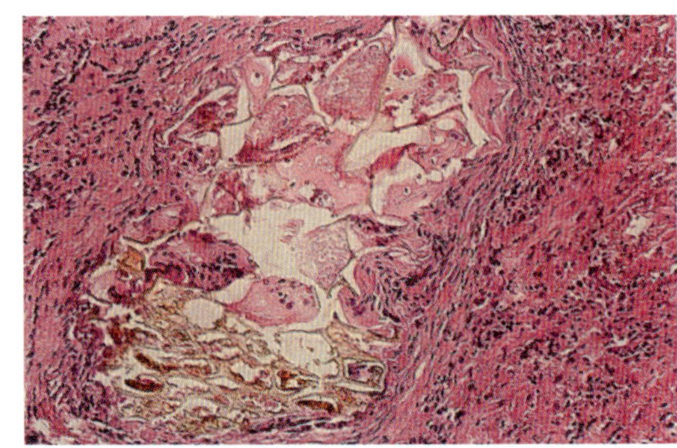

图7-31 外伤后木屑包埋于眶内，诱发异物肉芽肿反应（HE染色，×25）。

（续表）

名称和定义	病理学表现
异物肉芽肿（图7-31） 内源性或外源性异物引发的异物巨细胞肉芽肿反应	异物肉芽肿区别于上述肉芽肿性炎，因为其含有更多的巨细胞，细胞核数目可达到50个，巨细胞大而不规则，自身可塑造成异物的形状；油性物质，如皮样囊肿破裂释放的脂质、硅油、骨腊，可形成大而不规则的空隙（处理过程中脂质溶解），周围组织细胞和巨细胞包绕；其他异物，如木屑和缝线，由巨细胞紧密包裹
假风湿小结	
眶前部多见，类似于风湿病患者肢端的风湿小结	栅栏样肉芽肿性炎围绕透明的胶原坏死区，后者酸性黏多糖或纤维蛋白染色阳性

异性疾病，将有助于指导治疗。

3. 眼眶黄色肉芽肿性和组织细胞性炎症

这类病变之所以独立于肉芽肿性炎，是由于其不形成良好的肉芽肿，而是出现极不规则的、亦不具有上皮细胞样外观的层状组织细胞。此类无感染性病变。

表7-21 眼眶黄色肉芽肿性和组织细胞性炎症的病理学特征

名称和定义	病理学表现
黄色肉芽肿性炎	
（非Langerhans细胞组织细胞增多症）（图7-32A和B） 以泡沫样组织细胞和Touton巨细胞为特征的一类疾病；重要的是此类疾病可能与系统性疾病相关：成年人发作的哮喘，渐进性坏死性黄色肉芽肿伴副蛋白血症、淋巴细胞或浆细胞异常，Erdheim-Chester病，累及骨、心、肺	此类疾病特征为：泡沫状组织细胞和Touton巨细胞片状或广泛浸润前部眶组织，特别是眼轮匝肌，可伴淋巴细胞和浆细胞聚集，常形成滤泡并有生发中心；组织学上与黄色瘤区别很重要，后者仅累及皮肤；散在、界限不清的小坏死区可出现在渐进性坏死性黄色肉芽肿伴副球蛋白血症的患者中；此类疾病难以进行组织学上的区分，因此对于此类患者需详细询问病史、进行体检，以发现隐匿的系统性疾病
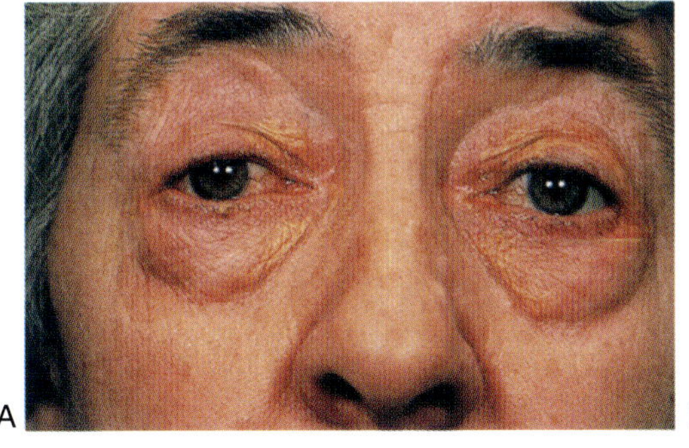 A	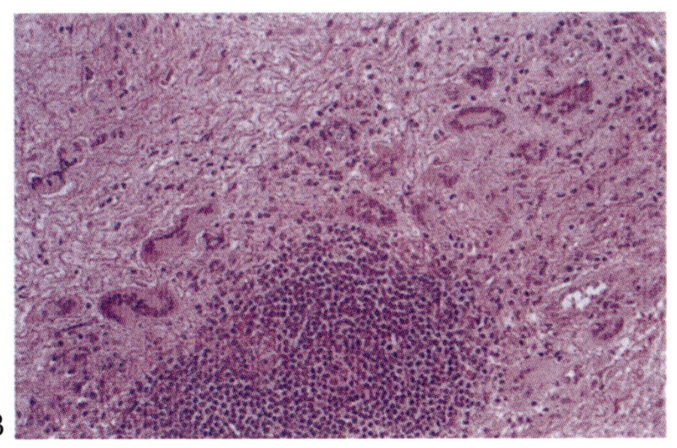 B
图7-32 渐进性坏死性黄色肉芽肿伴副球蛋白血症。（A）72岁女性患者面部照片，患者出现进行性眼球刺激症状及运动受限，同时伴有上、下睑黄色蜡样沉着。（B）前部眶肿块活检，显示胶原束，伴有局灶性坏死、Touton巨细胞及淋巴细胞和浆细胞浸润的慢性炎性病灶（HE染色，×25）。	
Langerhans细胞组织细胞增多症（组织细胞增多症X）	
是以组织细胞生物学行为多样为特征的一组病变，可表现为从炎性细胞到恶性细胞之间的各种生物学特性；可累及眶骨或眼睑皮肤的单一部位、多处骨组织或多个器官	主要由Langerhans细胞组织细胞构成，胞核呈豆状，胞浆丰富，轻度嗜伊红染色；细胞S100蛋白染色阳性，电镜下可见Birbeck颗粒；可混有嗜酸粒细胞、淋巴细胞和/或浆细胞
窦性组织细胞增多症伴块状淋巴结病	
常累及年轻患者颈部淋巴结，眼眶罕见	特征：小细胞核的大组织细胞团块，被淋巴细胞和浆细胞包绕；被纤维组织分隔成小叶

4. 眼眶淋巴细胞性炎症

典型的眼眶淋巴细胞性炎症的表现是眶组织多形性和多克隆淋巴细胞浸润，通常伴滤泡形成，有时伴眶结构破坏。

表 7-22 眶淋巴细胞炎的病理学特征

名称和定义	病理学表现
Kimura 病（图 7-33） 特发性炎性疾病，累及颈部淋巴结、泪腺及眶，亚洲人多见，可能与周围嗜酸粒细胞增多有关	淋巴结出现反应性淋巴样增生，可见大量嗜酸性细胞；血管丰富，可见不典型性内皮细胞；眼眶和泪腺可见含有大量嗜酸粒细胞的、多形性、慢性炎性浸润
Sjögren 综合征（图 7-34） 特征性泪腺、唾液腺炎症，多与各种自身免疫性疾病有关；累及淋巴结和淋巴腺的淋巴瘤发病率高	腺体中腺泡萎缩，主要代之以致密淋巴细胞浸润，伴有大而不规则的生发中心，晚期萎缩、纤维化；很难与黏膜相关淋巴组织（MALT）鉴别；MALT 为界限清楚的上皮-肌上皮细胞“岛”，即残留导管增生伴淋巴细胞浸润，可能有单核细胞样淋巴细胞；淋巴瘤的诊断需证实单克隆细胞系

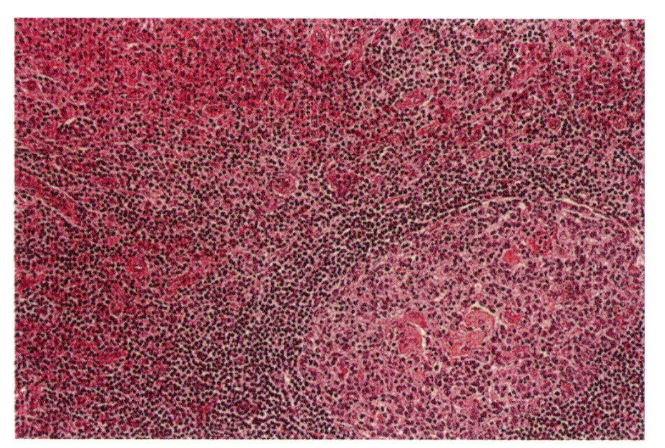

图 7-33 Kimura 病。右下方可见嗜酸性粒细胞包绕反应性生发中心，左上方可见部分嗜酸性脓肿（HE 染色，×25）。

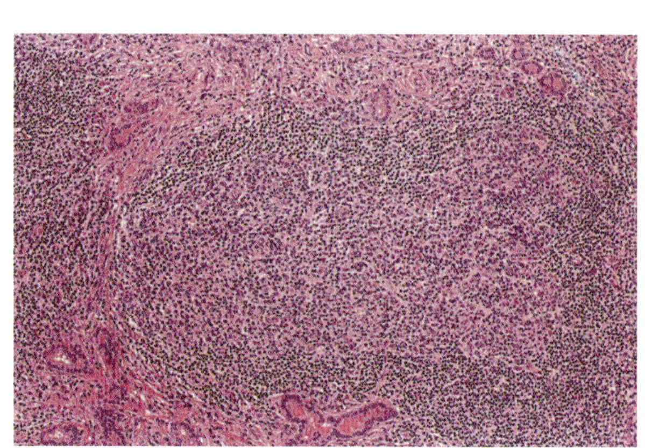

图 7-34 Sjögren 综合征。干燥性角结膜炎患者，在泪腺腺泡消失的慢性炎症背景中，可见大而不规则的生发中心（HE 染色，×10）。

5. 以纤维化为特征的眼眶炎症

本组病变本质上主要是眼眶特发性硬化性炎症。由于其他病变也可产生明显的纤维成分，因此需要进行排除性诊断。Wegener肉芽肿病可存在纤维化阶段，呈轻度致密炎性浸润，或出现类似于纤维组织的大片坏死物，在坏死组织周围有散在的炎性浸润。肉瘤样病和Sjögren综合征可存在明显纤维化。肿瘤，如硬化型转移性肿瘤，特别是来自乳癌的肿瘤，可出现纤维化，硬化型淋巴瘤也可出现。要准确鉴别这些疾病，惟一的方法就是遇到这类疾病时全面考虑各种鉴别诊断，获取患者详细的病史，如有必要，还要进行其他检查如免疫组织化学或分子水平研究等。

表 7-23 以纤维化为特征的眼眶炎性病变的病理学特征

名称和定义	病理学表现
特发性硬化性炎（图 7-35）	眼眶结构致密纤维组织浸润，特别是眶脂肪；与上述淋巴细胞性炎症相比，炎性细胞相对较少，由淋巴细胞、浆细胞、组织细胞和少数伴有生发中心的淋巴滤泡构成
慢性泪囊炎（图 7-36） 泪腺特发性炎症	腺泡萎缩，导管存留，被纤维包绕；稀疏的慢性炎症细胞浸润；从组织学上难以与 Sjögren 综合征鉴别，需进行临床及血清学检查

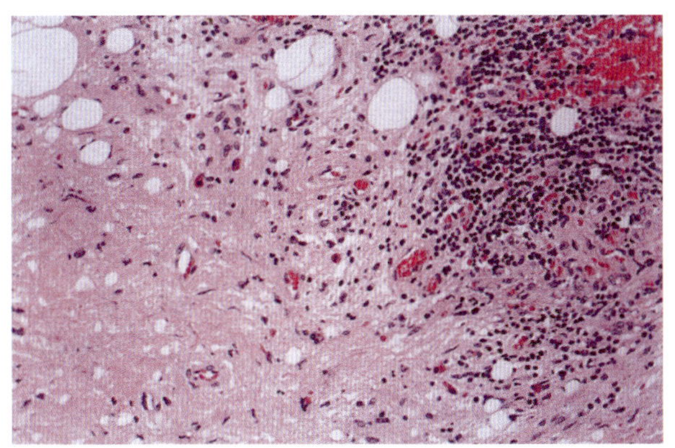

图7-35　眼眶硬化性炎症，脂肪广泛纤维化，慢性炎症表现：可见少量淋巴细胞、浆细胞浸润，偶见组织细胞和生发中心。无中性粒细胞（HE染色，×25）。

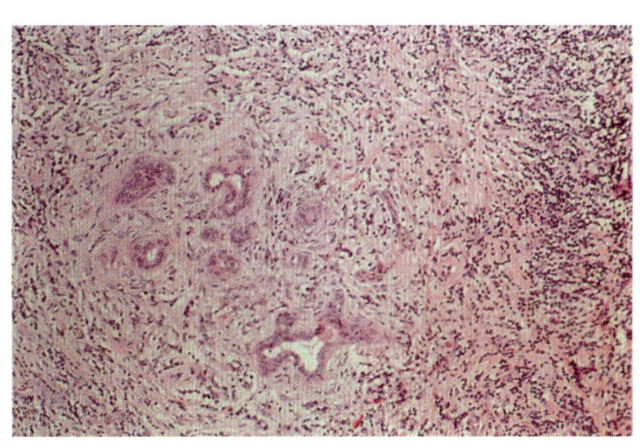

图7-36　慢性泪囊炎。泪腺非特异性炎症，可见腺泡消失，导管存留，慢性炎症及纤维化（HE染色，×10）。

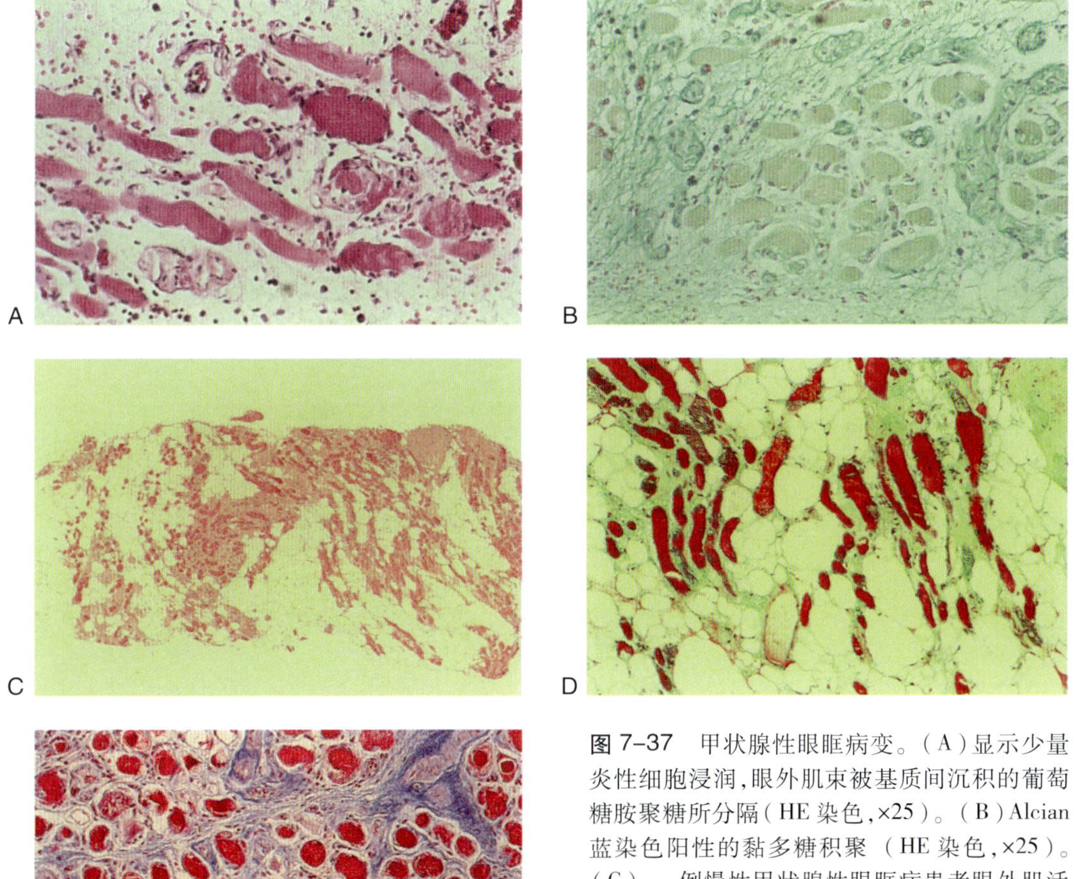

图7-37　甲状腺性眼眶病变。（A）显示少量炎性细胞浸润，眼外肌束被基质间沉积的葡萄糖胺聚糖所分隔（HE染色，×25）。（B）Alcian蓝染色阳性的黏多糖积聚（HE染色，×25）。（C）一例慢性甲状腺性眼眶病患者眼外肌活检的低倍镜下视野，眼外肌被脂肪组织所取代（HE染色，×25）。（D）C中Masson三色染色后高倍镜下示脂肪取代（Masson染色，×25）。（E）三色染色突出显示肌纤维间的纤维组织沉积（HE染色，×25）。

四、甲状腺性眼眶病

甲状腺性眼眶病本身的组织学检查是非特异性的，因此需要依据临床表现、放射线检查和甲状腺激素检测等。病变主要累及眼外肌，最常见于内直肌和下直肌，表现为散在到中度的淋巴样滤泡和巨噬细胞的炎性浸润，有时可见浆细胞和肥大细胞（图7-37）。早期，通常伴有显著的间质内酸性黏多糖沉积，pH 2.5的阿利辛蓝（alcian blue）染色阳性。如果病程较长，活检可见纤维化、肌纤维破坏和成熟的脂肪细胞浸润。纤维化和炎症可累及肌肉周围的眶脂肪组织，但主要累及脂肪的病变并不常见。

五、淀粉样沉积

淀粉样沉积可能与系统性或局部病变有关。如果为系统性病变，则可能与浆细胞恶液质、慢性炎症或家族性神经病变有关。局部病变可能是由于局灶性淋巴样组织增生、慢性炎症或局限于某一器官的病变。如果淀粉样变与浆细胞病变或淋巴组织增生性疾病有关，则可见淀粉样物质由免疫球蛋白轻链构成。而其他类型的淀粉样变则由不同的成分构成。HE染色中，淀粉样物质表现为嗜伊红的透明样物质，常呈圆形沉积或围绕血管分布（图7-38A和B）。无论淀粉样物质的成分如何，刚果红染色均为橙色，偏振光下均呈红-绿二色性。淀粉样变可影响许多眼组织，有少数病例主要累及眼眶组织，包括眼外肌和泪腺，通常无系统性疾病。近来作者曾报道两例局灶性眼眶淀粉样变性。分子学检测发现免疫球蛋白白重链基因重排，提示可能产生淀粉样物质的单克隆浆细胞群存在。其中一例患者双侧多条眼外肌肥大，两例均无系统性疾病。作者认为即使免疫组化证实病变是为多克隆性，也应当进行有关免疫球蛋白重链基因重排的分子学检测，这可有助于指导正确的治疗。

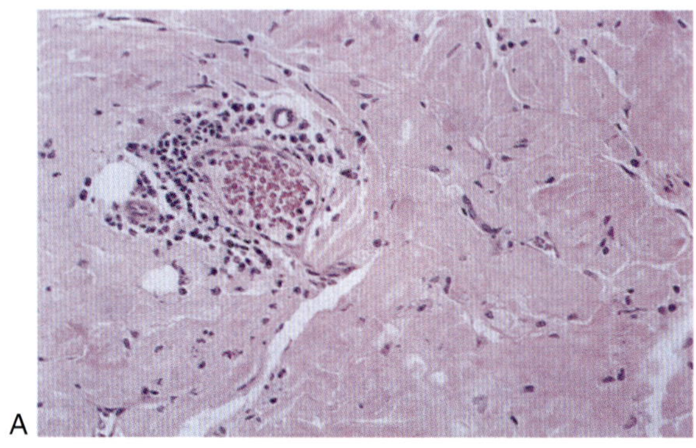

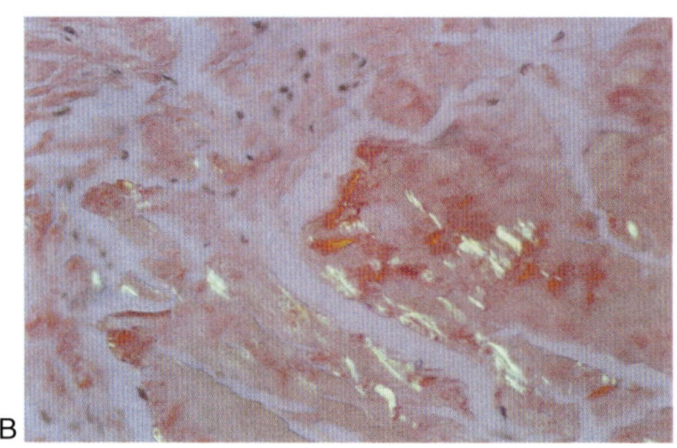

图 7-38 淀粉样沉积。（A）前部眶组织活检显示广泛的淀粉样物质沉积，伴血管周围浆细胞聚集（HE 染色，×25）。（B）刚果红染色偏振光检查显示苹果绿双折射和红-绿二色性（刚果红染色，×40）。

参考文献

General

Garner A, White VA, Albert DM. General pathology. In: Albert DM, Jakobiec FA, eds. Principles and Practice of Ophthalmology, vol. 4, 2nd ed. Philadelphia: WB Saunders, 2000: 3575-609.

Glasgow BJ, Foos RY. Ocular Cytopathology. Boston, Butterworth-Heinemann, 1993.

Glasgow BJ, Layfield LJ. Fine-needle aspiration biopsy of orbital and periorbital masses. Diagn Cytopathol 1991;7:132-41.

Prophet EB, Mills B, Arrinton JB, Sobin LH, eds. Laboratory Methods in Histopathology. Washington, DC: American Registry of Pathology, 1992.

White VA, Rootman J. Orbital pathology. In: Albert DM, Jakobiec FA, eds. Principles and Practice of Ophthalmology, vol. 4, 2nd ed. Philadelphia: WB Saunders, 2000: 3816-74.

Zajdela A, Vielh P, Schlienger P, Haye C. Fine-needle cytology of 292 palpable orbital and eyelid tumors. Am J Clin Pathol 1990;93:100-4.

Neoplasia

General

Cotran RS, Kumar V, Collins T. Robbins: Pathologic Basis of Disease, 6th ed. Philadelphia: WB Saunders, 1999.

Immunohistochemistry

Enzinger FM, Weiss SW. Immunohistochemistry of soft tissue lesions. In: Enzinger FM, Weiss SW, eds. Soft Tissue Tumors, 3rd ed. St. Louis: Mosby, 1995:139-63.

Immunohistochemistry in tumor diagnosis. Seminars in Diagnostic Pathology 2000;17:169.

Rosai J. Special techniques in surgical pathology. In: Rosai J, ed. Ackerman's Surgical Pathology, 8th ed. St. Louis: Mosby, 1996:29-62.

Soft Tissue

Dickersin GR. Diagnostic Electron Microscopy: A Text/Atlas. New York: Igaku-Shoin Medical Publishers, 1988.

Enzinger FM, Weiss SW. Soft Tissue Tumors, 3rd ed. St. Louis: Mosby, 1995.

Slominski A, Wortsman J, Carlson A, et al. Molecular pathology of soft tissue and bone tumors: a review. Arch Pathol Lab Med 1999;123:1246-59.

Van Roggen JFG, Bovee JVMG, Morreau J, Hogendoorn PCW. Diagnostic and prognostic implications of the unfolding molecular biology of bone and soft tissue tumours. J Clin Pathol 1999;52:481-9.

Fibrous and Fibrohistiocytic

Allen PW. The fibromatoses: a clinicopathologic classification based on 140 cases. Am J Surg Pathol 1977;1:255-69, 305-21.

Caballero LR, Rodriguez AC, Sopelana AB. Angiomatoid malignant fibrous histiocytoma of the orbit. Am J Ophthalmol 1981;92:13-5.

Cole CH, Magee JF, Gianoulis M, Rogers PCJ. Malignant fibrous histiocytoma in childhood. Cancer 1993;71:4077-83.

Dei Tos AP, Seregard S, Calonje E, et al. Giant cell angiofibroma: a distinctive orbital tumor in adults. Am J Surg Pathol 1995;19:1286-93.

Dorfman DM, To K, Dickersin GR, et al. Solitary fibrous tumor of the orbit. Am J Surg Pathol 1994;18:281-7.

Fisher C. Fibromatosis and fibrosarcoma in infancy and childhood. Eur J Cancer 1996;32A:2094-100.

Fletcher CDM. Benign fibrous histiocytoma of subcutaneous and deep soft tissue: a clinicopathologic analysis of 21 cases. Am J Surg Pathol 1990;14:801-9.

Font RL, Hidayat AA. Fibrous histiocytoma of the orbit: a clincopathologic study of 150 cases. Hum Pathol 1982;13:199-209.

Font RL, Zimmerman LE. Nodular fasciitis of the eye and adnexa: a report of ten cases. Arch Ophthalmol 1966;75:475-81.

Hasegawa T, Hirose T, Seki K, et al. Solitary fibrous tumor of the soft tissue. Am J Clin Pathol 1996;106:325-31.

Hayashi N, Borodic G, Karesh JW, et al. Giant cell angiofibroma of the orbit and eyelid. Ophthalmology 1999;106:1223-9.

Herschorn BJ, Jakobiec FA, Hornblass A, et al. Epibulbar subconjunctival fibroma. Ophthalmology 1983;90:1490-4.

Hidayat AA, Font RL. Juvenile fibromatosis of the periorbital region and eyelid. Arch Ophthalmol 1980;98:280-5.

Hoffman MA, Dickerson GR. Malignant fibrous histiocytoma: an ultrastructural study of eleven cases. Hum Pathol 1983;14:913-22.

Jakobiec FA, Klapper D, Maher E, Krebs W. Infantile subconjunctival and anterior orbital fibrous histiocytoma: ultrastructural and immunohistochemical studies. Ophthalmology 1988;95:516-25.

Jakobiec FA, Tannenbaum M. The ultrastructure of orbital fibrosarcoma. Am J Ophthalmol 1974;77:899-917.

Kaw YT, Cuesta RA. Nodular fasciitis of the orbit diagnosed by fine needle aspiration cytology. Acta Cytol 1993;37: 957-60.

Lieb WE, Goebel HH, Wallenfang T. Myxoma of the orbit: a clinicopathologic report. Graefes Arch Clin Exp Ophthalmol 1990;228:28-32.

Maiuri F, Corriero G, Galicchio B, et al. Myxoma of the skull and orbit. Neurochirurgia 1988;31:136-8.

Montessori GA, North DP. Radiation induced orbital sarcoma in an elderly patient. Can J Ophthalmol 1972;7:381-5.

Scott IU, Tanenbaum M, Rubin D, Lores E. Solitary fibrous tumor of the lacrimal gland fossa. Ophthalmology 1993;103:1613-8.

Smoot CN, Krohel GB, Smith RS. Adult periorbital fibromatosis. Br J Ophthalmol 1989;73:373-5.

Variend S, Bax NMA, Van Gorp J. Are infantile myofibromatosis, congenital fibrosarcoma and congenital haemangiopericytoma histogenetically related? Histopathology 1995;26:57-62.

Waeltermann JM, Huntrakoon M, Beatty EC, Cibis GW. Congenital fibromatosis (myofibromatosis) of the orbit: a rare cause of proptosis at birth. Ann Ophthalmol 1988;20:394-9.

Weiner JM, Hidayat AA. Juvenile fibrosarcoma of the orbit and eyelid: a study of five cases. Arch Ophthalmol 1983;101:253-9.

Westra WH, Gerald WL, Rosai J. Solitary fibrous tumor: consistent CD34 immunoreactivity and occurrence in the orbit. Am J Surg Pathol 1994;18:992-8.

Muscle

Coffin CM. The new International Rhabdomyosarcoma Classification, its progenitors, and considerations beyond morphology. Adv Anat Pathol 1997;4:1-16.

Conlon MR, Rubin PAD, Samy CN, Albert DM. Metastatic orbital leimyosarcoma: a clinicopathological study. Can J Ophthalmol 1994;29:85-9.

Folberg R, Cleasby G, Flanagan JA, et al. Orbital leiomyosarcoma after radiation therapy for bilateral retinoblastoma. Arch Ophthalmol 1983;101:1562-5.

Font RL, Jurco S 3rd, Brechner RJ. Postradiation leiomyosarcoma of the orbit complicating bilateral retinoblastoma. Arch Ophthalmol 1983;101:1557-61.

Hollowood K, Fletcher CDM. Rhabdomyosarcoma in adults. Sem Diagn Pathol 1994;11:47-57.

Jakobiec FA, Mitchell JP, Chauhan PM, Iwamoto T. Mesectodermal leiomyosarcoma of the antrum and orbit. Am J Ophthalmol 1978;85:51-7.

Jakobiec FA, Howard GM, Rosen M, Wolff M. Leiomyoma and leiomyosarcoma of the orbit. Am J Ophthalmol 1975;80:1028-42.

Jolly SS, Brownstein S, Jordan DR. Leiomyoma of the anterior orbit and eyelid. Can J Ophthalmol 1995;30:366-70.

Kodet R, Newton WA Jr, Hamoudi AB, et al. Orbital rhabdomyosarcomas and related tumors in childhood: relationship of morphology to prognosis--an Intergroup Rhabdomyosarcoma Study. Med Pediatr Oncol 1997;29:51-60.

Lyon DB, Dortzbach RK, Gilbert-Barness E. Polyphenotypic small-cell orbitocranial tumor. Arch Ophthalmol 1993;111:1402-8.

Mamalis N, Grey AM, Good JS, et al. Embryonal rhabdomyosarcoma of the orbit in a 35-year-old man. Ophthalmic Surg 1994;25:332-5.

Matsko TH, Schmidt RA, Milam AH, Orcutt JC. Primary malignant ectomesenchymoma of the orbit. Br J Ophthalmol 1992;76:438-41.

Meekins BB, Dutton JJ, Proia AD. Primary orbital leiomyosarcoma: a case report and review of the literature. Arch Ophthalmol 1988;106:82-6.

Meis-Kindblom JM, Stenman G, Kindblom L-G. Differential diagnosis of small round cell tumors. Sem Diagn Pathol 1996;13:213-41.

Parham DM. The molecular biology of childhood rhabdomyosarcoma. Sem Diagn Pathol 1994;11:39-46.

Nakhleh RE, Swanson PE, Dehner LP. Juvenile (embryonal and alveolar) rhabdomyosarcoma of the head and neck in adults: a clinical, pathologic, and immunohistochemical study of 12 cases. Cancer 1991;67:1019-24.

Newton WA Jr, Gehan EA, Webber BL, et al. Classifications of rhabdomyosarcomas and related sarcomas: pathologic aspects and proposal for a new classification--an Intergroup Rhabdomyosarcoma Study. Cancer 1995;76:1073-85.

Newton WA Jr, Soule EH, Hamoudi AB, et al. Histopathology of childhood sarcomas, intergroup rhabdomyosarcoma studies I and II: clinicopathologic correlation. J Clin Oncol 1988;6:67-75.

O'Day MP, Nielsen P, Al-Bozom I, Wilkins IA. Orbital rhabdomyosarcoma metastatic to the placenta. Am J Obstet Gynecol 1994;171:1382-3.

Walton RC, Ellis GS Jr, Haik BG. Rhabdomyosarcoma presumed metastatic to the orbit. Ophthalmology 1996;103:1512-16.

Wiechens B, Werner JA, Luttges J, et al. Primary orbital leiomyoma and leiomyosarcoma. Ophthalmologica 1999;213:159-64.

Neurogenic and Neural Crest

Allaire GS, Laflamme P, Bourgouin P. Granular cell tumour of the orbit. Can J Ophthalmol 1995;30:151-3.

Archer KF, Hurwitz JJ, Balogh JM, Fernandes BJ. Orbital nonchromaffin paraganglioma: a case report and review of the literature. Ophthalmology 1989;96:1659-66.

Bednar MM, Trainer TD, Aitken PA, et al. Orbital paraganglioma: case report and review of the literature. Br J Ophthalmol 1992;76:1983-5.

Dolman PJ, Rootman J, Dolman CL. Infiltrating orbital granular cell tumour: a case report and literature review. Br J Ophthalmol 1987;71:47-53.

Farris SR, Grove AS Jr. Orbital and eyelid manifestations of neurofibromatosis: a clinical study and literature review. Ophthal Plast Reconstr Surg 1996;12:245-59.

Jaeger MJ, Green WR, Miller NR, Harris GJ. Granular cell tumor of the orbit and ocular adnexae. Surv Ophthalmol 1987;31:417-23.

Jakobiec FA, Font FL, Zimmerman LE. Malignant peripheral nerve sheath tumors of the orbit: a clinicopathologic study of eight cases. Trans Am Ophthalmol Soc 1985;83:332-66.

Jakobiec FA, Klepach GL, Crissman JD, Spoor TC. Primary differentiated neuroblastoma of the orbit. Ophthalmology 1987;94:255-66.

Johnson TE, Weatherhead RG, Nasr AM, Siqueira EB. Ectopic (extradural) meningioma of the orbit: a report of two cases. J Pediatr Ophthalmol Strabismus 1993;30:43-7.

Kapadia SB, Frisman DM, Hitchcock CL, et al. Melanotic neuroectodermal tumor of infancy. Am J Surg Pathol 1993;17:566-73.

Kiratli H, Bilgic S, Gedikoglu G, et al. Primitive neuroectodermal tumor of the orbit in an adult. A case report and literature review. Ophthalmology 1999;106:98-102.

Kliewer KE, Wen D-R, Cancilla PA, Cochrane AJ. Paragangliomas: assessment of prognosis by histologic, immunohistochemical and ultrastructural techniques. Hum Pathol 1989;20:29-39.

Lam DSC, Ng JS, To KF, et al. Cystic schwannoma of the orbit. Eye 1997;11:798-800.

Lamping KA, Albert DM, Lack E, et al. Melanotic neuroectodermal tumor of infancy (retinal anlage tumor). Ophthalmology 1985;92:143-9.

Lyons CJ, McNab AA, Garner A, Wright JE. Orbital malignant peripheral nerve sheath tumours. Br J Ophthalmol 1989;73:731-8.

McDonald P, Jakobiec FA, Hornblass A, Iwamoto T. Benign peripheral nerve sheath tumors (neurofibromas) of the lacrimal gland. Ophthalmology 1983;90:1403-13.

Messmer EP, Camara J, Boniuk M, Font RL. Amputation neuroma of the orbit: report of two cases and review of the literature. Ophthalmology 1984;91:1420-3.

Paulus W, Jellinger K, Brenner H. Melanotic paraganglioma of the orbit: a case report. Acta Neuropathol 1989;79:340-6.

Pettinato G, Manivel C, d'Amore ESG, et al. Melanotic neuroectodermal tumor of infancy. Am J Surg Pathol 1991;15:233-45.

Rakes SM, Yeatts RP, Campbell RJ. Ophthalmic manifestations of esthesioneuroblastoma. Ophthalmology 1985;92:1749-53.

Rootman J, Goldberg C, Robertson W: Primary orbital schwannomas. Br J Ophthalmol 1982;66:194-204.

Shields JA, Shields CL, Leib WE, Eagle RC. Multiple orbital neurofibromas unassociated with von Recklinghausen's disease. Arch Ophthalmol 1990;108:80-3.

Singh AD, Husson M, Shields CL, et al. Primary neuroectodermal tumor of the orbit. Arch Ophthalmol 1994;112:217-21.

Woog JJ, Albert DM, Solt LC, et al. Neurofibromatosis of the eyelid and orbit. Int Ophthalmol Clin 1982;22:157-87.

Vascular

Burnstine MA, Frueh BR, Elner VM. Angiosarcoma metastatic to the orbit. Arch Ophthalmol 1996;114:93-6.

Croxatto JO, Font RL. Hemangiopericytoma of the orbit: a clinicopathologic study of 30 cases. Hum Pathol 1982;13:210-8.

Font RL, Wheeler TM, Boniuk M. Intravascular papillary endothelial hyperplasia of the orbit and ocular adnexa. A report of 5 cases. Arch Ophthalmol 1983;101:1731-6.

Henderson JW, Farrow GM. Primary orbital hemangiopericytoma. Arch Ophthalmol 1978;96:666-73.

Hufnagel T, Ma L, Kuo T-T. Orbital angiosarcoma with subconjunctival presentation. Ophthalmology 1987;94:72-7.

Messmer EP, Font RL, McCrary JA 3rd, Murphy D. Epithelioid angiosarcoma of the orbit presenting as Tolosa-Hunt syndrome. Ophthalmology 1983;90:1414-21.

Nappi O, Ritter JH, Pettinato G, Wick MR. Hemangiopericytoma: histopathological pattern or clincopathologic entity. Sem Diagn Pathol 1995;12:221-32.

Neufeld M, Pe'er J, Rosenman E, Lazar M. Intraorbital glomus cell tumor. Am J Ophthalmol 1994;117:539-41.

Nunnery EW, Kahn LB, Reddick RL, Lipper S. Hemangiopericytoma: a light microscopic and ultrastructural study. Cancer 1981;47:906-14.

Sorenson RL, Spencer WH, Stewart WB, et al. Intravascular papillary endothelial hyperplasia of the eyelid. Arch Ophthalmol 1983;101:1728-30.

Weber FL, Babel J. Intravascular papillary endothelial hyperplasia of the orbit. Br J Ophthalmol 1981;65:18-22.

Adipose Tissue

Abdalla MI, Ghaly AF, Hosni F. Liposarcoma with orbital metastases: case report. Br J Ophthalmol 1966;50:426-8.

Bartley GB, Yeatts RP, Garrity JA, et al. Spindle cell lipoma of the orbit. Am J Ophthalmol 1985;100:605-9.

Chang HR, Hajdu SI, Collin C, Brennan MF. The prognostic value of histologic subtypes in primary extremity liposarcoma. Cancer 1989;64:1514-20.

Cockerham KP, Kennerdell JS, Celin SE, Fechter HP. Liposarcoma of the orbit: a management challenge. Opthalmic Plast Reconstr Surg 1998;14:370-4.

Favrot SR, Ridley MB, Older JJ, Szakacs JE. Orbital liposarcoma. Otolaryngol Head Neck Surg 1994;111:111-5.

Feinfeld RE, Hesse RJ, Scharfenberg JC. Orbital angiolipoma. Arch Ophthalmol 1988;106:1093-5.

Jakobiec FA, Rini F, Char D, et al. Primary liposarcoma of the orbit: problems in the diagnosis and management of five cases. Ophthalmology 1989;96:180-91.

Johnson BL, Linn JG Jr. Spindle cell lipoma of the orbit. Arch Ophthalmol 1979;97:133-4.

Koganei Y, Ishikawa S, Abe K, et al. Orbital lipoma. Ann Plast Surg 1988;20:173-82.

Lane CM, Wright JE, Garner A. Primary myxoid liposarcoma of the orbit. Br J Ophthalmol 1988;72:912-7.

Miller MH, Yokoyama C, Wright JE, Garner A. An aggressive lipoblastic tumour in the orbit of a child. Histopathology 1990;17:141-5.

Uncertain Histogenesis

Bunt AH, Bensinger RE. Alveolar soft-part sarcoma of the orbit. Ophthalmology 1981;88:1339-46.

Chase DR, Enzinger FM. Epithelioid sarcoma: diagnosis, prognostic indicators, and treatment. Am J Surg Pathol 1985;9:241-63.

Font RL, Jurco S, 3rd, Zimmerman LE. Alveolar soft-part sarcoma of the orbit. Hum Pathol 1982;13:569-79.

Foschini MP, Eusebi V. Alveolar soft-part sarcoma: a new type of rhabdomyosarcoma? Sem Diagn Pathol 1994;11:58-68.

Lieberman PH, Brennan MF, Kimmel M, et al. Alveolar soft-part sarcoma: a clinicopathologic study of half a century. Cancer 1989;63:1-13.

Niffenegger JH, Jakobiec FA, Shore JW, Albert DM. Adult extrarenal rhabdoid tumor of the lacrimal gland. Ophthalmology 1992;99:567-74.

Parham DM, Weeks DA, Beckwith JB. The clinicopathologic spectrum of putative extrarenal rhabdoid tumors. Am J Surg Pathol 1994;18:1010-29.

Rootman J, Damji KF, Dimmick JE. Malignant rhabdoid tumor of the orbit. Ophthalmology 1989;96:1650-4.

Walford N, Deferrai R, Delemarre JFM, et al. Intraorbital rhabdoid tumour following bilateral retinoblastoma. Histopathology 1992;20:170-3.

Wang NP, Bacchi CE, Jiang JJ, et al. Does alveolar soft-part sarcoma exhibit skeletal muscle differentiation? An immunocytochemical and biochemical study of myogenic regulatory protein expression. Mod Pathol 1996;9:496-506.

White VA, Heathcote JG, Hurtwitz JJ, et al. Epithelioid sarcoma of the orbit. Ophthalmology 1994;101:1680-7.

Wick MR, Ritter JH, Dehner LP. Malignant rhabdoid tumors: a clinicopathologic review and conceptual discussion. Sem Diagn Pathol 1995;12:233-48.

Bone

Abramson DH, Ellsworth RM, Kitchin FD, Tung G. Second nonocular tumors in retinoblastoma survivors: are they radiation-induced? Ophthalmology 1984;91:1351-5.

Abramson DH, Ronner HJ, Ellsworth RM. Second tumors in nonirradiated bilateral retinoblastoma. Am J Ophthalmol 1979;87:624-7.

Blodi FC. Pathology of orbital bones. The XXXII Edward Jackson memorial lecture. Am J Ophthalmol 1976;81:1-26.

Dhir SP, Munjal VP, Jain IS, et al. Osteosarcoma of the orbit. J Pediatr Ophthalmol Strabismus 1980;17:312-4.

Dorfman HD, Czerniak B. Bone Tumors. St. Louis: Mosby, 1998.

Epley KD, Lasky JB, Karesh JW. Osteosarcoma of the orbit associated with Paget disease. Ophthal Plast Reconstr Surg 1998;14:62-6.

Friendly DS, Font RL, Milhorat TH. Hemangioendothelioma of frontal bone. Am J Ophthalmol 1982;93:482-90.

Fu Y-S, Perzin KH. Non-epithelial tumors of the nasal cavity, paranasal sinuses and nasopharynx: a clinicopathologic study. Cancer 1974;34:453-63.

Fu Y-S, Perzin KH. Non-epithelial tumors of the nasal cavity, paranasal sinuses, and nasopharynx: a clinicopathologic study. II. Osseous and fibro-osseous lesions, including osteoma, fibrous dysplasia, ossifying fibroma, osteoblastoma, giant cell tumor, and osteosarcoma. Cancer 1974;33:1289-305.

Hunter JV, Yokoyama C, Moseley IF, Wright JE. Aneurysmal bone cyst of the sphenoid with orbital involvement. Br J Ophthalmol 1990;74:505-8.

Jacobs JL, Merriam JC, Chadburn A, et al. Mesenchymal chondrosarcoma of the orbit: report of three new cases and review of the literature. Cancer 1994;73:399-405.

Johnson TE, Bergin DJ, McCord CD. Aneurysmal bone cyst of the orbit. Ophthalmology 1988;95:86-9.

Khouja N, Ben Amor S, Jemel H, et al. Mesenchymal extraskeletal chondrosarcoma of the orbit. Report of a case and review of the literature. Surg Neurol 1999;52:50-3.

Lam DS, Li CK, Cheng LL, et al. Primary orbital Ewing's sarcoma: report of a case and review of the literature. Eye 1999;13:38-42.

Leone CR, Lawton AW, Leone RT. Benign osteoblastoma of the orbit. Ophthalmology 1988;95:1554-8.

Lowder CY, Berlin AJ, Cox WA, Hahn JF. Benign osteoblastoma of the orbit. Ophthalmology 1986;93:1351-4.

Lyon DB, Tang TT, Kidder TM. Epithelioid hemangioendothelioma of the orbital bones. Ophthalmology 1992;99:1773-8.

Margo CE, Ragsdale BD, Perman KI, et al. Psammomatoid (juvenile) ossifying fibroma of the orbit. Ophthalmology 1985;92:150-9.

Mercado GJV, Gunduz K, Shields CL, et al. Pleomorphic adenoma of the lacrimal gland in a teenager. Arch Ophthalmol 1998;116:962-3.

Miller NR, McCarthy EF, Carter N, et al. Lytic Paget disease as a cause of orbital cholesterol granuloma. Arch Ophthalmol 1999;117:1084-6.

Miller NR, Gray J, Snip R. Giant, mushroom-shaped osteoma of the orbit originating from the maxillary sinus. Am J Ophthalmol 1977;83:587-91.

Moore AT, Buncic JR, Munro IR. Fibrous dysplasia of the orbit in childhood. Ophthalmology 1985;92:12-20.

Moore RT. Fibrous dysplasia of the orbit. Surv Ophthalmol 1969;13:321-44.

Naiman J, Green WR, D'Heurle D, et al. Brown tumor of the orbit associated with primary hyperparathyroidism. Am J Ophthalmol 1980;90:565-71.

Nakagawa K, Takasato Y, Ito Y, Yamada K. Ossifying fibroma involving the paranasal sinuses, orbit, and anterior cranial fossa: case report. Neurosurgery 1995;36:1192-5.

Pasternak S, O'Connell JX, Verchere C, Rootman J. Enchondroma of the orbit. Am J Ophthalmol 1996;122:444-5.

Roarty JD, McLean IW, Zimmerman LE. Incidence of second neoplasms in patients with bilateral retinoblastoma. Ophthalmology 1988;95:1583-7.

Sanerkin NG, Mott MG, Roylance J. An unusual intraosseous lesion with fibroblastic, osteoclastic, osteoblastic, aneurysmal and fibromyxoid elements: "solid" variant of aneurysmal bone cyst. Cancer 1983;51:2278-86.

Sebag J, Chapman P, Truman J, Riemersma RR. Giant cell granuloma of the orbit with intracranial extension. Neurosurgery 1985;16:75-81.

Selva D, White VA, O'Connell JX, Rootman J. Primary bone tumors of the orbit. In: Tasman W, Jaeger EA, eds. Foundations of Clinical Ophthalmology. Philadelphia: Lippincott, Williams and Wilkins, 2000; chap. 44.

Selva D, O'Connell JX, White VA, Rootman J. Pathogenesis of orbital cholesterol granuloma. (in progress).

Sevel D, James HE, Burns R, Jones KL. McCune-Albright syndrome (fibrous dysplasia) associated with an orbital tumor. Ann Ophthalmol 1984;16:283-97.

Shields JA, Peyster RG, Handler SD, et al. Massive juvenile ossifying fibroma of maxillary sinus with orbital involvement. Br J Ophthalmol 1985;69:392-5.

Slem G, Varinli S, Koker F. Brown tumor of the orbit. Ann Ophthalmol 1983;15:811-2.

Small ML, Green WR, Johnson LC. Lipoma of the frontal bone. Arch Ophthalmol 1979;97:129-32.

Swanson PE, Lillemoe TJ, Manivel JC, Wick MR. Mesenchymal chondrosarcoma. Arch Pathol Lab Med 1990;114:943-8.

Voytek TM, Ro JY, Edeiken J, Ayala AG. Fibrous dysplasia and cemento-ossifying fibroma. Am J Surg Pathol 1995;19:775-81.

Whitson WE, Orcutt JC, Walkinshaw MD. Orbital osteoma in Gardner's syndrome. Am J Ophthalmol 1986;101:236-41.

Woodruff G, Thorner P, Skarf B. Primary Ewing's sarcoma of the orbit presenting with visual loss. Br J Ophthalmol 1988;72:786-92.

Yamaguchi K, Hayasaka S, Yamada T, et al. Orbitocranial fibrous dysplasia: a case report. Ophthalmologica 1986;193:225-30.

Lymphoproliferative and Leukemic

Adkins JW, Shields JA, Shields CL, et al. Plasmacytoma of the eye and orbit. Int Ophthalmol 1997;20:339-43.

Bairey O, Kremer I, Rakowksy E, et al. Orbital and adnexal involvement in systemic non-Hodgkin's lymphoma. Cancer 1994;73:2395-9.

Coupland SE, Foss H-D, Assaf C, Auw-Haedrich C, Anastassiou G, Anagnostopoulos I, Hummel M, Karesh JW, Lee WR, Stein H. T-cell and T/Natural killer-cell lymphomas involving ocular and ocular adnexal tissues. Ophthalmology 1999; 106:2109-20.

Coupland SE, Krause L, Delecluse H, et al. Lymphoproliferative lesions of the ocular adnexa. Ophthalmology 1998;105:1430-41.

Davis JL, Parke DW, 2nd, Font RL. Granulocytic sarcoma of the orbit: a clincopathologic study. Ophthalmology 1985;92:1758-62.

De Smet M, Rootman J. Orbital manifestations of plasmacytic lymphoproliferations. Ophthalmology 1987;94:995-1003.

Dolman PJ, Rootman J, Quenville NF. Signet-ring cell lymphoma in the orbit: a case report and review. Can J Ophthalmol 1986;21:242-5.

Fratkin JD, Shammas HF, Miller SD. Disseminated Hodgkin's disease with bilateral orbital involvement. Arch Ophthalmol 1978;96:102-4.

Gonnering RS. Bilateral primary extramedullary orbital plasmacytomas. Ophthalmology 1987;94:267-70.

Gross ND, Wilson DJ, Dailey RA, et al. Nodular sclerosing Hodgkin disease with primary presentation in the orbit. Ophthal Plast Reconstr Surg 1998;14:169-73.

Harris NL, Jaffe ES, Diebold J, et al. World Health Organization classification of neoplastic diseases of the hematopoetic and lymphoid tissues: report of the clinical advisory committee meeting-Airlie House, Virginia, November 1997. J Clin Oncol 1999;17:3835-49.

Harris NL, Jaffe ES, Stein H, et al. A revised European-American classification of lymphoid neoplasms: a proposal from the International Lymphoma Study Group. Blood 1994;84:1361-92.

Henderson JW, Banks PM, Yeatts RP. T-cell lymphoma of the orbit. Mayo Clin Proc 1989;64:940-4.

Jenkins C, Rose GE, Bunce C, et al. Histological features of ocular adnexal lymphoma (REAL classification) and their association with patient morbidity and survival. Br J Ophthalmol 2000;84:907-13.

Kielar RA. Orbital granuloma in Hodgkin's disease. Ann Ophthalmol 1981;13:1197-9.

Kincaid MC, Green WR. Ocular and orbital involvement in leukemia. Surv Ophthalmol 1983;27:211-32.

Kirsch LS, Brownstein S, Codere F. Immunoblastic T-cell lymphoma presenting as an eyelid tumor. Ophthalmology 1990;97:1352-7.

Knowles DM, Jakobiec FA, McNally L, Burke JS. Lymphoid hyperplasia and malignant lymphoma occurring in the ocular adnexa (orbit, conjunctiva, and eyelids). Hum Pathol 1990;21:959-73.

Knowling MA, Harwood AR, Bergsagel DE. Comparison of extramedullary plasmacytomas with solitary and multiple plasma cell tumors of bone. J Clin Oncol 1983;1:255-62.

Lauer SA, Fischer J, Jones J, et al. Orbital T-cell lymphoma in human T-cell leukemia virus-1 infection. Ophthalmology 1988;95:110-5.

Leidenix MJ, Mamalis N, Olson RJ, et al. Primary T-cell immunoblastic lymphoma of the orbit in a pediatric patient. Ophthalmology 1993;100:998-1002.

Lukes RJ, Collins RD. New approaches to the classification of the lymphomata. Br J Cancer 1975;31:1-27.
Lukes RJ, Craver LF, Hall TC, et al. Report of the nomenclature committee. I. Cancer Res 1966;26:1311.
Matzkin DC, Slamovits TL, Rosenbaum PS. Simultaneous intraocular and orbital non-Hodgkin lymphoma in the acquired immune deficiency syndrome. Ophthalmology 1994;101:850-5.
Medeiros LJ, Carr J. Overview of the role of molecular pathology in the diagnosis of malignant lymphomas. Arch Pathol Lab Med. 1999;123:1189-1207.
National Cancer Institute. Summary and description of a working formulation for clinical usage. Cancer 1982;49:2112-35.
Patel S, Rootman J. Nodular sclerosing Hodgkin's disease of the orbit. Ophthalmology 1983;90:1433-6.
Pomeranz HD, McEvoy LT, Lueder GT. Orbital tumor in a child with posttransplantation lymphoproliferative disorder. Arch Ophthalmol 1996;114:1422-3.
Rappaport H. Atlas of Tumor Pathology, Section III, Fascicle 8, Tumors of the Hematopoietic System. Washington, DC: Armed Forces Institute of Pathology, 1966.
Reifler DM, Warzynski MJ, Blount WR, et al. Orbital lymphoma associated with acquired immune deficiency syndrome (AIDS). Surv Ophthalmol 1994;38:371-80.
Roth MJ, Medeiros J, Elenitoba-Johnson K, et al. Extramedullary myeloid cell tumors. Arch Pathol Lab Med 1995;119:790-8.
Rubinfeld RS, Gootenberg JE, Chavis RM, Zimmerman LE. Early onset acute orbital involvement in childhood acute lymphoblastic leukemia. Ophthalmology 1988;95:116-20.
Schwyzer R, Sherman GG, Cohn RJ, et al. Granulocytic sarcoma in children with acute myeloblastic leukemia and t(8;21). Med Pediatr Oncol 1998;31:144-9.
Segal GH, Jorgensen T, Masih AS, Braylan RC. Optimal primer selection for clonality assessment by polymerase chain reaction analysis: I. Low grade B-cell lymphoproliferative disorders of nofollicular center cell type. Hum Pathol 1994;25:1269-75.
Sioutos N, Bagg A, Michaud GY, et al. Polymerase chain reaction versus Southern blot hybridization. Diagn Mol Pathol 1995;4:8-13.
Skinnider LF, Romanchuk KG. Orbital involvement in chronic lymphocytic leukemia. Can J Ophthalmol 1984;19:142-4.
Stenson S, Ramsay DL. Ocular findings in mycosis fungoides. Arch Ophthalmol 1981;99:272-7.
Stockl FA, Dolmetsch AM, Saornil MA, et al. Orbital granulocytic sarcoma. Br J Ophthalmol 1997;81:1084-8.
White VA, Gascoyne RD, McNeil K, et al. Histopathologic findings and frequency of clonality detected by the polymerase chain reaction in ocular adnexal lymphoproliferative lesions. Mod Pathol 1996;9:1052-61.
White WL, Ferry JA, Harris NL, Grove AS Jr. Ocular adnexal lymphoma. Ophthalmology 1995;102:1994-2006.
Wilson MS, Weiss LM, Gatter KC, et al. Malignant histiocytosis: a reassessment of cases previously reported in 1975 based on paraffin section immunophenotyping studies. Cancer 1990;66:530-6.

Benign & Malignant Epithelial Tumors

Lacrimal Gland

Biggs SL, Font RL. Oncocytic lesions of the caruncle and other ocular adnexa. Arch Ophthalmol 1977;95:474-8.
de Rosa G, Zeppa P, Tranfa F, Bonavolonta G. Acinic cell carcinoma arising in a lacrimal gland. Cancer 1986;57:1988-91.
Dolman PJ, Rootman J. In situ malignant mixed tumour of the lacrimal gland: case report and review. Orbit 1987;6:181-7.
Evans HL. Mucoepidermoid carcinoma of salivary glands: a study of 69 cases with special attention to histologic grading. Am J Clin Pathol 1984;81:696-701.
Eviatar JA, Hornblass A. Mucoepidermoid carcinoma of the lacrimal gland: 25 cases with a review and update of the literature. Ophthal Plast Reconstr Surg 1993;9:170-81.
Gamel JW, Font RL. Adenoid cystic carcinoma of the lacrimal gland: the clinical significance of a basaloid histologic pattern. Hum Pathol 1982;13:219-25.
Gormley WB, Sekhar LN, Wright DC, et al. Management and long-term outcome of adenoid cystic carcinoma with intracranial extension: a neurosurgical perspective. Neurosurgery 1996;38:1105-13.
Hartwick RWJ, Shaw PA, Srigley JR, Hurwitz JJ. In situ adenocarcinoma ex pleomorphic adenoma of the lacrimal gland. Can J Ophthalmol 1990;25:213-7.
Harvey PA, Parsons A, Rennie IG. Primary sebaceous carcinoma of lacrimal gland: a previously unreported primary neoplasm. Eye 1994;8:592-5.
Heaps RS, Miller NR, Albert DM, et al. Primary adenocarcinoma of the lacrimal gland. Ophthalmology 1993;100:1856-60.
Henderson JW, Farrow GM. Primary malignant mixed tumors of the lacrimal gland. Report of 10 cases. Ophthalmology 1980;87:466-73.
Iwamoto T, Jakobiec FA. A comparative ultrastructural study of the normal lacrimal gland and its epithelial tumors. Hum Pathol 1982;13:136-62.
Katz SE, Rootman J, Dolman PJ, et al. Primary ductal adenocarcinoma of the lacrimal gland. Ophthalmology 1996;103:157-62.
Lee DA, Campbell RJ, Waller RR, Ilstrup DM. A clinicopathologic study of primary adenoid cystic carcinoma of the lacrimal gland. Ophthalmology 1985;92:128-34.
Luna MA, Batsakis JG, Ordonez NG, et al. Salivary gland adenocarcinomas: a clinicopathologic analysis of three distinctive types. Sem Diagn Pathol 1987;4:117-35.
Ni C, Cheng SC, Dryja TP, Cheng TY. Lacrimal gland tumors: a clinicopathological analysis of 160 cases. Int Ophthalmol Clin 1981;22:99-120.
Ostrowski ML, Font RL, Halpern J, et al. Clear cell epithelial-myoepithelial carcinoma arising in pleomorphic adenoma of the lacrimal gland. Ophthalmology 1994;101:925-30.
Paulino AFG, Huvos AG. Epithelial tumors of the lacrimal glands: a clinicopathologic study. Ann Diagn Pathol 1999;3:199-204.
Perzin KH, Jakobiec FA, Livolsi VA, Desjardins L. Lacrimal gland malignant mixed tumors (carcinomas arising in benign mixed tumors): a clinico-pathologic study. Cancer 1980;45:2593-606.
Rodgers IR, Jakobiec FA, Gingold MP, et al. Anaplastic carcinoma of the lacrimal gland presenting with recurrent subconjunctival hemorrhages and displaying incipient sebaceous differentiation. Ophthal Plast Reconstr Surg 1991;7:229-37.
Rosenbaum PS, Mahadevia PS, Goodman LA, Kress Y. Acinic cell carcinoma of the lacrimal gland. Arch Ophthalmol 1995;113:781-5.
Seifert G, Brocheriou C, Cardesa A, Eveson JW. WHO international histological classification of tumours: tentative histological classification of salivary gland tumours. Pathol Res Pract 1990;186:555-81.
Shields CL, Shields JA, Eagle RC, Rathmell JP. Clinicopathologic review of 142 cases of lacrimal gland lesions. Ophthalmology 1989;96:431-5.
Vangveeravong S, Katz SE, Rootman J, White V. Tumors arising in the palpebral lobe of the lacrimal gland. Ophthalmology 1996;103:1606-12.
Witschel H, Zimmerman LE. Malignant mixed tumor of the lacrimal gland. A clinicopathologic report of two unusual cases. Graefes Arch Clin Exp Ophthalmol 1981;216:327-37.
Wright JE. Factors affecting the survival of patients with lacrimal gland tumours. Can J Ophthalmol 1982;17:3-9.
Wright JE, Rose GE, Garner A. Primary malignant neoplasms of the lacrimal gland. Br J Ophthalmol 1992;76:401-7.

Metastatic and Invasive Neoplasms

Albert DM, Rubenstein RA, Scheie HG. Tumor metastasis to the eye. II. Clinical study in infants and children. Am J Ophthalmol 1967;63:727-32.
Amoaku WMK, Bagegni A, Logan WC, Archer DB. Orbital infiltration by eyelid skin carcinoma. Int Ophthalmol 1990;14:285-94.
Apple DJ. Wilms' tumor metastatic to the orbit. Arch Ophthalmol 1968;80:480-3.
Ballinger WH, Wesley RE. Seminoma metastatic to the orbit. Ophthalmic Surg 1984;15:120-2.
Bonavolonta G, Villari G, de Rosa G, Sammartino A. Ocular complications of juvenile angiofibroma. Ophthalmologica 1980;181:334-9.
Broughton WL, Zimmerman LE. A clinicopathologic study of 56 cases of intraocular medulloepitheliomas. Am J Ophthalmol 1978;85:407-18.

Bullock JD, Yanes B. Ophthalmic manifestations of metastatic breast cancer. Ophthalmology 1980;87:961-73.
Buys R, Abramson DH, Kitchin FD, et al. Simultaneous ocular and orbital involvement from metastatic bronchogenic carcinoma. Ann Ophthalmol 1982;14:1165-71.
Capone A Jr, Slamovits TL. Discrete metastasis of solid tumors to extraocular muscles. Arch Ophthalmol 1990;108:237-43.
Csaky KG, Custer P. Perineural invasion of the orbit by squamous cell carcinoma. Ophthalmic Surg 1990;21:218-20.
Elner VM, Burnstine MA, Goodman ML, Dortzbach RK. Inverted papillomas that invade the orbit. Arch Ophthalmol 1995;113:1178-83.
Ferry AP, Font RL. Carcinoma metastatic to the eye and orbit. I. A clinicopathologic study of 227 cases. Arch Ophthalmol 1974;92:276-86.
Ferry AP, Haddad HM, Goldman JL. Orbital invasion by an intracranial chordoma. Am J Ophthalmol 1981;92:7-12.
Ferry AP, Naghdi MR. Bronchogenic carcinoma metastatic to the orbit. Arch Ophthalmol 1967;77:214-6.
Folberg R, Whitaker DC, Tse DT, Nerad JA. Recurrent and residual sebaceous carcinoma after Mohs' excision of the primary lesion. Am J Ophthalmol 1987;103:817-23.
Font RL, Ferry AP. Carcinoma metastatic to the eye and orbit. III. A clinicopathologic study of 28 cases metastatic to the orbit. Cancer 1976;38:1326-55.
Font RL, Naumann G, Zimmerman LE. Primary malignant melanoma of the skin metastatic to the eye and orbit. Am J Ophthalmol 1967;63:738-54.
Fratkin JD, Purcell JJ, Krachmer JH, Taylor JC. Wilms' tumor metastatic to the orbit. JAMA 1977;238:1841-2.
Freedman MI, Folk JC. Metastatic tumors to the eye and orbit. Arch Ophthalmol 1987;105:1215-9.
Friling R, Marcus M, Monos T, et al. Rhabdomyosarcoma: invading the orbit in an adult. Ophthal Plast Reconstr Surg 1994;10:283-6.
Goldberg RA, Rootman J, Cline RA. Tumors metastatic to the orbit: a changing picture. Surv Ophthalmol 1990;35:1-22.
Gonnering RS, Sonneland PR. Oncocytic carcinoma of the plica semilunaris with orbital extension. Ophthalmic Surg 1987;18:604-7.
Grossniklaus HE, Zimmerman LE, Kachmer ML. Pleomorphic adenocarcinoma of the ciliary body: immunohistochemical and electron microscopic features. Ophthalmology 1990;97:763-8.
Hood CI, Font RL, Zimmerman LE. Metastatic mammary carcinoma in the eyelid with histiocytoid appearance. Cancer 1973;31:793-800.
Hornblass A, Kass LG, Reich R. Thyroid carcinoma metastatic to the orbit. Ophthalmology 1987;94:1004-7.
Howard GM, Jakobiec FA, Trokel SL, et al. Pulsating metastatic tumor of the orbit. Am J Ophthalmol 1978;85:767-71.
Johnson LN, Krohel GB, Yeon EB, Parnes SM. Sinus tumors invading the orbit. Ophthalmology 1984;91:209-17.
Johnson TE, Tabbara KF, Weatherhead RG, et al. Secondary squamous cell carcinoma of the orbit. Arch Ophthalmol 1997;115:75-8.
Kersten RC, Tse DT, Anderson RL, Blodi FC. The role of orbital exenteration in choroidal melanoma with extrascleral extension. Ophthalmology 1985;92:436-43.
Khalil M, Brownstein S, Codere F, Nicolle D. Eccrine sweat gland carcinoma of the eyelid with orbital involvement. Arch Ophthalmol 1980;98:2210-4.
Khalil MK, Duguid WP. Neurotropic malignant melanoma of right temple with orbital metastasis: a clinicopathological case report. Br J Ophthalmol 1987;71:41-6.
Kindermann WR, Shields JA, Eiferman RA, et al. Metastatic renal cell carcinoma to the eye and adnexae. Ophthalmology 1981;88:1347-50.
Malviya VK, Blessed W, Lawrence WD, Deppe G. Retroorbital metastases in ovarian cancer. Gynecol Oncol 1989;35:120-3.
Margo CE, Levy MH. Orbital metastasis from medullary carcinoma of the thyroid. Am J Ophthalmol 1993;115:394-5.
Marquardt MD, Zimmerman LE. Histopathology of meningiomas and gliomas of the optic nerve. Hum Pathol 1982;13:226-35.
McLean IW. Uveal nevi and malignant melanomas. In: Spencer WH, ed. Ophthalmic Pathology, 4th. ed. Philadelphia: WB Saunders, 1996; v. 3; 2121-217.
Mottow-Lippa L, Jakobiec FA, Iwamoto T. Pseudoinflammatory metastatic breast carcinoma of the orbit and lids. Ophthalmology 1981;88:575-80.
Musarella MA, Chan HSL, DeBoer G, Gallie BL. Ocular involvement in neuroblastoma: prognostic implications. Ophthalmology 1984;91:936-40.
Orcutt JC, Char DH. Melanoma metastatic to the orbit. Ophthalmology 1988;95:1033-7.
Polito E, Leccisotti A. Primary and secondary orbital melanomas: a clinical and prognostic study. Ophthal Plast Reconstr Surg 1995;11:169-81.
Rao NA, Font RL. Mucoepidermoid carcinoma of the conjunctiva. Cancer 1976;38:1699-709.
Rao NA, Hidayat AA, McLean IW, Zimmerman LE. Sebaceous carcinomas of the ocular adnexa. Hum Pathol 1982;13:113-22.
Reifler DM. Orbital metastasis with enophthalmos. Henry Ford Hosp Med J 1985;33:171-9.
Reifler DM, Hornblass A. Squamous cell carcinoma of the eyelid. Surv Ophthalmol 1986;30:349-65.
Rootman J, Carruthers JDA, Miller RR. Retinoblastoma. In: Rosenberg HS, Bernstein J, eds. Perspectives in Pediatric Pathology. Basel: Karger, 1987; v. 10; 208-58.
Ruusuvaara P, Setala K, Tarkkanen A. Orbital metastasis from cutaneous malignant melanoma. Acta Ophthalmol 1989;67:325-8.
Satorre J, Rootman J. Paraorbital sinus and nose neoplasms affecting the orbit and eyelids and their treatment. Curr Opin Ophthalmol 1990;1:542-8.
Seretan EL. Metastatic adenocarcinoma from the stomach to the orbit. Arch Ophthalmol 1981;99:1469.
Sher JH, Weinstock SJ. Orbital metastasis of prostatic carcinoma. Can J Ophthalmol 1983;18:248-50.
Shields CL, Shields JA, Yarian DL, Augsburger JJ. Intracranial extension of choroidal melanoma via the optic nerve. Br J Ophthalmol 1987;71:172-6.
Shields JA, Elder D, Arbizo V, et al. Orbital involvement with desmoplastic melanoma. Br J Ophthalmol 1987;71:279-84.
Shields JA, Font RL. Meibomian gland carcinoma presenting as a lacrimal gland tumor. Arch Ophthalmol 1974;92:304-6.
Slamovits TL, Burde RM. Bumpy muscles. Surv Ophthalmol 1988;33:189-99.
Stannard C, Lipper S, Sealy R, Sevel D. Retinoblastoma: correlation of invasion of the optic nerve and choroid with prognosis and metastases. Br J Ophthalmol 1979;63:560-70.
Stefanyszyn MA, Hidayat AA, Pe'er JJ, Flanagan JC. Lacrimal sac tumors. Ophthal Plast Reconstr Surg 1994;10:169-84.
Thomas KM, Cumberworth VL, McEwan J. Orbital and skin metastases in a polymorphous low grade adenocarcinoma of the salivary gland. J Laryngol Otol 1995;109:1222-5.
Tranfa F, Cennamo G, Rosa N, et al. An unusual orbital lesion: hepatoma metastatic to the orbit. Ophthalmologica 1994;208:329-32.
Vanneste JAL. Subacute bilateral malignant exophthalmos due to orbital medulloblastoma metastases. Archives of Neurology 1983;40:441-3.
Weimar VM, Ceilley RI. Basal-cell carcinoma of a medial canthus with invasion of supraorbital and supratrochlear nerves: report of a case treated by Mohs' technique. J Dermatol Surg Oncol 1979;5:279-82.
Weiss R, Grisold W, Jellinger K, et al. Metastasis of solid tumors in extraocular muscles. Acta Neuropathol 1984;65:168-71.
Whyte AM. Bronchogenic carcinoma metastasizing to the orbit. J Maxillofac Surg 1978;6:277-80.
Winkler CF, Goodman GK, Eiferman RA, Yam LT. Orbital metastasis from prostatic carcinoma: identification by an immunoperoxidase technique. Arch Ophthalmol 1981;99:1406-8.
Wollensak G, Witschel H, Bohm N. Signet ring cell carcinoma of the eccrine sweat glands in the eyelid. Ophthalmology 1996;103:1788-93.
Wolter JR, Hendrix RC. Osteoblastic prostate carcinoma metastatic to the orbit. Am J Ophthalmol 1981;91:648-51.
Wright JD, Font RL. Mucinous sweat gland adenocarcinoma of eyelid. Cancer 1979;44:1757-68.
Yeo JH, Jakobiec FA, Iwamoto T, et al. Metastatic carcinoma masquerading as scleritis. Ophthalmology 1983;90:184-94.

Melanocytic

Dutton JJ, Anderson RL, Schelper RL, et al. Orbital malignant melanoma and oculodermal melanocytosis: report of two cases and review of the literature. Ophthalmology 1984;91:497-507.

Ellis DS, Spencer WH, Stephenson CM. Congenital neurocutaneous melanosis with metastatic orbital malignant melanoma. Ophthalmology 1986;93:1639-42.

Gunduz K, Shields JA, Shields CL, Eagle RC Jr. Periorbital cellular blue nevus leading to orbitopalpebral and intracranial melanoma. Ophthalmology 1998;105:2046-50.

Loffler KU, Witschel H. Primary malignant melanoma of the orbit arising in a cellular blue naevus. Br J Ophthalmol 1989;73:388-93.

Tellado M, Specht CS, McLean IW, et al. Primary orbital melanomas. Ophthalmology 1996;103:929-32.

Wilkes TDI, Uthman EO, Thornton CN, Cole RE. Malignant melanoma of the orbit in a black patient with ocular melanocytosis. Arch Ophthalmol 1984;102:904-6.

Optic Nerve

Berry K. Pathologic considerations important in the diagnosis and management of tumors of the nervous system. B C Med J 1995;37:80-5.

Marquardt MD, Zimmerman LE. Histopathology of meningiomas and gliomas of the optic nerve. Hum Pathol 1982;13:226-35.

O'Keefe M, Fulcher T, Kelly P, et al. Medulloepithelioma of the optic nerve head. Arch Ophthalmol 1997;115:1325-7.

Sadun F, Hinton DR, Sadun AA. Rapid growth of an optic nerve ganglioglioma in a patient with neurofibromatosis I. Ophthalmology 1996;103:794-9.

Taphoorn MJ, de Vries-Knoppert WA, Ponssen H, Wolbers JG. Malignant optic glioma in adults. J Neurosurg 1989;70:277-9.

Congenital and Structural Lesions

Bonavolonta G, Tranfa F, de Conciliis C, Strianese D. Dermoid cysts: 16-year survey. Ophthal Plast Reconstr Surg 1995;11:187-92.

Bowen JH, Christensen FH, Klintworth GK, Sydnor CF. A cartilaginous hamartoma of the orbit. Ophthalmology 1981;88:1356-60.

Bullock JD, Fleishman JA, Rosset JS. Lacrimal ductal cysts. Ophthalmology 1986;93:1355-60.

Call NB, Baylis HI. Cerebellar heterotopia in the orbit. Arch Ophthalmol 1980;98:717-9.

de Juan E Jr, Green WR, Iliff NT. Allergic periorbital mucopyocele in children. Am J Ophthalmol 1983;96:299-303.

DiLoreto DA, Rootman J, Neigel JM, Kennedy RA. Infestation of extraocular muscle by *Cystericercus cellulosae*. Br J Ophthalmol 1990;74:751-2.

Ellis FJ, Eagle RC, Shields JA, et al. Phakomatous choristoma (Zimmerman's tumor): immunohistochemical confirmation of lens-specific proteins. Ophthalmology 1993;100:955-60.

Garden JW, McManis JC. Congenital orbital-intracranial teratoma with subsequent malignancy: case report. Br J Ophthalmol 1986;70:111-3.

Goldstein MH, Soparker CNS, Kersten RC, et al. Conjunctival cysts of the orbit. Ophthalmology 1998;105:2056-60.

Green WR, Zimmerman LE. Ectopic lacrimal gland tissue. Arch Ophthalmol 1967;78:318-27.

Gunalp I, Gunduz K. Cystic lesions of the orbit. Int Ophthalmol 1996;20:273-7.

Haik BG, Karcioglu ZA, Gordon RA, Pechous BP. Capillary hemangioma (infantile periocular hemangioma). Surv Ophthalmol 1994;38:399-426.

Harris GJ, Jakobiec FA. Cavernous hemangiomas of the orbit. J Neurosurg 1979;51:219-28.

Harris GJ, Sakol PJ, Bonavolonta G, de Conciliis C. An analysis of thirty cases of orbital lymphangioma. Ophthalmology 1990;97:1583-92.

Hayashi N, Repka MX, Ueno H, et al. Congenital cystic eye: report of two cases and review of the literature. Surv Ophthalmol 1999;44:173-9.

Henderson JW, Farrow GM, Garrity JA. Clinical course of an incompletely removed cavernous hemangioma of the orbit. Ophthalmology 1990;97:625-8.

Holds JB, Anderson RL, Mamalis N, et al. Invasive squamous cell carcinoma arising from aymptomatic choristomatous cysts of the orbit. Ophthalmology 1993;100:1244-52.

Howard GR, Nerad JA, Bonavolonta G, Tranfa F. Orbital dermoid cysts located within the lateral rectus muscle. Ophthalmology 1994;101:767-71.

Iliff WJ, Green WR. Orbital lymphangiomas. Ophthalmology 1979;86:914-29.

Iwamoto T, Jakobiec FA. Ultrastructural comparison of capillary and cavernous hemangiomas of the orbit. Arch Ophthalmol 1979;97:1144-53.

Jakobiec FA, Trokel S, Iwamoto T. Sino-orbital polyposis. Arch Ophthalmol 1979;97:2353-7.

James CRH, Lyness R, Wright JE. Respiratory epithelium lined cysts presenting in the orbit without associated mucocele formation. Br J Ophthalmol 1986;70:387-90.

Katz NNK, Ruymann FB, Margo CE, et al. Endodermal sinus tumor (yolk sac carcinoma) of the orbit. Journal of Pediatric Ophthalmology & Strabismus 1982;19:270-4.

Kaufman SJ. Orbital mucopyoceles: two cases and a review. Surv Ophthalmol 1981;25:253-62.

Kivela T, Tarkkanen A. Orbital germ cell tumors revisited: a clinicopathological approach to classification. Surv Ophthalmol 1994;38:541-54.

Krohel GB, Wright JE. Orbital hemorrhage. Am J Ophthalmol 1979;88:254-8.

Lessner AM, Antle CM, Rootman J, et al. Cystic lesions of the orbit and radiolucent defects of bone. In: Margo CE, Hamed LM, Mames RN, eds. Diagnostic Problems in Clinical Ophthalmology. Philadelphia: W.B. Saunders, 1994; 87-98.

Leventer DB, Merriam JC, Defendini R, et al. Enterogenous cyst of the orbital apex and superior orbital fissure. Ophthalmology 1994;101:1614-21.

Lieb W, Rochels R, Gronemeyer U. Microphthalmos with colobomatous orbital cyst: Clinical, histological, immunohistological, and electronmicroscopic findings. Br J Ophthalmol 1990;74:59-62.

Mamalis N, Garland PE, Argyle JC, Apple DJ. Congenital orbital teratoma: A review and report of two cases. Surv Ophthalmol 1985;30:41-6.

Manschot WA. Coenurus infestation of eye and orbit. Arch Ophthalmol 1976;94:961-4.

Mansour AM, Barber JC, Reinecke RD, Wang FM. Ocular choristomas. Surv Ophthalmol 1989;33:339-58.

Mansour AM, Li HK. Congenital cystic eye. Ophthal Plast Reconstr Surg 1996;12:104-7.

Margo CE, Folberg R, Zimmerman LE, Sesterhenn IA. Endodermal sinus tumor (yolk sac tumor) of the orbit. Ophthalmology 1983;90:1426-32.

Margo CE, Naugle TC, Karcioglu ZA. Ectopic lacrimal gland tissue of the orbit and sclerosing dacryoadenitis. Ophthalmic Surg 1985;16:178-81.

McNab AA, Wright JE. Orbitofrontal cholesterol granuloma. Ophthalmology 1990;97:28-32.

Milne HL, Leone CR, Kincaid MC, Brennan MW. Chronic hematic cyst of the orbit. Ophthalmology 1987;94:271-7.

Mims J, Rodrigues M, Calhoun J. Sudoriferous cyst of the orbit. Can J Ophthalmol 1977;12:155-6.

Morales AG, Croxatto JO, Crovetto L, Ebner R. Hydatid cysts of the orbit. Ophthalmology 1988;95:1027-32.

Newman NJ, Miller NR, Green WR. Ectopic brain in the orbit. Ophthalmology 1986;93:268-72.

Newton C, Dutton JJ, Klintworth GK. A respiratory epithelial choristomatous cyst of the orbit. Ophthalmology 1985;92:1754-7.

Pasquale LR, Romayananda N, Kubacki J, et al. Congenital cystic eye with multiple ocular intracranial anomalies. Arch Ophthalmol 1991;109:985-7.

Pillai AM, Sambasivan R. Congenital cystic eye - a case report with CT scan. Indian J Ophthalmol 1987;35:88-91.

Rappaport K, Liesegang TJ, Menke DH, Czervionke LF. Plasmacytoma manifesting as recurrent cellulitis and hematic cyst of the orbit. Am J Ophthalmol 1996;122:595-7.

Rawlings EF, Olson RJ, Kaufman HE. Polypoid sinusitis mimicking orbital malignancy. Am J Ophthalmol 1979;87:694-7.

Rootman J, Hay E, Graeb D, Miller R. Orbital-adnexal lymphangiomas: a spectrum of hemodynamically isolated vascular hamartomas. Ophthalmology 1986;93:1558-70.

Rose GE, O'Donnell BA. Congenital orbital cysts assoicated with the common sheath of superior rectus and levator palpebrae superioris muscles. Ophthalmology 1995;102:135-8.

Ruchman MC, Flanagan J. Cavernous hemangioma. Ophthalmology 1983;90:1328-36.

Sen DK. Cysticercus cellulose in the lacrimal gland, orbit and eye lid. Acta Ophthalmol 1980;58:144-7.

Shapiro A, Tso MOM, Putterman AM, Goldberg MF. A clinicopathologic study of hematic cysts of the orbit. Am J Ophthalmol 1986;102:237-41.

Sherman RP, Rootman J, Lapointe JS. Orbital dermoids: clinical presentation and management. Br J Ophthalmol 1984;68:642-52.

Shields JA, Kaden IH, Eagle RC Jr, Shields CL. Orbital dermoid cysts: clinicopathologic correlations, classification, and management. Ophthal Plast Reconstr Surg 1997:13:265-76.

Shields JA, Augsburger JJ, Donoso LA. Orbital dermoid cyst of conjunctival origin. Am J Ophthalmol 1986;101:726-9.

Smith S, Rootman J. Lacrimal ductal cysts: presentation and management. Surv Ophthalmol 1986;30:245-50.

Terry A, Patrinely JR, Anderson RL, Smithwick Wt. Orbital meningoencephalocele manifesting as a conjunctival mass. Am J Ophthalmol 1993;115:46-9.

Vinters HV, Murphy J, Wittmann B, Norman MG. Intracranial teratoma: Antenatal diagnosis at 31 weeks' gestation by ultrasound. Acta Neuropathol 1982;58:233-6.

Waring GO, Roth AM, Rodrigues MM. Clinicopathologic correlation of microphthalmos with cyst. Am J Ophthalmol 1976;82:714-21.

Weaver DT, Bartley GB. Malignant neoplasia of the paranasal sinuses associated with mucocele. Ophthalmology 1991;98:342-6.

West JA, Drewe RH, McNab AA. Atypical choristomatous cysts of the orbit. Aust N Z J Ophthalmol 1997;25:117-23.

Wilson RD, Traverse L, Hall JG, et al. Oculocerebrocutaneous syndrome. Am J Ophthalmol 1985;99:142-8.

Infectious and Inflammatory Disorders

Alper MG, Zimmerman LE, La Piana FG. Orbital manifestations of Erdheim-Chester disease. Trans Am Ophthalmol Soc 1983;81:64-85.

Amemiya T, Mori H, Koizumi K. Clinical and histocytopathological study of chronic dacryoadenitis. Graefes Arch Clin Exp Ophthalmol 1983;220:229-32.

Anderson RL, Carroll TF, Harvey JT, Myers MG. *Petriellidium (Allescheria) boydii* orbital and brain abscess treated with intravenous miconazole. Am J Ophthalmol 1984;97:771-5.

Aylward GW, Sullivan TJ, Garner A, et al. Orbital involvement in multifocal fibrosclerosis. Br J Ophthalmol 1995;79:246-9.

Baker RH, Bartley GB. Lacrimal gland ductule stones. Ophthalmology 1990;97:531-4.

Batsakis JG. Antineutrophil cytoplasmic autoantibodies (ANCAs): what's their status? Adv Anat Pathol 1996;3:59-63.

Binford CH, Connor DH. Pathology of Tropical and Extraordinary Diseases. Vol 2. Washington, DC: Armed Forces Institute of Pathology, 1976.

Buggage RR, Spraul CW, Wojno TH, Grossniklaus HE. Kimura disease of the orbit and ocular adnexa. Surv Ophthalmol 1999;44:79-91.

Cernea P, Marculescu A, Constantin F. L'Osteoériostite syphilitique du sommet de l'orbite. Annales Oculiste 1968;201:436-42.

Char DH, Ablin A, Beckstead J. Histiocytic disorders of the orbit. Ann Ophthalmol 1984;16:867-73.

Collison JMT, Miller NR, Green WR. Involvement of orbital tissues by sarcoid. Am J Ophthalmol 1986;102:302-7.

Cornblath WT, Dotan SA, Trobe JD, Headington JT. Varied clinical spectrum of necrobiotic xanthogranuloma. Ophthalmology 1992;99:103-7.

Cornblath WT, Elner V, Rolfe M. Extraocular muscle involvement in sarcoidosis. Ophthalmology 1993;100:501-5.

Damato BE, Allan D, Murray SB, Lee WR. Senile atrophy of the human lacrimal gland: the contribution of chronic inflammatory disease. Br J Ophthalmol 1984;68:674-80.

Devaney KO, Travis WD, Hoffman G, et al. Interpretation of head and neck biopsies in Wegener's granulomatosis. A pathologic study of 126 biopsies in 70 patients. Am J Surg Pathol 1990;14:555-64.

Endicott JN, Kirconnell WS, Beam D. Granuloma inguinale of the orbit with bony involvement. Arch Otolaryngol 1972;96:457-9.

Fartasch M, Vigneswaran N, Diepgen TL, Hornstein OP. Immunohistochemical and ultrastructural study of histiocytosis X and non-X histiocytoses. J Am Acad Dermatol 1990;23:885-92.

Favara BE, McCarthy RC, Mierau GW. Histiocytosis X. Hum Pathol 1983;14:663-76.

Feinberg R, Mark EJ, Goodman M, et al. Correlation of antineutrophil cytoplasmic antibodies with the extrarenal histopathology of Wegener's (pathergic) granulomatosis and related forms of vasculitis. Hum Pathol 1993;24:160-8.

Ferry AP, Abedi S. Diagnosis and management of rhino-orbitocerebral mycormyocosis (phycomycosis). Ophthalmology 1983;90:1096-104.

Fishleder A, Tubbs R, Hesse B, Levine H. Uniform detection of immunoglobulin-gene rearrangement in benign lymphoepithelial lesions. N Engl J Med 1987;316:1118-21.

Floyd BB, Brown B, Isaacs H, Minckler DS. Pseudorheumatoid nodule involving the orbit. Arch Ophthalmol 1982;100:1478-80.

Font RL, Neafie RC, Perry HD. Subcutaneous dirofilariasis of the eyelid and ocular adnexae. Arch Ophthalmol 1980;98:1079-82.

Font RL, Yanoff M, Zimmerman LE. Benign lymphoepithelial lesion of the lacrimal gland and its relationship to Sjogren's syndrome. Am J Clin Pathol 1967;48:365-76.

Foucar E, Rosai J, Dorfman R. Sinus histiocytosis with massive lymphadenopathy (Rosai-Dorfman Disease): review of the entity. Sem Diagn Pathol 1990;7:19-73.

Foucar E, Rosai J, Dorfman RF. The ophthalmologic manifestations of sinus histiocytosis with massive lymphadenopathy. Am J Ophthalmol 1979;87:354-67.

Freyer DR, Kennedy R, Bostrom BC, et al. Juvenile xanthogranuloma: forms of systemic disease and their clinical implications. J Pediatr 1996;129:227-37.

Garrity JA, Kennerdell JS, Johnson BL, Ellis DL. Cyclophosphamide in the treatment of orbital vasculitis. Am J Ophthalmol 1986;102:97-103.

Gephardt GN, Shah LF, Tubbs RR, Ahmad M. Wegener's granulomatosis. Immunomicroscopic and ultrastructural study of four cases. Arch Pathol Lab Med 1990;114:961-5.

Goulart RA, Mark EJ, Rosen S. Tumefactions as an extravascular manifestation of Wegener's granulomatosis. Am J Surg Pathol 1995;19:145-53.

Gutierrez Y. Diagnostic Pathology of Parasitic Infections With Clinical Correlations. Philadelphia: Lea & Febiger, 1990.

Helm CJ, Holland GN. Ocular tuberculosis. Surv Ophthalmol 1993;38:229-56.

Hidayat AA, Cameron JD, Font RL, Zimmerman LE. Angiolymphoid hyperplasia with eosinophilia (Kimura's disease) of the orbit and ocular adnexa. Am J Ophthalmol 1983;96:176-89.

Hornblass A, Herschorn BJ, Stern K, Grimes C. Orbital abscess. Surv Ophthalmol 1984;29:169-78.

Hughes D, Buckley PJ. Idiopathic retroperitoneal fibrosis is a macrophage-rich process. Am J Surg Pathol 1993;17:482-90.

Hui PK, Ng CS, Kung ITM, Gwi E. Lymphadenopathy of Kimura's disease. Am J Surg Pathol 1989;13:177-86.

Jabs DA, Johns CJ. Ocular involvement in chronic sarcoidosis. Am J Ophthalmol 1986;102:297-301.

Jakobiec FA, Gess L, Zimmerman LE. Granulomatous dacryoadenitis caused by *Schistosoma haematobium*. Arch Ophthalmol 1977;95:278-80.

Jakobiec FA, Mills MD, Hidayat AA, et al. Periocular xanthogranulomas associated with severe adult-onset asthma. Trans Am Ophthalmol Soc 1993;91:99-129.

Jakobiec FA, Trokel SL, Aron-Rosa D, et al. Localized eosinophilic granuloma (Langerhans' cell histiocytosis) of the orbital frontal bone. Arch Ophthalmol 1980;98:1814-20.

Kalina PH, Lie JT, Campbell RJ, Garrity JA. Diagnostic value and limitations of orbital biopsy in Wegener's granulomatosis. Ophthalmology 1992;99:120-4.

Kao SCS, Rootman J. Unusual orbital presentations of dural sarcoidosis.

Can J Ophthalmol 1996;31:195-200.
Karam F, Chmel H. Rhino-orbital cerebral mucormycosis. Ear Nose Throat 1990;69:187, 91-3.
Karcioglu ZA, Brear R. Conjunctival biopsy in sarcoidosis. Am J Ophthalmol 1985;99:68-73.
Kattah JC, Zimmerman LE, Kolsky MP, et al. Bilateral orbital involvement in fatal giant cell polymyositis. Ophthalmology 1990;97:520-5.
Katz SE, Rootman J. Adverse effects of bone wax in surgery of the orbit. Ophthal Plast Reconstr Surg 1996;12:121-6.
Kennerdell JS, Dresner SC. The nonspecific orbital inflammatory syndromes. Surv Ophthalmol 1984;29:93-103.
Kersten RC, Haglund L, Kulwin DR, et al. Mycoplasma hominis orbital abscess. Arch Ophthalmol 1995;113:1096-7.
Kersten RC, Locastro AJ, Eberhard ML, et al. Periorbital dirofilariasis. Ophthal Plast Reconstr Surg 1994;10:293-6.
Kersten RC, Shoukrey NM, Tabbara KF. Orbital myiasis. Ophthalmology 1986;93:1228-32.
Kestelyn P. Rhinoscleroma with bilateral orbital involvement. Am J Ophthalmol 1986;101:381-2.
Khalil M, Lindley S, Matouk E. Tuberculosis of the orbit. Ophthalmology 1985;92:1624-7.
Klapper SR, Patrinely JR, Kaplan SL, Font RL. Atypical mycobacterial infection of the orbit. Ophthalmology 1995;102:1536-41.
Koyama T, Matsuo N, Watanabe Y, et al. Wegener's granulomatosis with destructive ocular manifestations. Am J Ophthalmol 1984;98:736-40.
Kronish JW, Johnson TE, Gilberg SM, et al. Orbital infections in patients with human immunodeficiency virus infection. Ophthalmology 1996;103:1483-92.
Kuo T, Shih L, Chan H. Kimura's disease. Am J Surg Pathol 1988;12:843-54.
Lawton AW, Karesh JW. Periocular granuloma annulare. Surv Ophthalmol 1986;31:285-90.
Li S, Perlman JI, Edward DP, Weiss R. Unilateral Blastomyces dermatiditis endophthalmitis and orbital cellulitis. Ophthalmology 1998;105:1466-70.
Lowe J, Bradley J. Cerebral and orbital *Aspergillus* infection due to invasive aspergillosis of ethmoid sinus. J Clin Pathol 1986;39:774-8.
Lubin JR, Jallow SE, Wilson WR, et al. Rhinoscleroma with exophthalmos: a case report. Br J Ophthalmol 1981;64:14-7.
MacCumber MW, Hoffman PN, Wand GS, et al. Ophthalmic involvement in aggressive histiocytosis X. Ophthalmology 1990;97:22-7.
Macy JI, Mandelbaum SH, Minckler DS. Orbital cellulitis. Ophthalmology 1980;87:1309-13.
Margo C, Rabinowicz M, Kwon-Chung KJ, Zimmerman LE. Subacute zygomycosis of the orbit. Arch Ophthalmol 1983;101:1580-5.
Mauriello JA, Yepez N, Mostafavi R, et al. Invasive rhinosino-orbital aspergillosis with precipitous visual loss. Can J Ophthalmol 1995;30:124-30.
McCarthy JM, White VA, Harris G, et al. Idiopathic sclerosing inflammation of the orbit: immunohistologic analysis and comparison with retroperitoneal fibrosis. Mod Pathol 1993;6:581-7.
McCurley TL, Collins RD, Ball E, Collins RD. Nodal and extranodal lymphoproliferative disorders in Sjogren's syndrome: a clinical and immunopathologic study. Hum Pathol 1990;21:482-92.
Mehregan DA, Winkelmann RK. Necrobiotic xanthogranuloma. Arch Dermatol 1992;128:94-100.
Mortada A. Orbital pseudo-tumors and parasitic infections. Bull Ophta Soc Egypt 1968;61:393-9.
Nichols CW, Eagle RC, Yanoff M, Menocal NG. Conjunctival biopsy as an aid in the evaluation of the patient with suspected sarcoidosis. Ophthalmology 1980;87:287-91.
O'Keefe M, Haining WM, Young JDH, Guthrie W. Orbital mucormycosis with survival. Br J Ophthalmol 1986;70:634-6.
Olurin O, Lucas AO, Oyediran ABO. Orbital histoplasmosis due to *Histoplasma dubiosii*. Am J Ophthalmol 1969;68:14-8.
Pepose JS, Akata RF, Pflugfelder SC, Voigt W. Mononuclear cell phenotypes and immunoglobulin gene rearrangements in lacrimal gland biopsies from patients with Sjogren's syndrome. Ophthalmology 1990;97:1599-605.
Perry SR, Rootman J, White VA. The clinical and pathologic constellation of Wegener granulomatosis of the orbit. Ophthalmology 1997;104:683-94.
Pillai S, Malone TJ, Abad JC. Orbital tuberculosis. Ophthal Plast Reconstr Surg 1995;11:27-31.
Robin JB, Schanzlin DJ, Meisler DM, et al. Ocular involvement in the respiratory vasculitides. Surv Ophthalmol 1985;30:127-40.
Rootman J. Why "orbital pseudotumor" is no longer a useful concept. Br J Ophthalmol 1998;82:339-40.
Rootman J, McCarthy JM, White VA, et al. Idiopathic sclerosing inflammation of the orbit: a distinct clinicopathologic entity. Ophthalmology 1994;101:570-84.
Rootman J, Nugent R. The classification and management of acute orbital pseudotumours. Ophthalmology 1982;89:1040-8.
Ross MJ, Cohen KL, Peiffer RL Jr, Grimson BS. Episcleral and orbital pseudorheumatoid nodules. Arch Ophthalmol 1983;101:418-21.
Satorre J, Antle CM, O'Sullivan R, et al. Orbital lesions with granulomatous inflammation. Can J Ophthalmol 1991;26:174-95.
Sekhar GC, Lemke BN. Orbital cysticercosis. Ophthalmology 1997;104:1599-1604.
Sen DK. Acute suppurative dacryoadenitis caused by a *Cysticercus cellulosae*. J Pediatr Ophthalmol Strabismus 1982;19:100-2.
Shields JA, Buchanon HW. Solitary orbital involvement with juvenile xanthogranuloma. Arch Ophthalmol 1990;108:1587-9.
Shields JA, Karcioglu ZA, Shields CL, et al. Orbital and eyelid involvement with Erdheim-Chester disease. Arch Ophthalmol 1991;109:850-4.
Streeten BW, Rabuzzi DD, Jones DB. Sporotrichosis of the orbital margin. Am J Ophthalmol 1974;77:750-5.
van Maarsseven ACMT, Mullink H, Alons CL, Stam J. Distribution of T-lymphocyte subsets in different portions of sarcoid granulomas: immunohistologic analysis with monoclonal antibodies. Hum Pathol 1986;17:493-500.
Viale G, Codecasa L, Bulgheroni P, et al. T-cell subsets in sarcoidosis. Hum Pathol 1986;17:476-81.
Vida L, Moel SA. Systemic North American blastomycosis with orbital involvement. Am J Ophthalmol 1974;77:240-2.
Weinreb RN. Diagnosing sarcoidosis by transconjunctival biopsy of the lacrimal gland. Am J Ophthalmol 1984;97:573-6.
Xu K-P, Katagiri S, Takeuchi T, Tsubota K. Biopsy of labial salivary glands and lacrimal glands in the diagnosis of Sjogren's syndrome. J Rheumatol 1996;23:76-82.

Thyroid Orbitopathy

Bahn RS, Heufelder AE. Pathogenesis of Graves' ophthalmopathy. N Engl J Med 1993;329:1468-75.
Trokel SL, Jakobiec FA. Correlation of CT scanning and pathologic features of ophthalmic Graves' disease. Ophthalmology 1981;88:553-64.

Amyloid Deposition

Campos EC, Melato M, Manconi R, Antonutto G. Pathology of ocular tissues in amyloidosis. Ophthalmologica 1980;181:31-40.
Cohen AS, Connors LH. The pathogenesis and biochemistry of amyloidosis. J Pathol 1987;151:1-10.
Gonnering RS, Sonneland PR. Ptosis and dermatochalasis as presenting signs in a case of occult primary systemic amyloidosis (AL). Ophthalmic Surg 1987;18:495-7.
Knowles DM, Jakobiec FA, Rosen M, Howard G. Amyloidosis of the orbit and adnexae. Surv Ophthalmol 1975;19:367-83.
Pasternak S, White VA, Gascoyne RD, et al. Monoclonal origin of localised orbital amyloidosis detected by molecular analysis. Br J Ophthalmol 1996;80:1013-7.

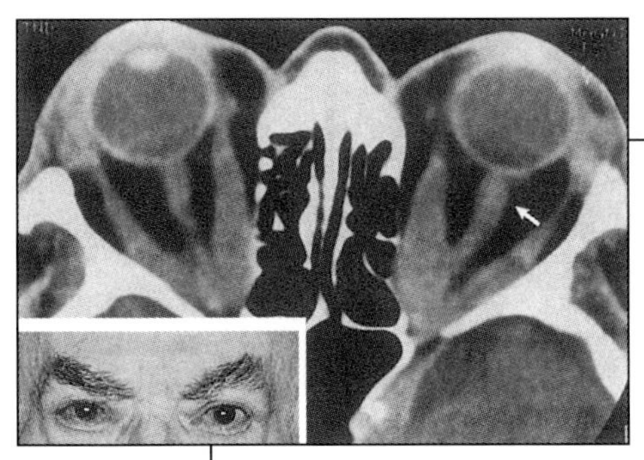

第 8 章

甲状腺性眼眶病

甲状腺相关眼眶病被医学界认识已有200多年历史，Graves和Ven Basedow分别于1835年和1840年率先报道了甲状腺疾病引起的眼部改变，但最早由Parry在1786年记录（在其去世后，于1825年公布）。由于此病的命名、诊断、分类、名称起源多种多样，尤为重要的是缺乏对此病的发病过程和流行病学的普遍认识，对每个患者的疾病性质进行评估存在一定的困难。我们建议把甲状腺疾病相关的眼眶和眼部改变命名为“甲状腺性眼眶病”或“Graves眼眶病”，因为这是一种眼眶疾病而不是眼球的疾病。大多数患者可有甲状腺功能异常的临床或实验室检查表现，但即使在甲状腺功能正常的情况下，也可能发生眼眶疾病。甲状腺性眼眶病是引起单眼或双眼突出的常见原因，并且是许多文献讨论的主题。在总结2000多例患者治疗经验的基础上，我们力求突出甲状腺性眼眶病的临床特征，以便能提供一些实用指南和我们目前的治疗原则。本章的主要目的是把患者个体以及患者的各种症状、体征和影像学特点进行系统的整理，以期能在患者首诊时提供合理的治疗方案。

绝大多数甲状腺性眼眶病伴有甲亢，而且多发生在出现甲亢后18个月以内或接近18个月，眼眶病变与甲亢的性质和治疗有一定的关系。在一些典型的眼眶病患者身上，可以发现处于亚临床状态下的甲状腺功能异常。不同患者存在病理生理状况上的差异，医生应根据患者的具体情况进行治疗。应针对疾病的不同时期和病变对眼眶和眼组织结构产生的影响，采用相互合作、多种方法、药物-手术治疗相互配合的方法进行治疗。广义地说，治疗的目的是缓解或控制活动期疾病，防止眼及精神生理损害、矫正眼运动异常、改善患者外观。

一、病因学、病理学、病理生理学

1. 病因学

从流行病学角度，甲状腺性眼眶病存在群体基因易感性的差异，除老年患者男女比例有所下降外，一般女性患者是男性患者的4~5倍。疾病发生的易感性和严重性可能与基因和环境因素有关。HLA-DR组织相容性基因位点（主要与T细胞反应有关）与甲状腺性眼眶病存在连锁关系，但迄今为止并未发现导致疾病的确切基因。引起甲状腺性眼眶病的病因尚未清楚，但已证实甲状腺性眼眶病、免疫性甲状腺疾病、胫骨前黏液性水肿均与细胞调节和体液调节的免疫机制有关。

一种理论认为眼眶结缔组织、脂肪细胞、可能还有眼外肌细胞是T淋巴细胞的靶组织，促甲状腺素受体（TSHR）可能作为一种自身抗原在Graves甲亢、甲状腺性眼眶病和胫骨前黏液性水肿中起一定作用。另一种理论则认为眼外肌存在原发自身抗原，被激活的淋巴细胞（尤其是T细胞）浸润到眼眶组织，特别是在疾病的早期阶段，并引起了相应的眼眶病变。炎细胞浸润导致细胞因子的释放，进而引起大量循环蛋白（主要是分子量为63~67kda的眼外肌蛋白和分子量为72kda的［热休克］蛋白）的继发表达。局部组织对细胞因子、氧自由基和纤维生长因子的反应会刺激纤维母细胞，使糖胺聚糖（GAG）合成增加、细胞生长以及伴随脂肪前体细胞转化过程中产生的免疫调节因子的表达。炎细胞浸润眼眶组织的结果，尤其是纤维母细胞对眼外肌和眼眶软组织的浸润作用，会导致眼眶亲水性糖胺聚糖（GAG）的增加，肌容积和眶脂肪容积的增大、炎性水肿、肌肉损伤以及瘢痕形成。这些机制会产生组织肿胀、炎症、肌肉运动受限和继发性压迫改变。

2. 病理学

甲状腺性眼眶病的病理改变反映了其免疫病理机制。眼外肌被相对较少的细胞如淋巴细胞（早期以T淋巴细胞为主）、巨噬细胞（尤其在早期）及B淋巴细胞、浆细胞和肥大细胞浸润。此外，还有亲水性黏多糖沉积（表现为肌束和肌纤维间阿尔新兰染色阳性的眼外肌蛋白沉积）。亲水性黏多糖沉积与炎性水肿反映了肌间膜、眶纤维细胞和肌肉本身的炎症反应。组织的病理改变依送检组织所处炎症反应强度和时期而表现各异。在疾病早期，肌纤维被富含糖胺聚糖的基质分隔（图8-1和图8-2）。随病程延长，基质内胶原沉积增加，部分肌肉变性。最终，到静止期时，变性的肌肉被脂肪替代，这种改变可在CT表现出来（图8-3）。

3. 病理生理学

局部病理生理改变反映了一些可变的、相互影响的因素，这些因素导致了疾病在临床表现上的多样性，并在较为严重的疾患中显得更为重要。在急性期，主要的原发改变是炎症，由于眼外肌肥大和眶脂肪容积增加而导致的体积效应，以及肌肉改变产生的运动受限。其次为眼眶依从性的改变和由于眼眶缺乏淋巴回流而导致不同程度的淤血。

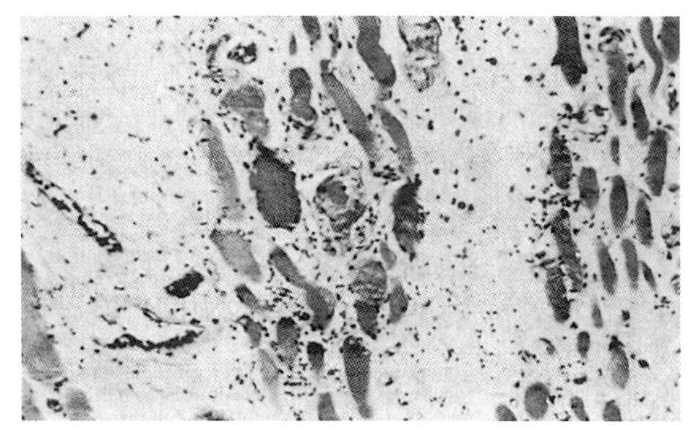

图8-1 典型的甲状腺性眼眶病组织学表现。弥散的炎细胞浸润，可见大量细胞包括浆细胞和淋巴细胞，有时能见到肥大细胞在有些区域聚集成巢状，肌纤维扩张，基质松散，富含黏多糖（糖胺聚糖）（HE染色，×10）。

炎症导致肌肉及软组织肿胀，产生流泪、充血、不适感和眶周组织水肿。眼外肌肥大发生在眶中后1/3处，随疾病发展，会出现占位改变（突眼）、瘢痕形成和功能下降，临床上表现为运动受限进行性加重（包括眼睑退缩）、心理视觉改变（视神经病变）和眼球暴露。疾病的继发改变受炎症作用、体积效应和眼眶依从性（如眶隔和眶腔内筋膜组织的紧张）的支配，依从性的改变会导致静脉回流受阻，在眼眶缺乏深部淋巴回流的基础上，加重了淤血。这种静脉回流受阻远远超过了眼睑和结膜淋巴管回流的能力，导致眼前部结构异常肿胀。由于眼外肌肿胀发生于眼眶后部并引起眶尖狭窄，因此它是导致视功能下降的主要因素。肌肉组织肿胀的程度可能与炎症程度或眶内软组织体积增大的程度不成比例，但常与眼球突出程度，特别是肌肉病变的严重程度相一致。这种眼眶疾患表现与众不同的方面之一就是受累的肌肉量可能存在差异，既可单条也可多条肌肉受累，反映在不同的患者身上有不同的眼外肌病临床表现。

二、分级和分类

随着对疾病认识的深入，甲状腺性眼眶病的分级已有了很大改进，但目前仍无普遍可接受的或完全令人满意的分级法。最初的NOSPECS分级法仅限于对疾病分级的历史回顾，但在临床实践中，这种分级法在临床分类和预后评估中的价值不大。这套分类法已不再用于对决定疾病活动性和严重程度的主观症状和客观体征的评估。有兴趣对分类法进行深入探讨的读者，可参阅Gorman（1991和1998）、Burch和Wartofsky、Mourits等写的文章，读者也可参阅许多关于通过影像检查对眼眶进行定量评估的文章。

尽管在命名和推断致病原因方面存在一些分歧，但多数作者认为在甲状腺性眼眶病治疗的过程中，把那些患有或将要发展为进行性或严重疾病的患者，从大多数病情轻微的患者中区分出来在临床

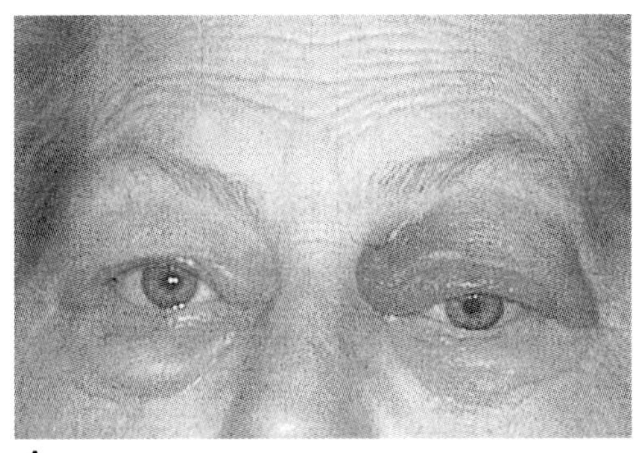

A

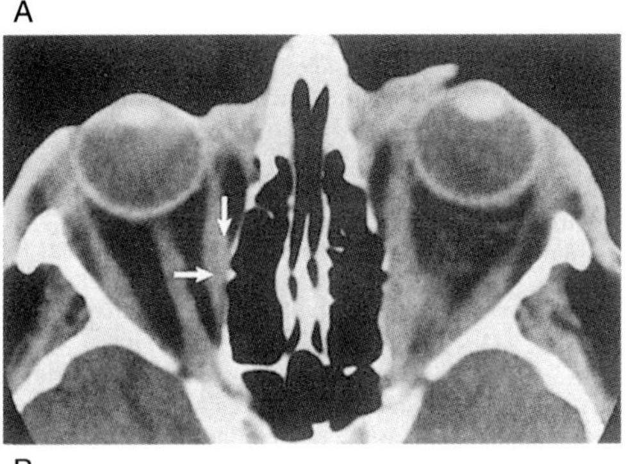

B

图 8–2　（A）67 岁女性患者，无明显诱因出现双眼眶炎症综合征 6 个月，左眼较右眼重，就诊前口服激素无效。双眼发病，左眼球结膜水肿（+3），明显的眼睑水肿（+3），结膜和皮肤充血。眼球突出，右 19mm，左 22mm；眼球下移 2mm，左眼上转（0°）、外转（10°）、内转（15°）以及下转（50°）明显受限。左眼下斜 25△。视力右眼 1.0，左眼 0.5，左眼 VEP 潜时延长，获得性红/绿缺陷。患者进行了彻底地甲状腺疾病排除检查，所有检测结果（包括 TRH 刺激试验）均为阴性。（B）轴位 CT 显示双眼肌肉病变，泪腺增大前移，左眼眶尖拥挤。注意肌肉内低密度区（箭头）。左眼同时有脂肪浸润和特殊的（但是已知的）、相对严重的急性甲状腺性眼眶病表现。（C）由于眶脂肪异常受累，故取结膜周围眼眶肌肉组织进行活检。镜下可见浆细胞和淋巴细胞围绕血管周围和在一些肌组织附近呈局灶样和弥散性细胞浸润。注意富含黏多糖的基质松散，胶原沉积（HE 染色，×10）。光镜下（D）和电镜下（E）肌纤维变性（肿胀和断裂）。电镜显示在断裂的肌纤维内可见大量的线粒体（HE 染色，D×25，E×11750）积聚（部分肿胀，部分变性）。所有检查结果提示患者为甲状腺性眼眶病。通过放疗（2000cGy），6 周后肿胀减轻，眼外转改善，但下斜程度加重（45△）。在这一年内，患者 TSH 刺激试验出现轻度异常，但临床并无甲状腺疾病表现。一年后，下斜度减少到 30△，眼球上转可到 10°，眶周水肿和球结膜水肿消退。放疗后一年通过调整缝线行左下直肌后徙，术后原在位和下转 10°时可获得正位。（F）发病后两年，询问患者，患者认为已有 80%的康复。

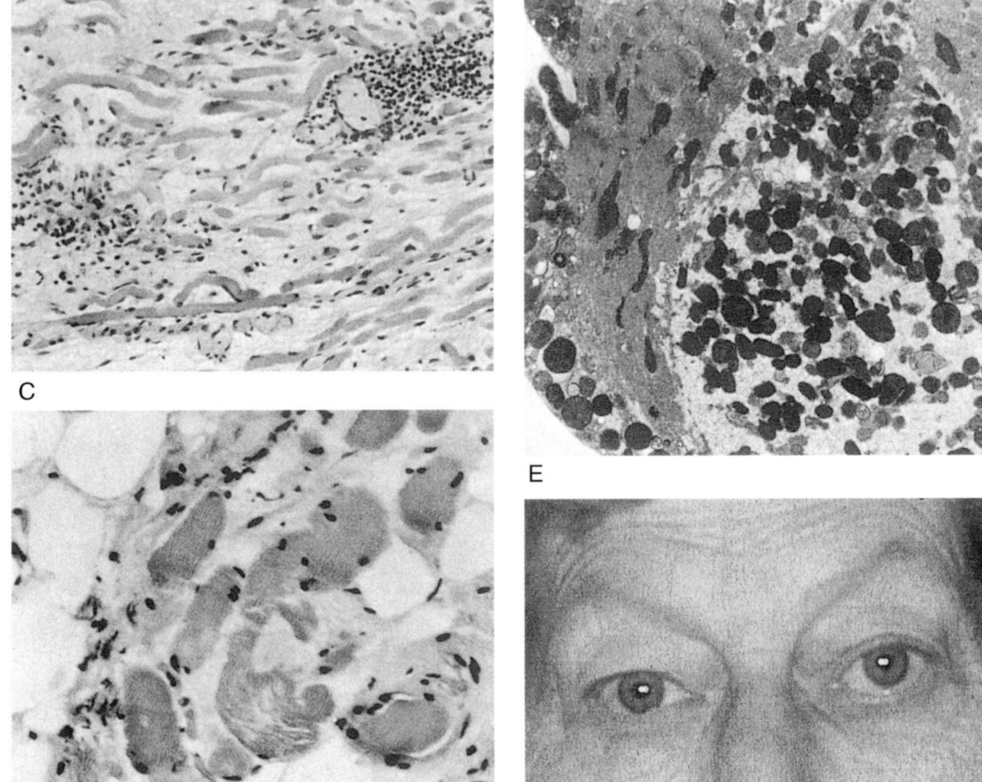

C　D　E　F

上非常重要。大多数甲亢患者通过影像学检查可发现处于亚临床期表现的眼眶疾患，但疾病很少继续发展。许多学者把这些患者粗分为浸润性疾病和非浸润性疾病两组，或Ⅰ型和Ⅱ型疾病，但此种分法并无真正的病理学依据。我们倾向于按照在疾病活动性和严重程度方面表现出的多种临床特点对疾病进行描述。

轻度患者（特别是青少年和成年中较年轻者）

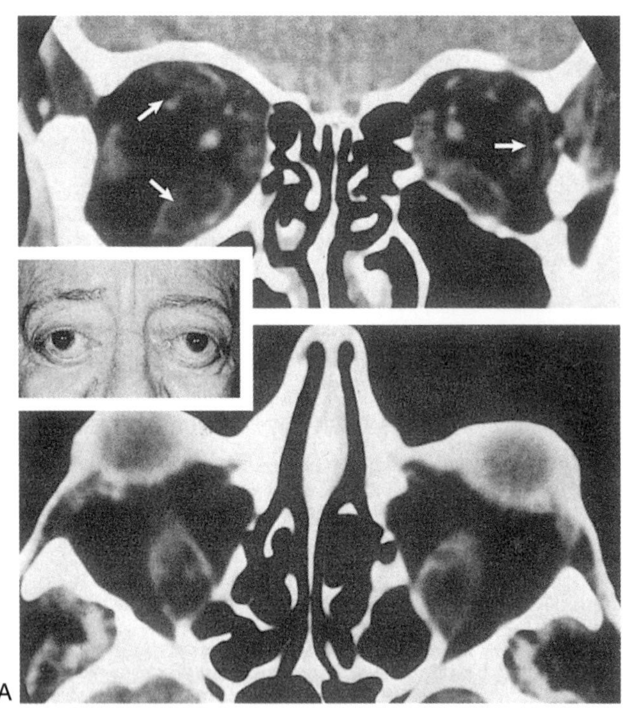

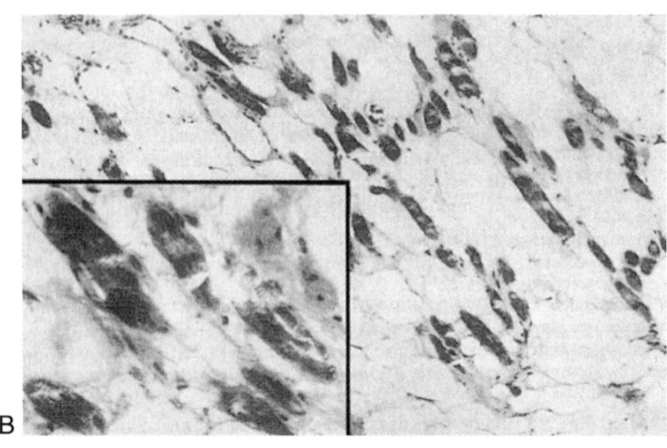

图 8–3 （A）长期甲状腺性眼眶病患者的临床表现，患者眼球突出但无活动性软组织受累和运动功能异常。病程 35 年，发病初期合并甲亢。轴位 CT 和冠扫显示所有眼外肌肥大，眼外肌内多个低密度灶（箭头）。患者因严重的急性角膜暴露求治，并行眶减压术和肌肉活检。（B）图示变性的肌肉组织被脂肪束替代（PTAH，×10，插图×25）。

可仅表现为眼睑迟落、眼睑退缩（瞪眼）、兔眼和单纯的眼球突出，或突眼合并不同程度的活动性甲亢（图8–4）。通过控制甲亢，有些患者的部分症状可以得到缓解。

中度活动性疾病包括持续的眼睑退缩、眼睑迟落、突眼以及一些软组织征。软组织征表现为软组织肿胀和间歇性肌肉病变，肌肉病变一般有一个急性发病过程，但最终静止下来，通常这个过程需要6个月到1年（图8–5）。此类疾病（所谓的非浸润型或 I

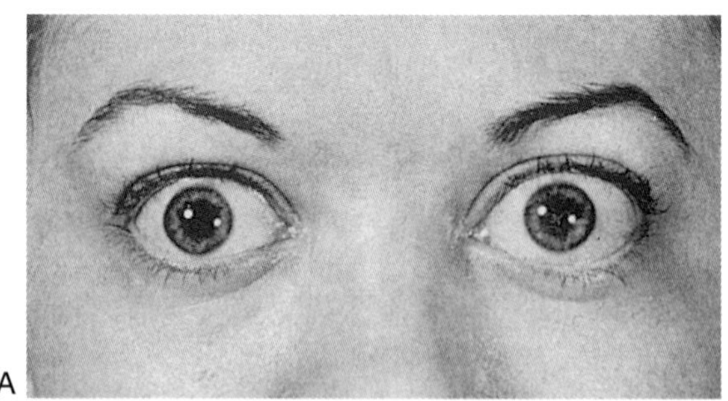

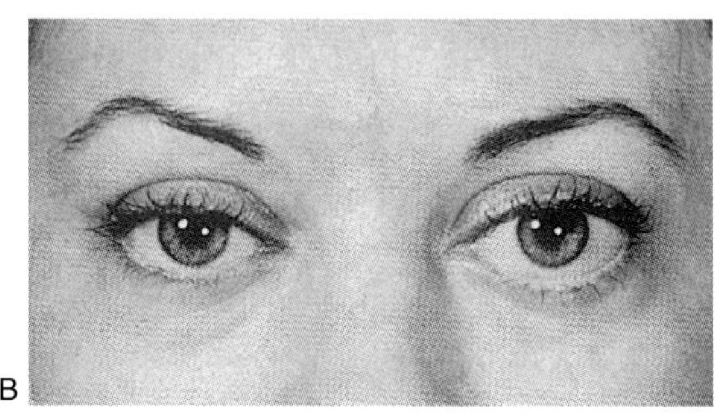

图 8–4 （A）30 岁女性患者，轻度非瘢痕性（非浸润性）眼眶病，眼球轻度突出，眼睑退缩并同时伴有甲亢。（B）上睑延长术（Müller 肌切除术）后 1 年患者照片。

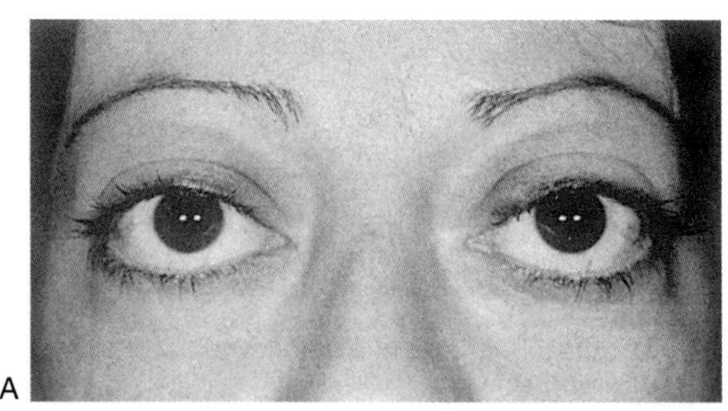

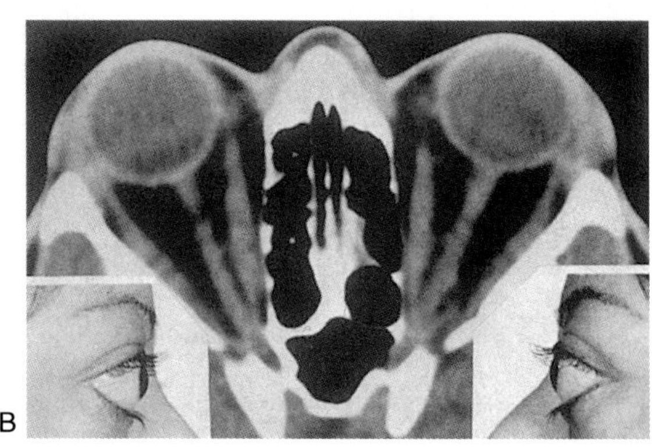

图 8–5 （A）32 岁女性患者，甲亢治疗后出现甲状腺性眼眶病，病程持续 3 年，分级低（非活动期）。主要的临床表现为眼球突出（右 23mm，左 24mm），眼球运动正常，眼球上转时眼压升高 6mmHg，下睑退缩，无软组织肿胀。（B）轴位 CT 显示双侧眼外肌轻度肥大，脂肪容积明显增大，泪腺向前移位。

型）的最终结局很少会出现严重的眼眶及眼科疾患，而且病情稳定相对较快。影像学检查可发现轻度的眼外肌肥大和与肌肉受累程度不成比例的眼球突出，这可能反映了脂肪容积增加。

病情越重，则发病越快，而且严重疾病多见于中、老年患者。疾病的性质取决于炎症程度和软体积增大的程度（所谓的浸润型或Ⅱ型）。

许多患者的病情可自行消退，临床上以眼眶受累为主的患者约占10%~15%，在这些患者中，有约5%~6%的患者发展为严重的眼眶疾患（图8-6）。严重眼眶疾患主要表现为进行性突眼、严重的软组织征、体积增大和肌肉病变，所有这些改变通常与疾病严重程度有关。眶尖挤压会导致眶尖挤压综合征，出现视神经病变。

三、临床评估

1. 全身因素

许多医生认为甲状腺性眼眶病难以治疗，这在很大程度上是由于对此病的病变过程和范围不太清楚。在过去的10~15年里，我们综合了内分泌学家和眼科学家对此病的研究掌握了许多关于甲状腺性眼眶病的自然病史。最近的研究使我们能更清楚地了解范例，而且能更有效地对患者进行分类和治疗。英国哥伦比亚眼眶病研究中心25年来的经验，我们得到一些重要的观点，使患者获得适当全面的治疗和较好的预后。

关键的问题是要识别导致患者发展为进行性眼眶病的危险因素，从而与大多数病情相对较轻的患者加以区别。正如前面所提到的，仅有10%~15%的甲状腺性眼眶病患者可进一步出现更为严重的症状。然而，据称在甲亢发生前后，有50%（临床上）和大约90%（影像学）的患者已有眼眶病的表现，但病变多数较轻或处于亚临床期。

为了治疗患者，了解影响疾病的关键因素非常重要，这些因素有助于对患者病变过程进行预测。我们认为越早把轻度、非活动期的患者从病情比较活跃和严重的患者中区分出来，就越有可能减轻后者

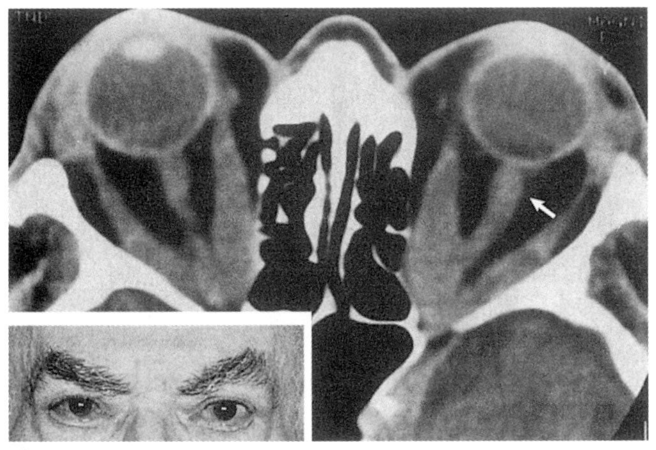

A

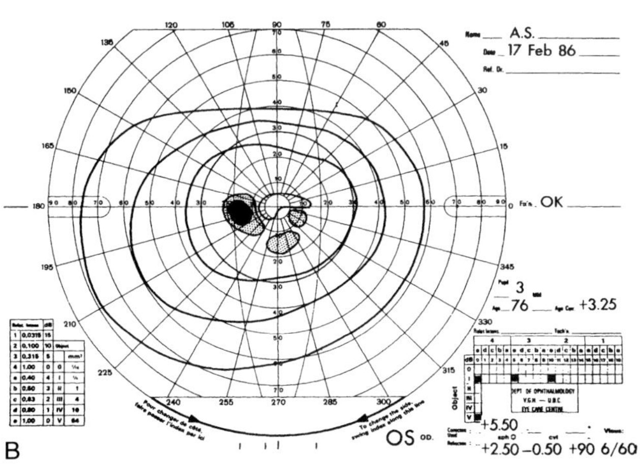

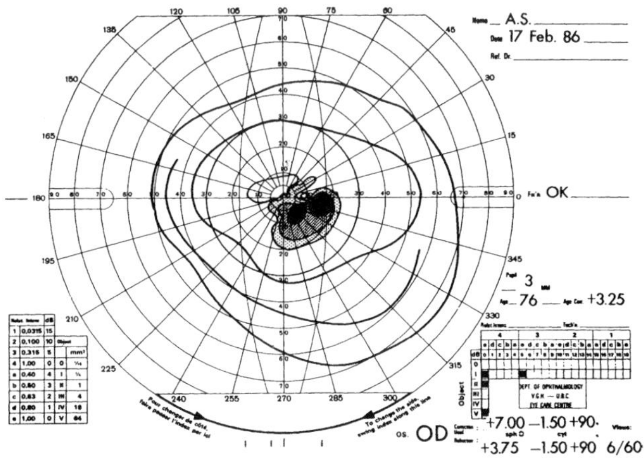

B

图 8-6　76 岁老年男性患者，甲亢治疗后 4 个月出现严重的甲状腺性眼眶病。患者进行性突眼，有明显的软组织征（水肿+3，充血和球结膜水肿+3），向各方向注视时，对称性眼球运动受限，双眼视力下降，眼前数指。虽用 100mg 强的松治疗，但右眼视力为 0.05，左眼视力为 0.1，双眼突出 21mm，明显的对称性眼球运动受限，眼底检查发现脉络膜皱褶。（A）轴位 CT 显示眶尖挤压、突眼、泪腺向前移位以及视神经增粗（箭头）。（B）视野检查显示双眼下方暗点，右侧较左侧重，VEP 异常。患者行双眼眶尖减压术，眶底及内侧骨壁去除。随诊 2 个月后，双眼视力 0.5，左侧视野旁中心暗点残留。

的严重性并抚慰前者。我们已看到了一些病情严重的患者，由于早期就诊和通过内分泌和内科治疗对内分泌进行了良好的控制以及我们为减轻疾病进一步发展所进行的早期干预，使病情得到了明显的改善。

2. 预后因素

很早以前，建议医生对疾病的发展进行观察，当疾病加重时才进行干预。我们的原则是把可预测患者病情较轻的因素从重症中识别出来，以期早期做出治疗决定。我们希望根据疾病的活动性和严重性及时地做出决定，从而能尽早治疗，尤其是在首诊之后。

（1）年龄、性别和种族

许多学者和我们一样认为性别、年龄和种族是影响眼眶病预后的重要因素。年轻患者症状一般较轻，而老年人则易发生严重的并发症。我们发现男性患者发病较重而且迟于女性。在我们调查的群体中，白种人比亚洲人病情重，而且亚裔患者肌肉肥大程度较轻，受累肌肉数量少、单条肌肉受累的机会更多。

（2）发病的急进性及其严重程度

另一个重要的也是常被忽视的因素是炎症的急性发作。例如，表现为急性或亚急性发病（指发病数周后便出现球后不适、眼球运动痛、复视、眶骨膜肿胀、运动受限、突眼、视物模糊、睑裂增大等表现）的患者比那些起病隐匿、发病时间超过4个月以上、就诊时症状和体征较轻的患者更易发展为严重的疾病。根据我们对甲状腺性眼眶病干预的患者进行的回顾分析，那些处于炎症急性或亚急性发病期的患者演变为重症的机会是那些起病隐匿、病程缓慢的患者的4倍。轻或中度疾病患者比那些处于重症的患者更易自然改善。

（3）甲状腺功能与眼眶病的关系

甲状腺性眼眶病发生时，甲状腺功能可处于甲低或正常状态，但大多数与Graves甲亢有关。约20%的甲状腺性眼眶病发病早于甲亢，40%与甲亢同时出现，40%发生于甲亢之后。90%患者可通过影像学检查发现疾病，而仅50%的患者表现出临床症状，但这些患者的病情可自行缓解。发病时间在一年以内的眼眶病患者，约22%的人病情可以自行缓解，42%的患者轻度缓解，22%的患者病情保持不变，14%的患者病情恶化。

自身免疫性甲状腺疾病的严重程度与眼眶疾病有一定的关系，因而在初次治疗甲亢时，就应考虑到两者间的潜在关系。尽管在某些方面仍存在争议，但一般认为甲亢治疗的方式与眼眶疾病的发生和严重程度有一定的关系。简言之，实施甲亢碘放疗的患者出现严重的眼眶病和病情进一步发展的概率较高（特别是已患有眼眶疾病者），但并不是否认把碘放射治疗作为甲亢治疗中一种合理的治疗手段。另一种普遍接受的观点是早期彻底地控制甲亢对眼眶病治疗至关重要。同样，早期发现并控制继发甲状腺功能低下也有利于眼眶病的治疗。不管怎样，这的确提示了应对主要以放疗为主的患者进行紧密监控。

甲状腺抑制药物可减少眼眶病的发生和减轻眼眶病的严重程度，效果类似于甲状腺全切除术。还需注意甲亢后出现甲状腺性眼眶病的时间，通常对于甲亢发生后的短期内（例如在2~4个月以内或前后）出现的眼眶病症状，结合考虑发病性质、严重程度与疾病进展的可能性，这些情况与是否需要干预密切相关。

一般认为甲亢治疗时使用免疫抑制剂，这里指糖皮质激素，可减轻眼眶病的严重程度，对于处于甲亢急性期和有浸润性眼眶症状的患者可给予适量激素。从理论上讲，或许将来会考虑在疾病处于活动早期时对T细胞进行抑制。

我们已经注意到，在许多病例中，自发性甲状腺功能低下者很少伴有严重的眼眶疾病，因此，这也是一个有利于预后判断的指标。胫骨前黏液性水肿与眼眶病的关系非常重要，从广义角度讲，胫骨前黏液性水肿者发生眼眶病的可能性增加，并且二者严重程度密切相关，应把这部分患者当作主要的评估对象（图8–7）。这同样适用于杵状指和面部肿胀，我们在一些病情严重的甲状腺性眼眶病患者身上注意到了这些特征。

（4）决定预后的其他因素

吸烟患者更易发生进行性和更为严重的眼眶疾

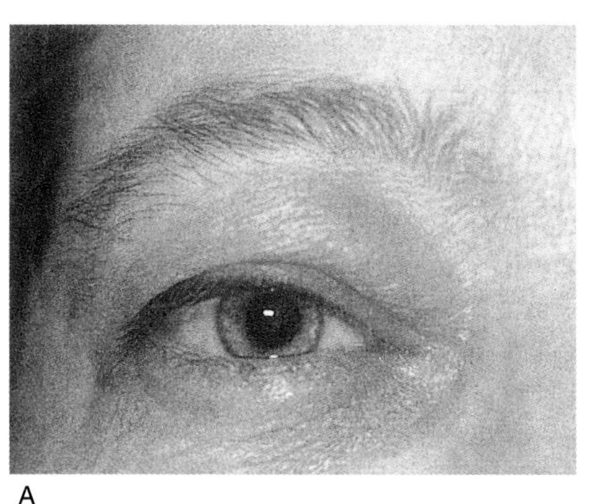
A

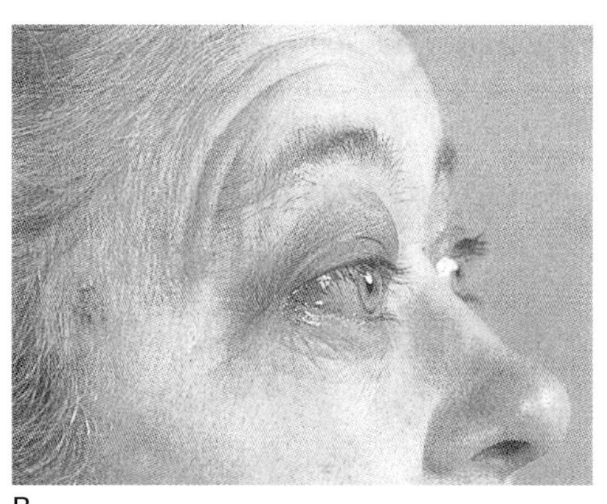
B

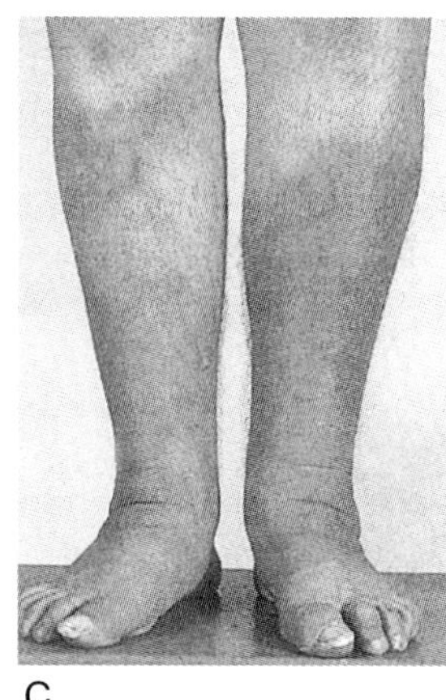
C

图 8-7 （A，B）58 岁老年女性，疾病亚急性发作（数周），患者流泪、垂直复视、眶周肿胀伴眼球突出，3 个月后视力下降、色觉功能下降、右侧视野变暗。右眼瞳孔直接对光反射消失，视力 0.5，眼球向下移位 3mm，向外移位 2mm，眼球突出（右 26mm，左 16mm），球结膜水肿（+2），眼睑水肿（+2），双眼眼睑结膜充血。左眼上斜 12△；右眼上转受限，仅到 30°，上转时眼压升高 6mmHg。患者右眼视盘水肿，胫骨前黏液性水肿。（C）患者口服大剂量激素有效，视力恢复快。

病，应建议他们戒烟。尽管尚无定论，但一些研究表明身心压力太大会造成甲亢。还应考虑与其他免疫性疾病共存的可能。特别是从眼科角度出发，眼外肌受累表现可以是重症肌无力和甲状腺性眼眶病共同作用的结果。糖尿病对甲状腺性眼眶病起促进作用。根据我们的经验，糖尿病患者会发生更为严重的眼眶病，而且眼眶病的治疗也不太容易。由于糖尿病限制了皮质激素的使用，故需要对此类患者使用辅助性免疫抑制剂。应禁忌对这类患者进行眼眶放疗，因为放疗有使视网膜病变继续发展的危险。其他免疫性疾病包括恶性贫血和白癜风亦可合并甲状腺疾病。

对非甲状腺病患者进行颈部放疗，如甲状腺癌和霍奇森病，可能会诱发甲状腺性眼眶病。我们曾遇到6例霍奇森病患者行头颈部放疗后，出现甲状腺性眼眶病，所有患者均表现出相对较轻的眼眶受累症状。

总之，在评估患者自身情况时，上述因素应予考虑，因为这些因素有益于对患者疾病的全面了解。因此要注意患者的年龄、性别、种族、吸烟情况，病情发作急缓（急性发病患者出现严重病变的概率高于慢性发病者4倍）以及与甲状腺疾病的关系。其他要考虑的因素包括临床表现，如软组织征发生与表现、眼外肌运动功能、眼部畸形的程度（突眼）、眼睑退缩和病情演进的速度，这些因素决定了患者的治疗和预后（表8-1）。

3. 临床特征

甲状腺性眼眶病的临床表现可分为软组织肿胀和浸润（炎性）表现、眼外肌病、眶尖挤压（危害视力）以及眼和眼睑位置和功能异常。通常情况下，这些症状会同时表现出来，对患者进行评估时，应按照上述分类对患者所有的症候群和能观察到的临床体征进行全面的考虑，以便能确定患者是否正处于疾病的活动期，并判断疾病的严重程度。

（1）软组织征

如前所述，浸润性疾病的软组织征按常规出现的顺序依次为流泪、眼睑水肿、结膜肿胀（球结膜水肿）、脂肪脱垂、浅表不适（这些症状可能会导致不同程度的视力障碍）、血管迂曲充血和泪腺增大。随着眼眶充塞逐渐加重，患者会感觉到球后不适或疼痛，他们常把这种感觉描述为“眼球后好像有东西推顶眼球”，他们还会提到眼球向受限方向转动时出现疼痛，这说明眼外肌已开始受累。在比较严重的眼眶疾患，这些症状会以急性或亚急性（也就是大约数周内或3~4个月内出现症状）的方式表现出来，而以慢性或隐匿性发作（4个月或4个月以上）的方式表现出来的疾病则往往会造成一种病变轻微的假象。在整个疾病过程中，软组织征的发生和发展可能会时断时续并不断变化，应提醒患者注意。在一次对患者进行的回顾性调查问卷中，我们发现患者往往知道

表 8-1 影响甲状腺眼病预后的决定因素

综合因素	预后良好	预后差
年龄	青年人	老年人
种族	亚裔	欧洲人
性别	女性	男性
疾病发作	慢性(超过 5 个月)	急性和亚急性(3 个月以内)
吸烟		是
糖尿病		是
生活压力大		是
甲状腺功能		
临床		
状况	甲亢早期有效得到控制	甲亢(尤其是严重甲亢)
	自发性甲低	在眼眶病存在的前提下接受碘放疗
	甲功正常	治疗后甲状腺组织残余
	治疗甲亢时发生低甲并被控制	
眼眶病与甲亢发病时间的关系	远	近
实验室检查		甲状腺刺激素抗体高(TSAb)
		甲亢发生快,甲亢治疗后 TSH 和 TSH 受体升高
		治疗前 T3 水平高
Graves 甲亢软组织成分	轻、中度眼眶病	重度眼眶病
		甲亢发生时已有眼眶病
		胫骨前黏液样水肿
		杵状指
		颜面肿胀
甲亢发生时激素应用	是	

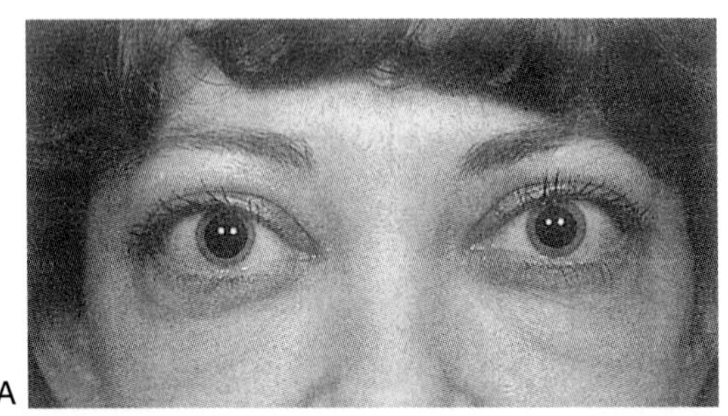

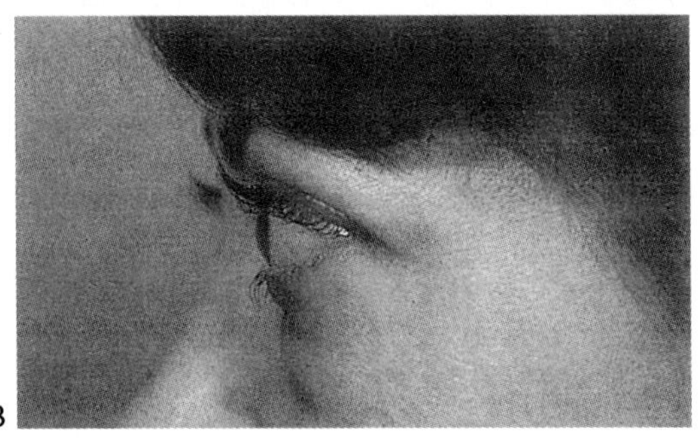

图 8-8 轻度甲状腺性眼眶病。(A,B)37 岁女性,碘放疗后 2 年,间断性出现眼睑肿胀和突眼 15 个月(慢性)。查体发现轻度睑板前水肿(+1),球结膜水肿(+1),颞侧饱满脂肪脱垂,双眼突出 23mm(以前为 15mm),外转轻受限(到 45°),睑裂开大(13mm)。诊断为轻度甲状腺性眼眶病,并观察。6 个月后,病情稳定,建议患者行双眼 Müller 肌切除术及选择性眶减压术和脂肪切除术。

相对准确的软组织症状和体征出现的时间，而且在病情较为严重的病例，患者能准确地说出疾病发生(急性)和眼睑肿胀及眼不适感出现的时间。

有许多临床线索可用于对眶内炎症和眶内压增高进行早期诊断。患者常对非专业医生叙述眼睑有时肿胀,而且有一定时间规律,通常是晨起时较重,因而有时易误诊为过敏性疾病。与过敏性疾病不同,甲状腺性眼眶病患者常可意识到球后不适、间歇性视力疲劳、流泪和眼部不适感(特别是在阅读时)。此外，他们也没有结膜滤泡形成或与季节有关的临床表现。另外还要记住的是,甲状腺性眼眶病患者往往双眼受累不对称,这一点非常重要,而且两只眼中可能有一只更重一些。炎性浸润和突眼会影响结膜结构,引起灼热感、充血、异物感和黏液分泌旺盛,并出现视物模糊。这些症状常合并眼睑位置异常和球结膜水肿，可能会引起泪液引流系统功能性或压迫性阻塞,随软组织受累程度增加,产生泪溢。图8-8~图8-12为轻、中、重度甲状腺性眼眶病软组织征表现。

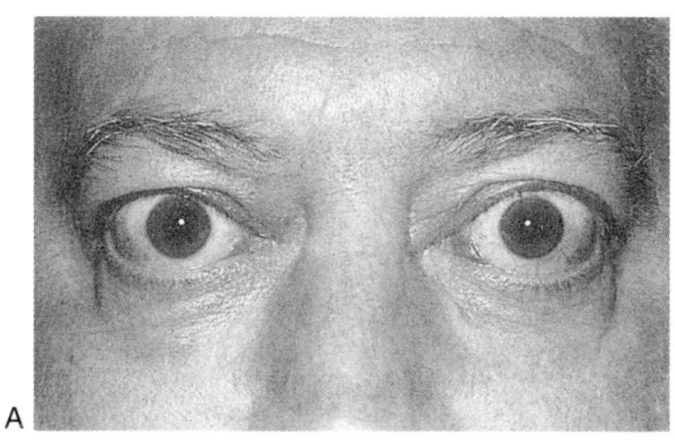

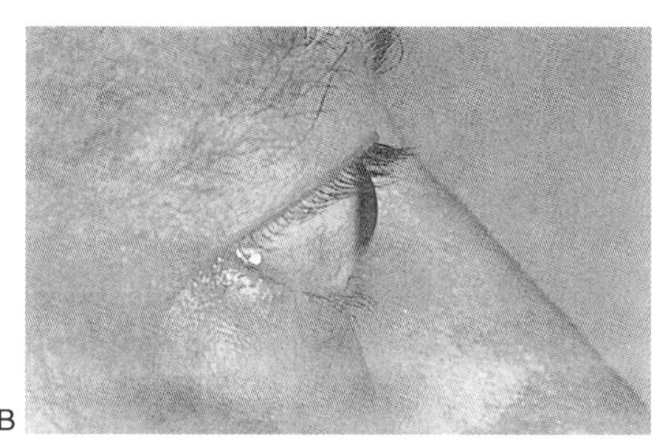

图 8–9　中度甲状腺性眼眶病。（A，B）53 岁老年男性，亚急性发病，并曾口服激素，病情进行性进展 6 个月，体检发现患者为中度活动性甲状腺性眼眶病，眼睑水肿（+2），球结膜水肿（+2），结膜充血，泪阜肿胀，双眼上转受限。双眼上转时，右眼压从 18mmHg 升高到 28mmHg，左眼压从 20mmHg 升高到 30mmHg。右眼突出 25mm，左眼突出 26mm。口服激素无效后，患者先接受眼眶放疗，后行眶减压术。最后双眼突出为 19mm，病情稳定达 15 年。

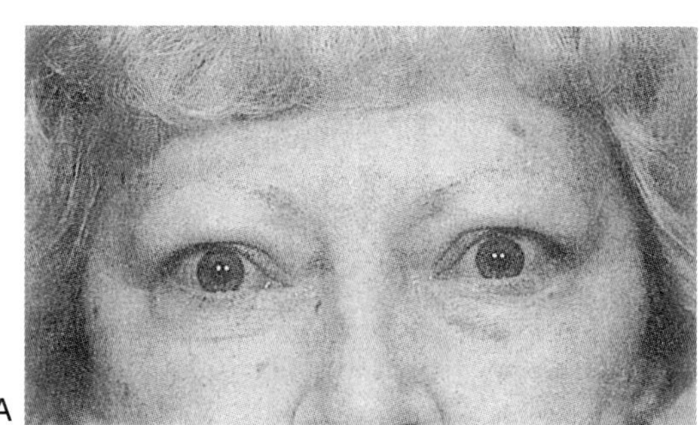

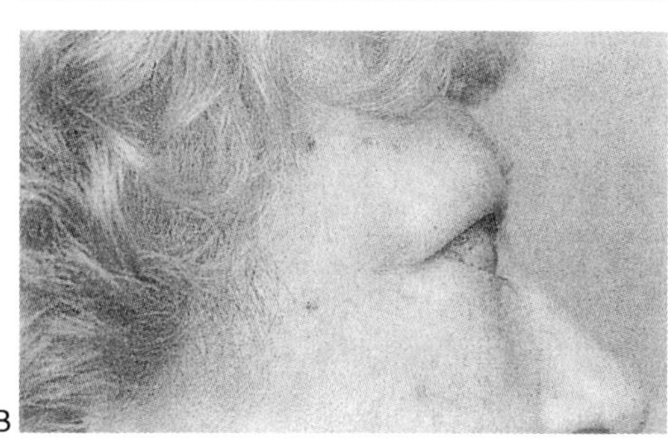

图 8–10　中度甲状腺性眼眶病。（A，B）52 岁老年女性，放疗后出现复视 1.5 年，进行性软组织征 2 个月，眼睑中度水肿（+2），球结膜水肿（+1），眼睑退缩，突眼（双 18mm），脂肪脱垂（+2），双眼上转受限，上转到 10°，上转时左眼低位。双眼下转 5°时右眼压 24mmHg，左眼压 20mmHg，双眼上转时右眼压升高到 42mmHg，左眼压升高到 30mm。2 个月后检查结果仍提示为急性中度眼眶病，复视略加重。患者先口服激素治疗，后行放疗，6 个月后，水肿明显消退，双眼上转可到 20°，无复视。2 年后，行 Müller 肌切除术和眼睑成形术，眼球运动自如。

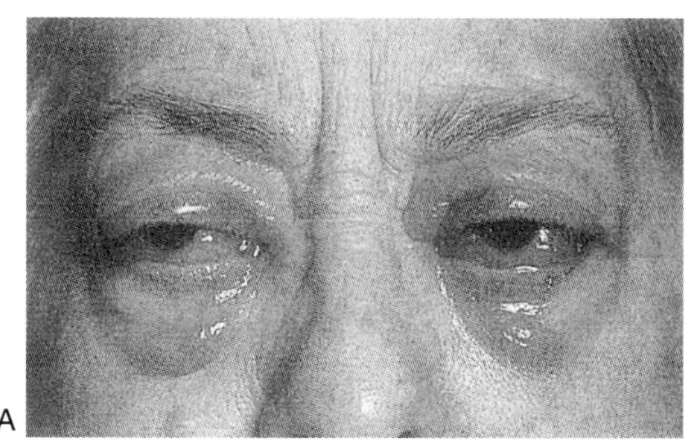

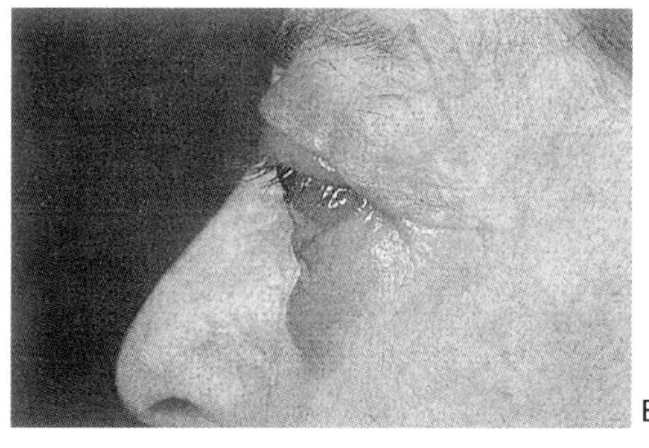

图 8–11　重度甲状腺性眼眶病。（A，B）60 岁老年女性，眶周肿胀和突眼亚急性发作，并同时患甲亢。碘放疗后，眶周肿胀加重，并出现视力下降、色觉变淡和持续性球后疼痛。双眼视力下降（右 0.02，左 0.3），严重水肿（球结膜水肿+3，眶周水肿+3），充血严重，眼球突出（右 24mm，左 22mm），眼球各方向运动受限。眼压右 38mmHg，左 34mmHg。患者口服大量激素并行眶减压术。6 周后，患者视力右眼 0.3，左眼 0.6，眼外肌运动轻微改善，视野及 VEP 提高。双眼下转 5°时双眼眼内压下降到 20mmHg。患者也出现胫骨前黏液性水肿。术后病情稳定 4 个月。

我们曾遇到一些患者，他们眼睑肿胀的程度与眼表和肌肉症状的严重程度不成比例，这些患者往往下睑非常苍白、水肿、眼睑非充血性增厚，可能反映出眼睑引流功能障碍（图8–13）。这些症状对抗炎治疗（激素，放疗）敏感。

一定要注意在评估脂肪脱垂程度时勿与急性甲

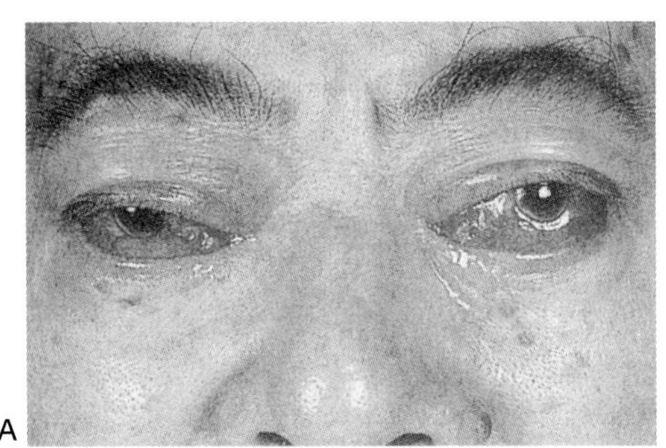

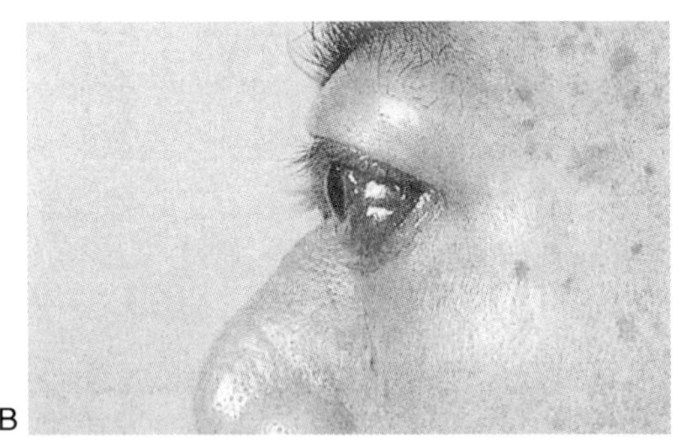

图 8-12 重度甲状腺性眼眶病。（A,B）75 岁老年糖尿病患者，甲亢治疗后出现眼眶病 10 年，病情在 1 年内恶化。左眼陈旧性黄斑变性，右眼视力 0.5。患者表现为外斜，眼球向各方向运动时明显受限，眶周水肿（+3），球结膜水肿（+3），眼睑充血，角膜点状染色。CT 显示患者眶内拥挤综合征，由于眶尖挤压和淤血造成上睑下垂而非眼睑退缩。因患糖尿病，故立即行双眼眶内壁和外壁减压，右眼视力恢复（见图 8-24）。此患者日后又做了下睑抬高术。

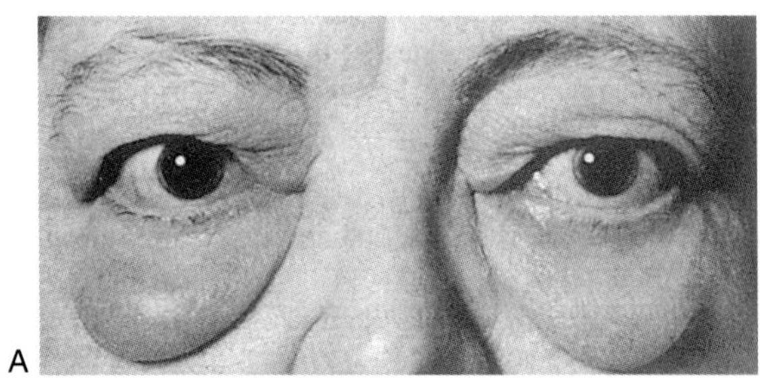

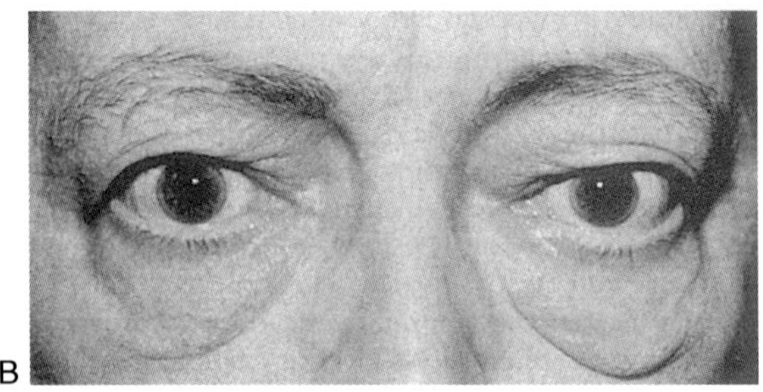

图 8-13 （A）61 岁女性甲状腺性眼眶病患者，前部软组织异常肿胀。对激素治疗相当敏感，如下图所示；（B）摄于激素治疗后 2 周（30mg/d 减到 15mg/d）。尽管眼睑肿胀明显，眼球突出 20mm，无球结膜水肿，CT 显示眼外肌轻度肥大，眼球运动正常。停激素后眼睑肿胀复发。

状腺性眼眶病引起的皮肤改变相提并论，因为患者可能脂肪脱垂很重而眼睑水肿程度较轻，或与年龄、静脉回流和疾病活动情况完全相反（图8-14）。一些研究表明，眶前脂肪增加，尤其是颞侧脂肪增加，是导致上睑饱满的主要原因。

临床评估

在对患者软组织征进行评估时，我们要观察的主观症状是患者在静态下自觉球后不适和自觉眼睑水肿。此外，还要询问患者炎症表现的发病速度或炎症发作的急性程度，以及从发病以来疾病表现是否一致，是好转还是恶化，以便能确定发作速度和活动程度。从物理检查角度，我们要观察球结膜水肿（轻、中或重）、结膜充血（有或无）、眼睑充血（有或无），以及上下眼睑水肿（轻、中或重）。主观症状

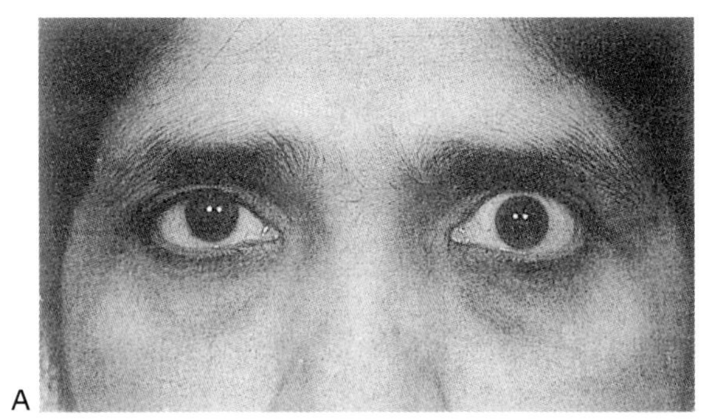

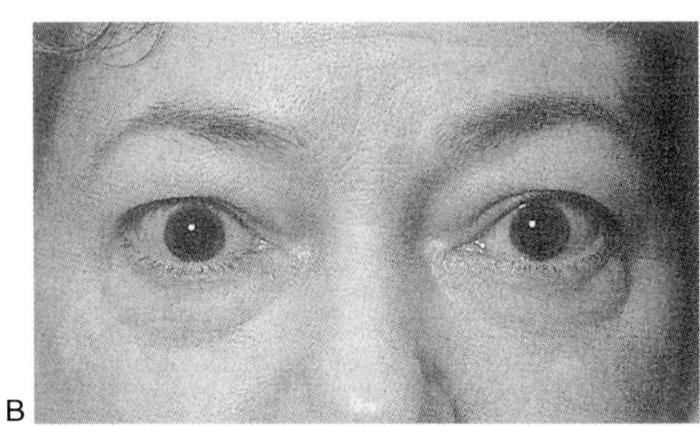

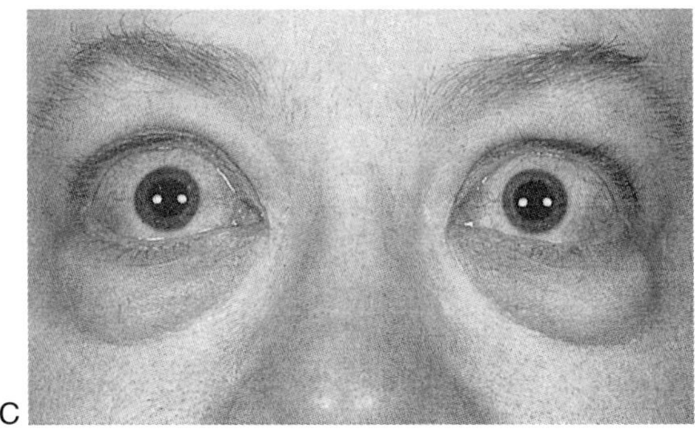

图 8-14 三个中年女性甲状腺性眼眶病患者显示轻度（A）、中度（B）、重度（C）脂肪脱垂。

和客观检查结果结合起来构成了炎症指数，用来对严重眼眶疾病进行评估，评估指数最大可达到10（表8-2）。脂肪脱垂也可分为轻、中、重度。然而，它仅仅反映了体积的改变，应结合衰老所致正常组织松弛进行综合评估（图8-14）。

（2）肌肉病变

肌肉炎性浸润、肿胀、弹性下降和纤维化通常表现为复视和眼球运动受限。眼球运动受限典型表现为间歇性发作，在较为严重的病例会进行性加重，有时会突然或持续发作，在极少情况下可自行逆转。肌肉病变常与软组织炎症有关，常累及多组肌肉，病变不对称，也可以出现轻微的炎性症状和体征。

肌肉病变的一个早期症状就是患者不能持续阅读，表现为疲劳和不适感。此外，患者感觉扫视时视物不清，他们常描述当水平或垂直注视时有短暂的雾视（我们把这种情况称为扫视障碍，这是由于扫视运动速度峰值下降所致，并与肌肉体积增大和年龄增加有关）。早期症状还与此病在临床上易累及垂直肌肉有关。在眶水肿严重时，有时需要使用垂直肌注视，患者更易受伤害，（例如早晨和傍晚）症状更为明显。当他们躺在床上时，常感觉到复视，因为此时的眼位需要垂直肌来维持。随着肌肉病变加重，患者首先注意到眼球运动时出现牵拉感，随后发展为疼痛。在疾病早期，复视常在晨起后数小时内出现，随病情加重，每日出现的复视会变得更为持久。患者常能记录到每天复视持续的时间。当肌肉病变进一步加重，患者会逐渐感觉到牵拉感或疼痛加剧，随即会在极度注视位时出现恒定性复视，并逐渐波及到正前方，最终随着物像分离增大，变成进行性肌肉病变。然而，一些肌肉病变严重的患者，临床检查发现在所有注视位时都出现对称性运动受限，而正前方复视相对较轻，这是由于患者眼球不能离开视轴所致。眼球运动范围缩小和小度数斜视就已反映出这种疾病状态，产生这种现象的原因是由于一组拮抗肌同时受累。所有注视位眼球运动均受限就会有发生视神经病变的危险。

临床发生肌炎的频率由高到低依次为下直肌、内直肌、上直肌和外直肌（图8-15和图8-16）。然而，一定要注意任何肌肉均可能受累，包括斜肌。事实上，在一组甲状腺性眼眶病放疗对照实验中，我们发现最易受累的肌肉群是上直肌。随着病情发展，眼位偏斜度会逐渐增加，特别是那些非对称性眼外肌受累的患者。此外，患者明显地从隐斜变为显斜。多数患者眼外肌疾患发生和发展的程度不等，随眼外肌受累程度加重，眼外肌血管前部分支充盈扩张，在结膜下肌肉止端可看到典型的扩张充盈的血管（图8-6、图8-9和图8-10）。随着肌肉弹性下降，被动牵拉

表 8-2　炎症指数

软组织征	分级	
球结膜水肿	0	无
	1	轻度（到灰线）
	2	中度（到睑缘）
	3	重度（超过睑缘）
结膜充血	0	无
	1	有
眼睑充血	0	无
	1	有
眼睑水肿	0	无
	1	轻度
	2	中度
	3	重度
静止时疼痛（球后疼）	0	无
	1	有
运动疼	0	无
	1	有
总数	10	

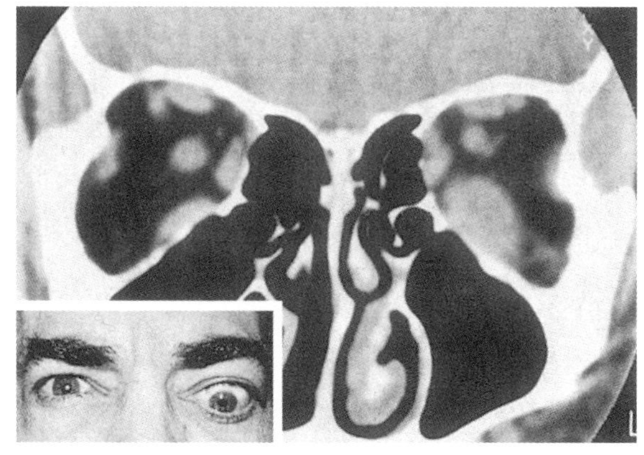

图 8-15　尽管甲状腺性眼眶病常累及一条以上肌肉，但这名47岁男性患者仅表现为左下直肌受累（左眼下斜30△）。全面体检包括TRH刺激试验，显示甲状腺功能正常。随后右眼轻度受累。CT冠扫显示下直肌增粗。病情稳定后，患者行左下直肌和右上直肌后徙术，并使用调整缝线，术后原在位正位，上转可到20°，下转可到50°。随后患者又行双眼Müller肌切除术和左下睑升高术。

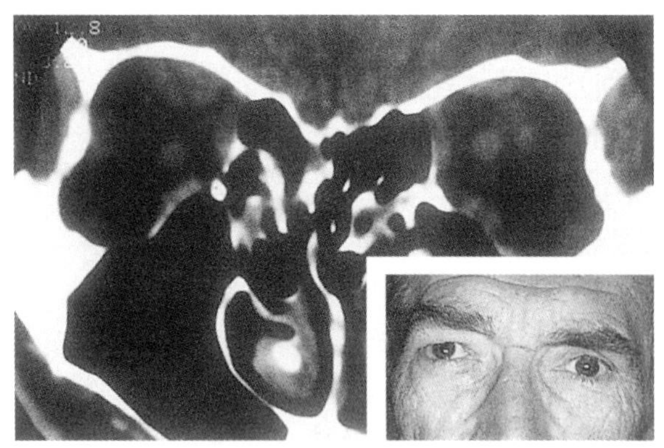

图 8-16 56岁男性患者，泪溢、复视1月，眶隔前水肿(+2)，右眼睑裂开大，上方巩膜暴露1mm。眼球呈外上转位。右眼下转受限，下转时右/左30△，右眼外斜6△，被动牵拉试验阳性。患者甲状腺功能正常，观察6个月后，病情稳定，遂行右上直肌后徙术。

实验可发现肌肉僵硬，而且在向主动肌方向运动时（尤其在向上注视直肌紧张的情况下）出现的眼内压升高的程度与病情的严重程度成正比。眼内压升高超过4mmHg就可以诊断为限制性甲状腺眼外肌病变。在此基础上，眼内压升高越多，眼眶病就越严重。我们注意到眼内压升高超过9mmHg时就可出现视神经病变。

一小部分特殊患者，以爆发性炎症和肌病综合征为主要临床表现，与急性肌炎极为相似。我们曾遇到几例这样的患者(图8-17)。这种急性肌炎的典型

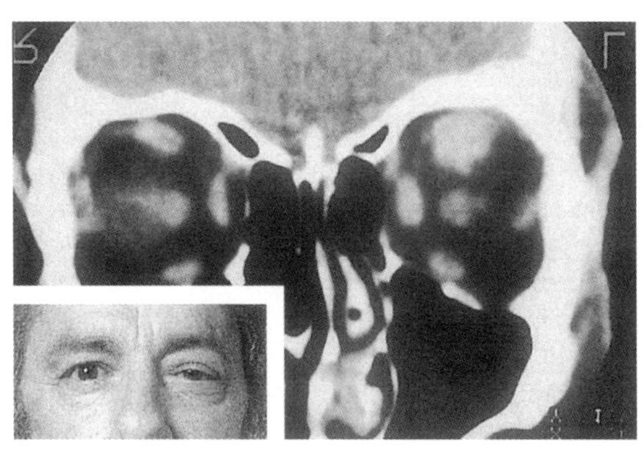

图 8-17 49岁男性，左上睑疼痛、轻度肿胀3周，上睑充血、球结膜水肿、上睑下垂。眼球运动时疼痛，自觉上转时复视。查体示左上睑下垂2mm，眼球突出1mm。CT示左上直肌增粗，邻近眶脂肪浸润。内科检查结果证明患者患有强直性脊椎炎，甲状腺素水平正常，TSH水平低，TRH刺激反应阴性。这些表现也符合甲状腺功能正常的甲状腺性眼眶病。口服激素对眼眶肌炎疗效显著。此患者表现为急性肌炎与甲状腺功能异常的特殊关系。

临床表现包括眼眶炎症的急性发作(几天内发作)、淤血、球结膜水肿、充血和眼球运动痛。除潜在有甲状腺疾患(不可抑制的甲状腺)，这种炎症在任何一方面均与非特异性眼眶肌炎综合征表现相一致（实际上可能就是眼眶肌炎综合征)。此类疾病对激素治疗特别敏感，但应强调需排除急性肌炎中甲状腺疾患的存在。我们遇到的患者中只有一例开始时表现为肌炎，而且对激素治疗敏感，10年后才发展为甲状腺性眼眶病。甲状腺肌病和眼眶肌炎的鉴别在炎症章节中有详细的论述。

限制性斜视可能是甲状腺性眼眶病最先出现的和惟一的症状。我们注意到这种情况在老年患者中最为多见，事实上这些老年患者可能早已处于甲状腺性眼眶病亚临床期。CT检查可发现肌肉肥大和脂肪被替代，说明病程已经很长(见图8-27F)。

一定要注意甲状腺性眼眶病偶可伴发重症肌无力。当患者出现不稳定的上睑下垂、斜视不断变化或特殊斜视(特别是外斜)，被动牵拉试验阴性或与眼外肌受累不一致、冰试验阳性或腾喜龙试验阳性时，应怀疑重症肌无力的存在(图8-18)。另一种少见的合并症是眼肌强直，表现为眼外肌阵发性、非自主性、持续性收缩，最终，这些患者描述随着眼球运动出现光幻觉或闪光感，特别是在下直肌紧张时，上转眼球更加明显。

临床评估

斜视和眼球运动障碍的主观评估包括诱发视疲劳、扫视障碍或随病情进展，眼球转动时牵拉感的出现到发展为疼痛直至出现复视，在恒定性复视出现之前，复视可以从间歇出现发展为在某一注视眼位时出现。此外，患者还可以描述出首诊和复诊时复视是否一致、好转或恶化。客观评估可依据单眼和双眼运动检查结果，以及简单而可靠的检查水平和垂直方向斜度的改良Hirschberg角膜映光法(光点位于瞳孔缘为15°，位于虹膜中部为30°，角膜缘为45°)来做出评估。最后，用棱镜对原在位、极度上转、下转和水平注视位进行测量。我们还对原在位、上转位或在肌肉运动受限最大的方向进行眼压测量。

(3)眶尖挤压综合征——甲状腺机能障碍视神经病变

如前所述，随着软组织肿胀加重，持续性球后疼

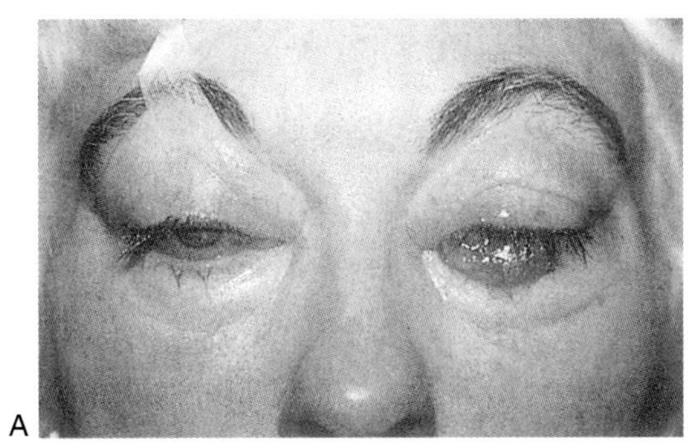

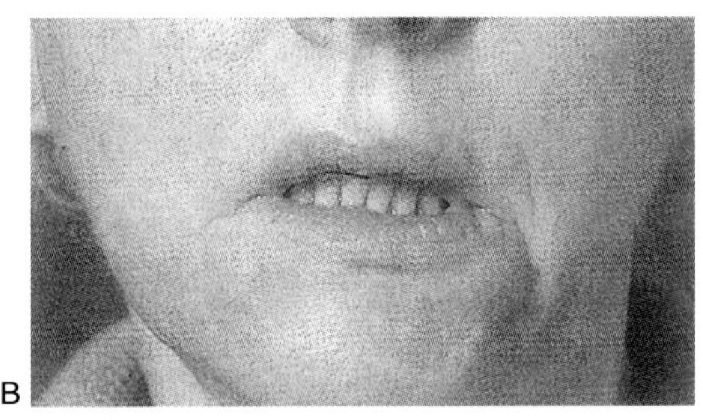

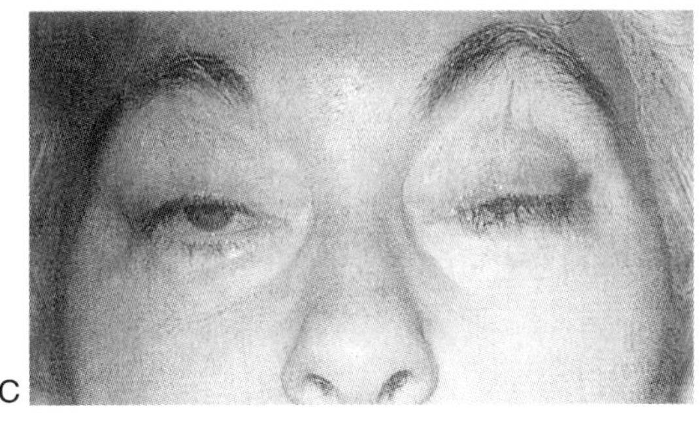

图 8-18　（A）56 岁女性重症肌无力患者，逐渐出现明显的眶周水肿，球结膜水肿，结膜脱垂。查体发现患者上睑完全下垂，严重的软组织征，眼球固定。此外，患者发声困难，颜面肌肉松弛。（B）实验室检查发现甲亢复发，加重了发声困难和眼眶病，患者接受大剂量激素治疗、眼眶放疗和甲状腺抑制药物。对重症肌无力进行了血液透析。（C）放疗后 6 周患者外观。

痛或推压感的出现，说明在体积有限的眶腔内存在挤压现象。最终，眶尖挤压会导致视神经病变，也就是长期以来一直被视为甲状腺性眼眶病最严重的后果。导致眶尖挤压的病因归结于许多因素，其中包括对视神经的毒性作用，但最近主要认为是由于眶尖挤压作用和眶内压的升高而导致视力下降。我们回顾了视神经病变组和对照组甲状腺性眼眶病患者的临床和CT检查结果，证实眼眶挤压是引起视神经病变的主要发病机制。我们已找出了可以反映眶尖拥挤的临床症状和体征，这些症状和体征导致了特定的心理视觉和运动综合征表现（图8-19和图8-20）。总体上，这种综合征可累及6%的甲状腺性眼眶病患者。我们和另外一些学者都发现，一小部分患者发生视神经病变的同时伴有视神经拉长，产生这种现象的原因是由于眶容积的增加而不是眶尖挤压的结果（图8-21）。

临床上，眶尖挤压的主要表现是视神经病变，但也有与挤压相关的一些临床表现，如突眼、泪腺可触及，向上注视时眼压升高（通常9mmHg或更高），明显的眼球运动受限，以及伴有静脉淤血的软组织症状。简单地说，与对照组没有发生视神经病变的甲状腺性眼眶病患者相比，此组患者有一些更为严重的肌肉病变、炎症和眼眶淤血的体征。此外，眶尖挤压综合征的其他一些临床表现，如严重的组织肿胀、复视、流泪和不适感可能会掩盖了视神经病变，而成为主要的临床表现，导致医生和患者忽视了对视神经病变的早期发现。的确有半数病例在就诊时，无论医生还是患者均未能发现视神经病变的早期症状，因此一定要对那些通过检查发现具有视神经病变倾向的患者给予关注。一些病情演进的症状可以通过询问患者获得，这些症状包括间歇性出现的视觉模糊、视力下降和色彩饱和度降低。

视神经病变的患者多为老年人，而且男性更易发生。患有糖尿病的患者更易患视神经病变。总体来讲，病情来势越凶猛和病程越顽固就越容易发生严重的视神经病变。区分视神经病变与其他甲状腺性眼眶病症状的要点包括视觉灰度改变和色彩饱和度下降。如不详细询问，患者很少能说出上述改变。检查这些患者可能会发现眶隔紧张，向后挤压眼球有抵触感，患者常自述球后胀满、疼痛或挤压感，并且在眼球运动时加重。

根据我们的经验，提醒医生注意患者发生视神经病变危险的体征包括非常明显的眼球突出，泪腺可触及，向上注视时眼内压升高，眼外肌运动极大受限（特别是上转和外转时），以及较高的垂直复视发生率。我们注意到肌肉运动受限常为双侧但可不对称，而Trobe及其同事则认为甲状腺性眼眶病双侧对称受累。还有一些学者认为眼球突出对判断是否发生视神经病变没有任何帮助，然而，我们却发现所有视神经病变患者均有非常明显的眼球突出。与视神经病变的发生关系最为密切的是肌肉病变的严重程度，这就意味着导致视神经病变的危险因素是眼外

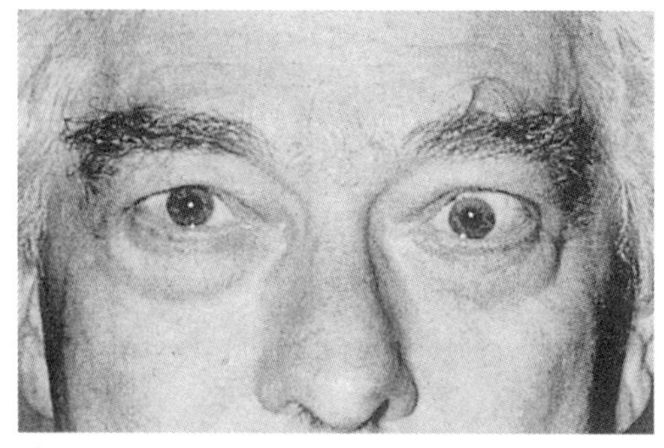
A

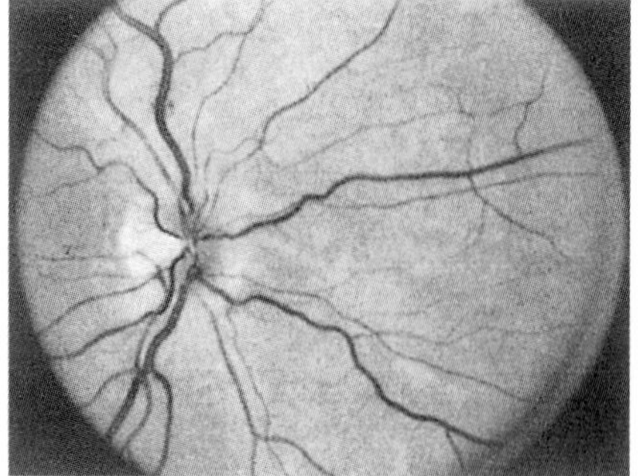
B

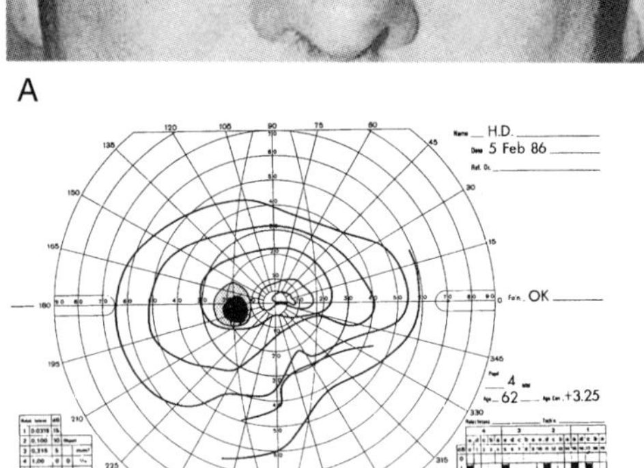

C

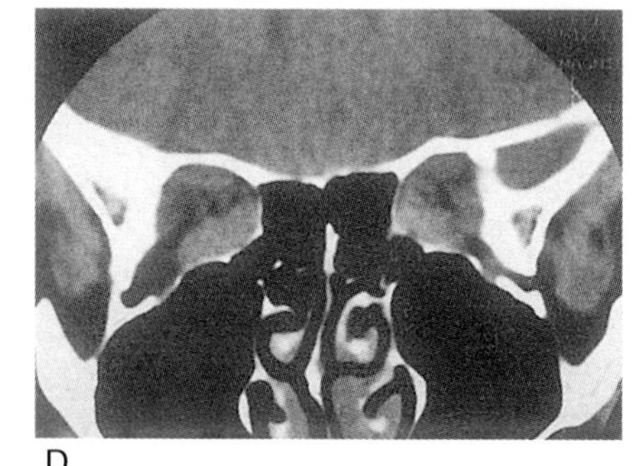
D

图 8-19 （A）62 岁男性患者，复视、眼球突出、眼睑肿胀 1 个月，左眼色觉饱和度下降 3 个月，在眼眶病发生前，患者已行甲亢治疗。体检，视力右眼 1.0，左眼 0.8；眼球突出右眼 18.5mm，左眼 20.0mm；右眼上斜 8△，内斜 12△，单眼运动明显受限。（B）眼底检查视盘轻度充血，鼻侧界限略不清，用大剂量激素治疗，视力无改善。VEP 显示左眼潜时延长。（C）Goldmann 视野计显示鼻下方抑制，并有小的相对性旁中心暗点。（D）CT 显示双侧严重的眶尖挤压。患者经双眼眶尖减压术后，视力完全恢复，内斜度增加到 30△，随后患者又行双内直肌后徙，调整缝线，目前眼位正。

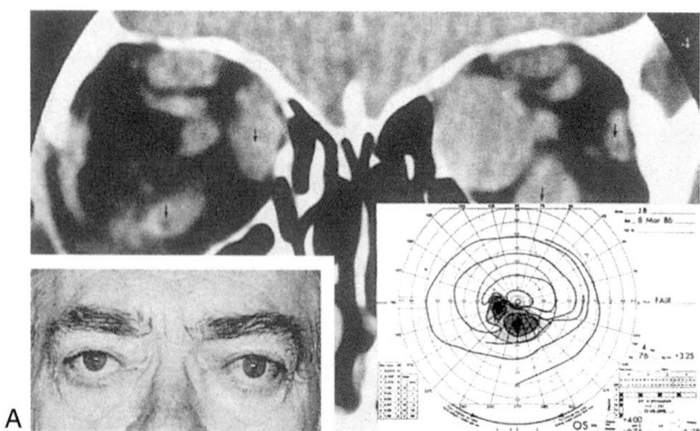

A

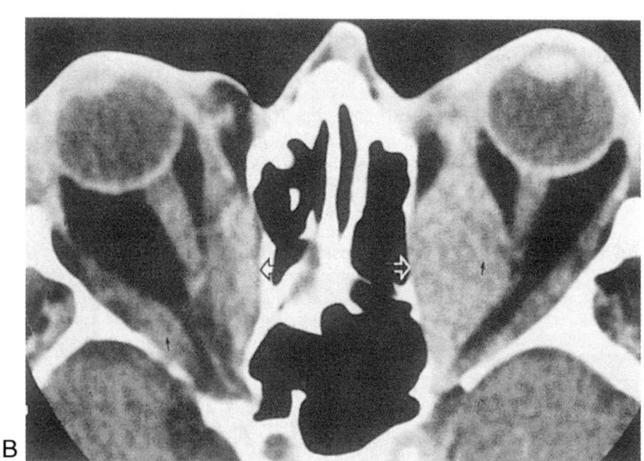
B

图 8-20 （A，左插图）76 岁男性，就诊前已有 13 年甲亢史，碘放疗后出现眼眶病，病程 5 年。就诊时自觉视力受损（左眼较右眼严重）、眼球突出、色觉下降。体检视力右眼 1.0，左眼 0.5，左眼视力矫正不提高；双泪腺脱垂，睑裂明显增大，双眼突出 27mm，双眼上转受限，下方点状角膜炎。（A，B）CT 显示眶尖挤压，左眼重，内侧呈弓形向筛骨突出（“可口可乐征”，大箭头），明显的眼球突出，泪腺向前移位，肌肉内低密度区（小箭头）。（A，右插图）视野检查显示左眼下方抑制性暗点，VEP 显示双眼视神经病变，左眼更加严重。根据眼球突出和眶尖挤压的程度，对患者行左眼三壁，右眼两壁减压术，术后左眼视力提高到 0.8，双眼突出 20mm，双眼融合功能完全恢复。

肌肥厚。当然也有一部分患者并不一定表现为明显的突眼，但眶腔相当狭窄（特别是亚洲人），这些患者在早期即表现出眶尖压迫症状但没有其他明显的临床表现。

视神经病变患者的视力较差，但并非全部如此，有些患者的视力甚至可以达到1.0。视乳头眼底镜检查结果也不一定与病情表现相符，在我们检查的患者中近乎一半的人视盘表现正常。但视盘隆起水肿或苍白仍是重要的临床体征。如单眼受累则传入性瞳孔反射障碍；如传入性瞳孔反射完全丧失，则说明双侧视神经受压。视野异常包括生理盲点扩大、旁中心暗点、神经纤维束缺损性暗点、中心或中心盲点性暗点以及视野向心性缩小。这些视野异常可以孤立存在，也可存在不同程度的相互组合。大多数神经纤维束缺损发生在下方（图8-19和8-20）。我们也注意

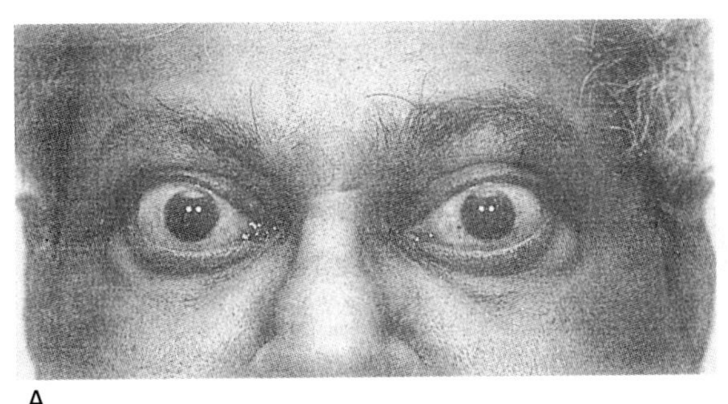

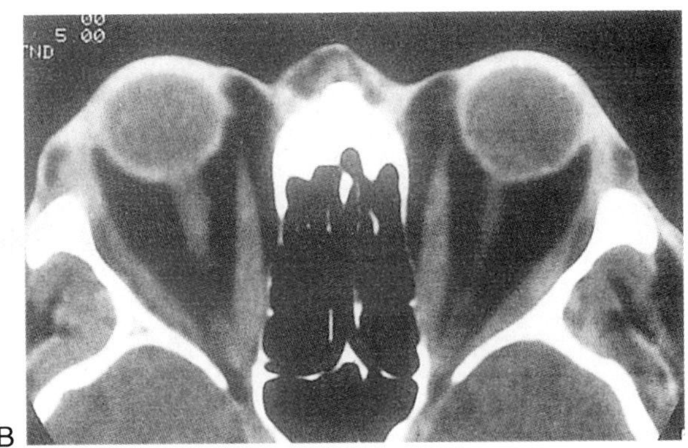

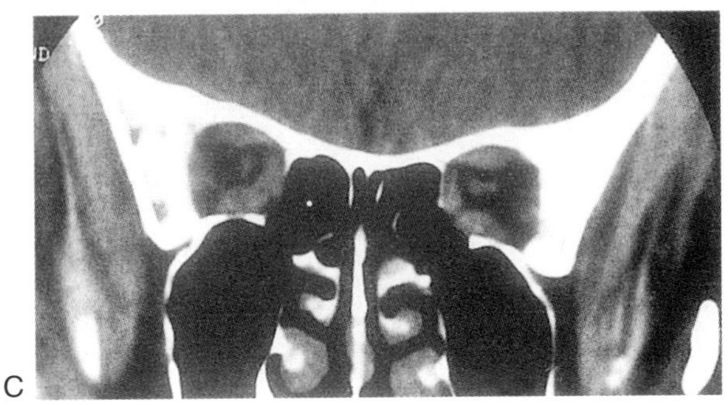

图 8-21 （A）51 岁男性，碘放疗后出现眼眶病 6 年，进行性突眼 18 个月，近 6 个月眼球突出加重，眼球运动受限，眶周肿胀。开始时对激素治疗敏感，激素减量后（并接受了放疗）所有症状再次出现。如 CT 检查所示（B，C），复发的原因与轴向眼球突出和视神经拉伸有关，而非眶尖挤压。注意肌肉内低密度区。

到垂直阶梯，而且可为双侧。根据我们的经验，色觉是视神经功能障碍的一个相对敏感的指标，并且是一个简单而可靠的检查方法，可以作为常规在临床检查中应用。许多严重眶尖挤压和静脉回流障碍的患者可同时伴有脉络膜淤血症状，伴有后极部皱褶和进行性远视。

总之，视神经病变往往多处于亚临床状态，而且可能会被其他症状所掩盖，如不仔细检查，则可能会漏诊。通过观察，我们认为要对老年人，尤其是男性、发病较晚的甲状腺病变患者、吸烟者、特别是糖尿病患者，应该提高警惕。在物理检查方面，视神经病变患者常有更严重的突眼、较高的垂直复视发生率和严重的眼外肌运动受限。此外，这种严重的肌肉病变也反映在眼球上转时眼内压明显升高（超过 9mmHg）。实际上，肌肉病变越重，就越应该高度怀疑视神经病变有可能会发生，可以通过斜视、单眼和双眼运动受限以及被动牵拉试验时肌张力增加反映出肌肉病变的程度。

当怀疑有视神经病变时，影像学检查是一项重要的检查手段。检查中如发现眶尖拥挤、眼球突出加重、肌肉增粗（特别是眶尖部）、眼上静脉扩张、球后视神经增粗、泪腺向前移位，应提醒医生注意患者存在视神经病变的可能性，最好对这些患者进行适当的心理物理及电生理检查。另一个提示眶尖拥挤的表现是影像学检查发现肌肉后1/3段形成锐角，而在此处视神经与肌肉位置比较接近（图8-22）。特别是冠状扫描更有助于评估眶尖挤压的程度和眶减压术后的缓解程度。眶尖挤压和炎症是构成静脉回流障碍、神经失调、轴突运输下降和限制性眼球运动障碍的生理学基础，这些病变共同构成了眶尖挤压综合征。与不伴视神经病变的眼眶病相比，伴有视神经病变的眼眶病的所有肌指数（眼外肌直径、肌肉直径指数如所有肌肉直径均数的总和）均明显升高。检查肌肉肥大率（指每条肌肉最大直径与正常人同一条肌肉直径的比）会发现甲状腺性眼眶病有视神经病变和无视神经病变的患者主要眼外肌肌群均会成比例地扩大，但视神经病变患者眼外肌肥大程度更加明显。上述所有的症状、体征、心理物理检查结果和影像学表现均提高了临床确诊系数，同时也有助于及时识别和处理视神经损害。

临床评估

视功能的症状评估包括诱使患者能感知正常与异常的视力和色觉，并能分辨自第一次发病或自上一次检查后视力和色觉是否保持一致、好转或恶化。客观检查包括戴镜和不戴镜的中心视力以及最好的矫正视力。我们在临床上使用假同色板来评估色觉

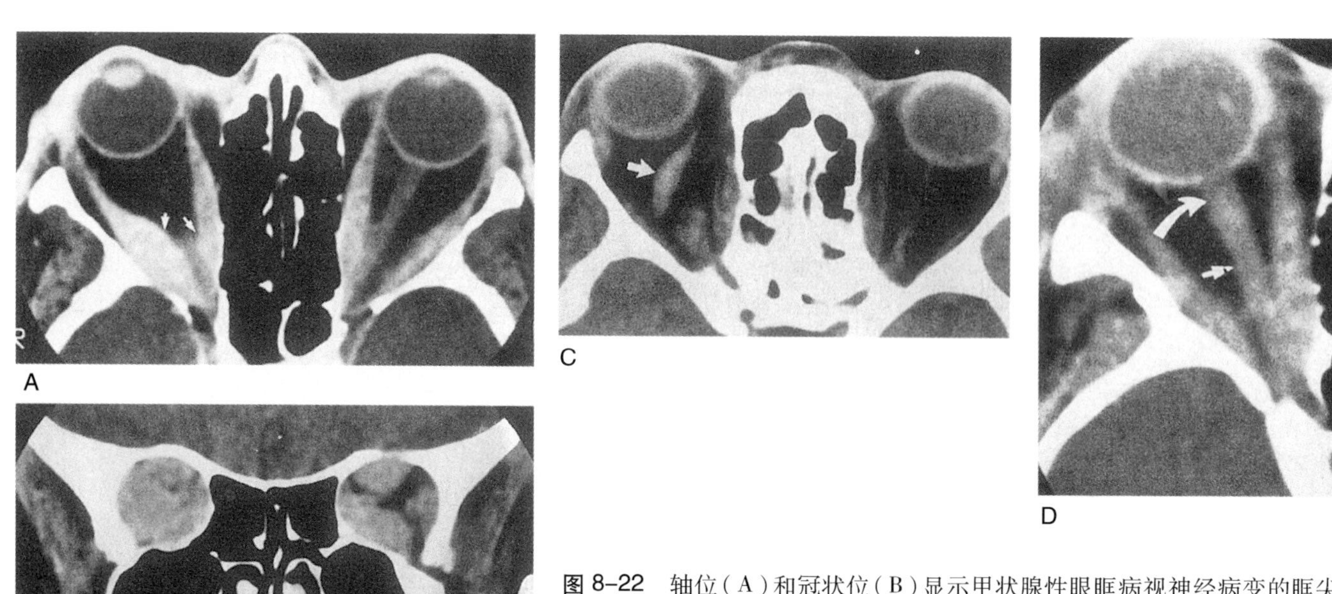

图 8-22 轴位（A）和冠状位（B）显示甲状腺性眼眶病视神经病变的眶尖挤压表现。注意后 1/2 肌腹严重受累，以及轴位扫描所示右内直肌和外直肌形成锐角（A，箭头），冠状位示视神经周围脂肪影消失。（C）轴位所示甲状腺性眼眶病发生视神经病变的患者眼上静脉扩张。（D）图示眼眶挤压综合征患者远端视神经增粗，泪腺脱垂。

（石原氏色觉图谱的设计主要用于筛选先天性色觉异常而非获得性色觉异常，因而对甲状腺性眼眶病所致的色觉损害进行筛选的效果并不明显）。我们对瞳孔进行直接测量，同时也用手电筒（我们在手电筒前装了中度滤光片）对眼来回照射来观察Marcus-Gunn瞳孔反射并测量瞳孔大小。眼底检查可以了解有无自发性静脉搏动，视乳头水肿或苍白，或脉络膜皱褶的出现。一定要注意甲状腺性眼眶病中常有其他一些非常常见的病因导致视力障碍。这些原因包括眼睑退缩引起的散光以及由于脉络膜皱褶导致的后极部变平所致的远视。角膜病变也可明显地影响视力。

（4）眼睑位置异常及外观

眼睑位置异常，特别上睑退缩是甲状腺性眼眶病最常见的眼部表现，另外，下睑退缩、上睑下垂和睑内翻也可发生。眼睑位置异常会导致角膜暴露、流泪、散光以及美容问题。眼睑退缩的主要病理生理机制是提上睑肌纤维化或上、下直肌腱膜复合体的收缩，也可能与交感神经兴奋和交感神经紧张性增加有关，此外，眼球突出也会造成眼睑退缩和角膜暴露。眼睑退缩的程度可随交感神经兴奋、药物过量（甲状腺替代）或焦虑水平的改变而改变。患有急性甲状腺毒症或病人在检查时紧张（在评估眼睑退缩时应考虑的因素）的情况下，上睑退缩常常更加严重。同时也一定要注意下直肌紧张的患者，尤其是双眼不对称的患者，在企图向上注视时眼睑退缩的程度加重（胁迫注视）。

一些患者发生急性上睑退缩的原因是由于交感神经兴奋或对儿茶酚胺的敏感性增加，但事实上是否如此尚无定论。我们在一项因眼睑退缩行Müller肌切除术的患者进行的临床、CT和病理学研究中发现，平滑肌损坏的迹象并不明显，但发现与眼睑退缩息息相关的因素是上睑横纹肌的受累（图8-23）。许多研究表明提上睑肌复合体受累是眼睑退缩的主要发病机制。

上睑退缩通常是最早出现的症状，双眼可以先后发病，并可间歇出现。它经常但并不总是与眼睑肿胀有关。上睑外侧有时表现为拱型的趋势。当患者向下做追随运动时，由于上睑提肌功能下降，就会出现上睑迟落或断断续续的上睑运动迟滞现象。轻度眼睑退缩通常指上睑与上方角巩膜缘相切（边缘反射距离MRD 6mm）；中度指巩膜暴露2~4mm（或MRD 6~10mm）；重度指巩膜暴露超过4mm（MRD 10mm以上）。概括来讲，眼睑退缩程度越重，提上睑肌功能下降越显著。

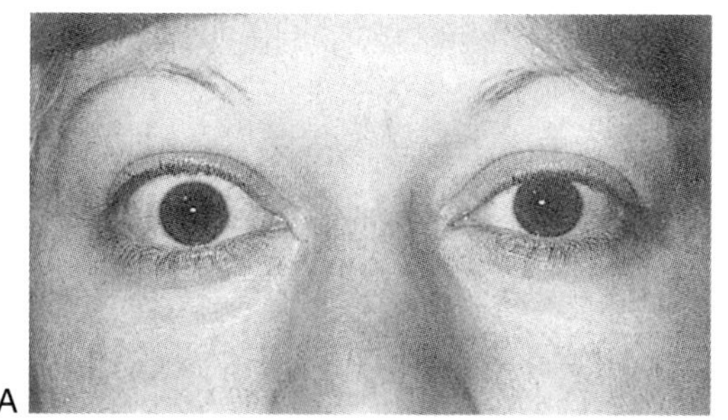

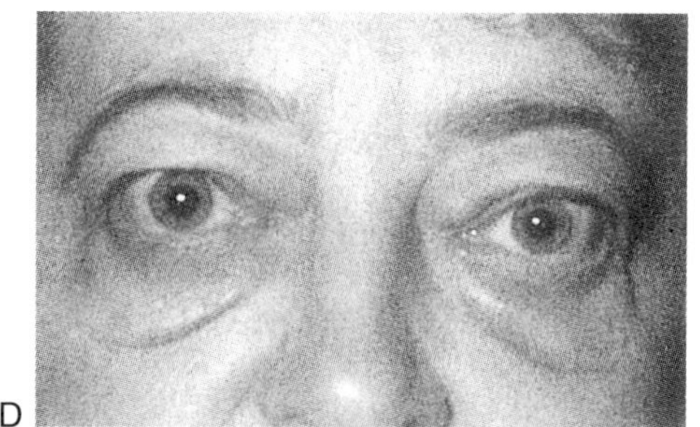

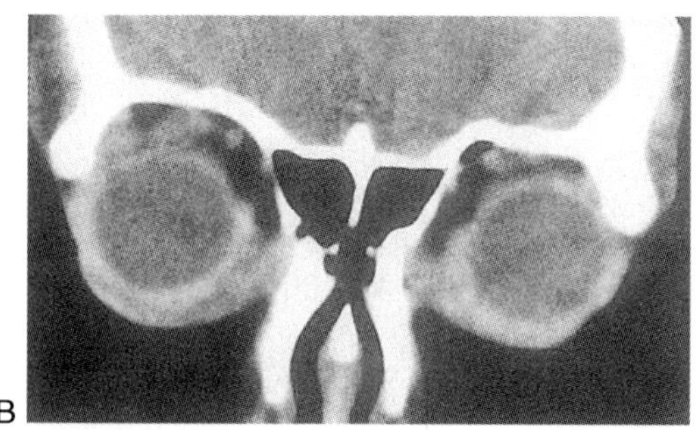

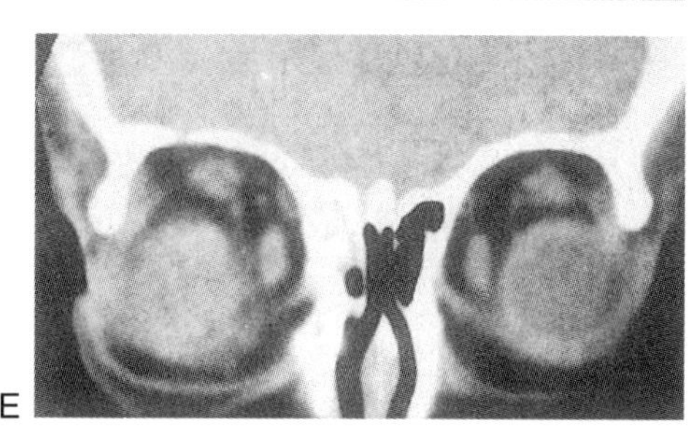

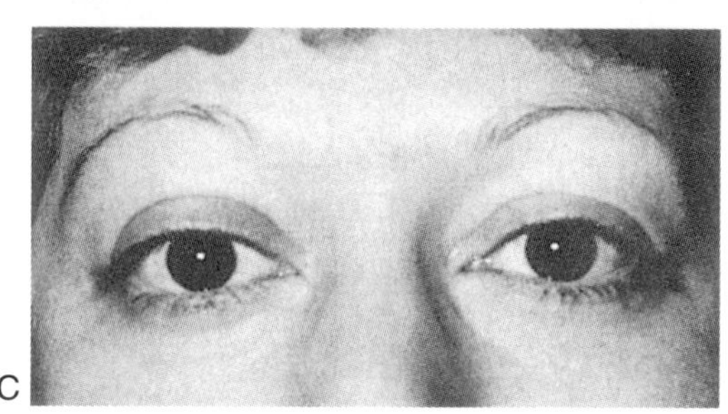

图 8-23　（A）30 岁女性，甲亢后出现眼眶表现 4 年，右上睑退缩。（B）CT 冠状位扫描显示上直肌轻度肥大。（C） 患者行分级 Müller 肌切除术后外观。（D）53 岁女性，眶周水肿（+3），突眼，眼睑退缩，眼球运动正常，无球结膜水肿。（E）CT 冠状位扫描显示上直肌组（SMG）增厚，故揭示了眼睑退缩的原因。

仅表现眼睑退缩的疾病的鉴别见表8-3。引起眼睑退缩最常见的原因是神经功能异常、瘢痕形成以及眼和眼眶位置异常。

除眼睑退缩外，一小部分甲状腺性眼眶病患者还表现为上睑下垂。导致上睑下垂的主要原因是眼睑结构拉长，少数情况下，是由于合并重症肌无力。对那些上睑下垂不稳定、特殊斜视（如外斜）、复视变化很大以及眼睑退缩有起伏的患者应高度怀疑伴发重症肌无力的可能，对这些患者应进行适当的辅助试验以证实其是否存在。因此，一定要仔细检查患者，对肌肉病变中非硬化改变的出现要格外留意（例如被动牵拉试验阴性或眼位偏斜程度与被动牵拉试验结果大相径庭）。长期严重的突眼会导致上睑下垂，原因是由于提上睑肌结构的延长，提上睑肌腱膜变薄、上睑皱褶消失，向上方注视时提上睑肌功能明显下降，以及眼睑长度增加均可以产生这种现象。最后，一定要注意，根据我们的经验上睑下垂或许是严重眶尖挤压的一个临床表现，特别是在眼眶紧张的情况下更应该注意，此时上睑下垂常与前面提到的其他眶尖挤压表现同时存在。我们已注意到一些患者在行眶减压术后，眼睑退缩现象取代了原来的上睑下垂（图8-24）。

表 8-3　甲状腺性眼眶病眼睑退缩的鉴别诊断

Graves 病
神经系统疾病
Marcus Gunn 现象
中脑疾病
脑积水
Parinaud 综合征
第三颅神经创伤
动脉瘤累及第三颅神经
拟交感神经药物
硬化
先天性疾病
手术后退缩
上睑下垂矫正术
眼睑成形术
眼睑创伤后瘢痕形成
特发性疾病

下睑退缩反映了眼球突出的程度，发病机制与

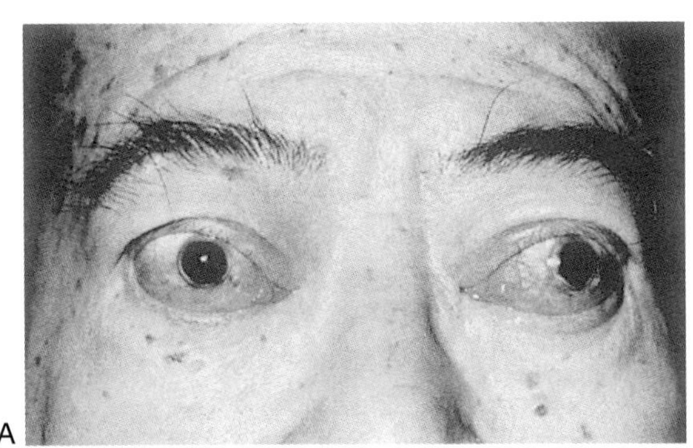

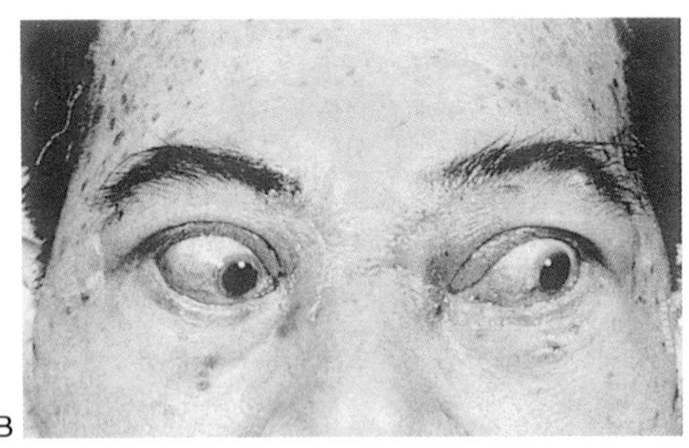

图 8-24 75岁男性患者，甲亢治疗后5年出现明显的眼部表现，病程持续8年，6个月内病情发展为严重的急性淤血性眼眶病变和视神经病变。左眼黄斑变性，视力眼前手动，右眼视力为0.2，左眼突出22mm，右眼突出21mm；严重的球结膜水肿，明显的眼球运动受限（A—眼球极度左转），术后（B—眼球极度左转），注意软组织征明显改善，眼球突出减轻，眼睑退缩和眼外肌运动改善。术后VEP恢复正常，由于白内障视力仅提高到0.3。白内障摘除术后，右眼视力0.8。软组织征迅速消退的原因是静脉淤血缓解。

上睑相同，但下睑退缩会持续表现出来。由于合并眼球突出和球结膜水肿，下睑退缩加重了泪溢，这是甲状腺性眼眶病常见的临床表现。眼睑位置异常影响了正常的泪液引流，而球结膜水肿可能会导致泪小点阻塞。睑内翻和外侧眼睑升高在眶减压术或眼睑手术术后并发症中较为常见。

我们曾注意到严重突眼患者的眼睑具有非常独特的位置异常表现，他们的下睑以独特的方式进行收缩。这些患者眼睑在退缩的同时，下睑随着瞬目在水平方向缩短。这种眼睑退缩有时与下眼睑退至眼球赤道后有关，放松眼睑和轻压眼球便能使脱出的眼球还纳。特别要注意患有甲状腺性眼眶病的亚裔患者（图8-25），他们比较容易发生角膜病变，这是因为眶隔紧张、内眦赘皮肿胀和眼睑后层退缩共同作用的结果，眼睑后层退缩使游离的前层翻卷于睑缘之上并造成翻卷的睫毛对角膜的损伤（图8-26）。

甲状腺功能异常的患者，尤其是甲状腺功能低下的患者的另一个临床表现是上方角膜缘出现角膜炎（图8-26B），典型表现是角膜上缘出现细小结节样血管翳和角膜上皮的轻度角化，它可能是眼睑退缩造成的结果。角膜炎还可伴有局部充血以及明显的刺激症状和异物感，还常出现丝状角膜炎。对具有上述临床表现的患者，我们首选的治疗方法是用棉签沾1%的硝酸银对受累结膜区域和上睑结膜进行局部擦拭，随着病情的不断改善，治疗间隔可以延长。如治疗失败，可以行局部结膜切除术。如眼睑退缩非常严重，可进行手术治疗。

临床评估

在临床评估外观和角膜暴露时，我们要观察的主观症状包括患者是否感知到流泪、异物感、眼睑退缩或眼球突出等症状，以及对疾病变化和病情演进的了解。患者应向医生描述出从开始发病或最后一次检查后，这些症状是否好转、恶化，还是没有变化。客观表现包括有无脂肪脱垂，睑裂宽度和眼睑退缩的程度，眼睑退缩程度可用MRD（上睑缘距瞳孔中

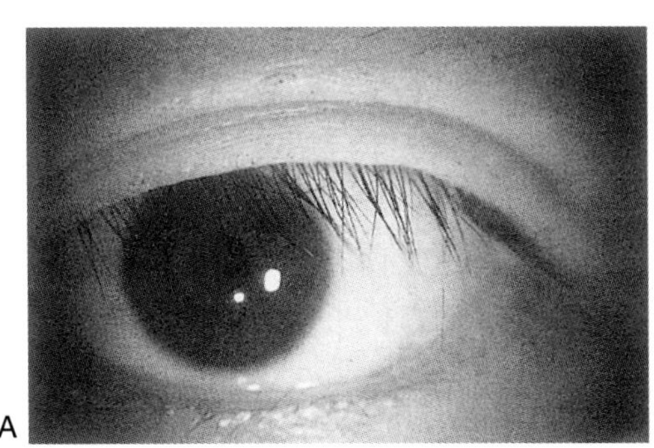

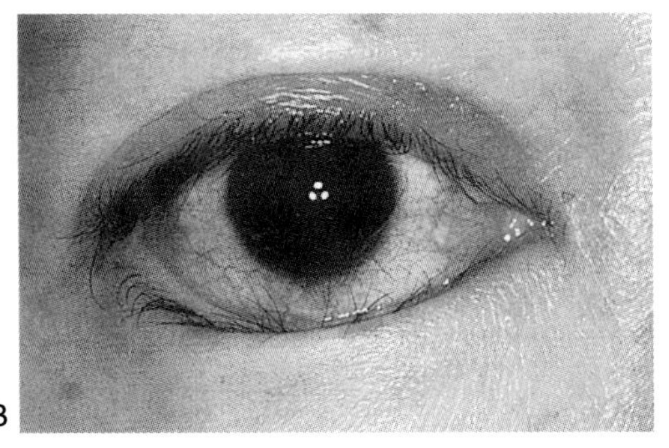

图 8-25 （A）19岁亚裔男性，甲亢后出现进行性突眼2年，主要症状是由于上睑睫毛翻转造成的角膜刺激。（B）图示患者下睑睫毛翻转并加剧了内眦赘皮。

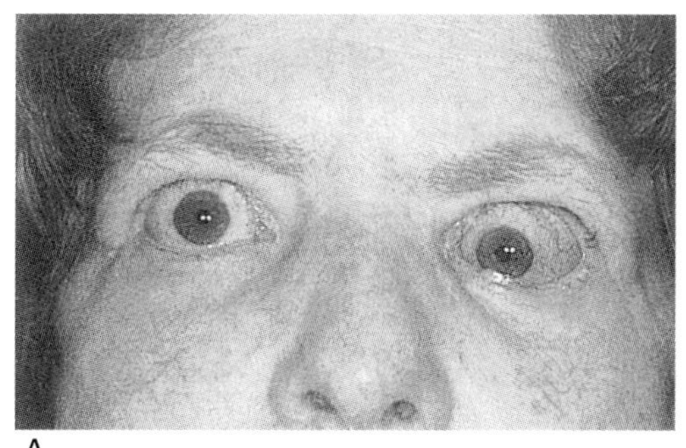

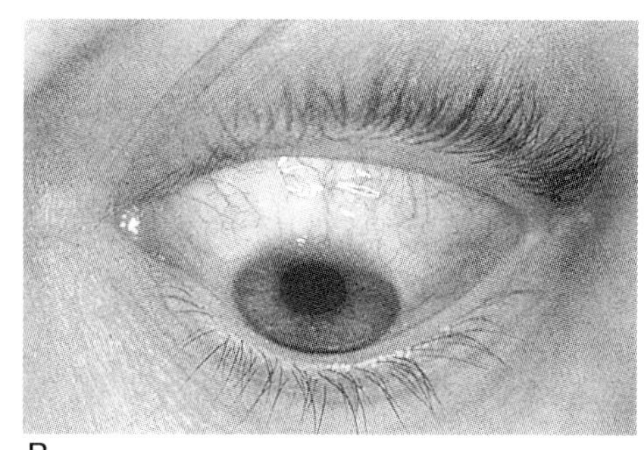

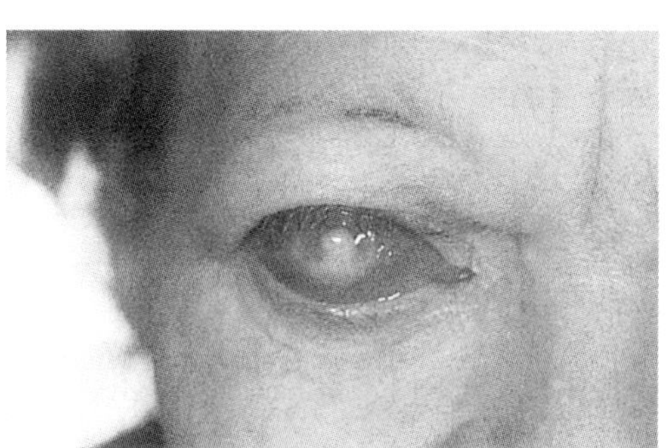

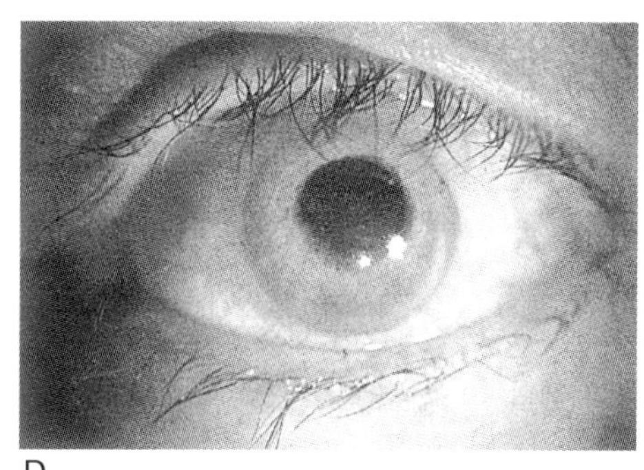

图 8–26　甲状腺性眼眶病角膜暴露。(A)54 岁女性，甲亢和甲状腺性眼眶病同时发生，发病后 3 年的眼外观，患者双眼因眼睑退缩而发生角膜暴露，眼球突出，上转明显受限，Bell 征阴性。左眼下斜，倒睫。(B)上方角巩膜缘角结膜炎表现，这种非特异性表现的原因不清，如双眼均出现，则常合并甲状腺功能异常。这个 41 岁女性患者在出现轻度甲状腺性眼眶病伴甲亢 1 年后出现上述表现。(C)患者表现为右眼假单胞菌角膜溃疡，病变继发于严重的突眼、兔眼和双下直肌限制性肌病。(D)57 岁女性患者表现为严重的急性眼眶病，患者眼球突出、眶周水肿，由于兔眼和无 Bell 现象而导致角膜暴露，角膜上皮损害。

央距离)或上、下方巩膜暴露的程度来表示。可通过极度上转和下转注视时眼睑位置的差异来测量提上睑肌功能。随着提上睑肌瘢痕形成的不断增加，当存在提上睑肌腱膜力量减弱时，向下注视时比向上注视时提上睑肌功能减退要更加明显。兔眼可通过让患者试图闭眼时用直尺直接进行测量，眼球突出可用Hertel眼球突出计进行测量。裂隙灯仔细检查角膜以便发现是否存在角膜侵害，检查时可用也可不用荧光素。此外，由于这个年龄组中相对较多的女性患有干眼症，我们常对患者进行Shirmer泪液分泌试验和Rose-Bengn染色。

四、病变活动性和严重程度的决定因素

1. 病变活动性

对疾病进行干预取决于对疾病活动性和严重性的评估。对于每一位患者，病情的严重程度和活动程度均存在个体差异，而且这些特征可能会与其他影响因素共同存在并决定是否采取干预措施和预后。我们试图根据四个方面来对决定疾病活动性和严重程度的因素进行讨论，其中包括视力、炎症、运动和外观，这些问题都将会在本节内进行详细的探讨。总体来讲，轻度甚至中度患者，有望病情自行缓解，而重度或将发展为重度的患者则难以自愈。

对甲状腺性眼眶病进行评估时，主要的指标可以分为两类，一类从主观角度对疾病的活动程度进行评估，另一类是从客观角度对疾病的严重程度和广度进行评估。为简便起见，表8–4列出了主要评估指标。

表 8–4　甲状腺性眼眶病的主要指征

疾病活动(大部分为主觉)

1. 时间和演进
    急性、亚急性或慢性发病
    缓慢或迅速进展
2. 主觉症状
    自发性球后疼
    眼球运动疼
3. 软组织征
    病人注意到肿胀、充血和球结膜水肿
4. 患者对症状和体征的评估
    不变，好转，恶化

严重性和程度(大多数为他觉)

1. 眼球突出
2. 眼睑及结膜肿胀
3. 眼外肌功能
4. 视神经功能
5. 角膜改变
6. 影像学检查

决定疾病活动程度的主要临床因素包括软组织征出现的缓急、病情演变的程度（例如起病急，数月内病情迅速发展——根据病史和密切随访）、以及临床症状，如自发性球后痛、运动时出现不适、流泪、软组织肿胀、肌肉病变、视神经病变（视物模糊）和机械性改变（如突眼和眼睑退缩）的不断演变。

要重视疾病的症状，通过询问患者，了解起病的速度、病情进展和随时间发生的变化以及有无主觉症状如流泪、眼球运动时疼痛或持续性球后深部不适感（通常会被描述为挤压和推顶感）。此外，通过引导患者对下列问题的回答，使他们能够清晰地描述出视力障碍和他们所感受到的组织肿胀程度。

- 每日变化量。
- 当眶周组织肿胀严重时，对眶周结构的感觉，包括颜面部肿胀程度。
- 视觉障碍（包括由于眼球运动受限导致的视觉障碍、近距离工作出现的疲劳、异常的扫视运动、复视、角膜改变和屈光不正以及视神经病变），导致视觉障碍的原因可能比较复杂，但只有从患者的角度才能确定视觉障碍。

我们对一组新近诊为甲亢的患者进行了研究，并把他们与新近要治疗的一组甲状腺性眼眶病患者进行了比较。研究的目的是要找出一些用于症状筛查的问题以期能早期发现甲状腺性眼眶病。这些问题按眼球暴露、炎症、突眼、视觉改变和斜视分门别类地对患者症状进行了挖掘。研究结果为我们提供了一个筛选标准，利用这个标准可以提前发现患者眼部疾患的临床症状，这比通过常规渠道发现眼科疾患提前了8个月，这个称之为“Vancouver Rule”的标准包括了新诊为甲亢的患者对以下问题之一的阳性回答：

- 你的单眼或双眼上睑有肿胀或饱满感吗？
- 有下眼袋了吗？

以及下列问题之一的阳性回答：

- 眼红或眼睑红吗？
- 你觉得眼睛变大了吗？
- 视物模糊吗（甚至在戴眼镜或接触镜时）？

这个简单的标准可以发现需要早期处理的一些患者，并且给予早期治疗。这项研究从早期发现甲状腺性眼眶病的角度出发，着重强调了症状评估的价值。

2. 严重程度的决定因素

在判断疾病活动情况之后，客观物理检查有助于对疾病严重程度作出判断。决定疾病严重程度的主要临床表现包括视觉障碍（包括视神经病变）、软组织受累（炎症和淤血症状）、眼球运动受限、眼球突出以及静脉回流受阻，静脉回流受阻是引起眼睑和眶周组织水肿的主要机械性因素。此外，客观决定因素还包括对眼睑和角膜改变以及脂肪脱垂程度的评估。要关注疾病给日常生活带来干扰的程度，并把它视为决定疾病严重程度的一个指征。CT和MRI有助于对眼眶受累程度进行定量评估，尤其MRI还能反映治疗效果，但本节强调的是从疾病的临床方面进行评估来决定疾病的严重程度。

通过了解瞳孔对光反射、视力、视野、色觉以及视神经影像表现可以相对容易地判断是否存在视神经损害。软组织评估应记录眶周水肿和球结膜水肿，眶周水肿应按照睑板前和眶隔前水肿的量进行分类，球结膜水肿粗分为0~3级。肌肉病变可通过观察双眼运动或利用角膜映光法观察眼球向各主要方向注视时运动受限情况来进行评估。机械性问题包括眼球突出度（用眼球突出计测量）、睑裂宽度、兔眼、角膜受累程度和是否存在Bell征。

3. 相关影像学表现

在大多数情况下，我们认为良好的临床标准能够很好地限定出疾病的严重程度，而且与CT或MRI检查结果相符。通过对比肌肉肥大的程度、肌肉浸润的性质、眶尖挤压的特征和脂肪受累的程度，医生可以制定出疾病严重程度的标准，并按标准进行干预。特别要注意什么样的临床表现意味着疾病处于活动期或是存在视觉或机械性损害的危险呢？

在对眼外肌进行定量评估时，异常结果的得出有赖于测量的准确性和正常参考值的建立，这一点非常重要。通常，眼外肌尺寸或体积的增大与病情的严重程度有关。许多研究表明，CT、MRI和超声检查结果存在一些差别，表8-5给出了不同学者对肌肉大小和直径的测量结果。

就疾病活动性而言，我们经过多年观察发现，急性甲状腺性眼眶病的眼外肌改变多为细小低密度浸润（图8-2B、图8-5、图8-6、图8-16、图8-19、图8-

表 8–5 眼外肌正常参数(mm)

	CT(Rootman 等)	CT(Ozgen和Atiyurek)	MRI(Demer和Kerman)	超声(Demer和Kerman)	超声(Byrne 等)
内直肌	4.1	4.2	4.50	4.66	3.5
下直肌	4.9	4.8	4.78	3.89	2.6
上直肌组	3.8	4.6	5.01	5.19	5.3
外直肌	2.9	3.3	4.76	4.22	3.0
上斜肌	2.4				
所有肌肉总和(肌肉直径指数)	18.1	16.9	19.05	17.96	14.4
眼上静脉:					
水平位	1.8				
冠状位	2.7				
视神经鞘:					
球后	5.5				
眶内中段	4.2				

20、图8-22和图8-27E),而慢性疾病的眼外肌大多被脂肪替代(图8-3和图8-27F)。我们已注意到伴随浸润性眼眶疾病的急性发作，眼眶周围的脂肪存在炎症浸润表现(图8-2),但是大多数病例脂肪和肌肉的界限仍比较清楚。一些学者注意到在评估眶尖脂肪减少程度和在眶尖疾病中对视神经厚度进行测量时,MRI是一种特别有用的检查手段。此外，也有人认为甲状腺性眼眶病患者眼外肌T2弛豫时间延长。在治疗之前,T2弛豫时间均值越高,则疗效可能就越好。也有人认为T2弛豫时间可作为衡量疾病活动的一个粗略指标,随着疾病好转,它会有所下降。然而,Prummel等最近提出,在预测放疗效果方面,眼眶定量MRI缺乏准确性,而却可能更有助于对甲状腺性眼眶病眼外肌纤维化期而不是急性期的检测。

甲状腺性眼眶病视神经病变患者的影像学检查结果与疾病严重程度最符合，在冠扫平面上可见到与严重眶尖挤压有关的主要特征，如眶尖视神经周围脂肪减少、球后视神经增粗、眼上静脉扩张、眼球突出、泪腺扩大和脱垂(图8-6、图8-19、图8-20和图8-22)。在极个别情况下,视神经病变可能与视神经拉长有关(图8-21)。

五、治疗

1. 干预标准

为了制定一个决定治疗方案的标准模式，医生必须掌握患者描述的疾病情况,并根据症状、体征和影像学检查结果把患者按病变程度不同进行分类。干预标准依照决定疾病活动和严重程度的因素而定,而且应按照每一类的临床表现(如炎症、视力、运动和外观)对疾病的活动及严重性进行判定。这个标准也提供了适当的治疗方案。总之,评估疾病活动就意味着何时进行干预，评估疾病严重程度就意味着选择干预的手段。

随之而来的问题是何时用哪种可能影响或改变疾病活动的方式进行干预?前文已提到,对轻微的炎症或浸润性疾病患者可以观察或采取保守治疗;而对起病急、病情不断进展、炎症反应明显、组织肿胀和浸润性疾病应进行治疗。如出现明显的进行性软组织肿胀(尤其是发病迅速和症状明显的),无论是否伴有肌肉病变都是治疗的指征。一般来讲,我们建议应对首诊时病情严重的患者或经过密切随访的具有中度软组织征表现的患者(如在2个月内观察)进行干预。

然而,有一些患者可能会突然出现症状,如病情一直隐匿的患者、轻症患者或一些没有炎症或浸润性疾病的老年患者突然出现复视。复视的出现说明在陈旧性甲状腺性眼眶病的基础上眼球运动功能失控，这一点很容易通过运动受限程度明显却缺乏急性软组织症状和体征这一现象推断出来。此外,这些患者在影像学上有典型的长期疾病的表现，如肌肉的低密度脂肪浸润。

对有进行性机械性损害的患者，如角膜暴露和视神经病变,应先进行积极的药物治疗,后进行手术

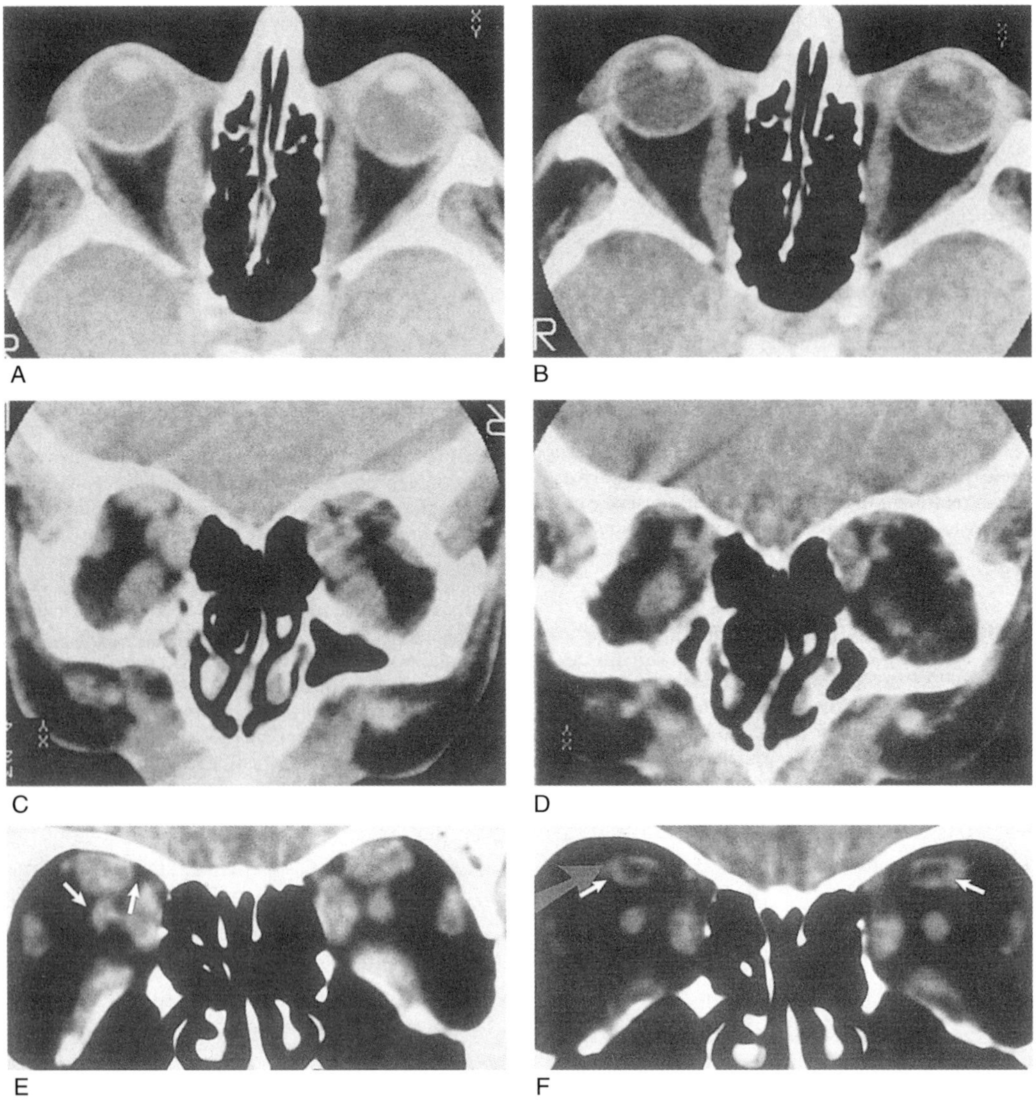

A　B　C　D　E　F

图 8–27　甲状腺功能正常的甲状腺性眼眶病行放疗前（A）和放疗后1个月（B）的轴位CT，图示眼外肌增粗。患者有明显的软组织征，右眼突出18mm，左眼突出17mm，左眼内斜10△。临床表现上，患者随眼睑水肿和眼不适感的好转，球结膜水肿明显消退，内斜稳定。随后，通过可调整缝线对患者进行右内直肌后徙术。明显的软组织征经眼眶放疗前（C）和放疗后4个月（D）的冠状位CT表现，图示眼外肌体积缩小，患者为一个70岁老年男性，甲亢治疗后出现软组织表现已3个月。（E）放疗前合并明显炎症表现的甲状腺性眼眶病患者CT表现，注意肌肉内小的低密度区（小箭头）。（F）放疗后5年的CT表现，注意肌肉内大量区域脂肪沉积（箭头），肌肉轻度挛缩。

治疗。在一些非常严重而且危及视力的情况下，在抗炎治疗的同时进行手术治疗。最后，患者在经历了疾病折磨之后，无论是中度或重度疾病，均会给患者带来不同程度的畸形外观，应通过手术进行矫正。图8–28列出了全部治疗模式。一旦从病史和临床角度把患者分为轻、中、重症后，就应对轻症患者给予抚慰和观察，等病情已稳定相当长一段时间后（通常为一年），再进行功能和美容手术。

相反，疾病处于比较活跃状态的患者应分为病情严重和中度两类。严重疾病指炎性和浸润性表现出现相对较快并导致早期机械性和严重的软组织受累表现。对病情严重的患者应进行药物治疗来阻止疾病活动，如使用皮质激素或放疗，也可同时结合免疫调节剂进行放疗，在停止药物治疗后一段时间内，观察病情是否继续发展。如病情不再发展，就可以采取适当的手术治疗（通常在6个月到1年）。对中度病情的患者应密切观察病情变化，根据患者的症状一般需2~3个月进行一次复诊。一定要提醒患者注意病

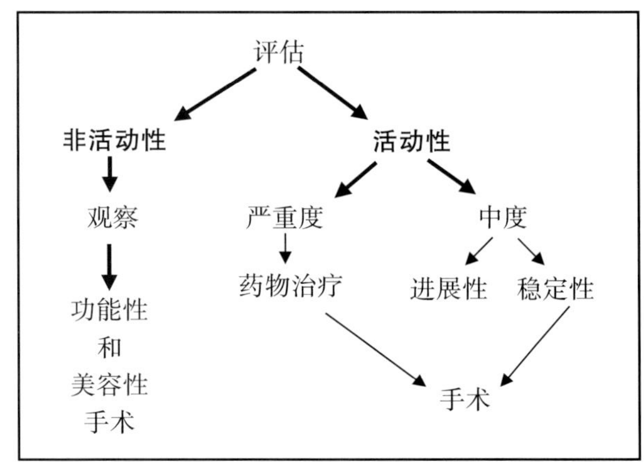

图 8–28　甲状腺性眼眶病评估和治疗模式图。

情（如炎症、视力、运动和外观）的演进表现，并提醒他们一旦病情继续发展就应立即回来就诊。如病情保持稳定，可在日后通过手术矫正机械性功能障碍。如果病情进一步发展，则应对患者采取药物治疗以缓解病情直至病情稳定。如出现严重的眶尖挤压和淤血表现以及视神经病变，则应尽早进行药物和手术治疗。总的来讲，应先行药物治疗后进行手术治疗。

2. 药物治疗

（1）甲状腺疾病的治疗和甲状腺性眼眶病的预防

一般情况下，我们赞同使用甲状腺抑制药物来治疗甲亢，使甲状腺功能先恢复正常。经药物治疗甲状腺功能正常之后出现多次甲亢复发，就应行碘放疗或手术治疗，因为持续存在的甲亢对甲状腺性眼眶病治疗毫无益处，而我们需要长期稳定地控制甲状腺功能。在治疗甲亢时使用免疫调节剂和抗炎药物是否可改变眼眶病的发生和发展还有待于进一步探讨，但是有一些理论支持这一假说，特别是在甲亢治疗时发生的眼眶病变。

关于甲亢治疗以及甲亢治疗与甲状腺性眼眶病的关系目前仍存在一些争议，但有些观点已被认同。如前所述，轻度和中度甲状腺性眼眶病患者通过甲状腺抑制药物和甲状腺切除术治疗后病情进一步演进的概率要低于碘放疗。然而，许多内分泌学者认为碘放疗好处很多而且可以长期控制甲亢。此外，许多学者认为治疗后预防甲亢再发生对减少眼眶病的发生和严重程度的降低至关重要。更进一步讲，在进行I^{131}治疗时使用皮质激素可明显减少轻度和中度眼眶病发生为严重疾患和病情进一步演进的机会。对正在接受I^{131}治疗的急性甲状腺性眼眶病患者和存在负面影响因素的患者，特别是吸烟、高TSH和高甲状腺刺激素抗体的患者建议使用皮质激素。有人建议激素治疗应延续至碘放疗后甲状腺刺激素抗体（如果存在）下降为止。

对那些临床表现以眼眶病变为主而无甲状腺功能异常的患者，内分泌专家建议对他们进行实验室检查，包括敏感的TSH、游离T4或总T4（如TSH低或有变化），T3（如果TSH低）和正常T4试验。此外，还可以给他们做一些辅助检查，包括甲状腺抗体滴度试验和TSH受体抗体试验。

（2）甲状腺性眼眶病的治疗

关于眼眶病的治疗，包括病情轻微时使用的保守治疗，或使用皮质激素和/或放疗对急性进行性疾病进行治疗。最简单的保守治疗包括使患者抬高头位以减轻眶周水肿、冷敷（胶垫比较理想）和使用湿房以保护角膜（简单的方法是用干净的塑料食品薄膜）。我们不提倡使用胶带，因为对于严重的眼睑退缩，胶带下方的眼睑总是张开着的，因而会导致角膜损伤。对于小度数的复视，我们建议使用压贴式棱镜（Fresnel prism），但要求患者病情稳定。其他一些重要的保守疗法包括劝患者戒烟，因为吸烟与疾病严重程度有关，此外，我们建议患者戴深色眼镜以避免强光照射，因为强光照射会加重组织肿胀。尽管有些医生给患者开一些利尿剂，但我们认为它对于眼眶病治疗来说于事无补。

最近有人认为轻中度甲状腺性眼眶病患者口服抗氧化剂有效，但迄今为止尚未进行过对照试验。

我们对那些用其他药物治疗效果差的患者或糖尿病患者使用辅助性免疫抑制剂或环孢霉素。作为辅助性药物，我们使用的免疫抑制剂剂量标准通常按照炎症的具体情况，以足量给与。例如，硫唑嘌呤建议量为1~2mg/kg到1~4mg/kg；常规剂量为50mg每日2次，服用1周。如果经过血液检查发现患者病情稳定，药物剂量可以增加到50mg每日3次。通常应每月进行一次白细胞计数。氨甲蝶呤通常可以每周给5~25mg，并常规每月进行一次白细胞计数。环磷酰胺可以通过静脉给药，冲击剂量为500~1000mg，每4~8周一次，或每日按1~2mg/kg进行口服（通常在100~200mg范围）。环孢霉素可以给50mg每日2次，最大上限量为200mg每日2次，通常剂量为100mg每日2次。

一些学者认为早期联合使用皮质激素和免疫抑制药物可以减轻疾病的严重程度。迄今为止还没有足够的证据证明任何单一的治疗手段对已形成的疾病具有深远的影响，但我们认为通过药物干预可缓解疾病的严重程度。

糖皮质激素在甲状腺性眼眶病治疗中的作用已得到完全认可。糖皮质激素不仅会影响炎症反应，同时也会影响球后纤维母细胞的增殖和功能。目前我们喜欢用激素冲击疗法，在监护下通过静脉注射甲基强的松龙1g，1周内注射3次，随后监控患者的病情，观察患者症状和体征有无改善，一般观察期为1个月到6周。按此剂量进行的冲击疗法更有助于淋巴细胞溶解而不仅仅是对炎症反应进行抑制，而口服小剂量皮质激素只起到抑制炎症的作用。这种疗法可在不同的时间间隔重复使用。我们曾重复使用冲击疗法达6次之多，但多数患者只需要3次或更少就足以，通常间隔6周给予1次。大多数患者的炎症反应明显减轻，但仅1/3患者的眼外肌运动有所改善。

因为众所周知的副作用，我们不太倾向于口服皮质激素，而且减量或间歇给药往往会造成疾病的反弹。根据我们的经验，逐渐减量需要很长时间，为了控制软组织症状，患者至少要接受3个月到1年的激素治疗。长期口服激素治疗的患者，即使是小剂量激素也会产生副作用，其出现副作用机会之多，使我们印象深刻。副作用的严重程度可以表现不同，大到Cushing综合征，小到很小的副作用。对这些患者而言，旧病未除又添新病，在原来疾病基础上又出现体重增加、痤疮、多毛、面色潮红和虚弱。我们也常听到患者抱怨激素给他们带来性格上的改变，一些患者表现为抑郁，而另一些患者则表现为躁动和失眠。除了这些副作用之外，医生还应意识到激素可能会造成骨质疏松、继发感染和糖耐量降低。由于如此之多的副作用，我们形成了一套避免长期口服激素的原则，这个原则就是把激素作为辅助性治疗手段，使用时尽量用相对较少的剂量（开始时每天30~40mg，逐渐减量6~9周停药），以及短时间内使用。同样，为减少副作用，我们宁愿选择冲击疗法而不愿意使用口服激素。如果在治疗视神经病变时选择口服激素，那么我们建议开始时每日口服100~120mg强的松，但这种情况下我们更愿意选择激素冲击疗法。

利用现代技术对眼眶放疗是一个有效的治疗途径，而且仔细地进行区域性照射能迅速缓解淤血症状，缓解患者的不适感并提高视力。临床上，估计有60%~70%的患者收效良好（图8-27）。放疗效果往往通过软组织症状和体征的缓解、运动功能改善而体现出来。软组织症状在4~6周内可得到改善。任何形式的保守治疗对突眼和眼外肌麻痹均收效甚微。在我们治疗中心，放疗技术被略加修改，我们使用高电压照射（2000cGy分10次，共12天，使用4-MeV线性加速器），而且仅对眼眶后2/3进行放疗，避免了对眼球照射。我们发现眼外肌和眼眶CT改变可反映放疗效果。在我们治疗的患者中，只有14%的患者放疗后病情再次复发。放疗的另一优点在于它是一种单程治疗模式。

有很多关于甲状腺性眼眶病治疗中使用放疗的问题。其中“为什么会有效”是一个主要的问题。局部免疫抑制是一个颇具诱惑力的理论，也是激发使用这一方法的原动力。如果异常的系统性免疫应答是此病发生的基础，有症状的局部复发现象并不常见则令人费解。或许，眼眶放疗干扰了靶组织，如肌膜或纤维母细胞成分，阻止了进行性浸润性炎症的继续发展，而不是仅仅抑制了炎性细胞。我们认为眼眶放疗的适应证包括迅速演进的严重眼眶疾病，棘手的中度到重度软组织受累以及进行性肌肉病变，另外，激素治疗禁忌者和那些中等剂量激素不能控制病情或出现副作用的患者可行放疗。在疾病早期即把放疗作为首选手段，其效果目前尚无定论，但可能会导致疾病演进的永久性停止并可以防止出现功能障碍和畸形。一般来讲，我们尽量避免对年轻患者进行放疗，因为年轻患者的病情一般较轻，而长期放疗的结果却又不得而知。另外一个重要的放疗禁忌证是糖尿病或血管性疾病，因为放疗可能会加速血管性视网膜病变的病程。

尽管已经发表了许多支持放疗的文章，也包括我们的文章，但这些文章的主要缺陷在于没有有效的病人对照。一般认为放疗有极大的益处，但需要进一步做病例对照研究。最近一项由Mourits等研究的结果表明，放疗在中度疾病中的主要作用是改善了眼外肌功能而不是软组织症状。Gorman等也对放疗在中度疾病治疗中的价值提出了质疑。对那些有视神经病变的患者，在考虑行放疗前，我们常对他们先进行皮质激素冲击疗法，然后再行放疗或对于某些病例，根据眼眶的外观及对激素冲击疗法的反应，采用眶减压术（图8-29）。我们已注意到约20%的患者，在第二次、第三次接受放疗会出现软组织症状加重的现象，我们对这种情况通常采用口服激素治疗，剂量为每日20~30mg，逐渐减量，2~3周减完。

其他一些治疗（到目前尚未证明完全有效）包括使用奥曲肽（生长抑素类似物，很贵）或血浆置换。免疫球蛋白也可用于甲状腺性眼眶病的治疗，但使用时一定要考虑其费用昂贵和使用血浆制品的危

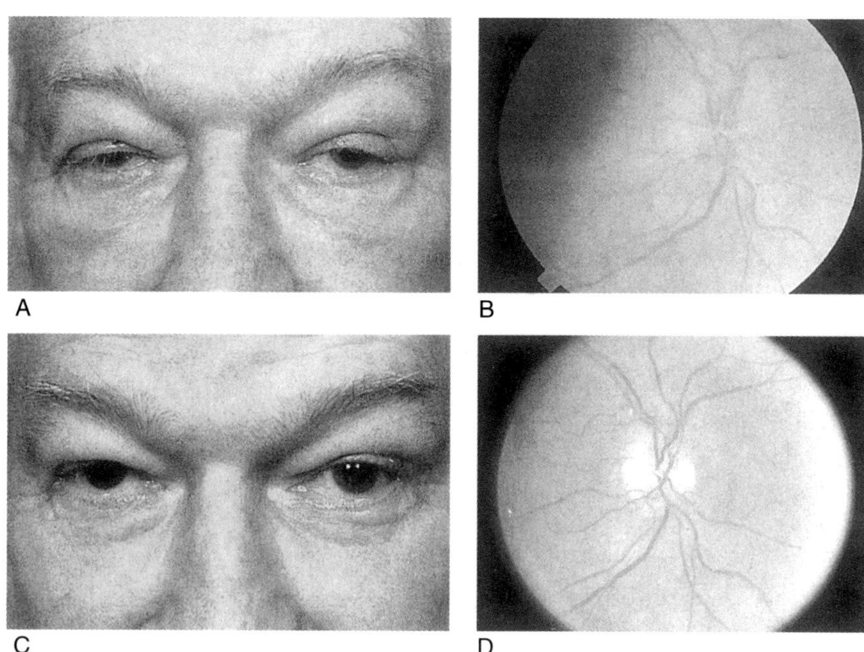

图 8-29　(A)66 岁老年男性，甲亢碘放疗后出现眼眶病 1 年，患者亚急性发病，眼睑肿胀、复视和球后不适感 5 个月。体检发现眶周中度水肿(+2)，球结膜水肿(+2)，上睑下垂，眼睑充血，向各方向注视时眼球运动严重受限（低于正常的 1/3）。患者双视盘水肿(B—右眼图)，视野缺损，色觉降低。先对患者进行大剂量甲基强的松龙冲击疗法(1g，静脉注射，每天 1 次，连续 3 天)，后进行放疗，20 天后，视力恢复正常，软组织征改善。(C，D—右眼图)。放疗后 2 个月患者眶周水肿消失，视盘水肿消退。

险性。最近的一项研究表明，将来有望使用细胞因子拮抗剂以阻抑疾病的发生。从实际出发，我们认为最现实可靠、目前可以广泛应用的药物治疗方法是皮质激素与免疫抑制剂和放疗的联合应用或单独使用皮质激素。根据我们的经验，早期就诊和强有力的治疗可以明显降低此病的发生和疾病的严重程度。

通常情况下，观察主观和客观表现是否改善可作为评估疾病疗效的依据。影像学检查如超声、MRI和CT检查可反映出病情是否有改善。总体来讲，据估计大多数轻度和中度患者的病情可以得到改善，但只有60%的重症患者病情可以缓解。

总之，从药物治疗角度出发，我们支持在治疗甲状腺性眼眶病的过程中，先使用抗甲状腺药物然后进行碘放疗或甲状腺切除术，使甲状腺功能在早期恢复正常。轻度疾病(和部分中度疾病)的药物治疗应注重保健和给予适当的中等剂量的皮质激素。对于重症和部分中度病情的患者，我们建议先使用大剂量激素冲击疗法，然后进行放疗甚至手术治疗。

甲状腺性眼眶病眼压升高

甲状腺性眼眶病患者常因眼压升高而被误诊为青光眼并接受治疗，这主要是因为没有在眼球下转5°时进行眼压测量，而在此注视位时测量眼压可避免下直肌紧张导致的眼压升高。一些研究结果表明，实际上青光眼很少在甲状腺性眼眶病中出现，我们也注意到行眶减压术后的患者，由于静脉淤血减轻，眼内压也随之下降。

3. 手术治疗

如前所述，我们处理甲状腺性眼眶病的基本原则就是先依据疾病的活动程度和严重程度对患者进行分类，按照疾病转归加以区别，通过药物治疗使病情稳定，而后行手术治疗。根据我们的经验，需要立即手术的患者很少，当患者的病情稳定到一定程度时，再进行手术就比较容易而且并发症也少。我们发现对于大多数患者，甚至对那些有眶尖挤压并明显危及视力的患者来讲，积极的药物治疗可以相对较快的改善症状(比如数周内)，同时也为手术治疗提供了更为缜密的方案。

甲状腺性眼眶病的手术指征和方法在Rootman等所著*Orbital Surgery：A Conceptual Approach*一书中有详尽的讨论和说明。在这里我们主要对常规方法进行讨论。

实际上只有两种情况相对来说需要急诊手术，而且减压术需结合积极的抗炎药物治疗以减轻手术创伤。需要紧急行减压手术的情况包括：①由于明显的突眼和眼睑退缩已导致暴露性角膜炎；②眶尖挤压失控且已明显危及到视力。我们对视神经病变治疗的观点已发生了转变。总的来讲，我们认为如果患者能先通过药物控制视觉症状，无论是采用大剂量激素冲击疗法还是放疗，就不应该立即行眶减压术，特别是对那些表现为眶尖挤压而眼球突出不明显的患者更应如此。对那些伴有眶尖压迫的严重突眼或角膜危害的患者需要行足够的减压，要求使眼球突出和眶尖挤压程度均能有所改善。对那些有眶尖压迫但眼球突出不明显的患者（眼眶小而紧），首先应给予积极的药物治疗，并观察是否眶尖压迫症状可以逆转或停止，尽量避免手术和手术带来的危险和并发症（图8-29）。只要神经功能得到改善，就可以把减压术推迟到炎性和浸润性疾病病情稳定之后再进行。有时候为了使患者角膜能够得到足够的覆盖，完全有必要按急症对患者进行眼睑延长术和肌肉手术（下直肌松解——为了恢复Bell现象）。

视神经病变的手术治疗应主要考虑使眶压能够得到足够的缓解，尤其是眶尖部，有许多途径可以实现这一目的，其中包括去除眶壁或脂肪以达到减压的作用（图8-30和表8-6）。缓解眶尖压迫的最佳手术入路是从眶内侧壁，但也可以从外侧壁（通过去除蝶骨大翼）进行减压，还可以从下壁进行眶尖减压，以及一些很少使用的手术方法，如使用内侧（泪阜）入路从上方进行减压，内外侧联合减压，游离眼睑的方法和做冠状切口减压。治疗后患者外观可达到手术预期的效果。

手术顺序的选择应取决于不同手术方式对眼眶结构的影响，原则上应首先考虑眶减压术，因为眶减压术可能会影响眼睑和眼球的位置（图8-31）。其次要考虑的是肌肉手术，因为斜视手术同样也可能会影响眼睑的位置。最后再进行眼睑手术。眼睑手术的目的是为了改善患者眼睑的位置异常，而前二者均可能会影响眼睑的位置。一定要注意手术顺序的选择要因人而异，而且还取决于医生选择的手术方案。我们目前常采用内路睑成形术联合脂肪切除术，甚至在有些病例还联合下睑抬高术。有些时候，如果出现非常严重的角膜危害，为了保护角膜，恢复Bell现象，可同时进行眶减压术、上睑手术和肌肉手术。

影响决定手术的因素包括流行病学如年龄、性别和种族以及患者自身情况如过去和现在手术及药物治疗的情况、吸烟史、身体状况以及患者的期望值。需要考虑的患者身体特征包括面部轮廓、副鼻窦情况、骨厚度特别是蝶骨翼厚度、眶尖狭窄的程度、眼球大小、屈光不正、眼睑的轮廓和形状以及角膜和泪膜的情况。手术治疗中还应考虑许多与疾病有关的因素，这些因素包括肌肉受累的程度和性质、眼球突出的程度以及眼眶的依从性。最后还应考虑面部畸形带来的心理社会因素。

目前我们倾向于在进行眶减压术的同时行下睑延长和内路睑成形术，在这种情况下我们采用游离眼睑的手术入路。对于一些病例来说行这种术式后，日后只需稍加修饰便能达到美容效果。通常情况下，我们会等到垂直肌手术后再行上睑延长术，因为下直肌和上直肌紧张会影响眼睑退缩的程度。此外，我们已注意到，许多眼眶压迫症状非常明显的患者在眶减压术后，眼睑退缩不是减轻而是加重，因此，应尽量避免在眶减压术之前进行上睑手术。按照上述原则，患者术后出现复视的机会非常少，而且也获得了良好的美容效果。

（1）眶减压术

眶减压手术方法的选择在一定程度上取决于医生的手术技巧，但我们认为手术治疗只是甲状腺性眼眶病综合治疗中的一部分，甲状腺性眼眶病的治疗还应包括合理运用干预手段的能力，包括能够从眶内壁、眶底、眶外侧壁和后侧壁以及眶顶进行手术，并联合骨壁扩大或骨前移而达到眶减压效果（表8-6）。此外，运用脂肪切除和睑成形术来处理软组织也是非常重要的。目前我们倾向于采用游离眼睑、泪阜切口和以皮肤为基底的眼睑切口来减少皮肤瘢痕。我们已尽量避免使用最初的经鼻窦手术的方法，而更喜欢采用前路开眶术，因为经鼻窦手术常会带来很多肌肉并发症。原则上，我们希望能够对称减压（如内侧加外侧，内下壁加外壁），这样可以避免组织陷入一侧腔隙。视神经病变治疗的关键在于眶尖部能有足够的减压，通过内和/或外侧入路，联合脂肪去除可以达到减压的目的。按照上述原则，我们把可能出现术后斜视的概率降到了最低，因而也达到了理想的美容效果（图8-30和图8-31）。

（2）肌肉病变

对伴有肌肉病变和斜视的甲状腺性眼眶病患者一般不进行手术治疗，除非他们的甲状腺疾病已稳定，并已脱离药物治疗，疾病停止活动至少在6个月以上，才考虑手术治疗。然而，有时候早期治疗肌肉病变是非常必要或有用的，特别是在下直肌紧张而

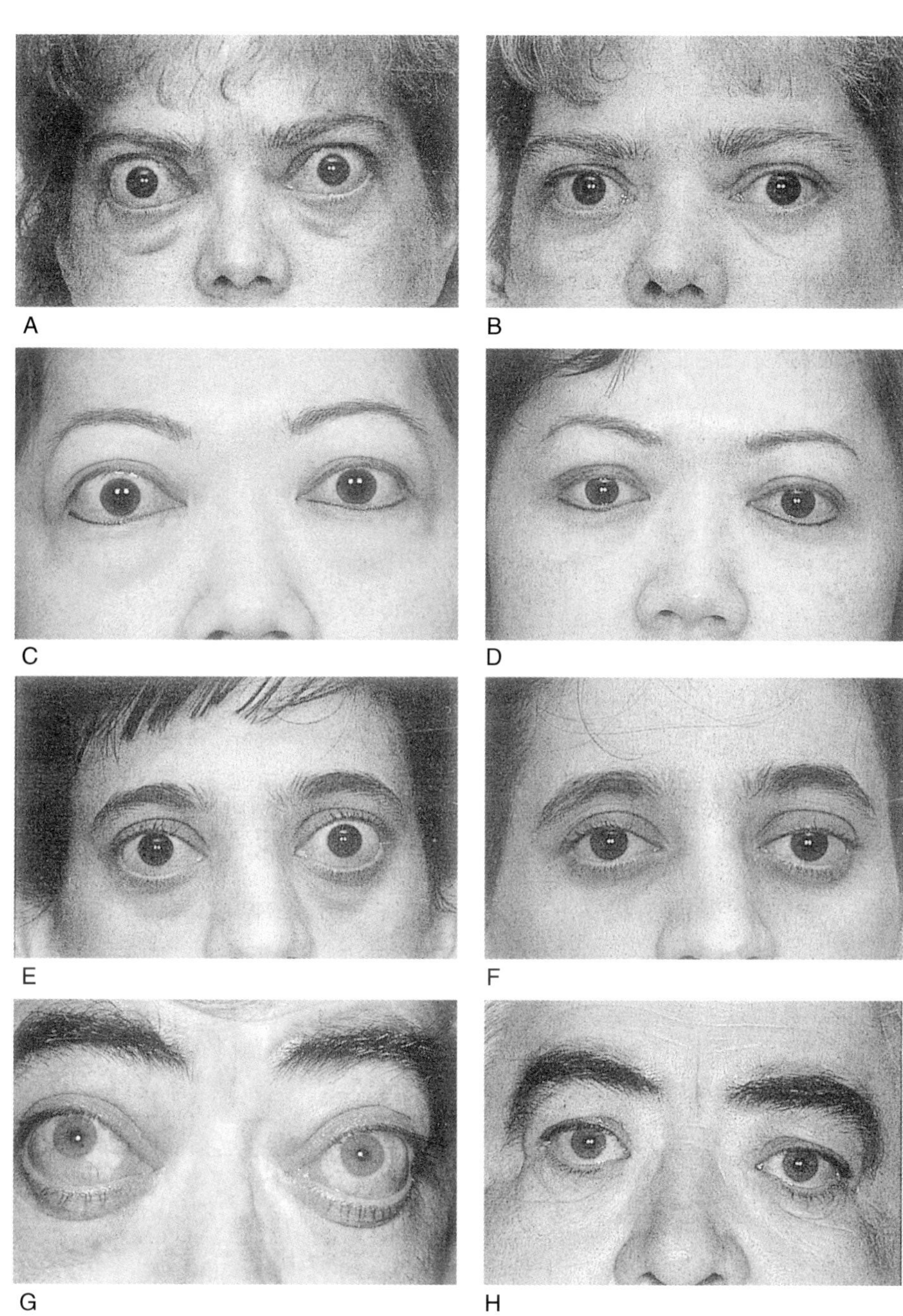

图 8-30　这些图显示了甲状腺性眼眶病眶减压术前（左图）和术后（右图）患者外观。（A，B）34 岁女性，甲状腺性眼眶病病史长，病情稳定，患者表现为严重的突眼（右 27mm，左 26mm），脂肪脱垂，眼睑退缩和轻度的软组织征。行双眼眶三壁减压术和 Müller 肌切除术后，患者最终的眼球突出度为右眼 20mm，左眼 19mm，睑裂宽度为右眼 11mm，左眼 12mm，无眼位偏斜。（C，D）43 岁亚裔女性，患急性甲状腺性眼眶病，球结膜水肿（+2），眼睑水肿（+1）。双眼突出度测量均为 24mm，眼球上转略受限，右眼较左眼更明显。由于眼睑退缩导致角膜暴露，CT 显示轻度眶尖挤压，眼外肌肥大。行眼眶放疗后 1 个月，眶周肿胀减轻，病情保持 5 个月稳定。患者先行双眼眶两壁减压术后行 Müller 肌切除术和上眼睑成形术，最终双眼睑裂宽度为 9mm，眼球突出度右眼为 18mm，左眼为 19mm。（E，F）24 岁女性，为非活动性甲状腺性眼眶病，病情稳定。患者表现为眼球突出和眼睑退缩，眼球突出度测量右眼为 25mm，左眼为 26mm。行双眼眶三壁减压术和 Müller 肌切除术后，患者术后最终睑裂宽度为右眼 8mm，左眼 9mm，双眼突出度均为 19mm。（G，H）45 岁男性，患急性严重性甲状腺性眼眶病，球结膜水肿（+3），眶周水肿（+3）。严重的突眼（右 29mm，左 30.5mm），双眼上转和下转均受限。口服激素后进行放疗，放疗后 6 个月，先行双眼眶三壁减压术而后行 Müller 肌切除术，患者术后最终双眼突出度均为 20mm，睑裂宽度右眼为 11mm，左眼为 9mm，眼球运动各方向均可到位。

且无Bell现象并因此导致角膜暴露（尤其是出现兔眼时）的情况下更应如此。在手术之前，应记录斜视角的变化，斜视角稳定至少在6个月以上才进行手术。应仔细观察在主要眼位存在的非共同性斜视，而且要测量阅读位时眼位偏斜的度数。一种评估斜视稳定的比较有用但并不完全准确的方法是通过Hess屏检查发现基线持续平坦，根据持续平坦的基线可推断出疾病已趋向稳定并处于瘢痕期（图8-32）。常规测量各诊断眼位斜视角是一种最实用的方法，它可用于对肌肉病变进行随访观察并评估病情是否稳定。

根据我们的经验，大多数斜视患者既有水平斜视又有垂直斜视，只有一部分患者表现为单纯的水平或垂直斜视。也有相当一部分患者向下注视时内斜增加或减少（V和A征）。此外，如前所述，眼位偏斜程度、肌肉受累的性质、眼球突出指数和被动牵拉试验检查到的肌肉受限程度均与CT检查结果相互吻合。单眼运动受限的程度也与被动牵拉试验结果相

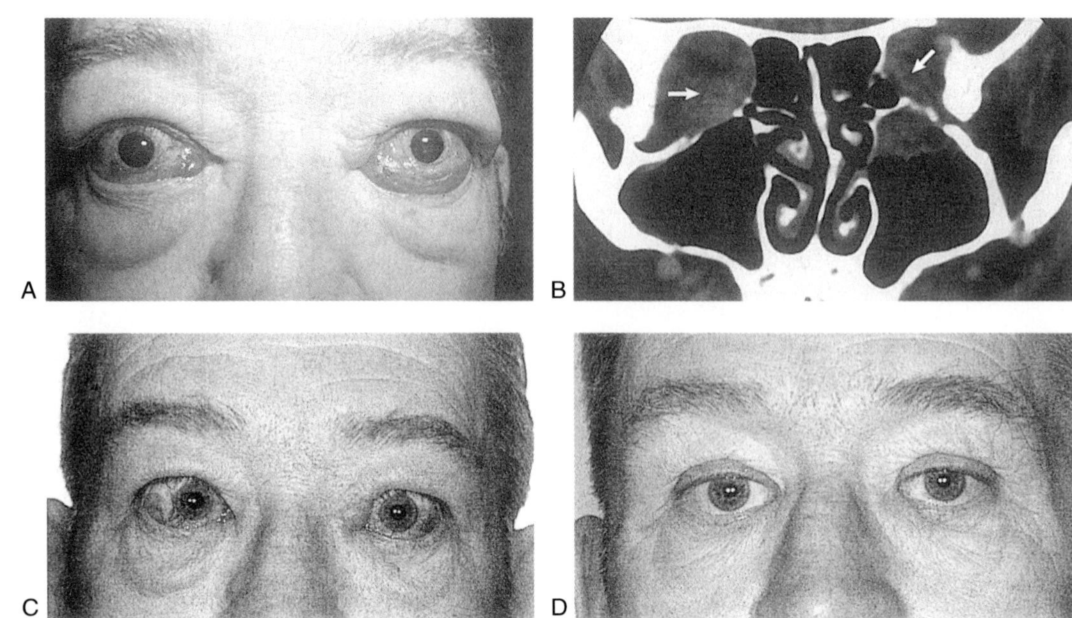

图 8-31 (A)60 岁男性，放疗后 8 个月，有 2 个月眶周水肿和疼痛的亚急性发病病史，近期视力下降。就诊时，患者视力低下，VEP 异常，双眼旁中心暗点，眶周水肿(+3)，球结膜水肿(+3)，明显的眼球突出(右 26mm，左 27mm)，眼球向各方向运动时严重受限，双眼上转时右眼压从 22mmHg 升高到 32mmHg，左眼压从 25mmHg 升高到 37mmHg。(B)CT 显示严重的眶尖挤压。注意肌肉内低密度灶(箭头)。患者入院治疗，口服激素后行眶减压术。眶减压术后 1 个月，视力恢复正常，眼球突出测量右 21mm，左 20mm，但 3 个月后，患者出现 30△的内斜和明显的充血。(C)到术后 6 个月时，患者内斜增加到 45△并出现右眼下斜 6△，上转时眼球运动明显受限。通过调整缝线进行双内直肌退后，并行双下直肌退后，右眼下直肌使用调整缝线以矫正 Bell 现象缺如。术中联合了 Müller 肌切除术。(D)到就诊后的 15 月，患者眼球突出度右 16mm，左 17mm，视力恢复正常，眼底检查无受压表现。

互吻合。

应尽量避免给垂直肌受累的患者使用渐进镜或传统的双焦镜，因为眼球垂直运动受限可能会造成双眼视线难以接近或使视线置于近用和远用光区之间。应最好给患者配用视远及视近两副眼镜。棱镜的使用非常有限，这是由大多数患者非共同性斜视的性质所决定的。如果要使用棱镜，最好选用压贴式棱镜，因为这种棱镜在眼位发生变化时，非常容易更换而且价格也便宜。肉毒素有短期活性效用，可以考虑使用，特别是在疾病早期眼位偏斜多半是由于炎性肌肉痉挛和瘢痕形成共同作用的结果。

表 8-6 眶减压术术式选择

A. 眶底和内壁
1. 前路
   - 内侧皮肤
   - 内上眼睑
   - 泪阜
2. 鼻窦入路
   - Ogura
   - 经鼻内窥镜

B. 外侧壁±眶底±眶顶±骨壁扩大或骨前移
1. 游离眼睑
2. 外上眼睑
3. Burke-Kronlein+内侧入路
4. Burke-Kronlein+Ogura 或经鼻内窥镜
5. 冠状入路

C. 软组织
1. 眶脂肪切除
2. 眼睑成形术
   - 外路
   - 内路

手术治疗肌肉病变的目的是为了尽可能恢复和扩大双眼单视范围。特别要强调的是获得原在位和向下注视时的融合功能，使患者能够阅读和上下楼梯。术前围绕手术目的进行讨论非常必要，手术目的包括：①扩大双眼视野；②把最大的双眼视野移到最有用的位置上，也就是原在位和向下注视位（阅读）。应提醒患者术后仍可能存在复视但不是在主要注视位。还应讨论需要多次手术的可能性，因为对于甲状腺性眼眶病，多次手术的可能性要高于非限制性斜视。术前进行双眼注视视野的检查有助于让患

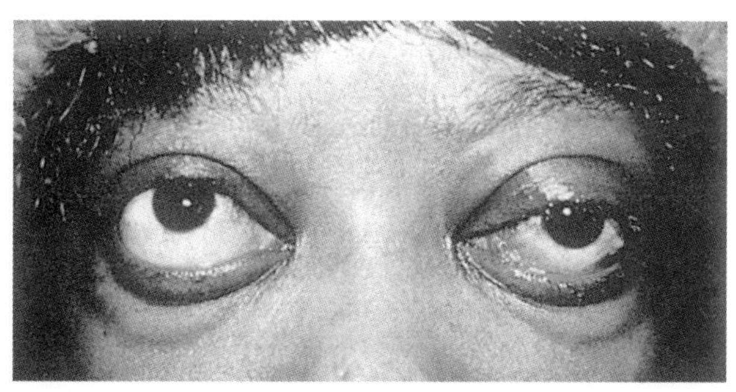

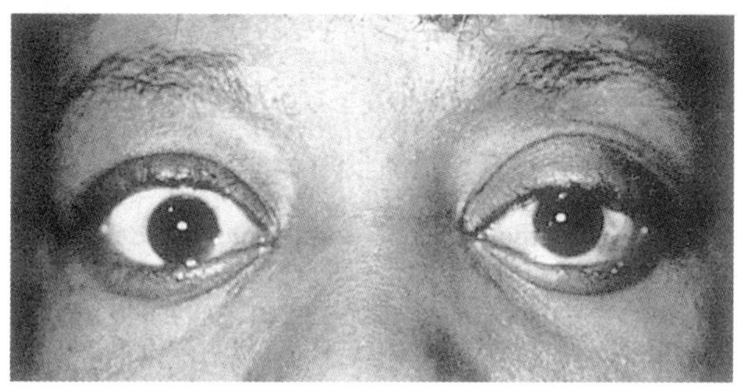

A

图 8–32 （A）图示严重的甲状腺性眼眶病治疗不同阶段的患者表现。（A，上图）患者表现为严重的充血性改变，角膜暴露，视神经病变。视力右 0.1，左 0.6；眼球突出度，右眼 25mm，左眼 20mm；以及明显的垂直性斜视。对患者行短期皮质激素治疗后，行双眼经窦眶减压术（最好对深色皮肤患者采用，以免瘢痕形成）后视力恢复。随后，行左下直肌后徙，并通过调整缝线对右上直肌进行后徙以矫正下直肌和上直肌受限。术后，患者原在位和下转眼位正，右眼突出 18mm，左眼突出 16mm。（B）术前和术后 Hess 屏检查示术后基线平坦，双眼视恢复。（C）术前和术后双眼视野（FBSV）。

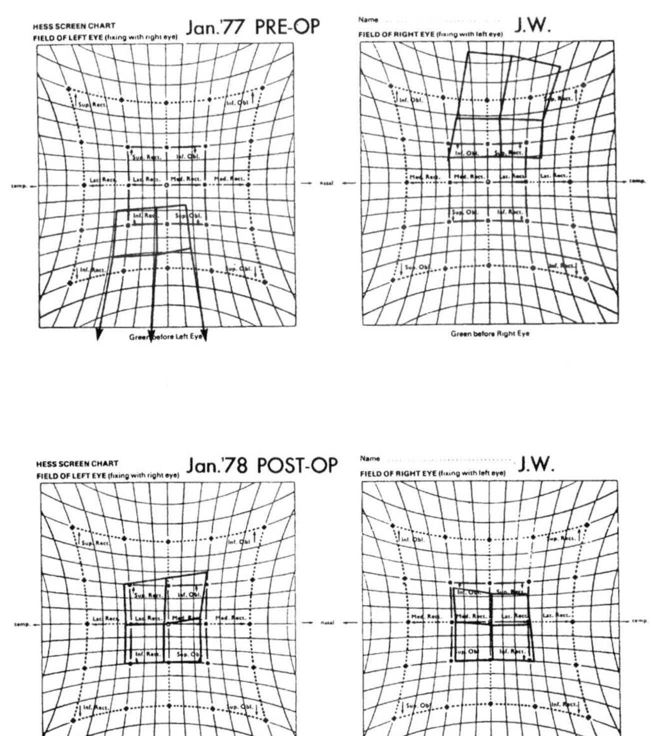

B

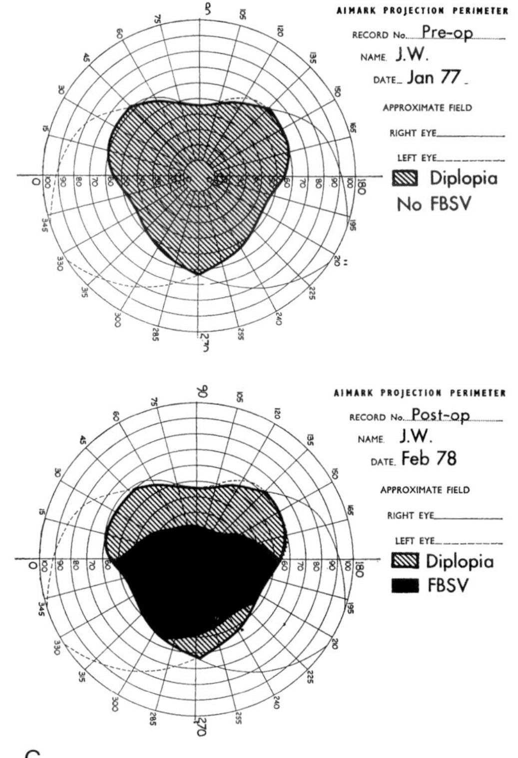

C

者理解手术的目的。尽管在甲状腺性眼眶病手术中使用可调整缝线的预期效果要比正常肌肉手术中的效果差，但可调整缝线依然是最佳选择。由于肌肉病变最终的结局是瘢痕形成和挛缩，而且也存在疾病复发的危险，因此应尽量避免行肌肉截除术。所有的甲状腺性眼眶病眼外肌手术都应采用可调整缝线。术前和术中应进行被动牵拉试验，医生应随时准备根据被动牵拉试验结果对手术方案进行相应的调整。

下直肌受累可引起下斜也可引起内斜。在对下直肌受累合并内斜的患者进行内直肌后徙术之前，一定要在下直肌从附着点处离断后重复被动牵拉试验。如果通过被动牵拉试验外转仍受限,那么就应该行内直肌后徙,否则就不应该行内直肌手术。单侧下直肌大量后徙会导致向下注视时出现上斜视和同侧下眼睑退缩，可通过仔细分离下睑缩肌与下直肌而使后者得到改善。继发性上斜视是下直肌后徙术常见的并发症,这主要是对侧眼胁迫注视造成的结果。由于对侧眼下直肌也同样受累，导致对侧上直肌肌张力增加,根据Hering法则,神经冲动导致同侧上直肌肌张力也增加,因而出现上斜视。同侧上直肌受累是继发上斜视的另一个常见原因。二者可以通过术前仔细的被动牵拉试验区别出来。对继发上斜视单纯行下直肌复位是无效的，应根据眼球运动检查和被动牵拉试验，联合配偶肌或拮抗肌手术才能达到较好效果。双下直肌大量后徙对治疗限制性运动功能障碍或许是必要的,但可使眼球下转受限,尤其是在眼球外转位时更加明显。此时上斜肌是惟一可行使下转功能的肌肉,因此,在下转注视时可出现内旋和外斜。可通过上斜肌后部断腱治疗伴有上斜肌亢进的A征,也可以在下直肌后徙的同时向鼻侧移位1/2或一个肌腱宽度,这在一定程度上可以减轻A征。

下面介绍我们常用的手术技术。为了使患者在术后能够积极地配合，术前应向患者详细地解释可调整缝线技术。麻醉时使用少量的镇静剂或麻醉剂。术前进行被动牵拉试验并记录结果。根据被动牵拉试验结果对手术方案进行相应的调整。我们喜欢采用角膜缘后2~4mm的结膜切口，在斜视钩上进行肌肉分离，离断附着于肌肉周围和肌腹的所有节制韧带和纤维束,并尽量向后分离直到暴露涡静脉平面,涡静脉平面与粗大的肌肉毗邻，在此处应避免对涡静脉造成直接损伤。一定要小心谨慎地分离下睑缩肌与下直肌间所有的粘连和结缔组织。我们使用双臂可吸收缝线穿过肌肉附着点,并锁住肌肉两端。如果肌肉中度紧张，可用斜视钩将肌肉提起后用剪刀剪断;如果肌肉重度紧张,我们用手术刀在预置的斜视钩上将肌腱切断。然后再进行被动牵拉试验观察是否仍存在限制因素,并将残留的纤维束后徙。将缝线藏匿于附着点处,打活结,调整肌肉位置使肌肉置于预期退后的位置(图8-33)。

为了排除结膜牵拉，缝合结膜后应再次进行被动牵拉试验，如果被动牵拉试验发现结膜缝合后比缝合前更加紧张,我们就会将结膜后徙。大约4小时

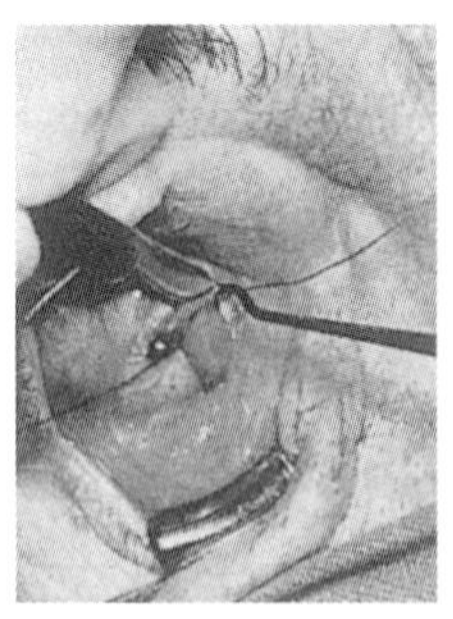
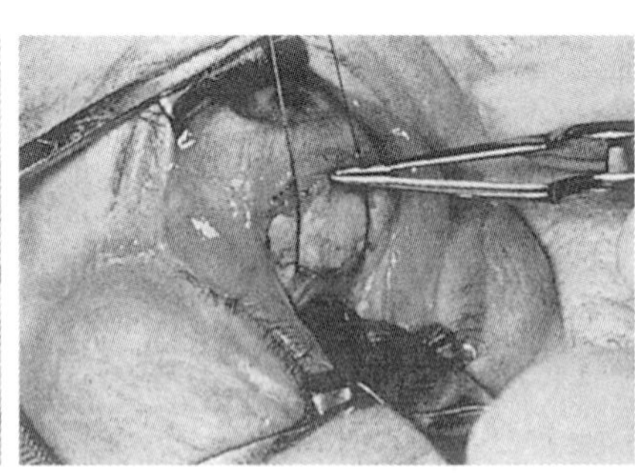

图 8-33 图示甲状腺性眼眶病斜视手术中肌肉离断（左），以及预制调整缝线(右)。

后,在局麻下最后进行一次缝线调整。采用上述治疗原则和调整缝线,只经过一次手术,我们就能使75%的患者在原在位和下转注视时获得融合,85%的患者在原在位时获得融合。

概括来讲,我们发现多条肌肉受累时,每毫米后徙量可矫正2.5~3△;如果单条肌肉受累,则每毫米后徙量可矫正3△甚至到5△。通常情况下,肌肉受限程度越明显，后徙效果也就越显著。根据我们的研究,单纯通过可调整缝线进行下直肌后徙术,平均每毫米后徙量可矫正3.4△；如果进行双内直肌后徙，每毫米后徙量可矫正2.5△。同时行水平肌和垂直肌手术,水平肌肉每毫米后徙可矫正3.3△,垂直肌每毫米后徙可矫正2.7△。下直肌后徙可减弱下直肌的内转功能,使外斜程度增加,这就解释了测量水平斜视时发现外斜度增加的现象。这种情况可通过下直肌内侧移位来矫正。一般来说,下直肌最大后徙量为8mm,内直肌为8mm,上直肌为5mm。内直肌和下直肌后徙超过6mm可能会出现内转和下转功能障碍，因此在对患者全部斜视度进行手术设计时必须考虑到这一点,如眼位偏斜过大,可考虑在对侧眼进行手术。过度后徙会带来许多问题，尤其是在下转注视位,因此应尽量避免。这些数值可作为术前手术设计的参考。

根据我们的经验，即使已经对下睑缩肌进行了仔细的分离，但下睑退缩依然是斜视手术的主要并发症。如果因此影响了美容,日后可在局麻或全麻下进行矫正手术(图8-34)。一些学者提议在进行下直肌手术的同时松解下睑缩肌,但由于这种并发症是否发生难以预料,因此我们建议先观察然后再行手术矫正。

对肌肉限制程度较轻的患者，我们通常先进行表麻,然后在肌腱上注射少量利多卡因,通过局麻进

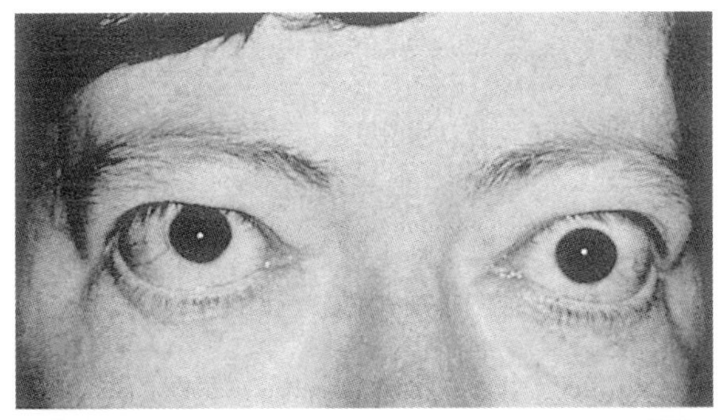

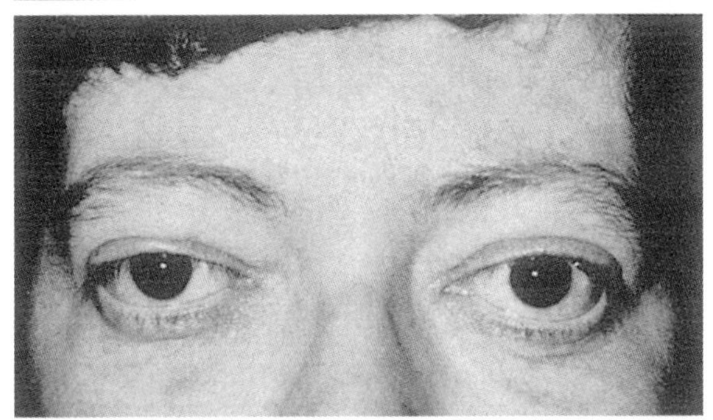

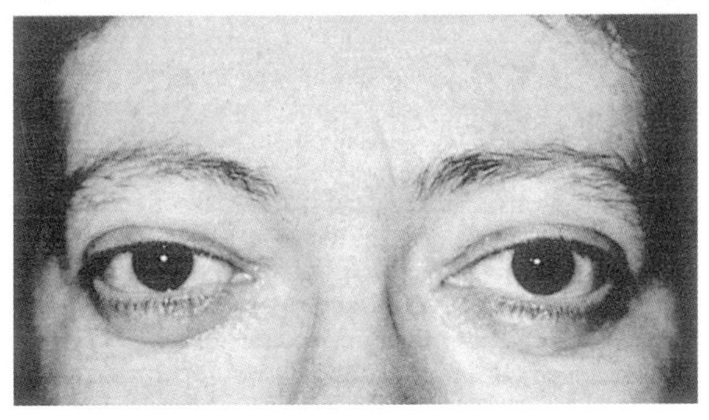

图 8–34　（上图）36 岁女性，甲亢碘放疗后 1 年的临床表现，患者左眼下斜 16△，内斜 10△。眼球突出右 23mm，左 24mm，明显的上睑退缩。通过调整缝线对患者进行左下直肌后徙和右内直肌后徙，而后又进行了 Müller 肌切除术（中图）和双下睑抬高（下图）。

行可调整缝线手术，并在手术台上调整眼位。但是，我们常发现如果进行多条肌肉手术或患者肌肉特别紧张，在全麻下进行手术操作就比较容易，等麻醉醒后再调整眼位。

对甲状腺性眼眶病眼肌病变进行斜视矫正术时，有两个方面需要再次强调。首先要意识到被动牵拉试验的重要性。有一小部分患者（约占我们手术患者的8%）上斜视是由于上直肌受累引起的，而不是通常所遇到的对侧下直肌紧张造成的。对此类患者的识别非常重要，在这种情况下，合理的手术是进行上直肌后徙。总之，为避免术后出现过矫，充分估计作用肌运动受限程度是非常重要的。其次要强调的是斜视手术的目的在于恢复原在位和向下注视20°~30°范围内的双眼单视。那些在向下注视时无法获得双眼单视的患者非常苦恼，因为这种情况使他们难以阅读和上下楼梯。

斜视手术罕见的并发症是眼前节缺血，文献报道在甲状腺性眼眶病手术中却并不少见，但我们未曾遇到。因此，应尽量避免在一次手术中对一眼进行两条以上的肌肉手术。手术中也可通过保留血管来避免这种并发症。

总之，我们建议对甲状腺性眼眶病患者进行斜视矫正术时，应对原在位和下转注视时眼位偏斜进行治疗，最好对非活动期患者进行手术并采用肌肉后徙而不是截除术来松解受限的肌肉。此外，肌肉后徙量和手术肌肉的选择应根据肌肉受累的程度（眼位偏斜和单眼运动）、对称性、被动牵拉试验（术前和术中）以及术中探查到的肌肉瘢痕的量而定。一定要提倡使用可调整缝线。

（3）眼睑退缩

眼睑退缩可通过肾上腺素能阻滞剂（如胍乙啶）来治疗，但效果不稳定而且常引起局部刺激症状，Haddad则认为疗效较好而且稳定。一些患者需要局部使用皮质激素来治疗胍乙啶造成的充血。胍乙啶（5%）在许多眼科中心并不是常规用药。

眼睑退缩的手术效果非常令人满意。对于上睑退缩，我们喜欢在局麻下进行分级Müller肌和提上睑肌腱膜减弱术，这样可以在术中对眼睑位置和功能进行观察（图8–35）。先用Desmarres拉钩将上睑翻转，然后沿睑板上缘和穹窿部进行结膜下麻醉注射，使用烧灼器将结膜和Müller肌从睑板上缘离断，然后将Müller肌和其下方的提上睑肌腱膜分离，切口应尽量沿着睑板上缘外侧。一定要注意不要在外上穹窿部进行结膜分离，以免伤及泪腺导管。可以将Müller肌退后或切除，这样就会暴露出白色光滑的提上睑肌腱膜。让患者坐起来观察眼睑位置，判断上睑退缩的程度。因为残留退缩几乎普遍出现在外侧，因此常规行提上睑肌腱膜外1/2~1/3松解术。术中翻转睑板，在睑板最边缘切除提上睑肌腱膜，手术操作比较安全，也不会伤及泪腺导管。如果眼睑退缩非常严重而且比较顽固，那么就进行提上睑肌腱膜分级退后。如果患者巩膜外露超过4mm或5mm，而且向下注视时提上睑肌最大肌力小于10mm，我们倾向于从前面眼

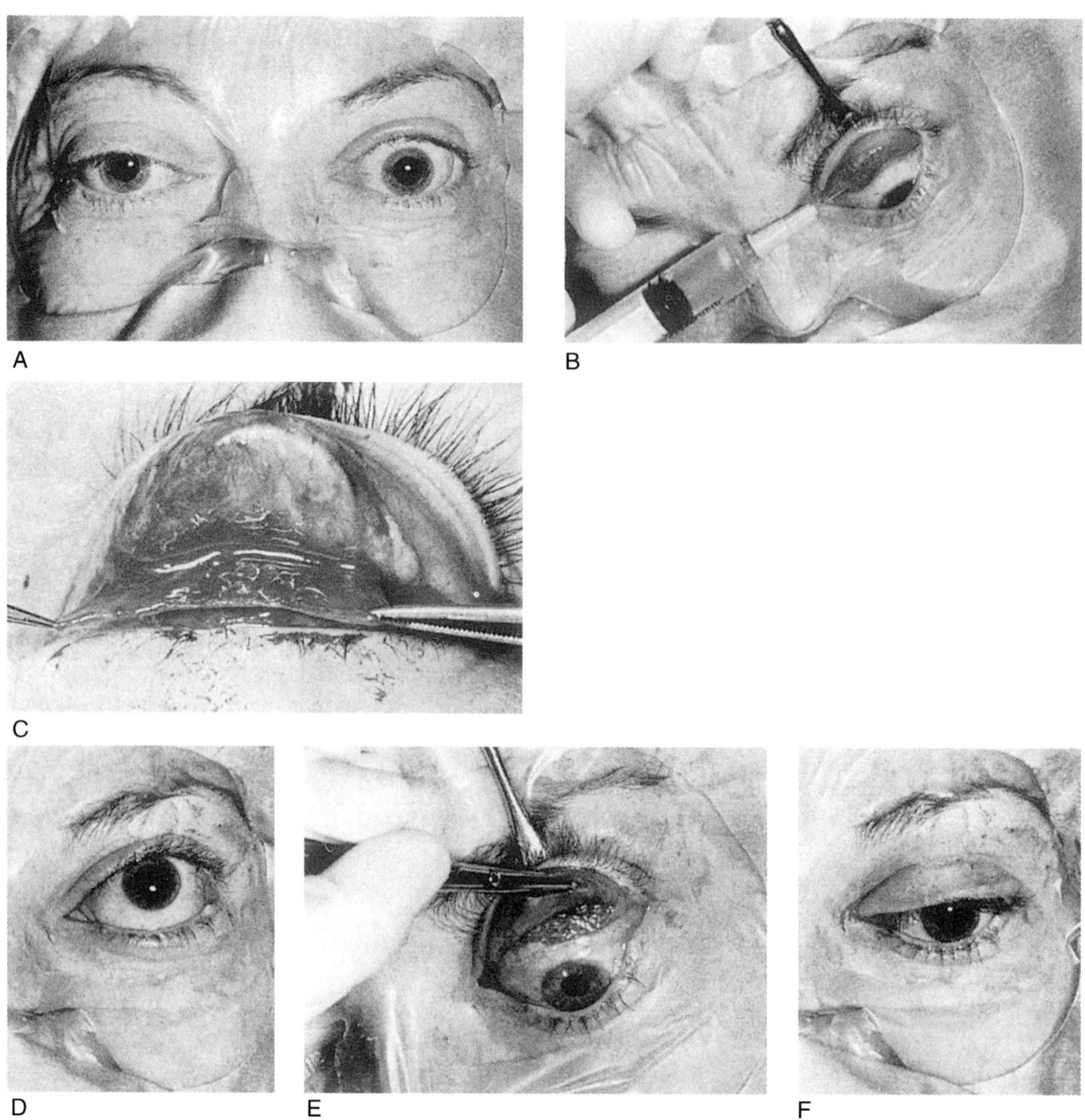

图 8-35 图示左上睑退后分级 Müller 肌切除术（A）。应用儿科 Desmarres 拉钩翻转上睑，结膜下进行局麻并加肾上腺素（B）。在睑板边缘做结膜切口，提起并分离结膜，将结膜与下方的 Müller 肌游离，剪开 Müller 肌并与睑板进行分离，离断 Müller 肌与下方提上睑肌腱膜的联系（C）。估计患者眼睑位置（D）。注意外侧仍表现为拱形，通过 Desmarres 拉钩再次翻转上睑，通过提上睑肌腱膜外 1/2 或 2/3 切断（E）可达到正常的外侧弧形（F）。

睑皱襞入路进行手术，离断提上睑肌和Müller肌，并植入巩膜植片。应注意后路方法也同样可以植入植片，而且在大多数情况下也足以延长眼睑。其他方法包括提上睑肌肌缘切开术也可以达到延长眼睑的目的。

眼睑退缩手术总的原则是，如果上睑位于角巩膜缘或眼睑退缩少于3mm，通过Müller肌切除术和前面提到的提上睑肌外缘切断就足以矫正上睑退缩。此外，从前路行提上睑肌肌缘切开术可以矫正相对轻度的上睑退缩。上睑退缩在3~5mm之间时，既可以行提上睑肌后徙术也可以行提上睑肌腱膜后徙术并同时进行Müller肌切除。眼睑退缩达5mm或更多，需进行Müller肌切除术、提上睑肌后徙术和巩膜植片植入。

（4）下睑抬高

下睑退缩使眼球突出和角膜暴露的程度更加明显，而且也是下直肌后徙术的一个并发症。实际上，所有的下睑手术均是通过从下睑板下缘离断囊睑筋膜，并植入巩膜、软骨、筋膜或硬植片而达到手术矫正的目的。

我们喜欢在局麻或全麻下进行手术，在眼睑上预置缝线，通过Desmarres拉钩翻转下睑，使用烧灼器在睑板下缘做结膜囊睑筋膜切口，对结膜筋膜层进行分离并一直分离到穹窿部。在外侧和内侧做放射状切口，使结膜和下睑缩肌进一步退后，准备一个2~3倍退后量宽的巩膜植片并把它缝合于囊睑筋膜上，然后将植片的另一端缝合于睑板下缘。结膜不缝合，可自行在植片上愈合。如果眼睑退缩非常严重或在复发的情况下，我们喜欢用耳软骨植片，全塑植片也可以使用。

（5）睑成形术

睑成形术是另一种针对甲状腺性眼眶病眼睑异常而设计的手术。对严重活动性眶隔前水肿的患者一定要注意避免进行睑成形术，也就是说，一定要等到水肿消退或经过药物治疗后再进行手术。一般情况下，这些患者没有明显的脂肪脱垂，也没有在老年患者身上见到的那种皮肤改变，他们需要更彻底地进行前眶区和眉弓下脂肪切除，并且要求尽量少切除增厚的皮肤。因此，睑成形术应包括在眶隔处钝性分离，并更彻底地切除前眶区脂肪。应避免广泛切除皮肤，因为广泛切除皮肤会导致兔眼的发生。最好在局麻下进行手术操作，而且在进行垂直方向皮肤切除时应持保守态度。当然，引起眼睑轮廓发生改变的原因是由于脂肪切除和外侧张力的改变，而不是由于垂直方向上的缩短。正如前面所述，当我们行眼睑游离切口时，我们常规行内路睑成形术。

4. 甲状腺性眼眶病诊断及治疗小结

根据我们25年的临床经验，我们认为认识该病累及范围的广泛性非常重要，并要对患者实行个体化治疗，向他们交待这种病的长期性后果并尽量减轻患者的恐惧感。总的来说，大多数症状轻微的患者在9个月内会处于相对正常的状态，而症状较重的患者则会在24个月内进入一个相对稳定的状态，但此间可能需要手术治疗。对于甲状腺性眼眶病患者的治疗，我们总结了一些治疗方案，列于表8-7。这都是基于症状和体征的不同而进行相应的治疗，与病变活动性和严重性相关的因素包括视力、炎症表现、斜视以及临床表现。

表 8-7 甲状腺性眼眶病的评估和治疗

疾病发作（眼眶）						甲状腺		
症状：								
发病时间：								
发病速度：急性（天）/亚急性（周）/慢性（月）								
	Acute/Subacute/Chronic		A/S/C			A/S/C		
演进程度：不变/好转/恶化								
	Same/Better/Worse		s/b/w			s/b/w		
试验：								
治疗：								
主觉	他觉		OD	OS		分级/严重性	治疗	对治疗的反应
视力								
视力：	中心视力	sc/cc	20/_	20/_	W：_+_×_	正常	无	
正常/异常					_+_×_			
		cM	20/_	20/_	W：_+_×_	屈光不正	矫正	
					_+_×_	角膜改变	润滑剂，湿房，Müller肌切除术，松解下直肌，如有突眼行眶减压	
色觉：	颜色错误（AO）							
正常/异常	瞳孔对光反应（直接）		y/n	y/n				
	自发性静脉搏动		y/n	y/n		视神经病变	口服激素	如无效，试用下一套治疗方案
	视神经：水肿		y/n	y/n			静脉给激素/放疗	
	苍白		y/n	y/n				
	脉络膜皱褶		y/n	y/n			手术减压	

（续表）

主觉	他觉	OD	OS	分级/严重性	治疗	对治疗的反应
疾病进展：不变/好转/恶化						
炎症						
眼眶疼痛	球结膜水肿（0~3）	**炎症指数（患眼）**		无	观察和必要时考虑手术	
静止：y/n	结膜充血（0~1）	球结膜水肿（0~3）：				
凝视：y/n	眼睑充血（0~1）	结膜充血（0~1）：		轻	非激素药物 冷敷	随访4个月，如加重，按中度治疗
	眼睑水肿：	眼睑充血（0~1）：				
	上睑（0~3）	眼睑水肿（0~3）：			床头抬高	
眼睑水肿：y/n	下睑（0~3）	静止疼（0~1）：		中	试用口服激素（皮质激素50mg×3d）或冲击剂量并随访4~6周	如有效，可考虑放疗
		运动疼（0~1）：				
		总数（10）：				
				重	口服激素 激素冲击 放疗 免疫抑制剂	通常要求积极治疗，如疗效不佳，试用下一套治疗方案，考虑眶尖淤血和硬化的可能，并进行减压
病情演进：不变/好转/恶化						
斜视/运动						
复视：	单眼运动（度）					
无				无	不用治疗	
随注视间歇出现				间歇	紧密随访以防恶化（注意双眼运动和斜视量）	如斜视发展，考虑口服/静脉给激素或放疗
恒定出现						
		斜视：y/n		随注视出现	如双眼运动或症状恶化则治疗	
		三棱镜测量：		显斜	压帖棱镜或遮一眼直到炎症静止；如斜视稳定4~6个月以上，考虑行斜视矫正或配永久性三棱镜；如打算进行眶减压，应在斜视矫正术前进行	
病情演进：不变/好转/恶化						
外观/暴露						
眼睑退缩：y/n	脂肪脱垂	y/n	y/n	眼球突出	如有眼眶炎症，则先药物治疗；炎症消退后，考虑手术——眼眶减压	必要时重复进行
	睑裂宽	_mm	_mm			
	眼睑退缩：					
	上 MRD-4	_mm	_mm			
	上方巩膜外露	_mm	_mm	眼睑退缩	上睑：Müller肌切除术，提上睑肌后徙	
	下方巩膜外露	_mm	_mm			
	提上睑肌功能	_mm	_mm		下睑：用巩膜或软骨植片进行升高	
	兔眼	_mm	_mm			
	眼球突出	_mm	_mm	脂肪脱垂	睑成形术和（或）脂肪切除	

（续表）

主觉	他觉	OD	OS	分级/严重性	治疗	对治疗的反应
眼球突出：y/n						
流泪：y/n						
异物感：y/n						
生物显微镜：y/n				角膜擦伤	润滑剂	
	角膜擦伤	y/n	y/n		湿房	
	IOP：直视时	mmHg	mmHg		Müller 肌切除术	
	向上注视时	mmHg	mmHg			
	向上注视时	mmHg	mmHg			
病情演进：						
不变/好转/恶化						

参考文献

General

Char DH. Thyroid Eye Disease, 3rd ed. Boston: Butterworth-Heinemann, 1997.

Gorman CA, Waller RR, Dyer JA. The Eye and Orbit in Thyroid Disease. New York: Raven Press, 1984.

Tucker SM, Tucker NA, Linberg JV. Thyroid eye disease. In: Tasman W, Jaeger EA, eds. Clinical Ophthalmology, vol 2. Philadelphia: Lippincott-Raven, 1994; chap 36.

Pathogenesis

Bahn RS, Dutton CM, Natt N, et al. Thyrotropin receptor expression in Graves' orbital adipose/connective tissues: potential autoantigen in Graves' ophthalmopathy. J Clin Endocrinol Metab 1998;83:998-1002.

Bahn RS, Heufelder AE. Pathogenesis of Graves' ophthalmopathy. New Engl J Med 1993;329:1468-75.

Burch HB, Wartofsky L. Graves' ophthalmopathy: current concepts regarding pathogenesis and management. Endocrine Rev 1993;14:747-93.

Chang TC, Huang KM, Chang TJ, Lin SL. Correlation of orbital computed tomography and antibodies in patients with hyperthyroid Graves' disease. Clin Endocrinol 1990;32:551-8.

Crisp M, Starkey KJ, Lane C, et al. Adipogenesis in thyroid eye disease. Invest Ophthalmol Vis Sci 2000;41:3249-55.

Frueh BR, Musch DC, Grill R, et al. Orbital compliance in Graves' eye disease. Ophthalmology 1985;92:657-65.

Gunji K, Kubota S, Swanson J, et al. Role of the eye muscles in thyroid eye disease: identification of the principal autoantigens. Thyroid 1998;8:553-6.

Heufelder AE, Joba W. Cellular immunity and orbital antigens in thyroid-associated orbitopathy. Exp Clin Endocrinol Diabetes 1999;107(suppl 5):S152-7.

Heufelder AE. Retro-orbital autoimmunity. Baillière's Clin Endocrinol Metab 1997;11:499-520.

Hosal BM, Swanson JK, Thompson CR, et al. Significance of serum antibodies reactive with flavoprotein subunit of succinate dehydrogenase in thyroid associated orbitopathy. Br J Ophthalmol 1999;83:605-8.

Hufnagel TJ, Hickey WF, Cobbs WH, et al. Immunohistochemical and ultrastructural studies on the exenterated orbital tissues of a patient with Graves' disease. Ophthalmology 1984;91:1411-9.

Jacobson DH, Gorman CA. Endocrine ophthalmopathy: current ideas concerning etiology, pathogenesis, and treatment. Endocrine Rev 1984;5:200-20.

Kazim M, Goldberg RA, Smith TJ. Insights into the pathogenesis of thyroid-associated orbitopathy: evolving rationale for therapy. Arch Ophthalmol 2002;120:380-6.

Kennerdell JS, Rosenbaum AE, El-Hoshy MH. Apical optic nerve compression of dysthyroid optic neuropathy on computed tomography. Arch Ophthalmol 1981;99:807-9.

Kubota S, Gunji K, Stolarski JS, et al. Reevaluation of the prevalences of serum autoantibodies reactive with "64-kd eye muscle proteins" in patients with thyroid-associated ophthalmopathy. Thyroid 1998;8:175-9.

Ludgate M, Crisp M, Lane C, et al. The thyrotropin receptor in thyroid eye disease. Thyroid 1998;8:411-3.

McKenzie JM. Thyroid-stimulating antibody (TSAb) in Graves' disease. Thyroid Today 1980;3:1.

Pappa A, Lawson JMM, Calder V, et al. T cells and fibroblasts in affected extraocular muscles in early and late thyroid associated ophthalmopathy. Br J Ophthalmol 2000;84:517-22.

Rootman J, Patel S, Berry K, Nugent R. Pathological and clinical study of Müller's muscle in Graves' ophthalmopathy. Can J Ophthalmol 1987;22:32-6.

Sergott RC, Glaser JS. Graves' ophthalmopathy: a clinical and immunologic review. Surv Ophthalmol 1981;26:1-21.

Shokeir MO, Pudek MR, Katz S, Rootman J, Kendler DL. The relationship of thyrotropin receptor antibody levels to the severity of thyroid orbitopathy. Clin Biochemistry 1996;29:187-9.

Trokel SL, Jakobiec FA. Correlation of CT scanning and pathologic features of ophthalmic Graves' disease. Ophthalmology 1981;88:553-64.

Walfish PG, Wall JR, Volpe R. Autoimmunity and the Thyroid. Orlando: Academic Press, 1985.

Wang C, Crapo LM. The epidemiology of thyroid disease and implications for screening. Endocrinol Metab Clin N Am 1997;26:189-218.

Weetman AP. Recent progress in thyroid autoimmunity: an overview for the clinician. Thyroid Today 1996;14:1.

Weetman AP. Thyroid-associated eye disease: pathophysiology. Lancet 1991;338:25-8.

Yamada M, Li AW, Wall JR. Thyroid-associated ophthalmopathy: clinical features, pathogenesis, and management. Critical Rev Clin Lab Sci 2000;37:523-49.

Classification & Natural History

Arneja J, Dolman PJ, Kendler DL, Rootman J. Predictive variables of dis-

ease severity in thyroid-related orbitopathy. In progress.
Bartley GB, Gatourechi V, Kadrmas EF, et al. Long-term follow-up of Graves ophthalmopathy in an incidence cohort. Ophthalmology 1996;103:958-62.
Gorman CA. The measurement of change in Graves' ophthalmopathy. Thyroid 1998;8:539-43.
Gorman CA. Clever is not enough: NOSPECS is form in search of function. Thyroid 1991;1:353-5.
Hales IB, Rundle FF. Ocular changes in Graves' disease: a long-term follow-up study. Quarter J Med 1960;29:13-26.
Jacobson DL, Gange SJ, Rose NR, Graham NMH. Epidemiology and estimated population burden of selected autoimmune diseases in the United States. Clin Immunol Immunopathol 1997;84:223-43.
Linder M, Rootman J, Dolman P, et al. Development of a symptom-based screening rule for early detection of thyroid orbitopathy. In progress.
Mourits MPh, Koornneef L, Wiersinga WM, et al. Clinical critieria for the assessment of disease activity in Graves' ophthalmopathy: a novel approach. Br J Ophthalmol 1989;73:639-44.
Perros P, Kendall-Taylor P. Natural history of thyroid eye disease. Thyroid 1998;8:423-5.
Perros P, Kendall-Taylor P. Natural history of thyroid associated ophthalmopathy. Clin Endocrinol 1995;42:45-50.
Rasmussen AK, Nygaard B, Feldt-Rasmussen U. (131)I and thyroid-associated ophthalmopathy. Eur J Endocrinol 2000;143:155-60.
Rundle FF. Management of exophthalmos and related ocular changes in Graves' diseaes. Metabolism 1957;6:36-48.
Rundle FF, Wilson CW. Development and course of exophthalmos and ophthalmoplegia in Graves' disease with special reference to the effect of thyroidectomy. Clin Sc 1944;5:177-94.
Rundle FF, Wilson CW. Bulging of the eyelids with exophthalmos. Clin Sc 1944;5:31-45.
Rundle FF, Wilson CW. Ophthalmoplegia in Graves' disease. Clin Sc 1944;5:17-29.
Streeten DHP, Anderson GH Jr, Reed GF, Woo P. Prevalence, natural history and surgical exophthalmos. Clin Endocrinol 1987;27:125-33.
Terwee CB, Gerding MN, Dekker FW, et al. Development of a disease specific quality of life questionnaire for patients with Graves' ophthalmopathy: the GO-QOL. Br J Ophthalmol 1998;82:773-9.
Wang C, Crapo LM. The epidemiology of thyroid disease and implications for screening. Endocrinol Metab Clin N Am 1997;26:189-218.
Weetman AP, McGregor AM, Hall R. Ocular manifestations of Graves' disease: a review. J R Soc Med 1984;77:936-42.
Werner SC. The eye changes of Graves' disease: overview. Mayo Clin Proc 1972;47:969-74.

Clinical Evaluation

Anonymous. Classification of eye changes in Graves' disease. Thyroid 1992;2:235-6.
Bartley GB. Evolution of classification systems for Graves' ophthalmopathy. Ophthal Plast Reconstr Surg 1995;11:229-37.
Bartley GB, Fatourechi V, Kadrmas EF, et al. Long-term follow-up of Graves ophthalmopathy in an incidence cohort. Ophthalmology 1996;103:958-62.
Bartley GB, Gorman CA. Diagnostic criteria for Graves' ophthalmopathy. Am J Ophthalmol 1995;119:792-5.
Brix TH, Hansen PS, Kyvik KO, Hegedüs L. Cigarette smoking and risk of clinically overt thyroid diseaes: a population-based twin case-control study. Arch Int Med 2000;160:661-6.
Byrne SF, Gendrom EK, Glaser JS, et al. Diameter of normal extraocular recti muscles with echography. Am J Ophthalmol 1991;112:706-13.
Chung SM, Lee AG, Holds JB, et al. Ocular neuromyotonia in Graves dysthyroid orbitopathy. Arch Ophthalmol 1997;115:365-70.
Danks JJ, Harrad RA. Flashing lights in thyroid eye disease: a new symptom described and (possibly) explained. Br J Ophthamol 1998;82:1309-11.
Demer JL, Kerman BM. Comparison of standardized echography with magnetic resonance imaging to measure extraocular muscle size. Am J Ophthalmol 1994;118:351-61.
Feldon SE, Levin L, Liu SK. Graves' ophthalmopathy: correlation of saccadic eye movements with age, presence of optic neuropathy, and extraocular muscle volume. Arch Ophthalmol 1990;108:1568-71.
Feldon SE, Muramatsu S, Weiner JM. Clinical classification of Graves' ophthalmopathy: identification of risk factors for optic neuropathy. Arch Ophthalmol 1984;102:1469-72.
Feldon SE, Unsöld R. Graves' ophthalmopathy evaluated by infrared eye-movement recordings. Arch Ophthalmol 1982;100:324-8.
Fells P, McCarry B. Diplopia in thyroid eye disease. Trans Ophthalmol Soc U. K. 1986;105:413-23.
Fernandez-Soto L, Gonzalez-Jimenez A, Excobar-Jimenez F. Smoking and autoimmune thyroid disease [letter]. Ann Intern Med 1997;126:1005.
Gamblin GT, Harper DG, Galentine P, et al. Prevalence of increased intraocular pressure in Graves' disease—evidence of frequent subclinical ophthalmopathy. N Engl J Med 1983;308:420-4.
Gerding MN, van der Meer JWC, Broenink M, et al. Association of thyrotrophin receptor antibodies with the clinical features of Graves' ophthalmopathy. Clin Endocrinol 2000;52:267-71.
Given-Wilson R, Pope RM, Michell MJ, et al. The use of real-time orbital ultrasound in Graves' ophthalmopathy: a comparison with computed tomography. Br J Radiol 1989;62:705-9.
Guimarães FC. Cruz AAV. Palpebral fissure height and downgaze in patients with Graves' upper eyelid retraction and congenital blepharoptosis. Ophthalmology 1995;102:1218-22.
Hamed LM, Lessner AM. Fixation duress in the pathogenesis of upper eyelid retraction in thyroid orbitopathy: a prospective study. Ophthalmology 1994;101:1608-13.
Hosten N, Sander B, Cordes M, et al. Graves ophthalmopathy: MR imaging of the orbits. Radiology 1989;172:759-62.
Jim K, Rootman J, Nugent RA, Dolman PJ. Clinical and radiologic differences in the extraocular muscles of Asian and Caucasian populations affected by thyroid orbitopathy. In progress.
Kalmann R, Mourits MPh. Diabetes mellitus: a risk factor in patients with Graves' orbitopathy. Br J Ophthalmol 1999;83:463-5.
Kalmann R, Mourits MPh. Prevalence and management of elevated intraocular pressure in patients with Graves' orbitopathy. Br J Ophthalmol 1998;82:754-7.
Kazuo K, Fujikado T, Ohmi G, et al. Value of thyroid stimulating antibody in the diagnosis of thyroid associated ophthalmopathy of euthryoid patients. Br J Ophthalmol 1997;81:1080-3.
Kendall-Taylor P, Perros P. Clinical presentation of thyroid associated orbitopathy. Thyroid 1998;8:427-8.
Kendler DL, Lippa J, Rootman J. The initial clinical characteristics of Graves' orbitopathy vary with age and sex. Arch Ophthalmol 1993;111:197-201.
Khalil HA, de Keizer RJW, Kijlstra A. Analysis of tear proteins in Graves' ophthalmopathy by high performance liquid chromatography. Am J Ophthalmol 1988;106:186-90.
Lyons CJ, Rootman J. Inflammatory disorders. In: Taylor D, ed. Pediatric Ophthalmology, 2nd ed. London: Blackwell Science, 1997:393-9.
Marcocci C, Bruno-Bossio G, Manetti L, et al. The course of Graves' ophthalmopathy is not influenced by near total thyroidectomy: a case-control study. Clin Endocrinol 1999;51:503-8.
Marino M, Barbesino G, Pinchera A, et al. Increased frequency of euthyroid ophthalmopathy in patients with Graves' disease associated with myasthenia gravis. Thyroid 2000;10:799-802.
Metz H. Saccadic velocity measurements in strabismus. Trans Am Ophthalmol Soc 1983;81:630-92.
Metz H. Saccadic velocity studies in patients with endocrine ocular disease. Am J Ophthalmol 1977;84:695-9.
Mourits MPh, Prummel MF, Wiersinga WM, Koornneef L. Clinical activity score as a guide in the management of patients with Graves' ophthalmopathy. Clin Endocrinol 1997;47:9-14.
Mourits MPh, Prummel MF, Wiersinga WM, Koornneef L. Measuring eye movements in Graves' ophthalmopathy. Ophthalmology 1994;101:1341-6.
Nianiaris N, Hurwitz JJ, Chen JC, Wortzman G. Correlation between computed tomography and magnetic resonance imaging in Graves' orbitopathy. Can J Ophthalmol 1994;29:9-12.
Nugent RA, Belkin RI, Neigel JM, et al. Graves orbitopathy: correlation

of CT and clinical findings. Radiology 1990; 177:675-82.

Ohnishi T, Noguchi S, Murakami N, et al. Levator palpebrae superioris muscle: MR evaluation of enlargement as a cause of upper eyelid retraction in Graves disease. Radiology 1993;188:115-8.

Ozgen A, Ariyurek M. Normative measurements of orbital structures using CT. AJR 1998;170:1093-6.

Panzo GJ, Tomsak RL. A retrospective review of 26 cases of dysthyroid optic neuropathy. Am J Ophthalmol 1983;96:190-4.

Patrinely JR, Osborn AG, Anderson RL, Whiting AS. Computed tomographic features of nonthyroid extraocular muscle enlargement. Ophthalmology 1989;96:1038-47.

Prummel MF, Gerding MN, Zonneveld FW, Wiersinga WM. The usefulness of quantitative orbital magnetic resonance imaging in Graves' ophthalmopathy. Clin Endocrinol 2001;54:205-9.

Sergott RC. Oculocutaneous manifestations of thyroid disease. In: Callen JP, Eiferman RA, eds. Ocutaneous Diseases. Boston: Little, Brown & Co, 1985:117.

Spierer A, Eisenstein Z. The role of increased intraocular pressure on upgaze in the assessement of Graves ophthalmopathy. Ophthalmology 1991;98:1491-4.

Streeten DHP, Anderson GH Jr, Reed GF, Woo P. Prevalence, natural history and surgical exophthalmos. Clin Endocrinol 1987;27:125-33.

Tellez M, Cooper J, Edmonds C. Graves' ophthalmopathy in relation to cigarette smoking and ethnic origin. Clin Endocrinol 1992;36:291-4.

Terwee CB, Gerding MN, Dekker FW, et al. Development of a disease specific quality of life questionnaire for patients with Graves' ophthalmopathy: the GO-QOL. Br J Ophthalmol 1998;82:773-9.

Uretsky SH, Kennerdell JS, Gutai JP. Graves' ophthalmopathy in childhood and adolescence. Arch Ophthalmol 1980;98:1963-4.

Wouters RJ, van den Bosch WA, Lemij HG. Saccadic eye movements in Graves' disease. Invest Ophthalmol Vis Sci 1998;39:1544-50.

Management

Bartley GB, Fatourechi V, Kadrmas EF, et al. The treatment of Graves' ophthalmopathy in an incidence cohort. Am J Ophthalmol 1996;121:200-6.

Bartalena L, Pinchera A, Marcocci C. Management of Graves' ophthalmopathy: reality and perspectives. Endocrine Rev 2000;21:168-99.

Medical

Bartalena L, Marcocci C, Bogazzi F, et al. Relation between therapy for hyperthyroidism and the course of Graves' ophthalmopathy. N Engl J Med 1998;338:73-8.

Bartalena L, Marcocci C, Pinchera A. Management of Graves' ophthalmopathy: reality and perspectives. Endocr Rev 2000;21:168-99.

Bartalena L, Marcocci C, Pinchera A. Treating severe Graves' ophthalmopathy. Baillieres Clin Endocrinol Metab 1997;11:521-36.

Bartalena L, Marcocci C, Pinchera A. Cytokine antagonists: new ideas for the management of Graves' ophthalmopathy. J Clin Endocrinol Metab 1995;81:446-8.

Bartalena L, Marcocci C, Bogazzi F, et al. Use of corticosteroids to prevent progression of Graves' ophthalmopathy after radioiodine therapy for hyperthyroidism. N Engl J Med 1986;321:1349-52.

Bartalena L, Marcocci C, Chiovato L, et al. Orbital cobalt irradiation combined with systemic corticosteroids for Graves' ophthalmopathy: comparison with systemic corticosteroids alone. J Clin Endocrinol Metab 1983;56:1139-44.

Beckendorf V, Maalouf T, George JL, et al. Place of radiotherapy in the treatment of Graves' orbitopathy. Int J Radiat Oncol Biol Phys 1999;43:805-15.

Bouzas EA, Karadimas P, Mastorakos G, Koutras DA. Antioxidant agents in the treatment of Graves' ophthalmopathy. Am J Ophthalmol 2000;129:618-22.

Degroot LJ. Radioiodine and the immune system. Thyroid 1997;7:259-64.

Degroot LJ, Gorman CA, Pinchera A, et al. Therapeutic controversies: radiation and Graves' ophthalmopathy. J Clin Endocrinol Metab 1995;339-49.

Donaldson SS, Bagshaw MA, Kriss JP. Supervoltage orbital radiotherapy for Graves' ophthalmopathy. J Clin Endocrinol Metab 1973;37:276-85.

El Sheikh M, McGregor AM. Graves' ophthalmopathy: medical management. Curr Ther Endocrinol Metab 1997;6:90-4.

Erickson BA, Harris GJ, Lewandowski MF, et al. Echographic monitoring of response of extraocular muscles to irradiation in Graves' ophthalmopathy. Int J Radiat Oncol Biol Phys 1995;31:651-60.

Feldon SE. Radiation therapy for Graves' ophthalmopathy: trick or treat? Ophthalmology 2001;108:1521-2.

Glinoer D, Schrooyen M. Plasma exchange therapy for severe Graves' ophthalmopathy. Horm Res 1987;26:184-9.

Glinoer D, Etienne-Decerf J, Schrooyen M, et al. Beneficial effects of intensive plasma exchange followed by immunosuppressive therapy in severe Graves' ophthalmopathy. Acta Endocrinolog 1986;111:30-8.

Gorman CA, Garrity JA, Fatourechi V, et al. A prospective, randomized, double-blind, placebo-controlled study of orbital radiotherapy for Graves' ophthalmopathy. Ophthalmology 2001;108:1523-34.

Guy JR, Fagien S, Donovan JP, Rubin ML. Methylprednisolone pulse therapy in severe dysthyroid optic neuropathy. Ophthalmology 1989;96:1048-53.

Haddad HM. Mueller's muscle: to relax or to incise. Metab Pediatr Syst Ophthalmol 1995;18:15-8.

Hurbli T, Char DH, Harris J, et al. Radiation therapy for thyroid eye diseases. Am J Ophthalmol 1985;99:633-7.

Just M, Kahaly G, Higer HP, et al. Graves ophthalmopathy: role of MR imaging in radiation therapy. Radiology 1991;179:187-90.

Kao SCS, Kendler DL, Nugent RA, et al. Radiotherapy in the management of thyroid orbitopathy: computed tomographic and clinical outcomes. Arch Ophthalmol 1993;111:819-23.

Karadimas P, Bouzas EA, Topouzis F, et al. Hypothyroidism and glaucoma. A study of 100 hypothyroid patients. Am J Ophthalmol 2001;131:126-8.

Kazim M, Trokel S, Moore S. Treatment of acute Graves' orbitopathy. Ophthalmology 1991;98:1443-8.

Keltner JL. Is Graves' ophthalmopathy a preventable disease? Arch Ophthalmol 1998;116:1106-7.

Kinyoun JL, Kalina RE, Brower SA. et al. Radiation retinopathy after orbital irradiation for Graves' ophthalmopathy. Arch Ophthalmol 1984;102:1473-6.

Lazarus JH. Relation between thyroid eye disease and type of treatment of Graves' hyperthyroidism. Thyroid 1998;8:437.

Leone CR Jr. The management of ophthalmic Graves' disease. Ophthlamology 1984;91:770-9.

Lloyd WC III, Leone CR Jr. Supervoltage orbital radiotherapy in 36 cases of Graves' disease. Am J Ophthalmol 1992;113:374-80.

Marcocci C, Bartalena L, Bogazzi F, et al. Progress in thyroid-associated ophthalmopathy. Orbit 1996;15:197-203.

Marcocci C, Bartalena L, Tanda ML, et al. Graves' ophthalmopathy and 131I therapy. Quart J Nucl Med 1999;43:307-12.

Marcocci C, Bruno-Bossio G, Manetti L, et al. The course of Graves' ophthalmopathy is not influenced by near total thyroidectomy: a case-control study. Clin Endocrinol 1999;51:503-8.

Mourtis MP, van Kempen-Harteveld ML, Garcia MBG, et al. Radiotherapy for Graves' orbitopathy: randomised placebo-controlled study. Lancet 2000;355:1505-9.

Mourits MPh, Prummel MF, Wiersinga WM, Koornneef L. Clinical activity score as a guide in the management of patients with Graves' ophthalmopathy. Clin Endocrinol 1997;47:9-14.

Nakahara H, Noguchi S, Murakami N, et al. Graves ophthalmopathy: MR evaluation of 10-Gy versus 24-Gy irradiation combined with systemic corticosteroids. Radiology 1995;196:857-62.

Ohnishi T, Noguchi S, Murakami N, et al. Extraocular muscles in Graves' ophthalmopathy: usefulness of T2 relaxation time measurements. Radiology 1994;190:857-62.

Olivotto IA, Ludgate CM, Allen LH, Rootman J. Supervoltage radiotherapy for Graves' ophthalmopathy: CCABC technique and results. Int J Radiat Oncol Biol Phys 1985;11:2085-90.

Pfluger T, Wendt T, Toroutoglou N, et al. Retrobulbarbestrahlung bei endokriner Ophthalmopathie: Vergleich zwischen 10 und 16 Gy Herddosis. Strahlenther Onkol 1990;166:673-7.

Rush S, Winterkorn JM, Zak R. Objective evaluation of improvement in optic neuropathy ofllowing radiation therapy for thyroid eye disease. Int J Radiat Oncol Biol Phys 2000;47:191-4.

Smitt MC, Donaldson SS. Radiation therapy for benign disease of the orbit. Semin Radiat Oncol 1999;9:179-89.

Tallstedt L, Lundell G. Radioiodine treatment, ablation, and ophthalmopathy: a balanced perspective. Thyroid 1997;7:241-5.

Tallstedt L, Lundell G, Torring O, et al. Occurrence of ophthalmopathy after treatment for Graves' hyperthyroidism. N Engl J Med 1992;326:1733-8.

Tsujino K, Hirota S, Hagiwara M, et al. Clinical outcomes of orbital irradiation combined with or without systemic high-dose or pulsed corticosteroids for Graves' ophthalmopathy. Int J Radiation Oncology Biol Phys 2000;48:857-64.

Van Ruyven RLJ, Van den Bosch WA, Mulder PGH, et al. The effect of retrobulbar irradiation on exophthalmos, ductions and soft tissue signs in Graves' ophthalmopathy: a retrospective analysis of 90 cases. Eye 2000;14:761-4.

Weetman AP, Wiersinga WM. Current management of thyroid-associated ophthalmopathy in Europe. Results of an international survey. Clin Endocrinol 1998;49:21-8.

Wiersinga WM. Preventing Graves' ophthalmopathy. N Engl J Med 1998;338:121-2.

Wiersinga WM, Prummel MF. An evidence-based approach to the treatment of Graaves' ophthalmopathy. Endocrinol Metab Clin North Am 2000;29:297-319.

Wiersinga WM, Smit T, Schuster-Uittenhoeve ALJ, et al. Therapeutic outcome of prednisone medication and of orbital irradiation in patients with Graves' ophthalmopathy. Ophthalmologica 1988;197:75-84.

Surgical

Bayliss HI, Call NB, Shibata CS. The transantral orbital decompression (Ogura technique) as performed by the ophthalmologist: a series of 24 patients. Ophthalmology 1980;87:1005-12.

Carter KD, Frueh BR, Hessburg TP, Musch DC. Long-term efficacy of orbital decompression for compressive optic neuropathy of Graves' eye disease. Ophthalmology 1991;98:1435-42.

Dev S, Damji KF, DeBacker CM, et al. Decrease in intraocular pressure after orbital decompression for thyroid orbitopathy. Can J Ophthalmol 1998;33:314-9.

Dixon R. The surgical management of thyroid-related upper eyelid retraction. Ophthalmology 1982;89:52-7.

Fatourechi V, Garrity JA, Bartley GB, et al. Graves' ophthalmopathy: results of transantral orbital decompression performed primarily for cosmetic indications. Ophthalmology 1994;101:938-42.

Garrity JA, Fatourechi V, Bergstralh EJ, et al. Results of transantral orbital decompression in 428 patients with severe Graves' ophthalmopathy. Am J Ophthalmol 1993;116:533-47.

Garrity JA, Saggau DD, Gorman CA, et al. Torsional diplopia after transantral orbital decompression and extraocular muscle surgery associated with Graves' orbitopathy. Am J Ophthalmol 1992;113:363-73.

Goldberg RA. The evolving paradigm of orbital decompression surgery. Arch Ophthalmol 1998;116:95-6.

Goldberg RA, Perry JD, Hortaleza V, Tong JT. Strabismus after balanced medial plus lateral wall versus lateral wall only orbital decompression for dysthyroid orbitopathy. Ophthal Plast Reconstr Surg 2000;16:271-7.

Grove AS Jr. Upper eyelid retraction and Graves' disease. Ophthalmology 1981;88:499-506.

Grove AS Jr. Eyelid retraction treated by levator marginal myotomy. Ophthalmology 1980;87:1013-8.

Harvey JT, Anderson RL. The aponeurotic approach to eyelid retraction. Ophthalmology 1981;88:513-24.

Hedin A. Eyelid surgery in dysthyroid ophthalmopathy. Eye 1988;2:201-6.

Hudson HL, Feldon SE. Late overcorrection of hypotropia in Graves ophthalmopathy: predictive factors. Ophthalmology 1992;99:356-60.

Hurwitz JJ, Freeman JL, Eplett CJ, et al. Ethmoidectomy decompression for the treatment of Graves' optic neuropathy. Can J Ophthalmol 1992;27:283-7.

Hurwitz JJ, Birt D. An individualized approach to orbital decompression in Graves' orbitopathy. Arch Ophthalmol 1985;103:660-1.

Kazim M, Trokel SL, Acaroglu G. Elliot A. Reversal of dysthyroid optic neuropathy following orbital fat decompression. Br J Ophthalmol 2000;84:600-5.

Kazim M, Trokel S, Moore S. Treatment of acute Graves' orbitopathy. Ophthalmology 1991;98:1443-8.

Kennerdell JS, Maroon JC. An orbital decompression for severe dysthyroid exophthalmos. Ophthalmology 1982;89:467-72.

Leatherbarrow B, Lendrum J, Mahaffey PJ, et al. Three wall orbital decompression for Graves' ophthalmopathy via a coronal approach. Eye 1991;5:456-65.

Leone CR Jr, Piest KL, Newman RJ. Medial and lateral wall decompression for thyroid ophthalmopathy. Am J Ophthalmol 1989;108:160-6.

Leone CR Jr. The management of ophthalmic Graves' disease. Ophthalmology 1984;91:770-9.

Linberg JV, Anderson RL. Transorbital decompression: indications and results. Arch Ophthalmol 1981;99:113-9.

Lueder GT, Scott WE, Kutschke PJ, Keech RV. Long-term results of adjustable suture surgery for strabismus secondary to thyroid ophthalmopathy. Ophthalmology 1992;99:993-7.

Lyons CJ, Rootman J. Orbital decompression for disfiguring exophthalmos in thyroid orbitopathy. Ophthalmology 1994;101:223-30.

McCord CD Jr. Current trends in orbital decompression. Ophthalmology 1985;92:21-33.

McCord CD Jr. Orbital decompression for Graves' disease: exposure through lateral canthal and inferior fornix incision. Ophthalmology 1981;88:533-41.

Mourits MPh, Sasim IV. A single technique to correct various degrees of upper lid retraction in patients with Graves' orbitopathy. Br J Ophthalmol 1999;83:81-4.

Mourits MPh, Koornneef L, Wiersinga WM, et al. Orbital decompression for Graves' ophthalmopathy by inferomedial, by inferomedial plus lateral, and by coronal approach. Ophthalmology 1990;97:636-41.

Mourits MPh, Koornneef L, van Mourik-Noordenbos AM, et al. Extraocular muscle surgery for Graves' ophthalmopathy: does prior treatment influence surgical outcome. Br J Ophthalmol 1990;74:481-3.

Paridaens DA, Verhoeff K, Bouwens D, van den Bosch WA. Transconjunctival orbital decompression in Graves' ophthalmopathy: lateral wall approach ab interno. Br J Ophthalmol 2000;84:775-81.

Prendiville P, Chopra M, Gauderman WJ, Feldon SE. The role of restricted motility in determining outcomes for vertical strabismus surgery in Graves' ophthalmopathy. Ophthalmology 2000;107:545-9.

Remulla HD, Gliklich RE, Metson R, Rubin PAD. Delayed orbital infection after endoscopic orbital decompression for dysthyroid orbitopathy. Ophthalmology 2000;107:947-50.

Seiff SR, Shorr N. Nasolacrimal drainage system obstruction after orbital decompression. Am J Ophthalmol 1988;106:204-9.

Shorr N, Neuhaus RW, Baylis HI. Ocular motility problems after orbital decompression for dysthyroid ophthalmopathy. Ophthalmology 1982;89:323-8.

Small RG, Meiring NL. A combined orbital and antral approach to surgical decompression of the orbit. Ophthalmology 1981;88:542-7.

Thaller VT, Kaden K, Lane CM, Collin JRO. Thyroid lid surgery. Eye 1987;1:609-14.

Trokel S, Kazim M, Moore S. Orbital fat removal. Decompression for Graves' orbitopathy. Ophthalmology 1993;100:674-82.

Wilson WB, Manke WF. Orbital decompression in Graves' disease: the predictability of reduction of proptosis. Arch Ophthalmol 1991;109:343-5.

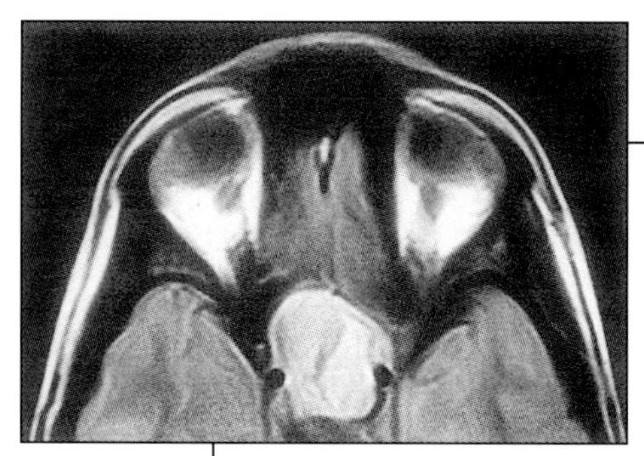

第9章 肿　瘤

一、神经源性肿瘤

神经源性肿瘤是一组来源于神经外胚层和神经嵴起源的非间质性支持细胞的肿瘤，后者包括Schwann（雪旺）细胞、黑色素细胞、神经节细胞和软脑膜细胞。本章将重点强调这些肿瘤的主要临床特征。

1. 视神经胶质瘤

（1）纤维状细胞（青少年性）星形细胞瘤

视神经胶质瘤是起源于视神经胶质细胞的良性肿瘤，主要累及视神经，也包括视交叉和视束。该病临床上较为棘手，多种因素影响其临床表现、治疗手段和预后情况，主要包括肿瘤组织构成、位置、累及的范围、生物学行为和是否伴有神经纤维瘤病。视神经胶质瘤属于中枢神经系统星形胶质细胞瘤的范畴，肿瘤活性与生物学行为与颅内同种肿瘤相一致。局限性者占全部患者2/3，只引起局部损害，另1/3患者同时伴有全身神经纤维瘤病，肿瘤弥漫性生长，引起机体多组织损害，称为弥漫性神经胶质瘤，属于神经纤维瘤病Ⅰ型（NF1）。

1969年Hoyt和Baghdassarian首先报道儿童时期的视神经胶质瘤预后好，早期病变生长而后有长期静止的趋势，认为该瘤生物学特征更倾向于错构瘤而非真正的肿瘤。Imes和Hoyt又对一组儿童患者进行了17年的随访，总结发现该瘤具有肿瘤生物学行为，并且患者长期预后并不乐观，57%（16/28）患者由于该病死亡，其中只有5例直接死于视交叉胶质瘤。死亡大多数发生在随访前10年内；他们同时还发现16例伴有神经纤维瘤病患者，其中9例（56%）死亡，死亡率与不伴神经纤维瘤病者一致，前者中2/3死于非视交叉肿瘤及肉瘤；12例生存患者均获得稳定的视力和良好的生活质量。最近的一项回顾性研究得到了不同的结论，研究者发现8%~15%的神经纤维瘤病患者伴有视神经胶质瘤，而30%视神经胶质瘤患者发生神经纤维瘤病。此外，伴有神经纤维瘤病的视神经胶质瘤患者5年和10年生存率似乎更高，12%合并神经纤维瘤病和63%不合并神经纤维瘤病显示病变有进展。合并NF1的病变活性低，并且视力预后更理想。总之，伴有神经纤维瘤病是视神经胶质瘤较好预后的标志。

神经纤维瘤病过去被认为具有单一发病因素，现在基因上它是一组不同形式的神经组织病变的总称，临床表现多样。神经纤维瘤病Ⅰ型和Ⅱ型（NF2）都可发生眼部病变，从眼眶角度，Ⅰ型更为重要，两型诊断要点见表9-1。Ⅰ型病变累及范围广，表现多样，常表现为皮肤咖啡样色素斑、虹膜结节、神经纤维瘤、中枢神经系统和视神经肿瘤、眶骨缺失等，其他少见的表现还包括脊髓、交感神经及肾上腺肿瘤。Ⅱ型患者常发生中枢神经系统脑膜瘤及听神经瘤，眼部受累仅为Ⅰ型的1/10，以早老性白内障最多见。约1/3视神经胶质瘤患者伴Ⅰ型神经纤维瘤病，其余则单独发病，两者区别见表9-2。

有学者认为局限性视神经胶质瘤好发于女性，

表 9-1 神经纤维瘤病Ⅰ型及Ⅱ型诊断要点

神经纤维瘤病Ⅰ型	神经纤维瘤病Ⅱ型
（两条以上可诊断）	（出现一条即可诊断）
1. 6 个以上皮肤咖啡样色素斑，青春期前患者斑块最大直径超过 5mm，青春期后患者超过 15mm	1. 影像显示双侧听神经瘤，强化 MRI 效果更佳
2. 两个以上神经纤维瘤病灶	2. 阳性家族史伴单侧听神经瘤或以下任意两条：
3. 腋窝或腹股沟斑块	• 神经纤维瘤
4. 视神经胶质瘤	• 脑膜瘤
5. 两个以上虹膜 Lisch 结节（虹膜错构瘤）	• 胶质瘤
6. 骨质损害，如蝶骨翼缺失、长骨骨质菲薄，伴有或不伴有假关节病	• 神经鞘瘤
7. 阳性家族史	• 青少年后囊下型白内障

表 9-2 伴有及不伴有Ⅰ型神经纤维瘤病的视神经胶质瘤临床特征

	不伴有Ⅰ型神经纤维瘤病	伴有Ⅰ型神经纤维瘤病
临床表现	视力下降、斜视、眼球突出	无体征、或视力下降
病情进展	63%	12%
视力预后	差	好
生长速度	较快，有时生长迅速	稳定或缓慢生长，视力波动
肿瘤范围	孤立、单侧、可累及视交叉	多发、弥漫、双侧、可累及视交叉
生存率	5 年生存率 83% 10 年生存率 63%	5 年生存率 93% 10 年生存率 81%
影像表现	视神经梭形增粗，与眶壁间距缩小，远端扭曲	视神经梭形增粗、扭曲，蛛网膜下 MRI-T2WI 高信号
病理	视神经增粗致周围间隙消失，实质病变	蛛网膜下神经胶质瘤，膜下病变，伴黏液沉积
全身表现	无	皮肤咖啡样色素斑、虹膜结节、其他肿瘤
视交叉及下丘脑	易累及，常见性早熟	累及少，不常见性早熟
脑水肿	79%（影像学检查）	极为少见
随诊	定期影像学检查	无症状时无须随访

但在我的研究中并未发现这种性别倾向。71%患者发生于10岁以下，90%患者为20岁以下。明确肿瘤部位及范围非常困难，但约1/4患者病变局限于视神经，余3/4病变蔓延至视交叉，其中又有40%累及视交叉以外区域。治疗视神经胶质瘤关键在于（适用于其他可能导致视力损害的视神经肿瘤）正确的诊断和鉴别诊断，明确病变范围和视功能受累情况，并预测肿瘤生物特性。该肿瘤为生长缓慢的纤维细胞样星形细胞瘤。治疗原则为保存有用视力，首选保守治疗，不急于开眶手术。病变局限于眼眶或视交叉前及瘤体大进展快应手术切除。不伴有Ⅰ型神经纤维瘤病的患者有25%视力会降到20/20~20/40，有60%降到20/300以下。肿瘤已累及视交叉及其周围结构，病变静止则观察，病变仍进展则须放化疗或联合手术治疗。然而并无确切证据表明放化疗能改善长期预后。

组织病理学

视神经胶质瘤是一种分化良好的纤维细胞性星形胶质细胞瘤，具有两种生长方式。大多数患者肿瘤呈实质性生长，整个视神经的每条神经纤维束均膨胀；少数患者肿瘤向蛛网膜间隙呈外生性生长，类似NF1，称为周围性视神经胶质瘤（图9-1），常导致视神经周围脑膜细胞增生，活检组织较少时易误诊为视神经脑膜瘤（图9-1F和图9-2B）。胶质瘤很少累及硬脑膜。镜下由纤维型星形胶质细胞构成，细胞增殖过程中在其细胞突起内形成大量闪亮的嗜酸性结节，称Rosenthal纤维，为该瘤的特征性改变。瘤细胞异形性不明显，有丝分裂少见。肿瘤常发生黏液样变和囊性变（图9-2B），这也解释了临床上肿瘤明显的生长（图9-3），而视神经脑膜瘤则很少发生黏液样变。视神经胶质瘤常含有轴性神经成分。常可见到血

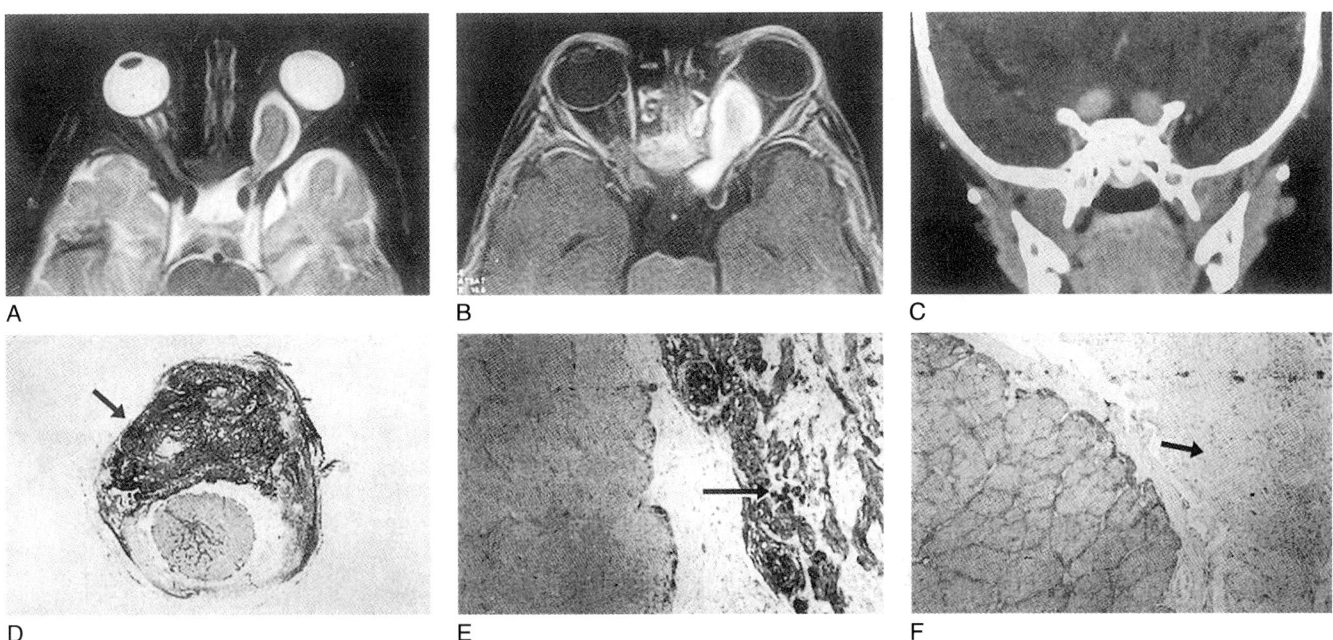

图9-1　病例6(见表9-3)。女性患者,1岁,出生时表现为左眼球突出及外斜视,诊断弥漫性视神经胶质瘤,伴神经纤维瘤病Ⅰ型。影像检查T2WI(A)蛛网膜下腔显示高信号强度;T1WI脂肪抑制(B)显示弥漫性视神经胶质瘤;冠状CT(C)显示视神经管扩大和双侧视神经管受累。患者由于进行性眼球突出和视力丧失行左侧眶内容切除术,术中发现瘤体位于蛛网膜下和蛛网膜反应性增生。神经胶原纤维酸性蛋白(GFAP)组织化学染色发现肿瘤细胞阳性(D和E),而增生的脑膜细胞阴性(F)。

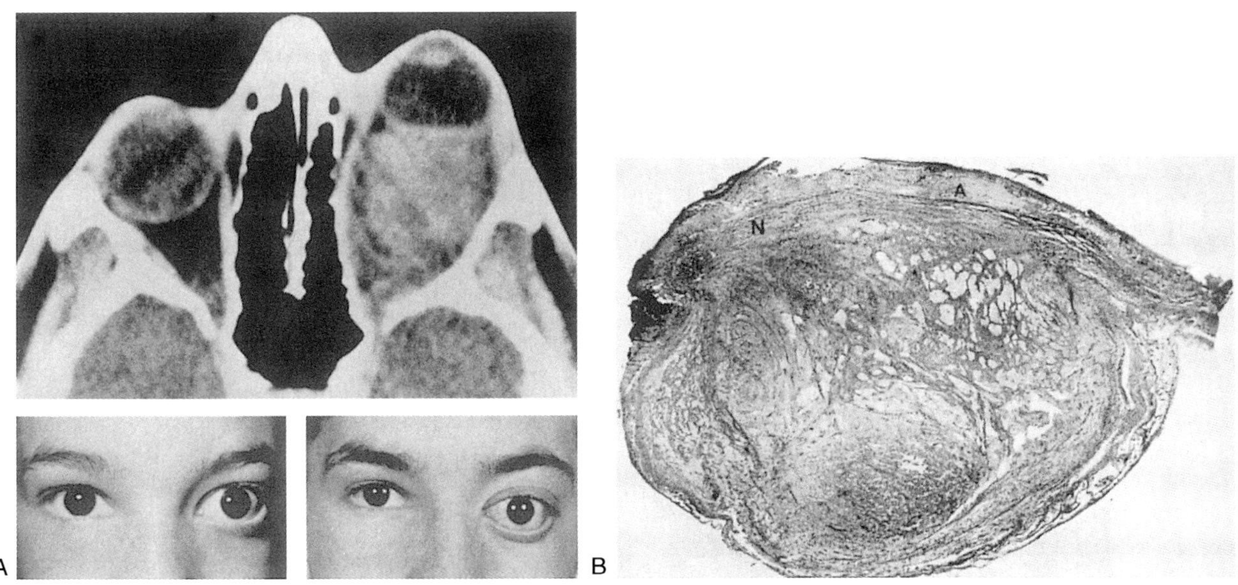

图9-2　病例18(见表9-3)。进展性视神经胶质瘤临床特征。患者11岁(A,左图),6岁时发现眼球突出以及进展性远视,不伴神经纤维瘤病,此时用+3.50球镜矫正视力0.3,眼球突出7mm,传入性瞳孔障碍和视盘胶质化。在随后5年内,患者视力在0.25~0.5之间波动,眼球突出加重,远视度数增加。16岁时(A,右图),眼球突出11mm,远视+7D,视神经萎缩及眼球畸形。水平CT(A)扫描显示眶内巨大占位,非均质性,导致眼球后部受压变平和眶腔扩大。行肿瘤和视神经切除术,瘤体巨大,多发性囊样变,蛛网膜细胞增生。

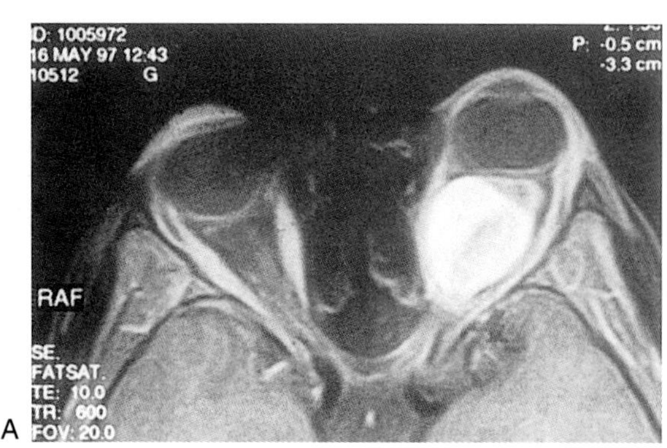

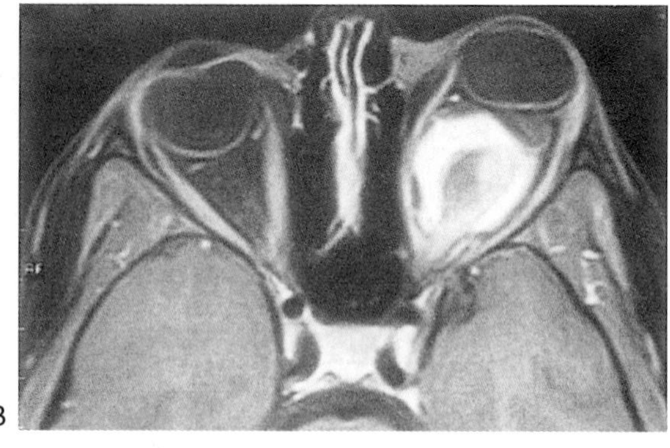

图 9-3 病例 20（见表 9-3）。女性患者，12 岁，左眼突出 2 年，不伴神经纤维瘤病。检查视力 OD1.0，OS0.6（0.6 中性滤色片），左眼相对性传入性瞳孔障碍。患者视乳头水肿，6 个月后眼球突出加重，视乳头苍白。T1WI（强化加脂肪抑制）（A，B）显示肿瘤囊样扩张，眼球突出和眼球后部受压变平。组织学上肿瘤增大主要由于囊样变。

管增生和瘤细胞不典型化，这并非肿瘤恶变标志，瘤细胞有丝分裂增多和坏死则预示恶变可能。下列一些情况会导致病变进展和临床表现加重，包括黏液沉积、胶质细胞增生及较少见的肿瘤坏死、出血和脑膜细胞增生。少量的取自肿瘤周边区域的活检标本可能仅获得增生的脑膜细胞，给鉴别诊断带来困难，导致误诊。偶尔位于蛛网膜下间隙的视神经胶质瘤可被误诊为周围神经鞘细胞来源的神经鞘瘤，二者可通过组织化学染色检测神经胶原纤维酸性蛋白（GFAP）（图9-1）和磷钨酸苏木精染色检测神经胶质丝的方法进行鉴别。电镜观察，星形胶质细胞胞浆疏松，呈花边样外观，几乎都缺乏基底膜，胞浆内含有电子高密度浓缩物（即光镜下的Rosenthal纤维），这些改变也有助于同周围神经鞘瘤的鉴别。

按照肿瘤累及部位不同，可将视神经胶质瘤分为眶内、眶颅沟通、视交叉和弥漫性视神经胶质瘤。

①眶内视神经胶质瘤

◎ 临床表现

大约25%视神经胶质瘤局限在眶内（图9-4），典型临床表现为轴性眼球突出，视力下降（85%），视神经萎缩（60%），斜视及眼球运动受限（50%）和单侧视乳头水肿（50%）。该病多为儿童期发病，发病年龄4~12岁，平均8.8岁。首诊时患者多伴有严重的视力障碍，少数视力下降不明显（图9-2和图9-5）。眼球突出刚发病时常不明显，随着肿瘤生长、黏液样变、坏死及出血可明显加重。

临床体征检查发现视力减退、视野缺损（包括中心性视野盲点、弓形暗点、周边视野向心性缩小和不规则视野缺损）、相对性传入性瞳孔障碍、斜视等。眼底检查视乳头苍白，部分患者视乳头水肿。可以出现视睫状血管，但很少见。伴有神经纤维瘤病的患者倾向于发生眶颅沟通或弥漫性视神经胶质瘤，视力相对较好并随病变发展而波动。局限性（不伴神经纤维瘤病）者病变局限于眶内，表现为进行性视力丧失、视野缺损、视神经萎缩和眼球突出，很少出现视乳头睫状血管。

◎ 影像学表现

视神经胶质瘤患者一般临床表现明确，影像检

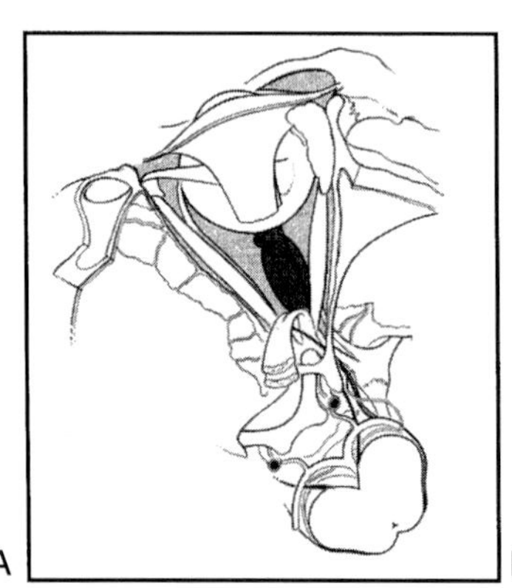

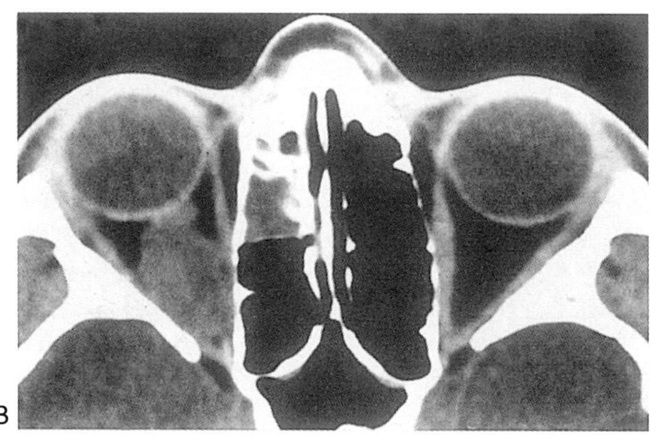

图 9-4 简图（A）和 CT（B）显示眶内视神经胶质瘤呈典型的梭形外观，边界光滑，近眼球端扭曲。

查具有特征性，仅凭这两点即可做出准确诊断。穿刺活检由于会造成视力丧失，且对诊断意义不大，一般不建议使用。CT检查肿瘤表现为梭形视神经肿胀，边界光滑，包膜完整（图9-4和图9-5）。肿瘤常累及视神经眶内段全长，前部与眼球壁相贴呈铸造样改变，以及肿瘤内局部组织变性呈低密度囊样改变为视神经胶质瘤的两个特征性改变（图9-3~图9-5），瘤体内钙化斑点极为少见。病变密度与正常视神经相近，强化造影肿瘤呈中等均匀增强；与此不同，视神经脑膜瘤强化CT显示视神经周围肿瘤显影增强，而中央存在轴性索条状低密度区。血管造影不像脑膜瘤那样充盈。超声检查也可发现类似的视神经增粗和肿瘤内囊样变性。

MRI是重要的检查手段，便于评价和随访。优势在于能更准确的显示视交叉前及视交叉受累情况（图9-1、图9-3、图9-7~图9-9），T1WI为中等偏低信号，T2WI为高信号。伴神经纤维瘤病者可表现为蛛网膜下间隙肿瘤和黏液沉积（图9-1），不伴神经纤维瘤病者肿瘤局限生长，蛛网膜下腔无黏液（图9-7和图9-8A），前者T2WI显示环形高信号强度（反映黏液沉积）包绕相对较低信号核心（肿瘤实体），易误诊为蛛网膜下腔积液，肿瘤内黏液聚集及向蛛网膜下腔蔓延反映肿瘤发生囊性改变（图9-3）。

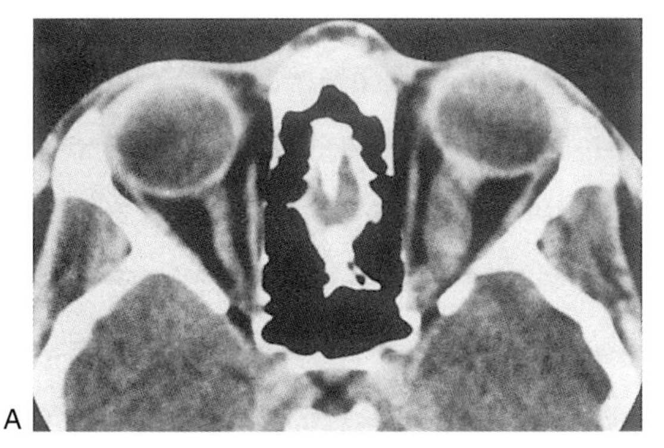

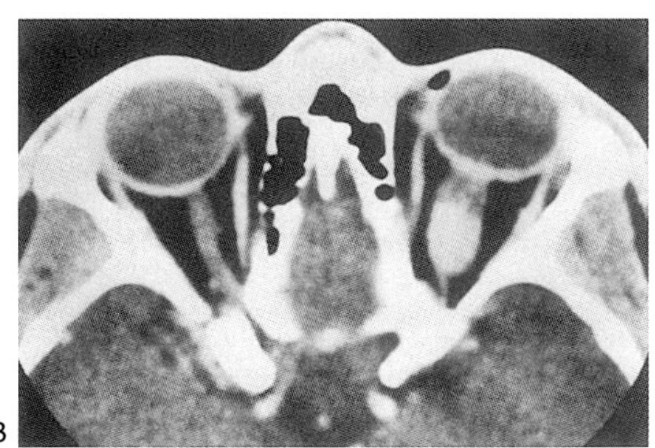

图9-5 病例17（见表9-3）。女性患者，22岁，左眼视力下降4年，不伴神经纤维瘤病。首诊时患者左眼视力不佳，相对性传入性瞳孔障碍，眼球突出2mm，轻度视神经萎缩，视野检查旁中心暗点，VEP功能异常。水平CT扫描（A，B）显示视神经梭形增粗，前端轻度扭曲。患者随访14年，视力未下降，瘤体未增大。

治疗

局限性眶内视神经胶质瘤者（不伴神经纤维瘤病）生存预后好，死亡率仅12%，但视力预后差。该肿瘤生长缓慢，且有随患者年龄增长停止生长的趋势，临床医生明确诊断后可随诊观察，如眼球突出严重影响外观（图9-2），或发现肿瘤进展迅速甚至向颅内蔓延时再考虑积极的手术治疗。具体来说，单侧局限性病变，视功能良好，未发现视交叉受累应随访观察，定期进行临床和MRI检查。

与神经纤维瘤病无关的视力缓慢的持续性下降可看做放疗或化疗的适应证；严重的外观畸形或发现肿瘤进展迅速则考虑手术治疗，术式多采取外侧开眶术，我个人更倾向于经额颞骨开眶术，术野开阔，有助于术中完整的摘除肿瘤。肿瘤体积大，沿视神经轴向扩展，显著进展者更适于此术式。肿瘤切除应在远离眼球的视神经硬脑膜层内，球后部分也应在组织分离清楚的情况下大部切除。多数报道均认为，包括中枢神经系统的纤维细胞性星形胶质瘤在内，术后的残余肿瘤一般不会再进展。

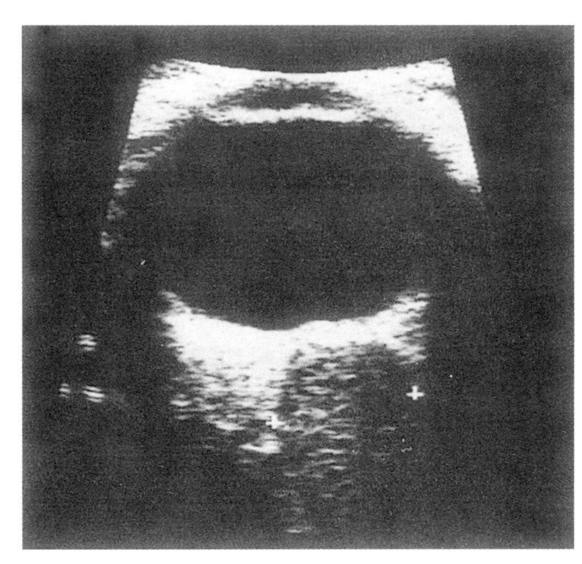

图9-6 病例9（见表9-3）。B超显示视神经增粗。

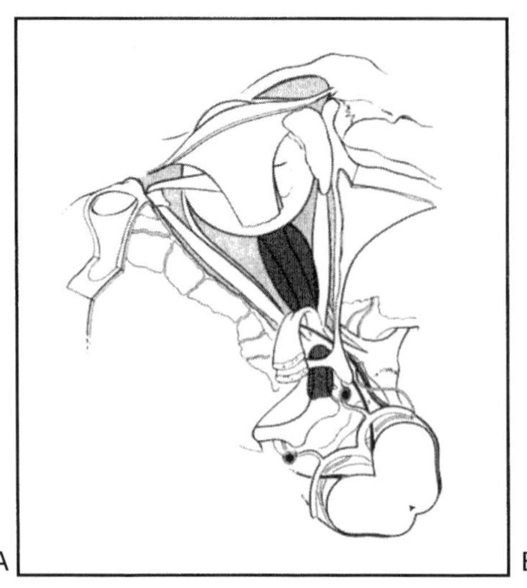

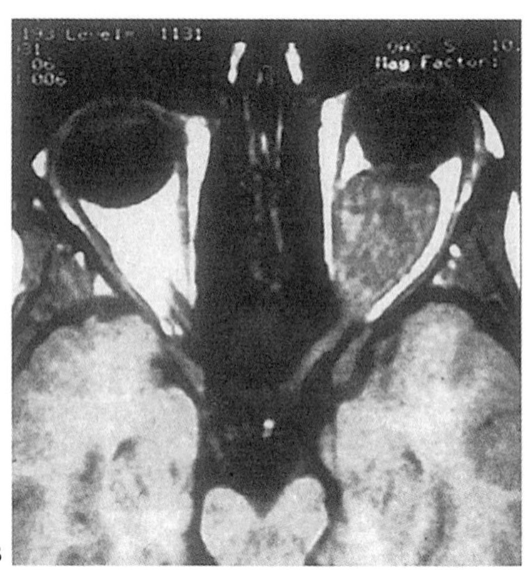

图 9-7 病例 12（见表 9-3）。（A）简图显示眶颅沟通性视神经胶质瘤，累及视交叉。T1WI（B）显示眶内视神经胶质瘤，尚未累及视神经近侧端。该患者不伴神经纤维瘤病，儿童期发病，2 年后视力下降，眼球突出进展导致外观畸形。患者行视交叉前的眶内容切除术，术后随访 7 年病情未进展。

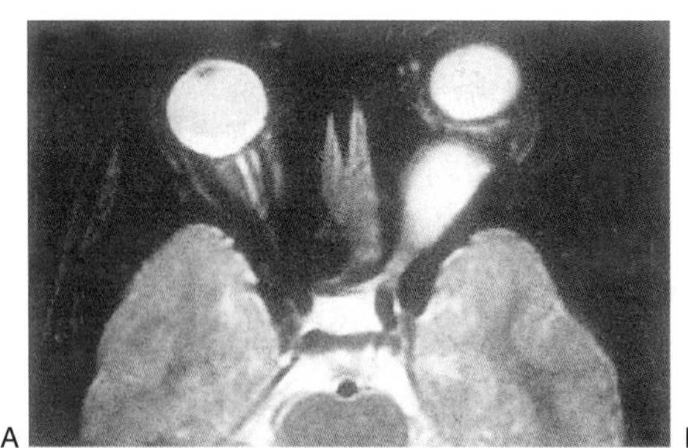

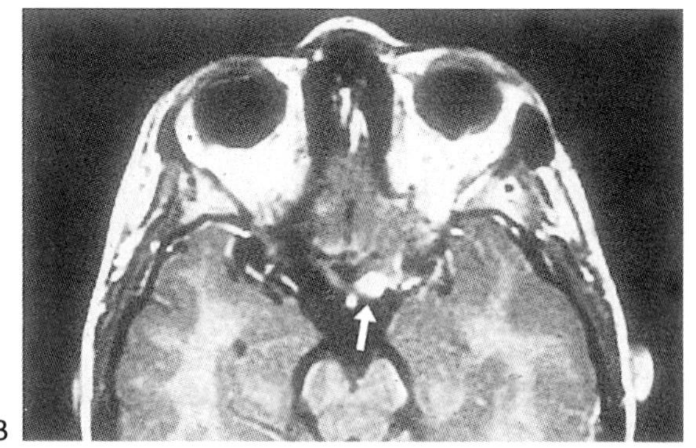

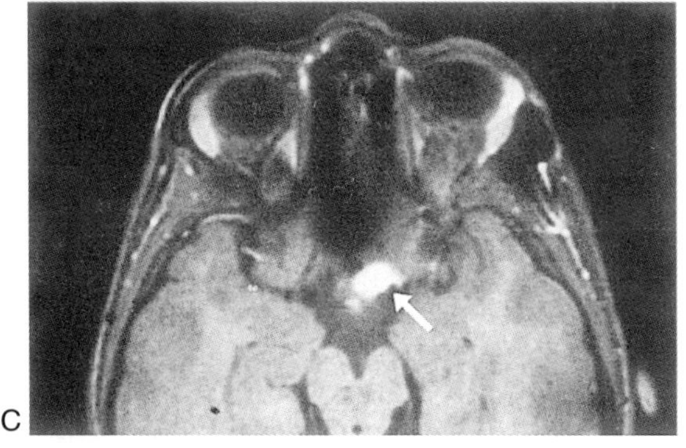

图 9-8 病例 15（见表 9-3）。女性患者，8 岁，视力进行性下降 4 年。检查左眼视力光感，T2WI（A）显示肿瘤累及视神经管。患者行开颅手术，术中发现视神经轻度增粗，向上累及左侧视交叉前及视交叉部位。术后 7 个月 T1WI（强化加脂肪抑制）（B）显示视交叉前及视交叉残余肿瘤，6 个月后再次 MRI 检查发现残余肿瘤生长（C）。随后患者采取化疗，病变稳定 5 年，但最近又发现肿瘤生长。

②眶颅沟通视神经胶质瘤

肿瘤由眶内经视神经孔蔓延至颅内，可分为视交叉前受累、视交叉受累和视交叉及周围组织受累。对于肿瘤尚未累及视交叉的患者应积极手术治疗，一旦视交叉受累，很难完全切除。临床判断视交叉是否受累的方法包括有无双侧视野缺损，以及细致的影像检查观察视神经管和视交叉有无改变（图9-10和图9-8）。MRI对于显示视交叉有显著优势，但也并不能完全准确判断肿瘤累及范围（图9-8B）。当病变扩散至视神经管内时，MRI显示骨性部位较对侧明显增宽，边界光滑（图9-1和图9-10）。对于这类视神经胶质瘤患者的治疗，应首先明确肿瘤范围，将眶内至视交叉前肿瘤完全切除。

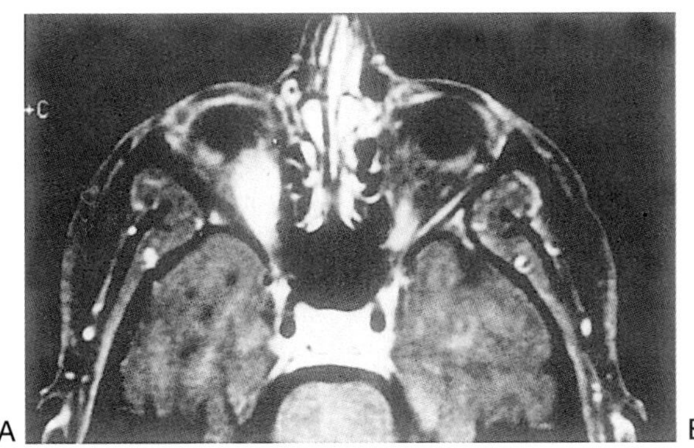
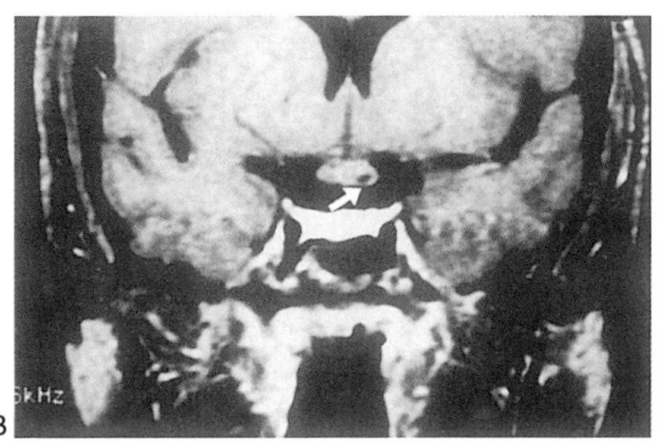

图 9-9　病例 16（见表 9-3）。女性患者，25 岁，4 岁时诊断左眼视神经胶质瘤而行视神经管减压术。现检查视力 0.1，色觉下降，左眼相对性传入性瞳孔障碍，视乳头苍白，眼球突出 4mm。患者无神经纤维瘤病Ⅰ型体征，视野检查为中心暗点。MRI（A，B）显示眶颅沟通性肿瘤并累及视交叉。随访 4 年病情无变化。

③视交叉胶质瘤

◎ 临床表现

大约2/3至3/4视神经胶质瘤会累及视交叉。胶质瘤也可单发于视交叉，或累及视交叉旁结构包括视神经、第三脑室及邻近脑组织（图9-11），发病年龄较局限性胶质瘤患者稍大。其临床表现为双侧视力丧失，往往在检查脑水肿，内分泌功能失调和常规神经影像检查时发现，甚至掩盖原发肿瘤表现。常规神经影像检查不易发现此病变。视力丧失为慢性进展，但可因为瘤内出血出现突然的视力丧失。部分患者伴有斜视，双眼视功能不良者可出现突发性分离型垂直方向眼球震颤。肿瘤也可向视束蔓延。病变累及下丘脑可产生各种内分泌异常表现，包括性早熟、生长迟缓、糖尿病和肥胖等症状。如肿瘤仅局限在视神经和视交叉，10年死亡率为17%，如有视交叉，下丘脑和第三脑室受累，死亡率高达50%。

◎ 影像学表现

视交叉胶质瘤表现为蝶鞍上区的肿块，可有囊样改变，肿瘤可向第三脑室、下丘脑及更高级视路扩展，MRI显像更佳，4%伴神经纤维瘤病者可见不连续

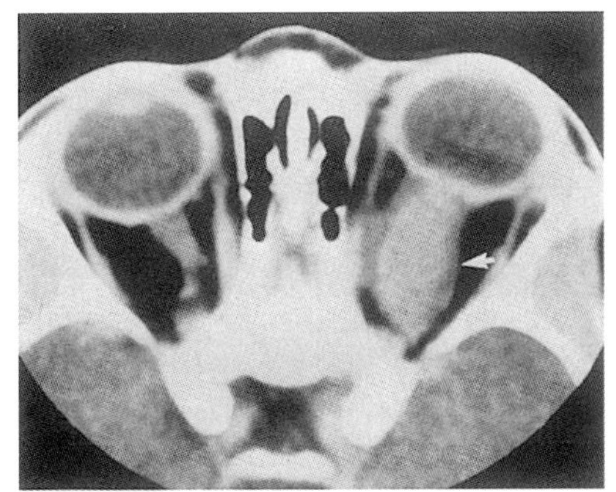
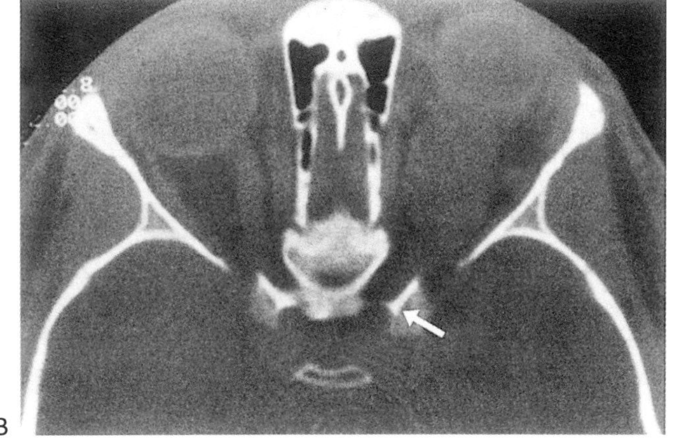
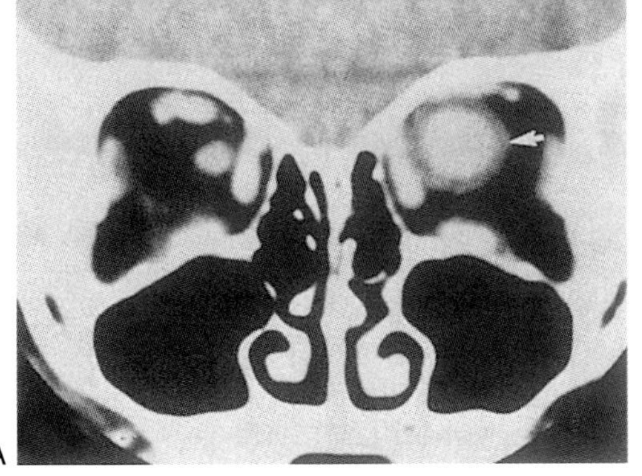

图 9-10　病例 14（见表 9-3）。患者为 5 岁儿童，水平及冠状强化 CT（A）扫描显示视神经梭形增粗，眼球后部受压变平。患者有一个皮肤软性结节，但不具有其他神经纤维瘤病Ⅰ型体征。注意肿瘤周围视神经鞘低密度增厚（箭头所示），为视神经鞘蛛网膜细胞增生的影像改变。该患者轻度眼球突出，但视力仅存光感。水平 CT 骨窗（B）显示左侧视神经管增粗。患者切除视交叉前肿瘤，随访 9 年未复发。

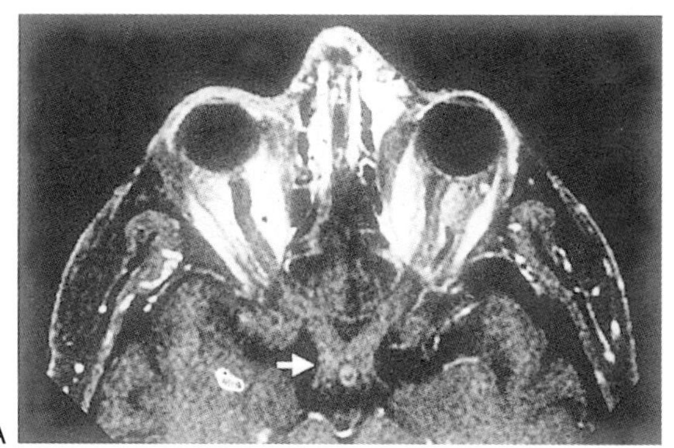

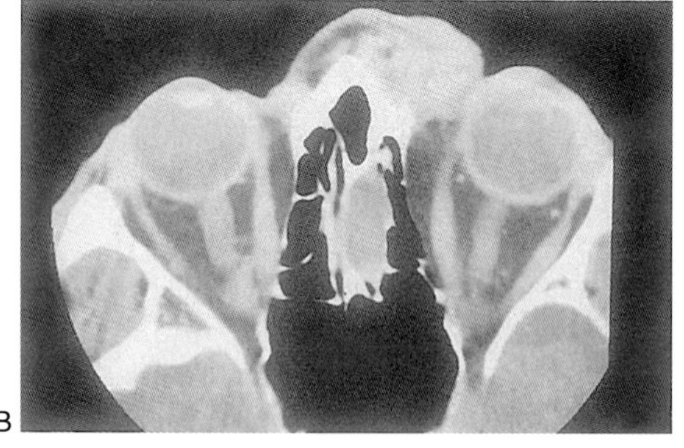

图9-11 病例23（见表9-3）。T1WI（A）和CT（B）显示双侧视神经及视交叉胶质瘤。患者为一41岁男性，伴有神经纤维瘤病Ⅰ型，视力OD0.05，OS0.1。随访10年病情无变化。左眼眶前部及眶周丛状神经纤维瘤。

的颅内肿瘤。

◉ 治疗

绝大多数视交叉胶质瘤不再进展，但后部的肿瘤预后不良。外科手术仅适用于明显的肿瘤增大形成膨胀性肿块并压迫视神经视交叉者。视交叉手术可能产生严重的下丘脑综合征，导致患者突然死亡或双侧视力丧失。放疗和化疗可作为治疗此类肿瘤的备选方案，但目前治疗适应证和疗效并不确切。大多数学者将放疗作为首选的治疗手段，除非肿瘤体积较大或已累及周围组织，但放疗可能带来一些严重的并发症，如脑和躯体发育迟缓、精神障碍和诱发第二原发肿瘤，大量病例回顾性研究表明放疗并无确切疗效。化疗并非该病主要的治疗手段，大多数患者化疗后最终还会复发。近来一种立体定位放疗法治疗视交叉胶质瘤取得较好的疗效。

伴有神经纤维瘤病的视神经胶质瘤患者，大多数发生眶颅沟通或弥散性胶质瘤，病变多静止，视力尽管有所波动，仍能保存较好的有用视力（图9-12），首选保守治疗。

④弥漫性和双侧性视神经胶质瘤

伴神经纤维瘤病者常发生弥漫性或多发性视神经胶质瘤（图9-1、图9-12和图9-13），此类患者即使未经治疗亦有较好的预后视力，但必须强调该瘤相对其他类型视神经胶质瘤更易恶变，故应加强随访。缺乏多系统改变的神经纤维瘤病患者也可发生双侧性视神经胶质瘤（病例7和病例8，表9-3）。

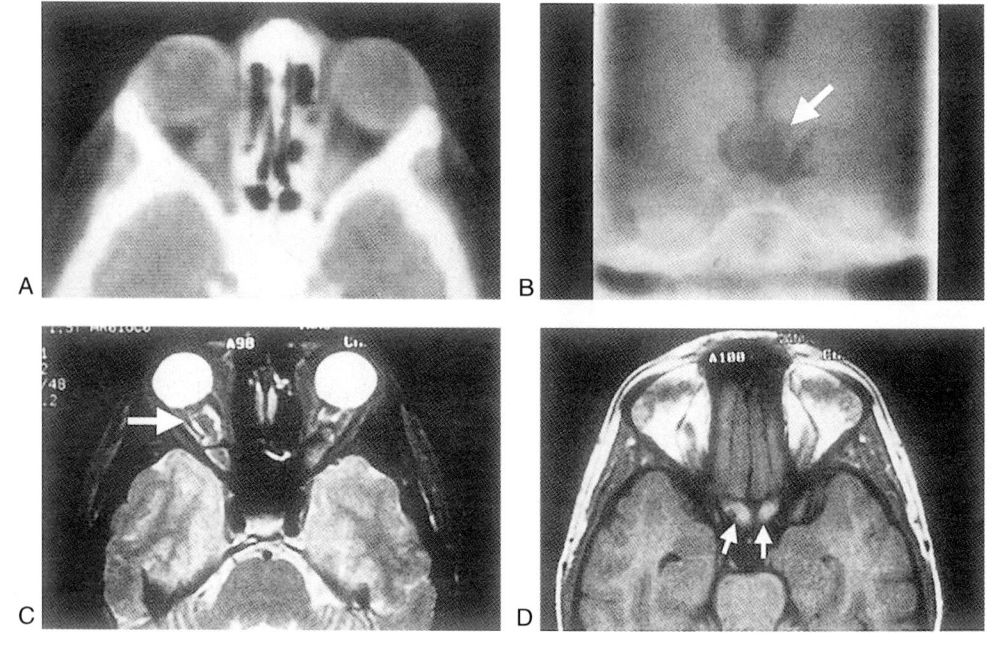

图9-12 病例2（见表9-3）。患者4岁时发病，伴有神经纤维瘤病Ⅰ型，双侧病变，左侧更严重，视力OD0.5，OS0.1，检查轻度视神经萎缩。当时CT（A）扫描显示弥漫性视神经胶质瘤，累及双侧眼眶，同时气脑造影术（B）显示视交叉受累（箭头所示）。患者随访13年，视力OD在0.5内波动，OS在0.4内波动。最后一次随访（17岁时）双侧视力1.0。MRI（C，D）显示典型的周围型蛛网膜下视神经胶质瘤，同时眶颅沟通部位及视交叉受累。

我们总结了24例视神经胶质瘤患者，其中8例弥漫型，8例眶颅沟通型，4例局限于眶内，3例累及视交叉和周围组织及1例恶性患者。其中弥漫性及双侧性的8例患者，2男6女，其中6例伴有神经纤维瘤病，2例患者双眼盲，4例出现不同程度的视力下降，余2例视功能正常。这类患者易出现视力波动，1例患者发病时视力在20/20~20/200之间波动（病例2，表9-3），成年后经13年随访双眼视力稳定在20/20（图9-12）。其他7例患者均早期发病，1例后代发生神经纤维瘤病（病例4，表9-3）。3例患者肿瘤累及视放射，2例出现脑发育迟缓。另有1例双侧性视神经胶质瘤患者蝶鞍上发现巨大的肿块，从视交叉蔓延至视放射（图9-14）。

第二组8例眶颅沟通型患者，3男5女，病变均累及视交叉。其中没有患者伴有神经纤维瘤病，但有2例患者发现有不多于三个咖啡斑、未见其他色斑。5例患者由于肿瘤生长或进行性视力减退手术治疗，其中1例同时接受放疗，术后均生存且视力良好。1例患者肿瘤切除距视交叉2mm以内，术后一年残余肿瘤生长，继续接受放疗，5年内病情稳定（图9-8），现在该患者肿瘤再次生长，考虑施行立体定位放疗（病例15，表9-3）。另外1例患者随访2年未进展（病例10，表9-3）。

第三组4例患者病变局限于眶内，2例长期随访病变未进展，另外2例由于囊性改变致肿瘤增大而行手术切除，均未复发。

第四组3例视交叉及其周围组织胶质瘤，其中1例（病例22，表9-3）伴有神经纤维瘤病及性早熟，由于进行性视力下降行放射治疗，反应良好，但最终该患者死于继发性胶质瘤，余2例分别随访22年和10年，均病情稳定。

惟一1例恶性胶质瘤患者确诊后6个月死亡。

视神经胶质瘤和视神经脑膜瘤是原发于视神经的两种常见肿瘤，临床上不易鉴别，另外视神经胶质瘤压迫周围脑膜，脑膜细胞增生形成假脑膜瘤，更给

A
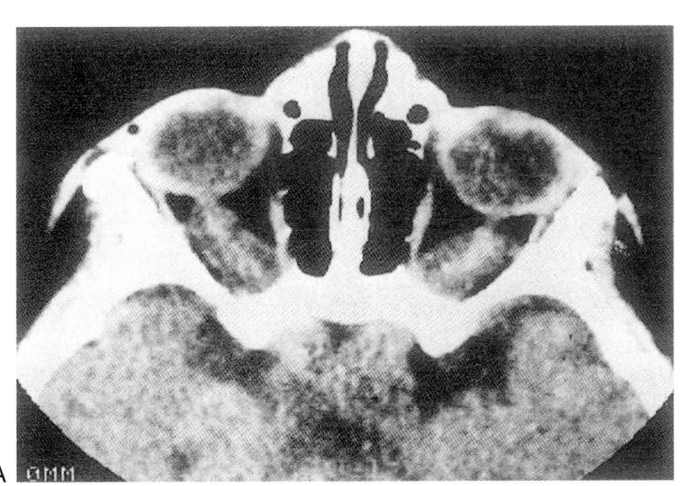

B
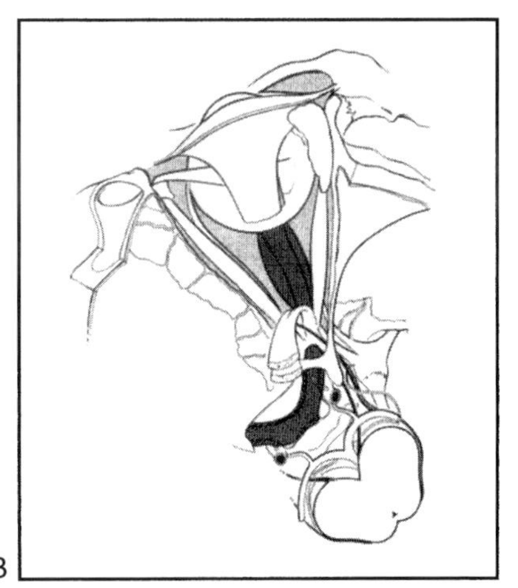

C
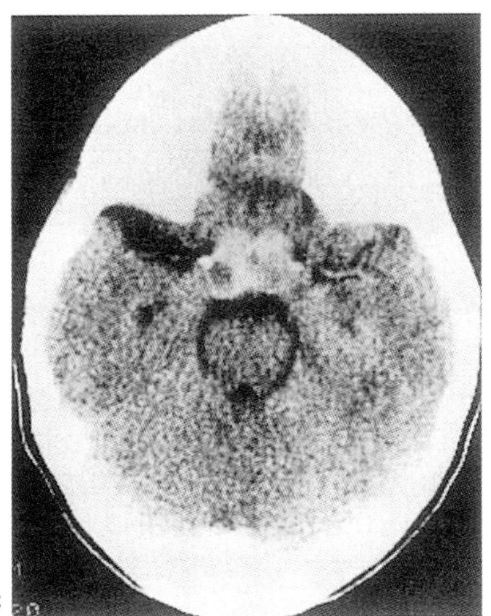

D
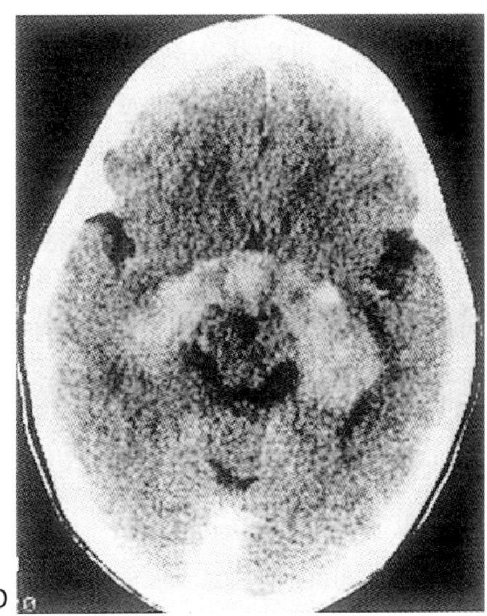

图 9-13 病例3（见表9-3）。水平CT显示弥漫性胶质瘤，累及双侧视神经（A），视交叉（C）以及视束（D）。患者男性，5岁，伴有神经纤维瘤病Ⅰ型，双眼盲，双侧视神经萎缩。

表 9-3 视神经胶质瘤24例回顾（不列颠哥伦比亚眼眶病中心，1976~1999年）

病例	发病年龄	就诊年龄	性别	NF	临床表现	影像表现	治疗	随访
弥漫型（n=8）								
1	2	2	F	+	右眼球突出4个月（OD14mm，OS8mm），右瞳孔较左侧大	视神经及视交叉弥漫受累	观察	14年病情稳定
2	4	4	F	+	左眼球突出数月，视神经轻度萎缩，视力OD0.5，OS0.1	视神经及视交叉弥漫受累	观察，视力在0.4左右波动	13年OU1.0
3	1	4	M	+	双眼盲，视神经萎缩，眼球震颤	视神经、视交叉及视放射受累	观察	1年
4	2	12	F	+	左眼突出、视力下降，双侧视神经萎缩	双侧视神经、鞍区、脑干及颅前窝受累	肿瘤大部切除	13年轻微进展
5	6	36	F	+	有家族史，以NF1就诊，左眼视乳头苍白，视力OS1.0	左眼视神经及视交叉受累	观察	6年病情稳定
6	出生	1.1	F	+	左眼突出，双眼视盘胶质增生	弥漫性，累及视放射	左眶内容大部切除术	5年病情稳定
7	2	2	M	–	进展缓慢	双侧视神经及视交叉受累	观察	未随诊
8	婴儿	2	F	–	进展缓慢，OD视神经萎缩，OS颞侧苍白	弥漫性，鞍上肿块，视放射受累	视力下降及肿瘤增大时化疗	11年病情稳定，双盲
眶颅沟通型（n=8）								
9	13	14	F	–	右眼进行性视力下降8个月，现0.5m指数，视乳头水肿	右眼视神经受累、蔓延至视交叉前	切除	16年未复发
10	8	16	M	3个色斑	右眼进行性视力下降7年，现无光感	右眼视神经	观察	2年未进展
11	十多岁	63	M	–	进行性视力下降48年，现全盲	左眼视神经，蔓延至视交叉	颅内部分诊断性切除	4年继发新生血管性青光眼
12	14	14	F	–	自幼眼球突出，近两年眼球突出及视力减退加重	累及视神经管但未达视交叉	视交叉前部切除	7年未复发
13	25	30	F	–	右眼视力下降5年，诊断胶质瘤切除及放疗术后	右眼视神经至视交叉受累	观察	由于放射性角膜病变和疼痛行眼球摘除
14	婴儿	6	F	1个色斑	9个月左眼斜视，4岁眼球突出，现视力光感	左眼视神经至视交叉受累	大体完全切除，镜下仍有残余	9年未复发
15	4	8	F	–	左眼光感，曾有进行性视力减退病史	肿瘤生长并累及视交叉	切除至视交叉前，镜下有残余	1年肿瘤复发伴对侧视野改变，化疗后6年肿瘤轻度生长
16	4	25	F	–	11个月时不能固视，左眼突出2mm，向内下移位，视盘中等苍白，色觉障碍，视力OD1.0，OS0.1	左眼视神经和视交叉左侧受累	骨壁减压	4年未进展
局限于眶内（n=4）								
17	18	22	F	–	左眼视力下降4年，眼突2mm，视神经萎缩	左眶内	观察	14年未进展

（续表）

病例	发病年龄	就诊年龄	性别	NF	临床表现	影像表现	治疗	随访
18	8	11	M	–	左眼屈光不正 1 年，远视度增加，视力 0.8，视盘苍白	左眶内	观察 4 年，视力 0.25，眼突 11mm，视盘界不清，切除	5 年未复发
19	不明	13	M	–	OD0.8	右眼视神经增粗	观察	5 年未进展
20	2	12	F	–	左眼突出，视力 0.6，6 个月内降低至指数，伴视盘水肿、苍白、胶原化	左眼视神经增粗	切除，边缘胶原增生	3 年未复发
视交叉及周围组织受累（*n*=3）								
21	儿童	7	M	–	左眼视力下降	左眼视神经至视交叉	活检后放疗	22 年左眼视神经萎缩无光感，右眼鼻侧视野缺损
22	2	9	M	+	性早熟，双眼视神经萎缩 OD0.05，OS0.1	视交叉	观察 2 年，视力继续下降，放疗	视力好转，3 年复发，15 岁死亡
23	儿童	41	M	+	双眼视力下降，色觉色素细胞增殖，癫痫	双眼视神经，视交叉，右侧中脑脚受累，眼睑丛状神经纤维瘤	观察	10 年病情稳定
恶性胶质瘤（*n*=1）								
24	54	54	M	–	视力 OD1.0，OS 指数，双侧视野损害	视交叉及下丘脑受累	活检后放疗	6 个月死亡

NF：神经纤维瘤病

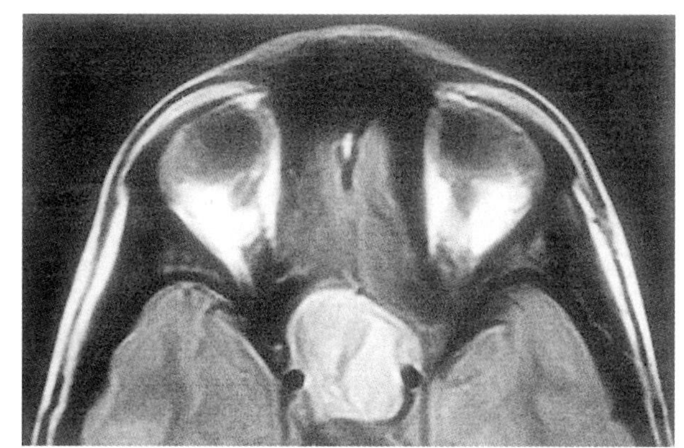

图 9–14　病例 8（见表 9–3）。患者 3 岁，双侧视神经胶质瘤，不伴神经纤维瘤病 Ⅰ 型，伴发育迟缓。检查双侧视神经萎缩。T2WI 显示蝶鞍上区肿块，以及显著的双侧眶颅沟通部位受累。采取化疗，病情稳定 11 年。

鉴别诊断带来一定难度，应从流行病学、临床表现、影像检查以及组织病理学角度进行仔细鉴别，见表 9–4。

（2）恶性视神经胶质瘤

1973年，Hoyt首先报道了1例恶性视神经胶质瘤患者。该病好发于中年男性，病变进展急骤，导致短期内视力严重下降，易被误诊为视神经炎，可迅速致盲甚至致死。早期表现包括单眼视力下降、眶内疼痛、静脉迂曲扩张及视盘梗死，病变继续进展导致患眼全盲、轻度偏瘫和下丘脑功能失调。病理研究表明肿瘤侵袭性强，向周围组织浸润，迅速产生严重后果甚至致死。大多数患者须手术或死后尸检才能确诊。

近期有学者总结大量病例，发现该病多于中年发病，无性别差异，常导致双侧视力障碍。约25%患者尽管存在视力障碍和眶内反应，但眼科和神经科检查不能找到明确的病变。约50%患者出现眼球突出、视盘水肿、出血性青光眼及眼球运动障碍。患者一般早期即有眼部症状，随肿瘤向颅内蔓延而出现神经症状。CT扫描发现75%患者视神经及视交叉增宽。组织学检查大多数患者为胶质肉瘤细胞增生，仅少数患者为分化较好的星形胶质细胞。确诊依赖病理活检。该病任何治疗均不能改善预后。

2. 脑膜瘤

脑膜瘤是颅内好发肿瘤，可以通过视神经管向

表 9-4 视神经胶质瘤与视神经脑膜瘤鉴别诊断

视神经胶质瘤	视神经脑膜瘤
流行病学	
年龄:平均5岁,10岁内占71%,20岁内占90%	年龄:平均41岁,20岁内占4%
合并表现:约30%伴神经纤维瘤病Ⅰ型,双侧发病常与神经纤维瘤病Ⅰ型有关	合并表现:极少数伴神经纤维瘤病Ⅱ型,双侧发病与神经纤维瘤病Ⅰ型无关
性别:女性略多	性别:女性显著多于男性
临床表现:视力	
视力下降(85%患者视力下降,60%患者视力低于0.6),眼球轻度突出	视力下降与眼球突出程度不一致
视睫状静脉少见	25%患者出现典型视睫状静脉
视神经萎缩60%	视神经萎缩55%
视乳头水肿50%,伴NF1型者视力预后好	视乳头水肿42%
CT扫描	
包膜完整,边界光滑	肿瘤突破脑膜向眶内蔓延,边界不光滑(15%)
常呈梭形	视神经球形增粗,两侧弥漫性增厚
肿瘤内残留视神经扭曲、囊样变性(NF1型者常见)	典型的车轨样改变(20%~25%)
极少钙化	组织密度高,常见钙化(20%~25%)
骨改变少见	邻近骨质增厚
囊性变多见	极少囊性变
MRI	
管形、梭形或球形增粗	T2信号不均(高、中或低信号)
边界光滑,前端扭曲	T1信号与脑灰质相等
T1低信号;T2信号不均	视神经周围强化
视神经蛛网膜下胶质瘤T2高信号,明显强化	
视神经管内受累T2高信号	
组织病理	
星形胶质细胞微丝(PTAH和GFAP)	核内假包含体
Rosenthal纤维	团块或涡状
蛛网膜胶原增殖	脑膜瘤细胞胞浆PAS阳性
电镜表现	
细胞梭形外观	交错的细胞突起,内含大量桥粒
大量胞浆胶质微丝	细胞外间隙或基质较少
囊样变性	胞浆微丝
Rosenthal纤维,胶质微丝电子高密度颗粒	细胞器少
免疫组织化学	
GFPA(胶原纤维酸性蛋白)阳性	GFPA阴性
EMA(上皮膜抗原)阴性	EMA阳性(80%)

眶内蔓延,眶内脑膜瘤也可原发于眶内软组织,最常见的类型为视神经鞘脑膜瘤。该瘤生长缓慢,压迫周围正常组织而表现出相应临床症状。视力损害是最常见的临床表现,视神经鞘脑膜瘤导致单侧视力下降,颅内脑膜瘤则可导致双侧视力下降。视神经管内的较小肿瘤即可引起早期视力障碍;而球后肌锥内肿瘤首先为占位效应和眼球突出,视力损害出现较晚。迄今我们共收集88例脑膜瘤患者,其中33例原发于视神经鞘,42例发生于蝶骨大、小翼,另13例发生于其他部位。蝶骨翼脑膜瘤约占颅内脑膜瘤的20%,90%以上患者有颅内起源。仅1例患者为眶内软组织原发肿瘤。大多数蔓延至眶内并最终影响视功能的颅内脑膜瘤来源于蝶骨表面的脑膜组织,位于蝶骨嵴、蝶骨平部、蝶鞍旁区和视神经管等部位。该病易发因素包括女性(尤其口服避孕药者)、电离辐射和神经纤维瘤病Ⅱ型(22号染色体缺失)。

3. 组织病理学

脑膜瘤是由脑膜细胞发生的肿瘤,眶内该细胞位于视神经鞘蛛网膜或散在于蝶骨骨膜,另外还存在极少异位脑膜细胞。蛛网膜由两层细胞及中间的网状结构所构成，外层为扁平的帽状上皮细胞，内层为梭形成纤维细胞，这两种细胞均可发生脑膜瘤。脑膜瘤生长缓慢，有或无结缔组织包膜，肿瘤侵入软组织，常引起反应性结缔组织增生，累及骨质会导致局部骨质肥厚而与原发性骨肿瘤难以鉴别。该瘤倾向于弥漫性生长，沿周围组织间隙进展并由致密的结缔组织包裹，同时极易沿骨性管道蔓延（如视神经管、眶上裂等），导致骨质增生和骨管扩大。

组织学观察肿瘤基底细胞增生活跃，成多形性，构成巢状或涡状结构。根据肿瘤细胞来源、恶性程度、血管床多少和有无沙粒体可分为不同的组织学亚型。

2/3脑膜瘤属于脑膜上皮细胞源性肿瘤，包括来源于多形性细胞肿瘤（41%）和过渡型混合沙粒瘤（25%），后者由包绕中央沙粒体的多形性细胞及部分梭形细胞构成，细胞排列成漩涡样。由成束的梭形成纤维细胞构成的成纤维细胞型脑膜瘤占19%。脑膜瘤血供丰富，很少囊样变性（图9-15）。

两种具有侵袭性的肿瘤为成血管性和肉瘤性脑膜瘤。前者极少见，仅占脑膜瘤3%，有报道认为该瘤为血管外皮细胞来源，少数来源于成血管细胞，病变具有复发倾向，超过1/3患者最终发生转移，这种转移在组织学上并无可预见性。肉瘤性脑膜瘤瘤细胞形态多样、异形性显著，病变侵袭性更强，常发生全身转移，以青年人多见。

（1）颅内脑膜瘤

◎ 临床表现

脑膜瘤占成人颅内肿瘤的20%，儿童颅内肿瘤的2%。蔓延至眶内或视路的脑膜瘤主要位于蝶骨嵴、蝶骨平部、蝶鞍旁区和嗅沟等部位。颅内脑膜瘤中，18%~20%发生于蝶骨翼，8%发生于蝶鞍旁区，8%沿嗅沟分布。蝶骨小翼后缘及蝶骨嵴的中1/3构成中央区域，该区域的肿瘤压迫从视神经管和眶上裂进入眶内的神经及血管。蝶鞍旁区脑膜瘤早期可累

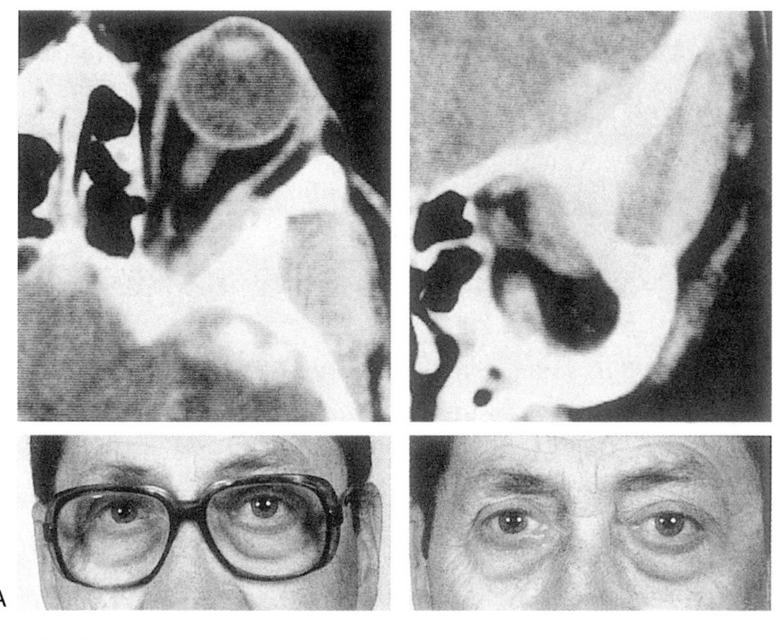

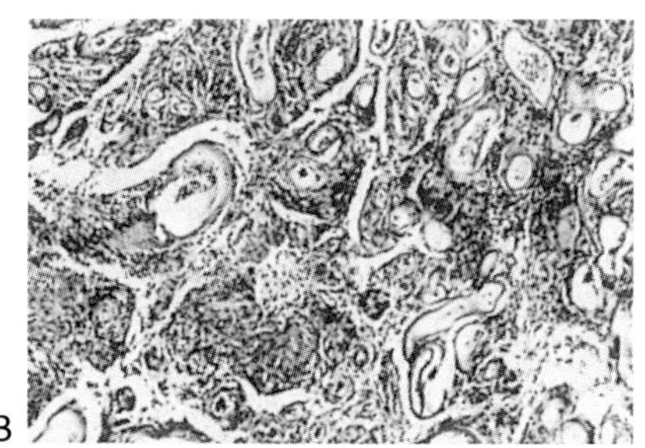

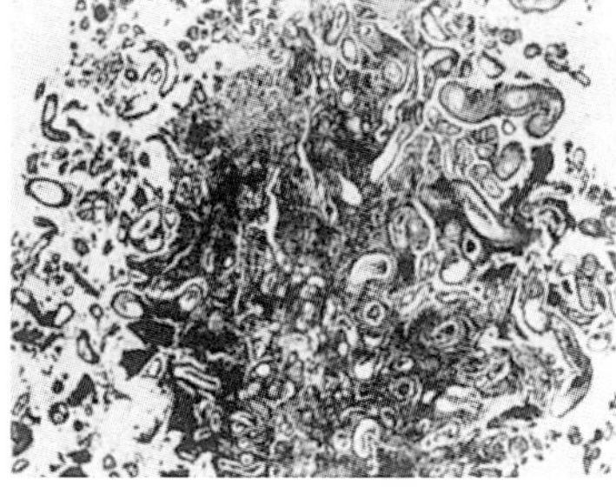

图9-15 （A）水平及冠状强化CT扫描显示蝶骨大翼外2/3脑膜瘤，导致眶骨增生和软组织肿块，累及临近眶外壁、视神经管中段以及颞窝。男性患者，67岁，外观像显示左侧颞窝肿胀。临床检查患眼向内移位2mm，眼球突出7mm，视野缺损。患者行肿瘤及眶骨切除术，术后视力及视野有所恢复。（B）组织病理学显示脑膜瘤细胞呈岛状分布，散在大量管腔。

及邻近的海绵窦，导致运动、感觉（25%）和视力障碍（50%）（图9-16）。相对而言位于嗅沟和蝶骨大翼外1/3的肿瘤（图9-16）则倾向于生长较大而不产生颅内占位和高颅压症状。蝶骨平部脑膜瘤倾向于沿蝶骨大翼发展，常引起纤维组织增生和骨质肥厚。

眼球位置和视力障碍的情况可反映肿瘤所处的部位。眶尖部肿瘤往往导致视神经萎缩、颅神经麻痹以及静脉回流不畅，表现为视力下降甚至丧失、眼球运动障碍和眼睑、结膜充血水肿。颅内肿瘤由于占位效应而引起颅内压增高。蝶骨大翼脑膜瘤会导致颞窝扩大和迟发性颅内症状，而嗅沟部肿瘤则同时表现出颅内及视力的症状。颞窝扩大对于佩戴框架眼镜的患者很容易观察到，表现为颞窝与太阳穴之间的间隙较对侧变窄，对患者照片的回顾观察对于判断此体征是十分必要的（图9-15和图9-17）。肿瘤生长所导致的骨壁扩张和软组织增生均导致眶腔结构改变。嗅沟脑膜瘤则会导致双侧颅内症状和双眼视力障碍。

颅内脑膜瘤多见于50多岁患者，男女比例约1:3。Wright认为眶内及视神经脑膜瘤也以女性较多见，且具有20和50岁两个发病高峰。但我们观察的88例患者并未发现这种发病趋势。一般认为年轻患者肿瘤恶性度较高。脑膜瘤还可呈多发性，神经纤维瘤病Ⅱ型常伴多发性颅内或眶内脑膜瘤（12%）。

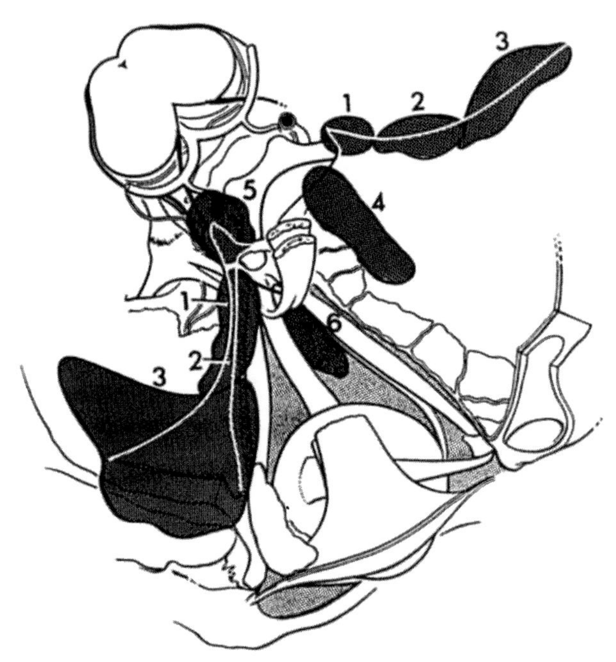

图 9-16 简图显示可能影响视力或向眶内蔓延的非视神经脑膜瘤发生部位：蝶骨内（1）、中（2）、外部（3），嗅沟（4），蝶鞍周围（5）及眶内（6）。

Wilison曾做过一项前瞻性研究，发现颅内脑膜瘤致视力丧失90%为慢性进展，8%~12%急性发病，12%的慢性发病者病变具有间歇性。颅内脑膜瘤致单眼或双眼视力丧失者各占50%，必须指出发生于嗅沟的肿瘤多导致双眼视力障碍。出现明显视力下降前，色觉障碍可作为早期敏感的检测指标。

◎ 影像学检查

CT和MRI是脑膜瘤主要的影像检查方法。CT对于发现骨改变如骨质增生和骨溶解破坏具有优势（图9-18），MRI则能更好的反映肿瘤和眶内软组织的情况，注射血管强化剂后显像效果更佳。同质物质在注射强化剂后信号强度应均匀一致增高，这样病变能更好的定位，肿瘤周围由正常组织包绕而显示清晰边界（图9-19）。对于较小的颅内肿瘤，MRI比CT检出率更高（图9-20）。CT显示肿瘤内小的钙斑提示组织学类型为沙粒瘤。CT及MRI三维重建技术能更好的显示肿瘤的毗邻关系尤其与周围血管的关系。

◎ 治疗

多学科交叉及显微外科技术的发展已极大地促进了脑膜瘤的治疗。一旦肿瘤诊断明确，手术切除是首选的治疗手段。然而肿瘤如已累及骨质或周围软组织，或者肿瘤周围有重要结构包绕，难以完全切除。肿瘤大部切除对于改善外观、减轻肿瘤压迫症状、逆转或延缓视力丧失也是行之有效的。对于蝶骨翼脑膜瘤，常采取开颅联合全部眶内容剜除术，全部或大部切除肿瘤，之后再进行眼眶重建。术后放疗能提高患者生存率，减少肿瘤复发。我们现在采用的方法是扩大切除，尽可能多的切除肿瘤组织，切除不完全者术后辅以放疗。我们共治疗19例蝶骨翼脑膜瘤，其中10例肿瘤全切除，6例行扩大切除术，余3例部分切除，全部患者行眶腔重建术。眼球突出术后全部改善，15例眼球突出度正常，2例轻度眼突（小于2mm），2例眼球内陷。手术疗效不佳的原因包括：1例由于海绵窦受累，1例出现蛛网膜下种植，3例广泛骨质破坏，1例颞下孔受累及1例由于年龄因素。7例患者术后行辅助放疗，5例由于肿瘤未完全切除，1例CT发现肿瘤原位复发，余1例由于海绵窦受累。手术并

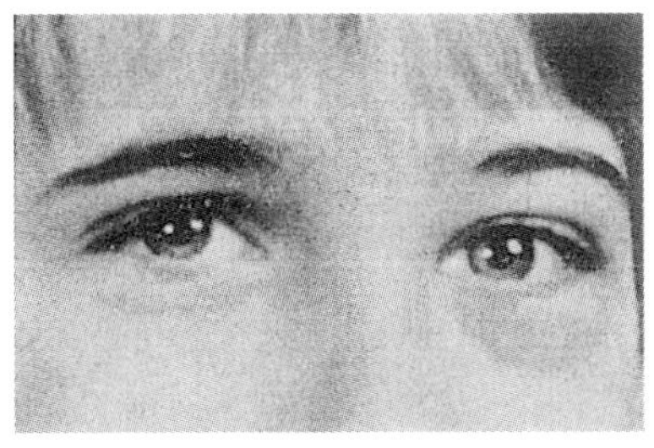
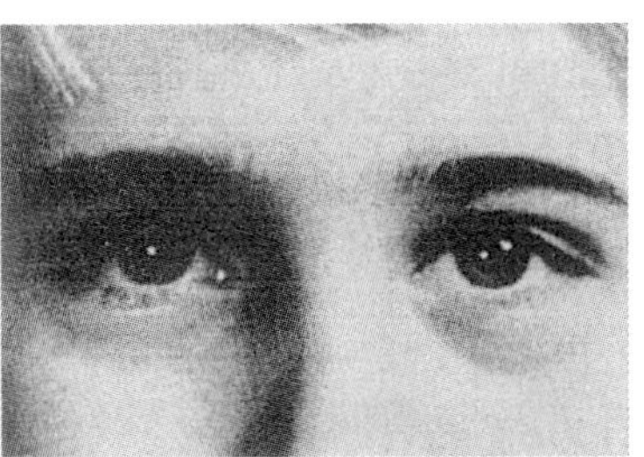
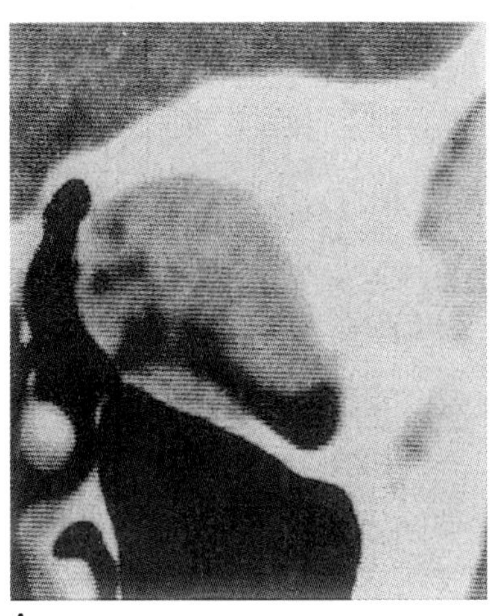
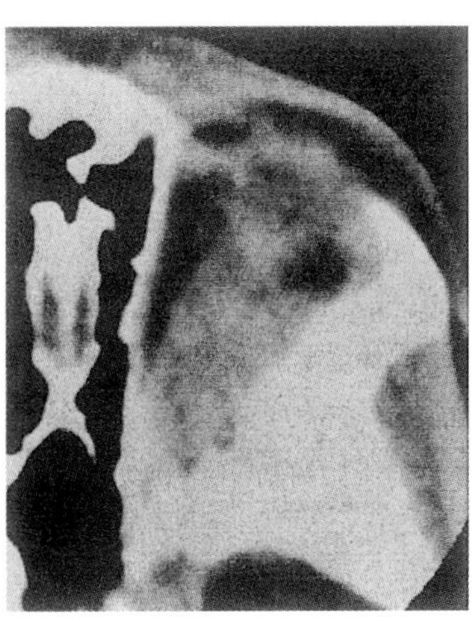

A B

图 9-17 （A上）男性患者，11岁，左眼突出8mm，眼球下移位3mm，内移2mm。（B上）2年前外观像仅显示眼睑肿胀。CT（A，B下）显示眶底及眶外壁骨质增生。患者主诉眼球突出及眶上方疼痛5年，视力轻度下降（0.8），视神经略苍白。患者有眼睑肿胀，由肿瘤占位导致的静脉淤血所致。该患者出现眼睑回缩，需与甲状腺相关眼病相鉴别。

发症包括2例患者出现周边复视，5例死骨形成，2例感觉迟钝，2例上睑下垂和1例前额麻木。手术适应证包括眼球突出和眶内压增高导致的视力下降。所有患者视力均有提高。术后并发症主要包括：2例极度注视时出现复视，5例颞窝下陷，2例感觉迟钝，2例上睑下垂，1例额肌瘫痪。迄今未发现肿瘤复发须二次手术者。总之，我们认为蝶骨翼及颅内脑膜瘤对局部扩大切除疗效好，复发率和死亡率低，并能有效改善视力，外观改善效果也较满意。因此我们建议早期手术切除，辅以术后放疗。

脑膜瘤复发率较高，术后最好随诊10~20年。孕激素可能具有一定疗效，其他激素治疗方法也正在探索中。无论手术治疗或者核素放射治疗，影像介导技术有可能成为未来治疗新的发展方向。

颅中窝脑膜瘤生长蔓延至海绵窦会导致第Ⅲ、Ⅳ、Ⅵ颅神经和第Ⅴ颅神经眼支麻痹，肿瘤累及颞窝则会引起面部麻木、牙关紧闭和耳痛等症状。肿瘤向后沿颞骨岩部生长可能累及内耳区，产生耳鸣、听力

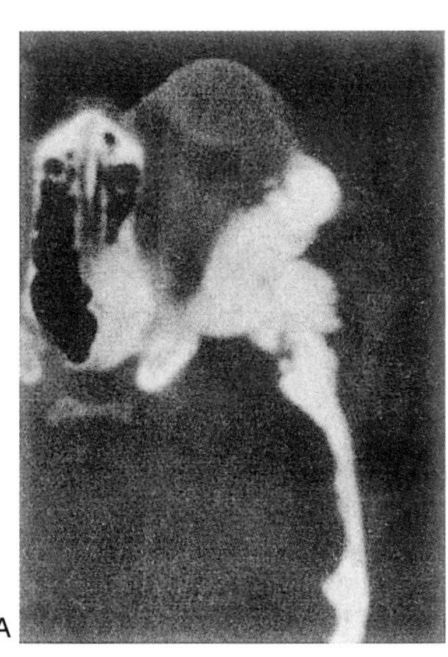
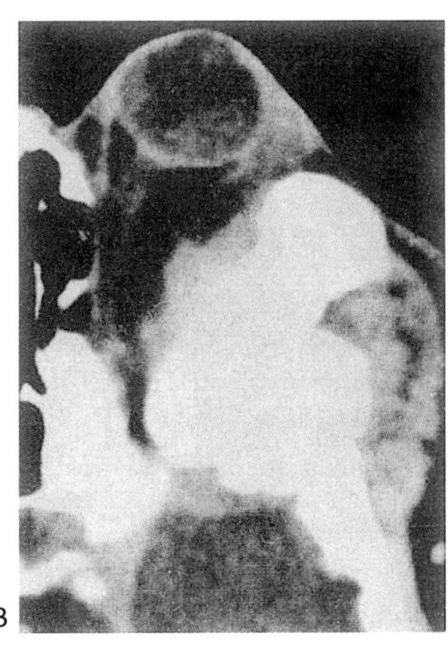

A B

图 9-18 水平CT骨窗（A）以及软组织窗（B）扫描分别显示1例累及眼眶和临近结构的广泛的脑膜瘤所导致的骨和软组织的改变。患者显著眼球突出。

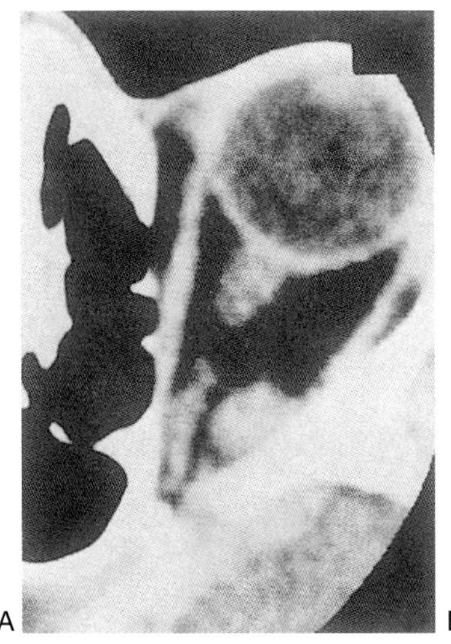
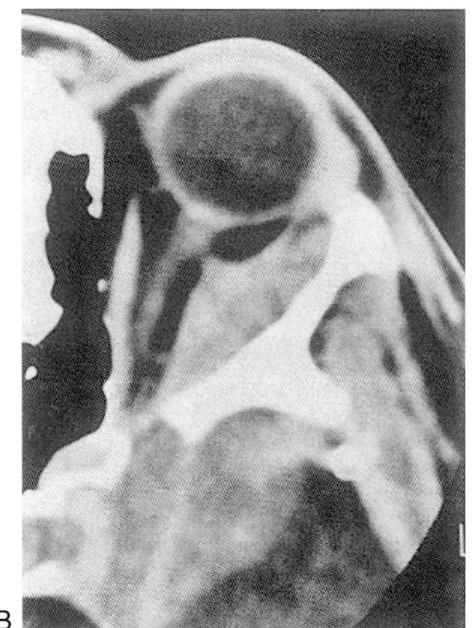

图 9-19 水平CT显示两种不同类型的蝶骨大翼脑膜瘤，提示肿瘤的生长方式和生物学行为有所不同。（A）该患者为57岁女性，视力下降1年，眼睑肿胀，眼球突出7年。眼球突出6mm，下移位2mm，同时有内移位，轻度相对性传入性瞳孔障碍，色觉障碍。注意蝶骨大翼的眶面和颅面均有脑膜瘤。（B）另1例患者为21岁女性，进行性眼球突出2个月（6mm），色觉轻度下降，左转运动受限。巨大的脑膜瘤累及眼眶、中颅窝、海绵窦及颞窝。

障碍以及偶发性面部抽动。

（2）视神经管脑膜瘤

视神经管脑膜瘤典型临床表现为早期视力丧失。即使应用CT作薄层水平及冠状扫描，也很难发现视神经管内的微小肿瘤，眶内视神经管入口扩大提示该病变。MRI尤其是强化扫描，能更清晰地显示视神经管内段及其前后部位的病变。视神经管脑膜瘤可向颅内蔓延，也可经视交叉累及对侧视神经，这些情况可在原发病变诊断10~20年后再发生。肿瘤组织病理及血液供应都与视神经密切相关，肿瘤切除时视神经同时受损。立体定位放射治疗，或同时行视神经管减压术对于控制或延缓肿瘤进展是有效的。如有明确证据表明肿瘤已向视交叉及对侧视神经蔓延，宜早期全部切除。有报道认为双侧视神经脑膜瘤可能具有多中心起源，在我们治疗的88例患者中，4例为双眼发病，其中2例发现蝶骨平部受累，另有1例经颅手术同时发现颅底血管瘤。

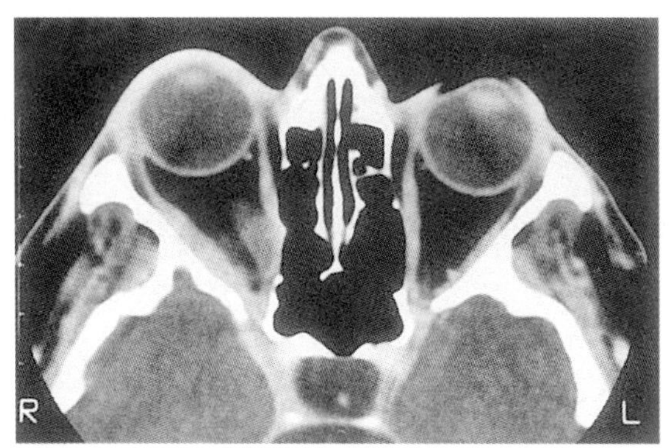

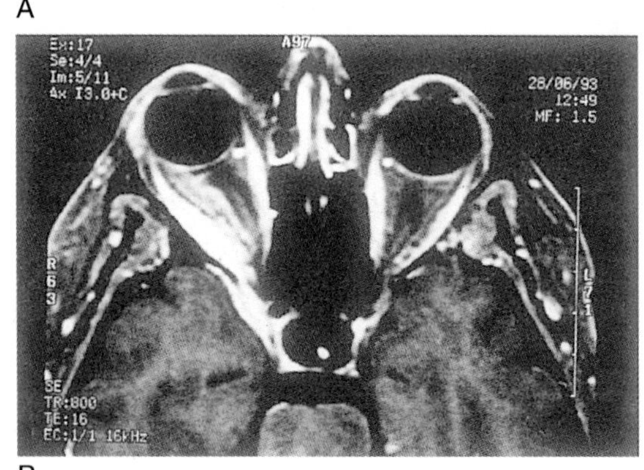

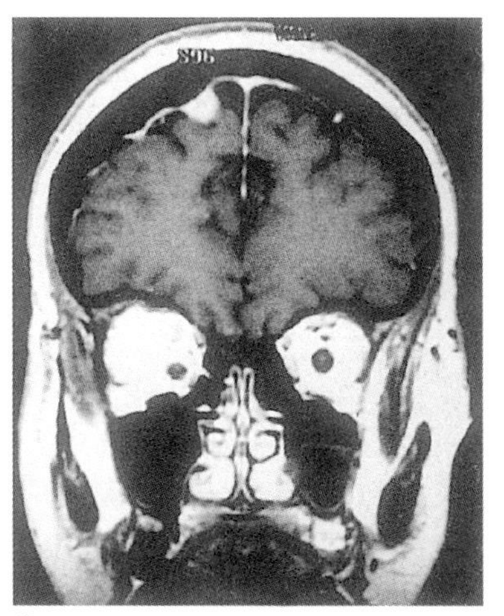
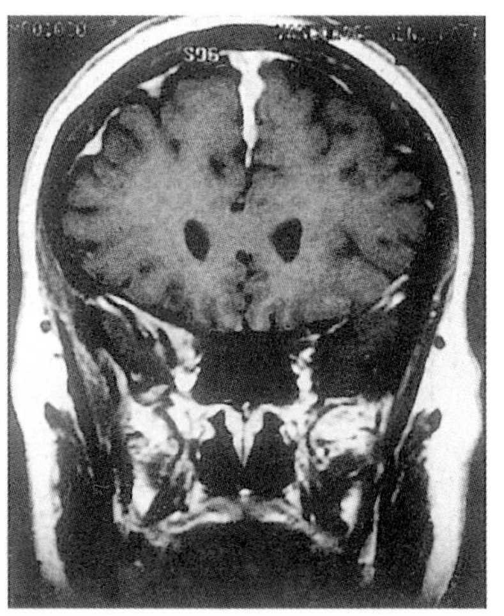

图 9-20 女性患者，53岁，右眼高眶压1年，致眼睑肿胀。该患者眼部检查包括视力、视野、色觉及瞳孔基本正常，眼球运动自如，眼球突出度OD17mm，OS13mm。（A）CT扫描显示外直肌增粗，海绵窦轻度增大，部分眶尖受累。（B）T1WI（强化加脂肪抑制）显示肿瘤黏液变累及眼外肌、临近脂肪及海绵窦，头颅MRI（C，D）显示肿瘤沿蝶骨大翼向颅内蔓延。该患者幼时曾接受头部放疗，这可能与以后颅内多发性脑膜瘤有关。

（3）视神经脑膜瘤

◎ 组织病理学

视神经脑膜瘤多为典型的脑膜上皮细胞来源或过渡型沙粒瘤。临床表现肿瘤生长缓慢，可沿视神经扁平生长或早期突破硬脑膜呈膨胀性生长，并累及眶内邻近的脂肪和肌肉组织，沙粒瘤者病变可出现高密度钙化结节。根据肿瘤累及范围可分为三种类型：脑膜外型、脑膜下型和混合型。

◎ 临床表现

绝大多数视神经脑膜瘤患者年龄在30~60岁之间，平均年龄40岁，女性占发病总数的80%。儿童期发病占4%~7%，肿瘤生长迅速，部分患者合并神经纤维瘤病Ⅱ型。

首要的临床表现为视功能障碍，视神经受压呈慢性进行性加重，表现为视力逐渐下降，早期也可表现为类似视乳头水肿的暂时性视力下降，或者视野缺损，常见周边视野缺损，以上方视野多见。在我们的研究中，80%的患者表现出视力下降，15%出现暂时性视力障碍，97%的患者存在视乳头改变（视神经萎缩55%，视乳头水肿42%，同时25%出现视乳头睫状静脉）（表9-5）。病变早期症状包括轻微视力损害、轻度色觉障碍、生理盲点扩大和视野受限，进展过程中尽管视力正常，视乳头可有轻度水肿。患者一般主诉视物不清，可通过对比敏感度或色觉检查等心理生理测试进行验证。视神经脑膜瘤的早期临床症状和体征很难与其他具有类似表现的良性病变相鉴别，诸如糖尿病性视乳头病变、甲状腺视神经病变、先天性假性视乳头水肿、不对称或一侧视乳头水肿、良性高颅压、眶尖肿瘤、视乳头玻璃疣及其他视神经炎性病变。

表 9-5 视神经脑膜瘤临床表现分析

（不列颠哥伦比亚眼眶病中心，n=80）

临床表现	出现概率（%）
症状	
视力下降	80
暂时性视物障碍	15
疼痛	7
复视	4
体征	
视神经萎缩	55
视乳头水肿	42
视睫状静脉	25
眼球突出	30
眼球运动受限	39

随着肿瘤生长，视力障碍逐渐加重，可出现眼球突出，一般程度较轻（2~6mm），约30%患者有此表现。同时出现进行性视野缩窄，甚至仅残余岛状视野。视盘及其周围血管扩张、神经纤维增生和折光体出现导致视盘水肿加剧。视网膜血管系统和睫状血管系统之间出现异常交通，形成视乳头睫状血管（图9-21），也可出现脉络膜皱褶。最终视神经完全胶质化，折光体消失，视神经萎缩。视神经脑膜瘤一般生长缓慢，能够较长时间观察病情变化，进行随访。经过5年以上的随访观察，我们发现71%基础视力20/50以上的患者在随访期内保留了较好的视力。我们的研究发现，90%的患者发生不同程度的视力下降（其中45%视力20/40，25%指数或更差），66%视神经萎缩，65%眼球突出，50%视盘水肿，32%出现视乳头睫状血管。

◎ 影像学表现

MRI和高分辨率CT是主要的影像检查手段，可以明确肿瘤的位置、大小及范围。应用CT沿视神经层面进行薄层水平扫描，同时作冠状及矢状位扫描，能对肿瘤进行准确定位，同时能观察到细微的视神经管扩张改变。MRI尤其是经强化和脂肪抑制处理后的T1WI，能清楚显示肿瘤位于眶内，或者已侵入视神经管甚至颅内。CT扫描对于显示肿瘤整体轮廓、有无钙化以及周围骨质改变更有优势；MRI更有利于显示眶内软组织受累情况，以及是否发生颅内转移。

视神经脑膜瘤一般表现为以下四种影像：管状（肿瘤沿视神经前后蔓延）（图9-22）、球形（图9-23A和图9-23B）、梭形（图9-23C和图9-23D）以及局限形（图9-23E）。80%肿瘤边界光滑，另20%形状不规则，后者揭示有眶内脂肪浸润（图9-23A）。大约25%患者视神经层面显示周边相对高密度肿瘤阴影包绕中央管形低密度视神经影像，呈特征性的车轨样改变。与视神经胶质瘤常呈囊样变不同，脑膜瘤表现为内密度均匀一致，视神经弯曲、膨胀很少见到。视神经脑膜瘤常伴有弥漫性钙化，这被认为是肿瘤处于静止期（31%）或生长极为缓慢（约为其他视神经脑膜瘤生长速度的1/6）的表现（图9-24）。血管强化MRI扫描显示肿瘤区域呈现高信号，与正常视神经

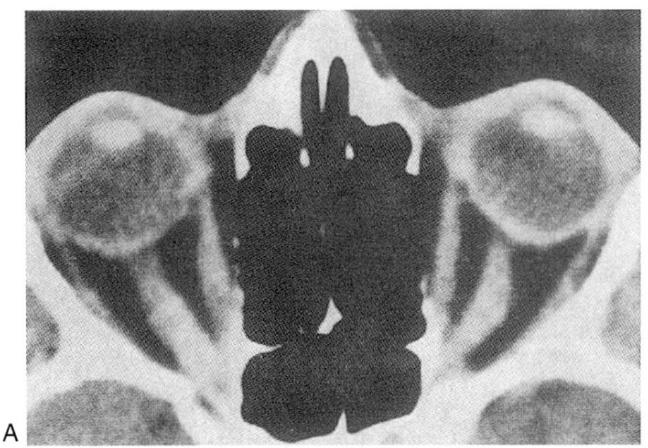

A

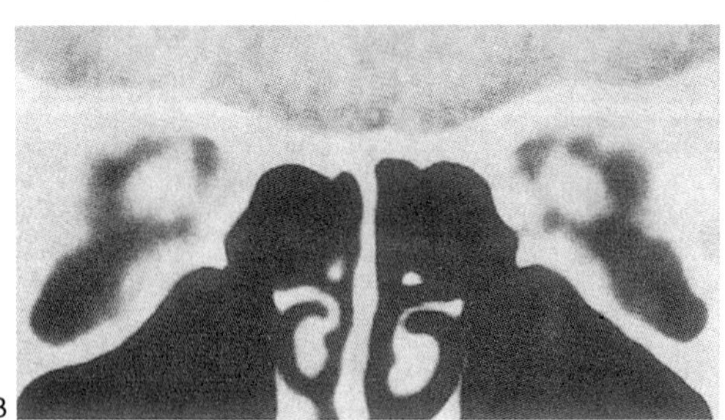

B

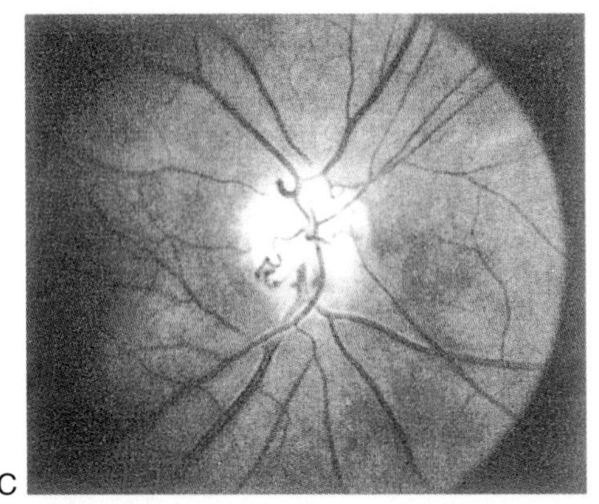

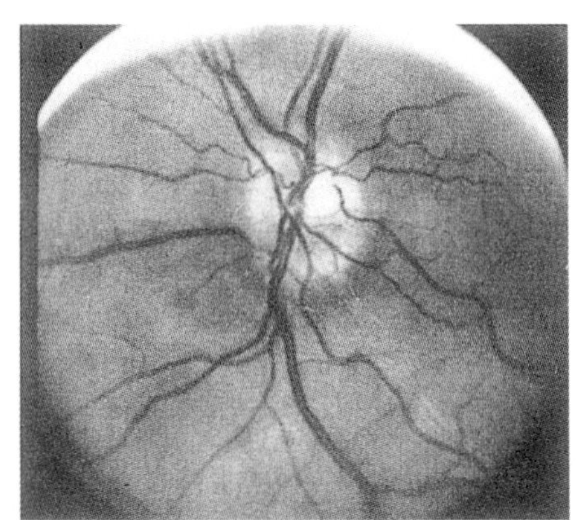

C

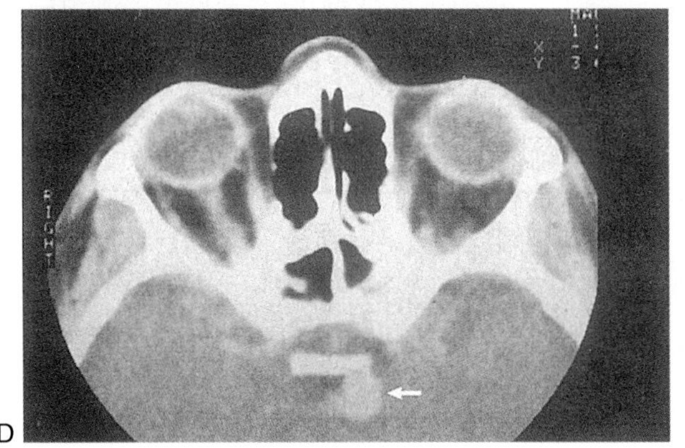

D

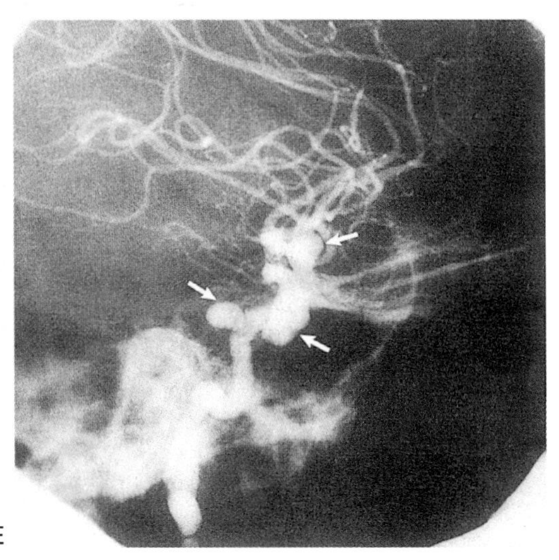

E

图 9-21 女性患者，33岁，双眼间歇性视力下降8年，水平（A）及冠状（B）CT扫描显示双侧弥漫性视神经脑膜瘤。现视力OD无光感，OS0.6，右侧传入性瞳孔障碍。患者同时有颅内基底部动脉瘤。患者曾因颅内出血行动脉瘤结扎术，术中发现双侧肿瘤经蝶骨平部相连，活检证实为脑膜瘤。（C）眼底照相显示视乳头苍白和视乳头睫状血管（见左图）。CT扫描（D）显示动脉瘤来源于基底动脉，颈内血管造影（E）显示左颈动脉弓多发性血管瘤（箭头所示）。

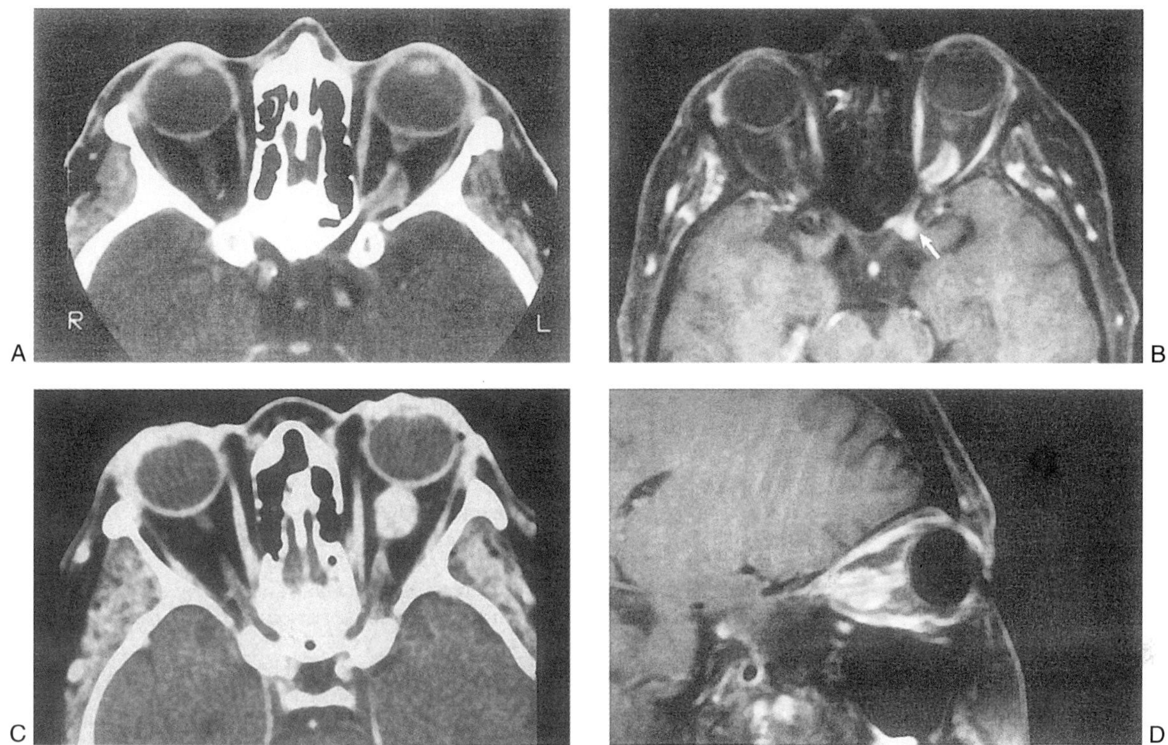

图 9-22　管状脑膜瘤。第 1 例患者为女性，54 岁，临床表现一过性黑矇，OS1.2，左侧传入性瞳孔障碍，（A，B）CT 和 MRI 扫描显示视神经管状增粗，活检确诊为上皮细胞型脑膜瘤。CT 扫描（A）发现肿瘤仅局限于眶内，但 T1WI（强化加脂肪抑制）（B，箭头所示）显示肿瘤侵入视神经管。第 2 例患者为女性，51 岁，OS0.6，眼球突出 2mm，强化 CT（C）扫描显示视神经脑膜瘤球形扩张。第 3 例患者为女性，40 岁，视力 0.6，眼球突出 1mm，MRI（T2WI，强化加脂肪抑制）（D）显示管状视神经鞘脑膜瘤向眶尖膨胀性生长，边界不规则，提示具有一定侵袭性。

分界清楚，能准确显示病变的形态、位置和范围，尤其观察有无颅内侵犯更有诊断价值（图9-22B），而脂肪抑制MRI扫描更有利于判断肿瘤与眶内软组织的相互关系，明确肿瘤的眶内范围（图9-25）。典型的视神经脑膜瘤硬脑膜外生长影像表现为位于视神经周围或一侧的球形、锥形或不规则形软组织阴影，表面呈现凹凸不平的结节样外观，这一点也有助于同视神经胶质瘤的鉴别，后者边界清楚光滑。由于发病年龄差异很大，视神经胶质瘤和脑膜瘤的临床特征几乎不会重叠，然而在影像检查上两者均可表现为不同形态的视神经增粗，应用CT及MRI做细致的检查方可鉴别（图9-27）。超声检查有助于发现肿瘤的结节样外观，及是否伴有钙化（图9-26）或囊样变（胶质瘤常见）。

视神经脑膜瘤向眼眶后极部生长，提示可能有颅内蔓延（图9-23）。儿童期发病的患者肿瘤往往生长迅速、侵袭力强，瘤体较大，颅内蔓延发生率高。

约6%视神经脑膜瘤为双侧性。Dutton发现视神经管内肿瘤双侧发病率更高（40%）。半数以上双侧患者肿瘤来源于蝶骨平部双侧视神经管相连续部位的脑膜组织（图9-28）。双侧病变患者往往视力预后很差，常伴有其他颅内病变，如多发性脑膜瘤及颅内血管瘤，单侧患者其他颅内肿瘤发生率仅5%。

脑膜瘤和胶质瘤并非仅有的能导致视神经增粗的病变，多发性硬化也可累及视神经。视神经周围出血CT表现为围绕视神经的高密度套袖样改变。视神经管形增粗还可由其他一些病变引起，包括视神经水肿、视神经炎、特发性眼眶炎症、脑膜肉瘤（图12-52），脑膜硬化性炎症、结缔组织淀粉样变性和转移性肿瘤等。视神经胶质瘤与视神经脑膜瘤鉴别要点见表9-4。

治疗

视神经脑膜瘤治疗方案的选择取决于以下因素：肿瘤部位、大小、范围，是否进展，软组织受累程度，患者年龄及是否有颅内蔓延。年轻患者倾向于肿瘤生长迅速、体积较大，应详细检查后早期手术，术

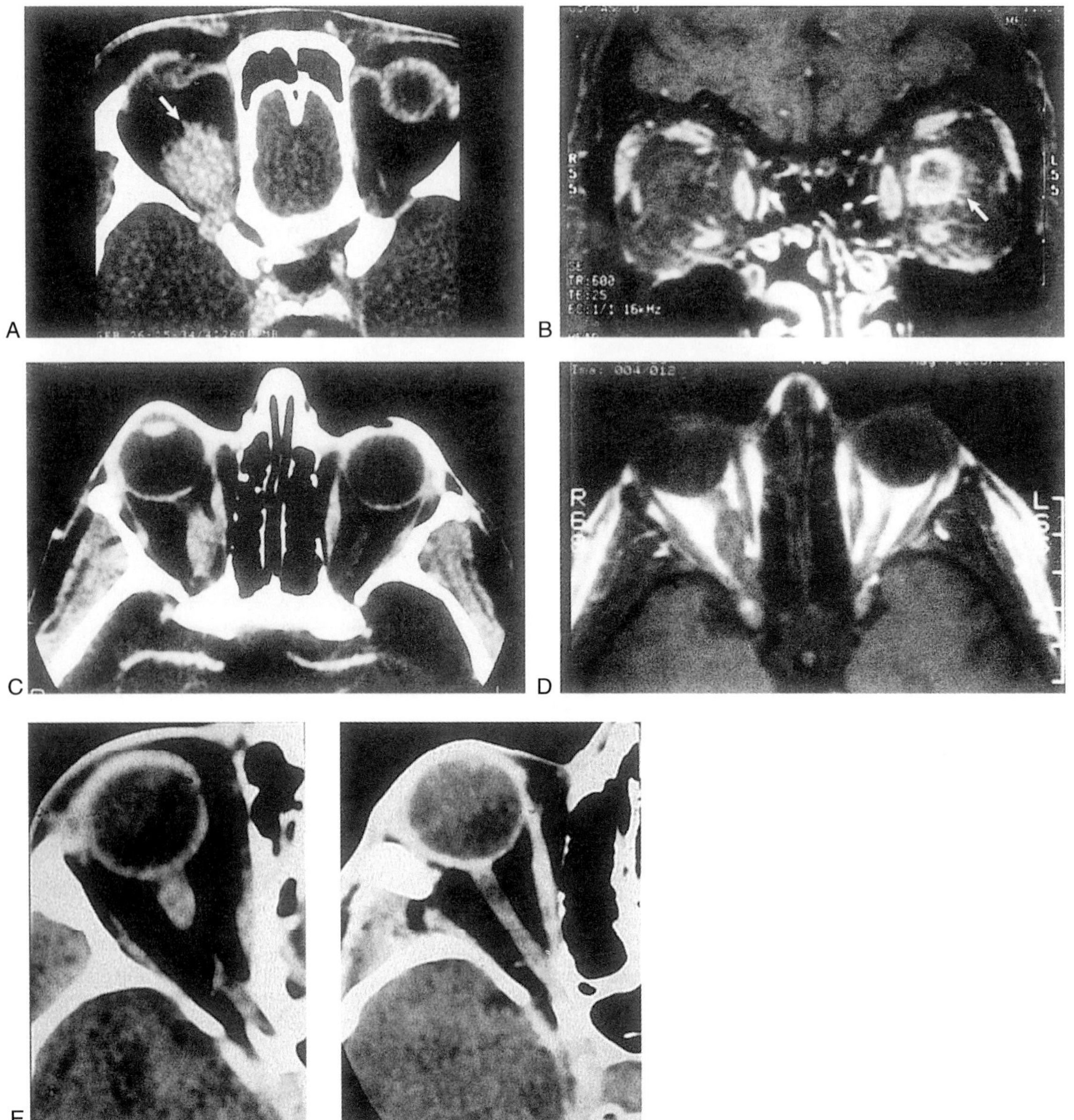

图 9-23 （A）CT扫描显示眶内视神经鞘脑膜瘤呈外生性、侵袭性生长，边界不规则，该患者为37岁女性，OD0.8，眼球突出6mm。（B）冠状位强化T1WI显示管状视神经鞘脑膜瘤，边界不规则，侵入周围脂肪组织。该患者为45岁女性，视力0.8稳定4年。（C）该患者为35岁女性，右眼视力下降2个月。眼部检查OD0.6，下方弓形暗点，色觉障碍。1年后视力降至光感。CT（C）扫描显示视神经梭形增粗，与内直肌相贴。T1WI（D）也发现同样征象。患者行肿瘤切除术，组织学检查为上皮型和过渡型脑膜瘤，向鞘内及鞘外生长。（E）左右两图分别为1例局限性前部视神经上方脑膜瘤手术前后的图像，右图显示术后视神经鞘局限性缺损。该患者为35岁男性，进行性视力下降和视野缺损5个月。术后视力由0.2上升至0.6，随访13年视力稳定。

后长期随访。如患者视力好于20/50并长期稳定，应观察随访。根据影像检查，肿瘤位置越靠后，视力损伤出现越早、也越严重，颅内蔓延的可能性越大。钙化反映肿瘤生长缓慢，肿瘤边界不光滑提示已突破硬脑膜，手术时应注意完全切除。根据是否发生颅内蔓延及其程度选择手术或放射治疗。

位于视神经孔前有完整硬脑膜包被的单纯视神经脑膜瘤可选择局部切除（图9-23E），如肿瘤已向四周广泛蔓延，术后复发或视力完全丧失，宜选择扩大切除，尽可能多的去处病变组织。

总之，如果视力稳定并保持在20/50以上，宜采取保守治疗，随访项目包括患者定期进行自我评估和汇报，医生观察临床体征，每半年作一次视野检查，每年进行神经影像学检查。如果患者年龄小于30岁

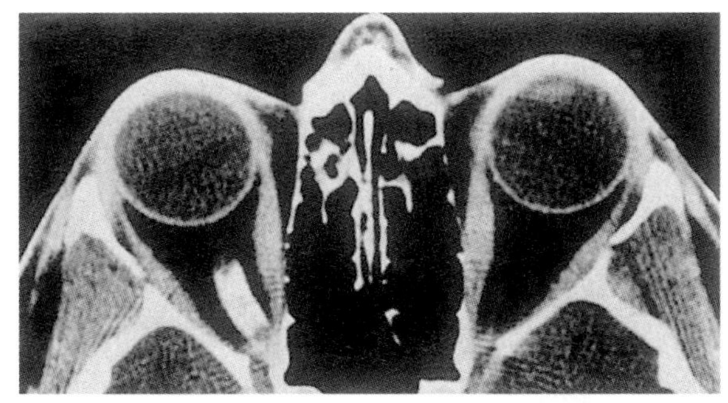

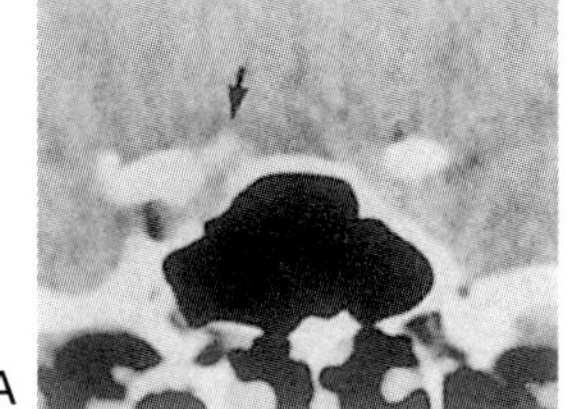

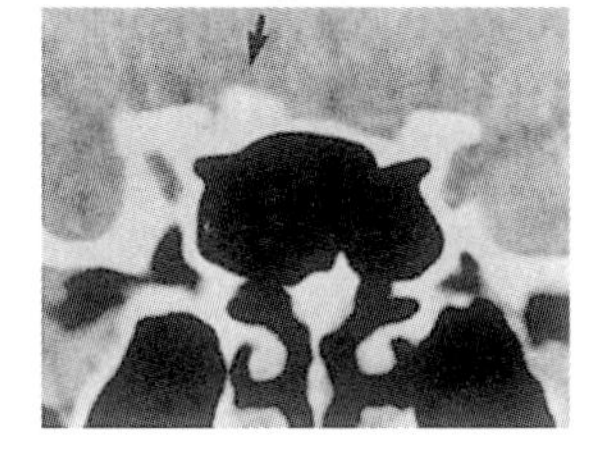

A

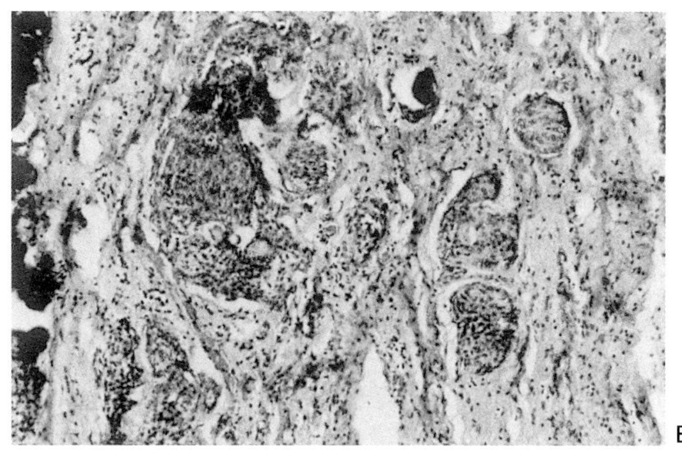

B

图 9-24 （A）水平 CT 显示钙化的视神经脑膜瘤，该患者为 41 岁女性，进行性视力下降。注意肿瘤中央低密度影。冠状扫描（A 下）视神经管内部分。肿瘤经手术切除。（B）组织病理学检查显示砂粒型脑膜瘤侵及视神经及其鞘膜。

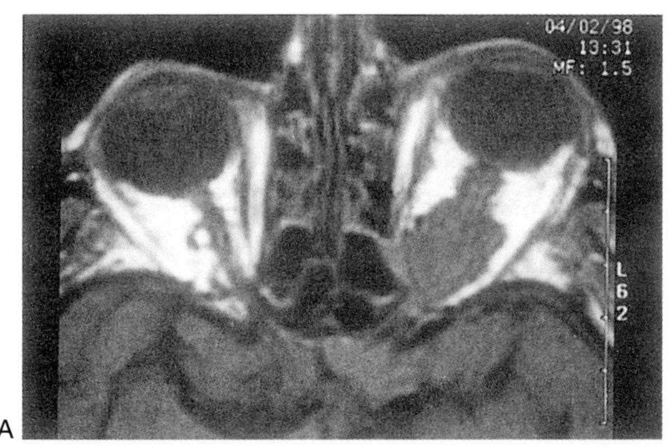

A

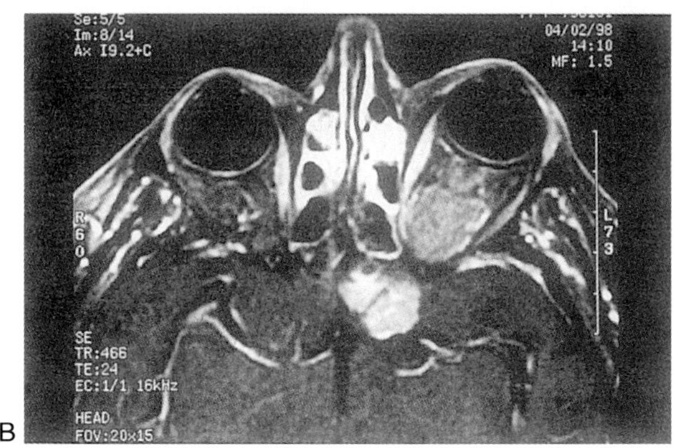

B

图 9-25 （A，B）水平 T1WI 显示眶后部球形脑膜瘤。强化扫描（B）清晰显示肿瘤侵入颅内。该患者为 76 岁女性，左眼无光感，眼球突出 3mm。

或者肿瘤位于视神经后段、视神经管内或颅内时，应每半年进行临床评估、视野及MRI检查。对于进展期患者，如进行性视力下降、视野缺损或视力低于20/50，为保存现有视力宜选择放射治疗，常规5500cGy放射量，6周内完成。对于体积小、位置深的肿瘤立体定位放射治疗尤为有效。

视交叉前的肿瘤均可选择手术切除，尤其是已侵入颅内的较大肿瘤或是蝶骨平部受累的肿瘤，这些肿瘤应尽可能完全切除。对于老年患者，可以选择手术切除脑膜瘤颅内部分，剩余眶内部分术后放疗的治疗方式，能有效延长患者生命。复发性脑膜瘤由于其眶内蔓延广泛，对放疗又很不敏感，建议行全眶内容剜除术以保证能全部切除肿瘤组织。对于视力丧失并伴有严重眼球突出的患者，手术也是首选的治疗方法，将脑膜瘤及其包绕的视神经全部切除。随诊患者在一年内发生迅速进行的视力丧失，或有显著的影像学改变，应做穿刺活检明确肿瘤性质，手术切除。

（4）其他视神经肿瘤

除原发性视神经胶质瘤和视神经脑膜瘤外，其他绝大多数视神经肿瘤来源于中枢神经系统肿瘤蔓延或远处肿瘤转移，其他多种原因也可导致视神经增粗，如炎症、水肿、发育异常等。

①视神经上皮瘤（髓上皮瘤）

视神经上皮瘤临床罕见，多发于儿童，起源于胚胎视囊的髓样上皮细胞。该瘤首先累及视神经起始端即视网膜神经纤维并沿视神经干向后蔓延，多见于睫状体区域。良性及恶性病变均已有文献报道。该

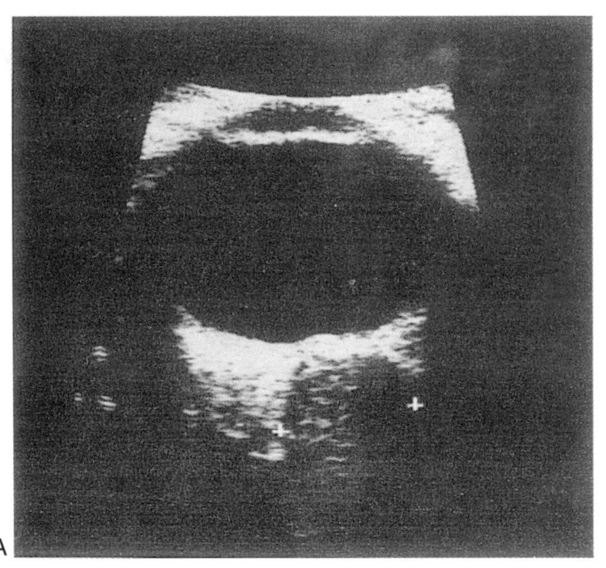

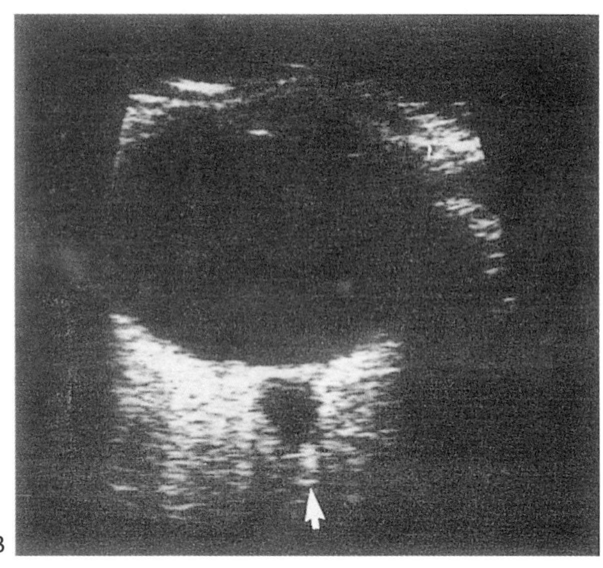

图 9-26 （A）B 超显示视神经增粗（孤立型脑膜瘤）。（B）B 超显示在增粗的视神经内有不规则的散在高回声，提示肿瘤有钙化。

病临床主要与视神经胶质瘤鉴别。

②继发性和转移性视神经肿瘤

来自眼球及周围组织的肿瘤可侵入视神经并沿视神经蔓延，临床上以视网膜母细胞瘤和脉络膜黑色素瘤最为常见，前者更易侵及视神经。超声、CT及MRI检查有助于诊断。

转移性肿瘤也是视神经肿瘤的常见原因。白血病也易累及中枢神经系统，进而蔓延至视神经和眼球，由于这些部位有脑膜组织保护，处于化疗药物的相对赦免区域，故多发于病变晚期和侵袭阶段。白血病常累及视神经中枢端，也可独立存在于蛛网膜并向周围脑膜蔓延。常见的颅内恶性肿瘤、脑膜瘤及淋巴瘤等也可蔓延至视神经及其鞘膜。恶性肿瘤脑膜转移患者，一般有明确的恶性肿瘤病史，视乳头水

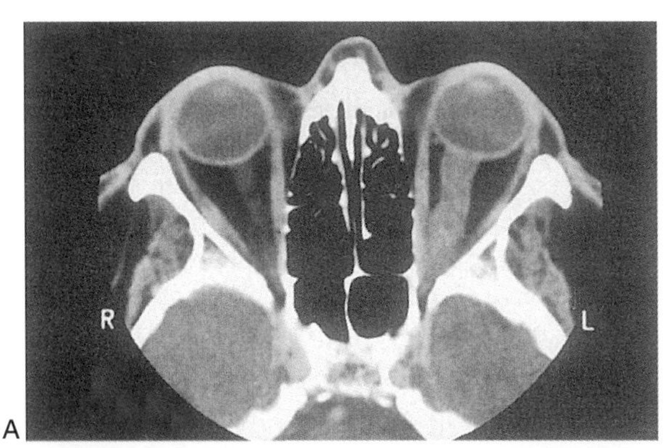

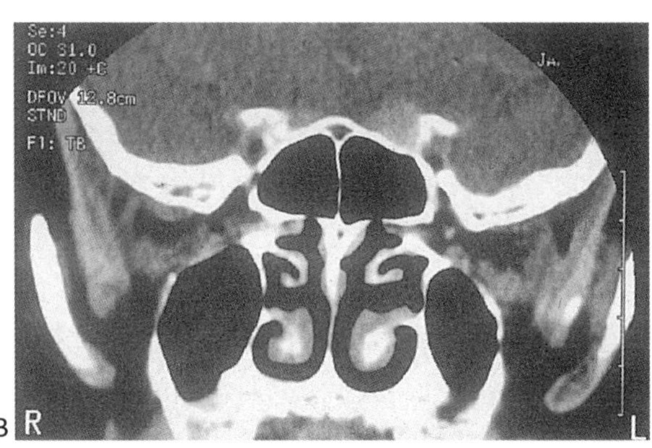

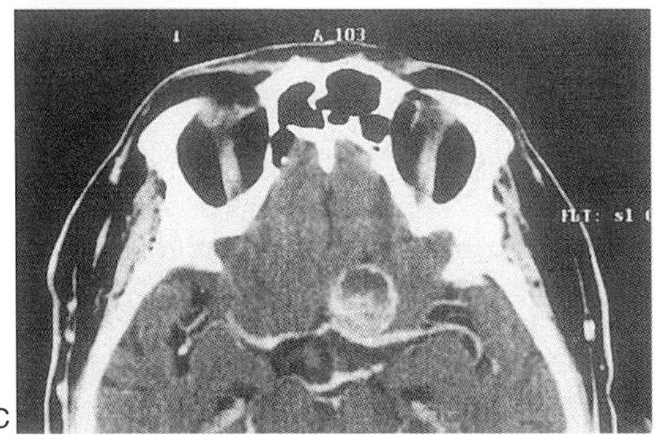

图 9-27 （A）水平 CT 扫描显示视神经梭形增粗，该患者为 69 岁男性，从 17 岁开始视力下降，至检查前 9~10 周全盲。（B）冠状 CT 显示肿瘤颅内部分。患者随访 3 年再次 CT 检查（C）显示颅内肿瘤明显增大，内部有囊样变。行颅内肿瘤切除术，病理证实为分化良好的星形胶质细胞瘤。

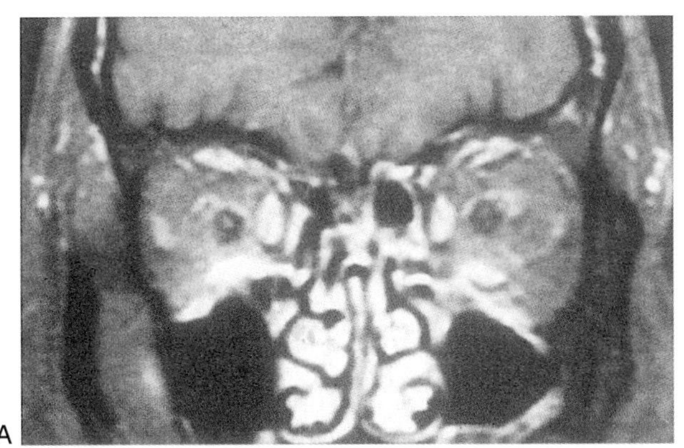

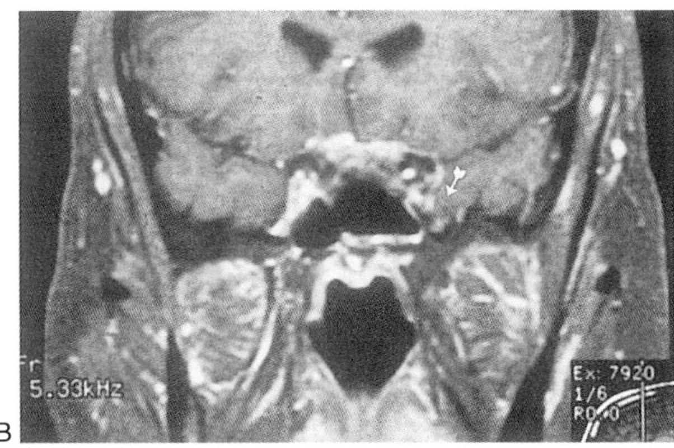

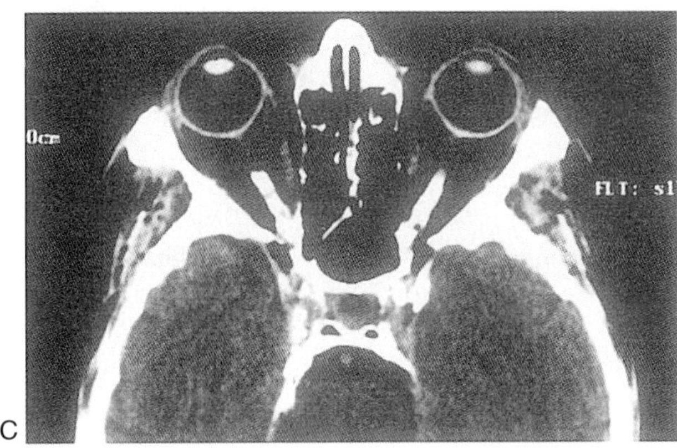

图 9–28 男性患者,57 岁,进行性视力下降 11 年,曾诊断为“视神经炎”。(A)水平 T1WI 显示肿瘤累及双侧视神经鞘,(B) 冠状 MRI 显示双侧视交叉和蝶骨平部受累。(C)水平 CT 显示双侧视神经钙化,这是视神经脑膜瘤的一个病理特征。

肿,瘤细胞在脑膜表层广泛转移而不形成局限性肿块,故而CT及MRI检查常不能发现。确诊主要依赖于脑脊液细胞学检查。我们曾观察5例视神经鞘脑膜恶性转移瘤患者,2例来源于乳腺癌转移,1例皮肤恶性黑色素瘤,2例白血病。全部患者影像学检查未见肿块,通过脑脊液细胞检查确诊。累及视神经实质的转移性肿瘤会导致原发性视神经增粗,共统计3例患者,1例来源乳腺,1例消化道腺癌,另1例来源不明。

原发性中枢神经系统肿瘤也可累及视神经。共统计5例患者,3例为中枢神经系统B细胞淋巴瘤,1例成神经管细胞瘤和1例脑膜黑色素瘤(图9–96)。可通过CT引导下对受累视神经鞘细针穿刺活检的方法进行诊断。原发性中枢神经系统B细胞淋巴瘤具有累及眼球的倾向,常表现为特发性慢性葡萄膜炎和玻璃体炎,同时肿瘤由颅内向视神经鞘蔓延。1例视神经管海绵状血管瘤患者表现为视功能障碍,类似视神经肿瘤。视神经肿瘤偶尔可具有少见的副肿瘤综合征表现。

③血管外皮细胞瘤

血管外皮细胞瘤一般被认为是一种血管源性肿瘤,但有相当数量的眶内肿瘤为神经源性,属于视神经肿瘤范畴。该瘤生长迅速,易蔓延至颅内,手术切除或放射治疗后复发率较高。

④其他原因所致的视神经增粗

各种眶内或视神经本身炎症病变可导致视神经水肿增粗,如脑膜类肉瘤、眼眶蜂窝织炎、眶尖非特异性炎症、原发性硬化性脑膜炎、视神经炎及脑膜Wegener肉芽肿等(参见第12章)。

视神经蛛网膜囊肿也表现为局限性肿块,治疗方法为视神经鞘减压术。微小的视神经管内肿瘤难以发现,但可阻碍脑脊液回流而导致蛛网膜下腔扩张,须与蛛网膜囊肿鉴别。其他任何原因所致颅内压增高均可导致蛛网膜下腔扩张,对这些病例,硬脑膜开窗术可减轻慢性视乳头水肿。有时视神经蛛网膜下腔扩张是一种生理现象。

我们统计了一些非肿瘤性视神经增粗患者,原因包括:脑组织假瘤13例,视神经蛛网膜下腔扩张3例,脑膜类肉瘤3例,原发性硬化性脑膜炎3例,慢性视乳头水肿3例,缺血性视神经病变3例,Wegener肉芽肿2例,眼眶非特异性炎症2例,后部蜂窝织炎2例及蛛网膜囊肿1例。

4. 周围神经鞘肿瘤

周围神经鞘肿瘤包括多种实体性肿瘤，临床上眶内常见两种：神经纤维瘤和神经鞘瘤（雪旺细胞瘤）。这些肿瘤均起源于周围神经鞘的雪旺细胞，但其组织联系、病理特点和预后各不相同。概括而言，神经鞘瘤是一种好发于成人的良性肿瘤，局限性、生长缓慢，由单纯雪旺细胞构成；而神经纤维瘤是由雪旺细胞、成纤维细胞和周围神经末梢等混合构成，梭形、丛状或弥漫性生长，边界不清。多发性神经纤维瘤常为神经纤维瘤病的表现，肿瘤进展迅速，易向周围蔓延，但极少恶变。大量资料统计表明神经纤维瘤与神经鞘瘤发病率约2:1。周围神经鞘肿瘤占所有眼眶肿瘤的4%，其中丛状神经纤维瘤占2%，局限性神经纤维瘤占1%，神经鞘瘤占1%。我们共收集21例神经鞘瘤，2例恶性神经鞘瘤，31例神经纤维瘤病（包括12例丛状神经纤维瘤）和3例局限性神经纤维瘤。

（1）神经纤维瘤

神经纤维瘤分三种类型：局限型、弥漫型及丛状神经纤维瘤，均可作为神经纤维瘤病的全身表现之一出现。局限型神经纤维瘤10%合并神经纤维瘤病，值得一提的是神经纤维瘤病具有100%的遗传基因外显率，但表达率很低并且差异较大。因此局限型患者可能携带神经纤维瘤病基因但并不表达。弥漫型者也有10%合并神经纤维瘤病。绝大多数丛状神经纤维瘤合并神经纤维瘤病，因而被认为是可以明确神经纤维瘤病诊断的一项重要体征。三型虽然表现各异，但其基本病理改变具有一致性，均为周围神经鞘雪旺细胞增生及肿瘤来源神经轴突裂解产物的聚集。

①神经纤维瘤病

神经纤维瘤病是指一系列来源各异的神经嵴病变的统称，共包括七种类型。一般来说，这些病变具有相同的皮肤表现（神经纤维瘤和皮肤咖啡样色素斑），常同时发生中枢神经系统肿瘤。眼眶病变以神经纤维瘤病Ⅰ型和Ⅱ型最多见。

● 神经纤维瘤病Ⅰ型

神经纤维瘤病Ⅰ型曾被称为周围神经纤维瘤病，是一种较常见的基因异常导致的神经系统病变，发病率1/3000。发病基因定位于17号染色体长臂。

Ⅰ型最常见的眼部表现为虹膜Lisch结节、眼眶丛状神经纤维瘤、蝶骨翼缺失以及视神经胶质瘤（表9-6和图9-29）。虹膜结节出现频率随年龄增长而增加，2~3岁患者为33%，5岁患者50%，15岁患者75%，成年患者几乎全部都出现。其他眼部表现还包括角膜支配神经病变（25%），角巩膜缘周围神经纤维瘤，先天性大眼球（图9-30），青光眼及葡萄膜色素性错构瘤（35%）。视网膜病变极少出现，包括星形胶质细胞错构瘤、视网膜色素上皮错构瘤以及视网膜血管瘤。

皮肤咖啡样色素斑从1岁就可出现，至青春期逐渐增大，多见于躯干、腋窝，头面部少见。

中枢神经系统病变包括视神经（12%）及其他中枢神经胶质瘤，血管异常和蛛网膜囊肿。其他受累部位还包括脊神经、交感神经系统和肾上腺（嗜铬细胞瘤）。此外胃肠道多发性神经纤维瘤和各种形式的骨改变也常出现。

● 神经纤维瘤病Ⅱ型

神经纤维瘤病Ⅱ型以前被称为中枢型神经纤维瘤病，典型临床表现为双侧听神经瘤以及偶尔出现的脑膜瘤、脊神经根雪旺细胞瘤和早老性白内障。该型是一种常染色体遗传性疾病，基因定位于22号染色体上。发病率仅为Ⅰ型的1/10。

Ⅱ型患者皮肤咖啡样色素斑较少（6个以下），皮肤损害常为雪旺细胞瘤（表9-7）。该型最重要的标志为双侧前庭雪旺细胞瘤（即听神经瘤）。三叉神经偶可受累。星形胶质细胞瘤在中枢神经系统少见，但在脊神经则相对较多见。Ⅱ型倾向于形成神经包膜来源的肿瘤，诸如脑膜瘤、脑室管膜瘤和周围神经鞘瘤。眼部表现可早于中枢神经系统症状出现，主要

表 9-6 神经纤维瘤病Ⅰ型诊断要点

神经纤维瘤病Ⅰ型（两条以上可诊断）
1. 6个以上皮肤咖啡样色素斑，青春期前患者斑块最大直径超过5mm，青春期后患者超过15mm
2. 2个以上神经纤维瘤病灶
3. 腋窝或腹股沟斑块
4. 视神经胶质瘤
5. 2个以上虹膜Lisch结节（虹膜错构瘤）
6. 骨质损害，如蝶骨翼缺失、长骨骨质菲薄，伴有或不伴有假关节病
7. 阳性家族史

表 9–7 神经纤维瘤病Ⅱ型诊断要点

神经纤维瘤病Ⅱ型
1. 影像显示双侧听神经瘤,强化 MRI 效果更佳
2. 阳性家族史伴单侧听神经瘤或以下任意两条:
神经纤维瘤
脑膜瘤
胶质瘤
神经鞘瘤
青少年后囊下型白内障

为早老性后囊下皮质混浊型白内障(55%~87%),虹膜结节很少出现,有报道称部分Ⅱ型患者发生第三颅神经麻痹。后部视网膜病变包括色素上皮错构瘤、视网膜前膜、星形胶质细胞瘤以及视乳头胶质瘤。视神经鞘脑膜瘤也可表现为双侧性。神经纤维瘤病Ⅱ型患者大量临床表现均出现于生命早期,眼科医生必须充分注意这些体征。

②丛状神经纤维瘤

丛状神经纤维瘤是眼眶最常见、治疗又最棘手的周围神经鞘肿瘤。该病与神经纤维瘤病关系密切,多早期发病(10岁以内),临床表现多样。病理组织学检查发现雪旺细胞呈索条状弥漫增生,包绕大量周围神经轴突,神经内纤维母细胞散在分布。该瘤无完整包膜,沿起源神经集中生长,在眶内迂曲进展。事实上任何颅内和周围感觉神经均易受累,并易蔓

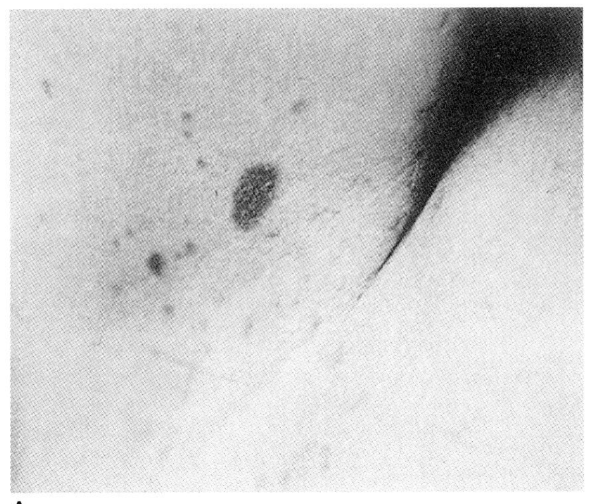
A

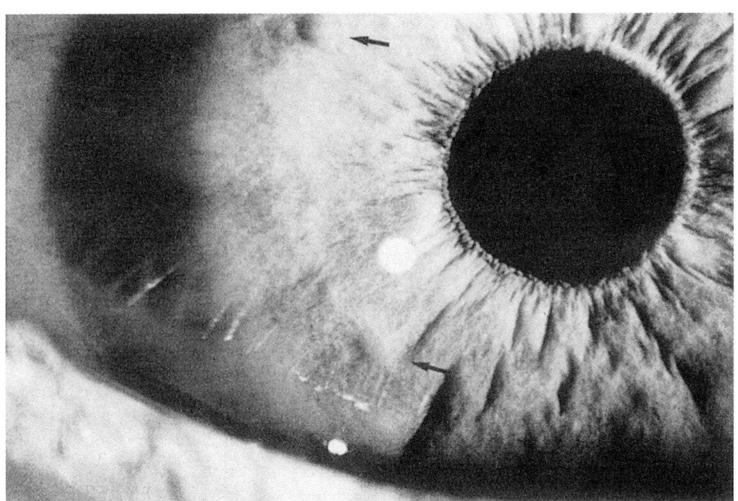
B

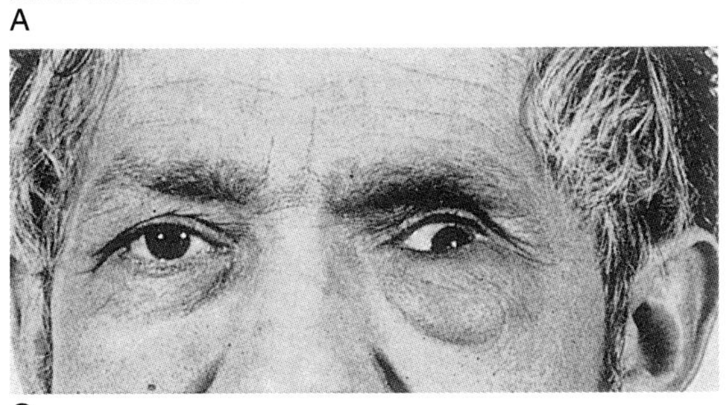
C

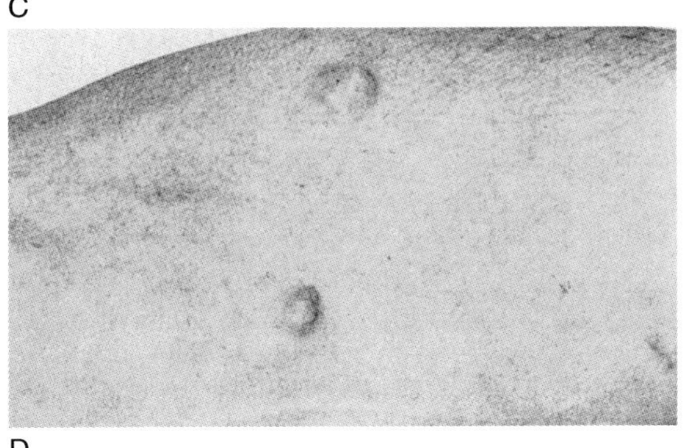
D

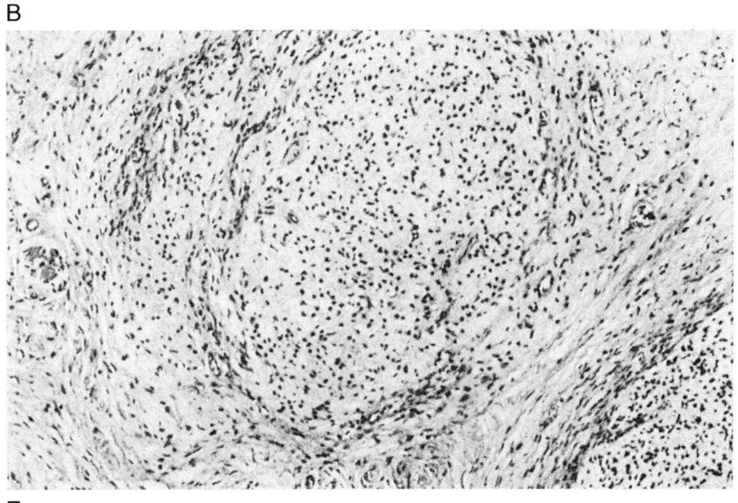
E

图 9–29 (A)9 岁儿童患神经纤维瘤病,显示腋窝部典型的咖啡样色素斑。(B)虹膜 Lisch 结节,常见于神经纤维瘤病患者。(C)50 岁男性患者,下睑丛状神经纤维瘤,伴有全身多发性神经纤维瘤(D)。此外,该患者还伴有脉络膜和虹膜弥漫性神经纤维瘤,继发青光眼。(E)丛状神经纤维瘤的组织病理研究显示组织疏松,成纤维细胞和胶原成分包绕肿胀的神经纤维束。

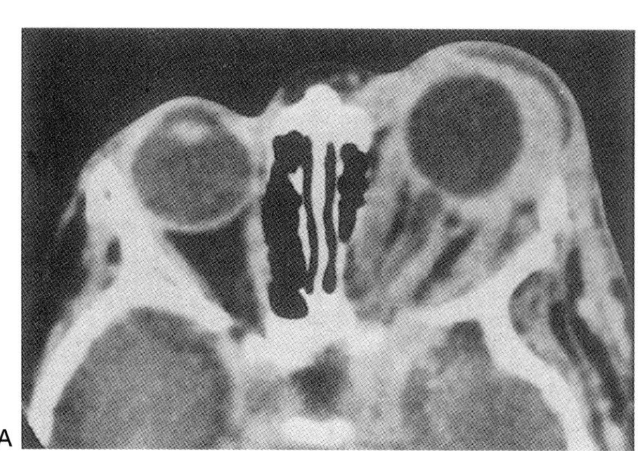
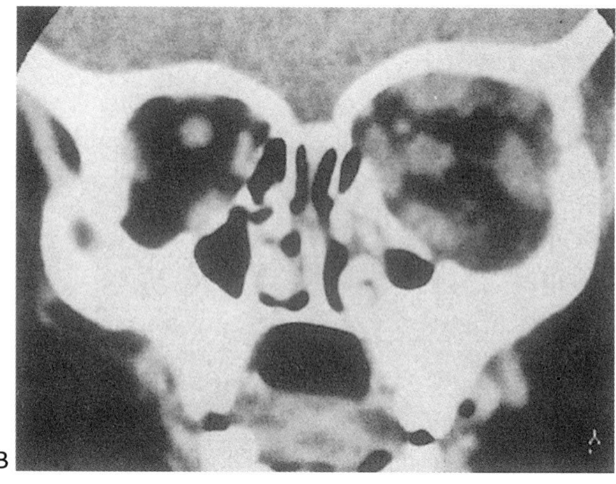

图 9-30 患者为1岁儿童,出生时由于葡萄膜神经纤维瘤病而导致左眼增大和青光眼。临床检查左眼突出,眼睑软性肥厚,虹膜增厚,脉络膜苍白。水平CT(A)和冠状(B)CT扫描显示眶内丛状神经纤维瘤,各种软组织均受累。左侧眶腔扩大,筛窦及上颌窦变窄。上睑和眶周软组织,以及四条眼外肌均肥厚。眶内脂肪密度增高,视神经鞘不规则增粗,可能是由于眼内肿瘤的蔓延。左眼增大并向前突出。强化水平CT显示葡萄膜巩膜层增厚。视神经显示为包绕周围丛状神经纤维瘤的中央条形暗区。左侧眶上裂和海绵窦增宽。

延至眶内感觉神经。特殊染色发现每一个肿瘤条索中均有神经轴突穿过。病变区皮肤肥厚,严重者称为象皮样神经纤维瘤(图9-31和图9-32),受累神经缠绕屈曲,触诊呈“蠕虫样”改变。丛状神经纤维瘤弥漫分布,与正常结构无明显边界,可累及血管组织,难以完全切除,并易导致出血。手术切除后肿瘤继续生长。新型CO_2激光治疗该病有一定疗效。眶内恶性神经纤维瘤极为少见。

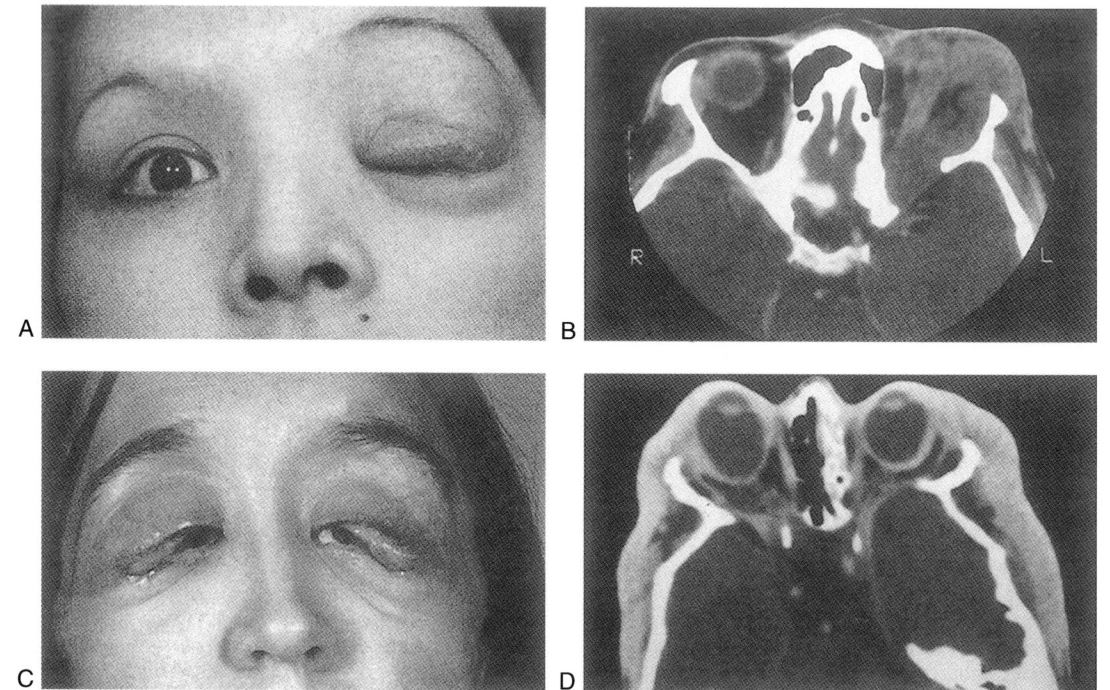

图 9-31 (A)女性患者,27岁,伴有神经纤维瘤病Ⅰ型,并有阳性家族史,出生时左眼睑肥厚、下垂,病情进展,9岁时曾手术切除。现视力0.2,角膜感觉下降。眼睑触诊条索状,眼球突出(OD15mm,OS20mm)。左眼上斜16°,外斜20°,伴隐性眼球震颤。(B)CT扫描显示不规则软组织肿块,左侧眶腔扩大,向外延伸至眼睑。蝶骨大翼缺失,临近有蛛网膜囊肿。(C)33岁女性患者伴有神经纤维瘤病Ⅰ型,右眼先天性青光眼。(D)眼睑、面部及眼球丛状神经纤维瘤,蝶骨大翼缺失。该患者视力OD光感,OS0.6,母亲和三个兄妹都患有神经纤维瘤病Ⅰ型。

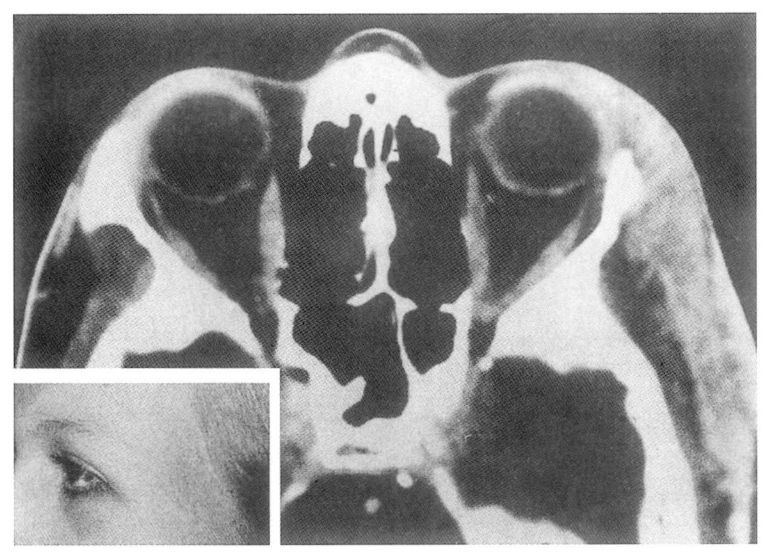

图 9-32 女性患者，19 岁，左眼眶周神经纤维瘤，过去 3 年病情进展。患者眼睑皮肤增厚，形成软性结节，虹膜发现孤立性神经纤维瘤（Lisch 结节）。水平 CT 扫描显示眼睑外侧及颞侧皮肤增厚，皮下软组织肿胀。

◎ 临床及影像学表现

临床观察发现丛状神经纤维瘤包括眶内软组织、骨质及眼球的一系列异常表现。眼睑、眶内和面部软组织增生肥厚，形成不同程度的眼球突出、面部及眼睑畸形甚至皮肤松弛下垂的表现。31%丛状神经纤维瘤发生于眼睑及眶周。CT扫描显示以上部位的不规则软组织浸润阴影（图9-31~图9-34），眼外肌由于其支配神经受累也可增粗（图9-30），眶内脂肪出现散在的密度增高阴影，眶内神经受累增粗（图9-30）。MRI显示眶内形状不规则、边界不清、弥漫性迂曲肿块，并可沿眶上裂蔓延。T1WI呈斑驳的低信号强度，而T2WI类似于眶脂肪的高信号强度，脂肪抑制后病变显示更清楚。强化MRI肿瘤信号增强不均匀（图9-35）。

骨质改变可以是原发性中胚叶发育异常所致，或由于肿瘤压迫所产生的继发性改变。包括眶腔扩大、眶上裂及眶下裂增宽（图9-31和图9-34），筛窦及上颌窦发育不全（图9-31、图9-33和图9-34），蝶骨异常（蝶骨大翼缺失，蝶骨小翼抬高）（图9-30、图9-31、图9-33和图9-34）以及颅中窝增宽变形（图9-33）。

在我们的观察中，严重的眼内受累表现为儿童继发性青光眼、弥漫性葡萄膜神经纤维瘤（眼环扩大肥厚）和典型的眼眶病变，包括视神经鞘不规则结节

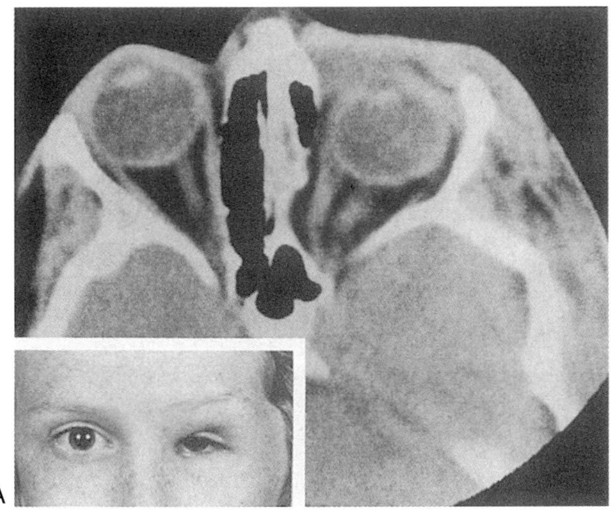

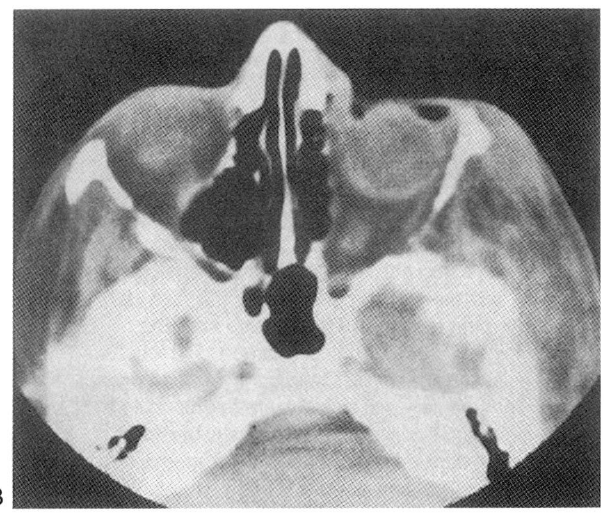

图 9-33 （A）男性患者，15 岁，自 2 岁起进行性眼球内陷，这与上睑和颞窝肥厚有关。此外患者前额有色素斑块。眼部检查左眼内陷 11mm，上睑、眶下方及颧弓海绵状软组织增厚。强化水平 CT 扫描显示左眼上睑和眶周软组织显著增厚，眼球内陷，原因包括：眶腔扩大、筛窦变窄和眶内脂肪减少。眶脂肪密度高于对侧眼。（B）患者蝶骨大翼及外眶壁缺失，眶周组织和颞肌相连，咀嚼时眼球上下摆动。

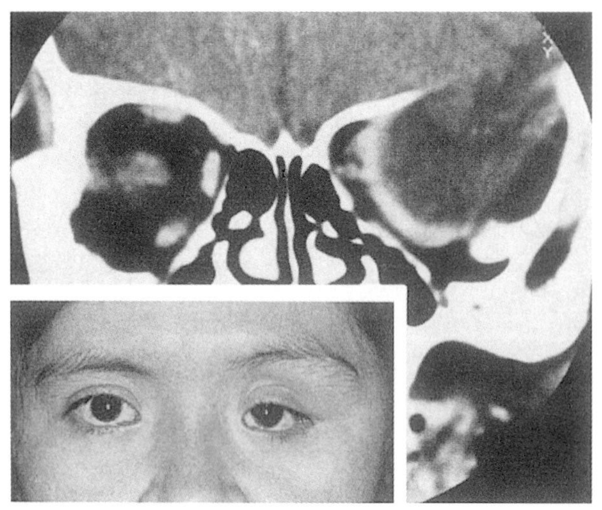

图 9-34 女性患者，28 岁，左眼规律性眼球搏动伴眼睑下垂多年。眼部检查左眼内陷 3mm，眼球下移位 4mm，眶睑沟加深。患者全身多发性咖啡样色斑及多发虹膜结节。水平 CT 扫描显示蝶骨翼大部缺失，颞窝内容物向外膨出。

状增粗，包绕中央正常视神经纤维，影像显示“车轨样”改变，该肿瘤为支配视神经纤维束膜的细小周围神经来源，极易误诊为视神经胶质瘤（图9-30）。单一或多发视神经束膜受累均可导致明显的视神经粗大（图9-36）。

● 治疗

丛状神经纤维瘤治疗困难，局部切除难以完全，患者术后多数复发，远期观察无显著疗效。甚至有作者认为对于病变程度严重的患者，只有眶内容剜除术才能获得肯定的疗效。常规手术切除仅为改善外观，如反复进行的肿瘤部分切除、眶骨壁修复及颅面部联合整形手术，多数患者不能取得满意疗效。该瘤对放疗不敏感。蝶骨翼缺失所致的眼球内陷可通过联合眶颅重建矫正。

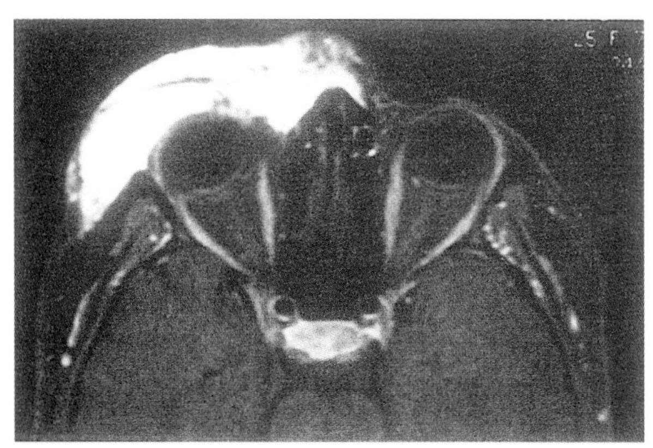

图 9-35 T1WI（强化加脂肪抑制）显示眼睑、颞窝及鼻部肥厚的软组织显著增强，该患者伴有神经纤维瘤病Ⅰ型。

③局限型神经纤维瘤

眶内局限型神经纤维瘤可单独存在，也可作为神经纤维瘤病的早期表现之一，二者无法鉴别，因而无法获得该型的确切发病概率。与机体其他部位相比，局限型者眶内发病并不常见。Henderson报道35例神经纤维瘤患者，其中局限型8例；Kuo等报道局限型神经纤维瘤占眶内肿瘤的0.6%；我们曾收治3例眶内局限型患者，同时期统计神经鞘瘤21例；Rose则报道局限型神经纤维瘤与神经鞘瘤眶内发病率大致相等。

● 病变特征

局限型神经纤维瘤以中年人多见，多发于上睑和眼眶上部，呈局限性肿块（图9-37A）。临床表现为孤立、质硬、边界清楚、生长缓慢的实性肿块，可导致

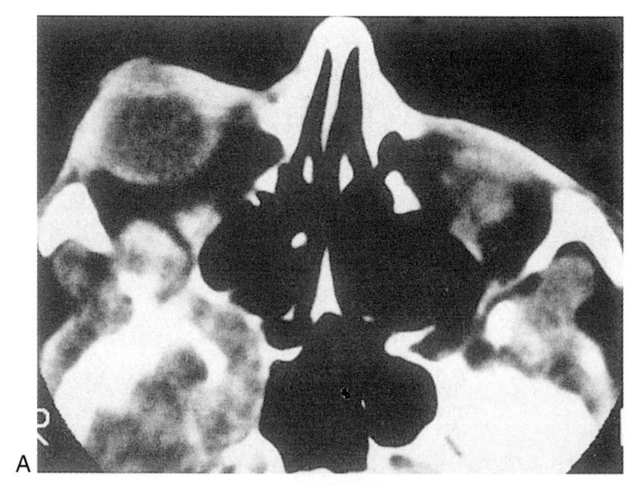

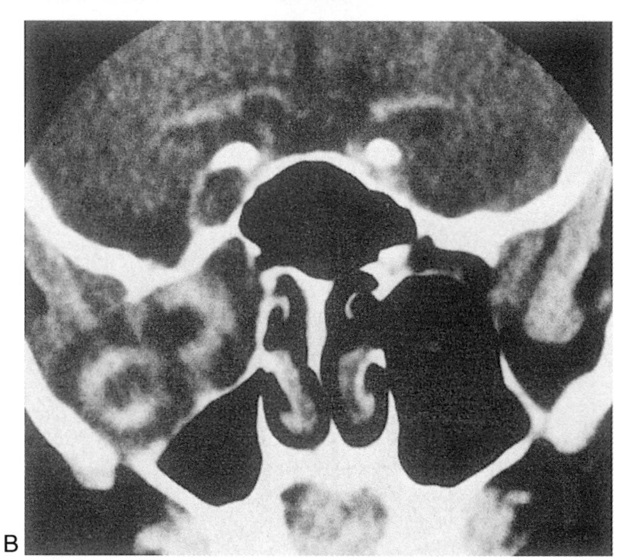

图 9-36 水平（A）及冠状（B）强化 CT 扫描显示神经纤维瘤原发累及了三叉神经上颌支和眼支的小分支。患者海绵窦、眶上裂、翼腭窝及眶顶增宽，肿瘤周围两个环形强化。该患者 34 岁，患有神经纤维瘤病。

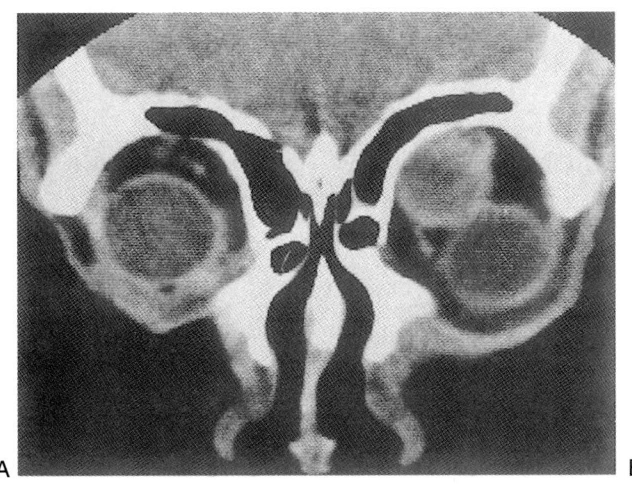

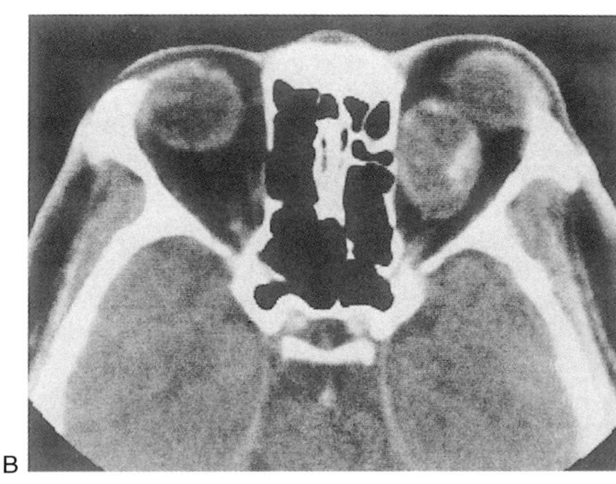

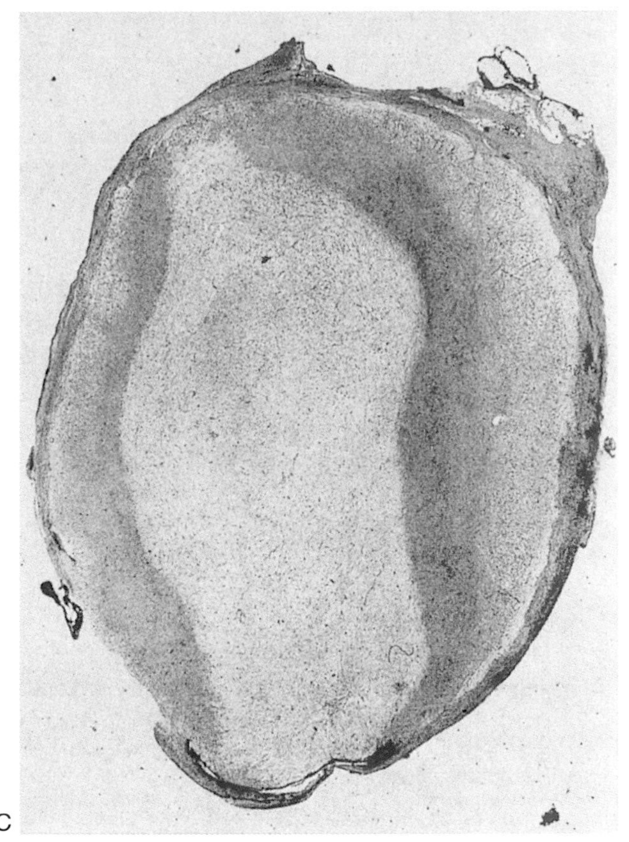

图 9–37　冠状（A）和水平（B）CT 扫描显示眶内上方孤立性占位病变，边界清楚，眼球向下移位。（C）低倍镜下肿瘤由大量黏液成分组成。

眶壁移位和眶腔扩大。当肿瘤位于泪腺窝内时，很难与良性泪腺混合瘤相鉴别。因为病变会累及感觉神经，所以会引起感觉麻木、感觉迟钝、感觉异常等改变。

手术可见病变来自一神经纤维，境界清楚、质硬、橡胶样、灰色质块，极少伴有血管。组织学检查缺乏完整的包膜，周围组织被挤压，黏液样基质内可见梭形细胞束和胶原纤维疏松排列（图9–37B和图9–37C）。肿瘤内可见小的、肿胀的轴突。极少恶变。

CT及MRI扫描，肿瘤边界清楚光滑，均质性，超声呈低回声，肿瘤也可也呈分叶状。较为独特的影像表现为部分患者肿瘤呈现周围相对高密度阴影包绕中央低密度区，分别为增生的雪旺细胞和来源神经的影像，我们3例患者中2例有此表现。局限型者肿瘤可多发，术前检查难以发现，必须手术加以证实（图9–37和图9–38）。

治疗

局限型神经纤维瘤无遗传倾向（不合并神经纤维瘤病），可局部完整切除，术中应仔细分离肿瘤包膜与周围正常组织，术后肿瘤复发提示可能存在未发现的多发性病变。肿瘤切除时须将其来源神经一

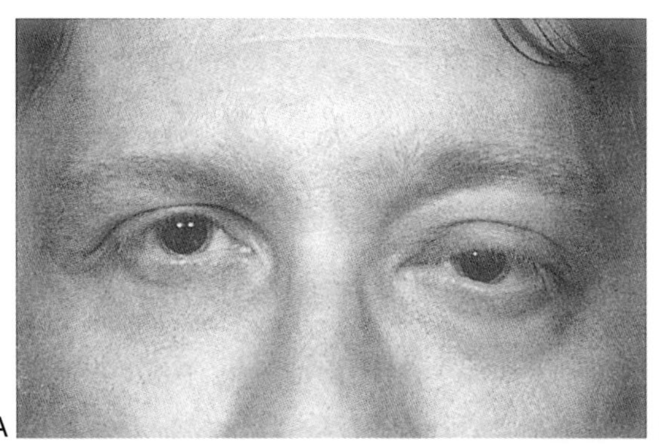

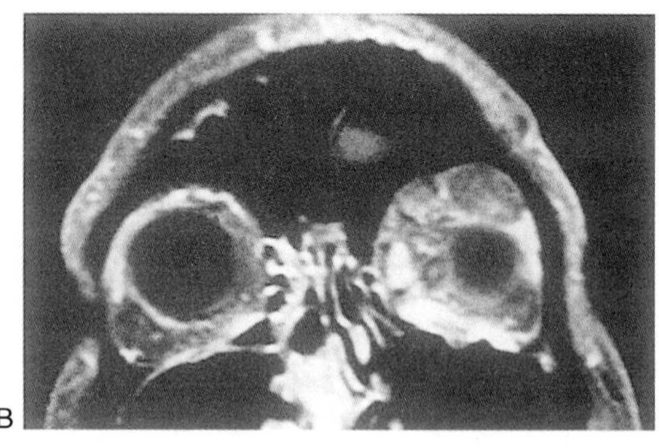

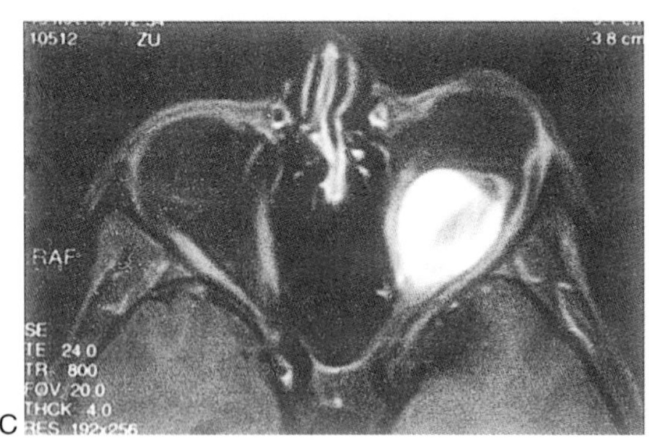

图 9-38 （A）男性患者，36 岁，不伴神经纤维瘤病Ⅰ型，临床表现左眼突出 6mm，眼球下移位 4mm。MRI 显示眶前部眼球上方两块分叶状肿块，至眶后部合而为一（B，C）。患者眶腔扩大，T2WI 神经纤维瘤外层高信号（C）。

并切除，因此术前判断来源神经为运动性或感觉性至关重要，运动性者导致运动功能障碍，感觉性者导致感觉障碍，以后者更为常见。

（2）弥漫型神经纤维瘤

弥漫型神经纤维瘤是一种少见的皮肤病变，弥漫性生长，向正常组织浸润，边界不清。该肿瘤由卵形核细胞弥漫生长形成，局部区域存在正常的触觉小体，胶原组织不同程度增生。约10%弥漫型患者合并神经纤维瘤病。该肿瘤很少恶变，眶内少见，表现为脂肪、眼外肌等软组织弥漫性浸润。与丛状神经纤维瘤一样，很难手术完全切除。

（3）截肢性神经瘤

对于较多眶内神经源性肿瘤切除术后患者，截肢性神经瘤发生率很低，我们曾报道1例患者。由于截断的周围神经断端过渡生长，缠绕形成团块状结构，伴有明显疼痛，治疗必须再次手术。发病因素包括组织活动、压力、瘢痕形成以及局部炎症刺激等，这也解释了该瘤眶内少发的原因。组织学上由杂乱无章的再生神经纤维束和周围包绕的胶质成分构成。

（4）神经鞘瘤

神经鞘瘤是一种起源于周围神经鞘雪旺细胞的良性肿瘤，呈膨胀性生长，边界清楚，有完整包膜，生长缓慢。该瘤多为局限性，发生于20~50岁人群，好发于头颈部。神经鞘瘤也可与神经纤维瘤病合并发生，18%神经鞘瘤患者合并神经纤维瘤病，而1.5%神经纤维瘤病患者发生神经鞘瘤。大量统计资料表明神经鞘瘤占眼眶肿瘤的1%~2%。在我们的研究中，它占非甲状腺性眼眶病变的1.2%，占眼眶肿瘤的3.2%。该病偶可多发，极少恶变。

周围神经鞘膜内增生的雪旺细胞取代或压迫起源神经，典型的病理改变为紧密的雪旺细胞（Antoni A区）与疏松的胶原组织（Antoni B区）相混杂（图 9-39），肿瘤包膜菲薄，瘤体内缺乏正常的轴突结构，但可见一些异常排列的神经纤维束。与神经纤维瘤相比，神经鞘瘤酸性黏多糖含量少，而网状纤维含量多，S-100蛋白表达阳性。电镜观察神经鞘瘤由单一的雪旺细胞及其突起构成，此点也与神经纤维瘤不同，Antoni A区细胞突起由完整的基底膜（500nm）包被，Antoni B区则缺乏这种致密结构。瘤细胞胞浆内含有线粒体和微纤维，偶见溶酶体，纤毛

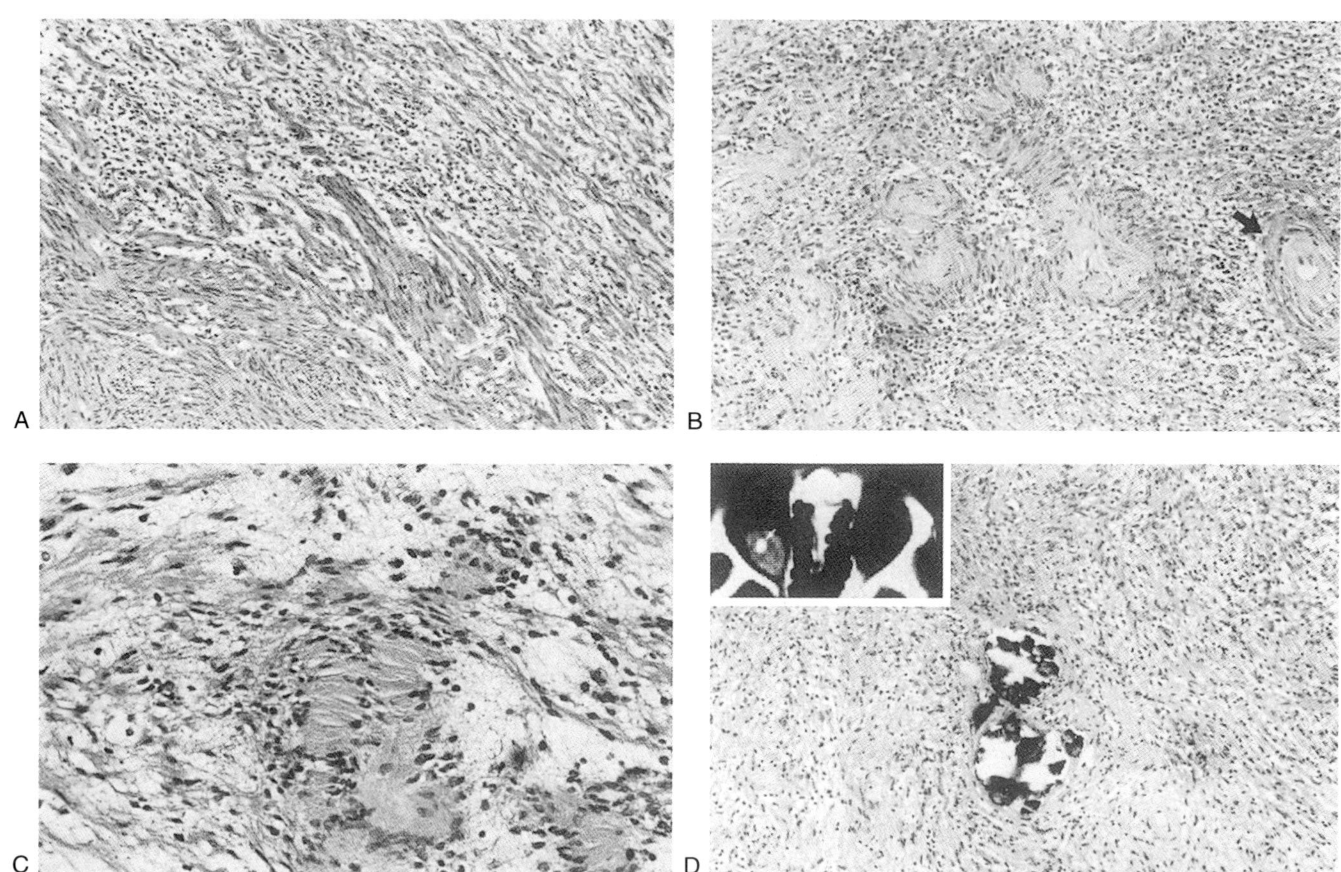

图9-39　（A）眼眶神经鞘瘤组织病理学显示紧密的交织排列的雪旺细胞（Antoni A区）与含有散在细胞的疏松的基质组织（Antoni B区）相混杂，淋巴样细胞浸润。（B）与（A）为同一肿瘤的不同区域，显示管腔结构包绕的透明变性，中央有类器官样结构（Verocay小体），视野内大量淋巴细胞及贮脂泡沫细胞。（C）高倍镜下的Verocay小体。（D）眼眶神经鞘瘤光镜改变（左上角为水平CT），肿瘤类圆形，边界光滑清楚，中央有钙化。

很少见，胞核扁平。常可见到长条胶原。

除了典型的病变区域，其他区域可表现出不同的组织学特征及病变成熟程度，诸如典型的类器官样结构（Verocay小体，图9-39C），瘤细胞栅栏状排列和透明变性（图9-39B）（PAS阳性基底膜组织）。由于肿瘤生长缓慢、病变晚期才会出现症状，所以肿瘤中可见大量变性区。组织变性包括囊性变、瘤内出血（图9-40）、钙化（图9-39D）、胶原沉积、嗜铁细胞浸润和雪旺细胞脂样变性所致透明变性。此外早期损害可表现为压迫性细胞核萎缩、染色体增多和核分叶状，一般有丝分裂不增多，这些均为良性细胞损伤形式。10%神经鞘瘤合并神经纤维瘤病，恶性者此比例高达50%。

临床及影像学表现

诊断神经鞘瘤需综合临床表现、影像学检查、病理等来判断。该肿瘤发病年龄广泛，青少年至老年人均可发病，但以30~70岁年龄组最为多见。起病隐匿，肿瘤生长缓慢，局限于发病部位，不具侵袭性（图9-41）。眶内神经鞘瘤主要表现为眼球突出、眼睑肿胀、眼球后部受压和周边复视。神经鞘瘤可发生于眶内或眶周的任何部位，如位于肌锥内，常表现视乳头水肿，生理盲点扩大，晚期导致视力下降；肌锥外病变部位广泛，位置较前者可于眶缘扪及肿块，典型表现为眼球向肿瘤对侧移位。眶周病变位于鼻窦、半月神经节、海绵窦、泪腺及泪囊窝内。其他少见部位还包括筛骨（临床表现为鼻窦炎，图9-42），眼睑和眶顶（图9-41）。绝大多数肿瘤为局限性，产生占位效应，但靠近眶尖部肿瘤可通过眶上裂扩散，累及同侧海绵窦和半月神经节，部分患者导致眶上裂综合征或眶尖综合征（图9-43和图9-44）。眶内神经鞘瘤似乎更倾向于累及感觉神经，但运动神经受累也并不少见。

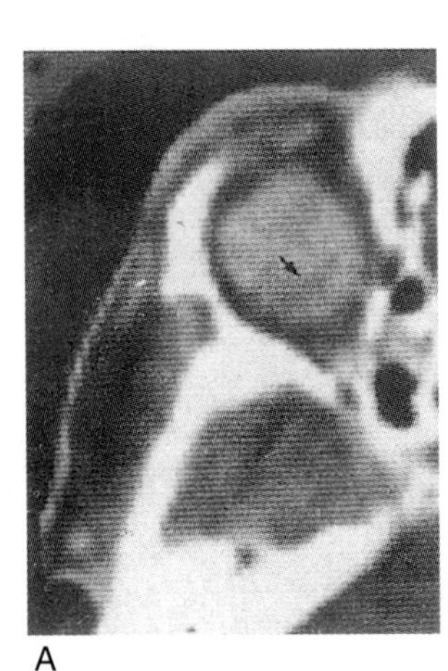
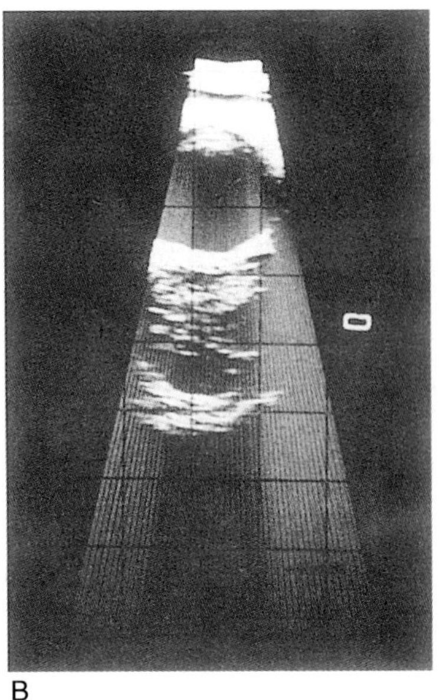
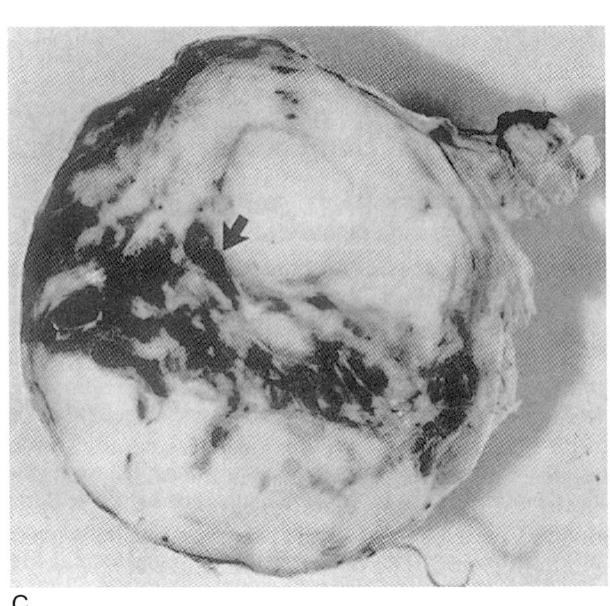

图9-40 (A)强化水平CT扫描显示眼眶神经鞘瘤边界光滑，轻度强化。(B)B超显示球后肿块，眼球后部变平。(C)切除肿瘤大体标本可见瘤体中央坏死及出血，与CT显示中央低密度无增强区一致。

影像学检查可以发现肿瘤呈局限性生长，邻近骨壁时可压迫骨壁出现骨质变薄，眶腔扩大(图9-45)。偶尔可见肿瘤内钙化(图9-39)。该肿瘤主要产生两种形式的组织损伤：肿瘤膨胀性生长产生的占位效应和肿瘤经眶上裂蔓延至颅内导致海绵窦和半月神经节受累表现。CT显示肿瘤为圆形或椭圆形，边界清楚光滑，内密度不均匀(主要由瘤体内组织变性、囊样变和脂质沉着所导致)(图9-40和图9-45)，注射造影剂肿瘤轻度强化。神经鞘瘤也可呈结节样外观。累及海绵窦的神经鞘瘤由于脂肪含量相对较多CT显示肿瘤密度低于周围正常组织(图9-45)。MRI扫描肿瘤形态同CT，可呈均质或不均质，T1WI信号与眼外肌一致或略高，但低于眶脂肪信号，T2WI肿瘤信号强度不一致，实质中高信号，黏液变组织显示高信号强度(图9-44)。总之，神经鞘瘤的影像学改变并不典型，很难与海绵状血管瘤、局限性神经纤维瘤、纤维组织细胞瘤及血管外皮细胞瘤进行鉴别。超声检查神经鞘瘤为边界清楚的实性肿块，瘤内可有囊性暗区。

治疗

肿瘤较大或有明显临床症状者可手术切除，手术入路取决于肿瘤位置。术中观察神经鞘瘤呈典型的黄色或棕黄色外观，实性，有完整包膜，表面可见青紫色血管床及迂曲扩张的小静脉(图9-41B)。肿瘤可因富含脂肪而呈亮黄色，或因变性而呈囊性。神经鞘瘤是包绕其起源神经而形成的囊袋样肿块，采用显微外科技术可将肿瘤与其起源神经彻底剥离。肿瘤定位准确后应尽可能完全切除，与周围组织粘

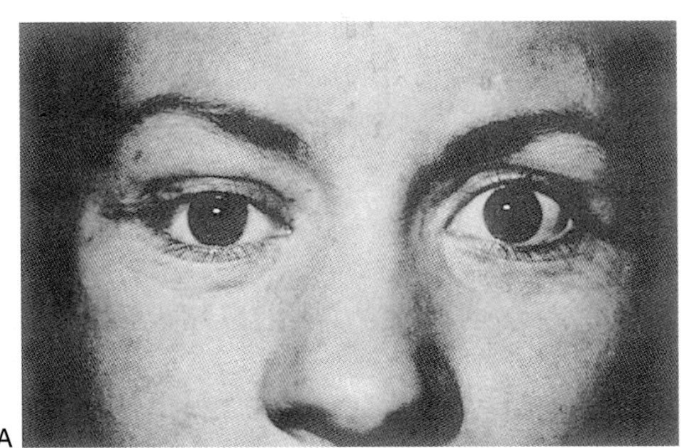
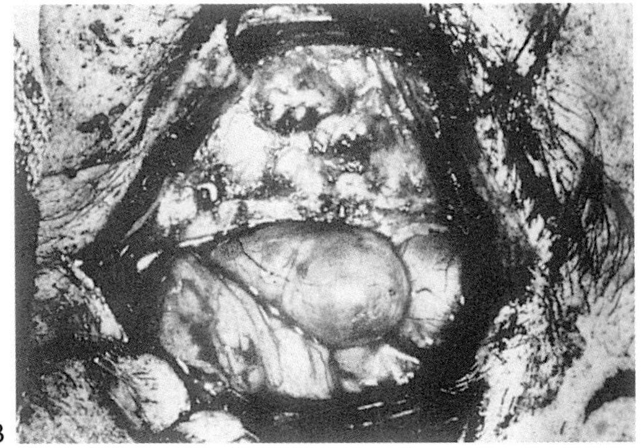

图9-41 (A)患者为32岁女性，右眼下移位4mm，轻度面部畸形。(B)术中照相显示肿瘤呈分叶状，表面静脉曲张。

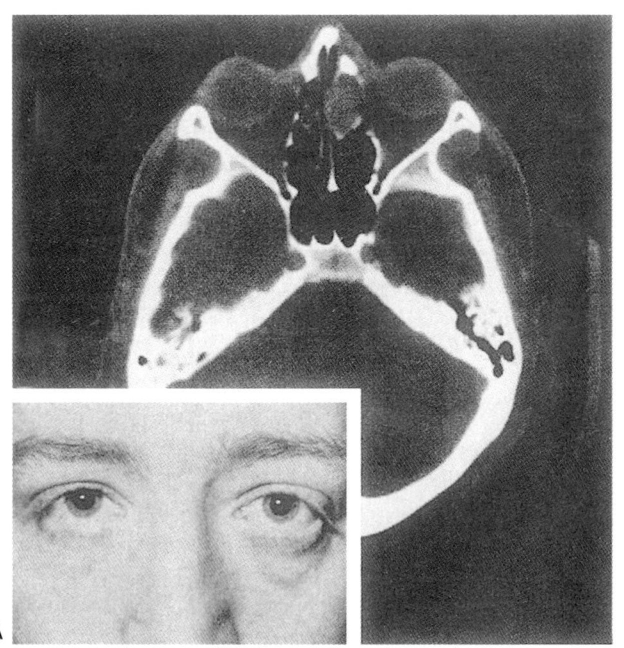

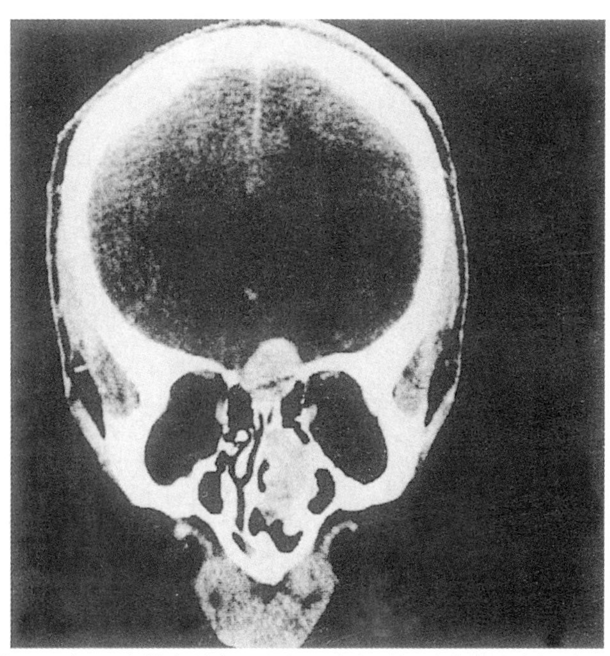

图 9-42 （A）患者为 23 岁男性，轻度眶周水肿，眼球突出，肿瘤位于左侧眶内筛窦前部，导致眼球向对侧移位。肿瘤切除，组织学上由肿瘤实质细胞和黏液组织构成，病理诊断眶内神经鞘瘤，细胞轻度不典型增生。（B）患者 3 年后复查 CT，显示肿瘤侵入前颅窝和鼻腔，行联合眶颅手术，随访 4 年未复发。

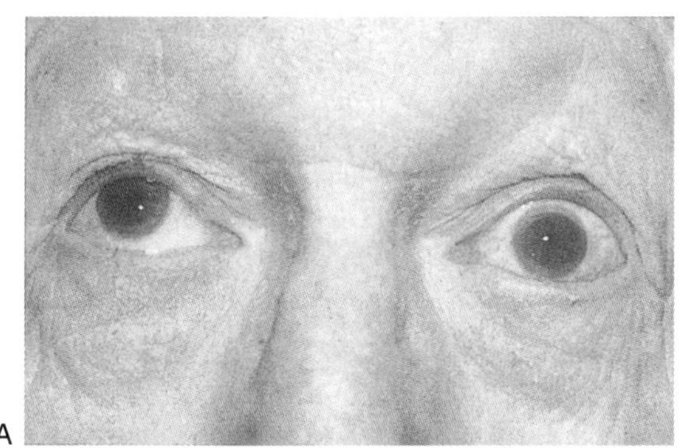

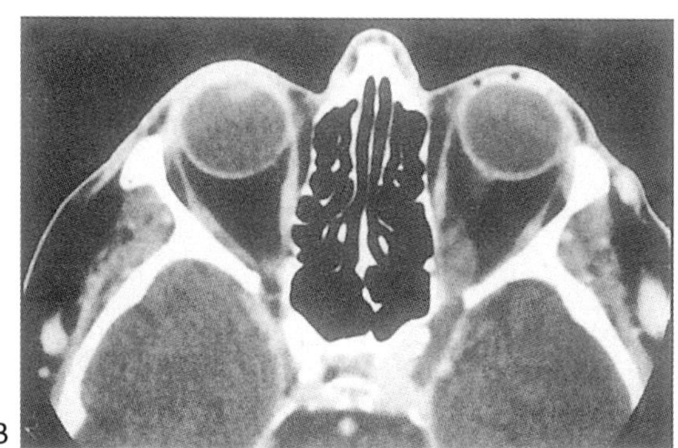

图 9-43 （A）患者为 70 岁男性，进行性及间歇性复视 15 年，向上和向右注视时明显，左眼瞳孔略小，轻度上睑下垂。眼部检查左眼视力正常，上睑下垂 1mm，眼球突出度 OD12mm，OS16mm，瞳孔 OD2mm，OS1mm，感觉无异常。眼球运动检查左眼注视时右眼上斜视。临床诊断动眼神经不全麻痹，可能有交感神经受累。（B）CT 显示眶尖部软组织肿块，形状规则，边界光滑，向后通过眶上裂进入海绵窦上部，累及动眼神经走行区域。患者病史长，进展缓慢，结合 CT 检查，考虑神经鞘瘤。随访观察病情未进展。

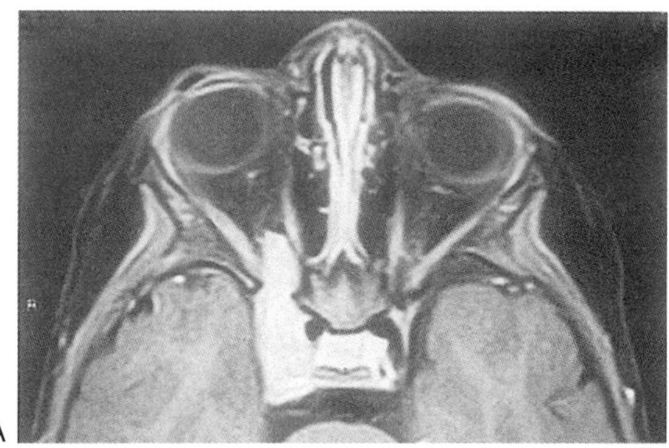

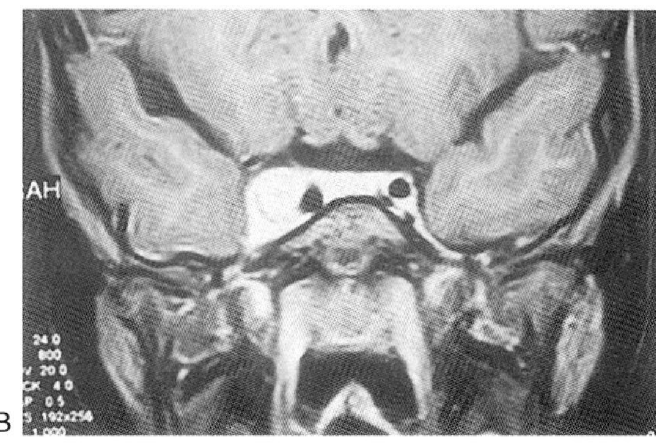

图 9-44 患者为 19 个月男童，自 2 个月起发现右眼瞳孔异常，随后缓慢出现动眼神经麻痹体征，伴有神经纤维瘤病全身表现。（A，B）强化 T2WI 显示右眼均匀强化的软组织肿块，自眶尖向后经眶上裂蔓延至颅内，累及海绵窦和 Meckel 窝。右侧颈内动脉向内移位。相比于脑膜瘤，这种影像表现更倾向于神经鞘瘤。患者随访 3 年病情未进展，这也符合神经鞘瘤的表现。

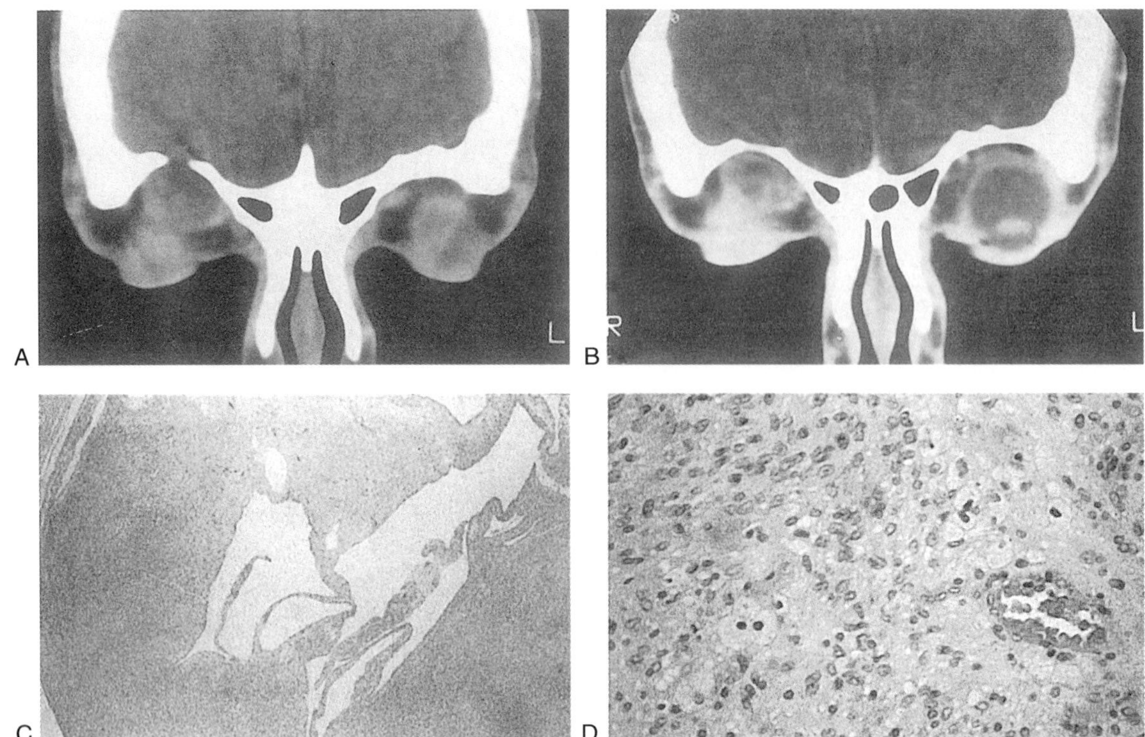

图 9-45 患者为 21 岁女性，右眼进行性上睑下垂 2 年。眼部检查右眼睑下垂 3mm，眼球下移位 2mm，眼球突出 1mm。上眶缘下可扪及眼睑肿物。CT 扫描（A，B）显示右眶上方肿块，边界光滑，非均质性，向上穿破眶顶。前路开眶切除肿瘤，组织学检查（C）肿瘤由梭形细胞组成，有完整包膜，中央有大的囊样变性。（D）肿瘤包含大量富含脂肪或含铁血黄素的巨噬细胞，包膜上还可见到肿瘤来源周围神经的片断。组织学诊断为神经鞘瘤伴囊样变性和脂肪变性。

连广泛而切除困难者可采取超声粉碎吸出或激光辅助切除。即使肿瘤有部分剩余也很少复发。

综上，神经鞘瘤是一种少见的眶内及眶周良性肿瘤，其解剖和病理特征不尽相同。肿瘤生长缓慢，孤立，不发生周围组织浸润，极少恶变。大量研究表明手术治疗成功率高，不易复发。

（5）恶性神经鞘瘤

恶性神经鞘瘤是指一系列较常见的周围神经鞘细胞来源的恶性肿瘤，细胞来源多样，多为雪旺细胞或神经纤维母细胞，部分肿瘤也可来源于具有多向分化潜能的胚胎神经干细胞，组织学表现各有不同。该瘤过去曾被称为神经纤维肉瘤或神经源性肉瘤。须与神经轴突肿瘤相鉴别。

恶性神经鞘瘤占全身软组织肉瘤的10%，近半数同时合并神经纤维瘤病。反之，3%~13%伴有神经纤维瘤病的患者经过10~20年潜伏期后会发生恶性神经鞘瘤。该病绝大多数发生于20~50岁年龄组，男性较女性常见。多数患者肿瘤起源于周围神经主干，除引起占位效应外，还会产生不同形式的感觉或运动障碍。肿瘤多来源于机体深部神经，头颈部并不多见。该瘤在诊断时多已形成较大肿块，易复发及转移，预后不佳，伴神经纤维瘤病者预后更差。

眶内恶性神经鞘瘤十分罕见，Schatz曾报道14例，Henderson报道3例，Jakobiec报道8例。眶内发病年龄跨度很大，报道在2~75岁之间。约25%眶内恶性神经鞘瘤合并神经纤维瘤病。该瘤全身转移病例已有报道。

原发性或伴神经纤维瘤病的恶性神经鞘瘤具有向周围组织浸润的生物学特性，一般病史数月即会产生明显的临床表现，少数肿瘤呈慢性静止性生长。头面部以鼻上部位最易发生该肿瘤，额神经或眶上神经受累会引起眶区自发性疼痛，神经支配区皮肤感觉异常及触痛。合并神经纤维瘤病患者病程相对缓和，偶然发现肿块或周围组织浸润症状。常由于首次治疗时活检不准确或切除不完全而导致术后3~6月肿瘤复发。此外，肿瘤沿视神经鞘生长及向周围组织间隙蔓延的特性也是其预后不佳的原因。

镜下该肿瘤与纤维肉瘤表现一致，但细胞异形性更明显，瘤细胞呈波浪状或漩涡状排列，细胞核弯曲呈“逗号状”（图9–46B），分化较成熟的雪旺细胞常为栅栏状排列。部分肿瘤神经鞘细胞增生的同时，还可见到上皮样细胞增生。横纹肌肉瘤样分化及腺样结构形成在恶性神经鞘瘤中也有报道，但尚无眶内肿瘤此种改变的报道。肿瘤常发生黏液样变。瘤内异位组织如骨质、横纹肌、腺样组织及软骨等也可见到。电镜观察和免疫组织化学分析（S–100蛋白）有助于与其他神经细胞或上皮细胞来源的肿瘤相鉴别。

恶性神经鞘瘤治疗首选手术治疗，眶内组织累及广泛者宜行眶内容剜除术。由于该肿瘤具有沿神经生长趋势，对于眶内肿瘤近颅端可行冰冻处理。该瘤放疗及化疗疗效均未获肯定。总之，恶性神经鞘瘤生存预后很差。

我们曾收治5例患者，均原发于鼻窦并蔓延至眶内，其中2例为恶性雪旺细胞瘤，低度恶性，施行眼眶联合颌面部切除（图9–42和图9–46），随诊未复发。余3例发生于儿童，其中2例原发于上颌窦（图9–47），3例均行完全切除，2例存活，分别随访7年、10年未发现肿瘤复发。另1例术后辅助化疗，最终由于眶内复发及肺转移而死亡（图9–48）。

5. 神经上皮源性的少见肿瘤

（1）腺泡状软组织肉瘤

腺泡状软组织肉瘤占所有软组织肉瘤的0.5%~1%，最常发生于四肢，尤以下肢和右侧肢体多见。中青年好发，男女比例约1:3。儿童患者常累及头颈部，以眼眶多发，Enzinger和Weiss研究发现发生于眼眶者占11%。

该瘤虽为恶性，眶内发病者病变常进展缓慢，侵袭性弱，肿块占位致眼球突出，病程一般4个月以上。总体5年存活率59%，20年存活率47%，眶内病变 5 年存活率高达 77%。与横纹肌肉瘤相比，该瘤发生年龄

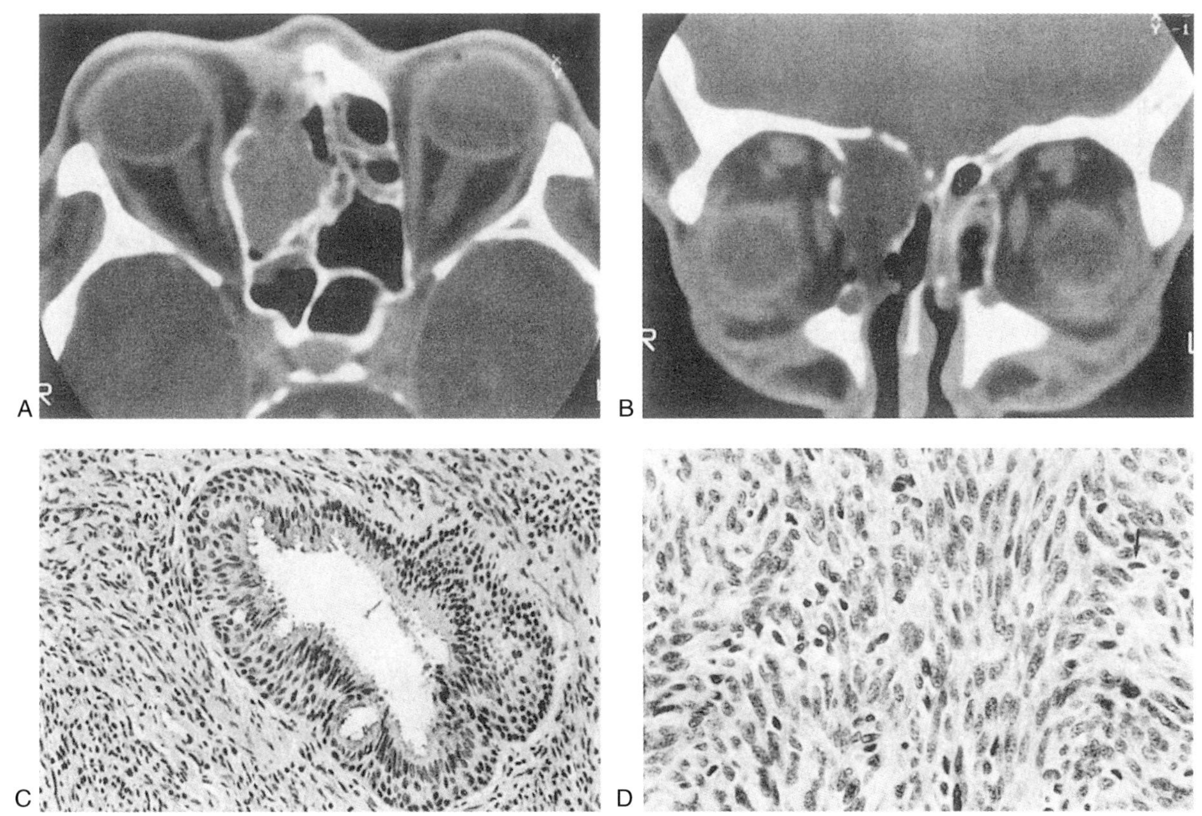

图 9–46 患者 45 岁，主诉自发性流泪 2 年，水平（A）及冠状（B）CT 扫描显示筛窦内肿块，临床诊断鼻咽癌。但活检显示肿瘤由梭形细胞组成，为低度恶性神经鞘瘤。肿瘤破坏筛房结构和眶内壁。患者行联合颅面部肿瘤切除术，随访 1 年病情稳定。（C，D）组织学检查肿瘤由低度恶性雪旺细胞组成，浸润至鼻窦黏膜之下。细胞类型为梭形细胞，核饱满，卵圆形或轻度不规则形，偶呈逗点状。细胞成簇排列。

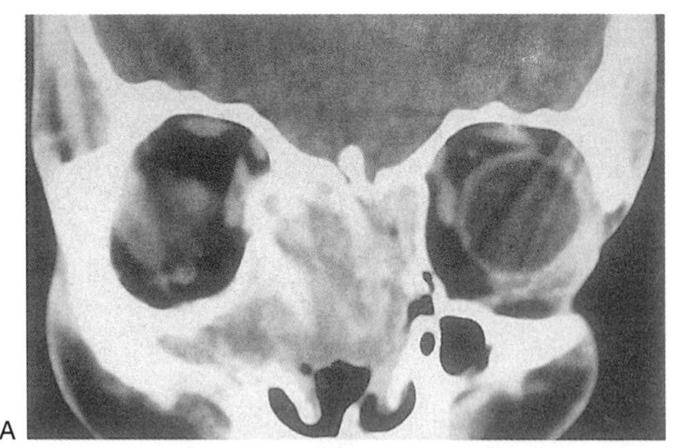
A

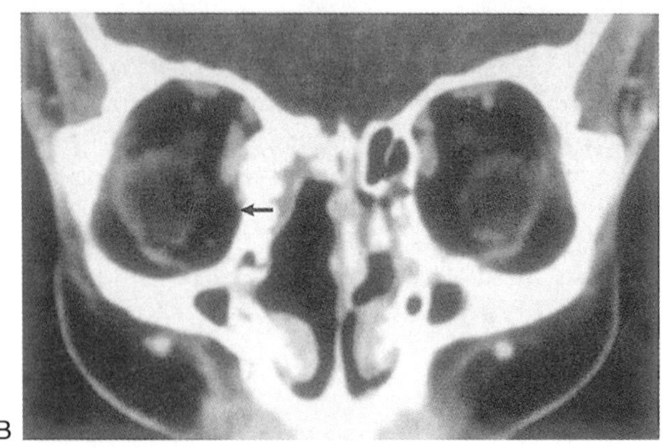
B

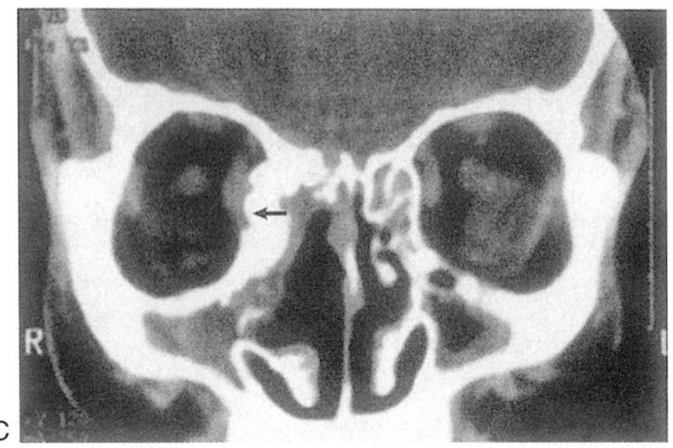
C

图 9-47 患者为19岁女性，鼻塞5年，伴右眼疼痛和嗅觉丧失。（A）CT扫描显示鼻中线肿瘤，眶内壁骨质增生，活检诊断为周围神经鞘瘤，行肿瘤切除术。（B）术后15个月CT扫描显示眶内壁继续增厚，内直肌附近小的肿块。再1年后CT（C）扫描显示肿瘤轻微生长。活检证实为神经鞘瘤复发，患者切除眶内壁及周围肿瘤。随访6年肿瘤未复发。

稍大，更易导致眼球突出和视力下降。

大体上肿瘤边界尚清楚，棕红色外观，血管丰富。镜下瘤细胞呈圆形或多角形，胞浆丰富，嗜酸性，内含较多空泡，常可见到结晶颗粒，该物质PAS染色阳性而淀粉酶染色阴性；核泡状，核仁明显。瘤细胞排列呈腺泡样或巢样结构，纤细的纤维间质和扩张的微血管构成网状结构。电镜观察瘤细胞胞浆内细胞器发达，富含线粒体、高尔基体、平滑内质网，杆状结晶小体和电子高密度分泌颗粒，后两者具有一定特异性，均有完整包膜，呈约100nm间隔的格子样改变，结晶颗粒多位于核周。

该瘤组织起源存在多种观点，目前多数学者将其归入神经源性肿瘤，也有学者认为该肿瘤为肌源性。

较局限肿瘤宜采取局部扩大切除，病变广泛无法局部切除或肿瘤复发者应行眶内容剜除术。放化疗疗效不十分确切，可作为术后辅助治疗手段。肿瘤完整切除后患者一般预后良好，也有少数出现全身转移。

（2）颗粒细胞瘤

颗粒细胞瘤好发于舌和皮下组织，眶内少见，眶内者主要累及眼外肌。此外，有报道该肿瘤也可发生于葡萄膜、结膜、泪囊、泪阜、眼睑及眉弓等部位。

颗粒细胞瘤可发生于任何年龄组，尤以40~70岁多见。女性较多见。典型表现为孤立、质韧、较坚硬的结节样病变，病程在一年以内者肿瘤直径一般不超过6cm。该肿瘤边界清楚，少数病变向周围组织浸润（图9-49）。统计颗粒细胞瘤全身发病情况，10%~15%患者为多发性，1%~3%为恶性病变。眶内颗粒细胞瘤可为孤立生长，也可呈浸润性生长，累及周围软组织及眼外肌。

肿瘤由较大的圆形或多边形细胞构成，排列成巢状、条索状，细胞核呈泡状、偏中心分布，核仁大，胞浆丰富，含有较多粗大的嗜酸性颗粒，以此得名。绝大多数瘤细胞位于周围神经鞘和眼外肌附近（图9-49B和图9-49C），瘤细胞分化良好，很少进行有丝分裂。

胞浆颗粒PAS染色阳性，淀粉酶染色阴性，另外苏丹黑B、印度红及马苏染色也呈阳性。胞浆S-100蛋白阳性。特征的超微结构表现为排列成簇状的肿瘤细胞之间短交叉突起以及罕见的幼稚细胞连接。细胞核呈不规则的卵形或圆形，染色质分散，核仁中等大小。胞浆内散在大量溶酶体样球形小体，由单层或双层完整包膜包裹，内含大量颗粒状致密物质、微小空泡及呈向心性排列的薄层微体。另外，肿瘤内还包括少量纺锤形间质细胞，胞浆内含有椭圆形丝状小体，由包膜包裹。颗粒细胞瘤的组织来源尚存在一定

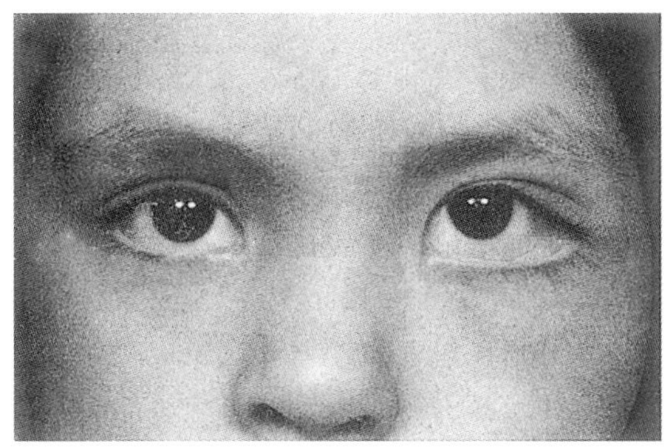
A
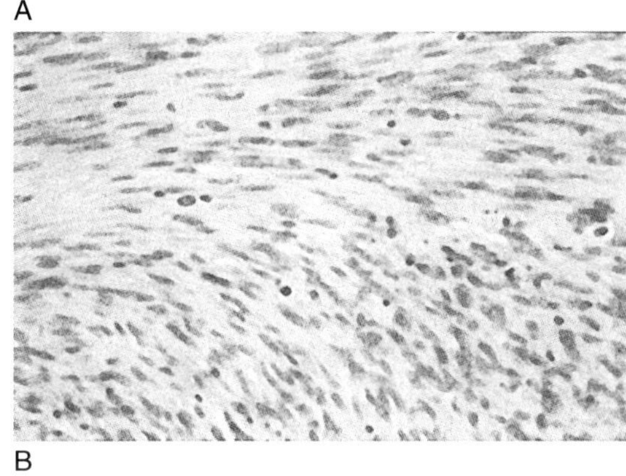
B
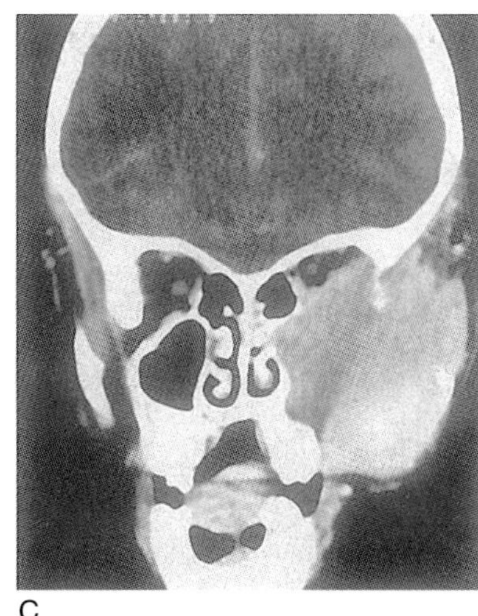
C
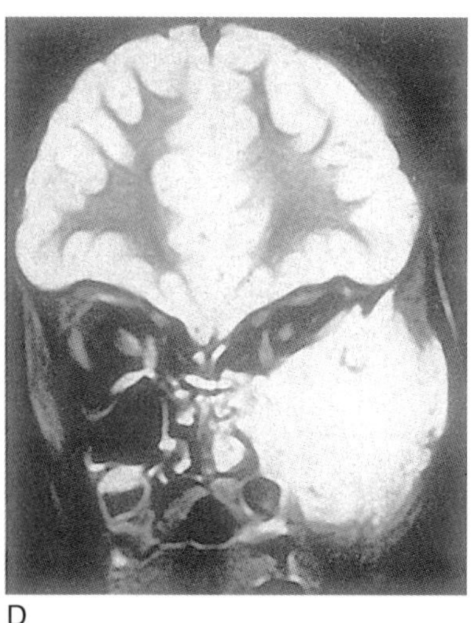
D

图 9-48 （A）患者为5岁女童，进行性左下睑和面部肿胀，左眼向上移位，眼球突出。下睑能扪及结节性软组织肿块，颧弓、上颌和上唇畸形。（B）CT扫描显示左上颌窦巨大肿块，向周围扩张累及眶内、外及眶后部骨壁和软组织。（C）T2WI显示肿瘤呈高信号，（D）活检证实为梭形细胞肿瘤。患者行完全颅面部肿瘤切除术，术后组织特殊染色诊断为恶性周围神经鞘瘤。患者行辅助化疗，但最终局部复发，并转移至肺。

争议，多数学者倾向于神经源性。

颗粒细胞瘤临床表现多为良性，治疗以局部切除为主。对于伴有周围组织浸润的患者，手术切除后冰冻创面可提高手术疗效。据报道局部复发率低于7%。眼眶原发性恶性颗粒细胞瘤目前尚无报道，但曾有全身恶性颗粒细胞瘤眼眶转移的报道。

（3）化学感受器瘤

化学感受器瘤为一种来源于化学感受器细胞的良性肿瘤，又称为非嗜铬性副神经节瘤，由神经脊来源的、分布广泛的化学感受器细胞积聚形成，以颈动脉体和颈静脉球多见。约10%~20%患者为多发性，5%可发生转移。该病发病年龄广泛，3~70岁均可发生，无性别差异，具有一定多发性、家族性倾向。化学感受器瘤局部切除后复发率高，甚至可发生全身转移。

化学感受器瘤眶内发病极为罕见，中国1951~1980年30年间共有10例报道，其中1例恶性病理为腺泡状软组织肉瘤。病史长短不等，数月至数年均可，临床表现为慢性进行性眼球突出、视力下降、复视以及偶发的阵发性眶区疼痛。该肿瘤一般有完整包膜，少数可呈局部浸润性生长。有报道化学感受器瘤累及眼外肌者，还有1例发生眶颅沟通。

病理学观察，化学感受器瘤呈致密、胶样、红褐色外观，周围有完整包膜，瘤体内大量血管组织。肿瘤细胞排列成巢状或器官样结构，瘤细胞圆形、卵形或不规则形，胞浆丰富，富含嗜酸性颗粒以及少量空泡结构，核仁包含细碎的染色体团快（图9-50）。瘤巢有网织蛋白包裹。胞浆颗粒嗜银染色阳性，显示颗粒内存在少量儿茶酚胺，因此甲醛荧光染色可作为诊断的可靠依据。

相对于机体其他部位肿瘤，眶内化学感受器瘤术后复发率更高，因而治疗宜采取局部扩大切除，同时行术区冰冻处理。化学感受器瘤对放疗不敏感。

（4）眼眶原发性类癌

原发性类癌是一种好发于内脏的良性肿瘤，属于APUD肿瘤家族系列，来源于一种独特的嗜银细胞，这些细胞广泛存在于垂体、下丘脑、肾上腺髓质、甲状腺、胰腺及肺等组织内。类癌细胞具有合成生物活性氨基酸和多肽类激素的能力，其他肿瘤细胞均不能合成。原发性类癌中81%发生于消化道，14%发生于肺及支气管，剩余5%发生于机体其他部位。由于有丰富的肝转移通道，消化道类癌细胞产生的5-羟色胺和其他生物活性物质容易扩散入血，约5%~10%消化道类癌患者并发类癌综合征。5-羟色胺代

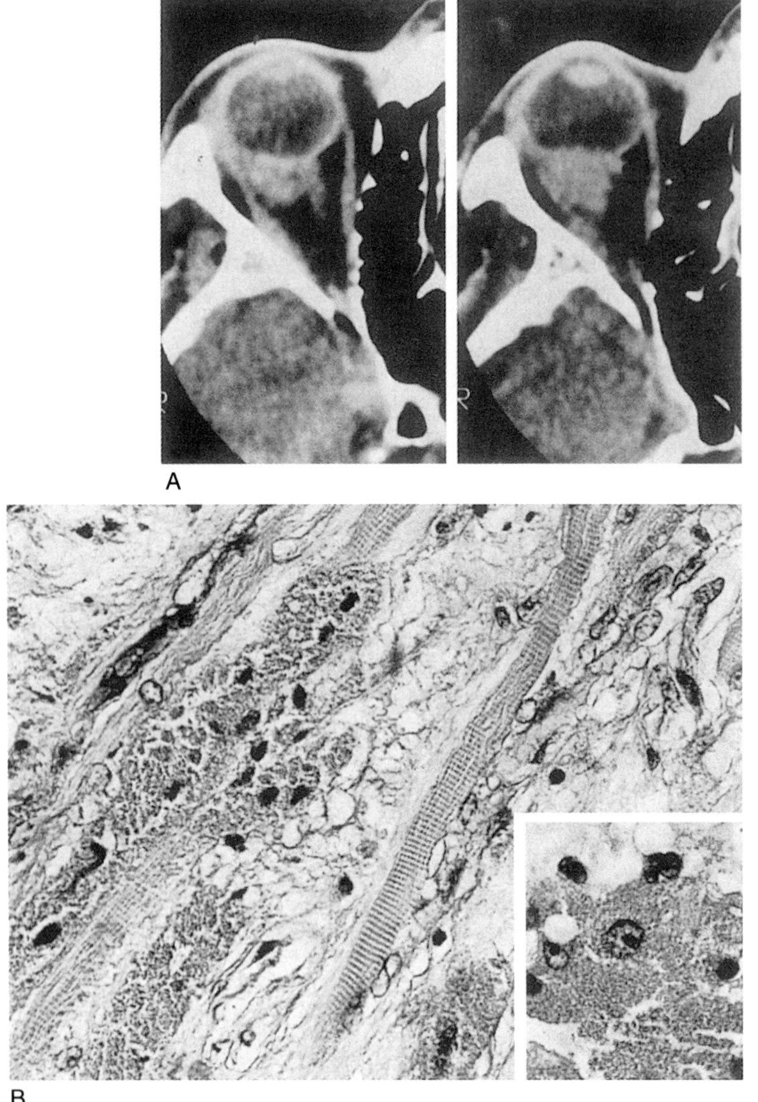

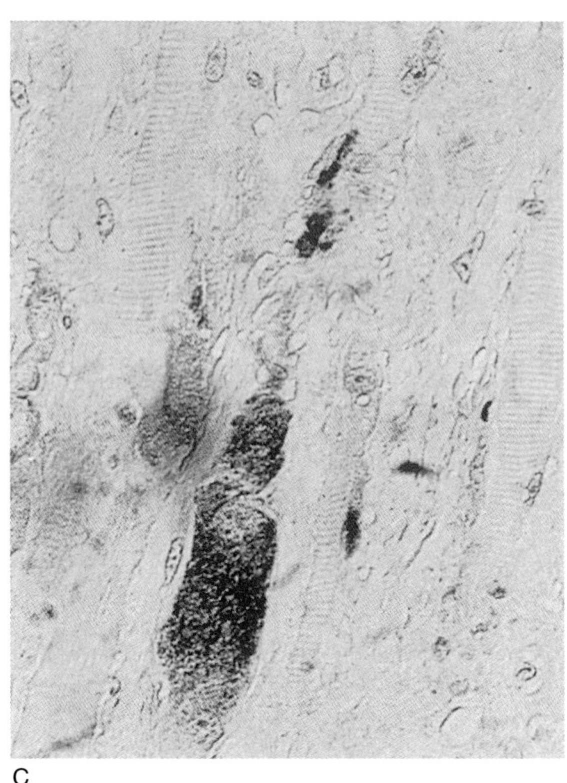

图 9–49 患者为 44 岁男性,水平复视及右眼运动受限 10 个月。视力 0.3,眼球上移位 2mm,突出 3mm,眼底后极部脉络膜皱褶。(A)CT 扫描显示右眶内不规则肿块,压迫视神经向内移位,包绕眼球后部形成铸造样改变,左右两图分别为眼球上下断面。(B)肿瘤由饱满的颗粒细胞构成,累及眶内横纹肌,细胞核和胞浆内富含颗粒结构。(C)肿瘤颗粒细胞 S100 蛋白染色阳性,而横纹肌细胞不染色。

谢产物可从尿中检出,有助于该病的诊断。原发性类癌虽为慢性发病,但有恶变趋势。

Zimmerman曾报道1例眼眶原发性类癌患者,病史11.5年,伴有进行性眼球突出,采取手术切除。术后病理观察,细胞形态多样,可呈扁平状、管状或柱状,呈花团状排列,瘤细胞胞浆透明,含有少量嗜酸性颗粒,中央胞核呈嗜碱性染色,其内可见点状染色质,或者呈嗜酸性胞浆和致密的嗜碱性胞核。肿瘤嗜银染色强阳性。患者未发现全身原发病灶,术后3年随访预后良好,肿瘤未复发。

必须指出原发性消化道类癌可能由于瘤体太小而难以发现,直至产生转移病灶才引起注意。我们曾报道1例眼眶类癌患者, 女性,83岁, 肿瘤位于下直肌,经细针穿刺活检明确诊断,患者拒绝进一步治疗和检查,3年后发现原发性消化道类癌,死于肠梗阻。其他作者也有原发性类癌相当长时间后发生转移的报道。

(5)神经上皮源性肿瘤

神经上皮源性肿瘤是一组胚胎期神经外胚层细胞来源的恶性肿瘤的统称。这些肿瘤组织学结构相似,组织来源略有差异:神经母细胞瘤和神经节瘤来源于交感神经系统,神经上皮瘤来源于周围神经,嗅神经母细胞瘤来源于嗅板。

①神经上皮瘤

神经上皮瘤临床极为罕见,可发生于任何年龄,以20岁以上较多见,来源于周围神经。组织学观察神经上皮瘤细胞呈圆形、分叶状或不规则状, 胞浆混

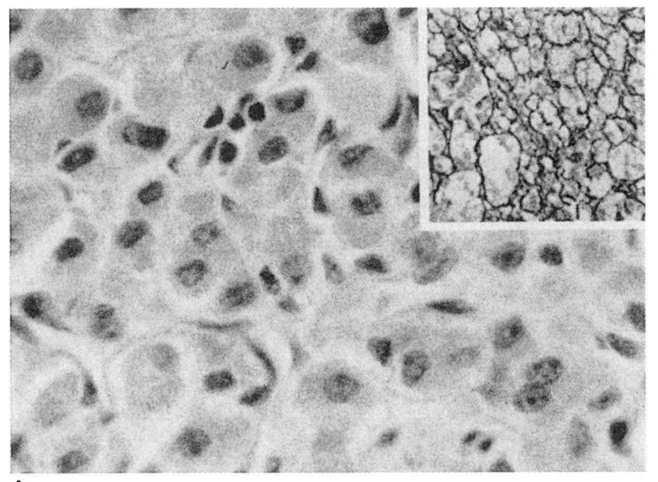

A

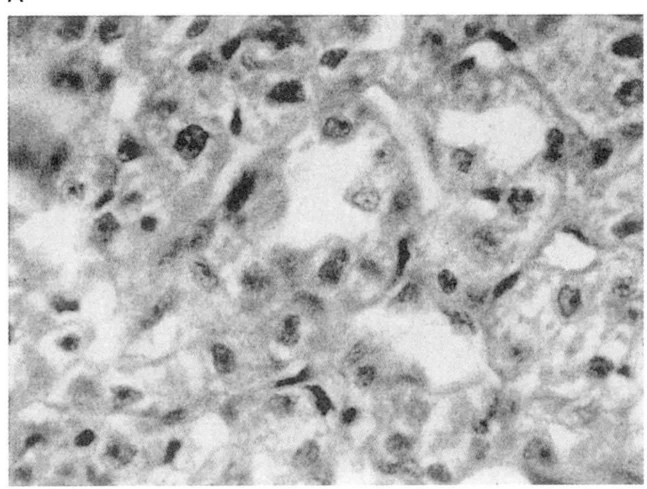

B

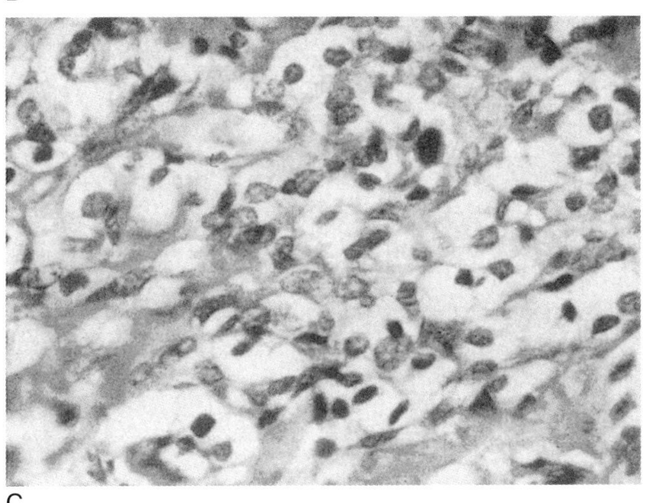

C

图 9–50 （A）眼眶化学感受器瘤组织病理学显示规则、饱满的嗜酸性细胞巢状排列，周围有网织蛋白包裹。（B）眼眶化学感受器瘤细胞呈类器官样排列。（C）空泡细胞排列成的巢状结构，细胞类似于成脂肪细胞。

浊，瘤细胞可围成神经管样结构，或者形成H–W花环或围绕小血管形成假花环。该肿瘤有独特的染色体移位（11;22）。神经上皮瘤呈高度恶性，易向周围组织侵袭，手术和放射治疗疗效均不佳。

②嗅神经母细胞瘤

嗅神经母细胞瘤来源于上鼻腔的嗅上皮组织，可局部蔓延至眶内。组织学改变与神经母细胞瘤类似，但二者好发部位和发病年龄不同，嗅神经母细胞瘤有典型的20岁和50岁两个发病高峰。

组织学观察嗅神经母细胞瘤由小细胞层状结构构成，易与其他小细胞肿瘤混淆，可形成花环，由层状或柱状细胞围绕中央黏液腔形成，并不同于H–W花环，反映嗅上皮的分化状态。瘤细胞超微结构包含致密的神经分泌颗粒和神经突起。嗅神经母细胞瘤组织学分为两种亚型：未分化为嗅细胞的嗅神经母细胞瘤和已分化为嗅细胞的嗅神经母细胞瘤（也包括嗅神经节母细胞瘤），前者好发于20岁年龄组，而后者好发于50岁年龄组。组织学诊断存在一定困难，免疫组化和电镜检查有助于诊断。

Rakes总结嗅神经母细胞瘤临床表现，53%的患者在肿瘤发现的同时伴有眼球或眼眶表现，21%的患者肿瘤发现后才出现眼部症状。实际上，许多副鼻窦肿瘤发现时均伴有不同程度的眼部表现，甚至部分患者首诊于眼科医生。常见的眼部表现包括眶区疼痛、流泪以及视力下降，后者提示病变处于进展期，其他眼部表现还包括眶区水肿、眼睑充血下垂、眼球突出、溢泪和颅神经麻痹。

根据肿瘤所处部位和蔓延情况，嗅神经母细胞瘤可分为三型：局限于鼻腔内为A型，累及周围鼻窦为B型，从鼻腔扩散至颅内或眶内为C型。Elkon统计三型5年存活率分别为75%、68%和28%。采用扩大根治手术，辅以放化疗可提高患者5年存活率。术前放化疗也可提高手术疗效，减少复发。

③原发性神经母细胞瘤和神经节瘤

原发性神经母细胞瘤和神经节母细胞瘤是来源于交感神经系统神经母细胞的肿瘤。神经母细胞瘤发病年龄低，以肾上腺最常见，发病率在儿童恶性眶内肿瘤中居第二位，主要以转移性为主，见眼眶转移性肿瘤章节。眶内原发性神经母细胞瘤有两例报道，均为成年人，病变处于进展阶段，采用手术及放射治疗。

神经节瘤发病率约为前者的3倍，发病年龄较大（平均10岁左右），以后纵隔和腹膜后腔最多见。神经节瘤是一种边界清楚的良性肿瘤，细胞构成一致，成熟的神经节细胞排列成放射巢。眼眶原发性神经节母细胞瘤尚无报道，但有1例鼻窦肿瘤蔓延至眶内。

（6）原发性眼眶黑色素瘤

原发性眼眶黑色素瘤是来源于眶内色素细胞的一种恶性肿瘤，发病率极低，必须与发病率相对较高的转移癌和继发于眼球、眼睑及结膜黑色素瘤的眶内肿瘤相鉴别。曾有1例葡萄膜黑色素瘤切除42年后继发眼眶黑色素瘤。眶内色素细胞存在于视神经周围软脑膜、睫状神经和巩膜导血管周围，同时眶内还有少量异位色素细胞，这些细胞均可增生形成黑色素瘤。眶内黑色素瘤可单独发病，但常与眼内黑色素瘤、眼皮肤黑素细胞增生病（太田痣）或者蓝色细胞痣等疾病同时出现。眼皮肤黑素细胞增生病为一种良性病变，典型表现为三叉神经第一或第二支支配区皮肤色素沉着。Hidano研究表明约65%的眼皮肤黑素细胞增生病患者同时伴有眼部组织色素沉着。原发性黑色素瘤组织学上多由梭形和上皮样扁平细胞混合而成，两种细胞比例可不一致，以后者为主的肿瘤呈乏色素性或无色素性改变。瘤细胞有丝分裂活跃。

原发性眼眶黑色素瘤临床表现为迅速进展的肿块，伴有或不伴有局部浸润。CT扫描显示边界清楚的高密度阴影，局部低密度或呈囊样变。黑色素瘤富含色素，可发生瘤细胞坏死，常与眶内血肿混淆。手术时观察肿瘤很少有完整包膜，常向周围组织浸润。治疗强调完全切除，按照肿瘤累及范围选择局部全切、眶内容切除术或扩大眶内容切除术，前者适合于局限性低度恶性肿瘤。对于弥漫性、复发性、转移性或手术切除不彻底的患者必须术后辅以放化疗。

原发性眼眶黑色素瘤易通过周围神经间隙和视神经管、眶上裂等结构向周围扩散，或经血道转移，因此预后不佳。以下一些情况可严重影响预后：混合细胞型伴有细胞高增殖、发病年龄大以及先天性黑色素瘤。

（7）视网膜色素性迷芽瘤

视网膜色素性迷芽瘤也称视网膜胚基瘤，是发生于1岁以下婴儿的一种先天性肿瘤，好发于头颈部，尤以上下颌最多见。该病临床罕见。组织学上由视网膜色素上皮细胞和神经母细胞构成。上颌肿瘤可局部扩散至眶内。由于组织学来源存在争议，该病以前有多种命名，如婴儿黑素沉着性神经外胚层瘤、黑素突变瘤、先天性黑素肉瘤、黑素成釉细胞瘤及婴儿黑素龈瘤等。神经外胚层和神经脊是其可能的胚胎来源，现有的研究更倾向于后者。根据肿瘤细胞构成，Zimmerman将其命名为视网膜色素性迷芽瘤。

视网膜色素性迷芽瘤组织病理特点为由立方形色素细胞排列围成的腔隙，由纤维机质包裹，腔隙内可见非色素性小圆形细胞构成的细胞巢。细胞间隙可见神经纤维结构，类似于良性神经母细胞。

肿瘤表现为上颌或下颌肿块，可透X线，局部破坏正常组织。其他受累部位包括皮肤、脑、卵巢、子宫和附睾等。头颈部肿瘤复发率为10%~15%。曾有多发性视网膜色素性迷芽瘤报道，恶性病变发生远处转移者占4%。

治疗应将受累骨质及周围软组织全部切除。

（8）外胚层间质瘤

头面部间质成分主要来源于神经脊（外胚层或中外胚层），该部位的间质性肿瘤常由多种成分混合而成，包括纤维细胞、横纹肌细胞、雪旺细胞及色素细胞。外胚层间质瘤绝大部分位于头颈部，眼内也可见到，眶内原发性或继发性肿瘤均有过报道。

二、间叶性肿瘤

间叶性肿瘤是一组由原始间叶干细胞多向分化而形成的肿瘤的统称，肿瘤组织构成多样，包括纤维组织、肌肉、脂肪、骨及软骨等。原始间叶干细胞是机体各种软组织的胚胎起源细胞，具有多向分化潜能，在原始间叶干细胞分化过程中的不同阶段均可发生良性或恶性增殖，产生生物学行为不同的肿瘤。眶内间叶性组织包括纤维组织、横纹肌、平滑肌、脂肪、骨及软骨，这些组织来源于胚胎期神经脊（外胚层或中外胚层）。眶内间叶性肿瘤与机体其他部位的同种肿瘤生物学行为一致，各种间叶性肿瘤组织学特性也有相似之处。间叶性肿瘤细胞类型多样，同一种细胞可表现为不同的功能状态，如结缔组织纤维母细胞、肌纤维母细胞和纤维组织细胞。肌纤维母细胞兼有纤维母细胞和平滑肌细胞特性，同样成骨细胞和成软骨细胞都具有不典型增生形成骨肿瘤或软骨肿瘤的特性。

我们共收集眼眶间叶性肿瘤患者63例，占所有眼眶病变的1.6%和眼眶肿瘤的8.9%，对于儿童患者，占眼眶疾病的5%。未分化胚胎间叶瘤与肌瘤由于瘤细胞分化状态、生物学行为和临床特征相似，常规为一类，此类肿瘤包括胚胎肉瘤、横纹肌肉瘤及少见的平滑肌肿瘤。尽管眶内脂肪和纤维组织丰富，但脂肪瘤和纤维瘤并不常见，以皮肤纤维瘤和单发性纤维瘤相对多见。眶内间叶性骨瘤较多见。

1. 横纹肌肿瘤

（1）横纹肌肉瘤

横纹肌肉瘤是一种由胚胎期原始间叶干细胞或分化程度不一致的横纹肌母细胞所构成的高度恶性肿瘤，是儿童最常见的软组织肉瘤和原发性恶性肿瘤，眼眶发病约占10%。以前的研究表明横纹肌肉瘤占全部儿童眼眶疾病的2%，占眼眶肿瘤的6%。在我们的研究中占眼眶肿瘤的1%。该病从出生至老年均可发病，但约70%发生于10岁以下儿童，平均发病年龄为7~8岁。简要组织学分型：胚胎型、腺泡型和多形性，分别好发于儿童期、青少年期和老年期，其中胚胎型占绝大多数。眶内发病无性别差异。

横纹肌肉瘤组织学特征反映该病为胚胎原始间叶干细胞而非成熟横纹肌细胞起源，这与临床观察到的肿瘤多累及眶内软组织而眼外肌受累较少相一致。横纹肌肉瘤胚胎型来源于7~10周胚胎间叶细胞，腺泡型来源于空管期胚胎间叶细胞，而多形性肿瘤来源于成熟横纹肌细胞的异常分化。

横纹肌肉瘤多为个体发病，少数有家族倾向（表现为恶性Li-Fraumeni综合征，p53基因突变），或伴有先天性发育异常，也可作为遗传性视网膜神经胶质瘤的第二原发肉瘤。

◎ 临床表现

眼眶横纹肌肉瘤表现为迅速发展的眼球突出（数周），这反映了这种肿瘤快速生长的特性（图9-51）。该肿瘤2/3发生于鼻上，导致眼球向下、向外移位，经常合并眼睑充血肿胀。大约1/3到一半的患者出现上睑下垂并可触及到肿物。疼痛、视力下降或溢泪并不常见。大约一半的肿瘤位于球后，少数眼眶横纹肌肉瘤起自鼻窦、鼻腔、翼腭窝以及咽旁间隙。这些病变可继发侵犯眼眶，因此可偶尔表现出鼻塞、鼻出血（图9-52）。鉴别诊断包括一些急性和亚急性眼眶炎症、海绵状血管瘤、侵袭性纤维瘤以及大量儿童期上皮性、间叶性、神经性、淋巴性的未分化或低分化肿瘤。

◎ 影像学表现

CT扫描，肿瘤表现为均质、境界清楚的软组织肿块，不伴有骨破坏（图9-51）。与正常肌肉等密度，当肿物较大时，病变境界欠清并侵犯周围结构。局部出血或坏死使肿物密度不均匀（图9-51和图9-53）。强化时表现为中等或显著增强。

与脑组织相比，MR T1加权像表现为等信号或稍低信号，T2为高信号（图9-54）。局部慢性出血可在T1、T2加权像上表现为增高的信号。强化，特别是脂肪抑制时，肿瘤表现为高信号。

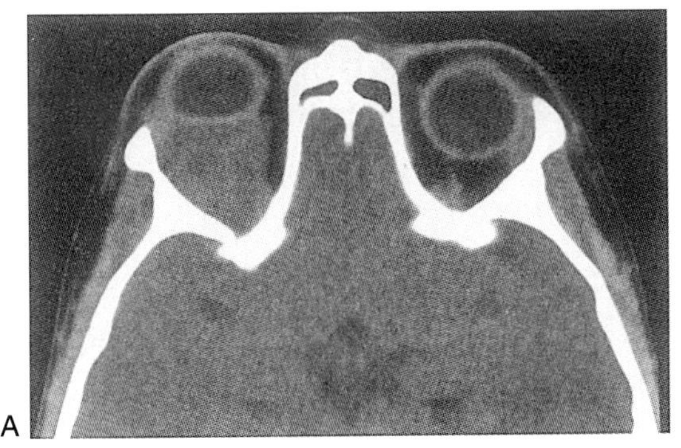

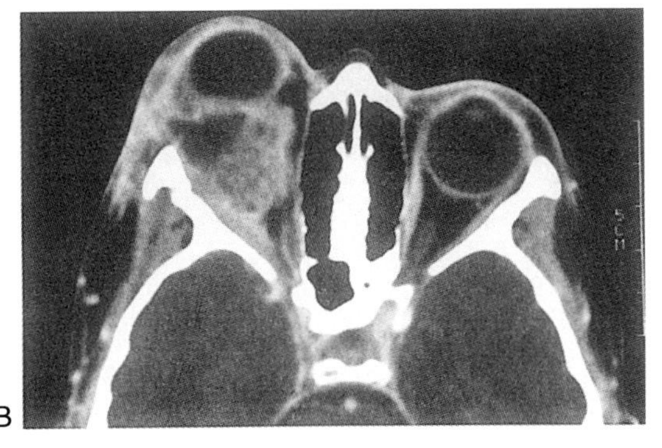

图 9-51 （A）患者为 9 岁女孩，急起发病，右眼眼球突出、转动疼痛 2 周。CT 可见右眼眼眶大的浸润性肿块。检查，视力为右眼 20/50、左眼 20/20，右眼传入性瞳孔障碍，向下移位 7mm，向外移位 2mm，眼球突出 11mm。并且可见眼球压陷、视盘水肿。手术切除肿瘤的 60%，活检证实为腺泡型横纹肌肉瘤，但分子研究未见融合。术后 1 周肿瘤明显生长，如强化 CT（B）所见。经化疗、放疗后，肿瘤明显缩小，6 个月后眼球运动功能良好。

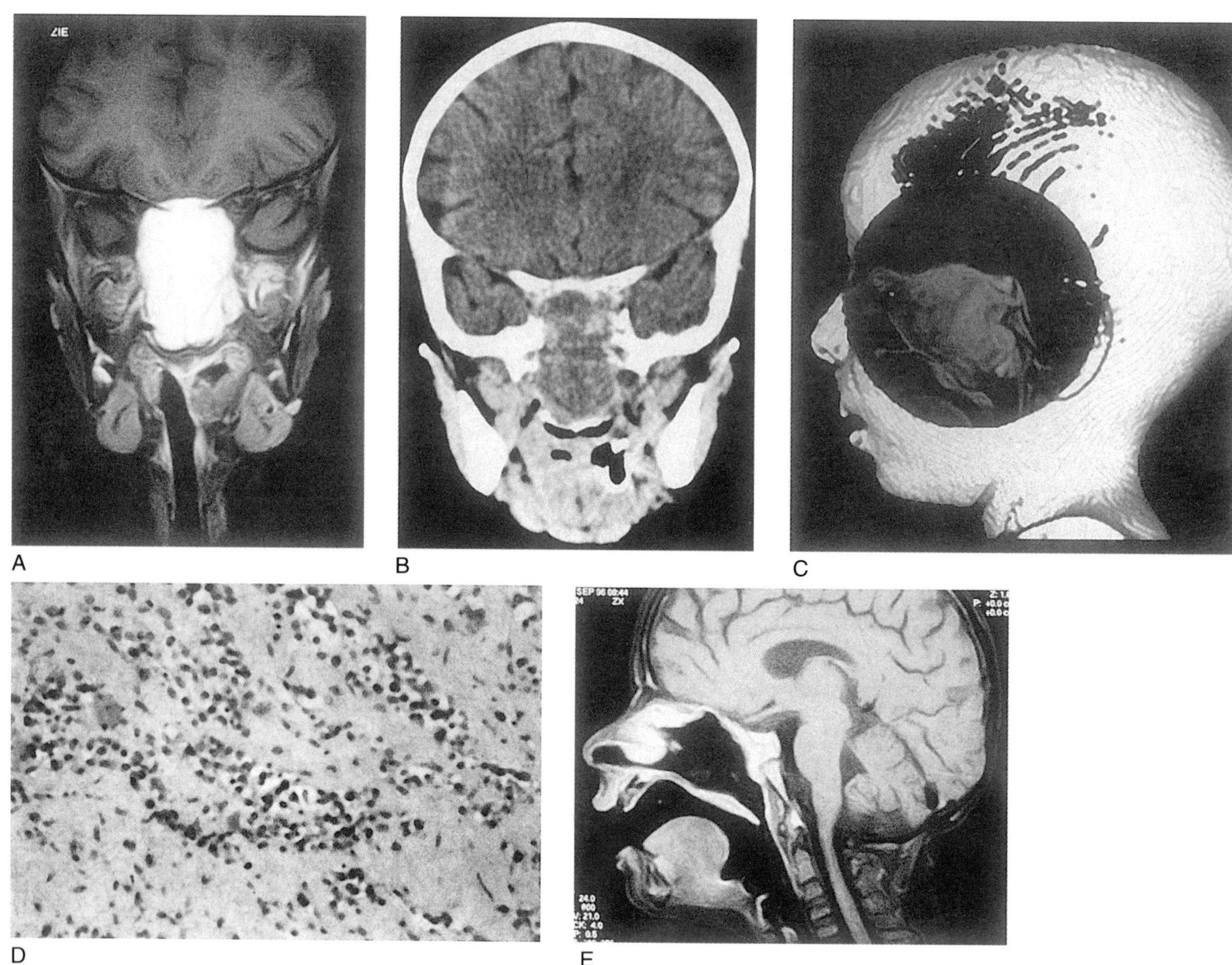

图 9-52 患儿5岁，鼻塞、头痛约3周。双侧视力下降、进行性上睑下垂3天。检查，双侧第三颅神经麻痹，光感不确伴双侧视神经萎缩，瞳孔扩大、对光反射非常弱。MR（A）和CT（B）可见鼻窦、鼻腔的中线部巨大的肿瘤，并侵犯眶底。三维重建（C）可见中线部肿瘤的延伸情况。（D）活检证实为腺泡型横纹肌肉瘤（HE 染色，×10）。肿瘤部分切除（目的是减轻视神经压力；E，术后扫描），放疗、化疗，5年内未见复发。

◎ 病理学表现

横纹肌肉瘤根据不同的组织病理学特点可分为三种类型：胚胎型、腺泡型和多形性，美国的一个联合横纹肌肉瘤研究小组将胚胎型中完全未分化型肿瘤单独列出，分为胚胎型、腺泡型、多形性及未分化型，其中前三型根据瘤细胞分化程度不同又分为三种亚型：低分化型、中分化型及高分化型。不同肿瘤类型依赖光学显微镜、免疫组织化学检查及扫描电镜加以区分。

光镜下瘤细胞呈梭形、蝌蚪状、球拍状、多角形或不规则形，胞浆丰富、嗜酸性，含有多量纤维样成分，构成网状结构，网眼内胞浆呈空泡状。胞浆内发现横纹是横纹肌肉瘤病理组织学诊断的可靠依据，但这种现象并不普遍（图9-53和图9-55）。

应用Masson三色染色、磷钨酸-苏木精染色（PTAH）、过碘酸-席夫染色（PAS）检测胞浆内淀粉酶，发现胞浆呈嗜酸性并有糖原沉积。免疫过氧化物酶标技术检测发现瘤细胞胞浆内存在肌结合蛋白、肌动蛋白、肌球蛋白及其前体多肽，显示肿瘤的肌母细胞起源。

电镜观察瘤细胞分化程度变异较大，低分化细胞肌丝细（60~80nm），高分化细胞肌丝粗（120~150nm）（图9-55D）。分化良好的瘤细胞甚至可观察到A带、I带及Z线，与正常横纹肌细胞类似。瘤细胞胞

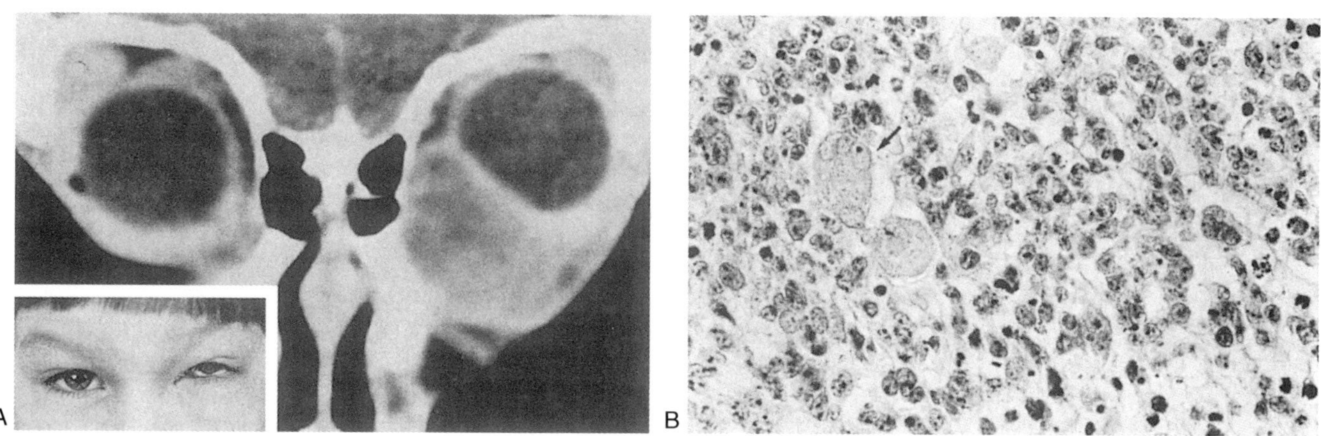

图 9-53 （A）患者为7岁男童，患眼眶胚胎型横纹肌肉瘤，发现左下睑及及眶内肿物5周。触诊肿块坚硬，轻度结节感，结膜下红褐色组织。冠状CT扫描显示左眶内实性肿块，局部低密度，肿块包绕眼球并致其向上移位。手术切除，肿瘤大体黄褐色，轻度结节样外观，有包膜。组织学上肿瘤由致密的瘤细胞、疏松结构（黏液变）和不同的肿瘤血管周围皮质构成，其中黏液变区域CT显示为低密度。（B）细胞成分包括类圆形和多形性细胞，胞核致密、深染。此外还有较大的横纹肌母细胞，含有嗜酸性纤维胞浆（HE染色，×40）。患者联合化疗（改良VAC）和放疗（4140rad），随访10年肿瘤未复发。

浆内含有大量Golgi体、多核糖体、肌丝、糖原、脂质、溶酶体、吞饮小泡及不完整的基底膜。

眶内横纹肌肉瘤约80%为胚胎型，瘤细胞梭形或不规则形，排列呈葡萄状，其中约3/4病例瘤细胞呈极低度分化。相对于胚胎型横纹肌肉瘤，未分化型倾向于更小年龄发病（1岁以下）。胚胎型5年生存率94%，未分化型97%，腺泡型预后不佳，仅为74%。最近研究表明基因分析对横纹肌肉瘤预后判断有一定意义。此外，细针穿刺活检也可作为一种有效的病理诊断方法。

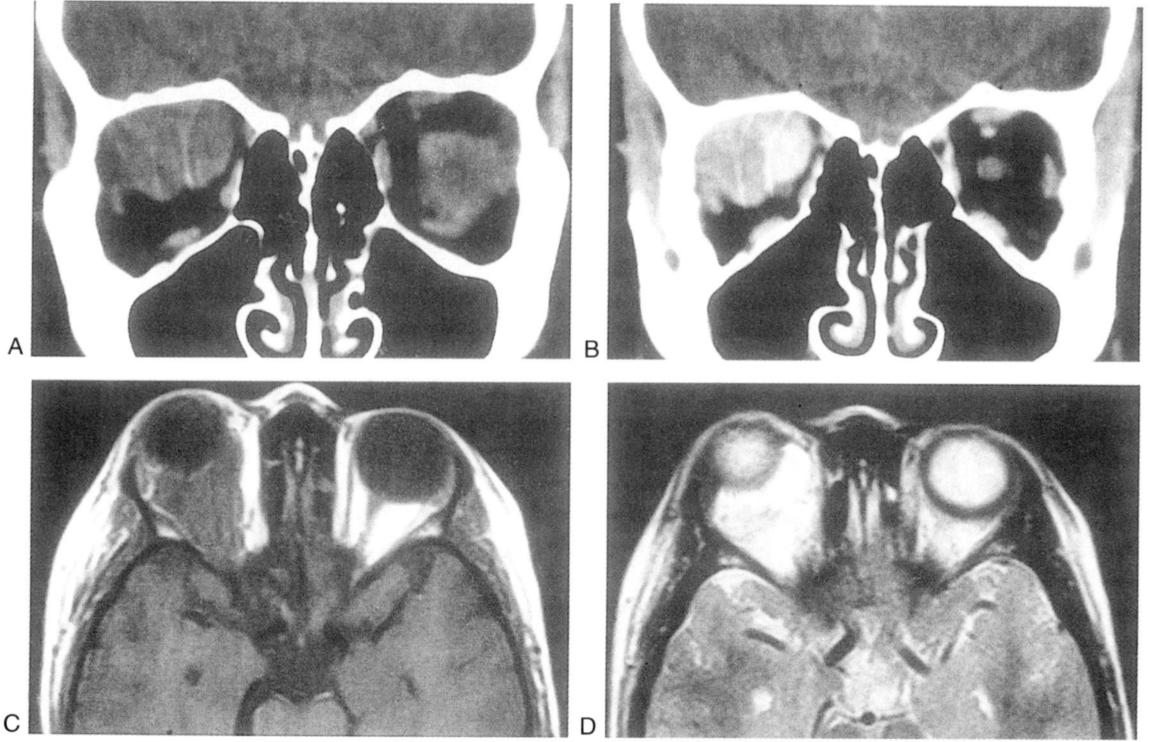

图 9-54 患者9岁时发生右眼眶胚胎型横纹肌肉瘤。仅10天，患者产生复视、右眼上睑肿胀及眼球突出。眼部检查右眼向下移位6mm，向外移位3mm，轴性眼球突出9mm，眼球上转、内转及外转受限，第一眼位时右眼下斜视25△。CT扫描（A）显示右眶内巨大的非均质性肿块，部分区域可强化（B）。（C）T1WI显示肿瘤取代眶脂肪包绕眼球。（D）T2WI肿瘤呈不规则的高信号。患者行局部切除、化疗和放疗联合治疗，治疗后1.5年视力OD1.0，OS0.8，眼球运动自如，眼球突出度OD11mm，OS12mm。

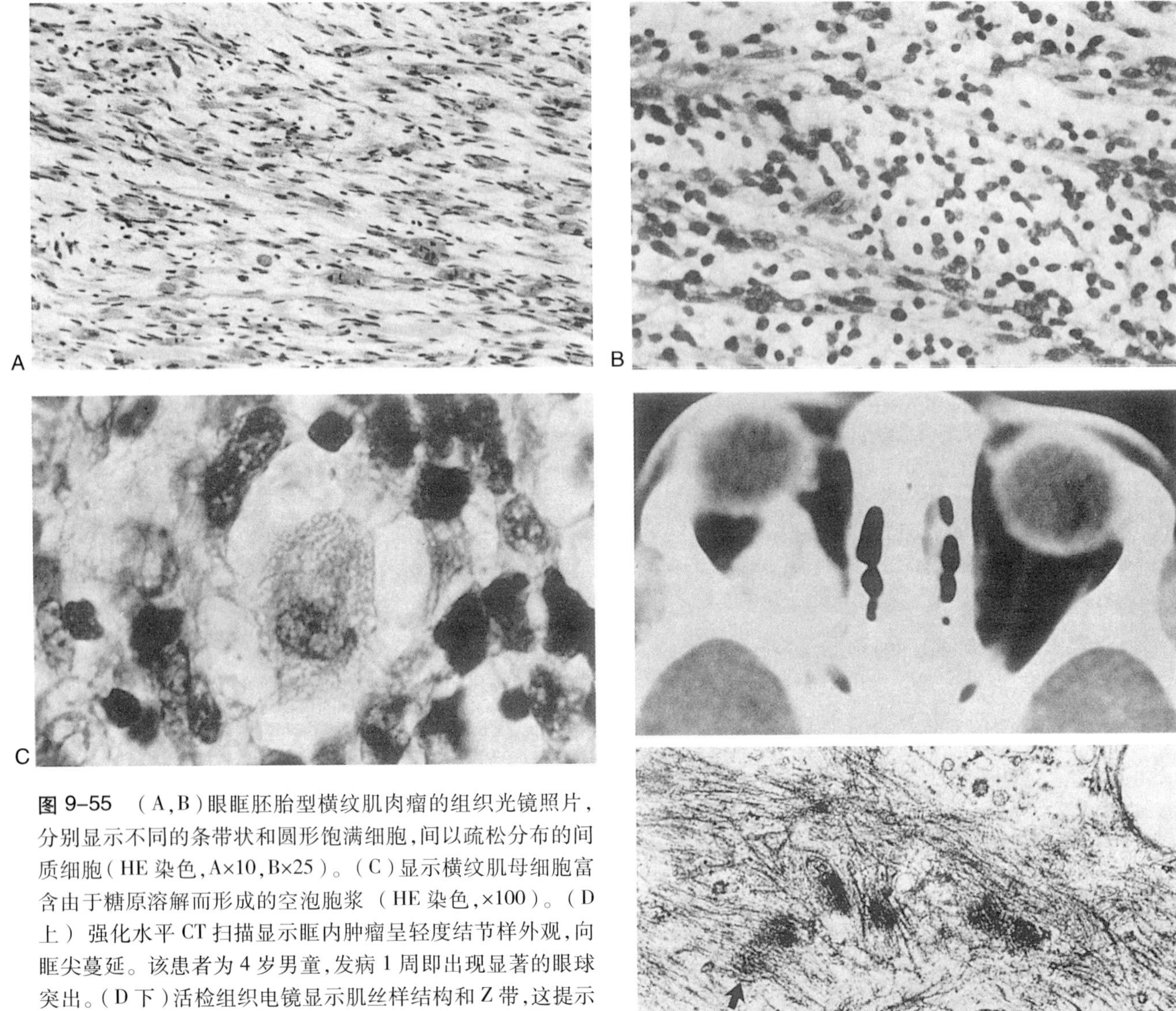

图 9-55 （A，B）眼眶胚胎型横纹肌肉瘤的组织光镜照片，分别显示不同的条带状和圆形饱满细胞，间以疏松分布的间质细胞（HE 染色，A×10，B×25）。（C）显示横纹肌母细胞富含由于糖原溶解而形成的空泡胞浆（HE 染色，×100）。（D上）强化水平 CT 扫描显示眶内肿瘤呈轻度结节样外观，向眶尖蔓延。该患者为 4 岁男童，发病 1 周即出现显著的眼球突出。（D下）活检组织电镜显示肌丝样结构和 Z 带，这提示肿瘤的胚胎组织来源，有助于横纹肌肉瘤的组织学诊断。

鉴别诊断

横纹肌肉瘤临床上应与儿童其他进展迅速的肿瘤或炎症病变相鉴别，包括神经母细胞瘤、绿色瘤、淋巴管瘤、毛细血管瘤、急性蜂窝织炎及其他非特异性眼眶炎症。组织学上应与其他圆形小细胞肿瘤相鉴别，包括神经母细胞瘤、神经上皮瘤、Ewing肉瘤、血管肉瘤、滑膜肉瘤、恶性黑色素瘤、粒细胞肉瘤、恶性淋巴瘤及腺泡样软组织肉瘤等。瘤细胞肌源性分化是横纹肌肉瘤的组织学特征，但其他病变也可以有类似表现，如神经外胚叶肿瘤，以及一些横纹肌炎性病变如结节性肌筋膜炎和坏死性肌炎等。

治疗

20世纪70年代以后放化疗技术迅速发展，对横纹肌肉瘤采取手术切除，术后辅助放化疗的综合治疗方案，显著提高了治疗效果，存活率从以前的30%增加到90%以上。

选择正确的治疗方案首先应当明确肿瘤的组织病理学类型和临床分期。眼眶横纹肌肉瘤绝大多数局限于眶内，转移少见，肺、骨和淋巴系统是主要的转移方向，治疗前必须明确患者全身情况，胸部X线检查、血液学检查、肝肾功能检查、骨髓穿刺细胞学检查及骨扫描以排除全身转移，有任何脑膜受累迹象均应做脑脊液细胞学检查。根据临床症状和体征、影像检查、全身情况检查结合医生经验对患者进行分组，并选择不同的治疗方案。美国联合研究小组制定了横纹肌肉瘤分组标准（表9-8）。

Ⅰ组患者病变局限，手术切除完全，术后可辅以短期化疗，无须放疗。Ⅱ、Ⅲ和Ⅳ组患者术后须辅以放疗，总量45~50Gy，4~5周完成。伴有颅内受累时，全颅放射和鞘内化疗是首选治疗方案。肿瘤复发或全身转移时，推荐重复脉冲式化疗。

绝大多数复发肿瘤发生于原发肿瘤出现3年以内，应再次手术切除，并辅以局部放疗和全身化疗。如治疗得当，Ⅰ、Ⅱ、Ⅲ组患者均能获得满意疗效。

◎ 并发症

接受放疗患者约90%发生白内障，其他眼部并发症还包括放射性角结膜炎、干眼、放射性视网膜病变等。放疗还可造成骨和牙齿发育不良、泪道阻塞及面部畸形等并发症。垂体放疗导致机体发育迟缓。另外，放疗后患者偶可发生第二恶性肉瘤，以骨肉瘤和淋巴细胞性白血病最多见，这些肿瘤还可出现于接受胺基化合物治疗或有Li-Fraumeni综合征阳性家族史的患者。

（2）横纹肌样肉瘤

横纹肌样肉瘤是一种好发于婴幼儿肾脏的高度恶性肿瘤，光镜观察与横纹肌肉瘤相似，但电镜下缺乏横纹肌母细胞超微结构。横纹肌样肉瘤肾外多个部位均可发病，眼眶发病曾有6例报道，儿童和成年人均有，表现为进展迅速的眶内肿块。

横纹肌样肉瘤组织病理学改变具有一定特异性，细胞大而致密，卵圆形或不规则形，核大，呈泡状，核仁明显，胞浆丰富、嗜酸性，内含微丝结构，直径6~9nm。相似的组织结构也可见于多种其他肿瘤，包括横纹肌肉瘤、黑色素瘤、恶性周围神经鞘瘤、结肠腺癌、子宫内膜肉瘤以及某些生理情况下。免疫组织化学检查波形蛋白及某些上皮抗原阳性，而一些肌肉蛋白、组织细胞蛋白、HMB-45和S-100蛋白阳性。根据该肿瘤组织学特征，一些作者将其称为“具有横纹肌样特征的恶性未分化型肿瘤”。

肾外横纹肌样肉瘤预后不佳，5年生存率仅15%。眼眶横纹肌样肉瘤经手术及放化疗综合治疗后，半数存活。我们报道第1例眼眶横纹肌样肉瘤患者（图9-56）。

（3）横纹肌瘤

横纹肌瘤是一种由分化良好的横纹肌细胞和胶原基质构成的良性肿瘤，眶内发病曾有2例报道。瘤细胞大、圆形，胞浆嗜酸性、富含颗粒，核分裂像少。肿瘤有完整包膜，可完整切除，或部分切除、术后随访。

（4）内胚窦瘤

内胚窦瘤是一种起源于卵黄囊胚胎干细胞的恶性间叶性肿瘤，好发于性腺组织，眶内发病曾有报道。眶内内胚窦瘤发生于婴幼儿时期，平均年龄13个月，临床表现为进展迅速的眶内肿块，这些特点都与眼眶横纹肌肉瘤相似。机体其他部位内胚窦瘤恶性度高，常致死，眶内内胚窦瘤由于发现较早，预后相对较好。组织学上瘤细胞排列成索条状，由细微基质成分联系，形成假乳头。治疗首选手术联合化疗。内胚窦瘤并非横纹肌母细胞起源，但由于该瘤主要与横纹肌肉瘤相鉴别，故在这里介绍，鉴别要点在于前者血清甲胎蛋白阳性。

2. 平滑肌肿瘤

眼眶平滑肌肿瘤来源于眶内小血管平滑肌和眼睑及眶下裂处的Müller肌。良、恶性肿瘤都很少见。

表9-8 横纹肌肉瘤分组标准

分组	标准
组Ⅰ	局限病变，手术切除完全（局部淋巴结未受侵犯） A. 局限于肌肉或原发器官 B. 浸润范围超过肌肉和原发器官，病理标本巨检和镜下均肯定完全切除
组Ⅱ	包括： A. 在手术台上认为切除完全，而病理组织学检查发现标本边缘仍有瘤细胞，局部淋巴结未受侵犯 B. 局部淋巴结和/或邻近器官侵犯，病变完全切除，镜下也未发现残余肿瘤 C. 病变伴局部淋巴结侵犯，切除后镜下发现残余瘤细胞
组Ⅲ	在手术时即发现未完全切除或仅做活检
组Ⅳ	血行转移（肺、肝、骨髓、脑和远处肌肉及淋巴结）

（1）平滑肌瘤

平滑肌瘤是平滑肌细胞构成的良性肿瘤，眶内少见。该病发病年龄广泛，多见于30~40岁中年人，无性别差异。

组织学平滑肌瘤细胞呈梭形或栅栏状，束状或成簇排列。Masson三色染色胞浆红染，内含非横纹的肌丝；PAS染色显示胞浆内存在基底膜组织。免疫组化分析结合蛋白和肌动蛋白阳性。瘤内血管组织丰富。

眶内平滑肌瘤表现为孤立的、有完整包膜和进展缓慢的占位性病变。Doppler超声探察肿瘤血管丰富，血流速度较快。CT及MRI检查肿瘤为边界清楚的软组织阴影。平滑肌瘤须与神经鞘瘤和纤维组织细胞瘤相鉴别。手术全切是首选的治疗方式，但由于肿瘤多位于眶尖，术野暴露不佳，同时包膜常与周围组织形成粘连而难以一次性切除，可采取囊内摘除肿瘤实质，再直视下分离、切除包膜的方法。平滑肌瘤对放疗不敏感。手术切除不完全可致肿瘤复发，常进展缓慢，不发生恶变。

（2）平滑肌肉瘤

平滑肌肉瘤是一种平滑肌恶性肿瘤，起源于恶性分化的平滑肌细胞或者具有平滑肌分化潜能的胚胎间叶干细胞，眶内少见。该病可原发于老年患者（50岁以上），或者作为放疗后第二原发肿瘤发生于儿童和青少年患者。

组织学诊断主要依赖于瘤细胞胞浆内发现平滑肌成分，如Masson三色染色或扫描电镜检查发现非横纹的肌丝，以及免疫组化分析结合蛋白和肌动蛋白阳性，胞核异形性明显。该肿瘤细胞成分致密，血管丰富，局部病灶常发生坏死或黏液变。

平滑肌肉瘤临床表现为进展迅速的眶内肿块，常发生局部浸润和远处转移。影像学检查符合恶性病变特征。虽然部分患者经局部切除可治愈，但鉴于挽救生命目的，治疗强调早期眶内容切除。术后复发患者给予放化疗。

曾有报道1例起源于神经中外胚层的高度恶性平滑肌肉瘤，病理检查具有神经源性特征，鼻窦起源并蔓延至眶内。

A
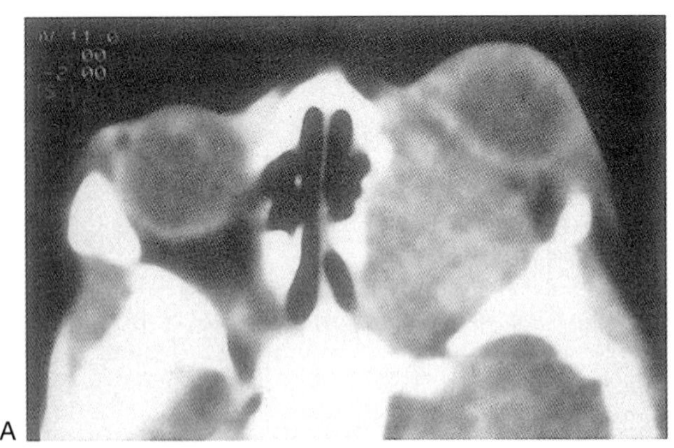

B
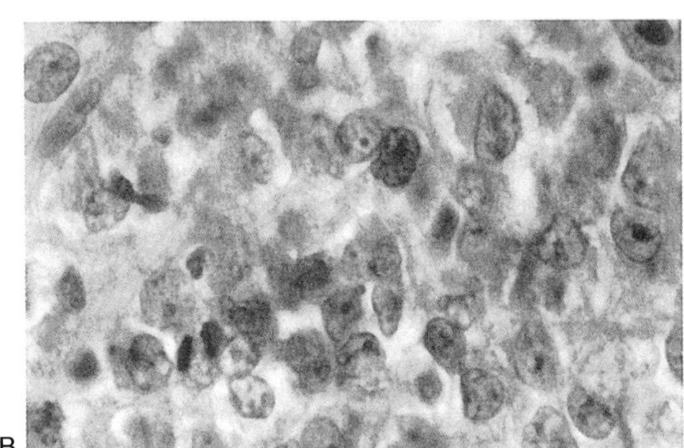

C
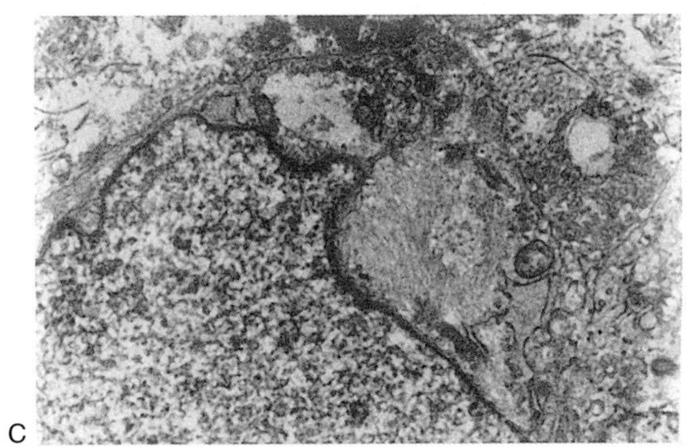

图 9-56 患者为6周婴儿，发现进行性左眼球突出4.5周。（A）强化CT扫描显示左眶内巨大致密的软组织肿块。肿瘤无明显强化，眶腔扩大。患者眶上裂扩大，肿瘤经眶上裂和眶下裂蔓延。（B）肿瘤活检组织学检查瘤细胞圆形或类圆形，核呈泡状、偏心，核仁明显（HE染色，×40）。（C）电镜显示瘤细胞胞浆内平行的细丝组织包绕核仁（×19 000）。

3. 脂肪肿瘤

尽管眶内含有相对较多的脂肪组织，脂肪瘤和脂肪肉瘤发病却极为罕见。

（1）脂肪瘤

脂肪瘤是一种由成熟脂肪细胞构成的良性肿

瘤，眶内发病率各家报道差异较大，0%~9%不等，按照严格的病理学标准发病率接近0%，其他病例均为正常的脂肪脱垂，二者差异在于脂肪瘤呈局限性，有完整包膜。

眶内脂肪瘤表现为边界清楚的局限性肿块，呈慢性膨胀性生长而不侵入周围组织，产生缓慢进行的眼球突出。近年来，临床报道了几例梭形细胞脂肪瘤病例。典型MRI表现为T1及T2加权像均呈高信号强度。脂肪瘤边界清楚，手术可完整切除，术中观察肿瘤有完整包膜，颜色一致于或较正常脂肪组织略黄。

（2）脂肪肉瘤

脂肪肉瘤是成年人最为常见的软组织恶性肿瘤（16%~18%），绝大多数患者肿瘤位于腹膜后或下肢，面部仅占1%，眶内发病极为少见。脂肪肉瘤来源于未分化的胚胎间叶细胞，而非成熟脂肪细胞，组织学上分为四型：分化良好型、黏液样型、圆形细胞型和多形性。患者预后主要取决于肿瘤原发部位、大小，病理学类型以及临床分期，圆形细胞型和多形性脂肪肉瘤易局部侵袭，易转移，因而预后不佳。

眶内脂肪肉瘤常表现为慢性进展的占位病变，临床及病理学观察均无显著特异性，诊断困难。病理诊断关键在于发现脂肪母细胞，该细胞形态变异大，可呈富含脂肪的膨胀形、空泡形或缺乏脂肪的圆形、印章形或不规则形。眶内脂肪肉瘤绝大多数为黏液样型，瘤细胞分化良好，低度恶性。该肿瘤进展缓慢，一般不侵犯周围组织，眼眶症状不明显，因而很难得到准确的术前诊断。CT扫描表现为低密度囊样改变，MRI检查T1及T2加权像均为高信号。

根据脂肪肉瘤在眶内的位置及病变是否局限选择适当的治疗方式。浸润型病变需要彻底切除，常用术式为眶内容剜除术；边界清楚、低度恶性肿瘤可局部扩大切除，疗效满意。脂肪肉瘤对放疗敏感，恶性度较高患者或切除不完全者考虑术后辅助放疗。我们曾收治2例眶内原发脂肪肉瘤。1例病史8年，进展缓慢，CT显示外直肌低密度浸润阴影，病变侵入周围正常组织，术前考虑神经纤维瘤，行眶内容剜除术，病理诊断黏液样型脂肪肉瘤，随诊5年未复发（图9-57）。另1例患者为青年人，进展迅速，恶性度高，病理为黏液样型，行眶内容剜除术，随诊9年未复发（图9-58）。我们还曾报道1例机体其他部位脂肪肉瘤转移至眶内者。

4. 纤维组织肿瘤

尽管纤维组织肿瘤是机体软组织病变的常见类型，但眶内发生并不多见。

（1）纤维瘤

纤维瘤是一种分化良好的纤维组织肿瘤，眶内少见。该病临床无特异性，组织学可明确诊断。眶内纤维瘤男性多见，好发于眶内侧，表现为进展缓慢、无局部浸润的占位病变。组织学上该肿瘤细胞成分少，存在大量致密的相互交叉的胶原束及少量血管，无炎症表现。组织结构疏密不均。纤维瘤主要与炎症后的纤维变性和硬化型特发性眼眶炎症相鉴别，前者边界清楚，结构致密。治疗以手术切除为主，切除不完全可至肿瘤复发。

（2）结节性筋膜炎

结节性筋膜炎又称假肉瘤性筋膜炎，是一种既有不成熟纤维母细胞增生又伴有炎性细胞浸润的良性瘤样病变，病变类型介于良性肿瘤和炎症之间。该病是较常见的软组织肿瘤之一，以躯干和上肢多见，病变呈良性、局限性生长，但进展迅速，常在数周~数月即有明显临床表现。好发于青年人。头颈部发病很少见，该处病变更倾向于儿童期发病。眶内结节性筋膜炎罕见，常位于眶前部，累及眼附属器或结膜，病程数月，进展较快。

肿瘤大体上呈结节状、边界清楚，组织学上包含多量细胞成分，主要为未成熟的星形肌纤维母细胞（与组织培养的纤维母细胞相似），由疏松的结缔组织分隔，并伴有活跃的炎症反应。早期病变可有胶原沉积。该病特殊的组织结构可作为诊断的主要依据，常表现为周围活跃的炎症反应围绕中央区坏死病灶，局部有黏液样变，另外肌纤维母细胞分化不成熟、有丝分裂活跃，这些现象易与纤维肉瘤相混淆，但后者细胞成分更多，细胞异形性和有丝分裂更明显。治疗方法为手术切除，切除完全后复发率仅为1%~2%。

（3）纤维瘤病

纤维瘤病是一组原发累及肌腱膜纤维软组织的

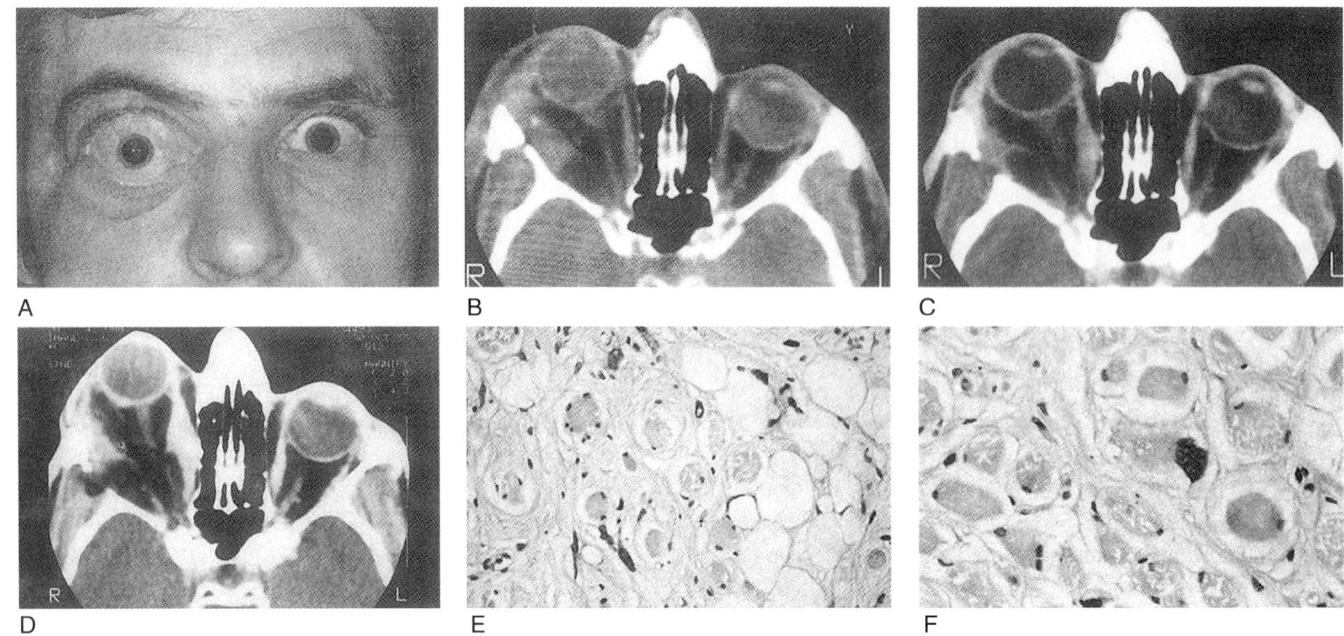

图 9-57 (A)患者为34岁男性,慢性进行性眼球突出7年(该图为1987年外观像)。(1982年)CT扫描显示右眼外直肌增粗,可透过X线,手术切出40mm×20mm×8mm肿瘤,淡黄色,分叶状,胶胨样外观,侵入临近组织。当时病理诊断脂肪瘤,而非术前考虑的神经纤维瘤脂肪变性。患者1年后眼球突出12mm,复查CT(C)显示外直肌低密度阴影增大。但此时患者视力1.0,眼球运动仅轻度受限。患者随访至1987年,眼球突出为15mm,再次复查CT(D)显示肿瘤通过外侧缺损的眶壁扩张,并有内直肌肥厚。回顾初次手术的病理切片倾向于诊断脂肪肉瘤,遂行眶内容剜除术。术后随访5年肿瘤未复发。(E,F)组织病理学检查肿瘤为黏液型脂肪肉瘤,成脂肪细胞侵入眶深部和眼外肌(HE染色,E×25,F×40)。

疾病的统称，生物学行为介于良性纤维组织病变和纤维肉瘤之间，根据肿瘤所处位置和组织病理改变不同可分为多种亚型。大体上由于该病进展迅速并向周围组织浸润,难与纤维肉瘤鉴别,但组织学上细胞成分少，成纤维细胞分化成熟，有丝分裂无或极少,细胞无异形性,伴有大量胶原沉积,易与纤维肉瘤鉴别。

纤维瘤病头面部少见，以腹外深肌腱纤维瘤病

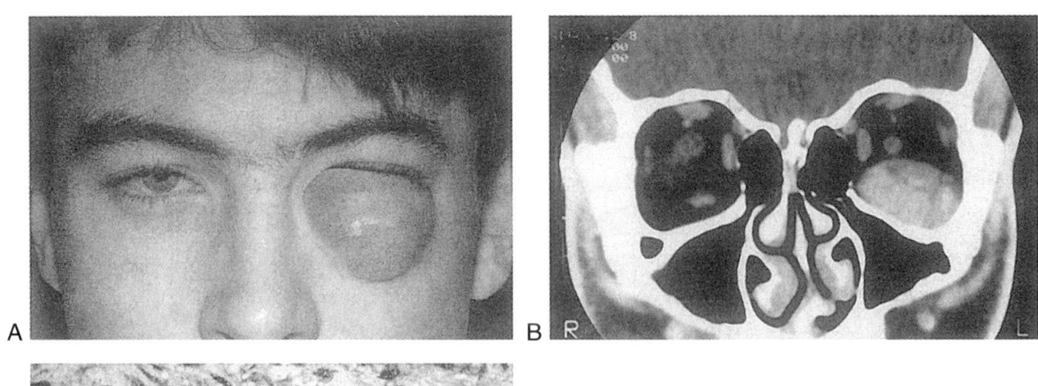

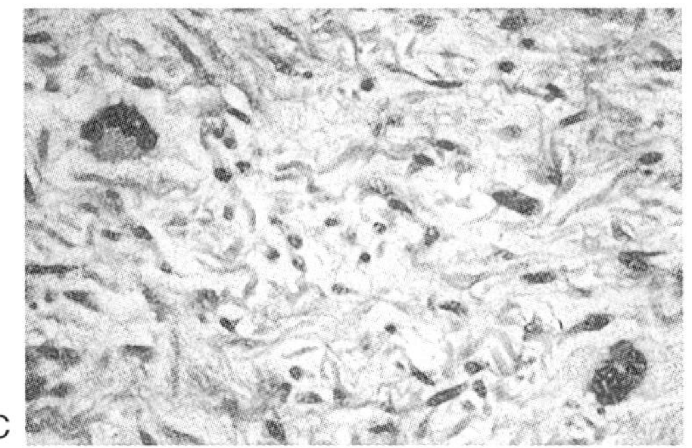

图 9-58 (A)患者为18岁男性,进行性左眼球突出和眼球上移位3个月，触诊下睑巨大的胶样肿块。(B)CT扫描显示肿瘤边界相对清楚,向眶深部蔓延,眶下方组织结构破坏。活检诊断为脂肪肉瘤,行眶内容剜除术,术后冰冻处理。(C)肿瘤来源于下直肌,病理诊断为未分化的脂肪肉瘤(HE染色,×40)。患者随访9年肿瘤未复发。

亚型最易累及眶内，病变可原发或由邻近组织扩散发生，进展迅速。组织学观察病变边界不清，由均匀一致的长梭形细胞和大量胶原构成。

纤维瘤病好发于儿童，男女比例约2:1。不同年龄组病变类型有所差别，某些亚型如幼儿深部纤维瘤病和幼儿肌纤维瘤病只发生于婴幼儿。幼儿纤维瘤病与成人组织学行为类似，但进展更为迅速（图9-59）。眶下部病变最常见，可原发或继发于上颌窦病变，临床表现为活跃的炎性反应。肿瘤由分化良好的纤维母细胞构成，细胞成熟程度不同，从幼稚细胞至较成熟纤维母细胞均可出现。幼儿肌纤维瘤病常为多发，具有局部浸润和复发潜能。除累及重要器官导致患者死亡外，其他病例倾向于良性病程，可自行退化。约半数病例为单发，其余多发或为全身弥漫性病变。组织学由肌纤维母细胞、纤维母细胞和胶原构成，以细胞成分为主或以胶原成分为主均可见到，组织结构与正常平滑肌类似。电镜观察肌纤维母细胞胞浆内含有肌丝。

纤维瘤病易复发，须手术广泛切除。辅助放疗能降低复发率，但会带来并发症，儿童患者还会导致发育停滞。激素可能具有延缓病变进展的作用。对于侵袭性纤维瘤病，可被看作低度恶性纤维肉瘤采取相应治疗。部分患者病变可自行退化或发育成正常纤维组织。

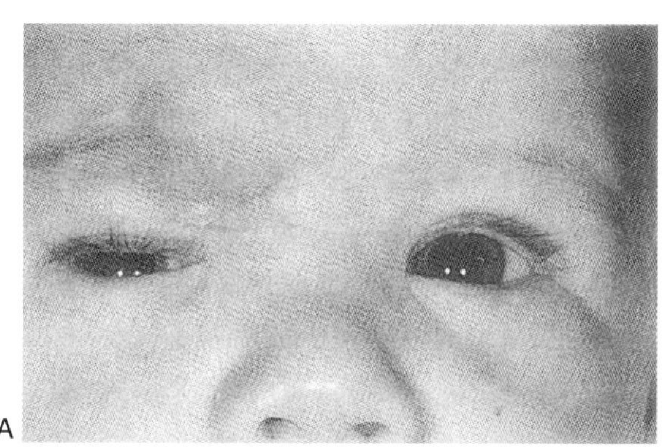

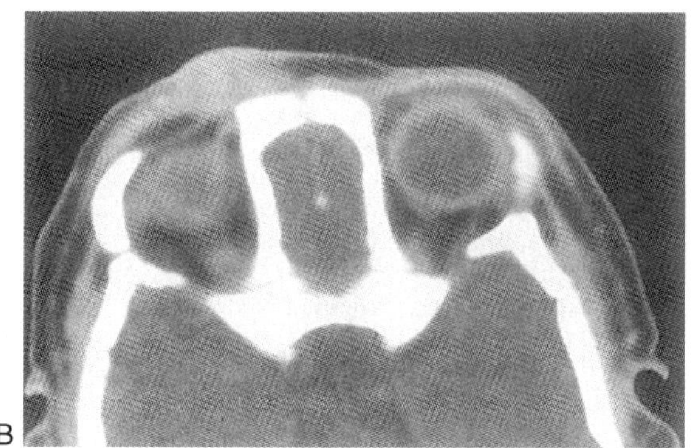

图 9-59 （A，B）3个月患儿生后发病，右上睑和眉间组织增厚畸形。活检病理诊断为儿童纤维瘤病。

（4）纤维肉瘤

纤维肉瘤过去曾有较多报道，但随着一些新的疾病概念的提出，如纤维瘤病、恶性纤维组织细胞瘤以及其他梭形细胞肿瘤，回顾发现许多确诊病例其实并非纤维肉瘤。该病头颈部少见，但鼻腔较多见。

眼眶纤维肉瘤可为原发或继发于鼻腔，病程较短。部分患者肿瘤边界清楚，但绝大多数病变呈浸润性，向眶深部生长，累及周围组织，导致功能障碍。该瘤可发生于眼眶任何部位，原发肿瘤常见于老年人。

肿瘤由束状相互平行或交织的梭形细胞构成，细胞分化程度不均，与肿瘤局部侵袭力和远处转移潜能相关。继发性组织改变包括眼眶骨及软骨化生和黏液沉积，常发生于老年患者，这些改变也可见于恶性纤维组织细胞瘤患者，后者甚至更为多见。小的肿瘤肉眼观察可能境界清楚，但周围常存在卫星病灶而导致术后复发。

纤维肉瘤局部侵袭性强，很难完全切除，复发后病变恶性度更高。瘤细胞分化程度越高，肿瘤进展越缓慢。在某些部位，复发率甚至达到50%左右，手术彻底切除能够减少肿瘤复发。患者常为保存有用视功能拒绝扩大切除，导致肿瘤复发、扩撒甚至全身转移，因此治疗推荐扩大切除或眶内容剜处术。

眶区放疗是诱发纤维肉瘤的重要原因，尤其作为视网膜母细胞瘤放射治疗后的第二原发肿瘤，起源于眶骨或眶内软组织（图9-60）。另外骨肉瘤是更常见的放射后原发肿瘤。放射后纤维肉瘤恶性度较其他来源更高。

（5）孤立性纤维肿瘤

该肿瘤最早报道发生于胸膜，1990后发现该瘤也可发生于眶内。瘤细胞具有纤维母细胞特征（波形蛋白阳性），与纤维组织细胞瘤瘤细胞的组织病理学差别在于CD34阳性。肿瘤由致密的胶原组织构成支架，成束的梭形细胞随意分布，瘤细胞胞浆稀薄。眶内肿瘤可发生于任何年龄，边界清楚但无完整包膜，手术切除不彻底可致肿瘤复发。MRI表现具有一定特

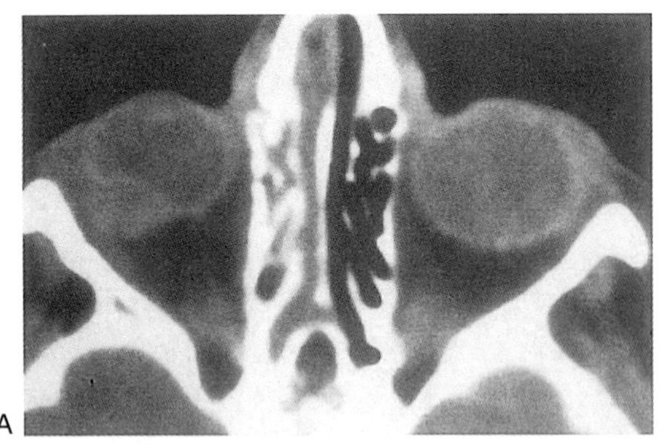

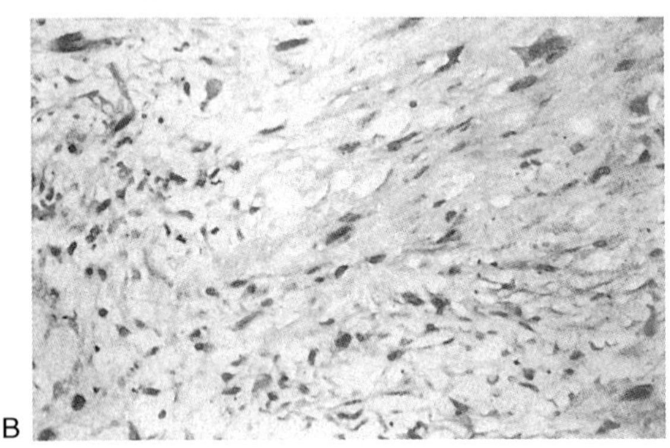

图 9-60 （A）患儿出生时患双眼视网膜母细胞瘤，行眶外侧放疗，4 年后发生后巩膜肿瘤，诊断为恶性纤维肉瘤（B）（HE 染色，×10）。患者行右眶内容剜除术，随访 13 年肿瘤未复发。

异性，病变呈不均一性，T2WI低信号强度（图9-61）。

（6）上皮样肉瘤

上皮样肉瘤兼有上皮组织和间叶组织特征，为一种常累及腱膜的恶性肿瘤，临床少见。我们曾报道1例原发性眶内发病者，肿瘤呈侵袭性，向周围组织浸润。镜下由上皮样细胞构成，伴胶原组织沉积，局部有坏死病灶，病变边界不清，侵入周围组织（图9-62）。另1例报道患者多次复发，最终死于肝转移。

（7）先天性和婴儿性纤维肉瘤

先天性和婴儿性纤维肉瘤临床少见，病变进展迅速，但全身转移并不多见（0%~8%）。镜下肿瘤由均匀一致的梭形细胞构成，排列成波纹状索条，分化良好的病变呈典型的人字形结构。电镜显示瘤细胞为胚胎纤维母细胞，胞浆内含有电子高密度物质（图9-63）。先天性和婴儿性纤维肉瘤较成人病变恶性度低、预后良好，治疗以局部全切为主。我们曾报道1例先天性纤维肉瘤患者，原发于机体其他部位，转移至眼球并向后侵入眶内，行眶内容连同肿瘤摘除术，随诊5年未复发。

（8）黏液瘤

由于机体多数软组织肿瘤均可发生黏液样变，因而原发性黏液瘤的诊断必须首先排除这些可能的软组织肿瘤，包括恶性组织细胞瘤、脂肪肉瘤、黏液肉瘤、横纹肌肉瘤、软骨肉瘤、周围神经鞘瘤及血管外皮细胞瘤等。真正的眼眶黏液瘤极为罕见，已报道的病例显示该瘤一般呈静止性，侵袭性不强，但病理检查无包膜。病变常位于结膜下。组织学瘤细胞呈梭形或星形，散布于富含黏液的透明质酸基质内，后者由活性纤维母细胞分泌。术中可发现肿瘤与周围组织边界不甚清楚，揭示术后复发可能性。

（9）巨细胞性血管纤维瘤

巨细胞性血管纤维瘤眶内罕见，多位于眶前部或眼睑，以外上象限为主，肿块可触及，很少导致眼球突出和复视。该瘤属梭形细胞肿瘤，血管成分构成网状支架，巨细胞弥漫分布于血管腔隙和间质内。主要与孤立性纤维肿瘤、血管外皮细胞瘤和软组织巨细胞纤维母细胞瘤相鉴别。治疗以手术切除为主，可局部复发。

（10）皮肤纤维瘤

皮肤纤维瘤是一种较常见的纤维组织肿瘤，可发生于全身皮下组织，但眶内发病极为少见。该瘤具有局部侵袭和复发倾向。我们曾报道1例患者，肿瘤发生于上睑内侧皮下，向后侵入眶内达滑车部位，采用Mohs术式切除，术后放疗，随诊7年未复发。

5. 组织细胞肿瘤

纤维组织细胞瘤

纤维组织细胞瘤是一种常见的间叶性肿瘤，累及筋膜、肌肉及脂肪等软组织。该病最早描述于1960年，Zimmerman于1967年指出眼眶是其好发部位之一。纤维组织细胞瘤是成年人眶内最常见的间叶性肿瘤。

肿瘤好发于中年人，无性别倾向，眶内病变以内上象限较多见。多数患者病变发展缓慢，呈局限性生

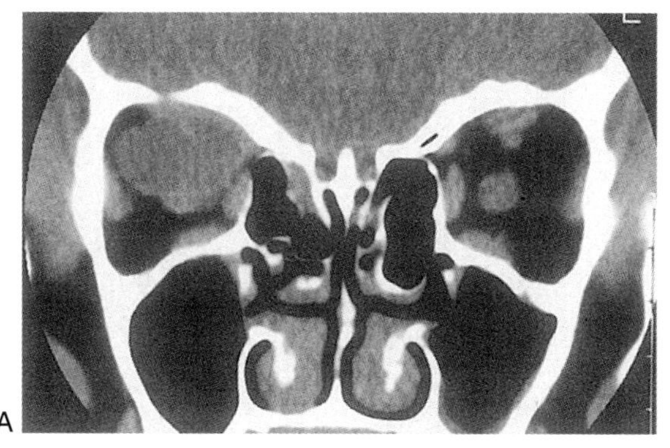

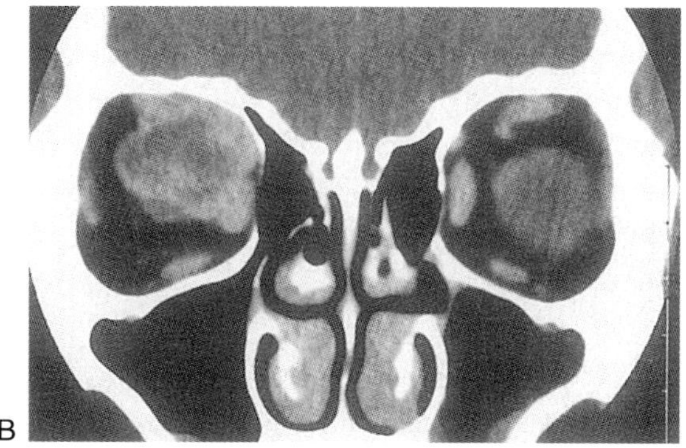

图 9-61 患者为 42 岁男性，缓慢进展性眼球突出，CT 扫描显示右眶内 3mm×2mm 肿块，边界较清楚。（A）肿瘤非均质性，内部有低密度区，周围轻度强化（B）。病理学证实为孤立型纤维瘤。

长，少数患者病变进展迅速。最常见的临床表现为眼球突出，其他表现还包括视力下降、眼球运动受限、复视、眶区疼痛、眼睑水肿、上睑下垂和流泪等。

总体而言，纤维组织细胞瘤具有一定局部侵袭性和复发趋势，但全身转移很少见。根据不同的组织病理学构成和临床生物学行为可分为三种亚型：良性、中间型和恶性。良性者病变进展缓慢，瘤体相对较小；恶性者病变进展迅速，短期内形成较大肿块；中间型者生物学行为介于良、恶性之间。

纤维组织细胞瘤病理组织特征与其病史长短、瘤体大小、侵袭性强弱、局部复发频率和转移可能密切相关。肿瘤镜下由纤维细胞样的组织细胞构成，排列成典型的车辐状或编织状。良性者占大多数，边界清楚，有不完整的或菲薄的包膜，组织细胞异形性小，偶见分化良好的多形核细胞（图9-64）。细胞有丝分裂和坏死很少见。中间型瘤细胞成分致密，细胞

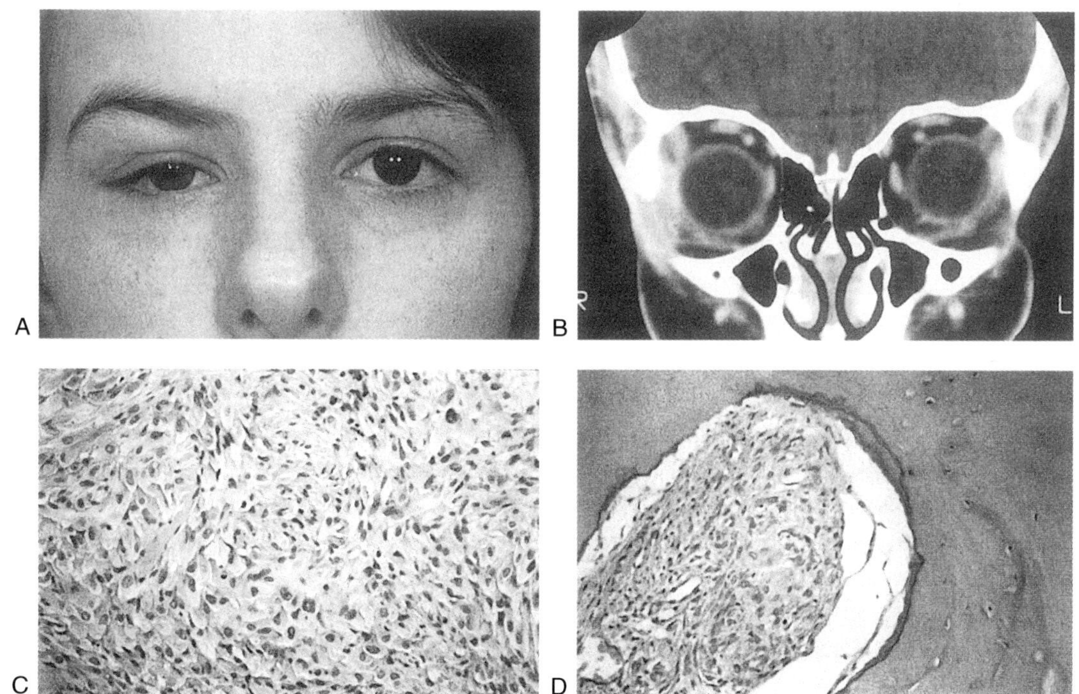

图 9-62 患者为 17 岁女性，发现右外眶壁增厚 9 个月，肿瘤自外眶缘向上蔓延。（A）触诊肿瘤坚硬，不可移动，自外眶缘及附近外下眶骨向外上方生长，导致眼睑呈 S 形外观，眼球突出度双侧 15mm，眼球运动自如。（B）CT 扫描显示均质性肿瘤累及外眶壁。（C，D）肿瘤活检组织学检查显示瘤结节由均一的饱满的梭形或多角形细胞组成，瘤结节中央有坏死（HE 染色，C×25，D×10）。瘤细胞为多形性泡状核，偶见很小的核仁，胞浆致密、嗜酸性。该患者病理诊断为上皮样肉瘤，行右眶内容及外侧和外上眶骨切除术，术中发现肿瘤侵入骨质。患者术后随访 8 年肿瘤未复发。

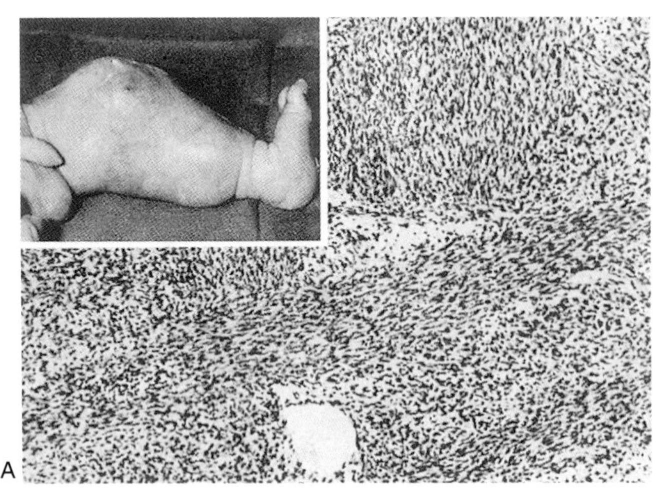

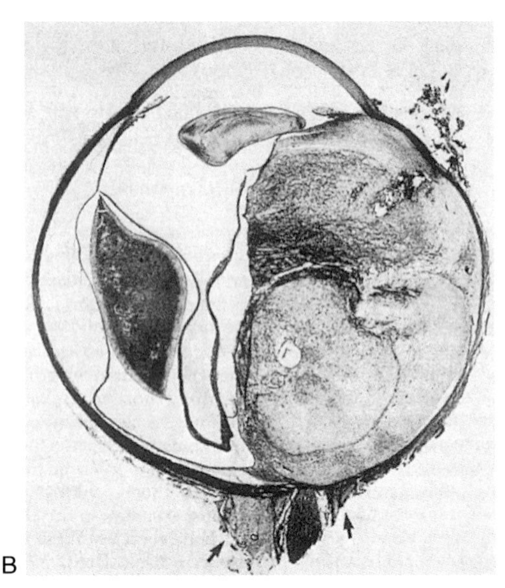

图 9-63 （A）为1例新生儿腿部原发性先天性纤维肉瘤的低倍光镜照片，梭形瘤细胞排列成致密的编织状条索（HE染色，×10）。（B）原发肿瘤2年后的眼球大体标本，显示脉络膜转移性肿瘤，合并颞侧浆液性脱离，肿瘤沿视神经蔓延至眶内（HE染色，×2）。

异形性不显著，有丝分裂较少，肿瘤边界欠清，周围组织内少量浸润。上述两型病变区可有黏液样变（图9-65），约1/3患者瘤体内血管丰富。恶性者最少见，病变区常见坏死灶和黏液样变，瘤细胞异形性明显，有丝分裂活跃，常见异常分裂像及瘤巨细胞，瘤细胞排列成编织状，组织结构异形性显著（图9-66和图9-67）。部分瘤细胞呈空泡状，胞浆内含有脂质。病变黏液样变区含有大量酸性黏多糖，对透明质酸酶敏感。

纤维组织细胞瘤首选手术治疗，局部病变尽量切除完全，以降低术后复发可能，部分良性和中间型患者（尤其是后者）肿瘤复发后常可发生恶性变。局限性肿瘤可单独切除肿瘤，伴有周围组织广泛浸润则要采取彻底的眶内容剜除术。绝大多数患者属于良性和中间型，后者倾向于术后相当长时间后复发。复发肿瘤的治疗应根据其生物学行为采取不同措施，肿瘤复发越早、进展越快，治疗应越积极。该肿瘤对放化疗均不敏感。

眶内恶性纤维组织细胞瘤多为原发性，也可作为眶区放疗后的第二原发肿瘤发生，以儿童视网膜母细胞瘤放疗后较多见。我们曾收治3例放疗后恶性纤维组织细胞瘤患者，1例为儿童视网膜母细胞瘤放疗后（图9-67）；另1例为成人头颈部淋巴瘤放化疗后（图9-66）；第3例放疗后13年发生鼻窦-眼眶恶性纤维组织细胞瘤。其他文献曾报道该病发生于泪囊者。

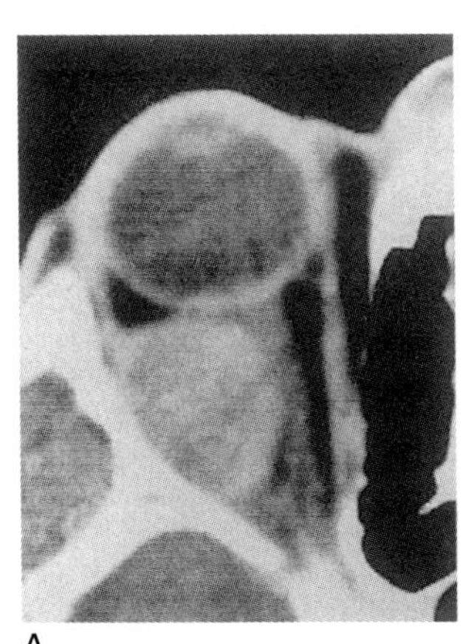

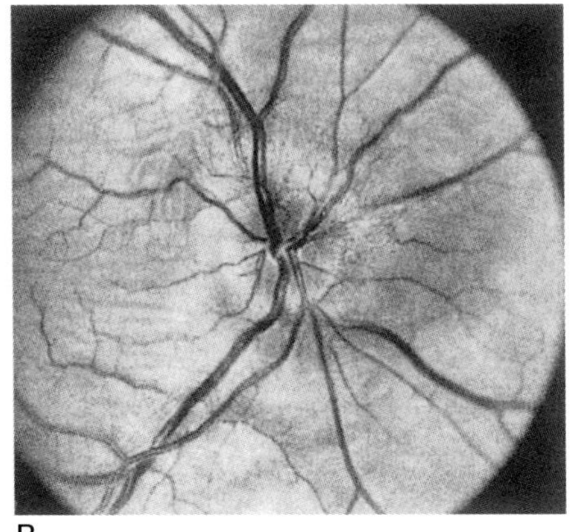

图 9-64 患者为38岁男性，右眼视力下降6个月，眼球突出6周。眼部检查视力0.3，眼球突出5mm。眼底照相（A）显示鼻侧脉络膜皱褶及上方视盘隆起。水平CT（B）扫描显示眶外侧肿块，均质性，边界清楚，压迫视神经向内移位。肿瘤手术切除，病理及电镜诊断为纤维组织细胞瘤，随访6年未复发。

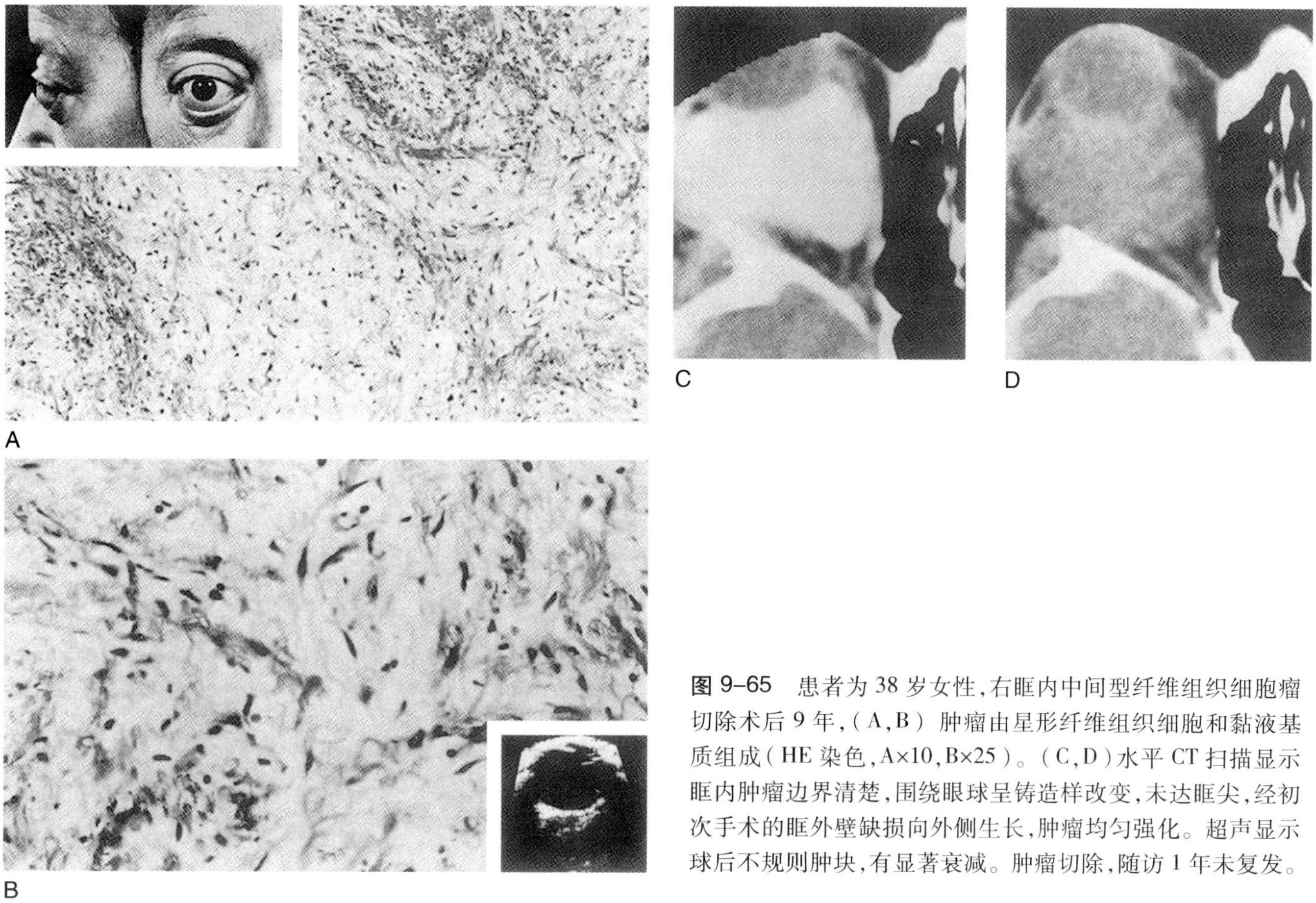

图 9–65 患者为 38 岁女性，右眶内中间型纤维组织细胞瘤切除术后 9 年，（A，B）肿瘤由星形纤维组织细胞和黏液基质组成（HE 染色，A×10，B×25）。（C，D）水平 CT 扫描显示眶内肿瘤边界清楚，围绕眼球呈铸造样改变，未达眶尖，经初次手术的眶外壁缺损向外侧生长，肿瘤均匀强化。超声显示球后不规则肿块，有显著衰减。肿瘤切除，随访 1 年未复发。

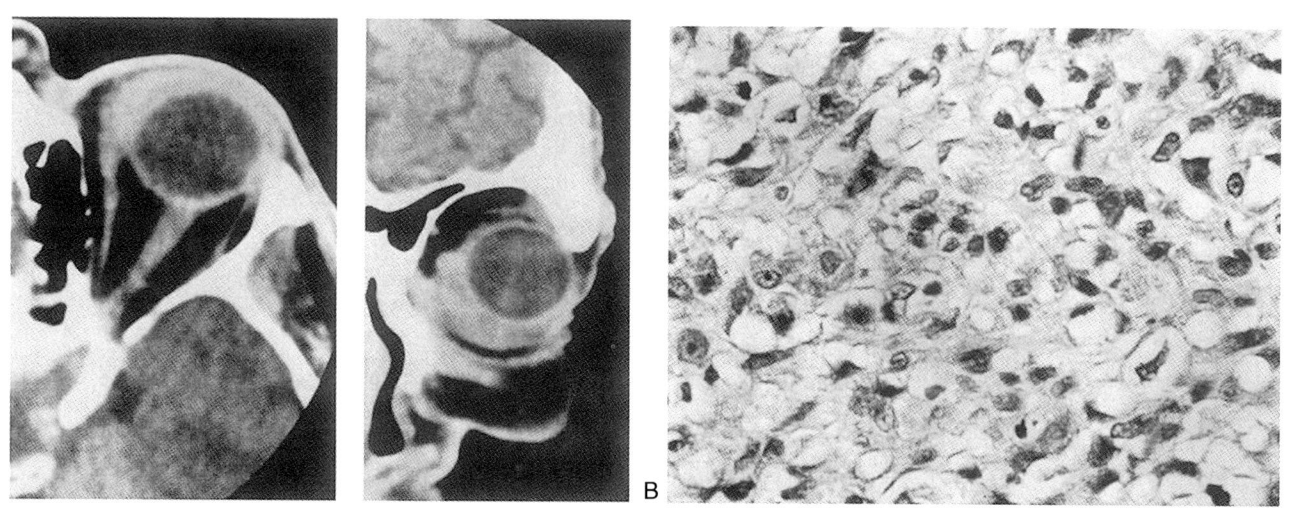

图 9–66 患者为 64 岁女性，自觉左眼刺激症状和眼周肿物。患者 5 年前曾患子宫颈、胸膜和肺弥漫性低分化淋巴细胞性淋巴瘤，当时行化疗和大脑预防性放疗。（A）现水平及冠状 CT 扫描显示左眼球前、下及内侧软组织肿瘤，边界清楚，累及内直肌和上直肌。（B）活检显示恶性梭形细胞软组织肿瘤。胶原基质中的退行性纤维组织细胞呈漩涡状排列，胞浆轻度泡沫状（HE 染色，×40）。组织学检查可诊断恶性纤维组织细胞瘤。

三、眼眶原发性骨肿瘤

1. 总论

原发性骨肿瘤占所有眼眶肿瘤的0.6%~2%。由于相关疾病的相同的组织学特征非常少，所以总的来说这组疾病缺乏特征性表现。并且，显微镜和影像学表现很难从各自角度单独明确诊断。所以，准确的诊断需要临床、影像、病理的三者结合。

我们用了24年收集了62例眼眶原发骨肿瘤（表9–9）。在实践中，经常会遇到纤维组织非典型增生和骨瘤。

骨病变可按病理生理学划为异常增生性、反应性和肿瘤性。这种简单的分类涵盖了各种病变的临床和病理特性。异常增生性和相关的纤维骨性肿大包括纤维异常增生、骨瘤、骨化纤维瘤和成骨细胞瘤，所有这些病变均为进展缓慢、非浸润性肿物，伴有或不伴有颜面部损伤或眼眶畸形。而反应性骨病变则为一组有着相似行为学的病变，其中一些有突发性出血的特征。尽管其中有些病变从组织病理学角度定义非常困难，但他们之间极其相似。他们对周围骨和软组织的作用主要为使其移位。其与异常增生性骨病变的主要区别是他们有侵蚀周围骨质的趋势、疏松的血管供应、出血以及某些病变局部复发。反应性病变包括修复性肉芽肿、动脉瘤样骨囊肿、甲状旁腺功能亢进的Brown肿瘤和黄色瘤。尽管这些病变有累及周围骨组织的倾向，但他们还是以使周围组织移位的作用为主，而不是浸润周围组织；这一特征使其与其他恶性病变有了明显的区别。

表 9–9 眼眶原发骨肿瘤临床病理分类
（不列颠哥伦比亚眼眶病中心，1976~1998 年）

疾病	例数	总计
良性纤维骨性和软骨性病变		24
骨瘤	11	
纤维性非典型增生	11	
骨化纤维瘤	1	
软骨瘤	1	
成骨细胞瘤	0	
反应性骨病变		10
胆固醇性肉芽肿	6	
动脉瘤样骨囊肿	2	
巨细胞性肉芽肿	1	
甲状旁腺功能亢进的“棕色瘤”	1	
肿瘤		24
造血和组织细胞性病变		
Langerhans 细胞组织细胞增生症	8	
骨髓瘤	7	
骨肉瘤	3	
Ewing 肉瘤	3	
软骨肉瘤	3	
间质软骨肉瘤	0	
巨细胞瘤	0	
血管性		1
骨间血管瘤	1	
混杂性	3	3
总计		62

肿瘤包括原发肿瘤，而原发肿瘤临床上又可分

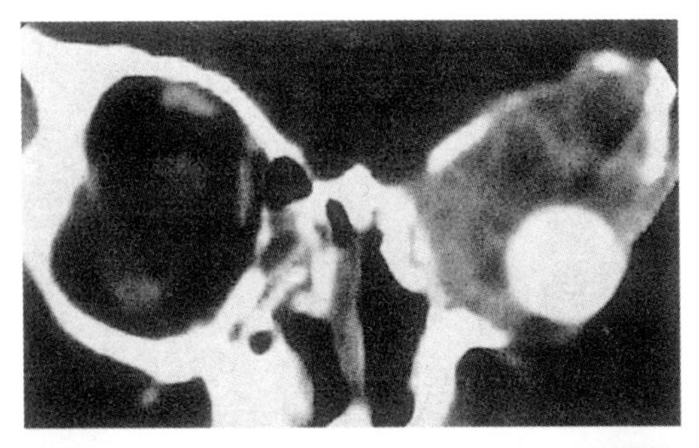

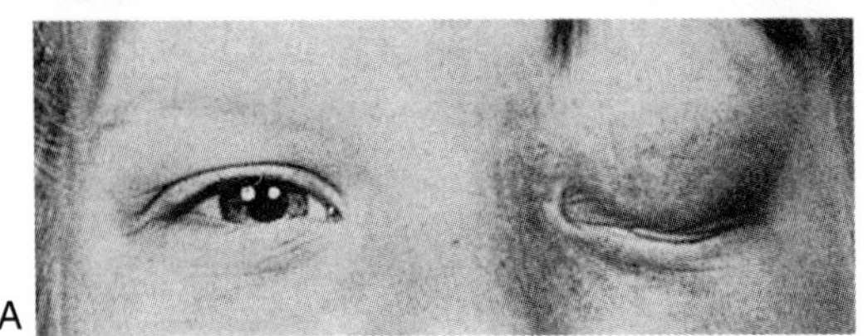

A

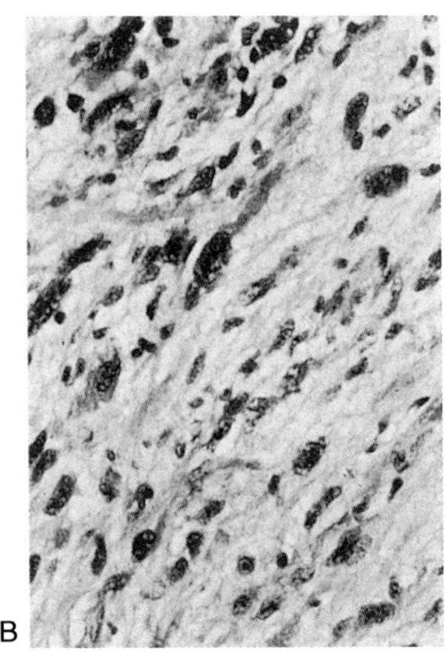

B

图 9–62 患者为 17 岁女性，发现右外眶
近外下眶骨向外上方生长，导致眼睑呈 S
壁。（C，D）肿瘤活检组织学检查显示瘤纟
瘤细胞为多形性泡状核，偶见很小的核仁
除术，术中发现肿瘤侵入骨质。患者术后

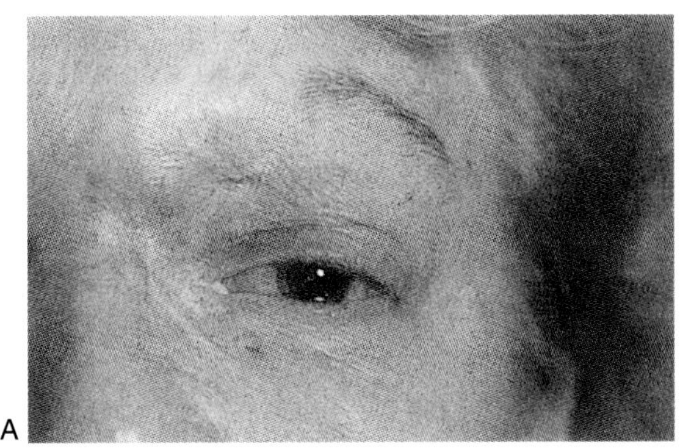

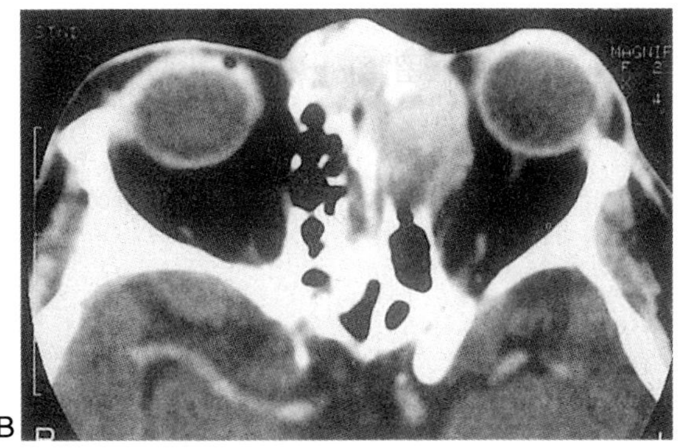

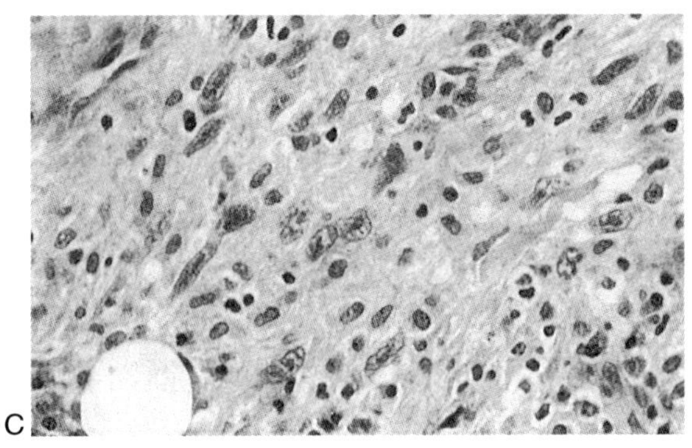

图 9–68 (A)患者为63岁女性,左眼睑内上方及前额肿胀发亮,触诊为硬性肿块,临近眉毛脱落,眼球向内下移位。患者曾患鼻部鳞状细胞癌,手术切除,15年前内眦部复发,再次手术,术后放疗。(B)CT扫描显示眶内侧侵袭性肿块,破坏周围鼻窦及鼻根部。(C)活检证实为恶性纤维组织细胞瘤,瘤细胞为大的多核梭形细胞。患者拒绝治疗,1年后死亡(HE染色,×40)。

为两大组。两组均产生占位效应;而他们的区别是有无浸润特征,而这正反映了肿瘤的生物侵袭性。软骨肉瘤、脊索瘤等肿瘤生长极其缓慢,不向周围组织浸润。而其他更多的眼眶肿瘤,例如Ewing肉瘤、恶性纤维组织细胞瘤、成骨肉瘤、淋巴瘤、浆细胞瘤和Langerhans细胞组织细胞增生症,具有侵犯周围组织的特征,产生限制、压迫周围组织的作用。

从病理学角度讲,多数原发性骨肿瘤的相似性要远远大于他们的不同点,特别是异常增生性与反应性骨病变之间。例如,典型的纤维异常增生组织学上表现为纤维性中胚层基质中类骨质和不成熟编织骨形成。然而变异非常多见,比如边缘成骨细胞化、沙样瘤特征、局部复发性出血、纤维增殖以及修复现象。同样,修复性肉芽肿和实体性动脉瘤样骨囊肿主要由反应性纤维组织形成,并可见巨细胞、复发性出血;但是,这些病变经常可见异常增生性骨形成,并且,在一些方面,可见纤维性异常增生的特征。骨瘤也表现一些纤维性异常增生的特征。典型的骨瘤为由骨密质或骨松质构成的实体瘤。而有的骨瘤中可以见到类骨质、成骨细胞、中胚层纤维增生、巨细胞,甚至沙样瘤改变。在很多方面,异常增生、骨瘤和反应性病变的鉴别非常困难,很多作者认为这些都是异常性骨形成的一部分。当然,反应性与异常增生性病变与肿瘤性病变有本质的生物学区别;那就是,前两者与骨相分离,并不浸润周围软组织结构。

(1)临床特征

眼眶原发性骨肿瘤有三个临床特征。

①慢性进行性非浸润性占位效应

该特征的典型病变是良性纤维骨性病变,例如骨瘤,最主要的常见的表现为眼球突出、眼球移位、眼眶变形,近年来对以上表现均已进行了研究。眼球的功能性损害如视力下降、复视,仅与病变的机械压迫有关。

②亚急性占位效应±急性软组织移位

骨反应性病变,如动脉瘤样骨囊肿、巨细胞肉芽肿、胆固醇性肉芽肿,通常具备这类特征。这些病变的病程通常为数周至数月,但也可1年以上。并且,这些病变内部可突然出血,引起突然间的眼球突出或移位。

③恶性生长的占位效应±浸润特征

恶性肿瘤,如骨肉瘤、Ewing肉瘤、骨髓瘤、软骨肉瘤,通常具备这类特征。起病急,但软骨肉瘤除外,可见浸润性表现,包括疼痛、视力下降、眼球运动障碍。

2. 主要眼眶骨肿瘤的临床病理分型

上述的临床特征与表9-9的临床病理分型相符合，且在下面将详细描述。

（1）良性纤维骨性和软骨性病变

①骨瘤

真正的骨瘤为肿瘤样骨组织肿块，组织上与正常骨相似。发病机理还不清楚，现有创伤学说、感染学说、错构学说。其他人认为该肿瘤均起源于软骨性与膜性骨化的骨结合部。但是，还没有一种学说可以满意地解释该病。

最常见的发病部位在鼻窦、颅面骨。事实上，骨瘤在鼻窦中的发现率为0.42%（3510例中有5例）。在鼻窦中，50%生于额窦，其次是筛窦、上颌窦、蝶窦。大多数眼眶骨瘤继发于周围鼻窦骨瘤，但也有极少数原发于眼眶。有所不同的是，我们统计的眼眶骨瘤中，起源于筛窦（图9-69）、筛窦额窦交界处及额窦的骨瘤大致相等。这也许表明内侧眶壁病变多向相对薄的部位扩张。

该病的发病年龄从10~82岁均有，高峰为40~60岁。男女发病率均等。

临床表现

大多数鼻窦骨瘤是孤立的、无症状的。但是，当长到足够大侵犯眼眶时，就会出现渐进性眼球突出和/或眼球移位。由于肿瘤可侵犯骨皮质和骨膜，所以可出现头痛。经常会于眶上部或眶内上部触及一骨性肿物。如果肿瘤阻塞鼻窦开口，就可引起鼻窦炎或黏液囊肿，特别是额窦、额筛窦病变（图9-70）。还有少数报道，该病特征还包括继发性Brown综合征、注视诱发性黑矇或疼痛、眼球半脱位，以及侵蚀导致眼眶气肿、脑脊液鼻漏。蝶窦骨瘤虽然很少见，但却会导致眶尖综合征，即使病变很小。

与之相关的一种不常见但很重要的疾病是Gardner综合征。这种常染色体显性遗传病以骨瘤、软组织肿瘤、周边部先天性视网膜色素上皮萎缩为特征，同时还可发生结肠息肉伴继发性恶变。经常可见多发性骨瘤。曾有一Gardner综合征患者，在鼻窦部仅有一孤立肿瘤，但颅部CT扫描又发现一个肿瘤。并且，由于骨病变与结肠病变有一定联系，骨瘤患者需要散瞳检查眼底，并需要胃肠科医生会诊。

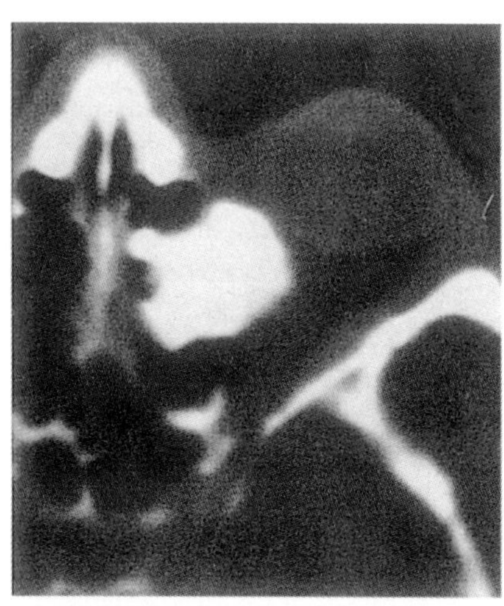
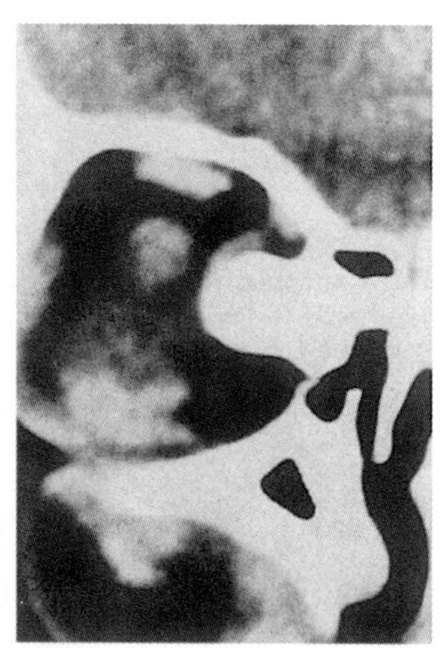
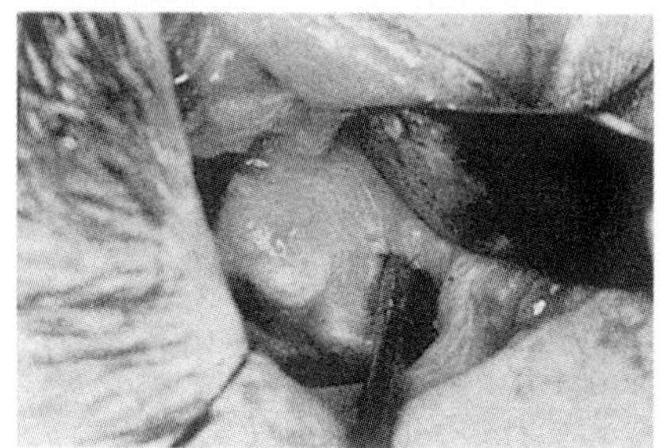
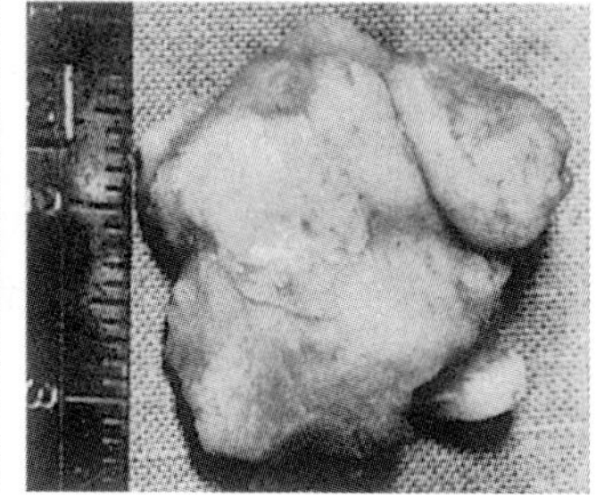

图9-69 轴位（左上图）和冠状位（右上图）CT扫描可见一高密度骨瘤并累及左侧筛窦，延伸至眼眶，引起内直肌的移位。该患者为男性，23岁，12个月内两次出现眼球移位。除眼球突出、向外移位外，眼球功能基本正常。他经前路开眶术，取出一边界清楚、圆凸的骨瘤（左下图、右下图）。患者术后2年检查未见异常。

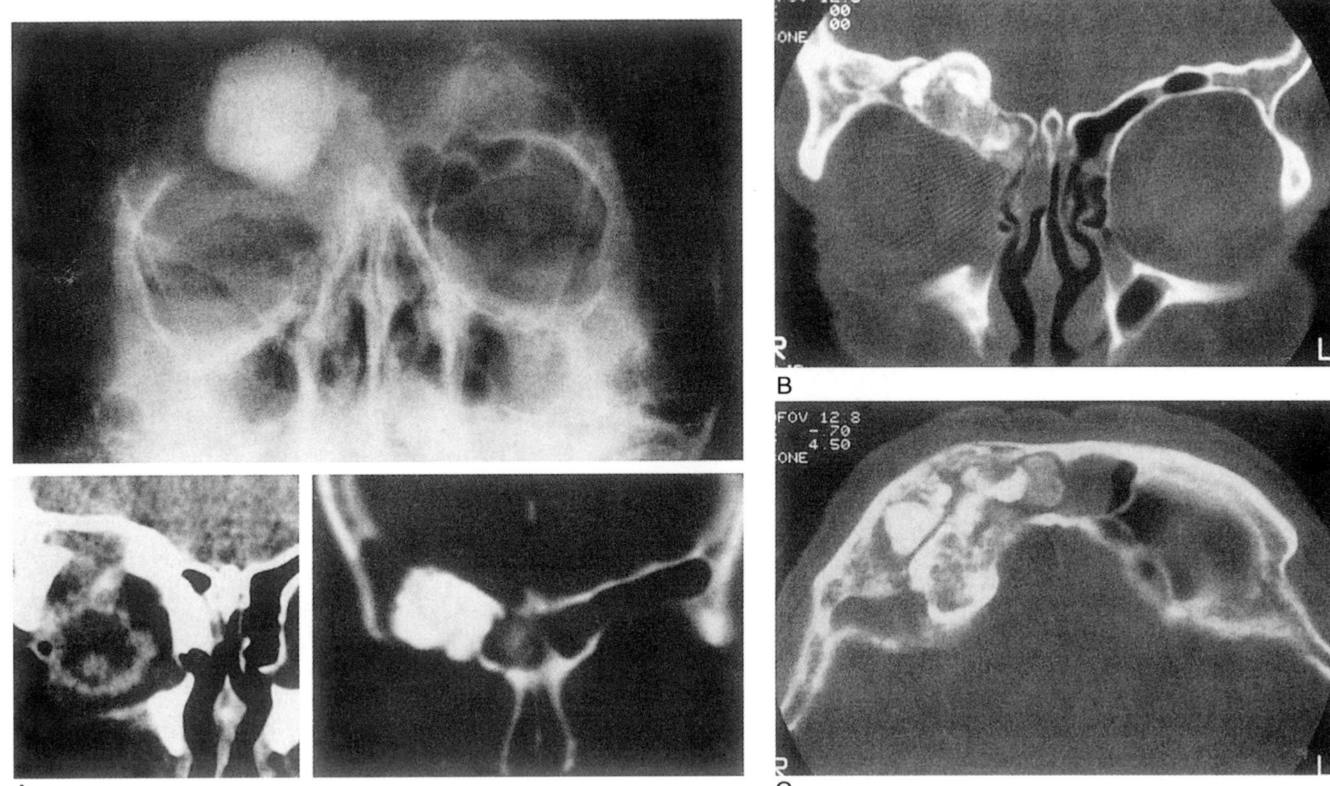

图 9-70 X光平片（A，上图）可见一大的骨瘤累及右侧额窦和筛窦的中部。患者为男性，68岁，右侧上睑下垂、前额区感觉异常5个月。患者自诉一直有右上睑低垂。检查见，轻度上转受限，眼球向下移位5mm。冠状位CT（A，右下图）可见右额窦中部一致密骨病变，并伴有一黏液囊肿延伸至额窦后部、并经骨缺损突入眼眶（A，左下图）。骨瘤表面圆凸。黏液囊肿与骨瘤经右额筛窦入路切除。6年后，患者自觉眶周及眶上部压迫感、疼痛，骨相CT扫描（B，C）可见骨瘤复发。这次需行颅面部手术及整形。

◎ 影像学表现

X光平片和CT扫描可见成骨性的圆形或椭圆形、边界清楚的肿块，通常起源于鼻窦并侵犯眼眶。鼻窦内部生长的肿瘤与鼻窦内轮廓相一致，通常有圆凸的表面。骨瘤可无蒂或有蒂，直径多为1~5cm。CT可见肿瘤周边非常致密，内部呈网眼状（图9-71）。但是肿瘤周边部及内部密度的相对比例变化与病变大小有关。

◎ 组织病理学

骨瘤与感染、创伤、慢性炎症引起的反应性骨病变的鉴别非常重要。临床和影像学表现对于上述疾病的鉴别意义不大。

镜下，真正的骨瘤表面光滑、圆凸，呈明亮的白色或粉红色。根据发生部位可见黏膜骨膜或眶骨膜覆盖。

根据主要组织成分，组织学上可分为三部分：致密区（皮质、牙本质）、疏松区（小梁、海绵样）、纤维区。Fu和Perzin认为，组织学类型与病变成熟程度有关，如致密区大多为成熟组织，而纤维区则极少有成熟组织。纤维亚型实际上可能为骨化纤维瘤和纤维异常增生的变形。

致密区为正常骨皮质，可见致密骨质及哈弗系统。但是，哈弗管（滋养管）的排列有细小的差别，有经验的骨病理学家很容易观察到这一点。疏松区由相互吻合的小梁构成，并可见纤维血管基质。在基质中可见脂肪和造血成分，以及小梁周围的成骨活动。纤维区主要由疏松的纤维血管构成，并可见少量骨小梁和类骨成分。

在我们手术治疗的9例病人中，均可见上述三种组织成分以不同比例出现。最周边部为致密骨组织；而越向病变中心或基底，成骨活动、类骨质和血管化越多见。最中心部由疏松纤维基质构成，伴有大量血管、少量小梁和许多饱满的成骨细胞（图9-71B和图9-71C）。这种结构曾由Albert等报道过并说明了这

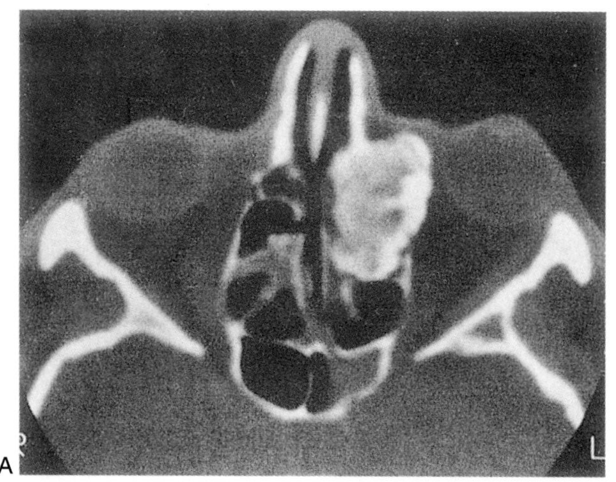

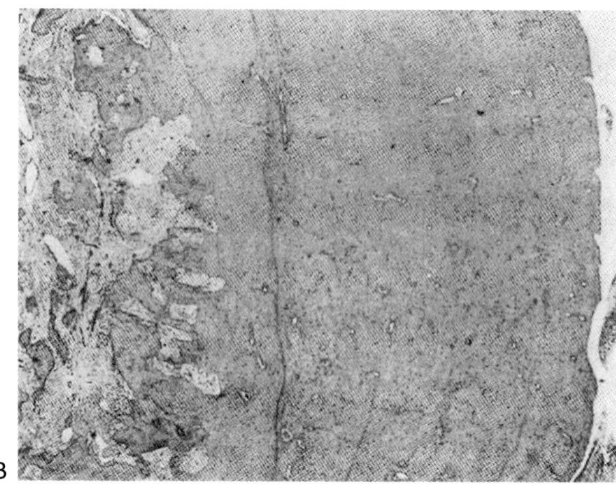

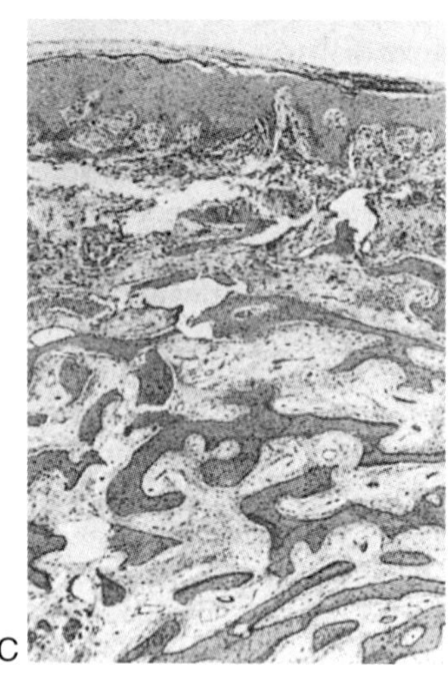

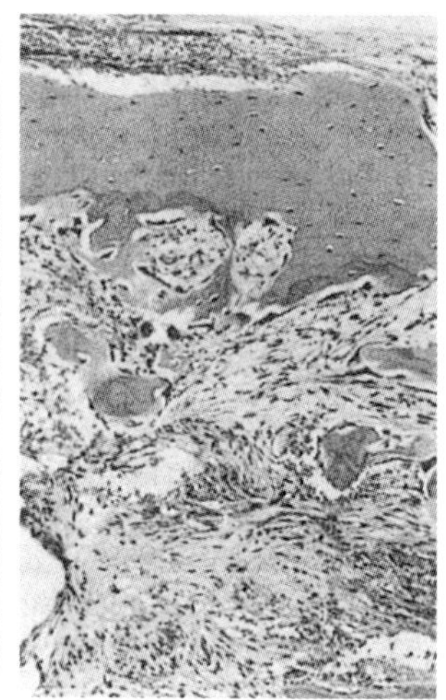

图9–71 男性患者，32岁，左眼疼痛、眼球突出3个月，CT可见前组筛窦中一肿块。患者自诉10年前已有眼球突出。视力20/70，眼功能正常。肿瘤周边部致密而中央部疏松。患者行筛窦切除术，切除了前部筛窦及额筛窦管中的肿瘤。肿物被成块切除，成块地摘除了中心部，刮除了肿瘤壁。（B）骨瘤的致密部分可见哈弗系统和纤维化小梁中心（HE染色，放大2.5倍）。（C）肿瘤的小梁及血管基质成分更明显的部分（C，左图）。围绕骨小梁的成骨细胞（HE染色，左图×2.5，右图×10）。

些病变的发展过程。

最周边部被认为是更成熟的骨组织，而中心部则被认为是生长的起始部。这意味着切除中心部位可能会防止病变复发。这也解释了为什么残留的周边部分并不总是引起复发。最后，组织学亚型（致密型、疏松型、纤维型）与临床过程没有关联，对于临床治疗几乎没有实际意义。

● 治疗

通常，无症状的骨瘤采取保守治疗。但蝶窦处的骨瘤例外，因为它可侵犯眶尖和视神经管，且当病变很小时手术较简单。

如果有症状且位于眶前部，骨瘤可经前径路眶切开术摘除。对于位于眶内上侧的前组筛窦肿瘤，通常采用改良的Lynch切口。切除术可辅以固缩核心、清除外围的方法。对于累及眶上壁或筛板的后部肿瘤，多用双冠状切口的眶颅联合手术。即使肿瘤仅部分切除，复发也很少见。我们仅见过1例复发的病人（图9–70）。

②纤维异常增生

纤维异常增生是以纤维组织和类骨组织增殖为特征的良性病变，替代并挤压骨髓质。病因不清，曾认为病变生长静止于编织骨阶段或错构性增殖。近年来，McCune-Albright综合征中G蛋白合子后变异的发现，使人们意识到，这些病人的纤维异常增生是体细胞嵌合体状态的表现。

纤维异常增生分为三型：单骨性纤维异常增生、多骨性纤维异常增生、McCune-Albright综合征。75%~80%的病例为单骨性，其中20%累及颅面骨。在颅骨中，额骨最多见，其次为蝶骨和筛骨。累及眼眶的多为单骨性纤维异常增生，病变通常累及相邻骨组织。多骨性纤维异常增生占20%以上，其中一半累及头颈部。McCune-Albright综合征多发于女性，多有多骨性纤维异常增生、性早熟、皮肤色素沉着三联症。这种色素沉着表现为棕色斑，通常不多于6个，并伴有不规则“缅因海岸”样边界。

纤维异常增生多于30岁之前发现，而轻度或无症状的病人多于中老年才被发现。单骨性纤维异常增生发病率男女相等，而多骨性纤维异常增生则女性多见。

临床特征

最重要的临床特征为眶结构的移位、扭曲、压缩，这些特征与病变部位、大小有关。面部不对称、眼球突出、移位是最常见的表现（图9-72）。鼻泪管阻塞、复视、鼻塞、错位咬合、高颅压、面神经麻痹也可发生。病变内出血、蝶骨黏液囊肿或继发性动脉瘤样骨囊肿可引起急性或亚急性压迫性视神经病变（图9-73和图9-74）。尽管很少报道，但由于病变可压迫视神经或视交叉，会发生慢性视力下降（图9-75）。由于慢性压迫的过程中可合并缺血性病变，视力在慢性下降时可发生急性降低。

10例该病患者的临床特点归纳如下。主要临床特点是面部轮廓变形（7/10）、眼球突出（7/10）、眼球异位（6/10）、视力下降（3/10）。有趣的是，7例患者有眶区疼痛或弥漫性同侧头痛。

总的来说，该病自然病程发展缓慢。尽管曾经认为纤维异常增生会在成年时停止发展，有证据表明该病在40岁以上也可能进展。

极少情况下，该病可恶变为骨肉瘤、纤维肉瘤、软骨肉瘤和巨细胞肉瘤，并且通常会有肿瘤生长加速、疼痛加剧以及浸润现象。这种并发症的发生率估计为0.4%~0.5%，若经放疗后大约上升至15%。

影像学表现

在颅面骨中，纤维异常增生会扩张骨骼，并使表面的皮质变薄，边界欠清，侵越骨缝，且病变中的钙化比例决定了射线透射性程度。当纤维成分多时，可见囊样区，而钙化组织多时可见均一的、硬化的、毛玻璃样特征。大多数病例为大致相等比例混合，表现为变形性骨炎样外观。Fries等回顾了39例颅面骨纤维异常增殖症病人，发现变形性骨炎样特征最常见（56%），其次是硬化性（23%）和囊样（21%）外观。

最主要的鉴别诊断是骨肥厚性脑膜瘤，已在脑膜瘤章节进行了叙述。脑膜瘤病人的年龄较大，表现为软组织成分增强，MRI更明显（图9-76）。并且脑膜瘤通常引起更均一的骨增厚，而纤维异常增生的皮质边缘不清。MRI的T1、T2加权像上脑膜瘤为与灰质等信号强度。纤维异常增生T1像为低信号，T2像为不均匀信号。MRI对于诊断黏液囊肿中形成的纤维异

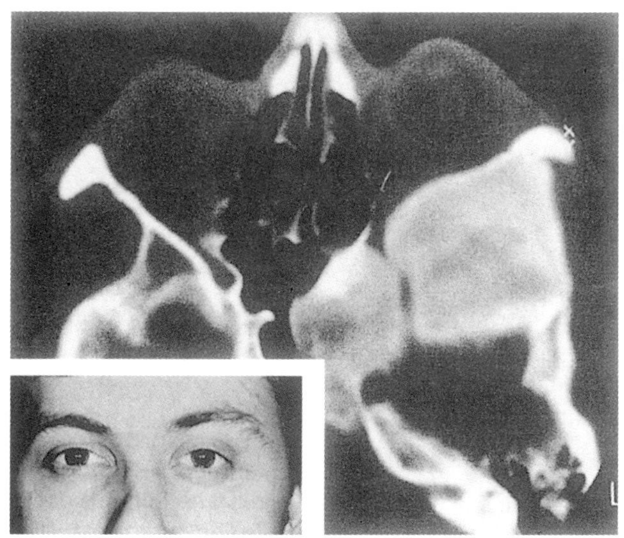

图 9-72 男性患者，24 岁，主诉左侧颞区疼痛 8 个月。检查见眼球功能正常，但左侧颞窝肿胀、眼球突出。回顾照片发现 4 年前已有眼球突出。轴位 CT 骨窗可见硬化型纤维异常增生，主要累及蝶骨和蝶窦。在以后的 15 年未见病变进一步发展。

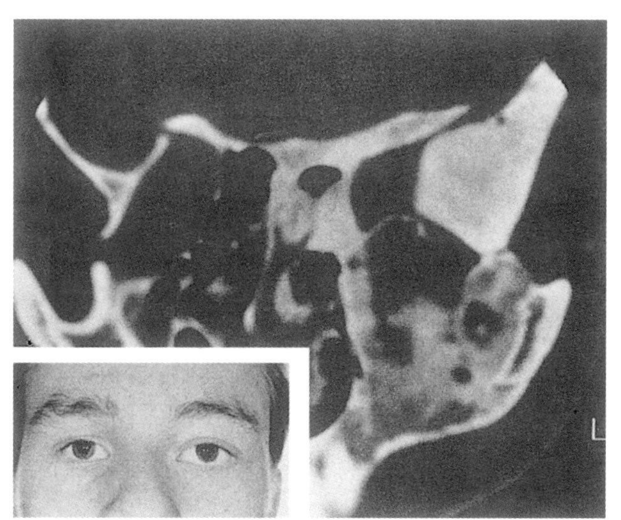

图 9-73 男性患者，20 岁，左眼眼球突出 4 个月、视力下降 8 个月。检查，左眼视力 20/60，视乳头水肿，眼球运动到位，眼球向上移位并突出。精神生理学和电生理学检查表明衰减和延迟的 VEP。回顾照片发现上述改变至少存在在 5 年。冠状位 CT 骨窗可见纤维异常增生的基本特征，上颌骨、蝶骨小翼的透明区和硬化区（变形性骨炎样病变），蝶骨大翼的毛玻璃硬化特征。这些病变挤压眶尖。18 个月后，患者视力恢复到 20/20，视乳头水肿消失，并且未见复发。系统检查发现纤维异常增生，累及肋骨和股骨，但内分泌功能正常。

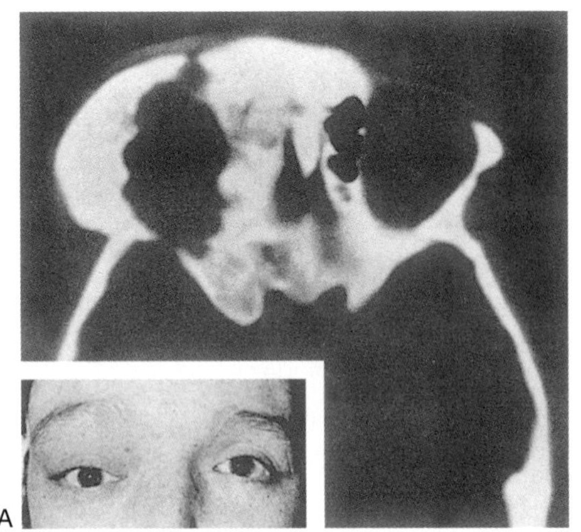

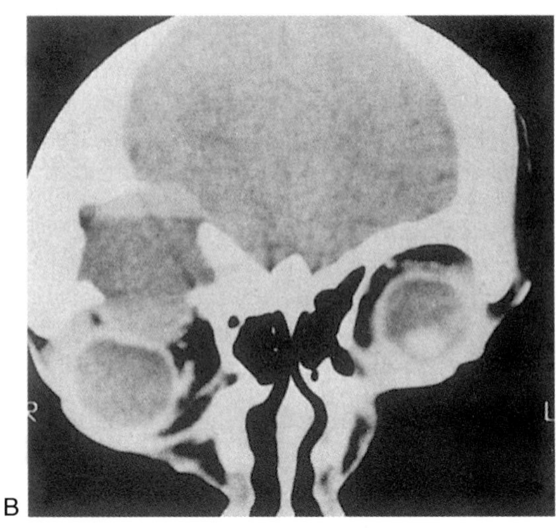

图 9-74 女性患者，24岁，患有腔隙性纤维异常增生，右眼眼球突出、视物不清、鞭打样疼痛1个月。12年前曾被诊断为 Crouzon 病，自诉出生时右侧眼部就存在异常。检查，右眼视力 20/60，眼球向下、向外移位，上转受限。由于视神经受压，VEP 延时。轴位（A）和冠状位（B）CT 扫描可见纤维异常增生累及额骨及筛骨。冠状位扫描可见在病变中央一大的空腔，并可见液面，以及病变突入眶内压迫眼球形成切迹。冠状位扫描为头低位时影像，由于血液原因，部分组织密度较高。轴位影像为骨窗。临床诊断为纤维异常增生，并伴有"动脉瘤样骨囊肿"。手术引流囊内黄色液体及碎片，去除病变组织及相邻骨组织。视力恢复为 20/20，术后6个月检查未见复发。

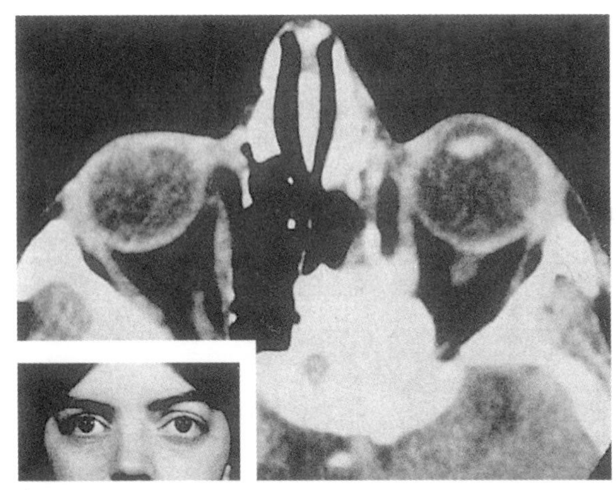

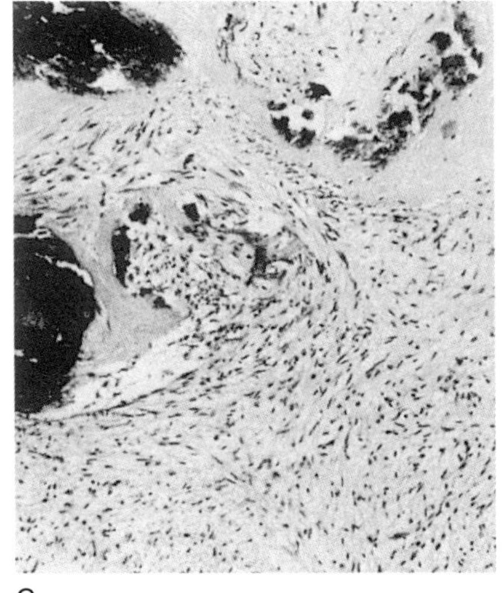

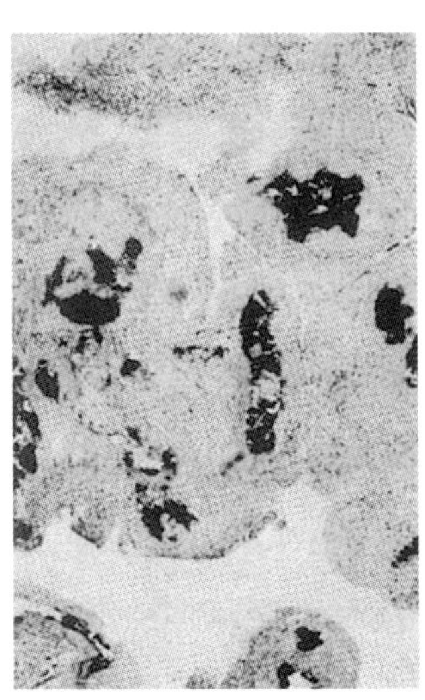

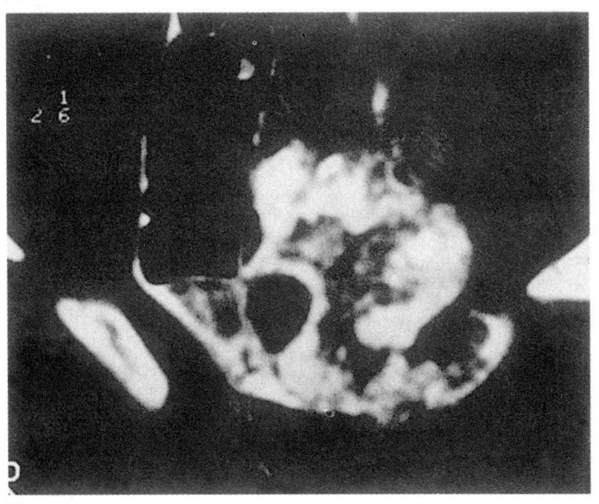

图 9-75 女性患者，19岁，1977年时，左眼向外移位2周，眼功能正常。X光、CT扫描可见筛窦中一不规则、弥漫性、密度不均匀的骨病变。她经鼻外筛窦切除术，诊断为纤维异常增生和慢性鼻窦炎。在术后的6年多时间内，病变有所进展。1983年时，轴位 CT（A）及骨窗（B）可见结节状、密度不均匀（变形性骨炎样）肿块影。自初次诊断后9年，她于怀孕后期自觉视力下降2个月。视力为 20/200，左眼视神经颞侧稍白。经眶颅联合手术，切除了侵犯筛窦、蝶窦、视神经管的异常增生的骨组织。（C）组织病理学可见纤维基质中有不成熟、编织状、部分钙化的骨，缺乏成骨细胞（HE 染色，左图×10，右图×2.5）。视力提高到 20/60，并且16年未见明显变化。

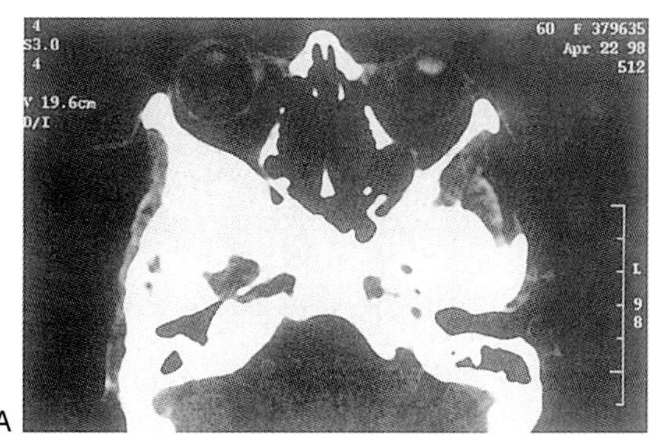

A

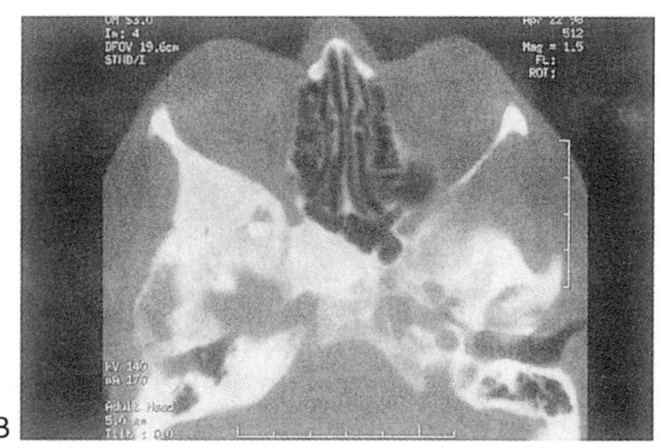

B

图 9–76　（A）轴位CT扫描为一右眼轻度眼球突出的女性。（B）骨窗CT确诊为骨的纤维异常增生，表现为光滑的皮质和增厚骨组织的毛玻璃样外观。（C）轴位CT扫描为一蝶骨翼脑膜瘤患者，表现与（A）、（B）相似。对比增强CT扫描可见眶壁的结节状增强、相邻的颅中窝局部增强（箭头所示）。（D）骨窗CT可见光滑皮质的丢失，并伴不规则的骨边缘。T1加权、对比增强MR扫描（E）可见颞窝、眶外侧到外直肌（箭头所示）之间的脑膜瘤软组织成分增强。

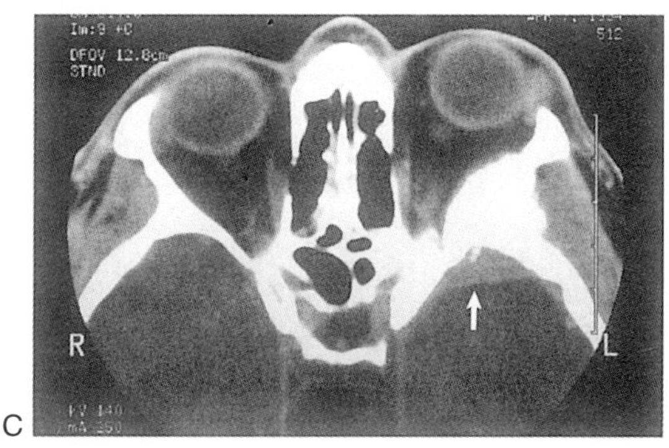

C

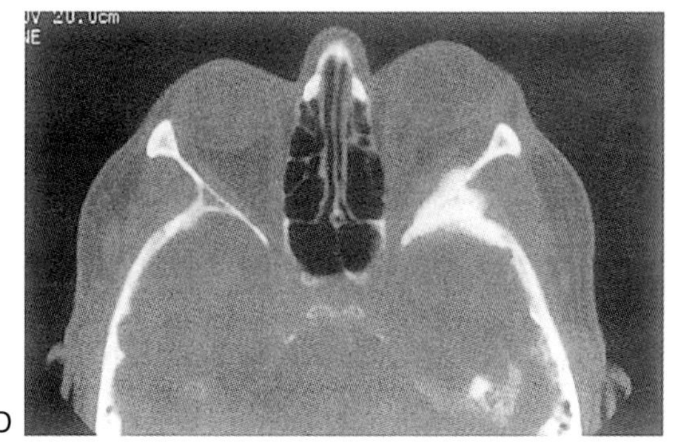

D

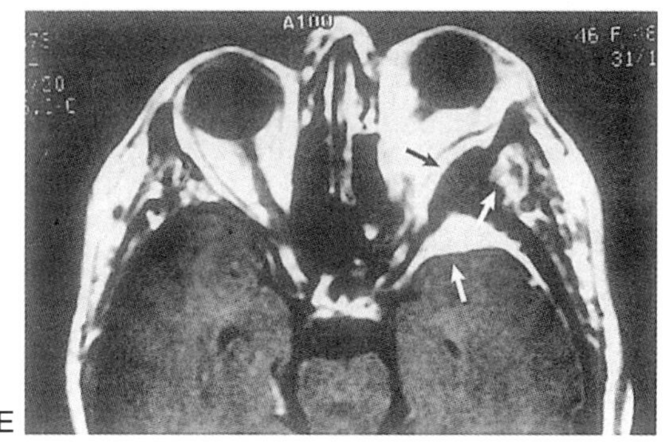

E

常增生和近期出血有一定价值。

其他鉴别诊断还包括Paget病和囊性骨病变，如局限性Langerhans组织细胞病（嗜酸性肉芽肿）。Paget病多发于40岁以上的患者，通常为双侧，放射学检查可见棉绒样密度影，而纤维异常增生则少见这种表现。

组织病理学

显微镜下，纤维异常增生有砂样、白色到粉红色组织构成，并伴有血性或浆液性囊性区。

组织学上，可见纤维背景下的编织骨小梁。基质内有不等量的胶原、成纤维细胞、血管。也可见黏液瘤区和继发性动脉瘤样骨囊肿。曲线样骨小梁表现为多种多样的形态，包括C或Y形（称为“汉字”）。由于小梁与基质中的胶质纤维相连，故可见不规则边界。病灶主要由未成熟的编织骨构成，而软骨结节和板层骨小灶则少见。在病变的周边部，可见纤维异常增生浸润周围正常骨组织，并可见以板层骨形成和成骨性边缘为特征的反应性骨。纤维异常增生患者从儿童到成年的连续活检表明组织病理学不随时间变化。

在颅骨内，最主要的组织学鉴别诊断是骨化纤维瘤。而后者的病变更局限，表现主要为板层骨生成并伴成骨性边缘。

治疗

传统主张保守治疗，而对于有畸形、功能障碍、疼痛或肉瘤变得病人则主张手术治疗。手术包括对病变局限者行切除术以及搔刮术，后行骨移植或整形术。在近20年主张更积极地早期介入治疗。有人主张采纳多学科的颅面手术，将所有受累骨都去除，并在术中同时进行整形手术。防止压迫视神经等并发症的发生是早期介入治疗的理由。但是缺乏该病自然病程的长期随访对比结果。并且有2例预防性视神经减压术后失明的报道。因此是否需要预防性治疗仍存在争论。除非出现功能障碍，否则不主张预防性治疗。回顾了大量面骨纤维异常增生的病例表明，引起眼的并发症非常少见，这就更主张保守治疗。

③骨化纤维瘤（纤维性骨结构不良）

骨化纤维瘤是否为一种独立的临床病理疾病仍然存在争论，因为有人认为该病只是纤维异常增多的变异。同时也有足够的证据表明该病为一种良性纤维性骨性新生物。

骨化纤维瘤大多发生于下颌骨，患者多为20岁以下，女性较多。该病极少发生于眼眶，其中以额骨最多见，其次为筛骨和上颌骨。文献报道了37例眼眶病例，年龄从4个月~52岁，男女比例大致相等。

◎ 临床表现

由于骨化纤维瘤生长缓慢，故通常表现为渐进性、无痛性眼球移位。占位性病变会导致眼球突出、复视，如果位置靠后会压迫眶尖结构。

◎ 影像学表现

骨化纤维瘤以单骨性病变开始，从源发骨组织扩张，边界清楚。但是，该病可累及周围骨，甚至可以超过中线、累及两侧眼眶。特征性的CT表现为圆形或椭圆形肿块，边界清楚、可见薄的硬化缘（图9-77）。病变中央可见成骨区与溶骨区交错形成的斑片状特征。

◎ 组织病理学

肉眼观，病变组织为白色至红色，大的软纤维结构伴不等量的沙砾样物，这由类骨质的数量所决定。

显微镜下，该病变由细胞血管基质构成，并包括板层骨小梁。这些骨小梁通常由薄的类骨质包绕，与纤维异常增生相比，表现主要为成骨细胞边缘。在基质中有成骨细胞和少量巨细胞病灶。在大一些的切

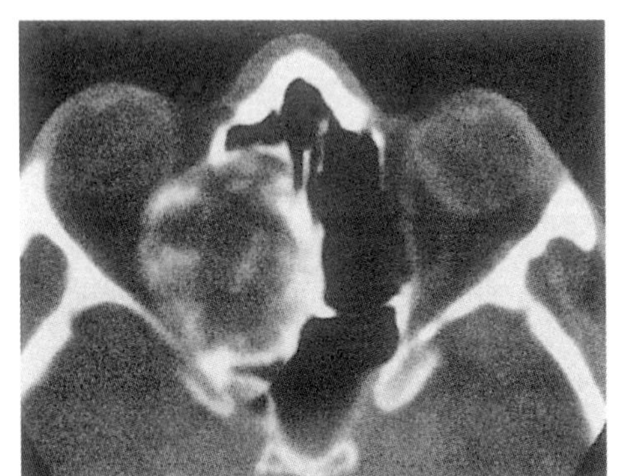

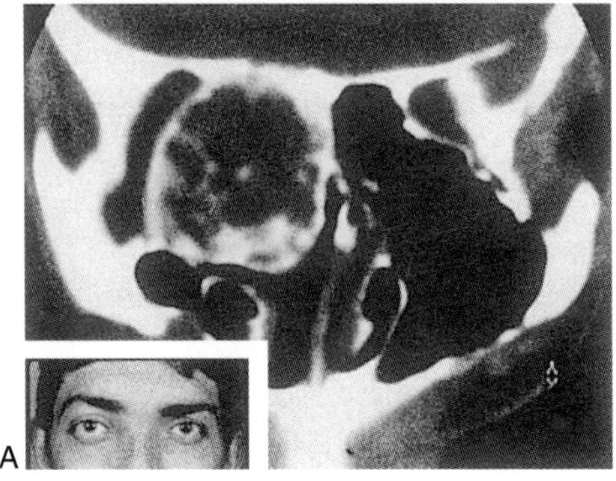

A

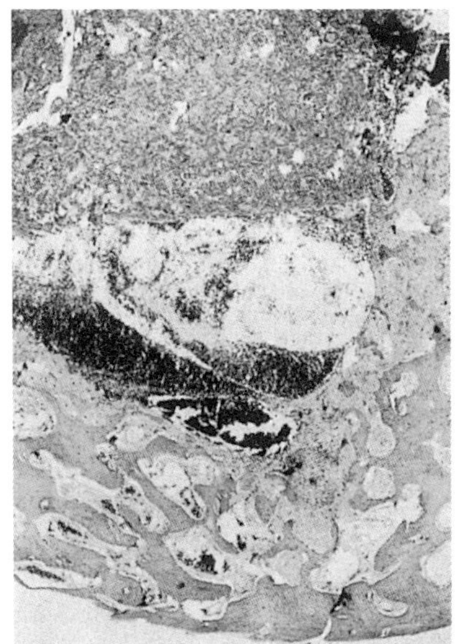

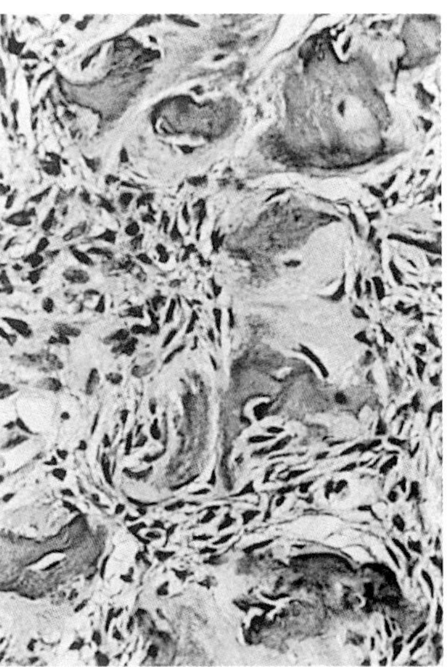

B

图9-77 （A）男性患者，25岁，右眼向外侧移位15年。曾行筛窦、蝶窦手术摘除骨化纤维瘤。右侧头痛加重1年。现右眼向外侧移位、眼球突出、外展一定程度受限。精神生理检查未见异常。患者经筛窦切除术（鼻侧入路）摘除肿物。病情稳定1年，CT扫描仍见部分残余肿物。轴位及冠状位骨像扫描可见右筛窦扩张、皮质鞘和肿瘤内部的混合性特征。（B，左图）肿瘤的一部分可见板层骨中央致密、多细胞血管核心以及外围骨皮质。（B，右图）高倍照片可见骨化纤维瘤的骨小体，可诊断为沙瘤样骨化纤维瘤（HE染色，左图×2.5，右图×25）。

片上可见“成带现象”，即越向外围，骨质越成熟。

Margo等描述的沙瘤样变异中，半数以上的肿瘤含有球形小骨。这种组织学特征与局部侵犯性表现相一致，并且有不完全切除后复发的倾向。

● 治疗

骨化纤维瘤的自然病程为无法制止的发展过程，故通常需手术治疗。由于不完全切除会引起复发，故手术目的为完全切除，特别是沙样瘤变异。

对于前部、相对较小的病变可通过经皮或双冠入路。但是，大多数肿瘤较大（直径5cm），因此，这样的病变以及后部的病变，通常需要眼眶、神经外科和鼻科联合手术。

④成骨细胞瘤

成骨细胞瘤是一种少见的良性肿瘤，由产生类骨质和骨的成骨细胞构成。通常发生于椎骨和长骨，发生于颅面部极为少见。该病多发于20~40岁，男女比为2:1。

在过去30年中仅有7例累及眼眶的报道。4例发生于眶顶，其余发生于筛窦。肿瘤呈慢性生长，但有少数有一定的侵犯性（“浸润性”成骨细胞瘤）。

● 临床表现

所有的病例均表现为慢性进行性占位效应，眼球突出、向下或向外的眼球移位。有几例病人出现疼痛或不适。

● 影像学表现

在长骨中，成骨细胞瘤使皮质扩张，并有一溶解中心。该病也可刺激生成一大的骨样骨瘤，伴有半透明晕轮和骨化中心。眶骨的不同的形态学意味着肿瘤表现为溶骨性病变，伴硬化边缘，并可有基质骨化。

● 组织病理学

肉眼观，为沙砾样或易碎组织，颜色为红褐色。

组织学表现变化较大。典型表现为类骨质小梁网伴成骨细胞性边缘。这些成骨细胞通常有丰富的胞浆和规则的核。但是，在一些肿瘤中，可见大的上皮样成骨细胞或假肉瘤样外观，易与骨肉瘤相混淆。与骨肉瘤不同的是，即使是不典型的成骨细胞瘤也表现为越向周边越成熟的现象，并且不侵犯周围骨组织。一些学者认为不典型表现可能与其更具有浸润性的临床病程有关，并将其称为“浸润性成骨细胞瘤”以区别其临床病理实质。累及颅骨的病例报道仅有1例。

成骨细胞瘤组织学与骨样骨瘤相似，后者小于1.5cm，并且细胞血管基质较少。但是，这两种肿瘤都属于一类疾病，都为相同的染色体异常所引起。眼眶骨样骨瘤还未见报道。

● 治疗

手术切除为常见的治疗方法，但有1例眼眶肿瘤成片切除术后复发的报道。还有1例颅骨良性成骨细胞瘤未完全切除后发展为骨肉瘤的报道，以及1例颞骨浸润性成骨细胞瘤的报道。考虑到这些情况，成骨细胞瘤应尽可能准确确定边界后，直视下完全切除。

⑤软骨瘤

这些良性软骨肿瘤通常发生于鼻窦和鼻腔之中，不引起临床症状，仅有极少数发生于眼眶，通常表现为眶缘或滑车附近慢性生长、无痛性肿块。也有报道发生于眼眶软组织中者。影像学表现为界限清楚、密度较高的肿块。组织学可见由分叶的成熟透明软骨构成。软骨中可见成熟的软骨细胞及各种纤维或黏液样间质。治疗通常为手术切除。

其他良性软骨性肿瘤，包括骨软骨瘤、内生软骨瘤（图9-78）和纤维软骨瘤，极少于眼眶中报道，即使有，组织学证据也不令人信服。

（2）反应性病变

①胆固醇肉芽肿

胆固醇肉芽肿为一种对结晶胆固醇反应性的异物。通常发生部位为中耳和颞骨含气部。在眼眶，几乎都发生于泪腺窝上方的额骨板障，但也有发生于颧骨的报道。

病因学学说包括单纯的创伤性板障内血肿和畸形骨内出血。血液的降解产物导致胆固醇沉积、肉芽肿形成。75例眼眶胆固醇肉芽肿，也称为骨黄色瘤病变，分析表明男性患者较多，多发于40~60岁之间。

● 临床表现

多表现为数周~数年的眼眶外上方占位性病变。这导致了眼球向下移位、眼球突出及向上复视（图9-79）。也可有头痛、疼痛，1/3的病人有外伤史。

● 影像学表现

胆固醇肉芽肿发生于额骨的板障中，使其扩张、销蚀。CT表现为骨溶性，密度与脑组织相等，病变中偶见骨碎片。成熟病变在MRI的T1、T2像中表现为高

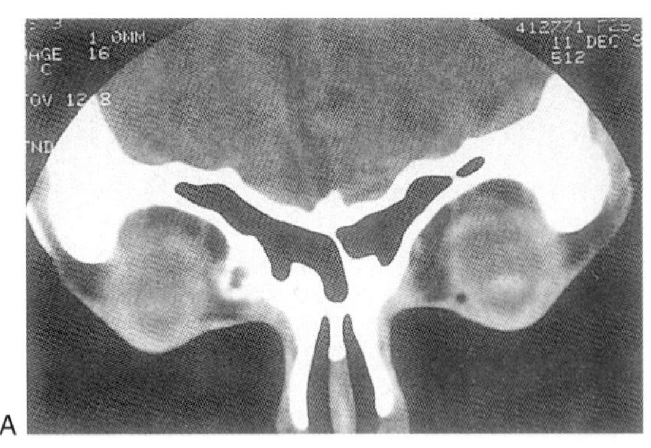

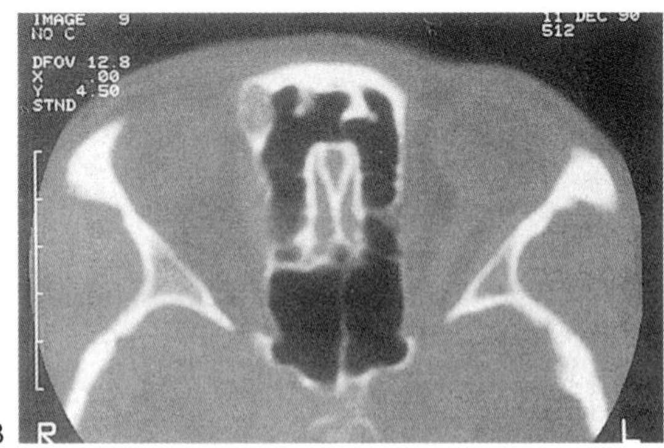

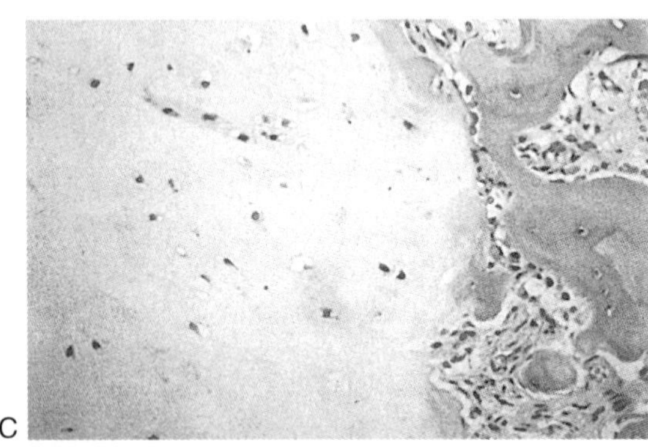

图 9-78 女性患者,25岁,表现为眼眶内上方、滑车前,无痛性、硬性结节。(A,B)CT扫描可见眶骨内结节状、不规则钙化灶。肿物被全部切除,发现其由透明软骨构成(C),周围为板层骨小梁,诊断为内生软骨瘤(HE染色,×10)。

信号。鉴别诊断包括皮样囊肿和泪腺肿瘤。

◎ 组织病理学

这些囊肿多含有黄褐色黏性物质，周围是脆性组织和多孔骨组织。

组织学上最主要的特征是胆固醇性裂口、围以肉芽肿性炎症,并可见丰富的异物巨细胞。可见多种纤维间质，多含有以细胞外和细胞内含铁血黄素形式存在的血液碎片,以及近期出血。

胆固醇肉芽肿通常没有上皮成分，这是区别于上皮样或皮样囊肿的重要特征。黄色瘤成分也是将其区别于巨细胞肉芽肿和动脉瘤性骨囊肿的重要鉴别点。

我们见过6例胆固醇肉芽肿，其中2例在其周边部有异常增生的骨。这也为异常增生性骨畸形的学说提供了一些证据。

◎ 治疗

治疗多采用经皮入路搔刮术，仅有1例复发,因为未能去除其周边骨组织所含有的病变。如果病变累及颅骨,可能需行眶颅联合手术。

②动脉瘤性骨囊肿

这种良性囊性病变大多发生于长骨的干骺端和脊柱内。发病机理还不清楚,尽管发现30%~50%继发于其他骨疾病,包括纤维异常增生、巨细胞肉芽肿、巨细胞肿瘤、成骨细胞瘤、骨肉瘤和骨内血肿。也有证据表明一些动脉瘤性骨囊肿为动静脉畸形的反应性变化。动脉瘤性骨囊肿较少发生于颅骨和眶骨,其中已发生于额骨为最常见。统计的24例累及眼眶的病人表明发病年龄为从11个月~42岁。大多为20~30岁之间,男女比为3:5。

◎ 临床表现

眼球突出、移位以及复视较常见。位于中线的肿瘤可压迫视神经。多数动脉瘤性骨囊肿发生于眶顶,侵犯颅骨时很少引起颅内压增高。大多呈亚急性或慢性发展,病变内出血可引起肿瘤突然增大。

◎ 影像学表现

动脉瘤性骨囊肿发生于长骨时有特征性的单叶或多叶扩展性表现。但是，在眶骨中没有特异性表现,可见骨侵蚀或扩张(图9-80)。如果扩张,肿瘤可有一薄的皮质边缘；但是由于侵蚀到眶骨膜或硬脑膜,有时看不见。肿瘤中央区密度不均,可见斑片状高密度影,可有多个液平面,特别是在更成熟的病变中。在急性起病的病例中,MRI可显示其近期出血。

◎ 组织病理学

大体标本几乎都由红褐色组织的刮除物构成,

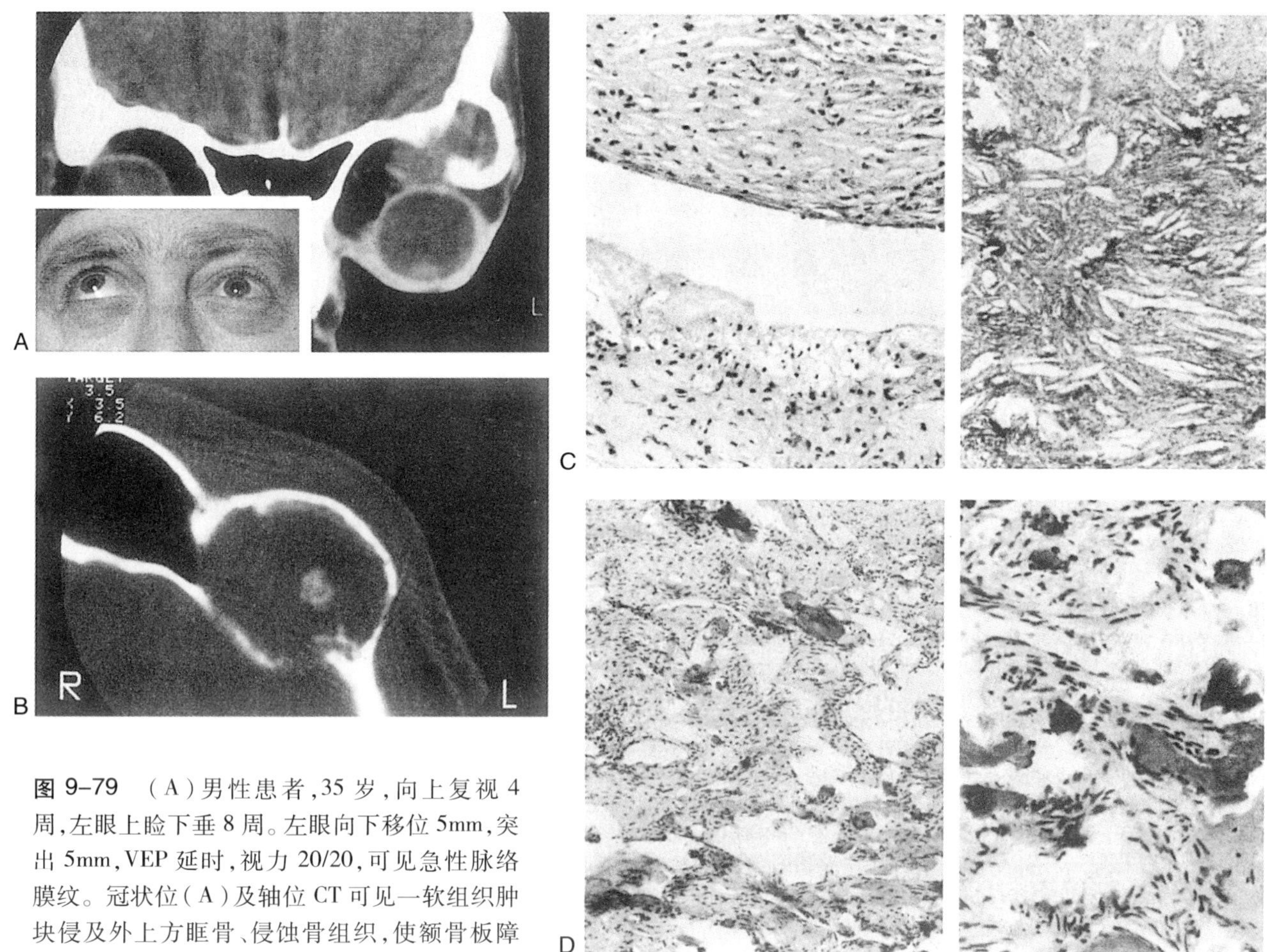

图 9-79 （A）男性患者，35岁，向上复视4周，左眼上睑下垂8周。左眼向下移位5mm，突出5mm，VEP延时，视力20/20，可见急性脉络膜纹。冠状位（A）及轴位CT可见一软组织肿块侵及外上方眶骨、侵蚀骨组织，使额骨板障区扩张。（B）肿瘤后部（CT骨窗）穿过眶顶进入颅前窝。肿瘤中央部透射强。经眶颅联合手术摘除肿块。（C）肿瘤壁层由纤维组织构成，并可见许多充满脂滴的组织细胞（C，左图）。并可见大面积的胆固醇肉芽肿（HE染色，左图×10，右图×2.5）。（D）在病变边缘，纤维血管间质中可见一些片状类骨质，这被认为是反应骨或者是来源于动脉瘤性骨囊肿的异常增生的骨组织（HE染色，左图×10，右图×25）。

质地各异，从脆性到纤维性或沙砾性均可见到。实性病变可以生成软些的、粉红色到灰白色组织。大一些的标本还可见到由血清或血细胞填充的腔隙所构成的蜂窝状区。

显微镜下主要特征是血细胞填充的海绵状区，缺乏内皮衬里、周细胞或平滑肌细胞。其外围为纤维间质，含有巨细胞、含铁血黄素巨细胞、淋巴细胞和类骨质及骨的小梁。类骨质可缺乏成骨细胞边缘，看起来好像从间质化生而来。变性的软骨黏液区可见周围围以类骨质，并有部分钙化（图9-80B~D）。

1983年，Sanerkin及其同事描述了1例动脉瘤性骨囊肿的实性变异，其间动脉瘤窦腔仅出现在小病灶中或完全缺乏。我们见到过2例这样的病人。这种特征很明显，除了软骨黏液性和窦腔病灶可能与巨细胞肉芽肿有联系。

最后，对于动脉瘤性骨囊肿，我们一定要仔细寻找其原发病因，如纤维异常增生。

● 治疗

刮除术一般可治愈，而且无骨性异常时眼眶复发很罕见，通常发生于最初6个月内。在这样的病例中，再次刮除术一般很成功。有报道称不完全切除术也有效。放疗已经用于复发的进展性病变，虽然很少发生、但有明确的照射后肉瘤发生的危险。

③巨细胞肉芽肿

巨细胞肉芽肿是一种不明原因的良性肉芽肿性增殖。也被称为巨细胞修复性肉芽肿，反映了对于创伤和出血的修复过程。

巨细胞肉芽肿最常见于上颌骨、下颌骨和趾（指）骨。眼眶受累时，多来自上颌骨、额骨、筛骨和蝶骨，具有相同的发生率。包括我们自己的病例，文

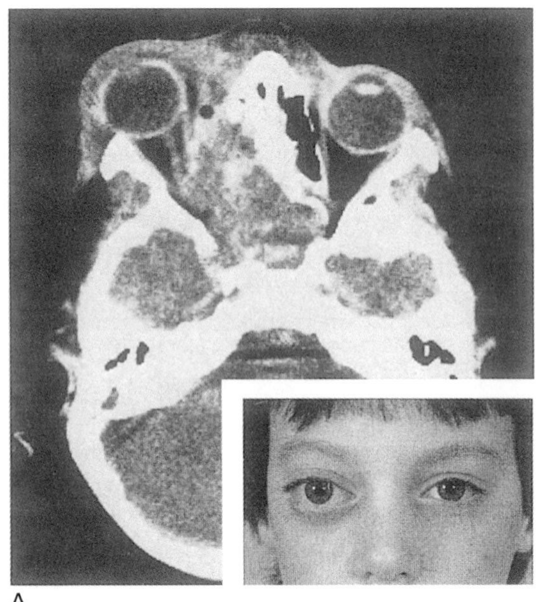

A

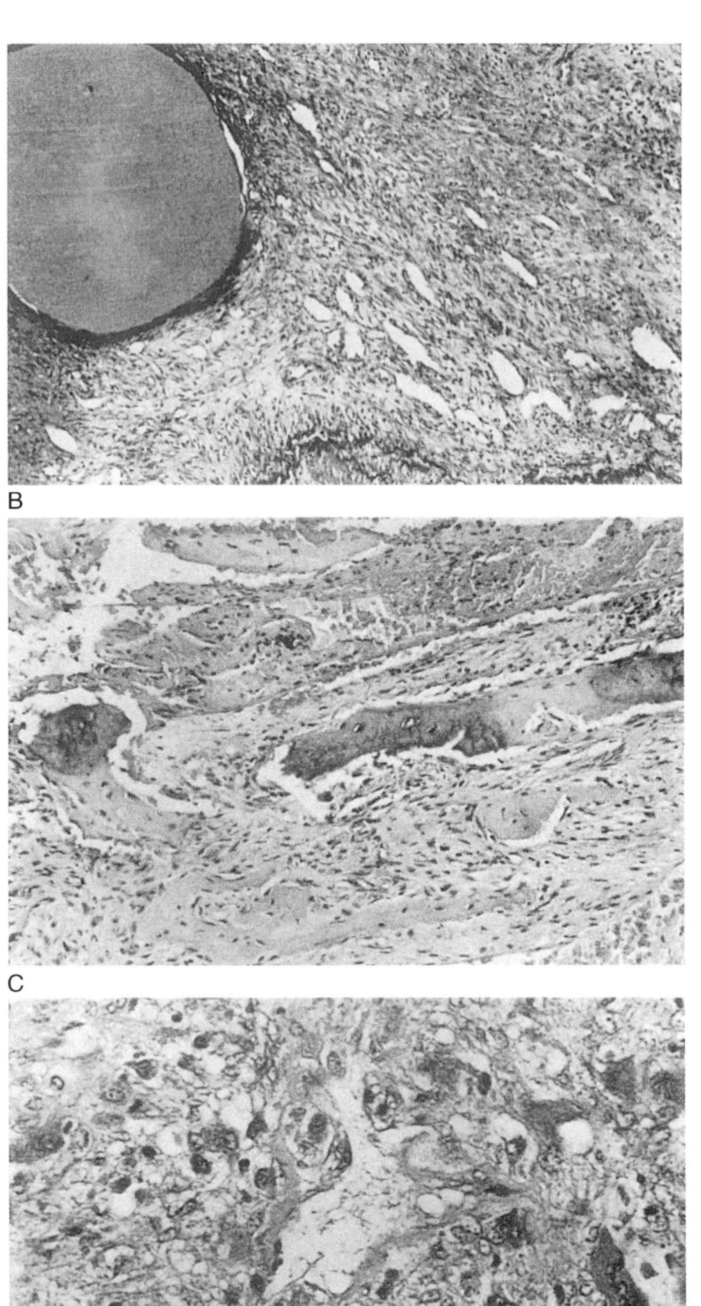

B

C

D

图 9–80 动脉瘤性骨囊肿。男性患者,8岁,右眼视力下降,伴肿胀、眼球突出、轻度上睑下垂1个月。右眼向下移位5mm,向外突出3mm,右腮感觉异常。(A)轴位CT可见肿瘤密度不均,可见骨扩张及骨侵蚀。肿瘤累及筛窦、上颌窦及蝶骨复合体。患者行切除搔刮手术,术中做冰冻切片。(B)肿瘤由星状反应性纤维组织构成,并可见大的血管腔、针状骨、类骨质,这些都支持实体性动脉瘤性骨囊肿的诊断(HE染色,×10)。(C)纤维间质中两个针状体的高倍放大(HE染色,×10)。(D)反应性纤维间质,可见破骨性巨细胞(HE染色,×25)。患者术后4年未见复发。

献报道共有9例,年龄在5~54岁之间(平均18.6岁),男女比例为3:2。这与流行病学上见于其他部位骨骼的巨细胞肉芽肿的特点一致,后者一般见于20岁以内,男女比例相同。

临床表现

眼球突出和移位是最常见的临床表现,但是头痛和疼痛也占重要地位(图9–81)。根据肿块发生的位置,还可出现复视和视力下降。病程时间多变,从几个月到几年不等,由于出血症状可快速进展。

影像学表现

巨细胞肉芽肿典型表现为一种破坏性病变,有临近骨质侵蚀。可以有不清楚的或硬化的边缘,表现为中度强化,中心常强化不均匀。

组织病理学

大体上,肉芽肿由软、脆、黄褐色到褐色的组织组成,典型的为刮匙型。

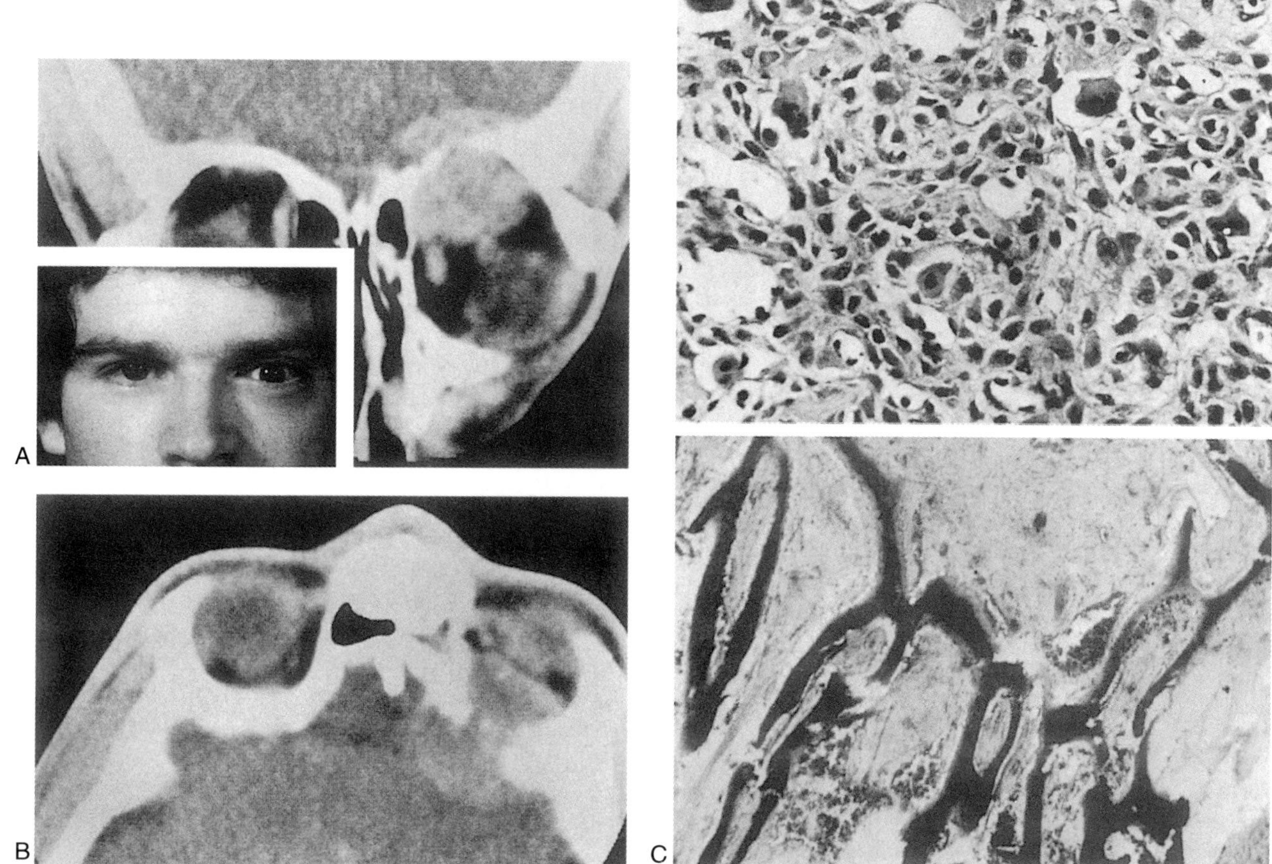

图 9–81 冠状（A）和轴位（B）CT 扫描显示左上眼眶肿块，侵蚀眶顶，并侵入前颅窝。男性患者，24 岁（A，插图）表现为突发的 24 小时内无痛性左眼眼球突出、向下移位和复视。病变边缘不规则，伴有邻近骨质破坏，被认为是恶性并伴有病变内出血。针吸活检仅获得少许血液，病人经眶颅联合手术切除病变。从眶顶切除出血性肿块，术中发现一些邻近骨质异常。活检切片显示两种成分。肿块大部分由纺锤细胞基质组成，含有散在的成骨巨细胞、含铁血黄素和小血管间隙（C，上图）。病变的边缘有骨样组织和新骨生成（C，下图）（HE 染色，上图×2.5；下图×25）。诊断为修复性肉芽肿。病人观察 5 年内无复发。

主要组织学表现为巨细胞束围绕在出血灶周边。基质内含有卵形或纺锤形纤维母细胞，伴有不同程度的纤维化和新鲜或陈旧性出血。反应性骨生成较常见（75%），由编织和层状骨组成，可有成骨环。也可见继发性动脉瘤样骨囊肿形成。

组织学诊断之前，有必要进一步检查以排除甲状旁腺功能亢进的Brown瘤。一旦后者被排除，组织学鉴别诊断应包括巨细胞肿瘤和动脉瘤样骨囊肿中的实性区域。区分巨细胞肉芽肿和巨细胞肿瘤非常重要，因为后者更具侵犯性，可恶变。Hirsch和Katz指出了组织学鉴别要点。主要区别为在巨细胞肿瘤中，基质大部分由肥大、圆形和卵圆形细胞组成，纤维化少于巨细胞肉芽肿的纺锤细胞基质。而且巨细胞肿瘤中的巨细胞更大，核更多（>20），与巨细胞肉芽肿围绕在出血灶中心周围的基质相比，分布更弥漫。另外，反应性骨生成不是巨细胞肿瘤的明显特点。但是，这两种病变的区别并不总是十分明显。

◎ 治疗

巨细胞肉芽肿一般对刮除术反应良好（正如我们的病人），并可进行骨移植。人体各部位病变的复发率有所不同，但大部分经第二次刮除术可治愈。这个观点在大部分眼眶病例中是正确的。但是Sood等报道了1例病例，肿瘤表现为局部侵犯性，需三次手术和放疗。

④甲状旁腺功能亢进引起的“Brown 瘤”

“Brown瘤”表现为良性反应性增殖，与巨细胞肉芽肿具有相同的组织学表现。伴有原发或继发甲状旁腺功能亢进。

Brown瘤是甲状旁腺功能亢进伴有的溶骨活动增加的结果。导致局部区域骨吸收和出血。文献报道中有14例经组织学证实为眼眶Brown瘤。多见于年龄较大组（10~70岁，平均33岁），与巨细胞肉芽肿相比明显好发于女性（5:2）。8例伴有原发甲状旁腺功能亢进，6例伴有继发于肾功能不全的甲状旁腺功能亢进。上颌骨是最好发的部位，额骨紧随其后。

Brown瘤一般具有短暂的病程，常以月来衡量，而且与巨细胞肉芽肿相似，易发生病变内出血。Brown瘤病人也可表现为血清钙、磷、碱性磷酸酶和甲状旁腺激素水平异常，需要骨骼活检。

影像学和组织学表现非常类似于巨细胞肉芽肿（图9-82）。但是在治疗上，甲状旁腺功能亢进的治疗常可导致骨性病变自发吸收和治愈。因此，仔细的临床检查显示出高血钙或肾功能不全可不需手术治疗。

（3）肿瘤

①骨肉瘤

骨肉瘤（骨源性肉瘤）是最常见的原发骨肿瘤。长骨是最好发的部位，眼眶受累罕见，通常来自上颌

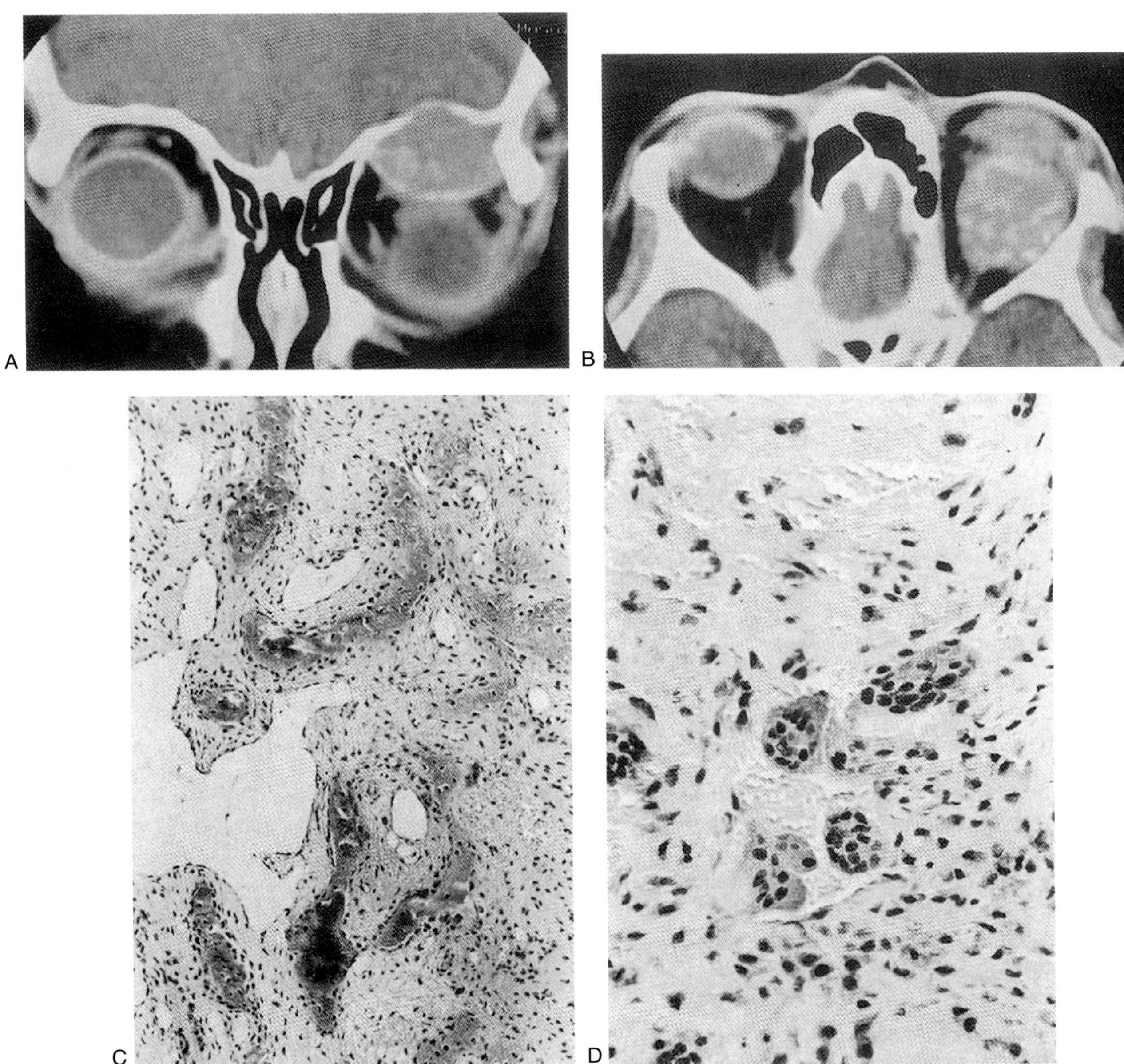

图9-82 冠状（A）和轴位（B）CT扫描显示左眶顶肿块伴有骨侵蚀。病人为69岁女性，左上睑痛性肿胀1个月。肿瘤由均匀强化的软组织肿块组成，具有钙化环和中心点状钙化灶。肿块被根除。（C，D）组织学上，肿瘤由具有大血管性通道的纤维基质、许多溶骨巨细胞和骨生成灶组成（HE染色，C×10，D×25）。这些表现可疑为甲状旁腺功能亢进的Brown瘤诊断，并经全身检查证实。甲状旁腺腺瘤被切除。1年随访无复发。

骨病灶。大部分病例肿瘤为原发；但是一些继发于Paget病、纤维异常增生、放疗、巨细胞肿瘤或骨母细胞瘤。在家族性视网膜母细胞瘤病人中骨肉瘤也是一种继发肿瘤。而且，原发骨肉瘤中的一部分被发现有染色体13的缺失，使视网膜母细胞瘤的抗癌基因失活。

原发肿瘤最好发于10~20岁，男性稍多见；但是，累及眼眶的骨肉瘤易见于老龄人群，最常见于40~50岁（范围为10~54岁）。眼眶继发肿瘤的常见原发病为放疗、Paget病和纤维异常增生。

◎ 临床表现

病程一般比之前讨论过的良性肿瘤进展更迅速，平均大约4~6个月。除了一些肿块效应外，明显的疼痛和浸润可导致复视和视力下降。

◎ 影像学表现

常见的CT表现为边界模糊的混合溶骨和硬化的肿块（图9-83和图9-84）。眼眶软组织浸润也很明显，肿块可含有矿化灶，从而产生“松软”的密度。MRI对于确定软组织受累程度上有价值。

◎ 组织病理学

大体切片含有浸润性肿瘤，可为白色、黄褐色或有部分出血，依赖于基质成分可有柔软到坚硬或刚硬的质地。

基质含有肉瘤病样细胞，而且必须显示至少一些骨样生成灶。间变细胞具有不同的组织学亚型，包括骨型、软骨型和纤维母细胞型。在大部分高度病变中，尽管细胞变得很少，被列入骨样组织，但明显为恶性（被称为恶性骨样组织“正常化”）。骨样组织本身可以表现为明显镶边或花边样模式。

◎ 治疗

骨肉瘤的治疗方案包括术前化疗、切除以及随后进行根据切片病理类型制定的化疗。放疗可对残存肿瘤起到术后辅助作用。

这些治疗方案可将可切除病变的5年生存率从20%提高到70%。但是因为诊断较迟，而且一旦肿瘤接近颅底或颅内间隙则不能全部切除，颅骨病变预后较差。我们有2例骨源性肉瘤病例。1例发生于上颌窦腔和眼眶，是视网膜母细胞瘤19年后的继发肿瘤，肿瘤被全部切除，病人3年后死于白血病（图9-83）。另1例病人是继发于长期纤维异常增生后自发生成的（图9-84）。

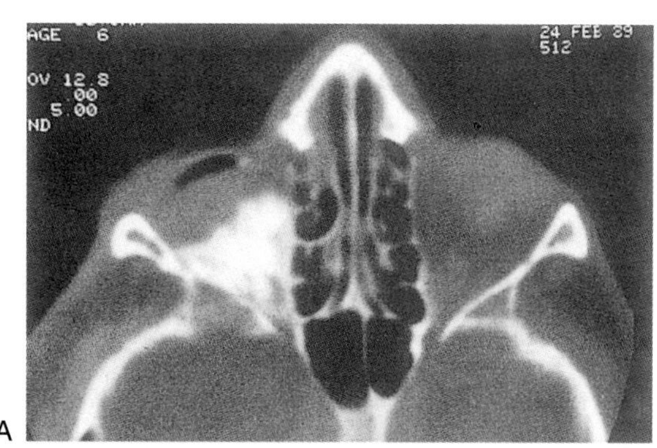

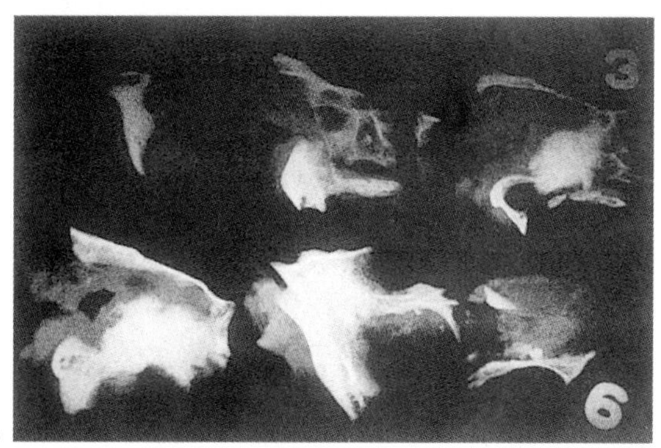

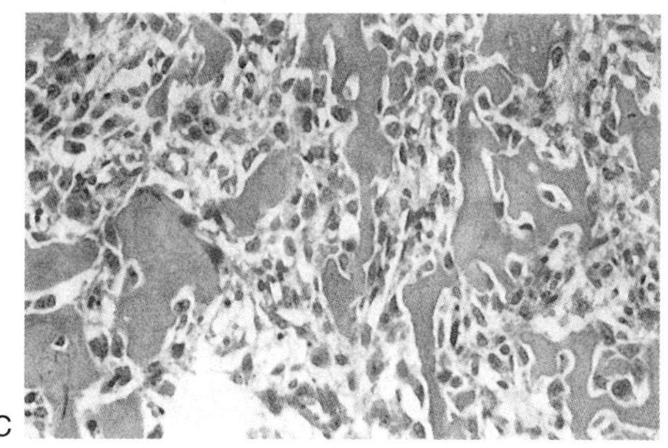

图 9-83 （A）致密、钙化的肿瘤性肿块发生于无眼球的眼眶，病人之前接受过双侧视网膜母细胞瘤治疗。19岁时他表现为假眼突出。活检诊断为骨源性肉瘤，从而行眼眶全切术。（B）眼眶全切术后X线显示肿块被全部切除。（C）组织学显示分化较好的骨肉瘤（HE染色，×25）。眼眶切除术后存活了2年，而后患白血病。

②软骨肉瘤

这种恶性肿瘤以软骨样细胞形成为特征，大多发生在下肢和骨盆。眼眶软骨肉瘤通常由鼻窦和鼻腔蔓延而来。颅面部软骨肉瘤的男女比为2:1，可发生于各年龄段，但以50~70岁多见。生物学方面，为非转移性、生长极其缓慢、局部侵袭性肿瘤，可以引起眼球突出、侧向移位。

◎ 临床表现

由于软骨肉瘤通常来源于鼻窦，所以多表现为

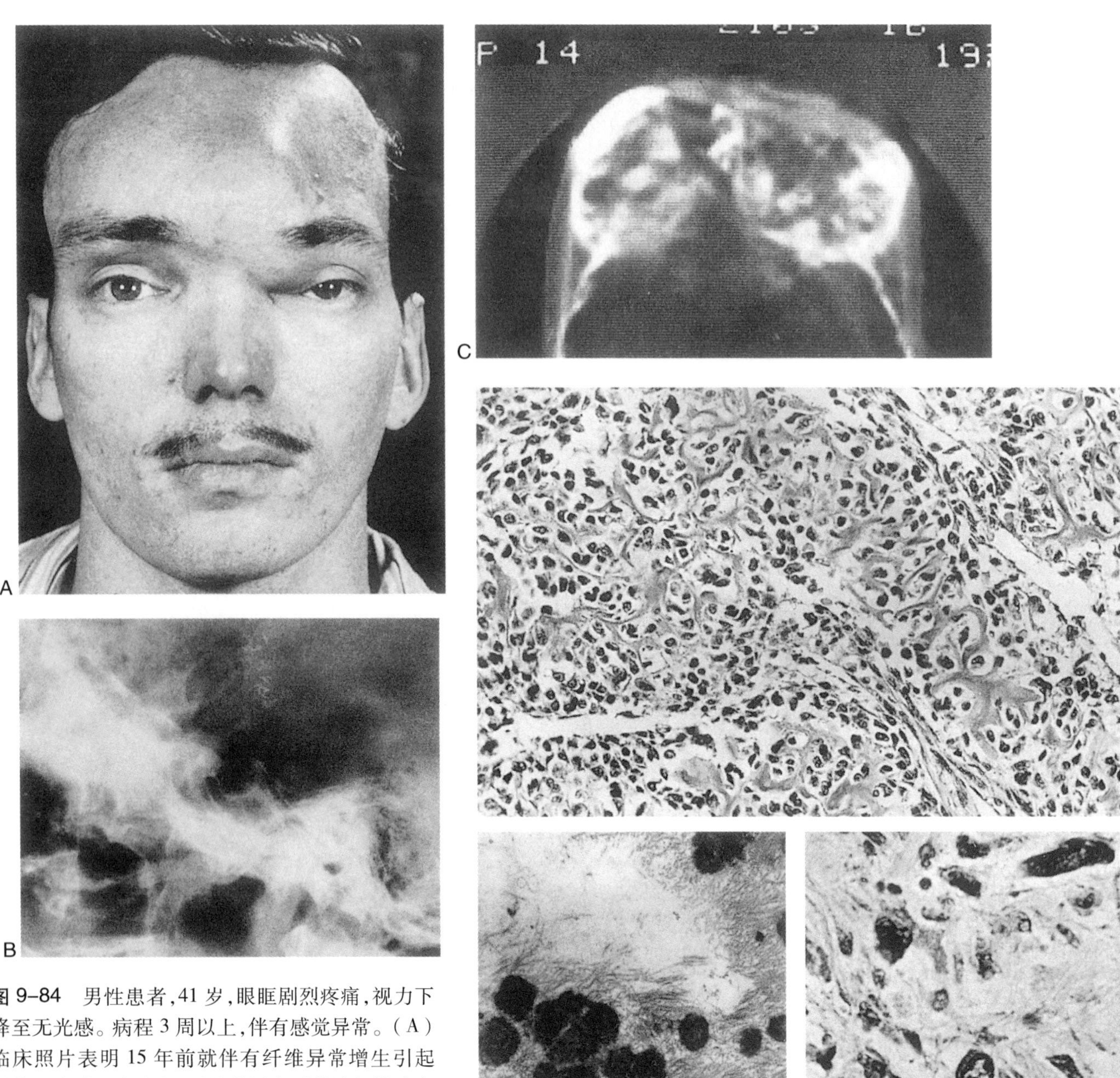

图 9-84 男性患者，41 岁，眼眶剧烈疼痛，视力下降至无光感。病程 3 周以上，伴有感觉异常。(A)临床照片表明 15 年前就伴有纤维异常增生引起的外观变形。(B)CT 可见范围广泛的溶解性病变累及眶外侧壁、额骨、颞窝、蝶骨嵴和眶软组织，并伴有颅内蔓延。(C)颅骨的 X 线侧位像可见眶顶的变形性骨炎样纤维异常增生，蝶鞍的脱矿质，蝶骨的结构改变。(D)组织学检查可见低分化的骨源性肉瘤，伴有类骨质病灶。电镜显示肿瘤中有类骨质形成(HE 染色，上图×10，下图×40，电镜照片×1520)。诊断为骨肉瘤，给予姑息治疗。1 个月内左眶受累，起病后 6 个月死亡。

鼻腔和鼻窦阻塞的症状。肿瘤多发生于内侧壁或下壁，可引起眼球突出、移位和继发于鼻泪管阻塞的溢泪。可以有不同程度的疼痛、头痛以及浸润特征。后部生长可累及视神经和眶尖。病程通常较长，症状持续时间平均为2~3年。

影像学表现

软骨肉瘤表现为边界清楚的溶骨性损伤，有点状或斑块状的高密度影，表明有矿化作用（图9-85）。高分化肿瘤多为边缘不规则、可形成不定性云状高密度影的不均匀钙化。

MRI T1像非钙化区信号低于或等于灰质。T2像与皮质为等信号，肿物通常表现为中度升高。

◎ 组织病理学

肉眼观，颜色从白到蓝灰，可分辨的分叶状。组织学，大量细胞软骨呈不规则分叶状，其间可见双核或多核的软骨细胞所形成的凹陷，并被纤维基质或反应性骨小梁所分割。病变部位的基质可为黏液样，并且在细胞构成、异型性、软骨样基质等方面存在很大差异，这些差异为肿瘤分级提供了依据。1~3级肿瘤与预后有某种关联。眶部肿瘤通常为1或2级，生长缓慢，转移率低。

眶部软骨肉瘤组织学分型主要为软骨瘤和成软骨细胞骨肉瘤。

◎ 治疗

对于可切除的软骨肉瘤，手术摘除就是目的。但是，对于颅面部肿瘤，由于其无痛性生长、多点复发、病程长，所以手术难以达到该目的。尽管软骨肉瘤对放疗、化疗不敏感，但放、化疗仍然作为不能完全切除肿瘤的辅助手段。我们曾经用放疗治疗2例2级软骨肉瘤的患者。1例术后接受放疗，19年未复发。另1例患者46岁，为大的中线肿物，术后3年复发（图9-86）。该患者再次行手术切除，3年未复发。第3例肿物过大无法完全切除，经化疗后最终复发。

③间叶性软骨肉瘤

间叶性软骨肉瘤是软骨肉瘤的变异，通常发生在下腭。在眶内，多累及软组织，但骨组织也可受累。多发于青年女性。

与软骨肉瘤不同，该肿瘤生长迅速，1年内即可出现眼球突出、局部浸润症状。CT表现为非特异性、不规则、斑片状、软组织肿块，而MRI显示与典型的非钙化区相似。病理检查为恶性、小圆细胞分泌的大量细胞基质，其间可见软骨小叶。软骨样形成使其区

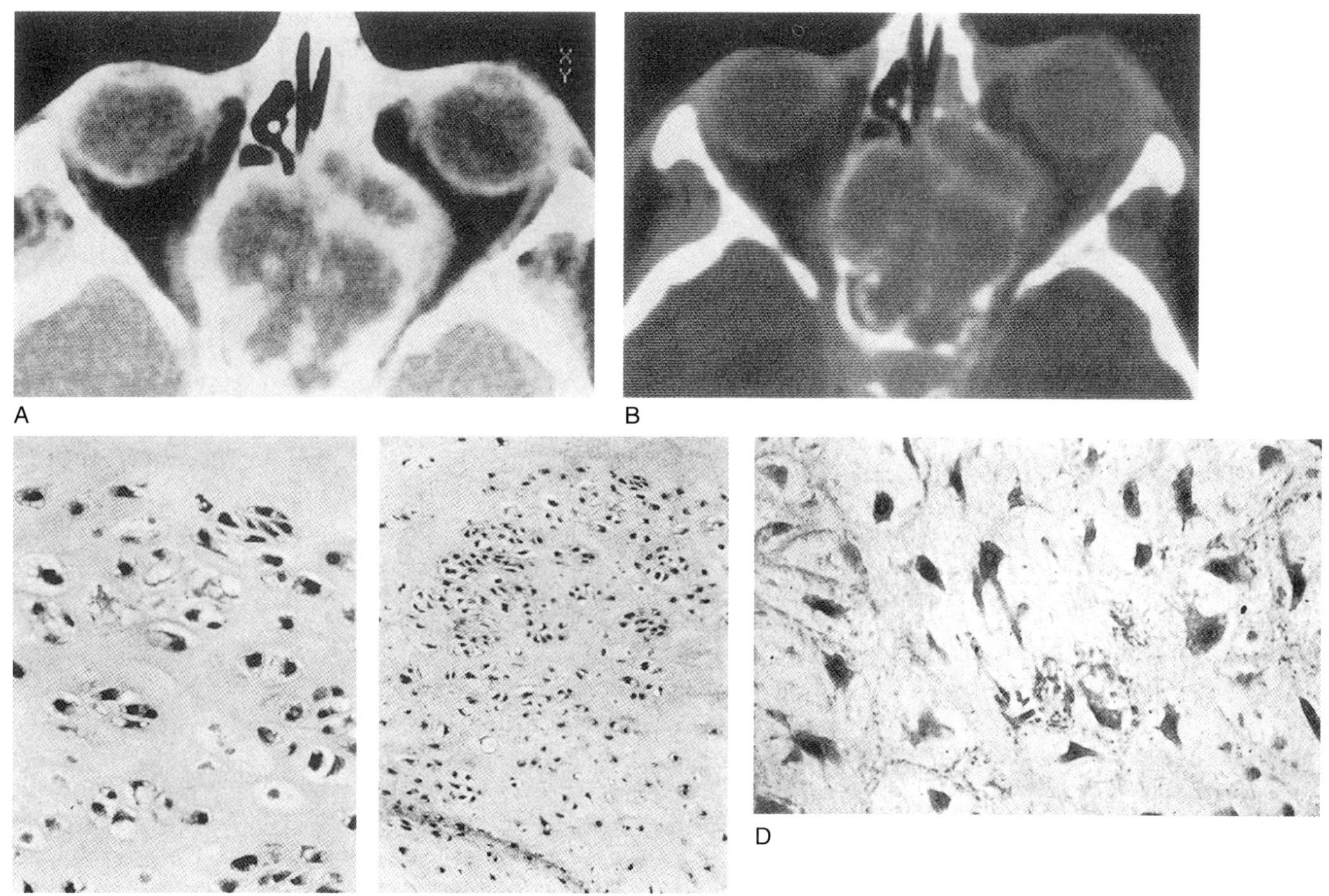

图 9-85 轴位CT可见一扩张性、溶骨性病变，累及筛窦及蝶窦，左眼眼球突出、向外移位（A 软组织窗，B 骨窗）。女性患者，44岁，眼球突出5个月。经鼻活检为低度软骨肉瘤，多学科联合肿物摘除术后放疗。随访19年未见复发。（C，D）病理显示低度软骨肉瘤。注意陷窝中的软骨细胞（HE 染色，C 左图×25，C 右图×10，D×40）。

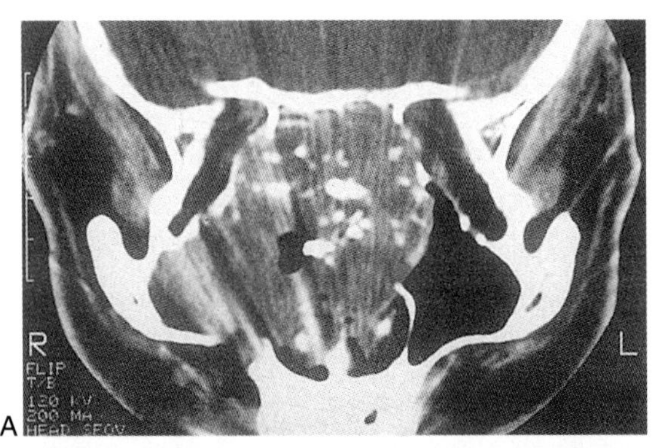

A

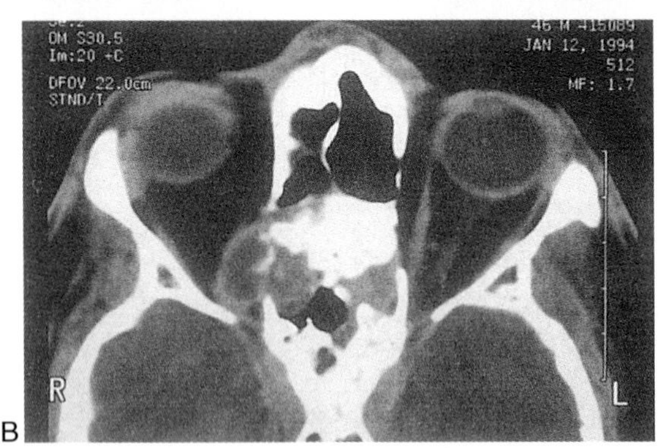

B

图 9-86 患者46岁，为中线软骨肉瘤（A），经手术切除。术后3年复发，表现为眶尖复发引起右眼视神经病变（B），再次行手术切除。注意在软骨肉瘤基质中可见斑片状钙化区。

别于其他小圆细胞肿瘤，例如Ewing瘤。

由于间叶性软骨肉瘤起始于软组织，所以通常治疗为眶内容剜出术。尽管该肿瘤报道很少，但是对于少数患者局部切除就足够。最近报道认为，局部切除辅以化疗、放疗可以很好地治疗间叶性软骨肉瘤，而不必行眶内容剜出术。与软骨肉瘤相比，它病程短、易早期转移，特别是肺转移。

④Ewing 肉瘤

Ewing肉瘤是一种小圆细胞瘤，通常起源于骨。特征性的染色质移位［（11；22）（q24；q12）］和新生物中原癌基因的表达，表明它是一种未分化的神经外胚层肿瘤（PNET）。

大多数病例发生于20岁之前，男女比为1.5:1，黑人少发。头颈部发病率大约为4%，多累及下颌骨和上颌骨。大多数眶部病例为转移或直接蔓延而来，仅有少数为眶原发病变。因此，眶部的Ewing肉瘤应详细查找原发灶。

◎ 临床表现

通常表现为相对短的时期内出现非轴性突眼。我们遇到过2例原发于眶部的Ewing肉瘤并累及骨，年龄分别为6岁和10岁。两人都为男性，都为4周的眼球移位。1例肿瘤来自上颌骨（图9-87），另1例来自鼻咽部。我们还见过1例病人为转移的Ewing肉瘤累及后外侧眶壁，并有软组织突入眶内。并且，我们见过1例72岁患者为骨外的眶部Ewing肉瘤（图9-88）。

◎ 影像学表现

CT显示以膨胀性或浸润性肿物，可见斑驳状骨损坏（图9-87）。可能有软组织成分与其相连。

◎ 组织病理学

肿瘤为质硬、白色组织构成，显微镜下可见由呈层状、簇状排列的单一、小圆形细胞构成。90%病例中可见PAS阳性的胞浆糖原。超微结构可见糖原，而缺乏细胞器。

鉴别Ewing肉瘤与其他骨的神经外胚叶肿瘤的标准还未完全阐明。总的来说，在光镜和电镜下，Ewing肉瘤不应该出现神经外胚层分化的现象。由于骨的神经外胚层肿瘤预后差，鉴别诊断还是相当重要。

其他需要鉴别的疾病为年龄为5岁以下的转移的神经母细胞瘤和绿色瘤，老年人的淋巴瘤。基质性软骨肉瘤和骨肉瘤的小细胞变异型主要以一定量的基质形成为鉴别点。

◎ 治疗

多药物诱导化学疗法辅以局部手术切除以及放疗可提高5年生存率到74%。不幸的是17%~20%生存者会患上第二原发肿瘤，多数为骨肉瘤。由于手术技术的提高、放疗后肿瘤等原因，目前多主张对可切除病灶进行手术摘除。

⑤累及骨的造血性和组织细胞性病变

◎ 骨髓瘤

多发性骨髓瘤和更少见的孤立的浆细胞瘤均可累及眶骨。发病年龄为50岁以上，亚急性起病，以疼痛、眼球突出为特征。在多发性骨髓瘤的病例中，通常有全身系统的表现，如骨痛、发热、乏力以及尿中、血浆中蛋白异常。影像学通常可见与连续的软组织肿块相连的溶骨区。组织学上，肿瘤由呈宽束状排列的恶性浆细胞构成，浆细胞表现为从成熟到胚细胞样均有。

◎ Langerhans 细胞组织细胞增多症

Langerhans细胞组织细胞增多症（LCH）包括各

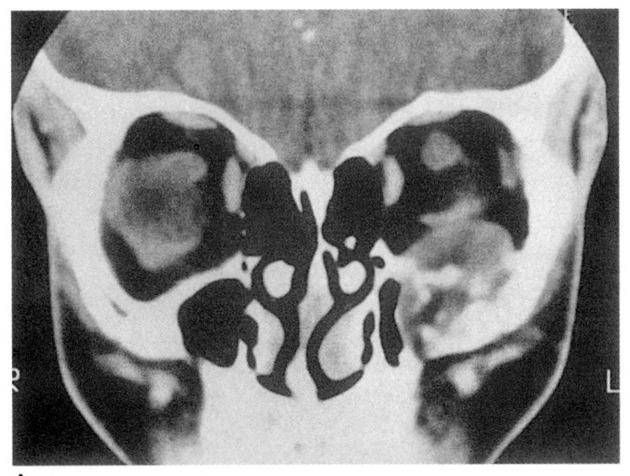

A

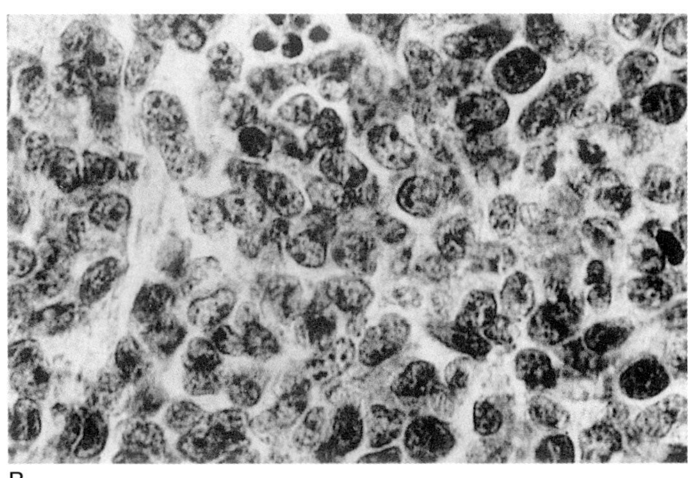

B

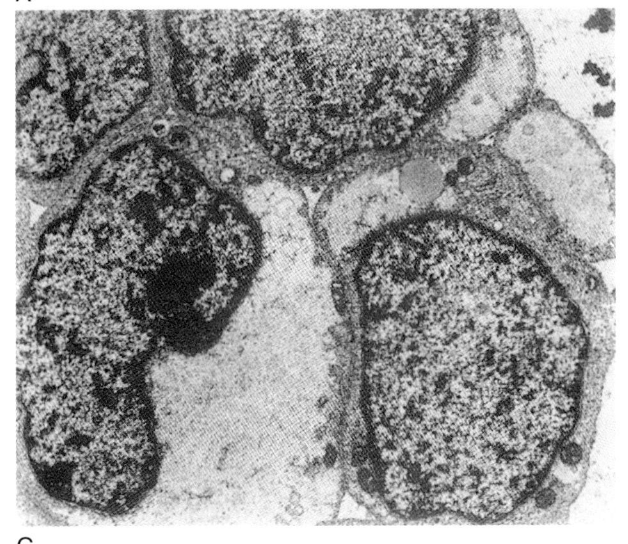

C

图 9-87 （A）冠状位 CT 表明左侧上颌窦和眶下壁有破坏性损害，并且可见一境界清楚的软组织影侵入眶部。该例病人为一 12 岁男孩，左侧下睑浮肿 6 周，视力降至 20/60，眼球向上移位 6mm、突出 2mm，左下睑可触及肿物。通过切开式活检，取冰冻切片，诊断为圆形细胞肿瘤。（B） 活检病理学显示细胞密集排列，PAS 阳性，淀粉酶抵抗性胞浆空泡（HE 染色，×100）。（C）电子显微镜下可见原始细胞间没有连接、核大、缺乏细胞器、可见典型的 Ewing 肉瘤糖原池。病人经过化疗和放疗后，16 年没有局部或全身复发。

种由于Langerhans细胞增多引起的综合征，这会在第10章讨论。累及骨的Langerhans细胞组织细胞增多症（嗜酸性肉芽肿）多发于3~10岁男孩，特征性表现为由于软组织扩展使上外侧眶壁灶性溶解，从而使眼球突出。我们见到6例局部Langerhans细胞组织细胞增多症病人，他们都有特征性CT表现，即中央透射区、周围高密度影。组织学方面为Langerhans细胞和嗜酸性细胞形成的肉芽肿。局灶性眶周病变可行刮除术、灶内激素注射、低度放疗。出现内脏受累的年幼患者预后较差。

⑥巨细胞肿瘤

巨细胞肿瘤通常发生于长骨，女性较男性多见，发病年龄为30~50岁。该病极少发生于蝶骨、颞骨或筛骨，仅有1例原发于眶骨的报道。其中大多数病例为原发于蝶骨而累及眶骨，临床表现为头痛、复视、视力下降、多根颅神经麻痹。影像学表现为溶解性或软组织肿块侵及蝶鞍部的蝶骨病变。

该肿瘤易碎，由单一的、弥散分布的破骨细胞样巨细胞构成。在临床表现、组织学方面偶有恶性表现，表现为肺转移。

该肿瘤行刮除术后有30%~50%的复发率，因此手术应尽可能切除干净。由于放疗可诱发恶变，因此放疗仅用于手术无法切除的病例。

（4）血管性肿瘤

除了有1例眼眶血管内皮瘤的报道，其他均为眼眶血管性骨肿瘤的报道，即骨的海绵状血管瘤。血管内皮瘤在切除后表现为侵袭性、溶解浸润性。

①骨内血管瘤

这些良性骨血管瘤，像他们在眼眶的相应软组织一样，可能是原发部位的错构瘤。虽然在头颅和脊柱中多见，但在眼眶中却少见。眼眶的任何部位均可

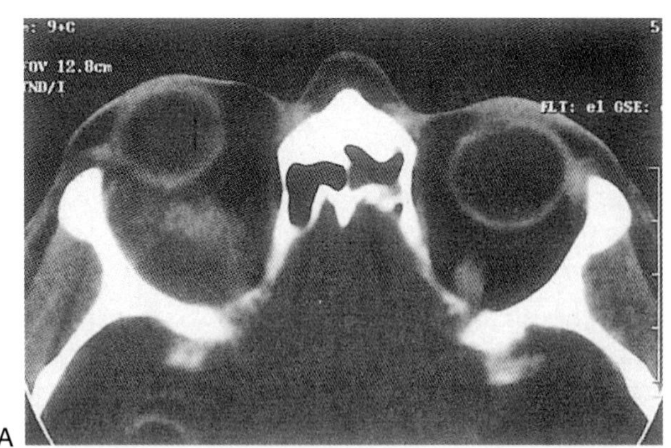

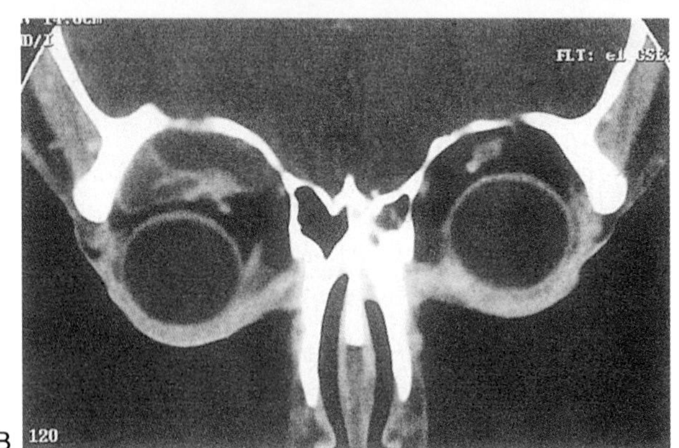

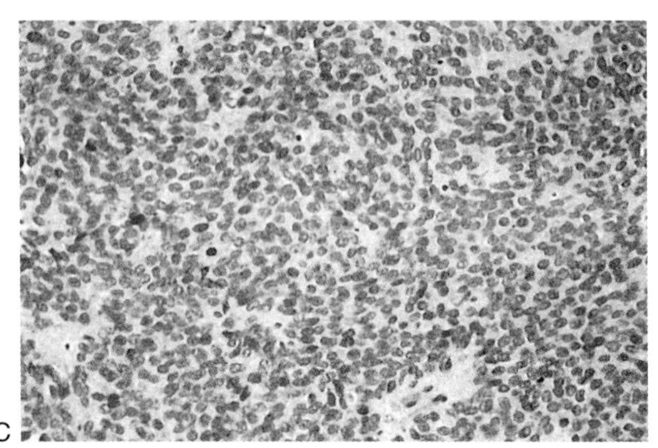

图 9-88 轴位(A)和冠状位(B)CT可见眼眶上部骨外肿块,患者72岁,男性,主诉白内障术后眼球向下移位。检查,右眼眼球突出8mm,向内向下移位1mm,眼球上转受限。手术摘除一眶尖部深色、血管样肿物。(C)病理可见大量细胞密集排列的肿瘤,可见血管核。细胞学证实为Ewing肉瘤。经眼眶放疗和化疗,2年后仍未见复发。

发生这些病变,而以眼眶前部多见。包括我们的1例,文献总共报道了20例。平均年龄为50岁,女性较男性多发。

◎ 临床表现

典型病变为缓慢进展的眶部肿块、多有疼痛及触痛。如为眶前部肿块,有些可触及到。

◎ 影像学表现

骨内血管瘤表现为界限清楚、低密度肿块,位于骨的内外骨板间,多不对称。大约半数表现为放射状、条纹状或蜂窝状(第13章-血管性病变)。血管造影表现为血管杂乱排列。

◎ 组织病理学

病变为软的紫色肿块,并可见反应性骨小梁。镜下为大的、薄壁、内皮细胞包绕的、充血的血管管腔。

◎ 治疗

手术切除范围应包括肿瘤本身及起周围少部分正常骨组织。因为术中可能大量、持续出血,术前应做血管造影并应考虑栓塞治疗。

(5)其他肿瘤

曾有2例额骨髓内脂肪瘤的报道,呈慢性无痛性生长,并伴有纤维增生。以同样方式生长的还有骨内黏液瘤。恶性纤维组织细胞瘤和纤维肉瘤很少发生于眼眶,多发生于放疗后。

3. 鉴别诊断

英国哥伦比亚大学眼眶病诊所统计,所有累及骨的病变中原发肿瘤占23%。其余为累及骨的继发性病变。统计如表9-10。

外伤性、炎症性病变易与原发性骨肿瘤相鉴别。先天异常也是如此,如颅缝早闭、婴儿骨皮质增生症、进行性骨干发育异常(Engelmann病)、骨岩部炎。

炎症性病变可由炎性表现来区别,骨中缺乏中心性病变,可见重要的软组织成分。眶骨原发性肿瘤除了有相应的恶性表现外,通常没有与之相连的软组织肿块,并在骨中有一中心。这些影像学表现可将其区别于鼻窦的上皮性恶性肿瘤侵入眼眶。

有骨中心的转移性肿瘤易与眶骨原发性肿瘤相混淆。临床上,前者病程短,伴有疼痛、肿块和浸润。影像学,他们可分为溶骨性、混合性和成骨性。其中主要为溶骨性和混合性。而来自前列腺和类癌瘤的转移灶表现为成骨性(图9-89)。乳房、肺、胃肠和肾的转移灶很少为成骨性。骨肥厚性脑膜瘤此前已讨论。

皮样囊肿或表皮样囊肿易与囊性骨肿瘤相混淆。MRI可有助于排除非脂肪性病变,但不能鉴别胆固醇性肉芽肿。

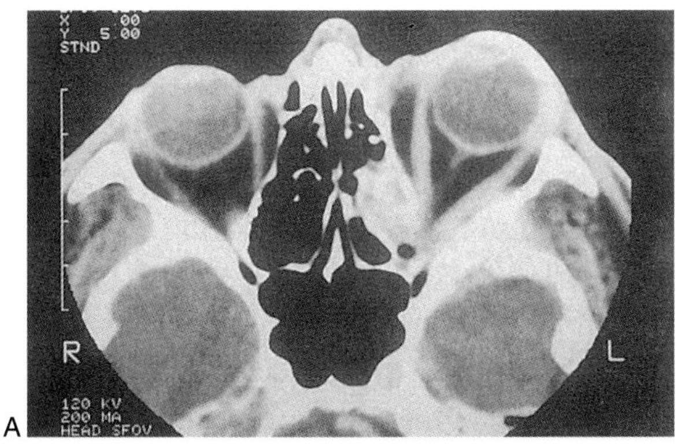

A

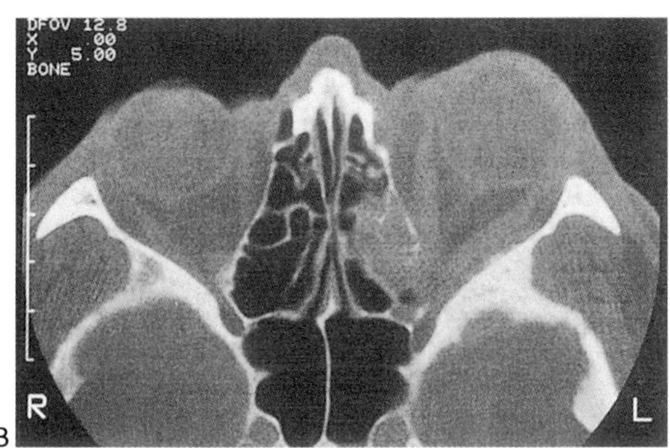

B

图 9-89 （A，B）轴位 CT 表现为成骨性前列腺转移癌。该男性患者为 61 岁，起病为左睑肿胀，2 周内视力迅速下降。此时左眼视力为 2 英尺指数，传入性瞳孔对光反射消失，上睑下垂，左眶可触及一硬性突起。CT 引导下穿刺，诊断为前列腺转移癌。

脊索瘤也可侵犯眶骨，该病为较少见，生长缓慢，来源于脊索残迹的骨内肿瘤。如脊索瘤位于鞍背或斜坡，它可向前生长侵犯眶尖。影像学表现为以眶外为中心的密度不均匀的病灶。组织学上可见特征性的大空泡细胞（见于眼眶的继发肿瘤，图9-95）。

眼眶的原发性骨内淋巴瘤还未见报道，但我们遇到2例眶周的骨内淋巴瘤。2例病人均为播散的复发淋巴瘤、蝶窦的骨内肿瘤侵犯眼眶。并且，我们也见到过骨内的浆细胞瘤、骨髓瘤、绿色瘤以及1例幼淋巴细胞白血病。在上述病例中，通常会见到骨溶解以及软组织成分。

4. 结论

原发性眼眶骨肿瘤较少见，临床医生可能遇到的多为骨瘤和纤维增生。临床表现通常为局部肿块、恶性病变可见浸润、急性出血。影像学没有特异性表现。组织学可见相关病变的重叠。准确诊断必须依靠临床分析、影像资料和组织学三者结合。

表 9-10 累及骨组织的眼眶疾病（不包括原发性骨肿瘤）

（不列颠哥伦比亚眼眶病中心，1976~1999 年）

病变	例数	总计
肿瘤		
淋巴及血液系统的肿瘤		7
淋巴瘤	3	
浆细胞瘤-骨髓瘤	2	
白血病-幼淋巴细胞性	1	
绿色瘤	1	
转移性		14
癌		
乳腺	5	
前列腺	3	
不明来源	3	
胃	1	
甲状腺	1	
神经母细胞瘤	1	
继发性		
颅内		50
蝶骨翼脑膜瘤	42	
其他	8	
源自副鼻窦		31
上皮性	23	
恶性神经鞘瘤	2	
横纹肌肉瘤	2	
淋巴瘤	2	
黑色素瘤	1	
神经纤维瘤	1	
源自泪腺（伴骨损伤）		8
除多形性腺癌以外的癌	3	
腺样囊性癌	2	
多形性腺癌	1	
导管癌	1	
梭形细胞肌上皮瘤	1	
源自面部		1
鳞状细胞	1	
骨结构性病变		78
黏液囊肿	40	
皮样囊肿	37	
呼吸性囊肿	1	
伴有骨损伤的炎性病变		16
鼻窦炎	10	
Wegener 肉芽肿	6	
所有非骨原发性病变总计		205

四、眼眶继发性肿瘤

眼眶继发性肿瘤为眶周肿瘤侵入眼眶的病变，包括鼻咽部、副鼻窦、骨、颅腔、眼睑、结膜、泪囊、眼球。这些占我们所统计肿瘤的1/4（表9–11）。这里我们主要讨论上皮来源的肿瘤和某些来源于附属器、眼、颅腔的肿瘤。

1. 鼻窦和鼻咽部肿瘤

来源于鼻窦的恶性肿瘤占所有系统恶性肿瘤的0.2%~0.8%，其中3%来自上部含气窦道，6%来源于头颈部。男女比例为2:1，发病年龄为40~60岁。鼻咽部癌症的发病率为每年每10万人0.5~2.0个。病因包括EB病毒、亚硝胺、吸烟和某些职业病。

眼眶受累及的原因是因为眼眶同鼻腔、鼻窦在上壁、内侧壁、下壁三处仅有薄薄的骨壁相隔。肿瘤可通过骨缺损、骨缝和骨壁的劈裂（比如泪囊窝、眶下裂、眶下沟、翼腭窝），以及穿过眶壁的血管、神经，累及眼眶。

原发性鼻咽部肿瘤出现眼部神经表现的发生率为36%~59%。鼻窦和鼻咽部肿瘤占我们所统计的眼眶肿瘤的5%，占所有继发肿瘤的22%。

2. 鼻窦和鼻咽部恶性上皮性病变

鼻窦的上皮性恶性肿瘤通常波及眼眶。Conley统计75%的鼻窦癌波及周围组织，其中45%累及眼眶。鼻窦及鼻咽部肿瘤累及眼眶者大约80%为上皮性。起源部位及组织类型统计如表9–12。由表可知2/3起源于上颌窦，60%为鳞状细胞。鼻窦及鼻咽部上皮性恶性肿瘤分类依据为：局部浸润的范围、周边淋巴结转移以及定性，发生眼眶转移表示病变恶化。

Batsakis将上皮性恶性肿瘤分为2组：①来源于移行上皮，包括鳞状细胞癌和过渡性肿瘤；②起源于黏液浆液性上皮，包括腺癌和唾液腺肿瘤（例如腺样囊性癌、浆液表皮性癌和少见的恶性唾液腺肿瘤）。鳞状细胞癌是最常见的鼻腔及鼻窦的恶性肿瘤，大约占该处病变的80%以上。

临床表现

这些继发性上皮性肿瘤最重要的临床表现为非轴性眼球移位，伴有眶及眶周结构的浸润症状，如疼痛、感觉异常、视力下降和眼球运动障碍。慢性、进行性、顽固性疼痛，感觉异常，非轴性眼球移位等特征，为继发性上皮性肿瘤区别于其他眼眶肿胀性病变提供了帮助。转移性肿瘤约25%可以起疼痛，眼球突出多为轴性。相反，继发性肿瘤约60%引起疼痛和感觉异常，约48%出现非轴性眼球移位（表9–13），其中仅12%的病人为轴性突出。鼻部主要症状为鼻塞、鼻

表 9–11 眼眶继发肿瘤的类型和发病率

（不列颠哥伦比亚眼眶病中心，1976~1999年）

肿瘤类型	例数	总计
鼻咽部和鼻窦		
（上皮和软组织）		43
上皮性	29	
淋巴瘤	3	
横纹肌肉瘤	3	
恶性神经鞘瘤	2	
黑色素瘤	2	
恶性纤维组织细胞瘤	1	
成感觉神经细胞瘤	1	
血管外皮细胞瘤	1	
神经纤维瘤	1	
骨		48
骨瘤	11	
纤维性异常增生	11	
组织细胞病X	8	
骨髓瘤	7	
E wing 肉瘤	3	
软骨肉瘤	3	
成骨肉瘤	2	
软骨瘤	1	
纤维肉瘤	1	
骨化纤维瘤（类沙样瘤）	1	
颅内		44
蝶骨翼脑膜瘤	42	
硬脑膜瘤	1	
成神经管细胞瘤	1	
眼睑		26
基底细胞	10	
鳞状细胞	7	
皮脂腺	4	
血管肉瘤	2	
黑色素瘤	1	
梭形细胞肉瘤	1	
多形性腺瘤	1	
结膜		16
鳞状细胞癌	9	
黑色素瘤	7	
眼		10
黑色素瘤	8	
恶性纤维组织细胞瘤	1	
视网膜母细胞瘤	1	
泪囊		7
移行癌	3	
鳞状细胞癌	3	
纤维组织细胞瘤	1	
总计		**194**

表 9-12 眼眶和鼻窦/鼻咽部上皮性恶性肿瘤的发生部位和组织类型（不列颠哥伦比亚大学眼眶病中心）

	上颌窦	筛窦	蝶窦	鼻及鼻咽部	弥散性	组织类型总计
鳞状细胞癌	5(25)	2		4	2	38
过渡性		2(3)		1(1)		7
腺癌	1(3)	1(1)		1		7
腺样囊性癌	3(3)					6
黏液表皮样瘤	(1)	1			1	3
神经内分泌性		1	1		1	3
基底细胞癌				1		1
总计	41	11	1	8	3	65

出血。眼及眶部出现临床症状多起病隐匿且多为病变晚期阶段。

由于多数病变起源于上颌窦，故特征性表现为眼球向上移位、下睑肿胀、下眶部疼痛或感觉异常、上颌畸形（图9-90）。相反，来源于筛骨的病变引起向前向下的眼球移位。而炎性病变多表现为充血、球结膜水肿、水肿；但是，压痛、红多不明显。

影像学表现

影像学表现包括鼻窦局部或弥漫性结构破坏，伴有肿块向周边组织的浸润性生长（图9-91）。肿块通常较大，但当发展至接触周边结构时可能相对较小（图9-92和图9-93），特别是腺样囊性癌。病变部位可仅限于鼻窦和眼眶，但有时也侵犯颅底。

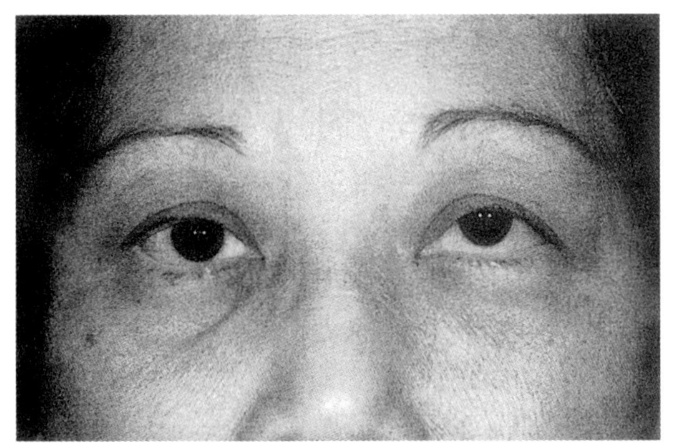

图 9-90 病人为 59 岁女性，左眶下疼痛、感觉迟钝 6 个月。诊断为上颌窦鳞状细胞癌，行放疗。放疗 10 个月后，自觉左眼及眶部疼痛，伴流泪、视物模糊。视力 20/40，瞳孔固定。下眶前部可触及一硬性肿块，眼球向上移位 5mm，向前移位 2mm。下方球结膜水肿，眼球上转中度受限，眼压 30mmHg（上转时升高为 40mmHg）。尽管病人行上颌骨切除、眶内容剜除及眶部放疗，结果还是出现局部复发和弥漫性转移，并于出现眼眶症状 10 个月后死亡。

表 9-13 鼻窦及鼻咽部癌的临床表现（本表中病人总数为 25）

临床表现	例数
眼及眼眶	
面部疼痛及感觉异常	15
眼球移位	15
（轴性 3，非轴性 12）	
眼外肌受限	12
（复视 8）	
视力下降	10
眼睑及结膜水肿	10
流泪	9
眼睑肿块	3
球后疼痛	1
侵犯眼球、青光眼	1
视乳头水肿	1
有眼及眼眶症状的病人总数	20
鼻部、口腔及颈部	
鼻阻塞	7
颈部淋巴结	5
鼻出血	4
慢性鼻窦炎	2
牙龈溃疡	1
声带麻痹	1
有鼻部、口腔及颈部症状病人总数	17
其他	
头痛	2

治疗

总的来说，该病预后还不是很清楚，5年生存率大约为35%。T3、T4期的生存率分别为31%和10%。致死原因很大程度上与无法完全去除局部病灶有关。Flores及其同事认为治疗晚期鼻窦上皮性恶性肿瘤，放疗联合手术治疗效果较好。他们治疗的所有病人的5年生存率可达到46%，放疗联合手术治疗的5年生存率为74%，而单纯放疗的5年生存率为42%。治疗要点包括及时手术和全程放疗（5周内25次60Gy或3周内15次50~55Gy），局部手术切除对大多数鼻窦恶性肿瘤都适用。并且对于有周围淋巴结转移而没有远处转移的病人应积极治疗，这种个体化治疗是基于对病变的确切理解上。

近年来，大多数学者认为应尽可能保留眼组织以便行眶整形术。这对仅有轻度眶或骨膜外浸润者非常有意义。

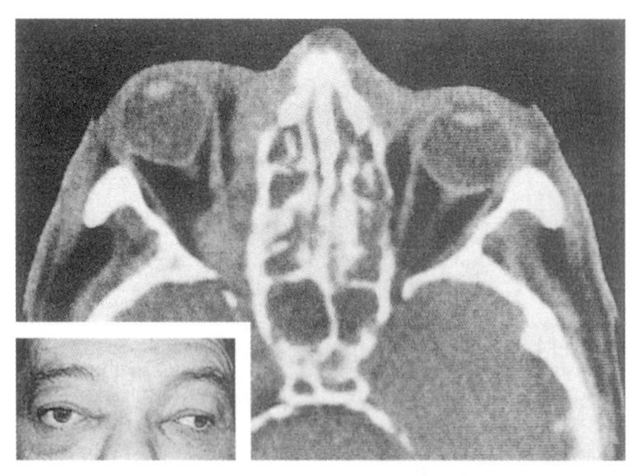

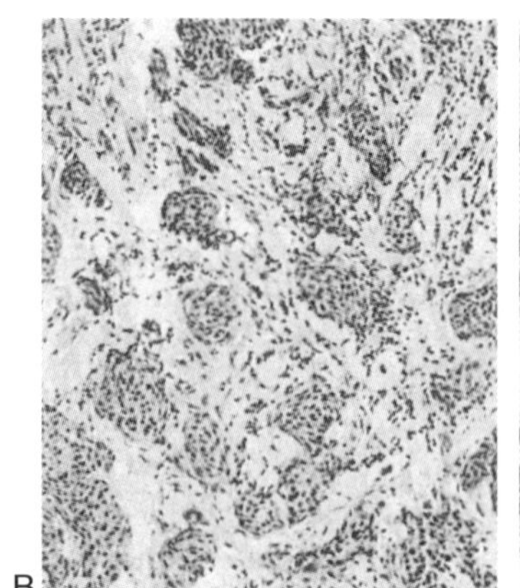

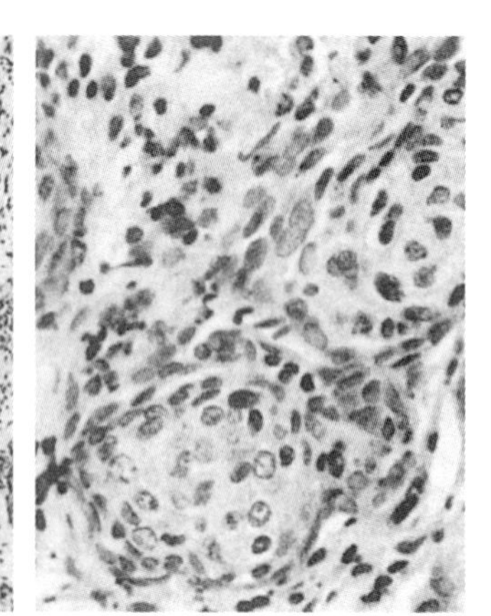

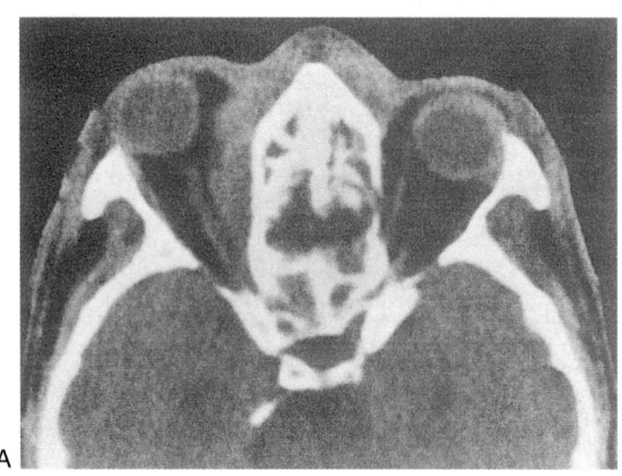

图 9-91 患者为 47 岁男性，表现为右眼进行性眼肌麻痹，内直肌运动障碍，内眦部和上睑水肿，并且自诉球后疼痛、进行性视力下降。右眼视力为 20/200，传入性瞳孔光反射障碍，外展受限，轻度眼球突出，鼻根部与内眦部增厚。轴位 CT（A）可见筛窦内不透明区，伴有多处细小骨缺损、并可见软组织块浸润眼眶及内眦部。（B）经皮穿刺活检可见弥漫性、颗粒状、由束状新生细胞构成的皮下病变，周围可见结缔组织及炎性反应。该肿瘤分化程度低，HE 染色及电子显微镜显示为黏液上皮样癌（左图×10，右图×25）。经放疗和系统化疗后局部肿物可见缩小，但患者死于发生颅脑蔓延后 1 年。

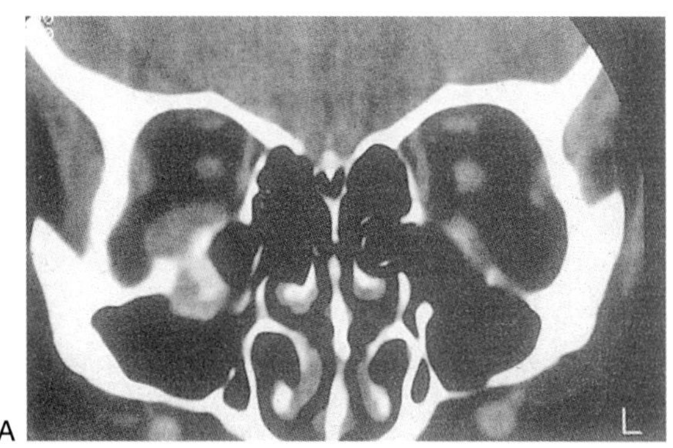

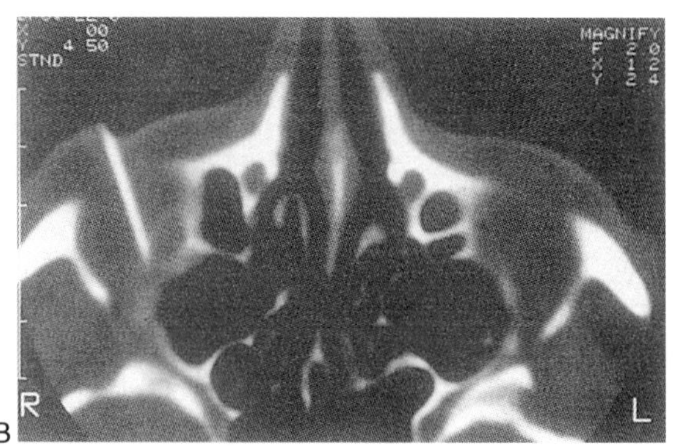

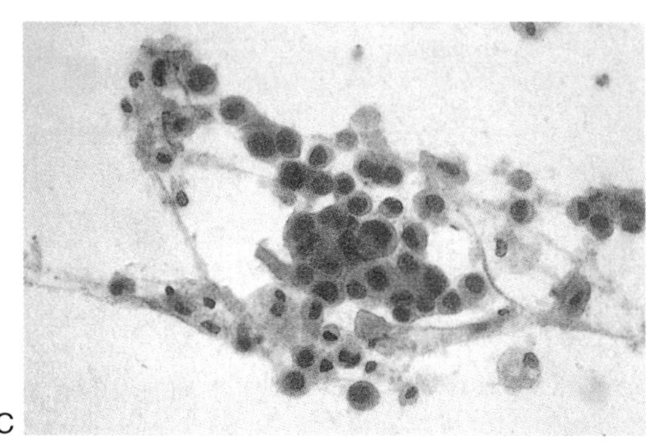

图 9-92 男性患者，73 岁，眶下部麻木、烧灼感 2 年，近 6 个月扩展至眶上部、前额及下方面部。该患者在出现上述症状前 7 个月因前列腺癌行放射治疗。检查可见眼球突出 2mm，三叉神经感觉迟钝，包括角膜感觉迟钝。（A）CT 可见眶下部一软组织肿块，与下直肌相连。病变通过眶下管累及翼腭窝并侵及上颌窦上部。（B）轴位 CT 引导下穿刺活检诊断为鳞状细胞癌。（C）可见成片分布的恶性鳞状细胞，多形性核，胞浆呈嗜酸性，未见黏液性分化特征（HE 染色，×100）。

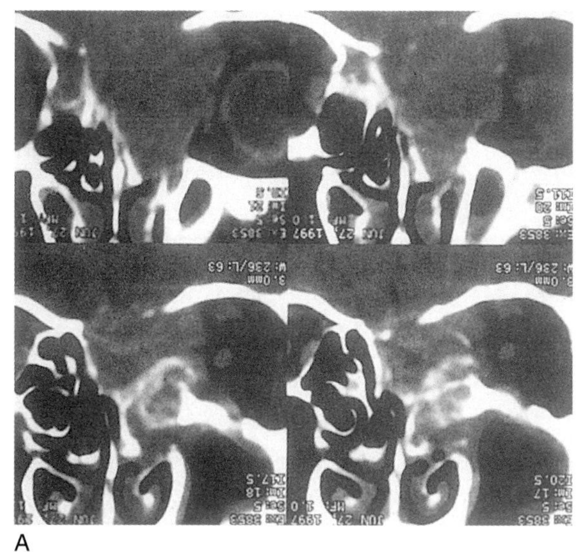
A

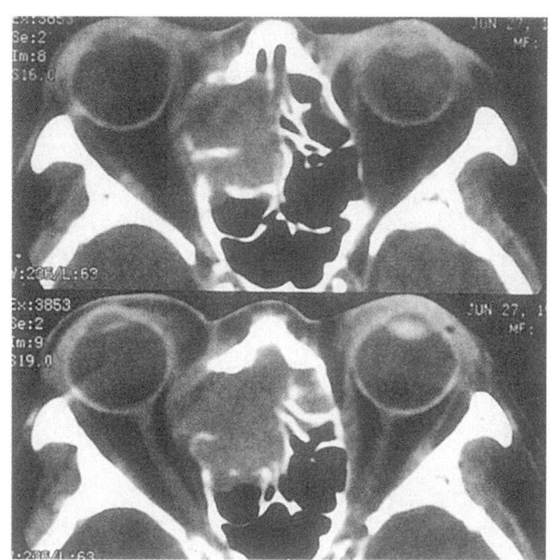
B

图 9-93 这组CT为前部筛窦复发性腺癌的眼眶浸润。患者为75岁男性，颅面部手术后2年，多次鼻腔内复发。该患者经过头颅、眼眶以及耳鼻喉显微手术，并经过眶周、眼眶重建术。术后3年未见复发。

（1）来源于化生上皮的肿瘤

①鳞状细胞癌

在大于90%的病例中，鳞状细胞癌只有从原发鼻窦处侵犯周围结构时，才会出现临床症状。大于80%的鳞状细胞癌来自上颌窦，其次来自于筛窦。上颌窦肿瘤临床症状包括口腔部（牙疼、牙关紧闭、齿槽肿胀以及上腭溃疡）、鼻腔部（鼻腔阻塞、流血以及慢性鼻窦炎）、眼部（流泪、复视、眼球移位、疼痛以及眼球突出）、面部（感觉异常、腮部肿胀、疼痛、面部不对称）。来自上颌窦后部的肿瘤预后差，因为其邻近眼眶、筛板、翼状区。实际上，10%~22%的鳞状细胞癌在出现首发症状时已有局部淋巴结转移。病变发展及死亡通常与局部侵犯所引起的合并症相关，但大约18%的病例出现远处转移。组织学上，大多数病例为中度分化的角质化的鳞状细胞癌，但是也可能是间变性。

②移行细胞癌

移行细胞癌起源于鼻腔和鼻窦的上皮组织。这种病变的组织病理类型多为良性乳头状瘤，特征是多发、多中心复发、局部复发。组织学上，他们或为乳头状（外部生长），或为反向生长，偶尔可有纤毛或柱状细胞。尽管可有复发，但大多数乳头状瘤为良性病变，只有极少数会恶变（7%~9%），特别是生于后部鼻腔或反向生长型。因此侵犯眼眶的移行细胞癌多来自筛窦或鼻咽部。治疗为局部手术切除、放疗或二者联合。

（2）来源于黏液浆液性上皮的肿瘤

①腺样囊性癌

腺样囊性癌来自小唾液腺，通常累及上颌窦及下部鼻腔。生物学方面，该肿瘤有局部侵袭性，可表现为局部固定肿块，无痛、易复发，有时病史非常长，最终死亡，多侵犯邻近组织。特征之一为沿神经蔓延，这使很多患者主诉面部疼痛、多为三叉神经上颌支。肿瘤沿眶下神经侵犯翼腭窝，并由此侵犯眶尖及颅窝。致死的主要原因是无法阻止的颅底侵犯。并且，14%的病人侵犯局部淋巴结，而40%的病人发生血液转移。总的来说，相比于其他鼻窦、鼻咽部肿瘤，该病较多见于年轻人，并且，眼眶部的反应较少，更多表现为局部肿块。Henderson统计的眼眶继发性上皮性肿瘤中，26例鼻窦部腺样囊性癌病人中，有22人死亡（占85%，平均术后生存率为7.5年）。治疗以局部手术切除和放疗为主。

②腺癌

腺癌通常发生于副鼻窦和鼻咽部，以筛窦多见，且在筏木工人中多见。该病的局部表现类似于腺样囊性癌，但发展更快。由于其对放疗不敏感，故需扩大切除。

③黑色素瘤

黑色素瘤很少发生于鼻咽部，仅占该部位肿瘤的3.5%，通常发生于鼻腔前部，表现为球形肿物，常引起鼻塞、鼻出血。5年生存率为17%~38%（图9-94）。

④成感觉神经细胞瘤

成感觉神经细胞瘤为少见的神经嵴起源来自于嗅觉上皮的肿瘤，可侵及筛板、筛窦、眼眶。该病年轻人多见，特别是20~40岁，但是老人也可发生。组织学上为成片状排列的小细胞构成，伴有或不伴有玫瑰花结。该病易与其他小细胞肿瘤混淆。超微结构可见核心为高密度的颗粒（神经分泌性）和轴突突起。可见区别于Homer-Wright型的嗅觉玫瑰花结，表明嗅觉变异；并可见中央有黏蛋白的空腔，围以假分层的柱状细胞。该病可按有无嗅觉变异分为两型，其中嗅觉变异型包括成神经节细胞变异。嗅觉成神经节细胞变异患者的平均年龄为50岁，而无成神经节细胞变异患者的平均年龄为20岁。

Rakes等回顾了嗅成感觉神经细胞瘤病例表明，38例中有28例出现眼部症状（占73%）。眼部症状有眶周疼痛、溢泪、视力下降、复视。出现眼部症状的病人比没有眼部症状或仅有鼻部症状的病人预后差。最常见的眼部症状为眼睑水肿、眼部充血、眼球突出、上睑下垂、颅神经麻痹，而没有眼部症状的病人多有鼻塞、鼻出血、头痛。Henderson报道了26例成感觉神经细胞瘤病人行眶扩大切除术（占23%）。

这些肿瘤可按发病部位分成3组：A组（鼻腔部）、B组（鼻窦部）、C组（肿瘤蔓延超过鼻窦而进入眼眶或颅）。Elkon等统计表明，5年生存率A组为75%，B组为68%，C组为28%。Levine在总结26例病人后认为颅面部扩大切除术辅以放疗、化疗可显著提高生存率。他主张，对A组、B组病人应行术前放疗结合手术切除，对于C组病人还应加用术前、术后化疗（长春新碱和环磷酰胺）。

⑤牙源性肿瘤

牙源性肿瘤（成釉细胞瘤、成釉细胞纤维肉瘤和钙化上皮性牙源性肿瘤）和囊肿很少累及眼眶。成釉细胞瘤是具有局部侵蚀性、良性（2%为恶性）上皮性肿瘤，其中80%起源于下颌骨，其余20%起源于上颌骨，局部生长可侵犯眼眶。治疗为局部切除，但术后有1/3复发。放疗可减轻病情，但不能治愈疾病。

⑥神经内分泌肿瘤

起源于鼻腔、鼻窦的上皮性恶性神经内分泌肿瘤极少见。

（3）总结

起源于鼻腔、鼻咽部、鼻窦的上皮性恶性肿瘤特点为浸润性、非轴性占位性病变，伴有重要的感觉及运动神经缺陷，多为隐性起病，累及眼眶时为晚期阶段，预后差。

3. 颅内肿瘤累及眼眶

脑膜瘤，占成人颅内肿瘤的18%，较常见累及眼眶，而其他颅内肿瘤则较少累及眼眶。大多数累及眼眶的脑膜瘤起源于蝶骨的硬脑膜（包括蝶骨脊、蝶

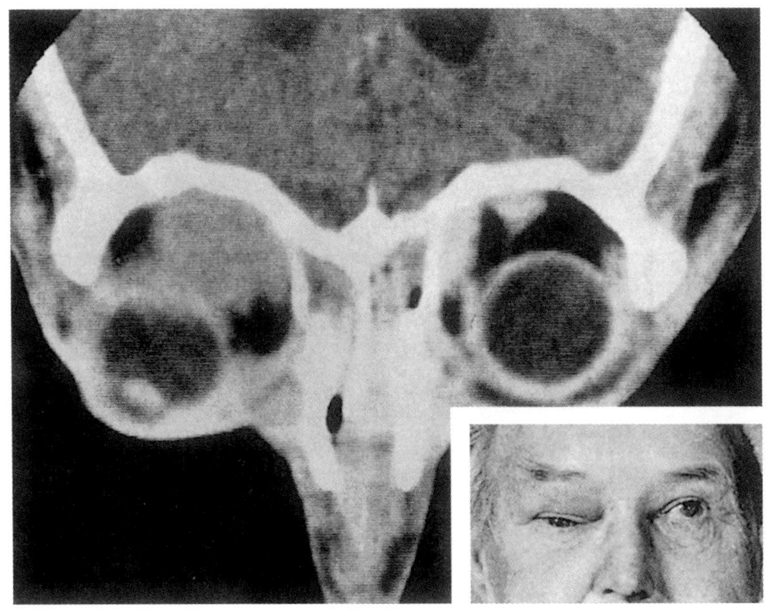

图9-94 患者66岁，男性，短时间内右眶上部肿物进展，既往有鼻咽部黑色素瘤病史。曾行左侧放疗，且左侧视力丧失。冠状位CT可见病变累及中线，并侵犯右眶内上方，残余肿物位于左眶上部后方。患者立即行放疗，局部病变缩小，但患者因黑色素瘤播散于6个月后死亡。

鞍、蝶鞍旁或视神经管)。

其他中枢神经系统的原发性肿瘤很少累及眼眶。颅内的恶性胶质瘤具有高度恶性,可破坏眶壁,通过视神经管、眶上裂,或通过前部颅骨切开术入路进入头皮、前额,而后经眶上缘进入眼眶前部。

垂体肿瘤和颅咽管瘤很少侵及眼眶,但一旦侵及眼眶,多表明恶性倾向且已累及颅底。

(1)骨肿瘤

骨肿瘤可累及眼眶,这将在本章其他部分详述。这里需要特殊强调的是发生于颅底的脊索瘤通常难以治愈、生长缓慢、局部恶性、位于中线;可累及鼻咽部或眼眶(图9-95)。

(2)中枢神经系统肿瘤的脑膜蔓延

其他累及视神经、眼眶的脑膜瘤可见白细胞浸润并产生癌性脑膜瘤病。白血病可影响中枢神经系统,其中包括视神经和眼,并多为晚期阶段。白血病可累及视乳头,也可单纯累及视神经的蛛网膜鞘,因为该层为脑膜的一部分,白血病累及脑膜后,也将影响它。癌性脑膜瘤患者典型表现为视乳头水肿、癌症病史,CT扫描阴性结果,因为脑膜广泛受累而没有明显的肿块。Little发现29例脑膜癌病患者中有14例(占48%)没有癌症病史。钆对比增强MRI和脑脊液细胞学检查对诊断非常有帮助。我们遇到3例由于转移癌引起脑膜瘤病的患者:2例为乳腺癌,1例为皮肤恶性黑色素瘤。对于所有的病例,诊断都是以CT扫描正常而脑脊液细胞学检查结果为基础。

我们见过2例中枢神经系统的原发性肿瘤蔓延到视神经。1例为髓母细胞瘤沿双侧视神经蔓延,另1例为脊髓的硬脑膜黑色素瘤,形成一大的肿块沿视神经及其周围组织长入眼眶。2例病人的诊断都依赖对受累的神经鞘进行细针穿刺活检(图9-96)。

中枢神经系统的大细胞淋巴瘤有侵犯眼眶的倾向,多表现为伴有玻璃体炎的视乳头炎或葡萄膜炎。但是,也有一些中枢神经系统的淋巴瘤通过蛛网膜

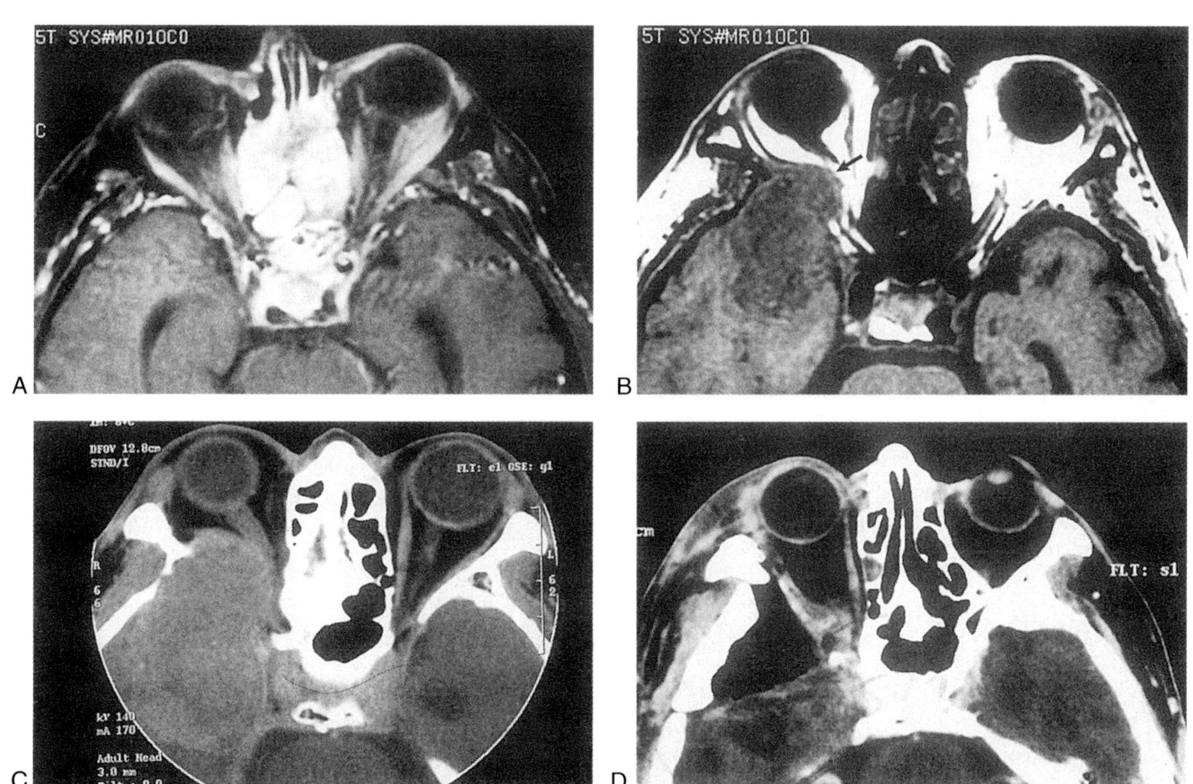

图9-95 患者67岁,男性,既往有一向周围浸润生长的、位于中线的、硬性脊索瘤,(A)可见T1加权、脂肪抑制的MRI一信号极高的中线肿物。患者于1994年行手术切除。1996年6月,由于复发的斜坡脊索瘤累及第6、10、11、12对颅神经,患者自觉头痛,遂行手术切除及放疗。患者于1999年2月再次复发,可见病变位于眼眶右外侧壁及颅中部(B)。MRI T1加权像可见肿块侵犯大脑颞叶(B,箭头所示)。(C)CT可见骨缺损及一大的颞叶肿块。患者经眶颅联合手术后,术后CT扫描为(D)。该患者生存至今,未见复发。

下腔的脑脊液蔓延至整个大脑，甚至侵犯硬脑膜。最后，一些淋巴瘤，特别是骨髓瘤和类浆细胞瘤，可以累及眶骨。

4. 眼睑肿瘤眶内蔓延

眼眶继发性肿瘤中，由眼睑肿瘤侵犯眼眶的占13%（我们统计194例中有26例）。任何皮肤和眼附属器的原发性肿瘤都可侵犯眼眶，原因如下：①肿瘤的晚期阶段；②未完全切除后多发性复发（例如基底细胞癌）；③生长迅速、具有侵袭性（例如一些鳞状细胞癌）；④起病隐匿，易与其他病变混淆（例如皮脂腺癌）；⑤神经周围蔓延，例如一些鳞状细胞癌和黑色素瘤。有很多种不常见的附属器肿瘤可以累及眼睑皮肤，但很少侵犯眼眶，但是，基底细胞癌、鳞状细胞癌和皮脂腺癌是侵犯眼眶的最重要、最常见的眼睑恶性肿瘤。

（1）眼睑基底细胞癌

基底细胞癌约占眼睑恶性肿瘤的80%。但是，其侵犯眼眶的几率与鳞状细胞癌相等，表明后者更具有侵袭性。基底细胞癌的无痛性生长（病程平均为3年）使其有侵犯眼眶的可能，并且侵犯眼眶时多意味着病变的晚期阶段、复发、多形性（硬化）变异。

大多数基底细胞癌有典型的临床表现，以珍珠状、隆起的结节开始，形成中央溃疡、并放射状扩展。病变侵蚀周围组织，形成难看的局部病损，然而该病

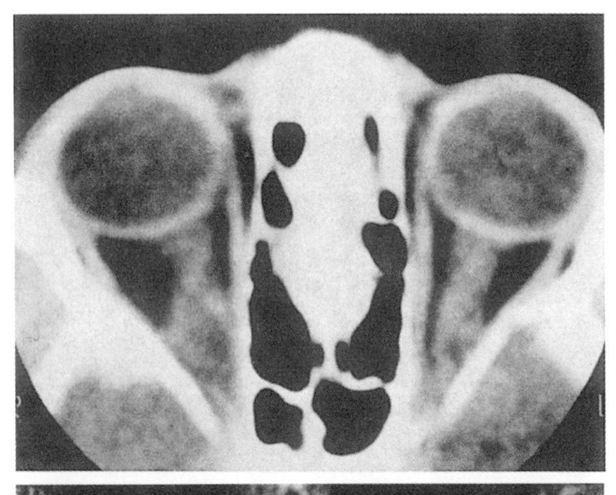

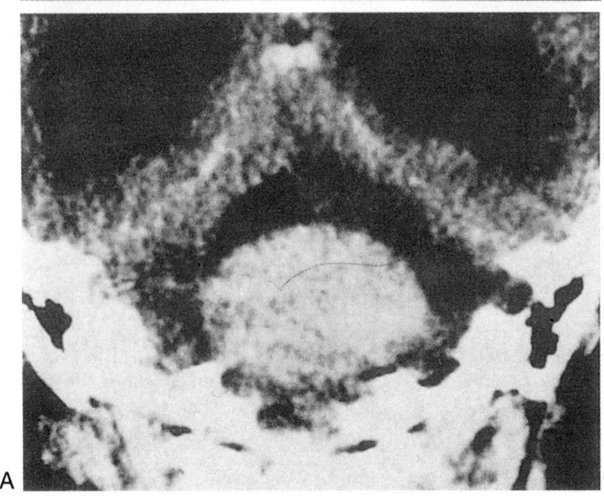

A

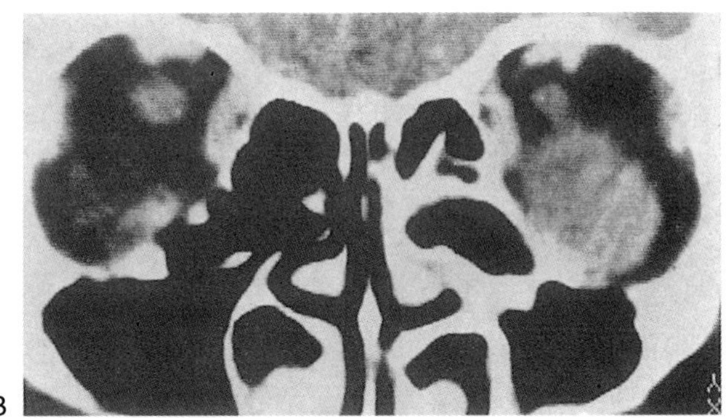

B

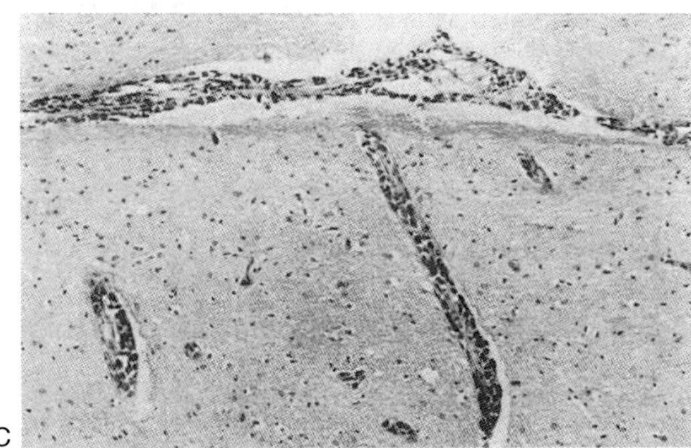

C

图 9-96 （A，上图）轴位CT可见两侧视神经增粗。该患者为5岁女孩，6个月前因髓母细胞瘤经手术和放疗治疗，见于冠状位CT（A，下图）。患者右眼视力为手动且传入性瞳孔运动障碍，左眼视力为20/30。并且，右眼视神经萎缩，左侧视盘颜色也淡。右侧视神经细针穿刺活检表明髓母细胞瘤。（B）冠状位CT可见左侧下方眼眶一大的、界限清楚的肿块。患者为45岁女性，眼球突出2个多月。数月前，她曾因脊髓硬脊膜黑色素瘤而行手术治疗。眶肿瘤细针穿刺活检表明肿瘤为从硬脊膜来的黑色素瘤。患者死于确诊后1周。（C）活检可见视神经蛛网膜鞘和眼眶周围神经均受累（HE染色，×25）。

通常不转移（图9–97）。

组织学变异有很多种，包括硬性（大多数）、腺样性、角化性、混合性、硬化性（多形性）。硬化性变异易发生扩展性生长，很大程度上是由于其在临床和病理上边界不清。临床上，其向周边扩展的惟一线索是其覆盖的皮肤苍白、非常薄、轻度的毛细血管扩张，伴有附属器的缺失（如睫毛）。组织学上，这些病变包括致密纤维性基质中可见细小索条状排列的细胞。

侵犯眼眶通常发生于未完全切除或多发性病变切除之后。侵犯眼眶之前多有眶前部结构受累症状，包括眼球运动障碍、瘢痕化、眼睑硬化或固定于周围骨组织上。Henderson认为，在肿瘤侵犯眶深部之前，多先累及眼睑及其周围组织。

治疗已有眶侵犯的基底细胞癌必须完全去除所有病灶。广泛切除应以切除组织的周边为正常组织为标准，必要时行眶内容剜出术、骨切除、甚至硬脑膜切除。整形手术需要颅脑及五官科医生合作完成。Leshin和Yeatts报道，应用Mohs显微手术技术治疗基底细胞癌的成功率大于95%。Anscher和Montano应用现代放疗技术也取得了同样的成功，特别是对于较小病灶时。该方法避免了手术所造成的面部畸形，这对不愿意或不适于手术的患者来说非常有益。

单独用顺铂或与阿霉素联合化疗的目的是使肿瘤缩小，主要用于局部切除术之前以及拒绝或必须延期行眶内容剜出术的患者，并与放疗相联合。

（2）眼睑及其附属器的鳞状细胞癌

鳞状细胞癌占所有眼睑恶性肿瘤的7%~9%。该病的诱发因素主要是阳光照射，特别是对于皮肤白

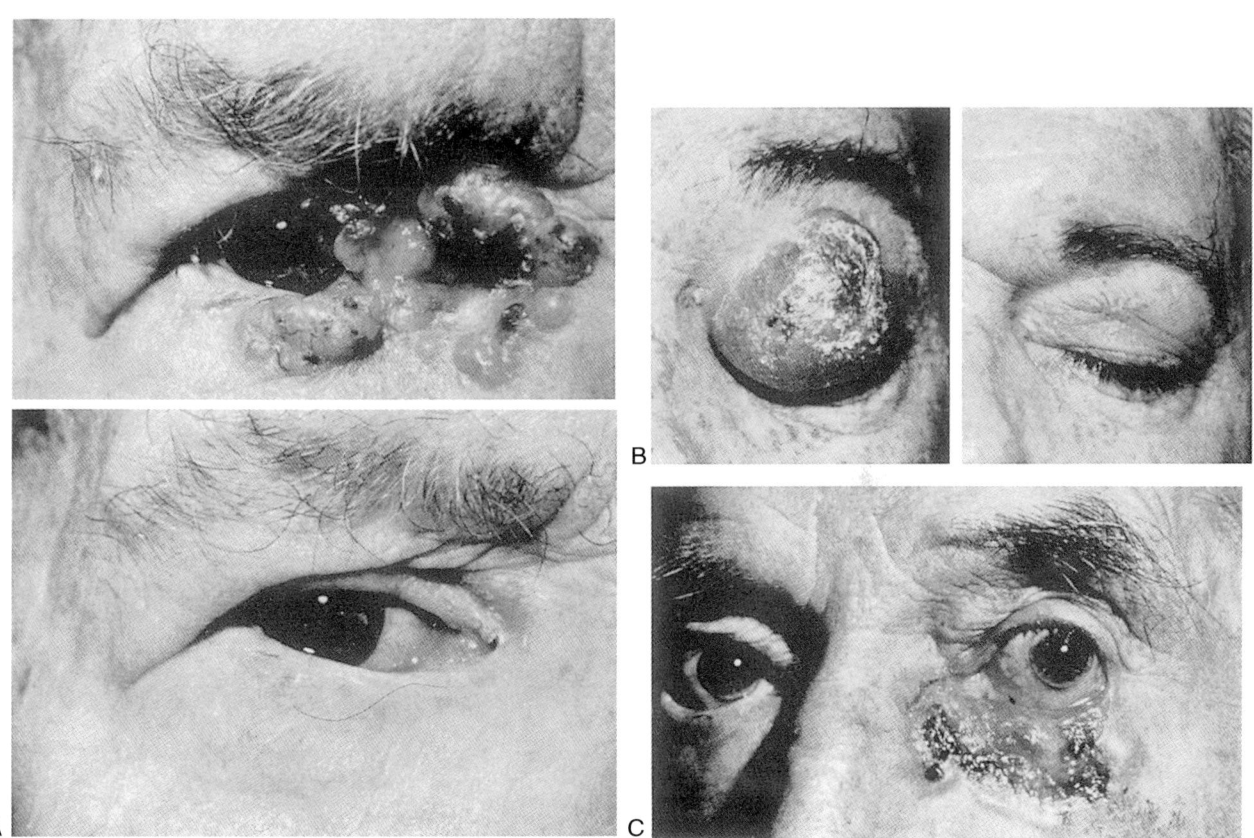

图 9–97 图为3例晚期眼睑基底细胞癌患者。（A）男性患者，71岁，可见内眦部一扩展性溃疡，摄于1971年（A，上图）。可见明显的大的、结节状、珍珠状、隆起的睑缘。患者自诉，在过去的3年中，水泡经常破裂，但面积逐渐增大。给予该患者22天5000rad的放疗（A，下图）。治疗后2年复发，又行局部切除术。他上次复查在1977年，未见复发迹象。（B）患者男，62岁，于1965年在哥伦比亚癌症急救中心就诊，可见一大的囊性基底细胞癌（B，左图）。给予10天4000rad的放疗，病变缩小（B，右图）。在随后的9年未见复发，他死于与此无关的食管狭窄。（B，右图）摄于他放疗后1年。（C）患者76岁慢性酒精中毒者，可见左下睑一溃疡性病变。病史有20年，近2年出现溃疡。给予他23天4500rad的放疗。在随后的11中，未见复发，他死于慢性阻塞性肺病。

皙的人;其他致癌因素包括砷、放射线、补骨质素-紫外线A(PUVA)等,遗传因素(如着色性干皮病)也可能有一定作用。

鳞状细胞癌的病程较基底细胞癌短，平均为1年,临床表现包括进展缓慢的角化过度及溃疡。该病多发于睑缘和下睑,比例为1.4:1。少数可呈乳头状。累及眼眶的鳞状细胞癌由于经常被患者忽视或经治疗后复发等原因,所以病程较长。一旦病变蔓延至眼眶,肿瘤多沿眶裂、脂肪垫生长,且比基底细胞癌进展快。若沿神经生长,即使是非常小或非常隐匿,均会引起疼痛或眼肌麻痹(图9-98)。与基底细胞癌相反,鳞状细胞癌可以转移,通常转移至耳前、颌下淋巴结。转移率从1%~21%不等,但多接近于下限。死亡率大约为15%。对眼睑鳞状细胞癌的治疗首选手术切除，术中应用冰冻切片或Mohs技术以确认切除组织的边缘为正常组织。Fitzpatrick等报道,放疗的控制率为93%；但由于鳞状细胞癌比基底细胞癌对放疗不敏感,故治疗鳞状细胞癌时要用更大的剂量。对于深部眼眶病变,需行眶内容剜出术或基础放疗。

(3)眼附属器的皮脂腺癌

皮脂腺癌占所有眼睑恶性肿瘤的1%~5%，并且眼睑较身体其他部位多发。侵犯眼眶的上皮性恶性肿瘤中,皮脂腺癌约占1/3,且亚洲人多发。上睑约占所有病例的2/3；大约20%的病例发生于下睑或弥散性分布，还有少数发生于泪阜。该病多发于老年人(70~80岁多见),女性较男性多见。

皮脂腺癌的早期诊断非常困难，可能被误诊为霰粒肿、睑结膜炎、基底细胞癌、角结膜炎,甚至眼眶原发性肿瘤。病理诊断可误诊为基底细胞癌或鳞状细胞癌。随着对该病理解的加深,早期、准确的临床、病理诊断,降低了该病的死亡率。该病的上皮内变形性骨炎样播散可引起睑结膜炎，通常表现为明显的局限性充血及结膜增厚(图9-99)。生物显微镜下可见上皮层内黄色斑块状病灶。

侵犯眼眶的发病率为6%~35%，且死亡率达到

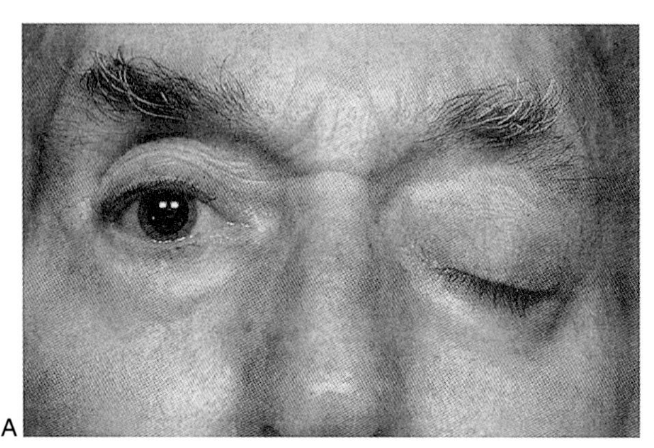

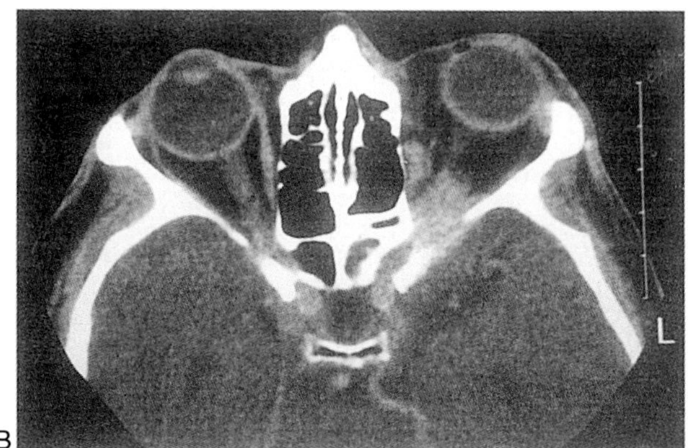

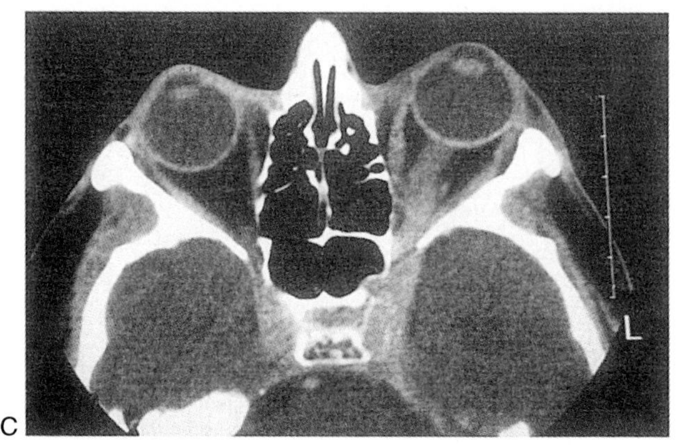

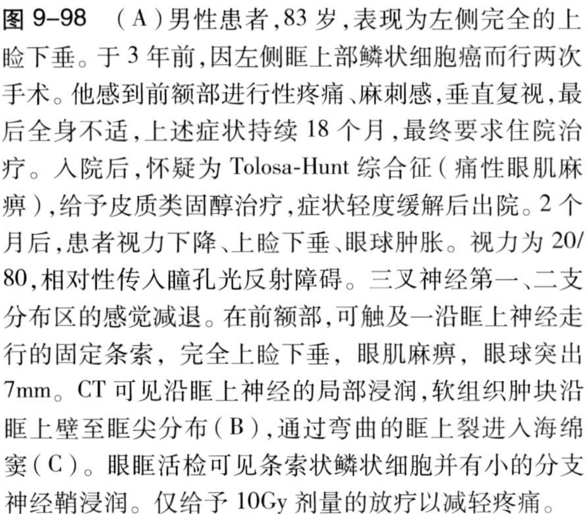

图 9-98 (A)男性患者,83岁,表现为左侧完全的上睑下垂。于3年前,因左侧眶上部鳞状细胞癌而行两次手术。他感到前额部进行性疼痛、麻刺感,垂直复视,最后全身不适,上述症状持续18个月,最终要求住院治疗。入院后,怀疑为Tolosa-Hunt综合征(痛性眼肌麻痹),给予皮质类固醇治疗,症状轻度缓解后出院。2个月后,患者视力下降、上睑下垂、眼球肿胀。视力为20/80,相对性传入瞳孔光反射障碍。三叉神经第一、二支分布区的感觉减退。在前额部,可触及一沿眶上神经走行的固定条索，完全上睑下垂，眼肌麻痹，眼球突出7mm。CT可见沿眶上神经的局部浸润,软组织肿块沿眶上壁至眶尖分布(B),通过弯曲的眶上裂进入海绵窦(C)。眼眶活检可见条索状鳞状细胞并有小的分支神经鞘浸润。仅给予10Gy剂量的放疗以减轻疼痛。

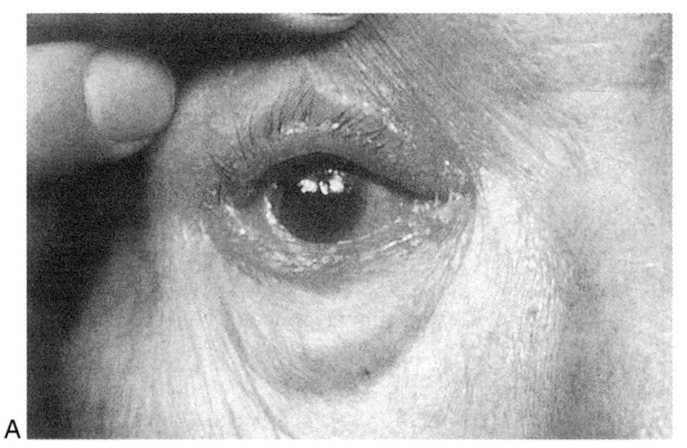

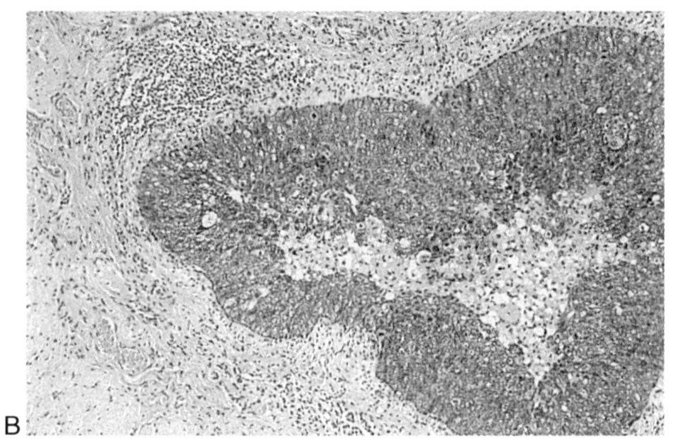

图 9-99 (A)男性患者,79岁,眼睑损伤样病变数年,诊断为炎症予以治疗。现已几乎完全睑球粘连,上下睑增厚、变硬、运动困难,睑缘可见数个黄白色浸润。(B)病变处活检可见索状的浸润的皮脂腺癌,并有典型的中央或顶部皮脂腺细胞坏死。

70%。该病易侵犯淋巴系统,其次为肺、肝、脑及颅骨。70%侵犯到眼眶的皮脂腺癌有耳前、锁骨及颌下淋巴结肿大,而所有眼睑及其附属器的皮脂腺癌有19%发生上述病变。

该病的病理诊断是以可见皮脂腺来源为基础,多为分叶状或条索状排列的细胞构成,可见不同程度的皮脂腺分化和浸润。从小叶周边至中心可见分化程度逐渐提高,这与正常的皮脂腺相似。分化好的细胞胞浆为泡沫状或空泡状,轻度嗜碱。相反,分化差的细胞嗜碱性较强,且退行发育,有丝分裂像较多。皮脂腺癌细胞周边嗜碱性分布及少量空泡使其与基底细胞癌相似,但其退行发育更明显。皮脂腺癌有呈变形性骨炎样播散的趋势,可呈辐射状向皮肤的基底层和黏膜层浸润。这些肿瘤的特征之一为含有脂肪;因此,冰冻切片和脂肪染色在诊断及手术时很有用处。眼睑皮脂腺癌的5年死亡率大约为15%。有血管、淋巴管侵犯、上下睑均受累、眼眶受累、低分化、变形性骨炎样播散、肿瘤大于10mm、多个生长中心、浸润特征明显、症状大于6个月等临床、病理特征者,预后差。

眼睑的皮脂腺癌最佳治疗方法是手术。Doxanas和Green认为早期诊断及辅以术中冰冻切片的大范围手术可提高生存率。后者多用于怀疑已侵犯眶内的病变,而这种情况多需要行眶内容剜出术。发生淋巴道播散时,需评估播散范围,获得病理学证据并切除耳前、上颌下、颈部淋巴结。有报道表明,若患者拒绝手术或有手术禁忌证时,足量放疗(大于45Gy)也可作为一种选择,并且这也是一种有用的治疗手段。

(4)皮肤恶性黑色素瘤

眼睑恶性黑色素瘤非常少见,占眼睑恶性肿瘤的1%,占继发性眼眶肿瘤者不到1%,占皮肤黑色素瘤累及眼睑者不到0.2%。我们仅遇到过1例眼睑皮肤黑色素瘤侵犯眼眶、最后行眶内容剜出术的病人。与之形成对照的是,结膜黑色素瘤更易侵犯眼眶,可能是因为发现时多为晚期且与眼眶更接近。

Clark等研究了皮肤黑色素瘤的生物学行为及其分类。多数黑色素瘤为单独的新生物,但有些则来源于已有的痣。有三种已知的癌前病变,眼睑最重要的是恶性小痣(Hutchinson黑痣),其次为痣异常增生综合征(B-K痣)和巨细胞痣。巨细胞痣多发生于儿童,很少发生于头皮,且易于鉴别。痣异常增生综合征呈常染色体显性遗传或散发,幼年时出现,终生生长。这些人为皮肤黑色素瘤的高危人群。这些痣区别于其他痣的特征是出现早、多发、较大(多大于5~10mm)、表面扁平、不规则、边界可见不规则的色素沉着。

黑色素瘤有两个生长阶段,第一阶段为上皮内的放射状扩展,第二阶段为向皮肤深层的垂直生长。结节性黑色素瘤则较为特殊,因为它没有放射状生长阶段。根据临床和病理学特征可将皮肤黑色素瘤分为四型:表浅蔓延型(70%)、结节型(16%)、肢端着色斑型(9%)、恶性小痣(5%)。

表浅蔓延型黑色素瘤可发生于身体任何部位,但以周期性和短期强烈的阳光照射部位多见,如女性腿部和男性胸、背部。表现为隆起的结节状,直径2~3cm,颜色从黑色或棕色到玫瑰红均可见到。境界不规则为其特征性表现。结节性黑色素瘤生长相对较快、局限,临床上放射状生长极少见;颜色可为棕色到黑色或无黑色素,可累及皮肤或黏膜的暴露部位。它较其他黑色素瘤侵犯更深。肢端着色斑型黑色素瘤主要发生于四肢远端或黏膜表面,特别是阴道黏膜。恶性小痣通常见于中老年人的面部阳光照射部位。临床上,通常呈较大、不规则、浅棕色斑,并有细小的、椒盐样色素沉着。病变通常有放射状扩展的长期病史,部分可逐渐变大或减小。25%~30%可恶变,恶变前可见结节状生长,出现黑色或棕色区。

预后与生长深度及临床分期相关。恶性黑色素瘤的分期标准以侵犯深度(以毫米为单位)、Clark标准、淋巴结或远处转移为基础(表9-14)。ⅠA期原发性皮肤黑色素瘤应行大范围切除术,10年生存率为95%,而有远处转移通常为ⅡB期(生存率为50%)和Ⅲ期(生存率为60%~85%)。预后差的因素还包括肿瘤类型(结节型比表浅蔓延型差)、无黑色素和缺乏炎性反应。

随着对流行病学因素(紫外线、浅色皮肤、头发颜色)、肿瘤类型、癌前病变等理解的加深,现在重点已转移到预防和早期诊断上。因为黑色素瘤易发生局部淋巴结及全身转移,所以治疗应行局部广泛切除,必要时切除淋巴结或辅以全身化疗。淋巴结切除的作用还存在争议,而化疗只是作为辅助手段。

5. 其他附属器肿瘤

Merkel细胞癌是一罕见的眼睑肿瘤。总的来讲,这种肿瘤50%发生于头颈部,10%发生于眼睑或眼周区域。好发于老年人(60~70岁),表现为眼睑周围的红、肿病变,被覆扩张毛细血管。该肿瘤可与淋巴瘤或未分化癌相似,可根据免疫细胞化学和电子显微镜下特征明确诊断。1/3Merkel细胞癌有卫星灶和局部复发,2/3有局部淋巴结转移,1/2远处转移并导致死亡。肿瘤复发可侵犯眼眶,并且导致颅内播散。因为对于远处转移灶,化学治疗和放射治疗作用不大,故推荐早期扩大范围的手术切除结合术后放射治疗。

附属器也可产生罕见的顶浆分泌和外分泌癌侵及眼眶。这包括黏蛋白汗腺腺癌,该肿瘤好发于老年人,累及眼眶和邻近结构者罕见(仅见报道过5例)。浸润性印戒细胞癌是极为罕见的外分泌腺癌,有眼眶侵犯的倾向。由于该肿瘤的组织细胞学表现,应排除从其他部位转移而来的可能 (特别是乳腺)。最后,顶浆分泌腺癌来自Moll腺。至少有1例这种肿瘤侵犯眼眶的报道。

6. 来源于结膜的继发性肿瘤

我们研究的194例眼眶继发性肿瘤中,有16例(8%)结膜肿瘤,包括9例黑色素瘤和7例鳞状细胞癌。这两种肿瘤是主要的侵犯眼眶的结膜肿瘤。

(1)结膜鳞状细胞癌

结膜鳞状细胞癌常发生于角膜缘,来源于先前存在的原位癌、日光性角化病或上皮不典型增生。该无痛性肿瘤原发于60~70岁老年男性。目前认为,该肿瘤继发于长期光化学损害或慢性刺激;所以在热带,该肿瘤常见于年轻人。

临床表现最初为白色、粗糙、干燥、不规则的病变或毛细血管扩张的、胶状的眼球上肿块。在少数病例中,该肿瘤可为乳头状、外生型或固定于巩膜。当局限于结膜时,可与结膜炎相似(图9-100)。因为该肿瘤分化良好,病程通常为表浅侵犯和缓慢生长。肿瘤多局部生长,只有10%可侵入眼内(这多见于结膜的黏液表皮样癌),眶内侵犯或淋巴结转移也为10%。随着肿瘤的发展可出现眼球固定,提示眶内侵

表 9-14 眼睑恶性黑色素瘤分期(美国肿瘤联合会)

分期	标准	TNM
IA	局部黑色素瘤小于等于 0.75mm,侵犯乳头真皮层(Clark 水平Ⅱ)	T1N0M0
IB	局部黑色素瘤 0.76~1.5mm,和(或)侵犯乳头网状真皮交界处(Clark 水平Ⅲ)	T2N0M0
Ⅱ	局部黑色素瘤 1.5~4mm,和(或)侵犯网状真皮层(Clark 水平Ⅳ)	T3N0M0
ⅢA	局部黑色素瘤大于 4mm,和(或)侵犯皮下组织,和(或)卫星灶距原发肿瘤 2mm 以内(Clark 水平Ⅴ)	T4N0M0
ⅢB	局部淋巴结转移小于等于 3cm	T1~4,N1M0
ⅢC	局部淋巴结转移大于 3cm,和(或)原发灶 2cm 以上的皮肤或皮下转移	T1~4,N2M0
Ⅳ	远处转移	T1~4,N1-2,M1

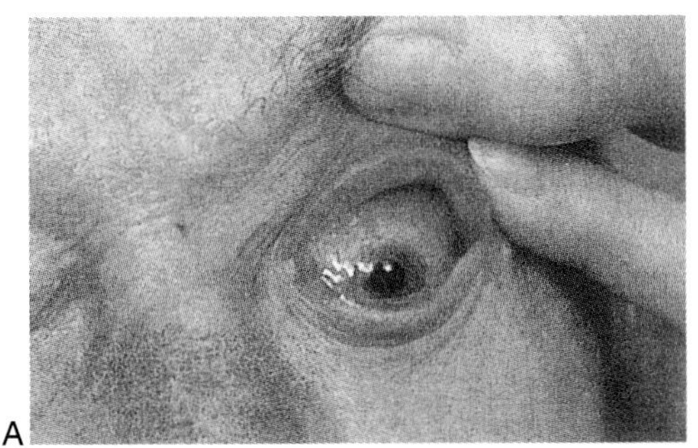

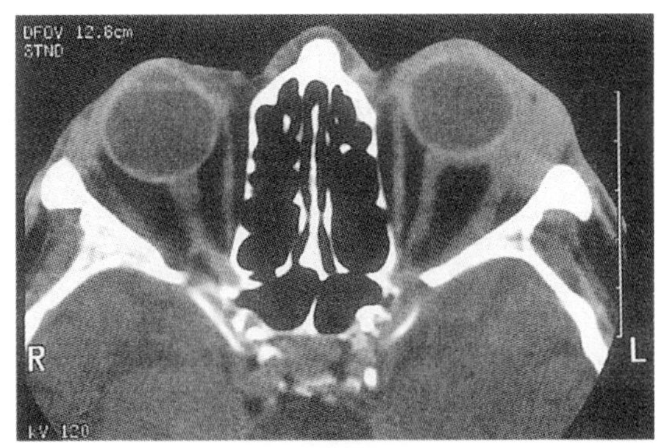

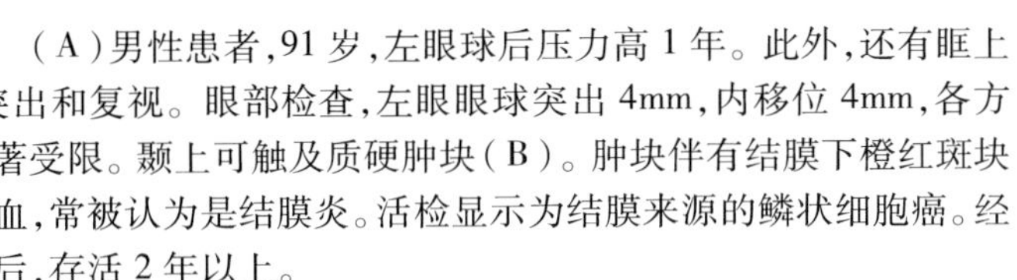

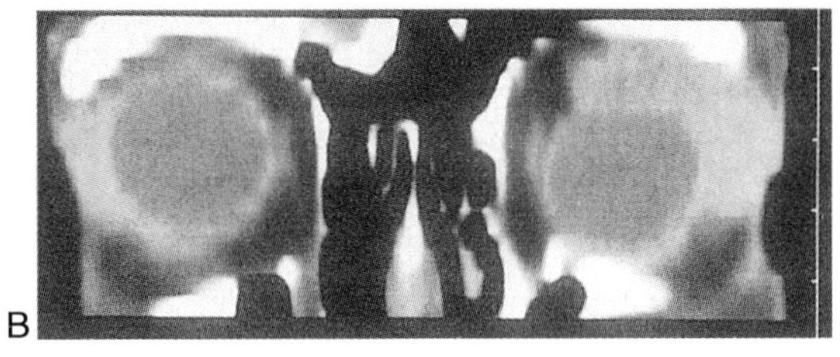

图 9-100 (A)男性患者,91岁,左眼球后压力高1年。此外,还有眶上痛、眼球突出和复视。眼部检查,左眼眼球突出4mm,内移位4mm,各方向运动显著受限。颞上可触及质硬肿块(B)。肿块伴有结膜下橙红斑块和结膜充血,常被认为是结膜炎。活检显示为结膜来源的鳞状细胞癌。经手术切除后,存活2年以上。

犯。此外,因为病变隐袭的发展,患者可表现为瘘管(图9-101)或明显的眶蜂窝织炎(图9-102)。手术切除时也可引起眶内侵犯。在欠发达国家,由于发现晚,眶内侵犯和转移率较高。但即使是眶内侵犯,由于肿瘤转移而致死也极为罕见。

肿瘤主要为分化良好的鳞状细胞癌。侵袭性最强的两种肿瘤,梭形细胞癌和黏液表皮样癌,更易于眶内侵犯。眼表的鳞状细胞癌色素性变异也见报道。

结膜的局部病变可采用组织学指导下的结膜切除术,并可行表浅巩膜切除。此外,局部冷冻治疗也是有效的辅助治疗方法。手术后复发率为30%,但是如果手术范围足够大,则复发率为5%。对于部分病例,也可用局部切除联合近距离放射治疗。局部丝裂霉素C,5-Fu也可用于治疗结膜鳞状细胞癌。对于快速进展扩散的病变需要大范围结膜切除,而眶内扩散则需要眶内容剜出术。局部淋巴结受累的证据依靠淋巴结活检。对于老年患者或广泛病变可考虑充分放射治疗。

(2)结膜恶性黑色素瘤

原发性结膜恶性黑色素瘤较眼内或皮肤黑色素瘤少见。在Henderson统计的病例中,眼内黑色素瘤引

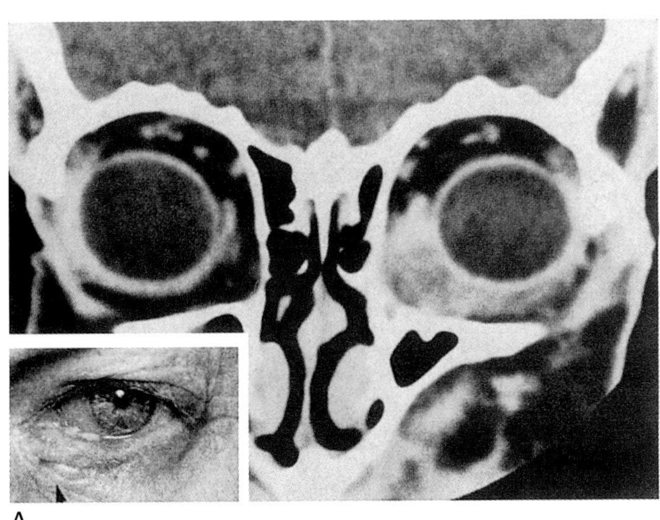

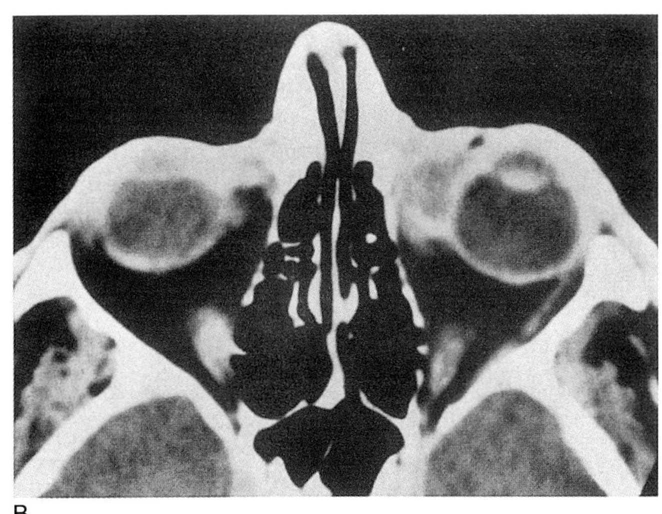

图 9-101 男性患者,61岁,左下睑和内眦部一慢性瘘管(箭头所示)。同时合并外展运动受限,并且可触及眶内下一肿物。冠状(A)和轴位(B)CT扫描显示眶内下方浸润的肿块。活检证实为低分化的来源于结膜或泪囊黏液上皮的鳞状细胞癌。患者拒绝手术,经放射治疗后病变消退。

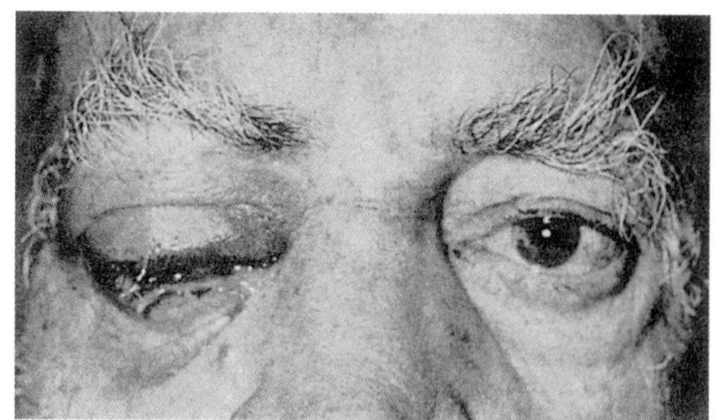

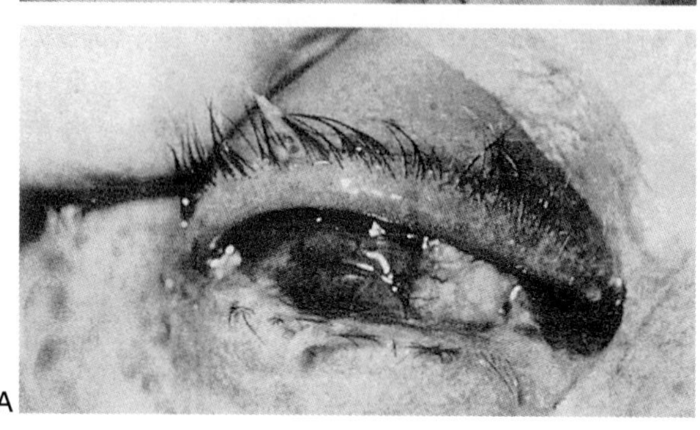

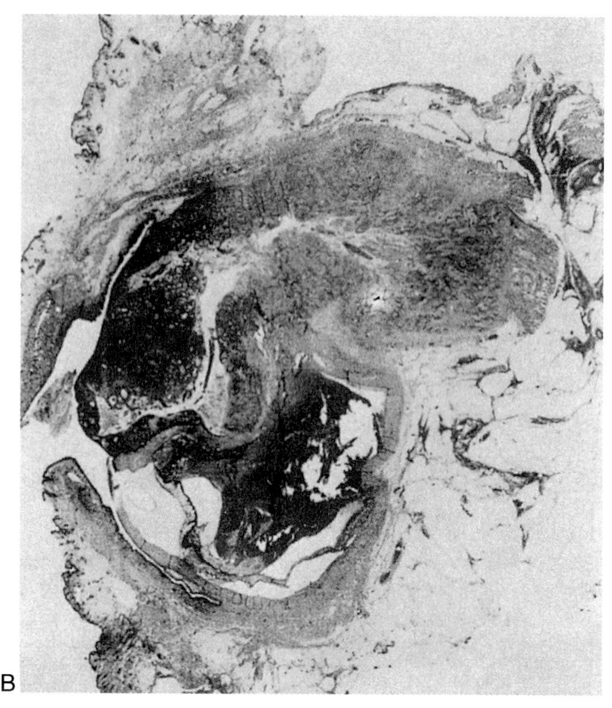

图 9-102 （A）男性患者，64 岁，慢性酒精中毒，右眼疼痛、突出 4~5 天。自诉右眼视力黑矇数年，并反复感染，基本未予治疗。这次，尽管局部使用抗生素也未见好转。检查见，右眼外侧移位 6mm，向下移位 8mm，轴向移位 9mm，上睑肿胀，其上有红斑。眼球运动受限，有脓性分泌物，上睑潮湿、硬结、红。结膜活检表明分化良好的鳞状细胞癌。CT 扫描可见已侵犯眶内，行眶内容剜出术，未见局部淋巴结或系统性疾病。显微照片（B）表明分化良好的鳞状细胞癌已侵犯眼眶及眼球（HE 染色，×2）。患者观察 6 年未见复发。

起的眶内扩散者大大多于来自于结膜黑色素瘤，比例为23:4。

结膜黑色素瘤可来自原发性获得性黑皮症、先前存在的痣或为新生病变，而确定前体病变是困难的。一些研究表明，上述3种来源分别为50%、25%和25%，但Folberg等人认为来源于黑皮症的占75%。

原发性获得性黑皮症是见于中年白种人的病变，极少见于年轻人。自然病史从表浅上皮累及开始，有特征性斑驳色素胡椒粉样分布。这些病变可进展多年，呈放射状沿结膜或皮肤扩展。此外，病变随着时间时轻时重。最终，在最初的黑皮症病变处形成结节状黑色素瘤，并侵犯深部组织和转移（图9-103）。对黑皮症病变的活检可预测哪些病人易于进展。Folberg等人发现：原发性获得性黑皮症如有不典型黑色素细胞，则46%的病人可进展为黑色素瘤，如没有不典型黑色素细胞，则不会进展为黑色素瘤。

恶性黑色素瘤来自于结膜色素病变的痣，但是，很难明确是否先前存在痣的病史。在手术切除黑色素瘤时发现，1/3组织学上可看到痣样背景，由黑皮症发展成的黑色素瘤约占1/4。结节增大、斑驳状色素沉着、出血或炎症预示痣向黑色素瘤发展（图9-104）。

结膜新生黑色素瘤类似皮肤结节状黑色素瘤，但临床和组织学上没有放射状生长的特性。眼球上新生的黑色素瘤可为溃疡状、无色素、乳头状或真菌样生长。警惕结膜的卫星病灶和局部淋巴结扩散是非常重要的（图9-105）。

在最近的256例结膜黑色素瘤的临床病理研究中，Paridaens等人发现5年、10年存活率分别为83%和69%。可能预示高死亡率的因素如下：

- 双倍危险： 肿瘤位置（如：睑结膜、穹窿、皱襞、泪阜、睑缘）
- 三倍危险： 混合多种细胞类型
- 四倍危险： 淋巴结侵犯的组织学证据；肿瘤的最初厚度大于4mm，位置不佳（图9-105）
- 五倍危险： 位于眼球上的多中心肿瘤

近几年，我们对于结膜癌前病变和恶性黑色素病变的认识有了长足进步，伴随着活检和对潜在的进展性病变的治疗，必将降低发病率和死亡率。结膜

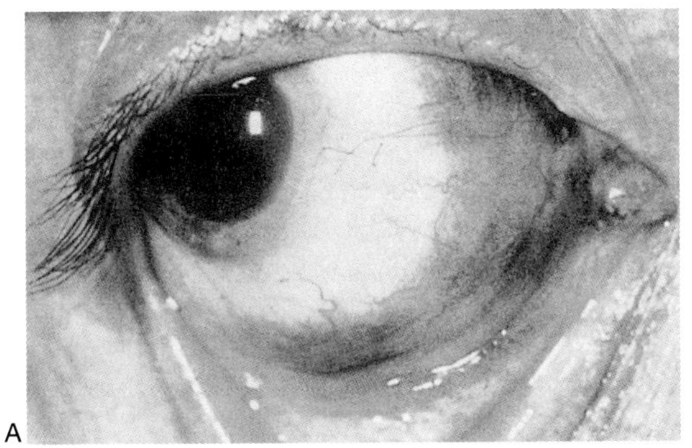

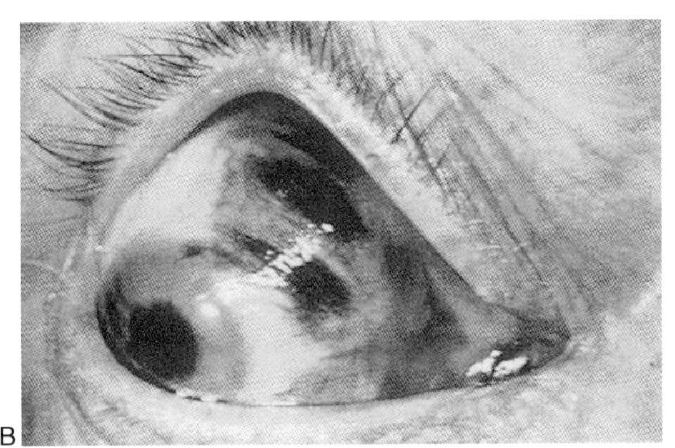

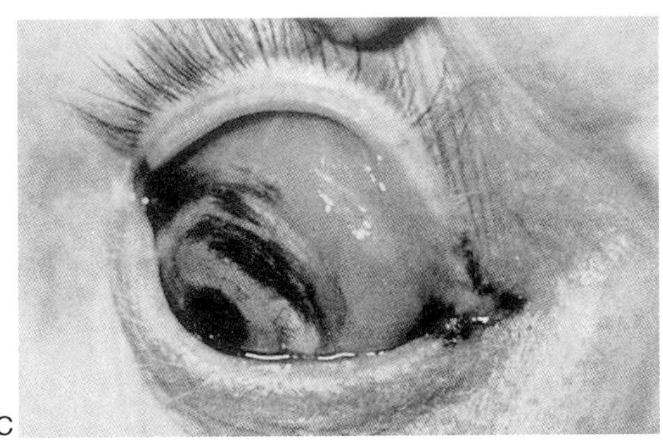

图 9-103 男性患者,59岁,右眼红2个月。(A)这之前4年存在进行性色素性病变。(B)2年前的病变表现。(C)发现结节状黑色素瘤累及整个上穹窿。活检提示扩散的结节状黑色素瘤(分期 IIB)来源于原发获得性黑皮症。经眶内容剜除术,随访6年存活。

恶性黑色素瘤最基本的治疗方法是扩大范围手术切除结合冷冻治疗。即使是广泛的结膜病变也应切除结节成分并且反复局部冷冻治疗。Lederman等人放射治疗184例结膜黑色素瘤发现:肿瘤位置、外观表现和病变类型的不同对治疗反应不同。来自角膜缘痣的肿瘤反应良好,新生的结节黑色素瘤反应差,并且广泛分布的恶性病变不如局部病变反应好。对于浅表病变和边缘残余,我们采用锶90片照射,1周以上剂量为5500Rad。最近,丝裂霉素C被推荐用于治疗原发获得性黑皮症和早期黑色素瘤。

严重眼眶侵犯需要扩大切除,如果没有证据表明肿瘤向眼睑皮肤放射状扩散,可行这种次全切除。眶内容剜除术不提高存活率,只是为了局部控制。淋巴结受累提示疾病广泛转移,但是少数这样病例通过淋巴结切除治愈。

7. 球内恶性肿瘤眼眶蔓延

在我们研究的194例继发性眼眶肿瘤中,眼内肿瘤眶内扩散占10例(占5%),包括5例恶性黑色素瘤,1例先天性黑色素瘤和1例视网膜母细胞瘤。眼内肿瘤眼外扩散的发生率随着普查的进步和诊断治疗水平的进步而降低。

(1)葡萄膜黑色素瘤巩膜外和眶内扩散

葡萄膜黑色素瘤具有一些独特的生物学特性,使其成为近年争论的焦点。争论的核心是肿瘤处理中如何手术切除,是局部切除,眼内容切除,还是在巩膜外扩散时,行眶内容手术。Zimmerman等人根据肿瘤扩散的病因,总结了主要的争论点,包括手术摘除的创伤,宿主抵抗力的下降和病变侵袭力的增强。这一情况导致选择治疗时更保守(包括观察、局部放射治疗和局部切除),为解决这些问题,人们更多的注意无创伤的手术摘除技术和前瞻性的多中心研究。

葡萄膜黑色素瘤行眼球摘除术后,5年累积死亡率为30%,10年为40%,以后每年增加1%。不利于存活的主要因素为球内肿瘤的体积,混合的或上皮样细胞类型,巩膜外扩散的证据,有丝分裂活性。眼球摘除术后眶内复发率为3%,而当手术摘除时发现巩膜外扩散的病例复发率为18%。增加眶内复发率的因素包括肿瘤体积大;上皮样、混合型或坏死型细胞类型;无包膜的或手术横切眼球上肿瘤。其中。肿瘤横切有50%出现眼眶复发。

葡萄膜黑色素瘤病人10%~15%发生巩膜外扩散,临床上表现为前部或后部结节,眼球突出,并已知眼内肿瘤(图9-106)、已知肿瘤伴有肺结核,或眶内复发的肿块。最晚在眼球摘除后42年出现眶内复发伴有肝转移。眶内扩散可能仅在手术时才发现(图9-107);然而,超声检查和CT增加了术前巩膜外结

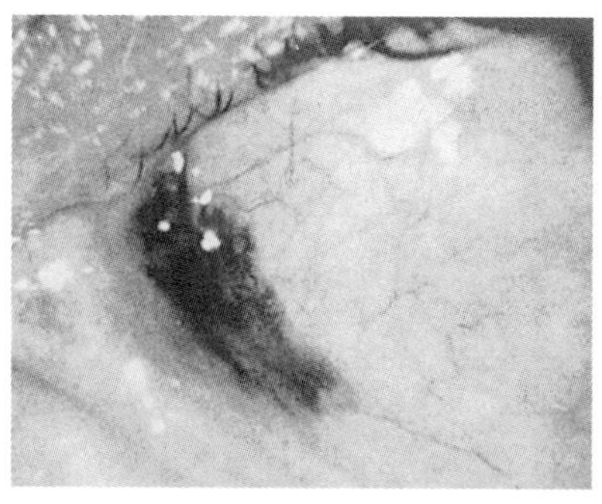

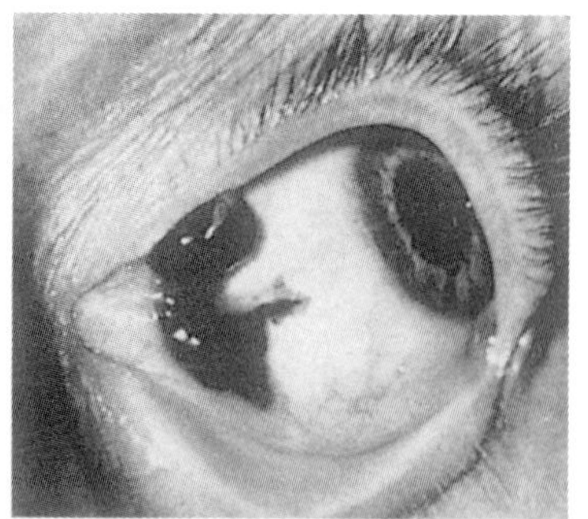

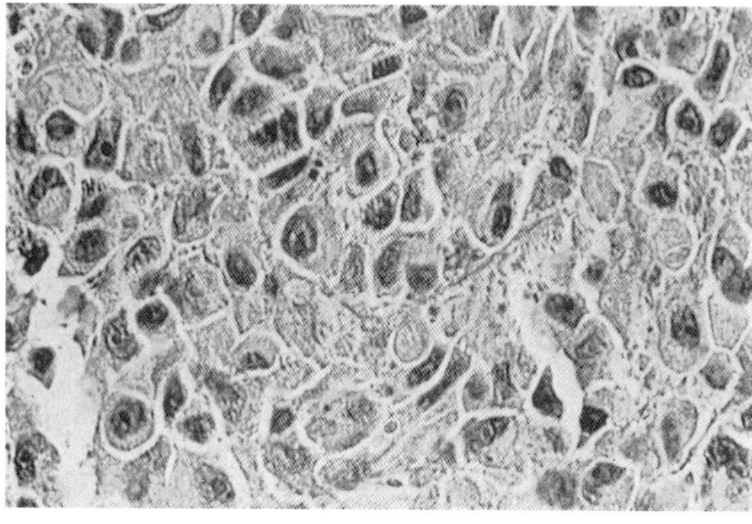

图 9-104 男性患者，61岁，病变如图。多年来内眦部色素性病变。（上，左图）6年前出现病变。如图，病变间歇出血。这是一个结节状恶性病变，经过手术切除，冷冻和内眦重建。然而，1年后局部复发，并行眶内容剜除术。4年随访，存活良好。（下图）组织学上，间变性病变好像来自于痣，但没有确切证据（HE染色，×40）。

节的检出（图9-108）。

与眼内黑色素瘤相似，对眶内复发性肿瘤的处理存在争议。当有明显的巩膜外和眶内浸润时，其他可决定死亡率的生物学因素已经发挥作用，这种情况下死亡率为73%~81%。前瞻性对比研究尚未说明眶内容剜除术的作用，但回顾性研究表明眶内容剜除术不能阻止肿瘤转移，除非肿瘤有完整的包膜。Shields等依据巩膜外侵犯的类型（扁平、结节状、涡

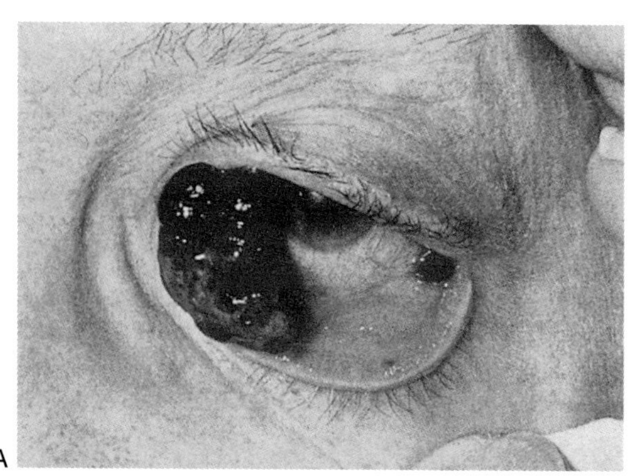

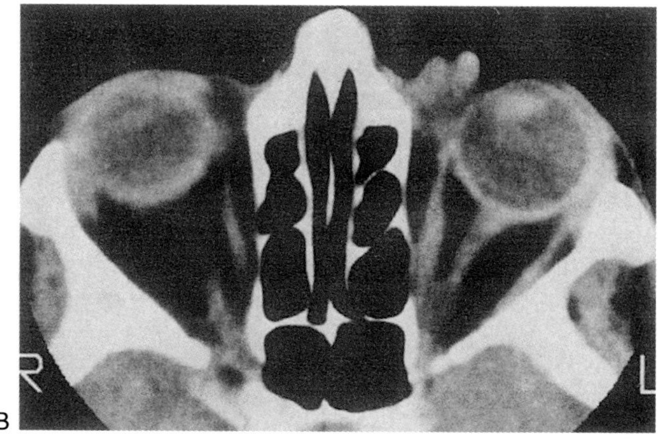

图 9-105 （A）女性患者，81岁，发现左眼泪阜处色素沉着性病变18个月。病变逐渐增大并有数次出血。并且她发现颈部左侧结节6周。检查，左眼视力20/200（右眼视力20/40），左眼向外移位、外展一定程度受限。大量色素沉着性病变伴睑结膜增厚、硬结，并由于局部淋巴结播散，下穹窿颞侧出现结节状卫星灶。（B）轴位CT可见眶前部不规则状等密度影。患者拒绝行眶内容剜除术，仅行局部切除、冷冻，并切除受累淋巴结。31个颈部淋巴结中有2个发现转移。随后，她出现左下颌结节复发，治疗1年后死亡，未见局部复发表现。

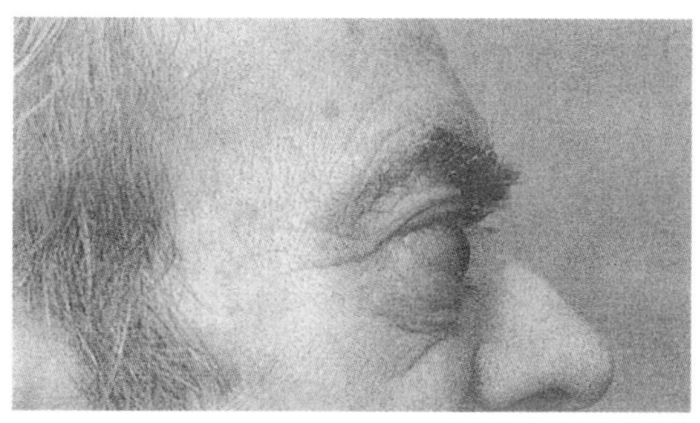

A

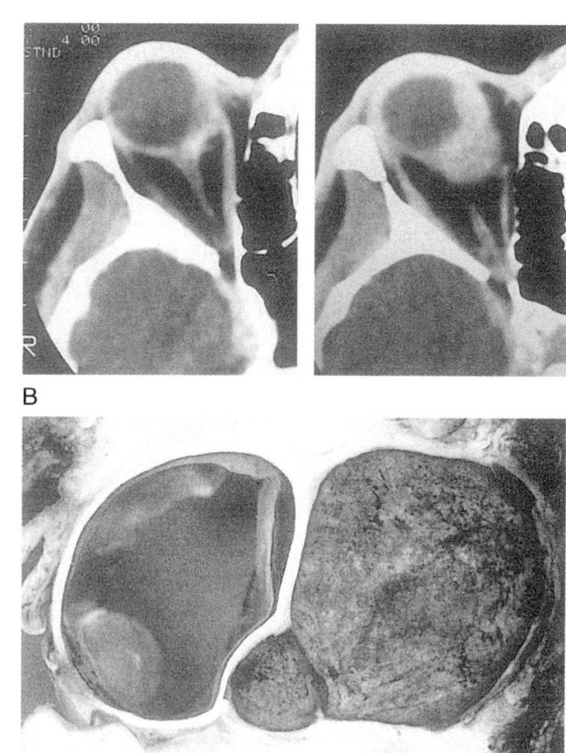

B

C

图 9-106 (A)男性患者,59岁,1983年就诊时发现18mm×16mm×8mm大小的葡萄膜黑色素瘤,但拒绝治疗。当时CT(B,左图)显示巩膜外侵犯,建议行眼球摘除术,但患者拒绝任何治疗。到1989年(B,右图)出现明显的上睑下垂、眼球运动受限、眼压42mmHg、虹膜新生血管以及白内障。患者行眶内容次全剜除术以控制局部病变。(C)组织学显示肿瘤主要由梭形细胞构成,已彻底切除。1999年,患者出现肝脏及腹膜转移。

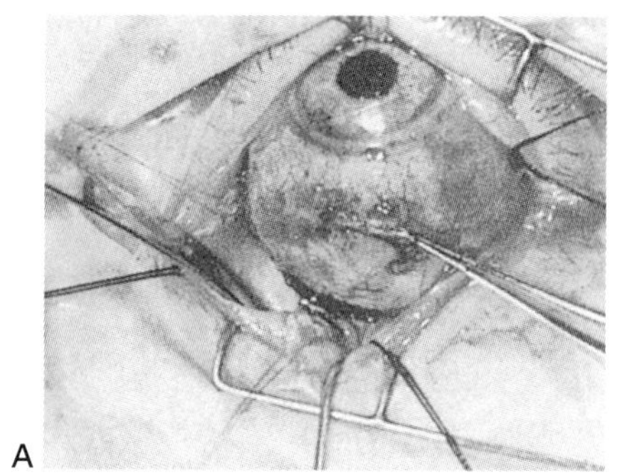

A

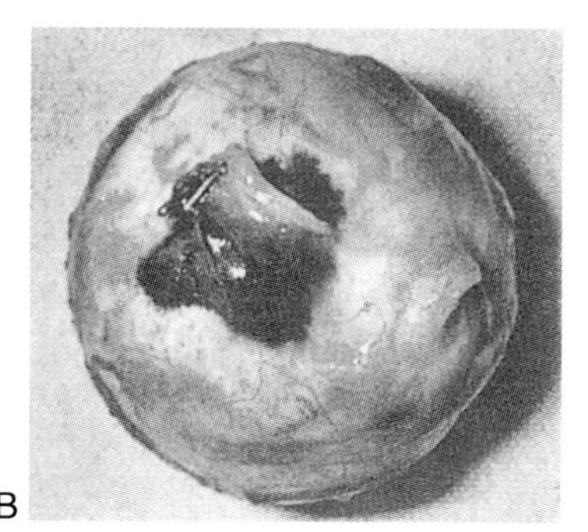

B

图 9-107 眼球摘除后可见黑色素瘤的球周浸润。(A)切除眼球及相邻的Tenon囊。(B) 摘除的眼球及Tenon囊的肿瘤。8个月后发生转移。

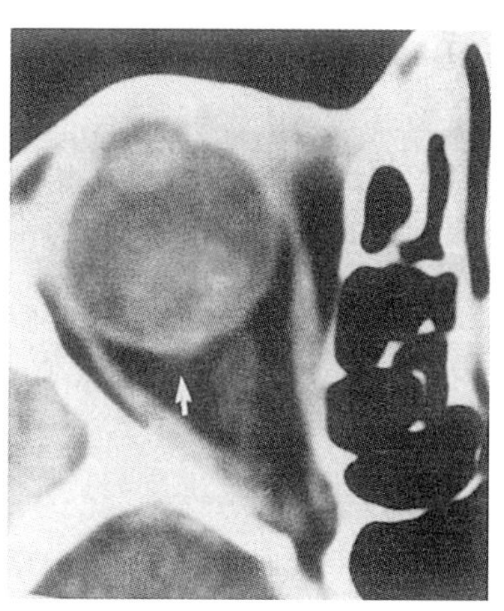

图 9-108 轴位CT显示右眼眼内巨大黑色素瘤及后部侵犯(箭头所示)。患者为73岁女性,行一期眶内容次全剜除术。2年后死于转移病变。

静脉或眼球摘除后复发）和病变表现的时间顺序（临床检查、手术中和眼球摘除后的病理检查），总结了目前的治疗方法（表9-15）。总的来说，若病变呈结节状，仅切除邻近组织；而眶内容次全切仅用于眼球摘除术时发现肿瘤被横切。在这种情况下，眶内容剜除术可能是惟一的有效的缓解方法。术前和术后放疗的作用尚未明确，但好象没有益处。眶内复发的肿瘤也需要行眶内容剜出术，这种情况下，低分化梭形细胞瘤可能治愈。生物学因素可能决定了眼眶黑色素瘤预后不良。

（2）视网膜母细胞瘤眶内蔓延

视网膜母细胞瘤是儿童最常见的眼内肿瘤，在美国约占死于癌症的儿童的1%，占儿童盲人的5%。新生儿发生率为1/15 000~1/20 000。随着现代诊治手段的发展，因转移或复发的死亡率仅为5%。在欠发达国家，患者就诊时多已发生局部侵犯或远处转移，因此死亡率为90%~100%。最常见的临床表现是白瞳症和斜视，但也可见到眼内炎症、前房出血、青光眼。

与所有恶性肿瘤相同，视网膜母细胞瘤的主要生物学特征是侵犯和扩展。除非发生血源性转移，多数视网膜母细胞瘤会长期局限于眼球内部，但所有屏障最终都会被破坏。根据肿瘤原发部位的不同，视网膜母细胞瘤可通过脉络膜侵及邻近眶组织，可通过视神经（特别是起源于视乳头周围者）到达中枢神经系统，通过血管发生远处转移。

Bruch膜最初可阻止肿瘤侵蚀，但最终被破坏后，导致脉络膜生长。一旦肿瘤细胞到达脉络膜网状毛细血管腔，生长就明显加速，表现为三个临床特征：数天或数周的快速生长；底部为一狭窄蒂，高度隆起；顶部呈黄色，表明玻璃体皮质层被推到了肿瘤的前部。一旦达到脉络膜，肿瘤快速而弥漫地向四周扩散生长。视网膜母细胞瘤的脉络膜浸润比从前所认识的要常见，且无法准确判断预后。与转移密切相关的是脉络膜血管网中肿瘤的体积，而不是脉络膜中出现肿瘤细胞。

一旦脉络膜受累，球壁就必将被侵蚀。视网膜母细胞瘤从眼球到周围组织的扩散途径是通过导血管或球壁侵蚀（图9-109）。摘除的眼球有三种表现提示有眶内浸润：巩膜外形成连续扩散的结节，导血管周围的视网膜母细胞瘤未扩散至表面，明显的脉络膜浸润。导血管周围的疏松结缔组织为肿瘤的生长提供了条件，因此，后部脉络膜的广泛受累为肿瘤细胞进入后部导血管提供了更多机会。

由巩膜内导血管的外膜向四周浸润也可导致巩膜层状分离，最终球壁破坏。一旦侵及眼球外部，眼眶就提供了一个丰富、疏松的组织环境，使肿瘤加速生长，导致形成一个大的眼眶肿块。

视网膜母细胞瘤可通过视神经直接到达中枢神经系统。进入蛛网膜下腔的途径是，沿视神经生长至视网膜中央动静脉的穿入处，或扩散至软脑膜后直接进入蛛网膜下腔。视神经的蔓延程度与预后和死亡率呈正相关：视神经头部表面浸润，即1级（10%）；浸润累及筛板层，即2级（29%）；累及筛板后部，即3级（42%）；超越手术横切面，即4级（78%）。

另一种更少见的侵入中枢神经系统的方式是通

表9-15 后部葡萄膜黑色素瘤巩膜外侵犯的治疗选择*

巩膜外侵犯类型	临床发现	术中发现	病理和眼球摘除术后发现
扁平型	斑片放疗，改良眼球摘除术联合腱切除术	斑片放疗，改良眼球摘除术联合腱切除术	若有包膜，观察；若无包膜，腱切除、取出植入物，眼眶放疗（可选）
结节型（小）	斑片放疗，术前眼眶放疗，改良眼球摘除联合腱切除术	斑片放疗，改良眼球摘除术联合腱切除术，术后眼眶放疗	若有包膜，放疗；若无包膜，腱切除、取出植入物，眼眶放疗
结节型（大）	术前眼眶放疗、改良眶内容剜出术	改良眶内容剜出术、术后眼眶放疗	眶内容剜出术
涡静脉		涡静脉切除、改良眼球摘除术或斑片放疗	腱切除 眼眶放疗
眼球摘除后复发	术前眼眶放疗、眶内容剜出术		

* 根据肿瘤的大小、患者年龄和其他因素

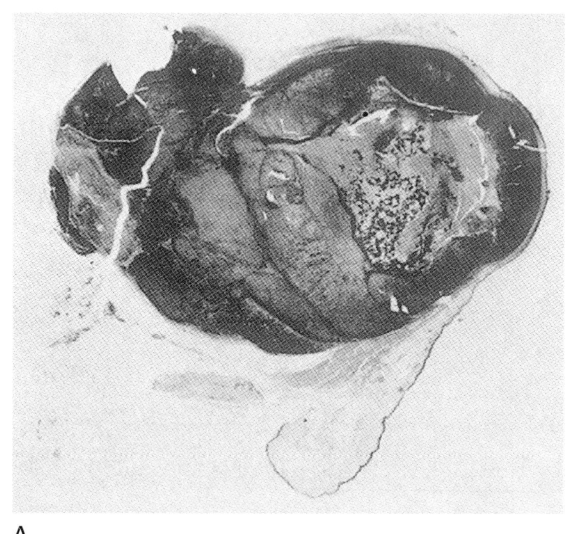

A

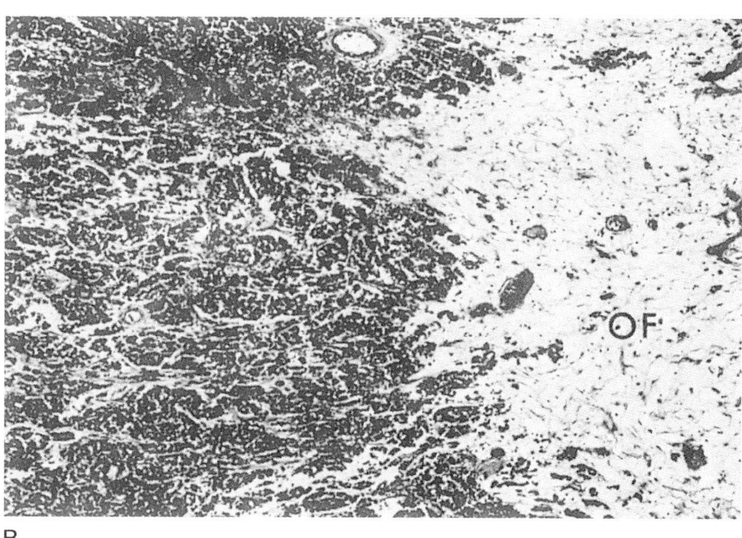

B

图 9-109 （A）视网膜母细胞瘤占据整个眼球，并且突破球壁侵及邻近眶组织（HE 染色，×2）。（B）视网膜母细胞瘤侵犯眶内脂肪（OF）（HE 染色，×10）。

过后部睫状循环系统。累及视乳头周围脉络膜的肿瘤也可沿着供应视乳头和视神经末梢软脑膜的后睫状血管的放射支侵入蛛网膜血管。另一种少见的累及神经系统的方式是通过眼眶进入蛛网膜下腔。一旦肿瘤细胞进入脑脊液，就随其循环产生癌巢。

上世纪，由于意识到视神经侵犯的严重性，促进了眼球摘除术的发展，提高了存活率。尽管肿瘤侵入但未超出筛板对判断预后的重要性相对较小，但若侵犯到手术横断面提示预后不良，提示需行细胞病理学检查脑脊液以及附加治疗。肿瘤超出筛板而未到达手术横断面，提示预后不良，若延及软脑膜，有必要行脑脊液细胞学检查。Kopelman通过多因素分析认为视网膜母细胞瘤侵犯视神经或眼眶时，死亡率非常高。

视网膜母细胞瘤除局部浸润外，还有转移的可能。死于中枢神经系统受累的为29%~75%（平均为46%），死于远处转移的为25%~71%（平均为54%）。一期眼球摘除后综合考虑眶内、颅内、全身扩散的可能性来决定治疗方案。眶内扩散可到达局部淋巴结，活检表明33%~47%的患者同时有局部和远处转移。血行扩散的部位有骨骼（特别是长骨和颅骨）和内脏（通常是肝脏，也可是胰腺、肾脏、脾、睾丸、卵巢和子宫）。

视网膜母细胞瘤在眼球摘除后的治疗是依据对眼球病理检查判断是否存在眼外扩散或其可能性。如果证实中枢神经系统受累，则治疗包括化疗联合眼眶及中枢神经系统的局部放疗。提示眼眶或全身扩散以及眼眶局部治疗联合全身化疗的病理学标准包括球外视网膜母细胞瘤、眼眶复发，以及合并导血管侵蚀的大块（特别是后部）脉络膜扩散。

有三种病理学标准提示有必要行检查并治疗中枢神经系统：脑脊液中发现肿瘤细胞，肿瘤由视神经蔓延至手术切断处，邻近软脑膜的视网膜母细胞瘤蔓延超出筛板区。

以前肿瘤眼眶蔓延时的病死率达到67%~100%，但现代放疗和化疗技术的治疗效果较好。视网膜母细胞瘤眼眶复发的治疗采用积极的化疗和放疗方案，以防止全身和中枢神经系统的扩散。

8. 睫状体神经上皮肿瘤眶内蔓延

睫状体神经上皮肿瘤可分为先天性和获得性，两者均可是良性或恶性。

髓上皮瘤

髓上皮瘤属胚胎肿瘤，起源于儿童睫状体的神经上皮细胞（诊断时的平均年龄为5岁）。极少数可发生于视神经邻近部位或蔓延至视神经。

组织学上主要由色素或非色素细胞组成的条索状组织，类似视泡或视杯。他们通常有未分化细胞区，类似于视网膜母细胞瘤的Homer-Wright和

Flexner-Wintersteiner花环。瘤细胞能产生玻璃体样物质。在畸胎样髓上皮瘤中可见软骨、脑组织、横纹肌等异质成分。

髓上皮瘤病理学上分为良性与恶性。在一组56例病例中，Broughton和Zimmerman注意到66%的病人具有恶性组织学特征，尽管其组织学特征是生长缓慢和局部浸润。威胁到生命的预后相关因素中最重要的是眼外扩散。典型表现为儿童时期视力差、疼痛、白瞳和睫状体肿物。56例病人中，8例伴有上睑下垂或眶内肿物。死于髓上皮瘤的4例病人中，均发生眼眶蔓延；其中1例发生淋巴结转移，其余3例死于肿瘤局部颅内蔓延。在其他眼外扩散的病例中，存活主要原因为完全局部切除。发生于视神经的肿瘤更危险，因为发现更晚，更易侵入眶内和颅内。

治疗是局部广泛切除。术前影像检查可更好地了解扩散范围，制定合理的手术方案。

9. 获得性睫状体神经上皮肿瘤

多数获得性神经上皮肿瘤是良性的异常增生或腺瘤。很少为恶性，大多见于外伤、慢性炎症。与肿瘤有关的死亡病例多由于连续浸润，但也可有广泛转移。治疗为广泛局部切除。

10. 由泪囊蔓延的肿瘤

泪囊肿瘤仅占一小部分，但病变的广泛多样性可能超出眼眶。最常见为眼眶内侧或内下肿块性病变，大部分继发于之前讨论过的鼻窦疾病。泪囊肿瘤必须与这个部位的所有其他肿块鉴别，包括急性和慢性炎症。炎症性病变，包括肉芽肿和非特异性炎症，在一些研究中大约占泪囊肿瘤的25%。其余为真正的肿瘤，其中55%为恶性。

原发上皮肿瘤占所有泪囊肿瘤的73%（73%为恶性），间质肿瘤占14%（62%为恶性）。还包括淋巴瘤（8%）、恶性黑色素瘤（4%）和神经肿瘤（1%）。

一般的临床进程为伴随自发泪囊炎的泪溢、不能缓解的肿胀、最终肿瘤侵犯到泪囊外。良性病变表现为慢性生长、阻塞性症状、类似泪囊炎症的反复发作的泪囊炎。恶性肿瘤最初表现与此类似，但是其浸润本质最终会占据临床表现的主要部分。提示恶性肿瘤的征象包括肿块超过内眦韧带、毛细血管扩张或表面皮肤溃疡、浆液排泄或冲洗后血性反流、邻近骨和眼眶局部侵犯伴偶尔疼痛、眼外肌运动受限、非轴性眼球突出及不断进展的病情。泪囊造影有助于可疑泪囊肿瘤的诊断。提示为肿瘤的表现包括混杂密度或充盈缺损的泪囊扩张和排空延迟。

（1）上皮性肿瘤

Ryan和Font将上皮恶性肿瘤分为乳头状瘤和更始肿瘤。乳头状瘤呈三种生长模式：外生型、内生型和混合型。另外，组织学上能再分为鳞状、移行和混合细胞乳头状瘤。当为移行细胞型时，外生型乳头状瘤有多中心发生的趋势，可影响整个鼻泪系统的上皮（图9-110）。内生型乳头状瘤更易发展为局部侵袭性癌，常为低级类型。混合型乳头状瘤混合了外生型和内生型的临床和组织病理特点。乳头状瘤见于9~88岁人群（平均44岁）。Stefanyszyn等也报道了44例乳头状瘤中6例（14%）发展为癌或局部癌变。

更始癌根据其受累的大体模式分为乳头型和非乳头型，见于16~89岁人群（平均年龄为59岁）。更始癌可包括鳞状细胞、移行细胞、腺样囊性、黏液表皮样和低分化癌及腺癌，但是，主要为鳞状细胞癌。其他少见的泪囊上皮病变包括良性混合肿瘤和嗜酸细胞瘤，不具侵袭性。

治疗方法基于组织病理学类型和扩展程度。乳头状瘤，特别当有局部侵犯时，应行泪道系统全部切除及仔细观察鼻腔复发情况（图9-110）。侵袭性癌应行广泛局部切除，包括鼻泪系统的骨、邻近眼眶和鼻窦壁。术后放疗主要对于侵袭性病变，明显眼眶受累是剜出术的适应证。本组中，伴有眼眶侵犯的泪囊移行细胞癌和鳞状细胞癌也对局部放疗有反应（图9-111）。

（2）非上皮性肿瘤

非上皮性肿瘤包括间质病变［纤维组织细胞瘤（图9-112）、血管外皮细胞瘤和脂肪瘤］、淋巴瘤、恶性黑色素瘤、粒细胞性肉瘤和神经肿瘤（神经鞘瘤和神经纤维瘤）。局部侵犯性病变如纤维组织细胞瘤，应行广泛切除和仔细随访，而恶性病变应行广泛局部切除，可行放疗。淋巴瘤应依赖于病人的全身状态行放疗和/或化疗。泪囊恶性黑色素瘤由于不能早期发现，与其他肌肉表面恶性黑色素瘤一样预后不佳。

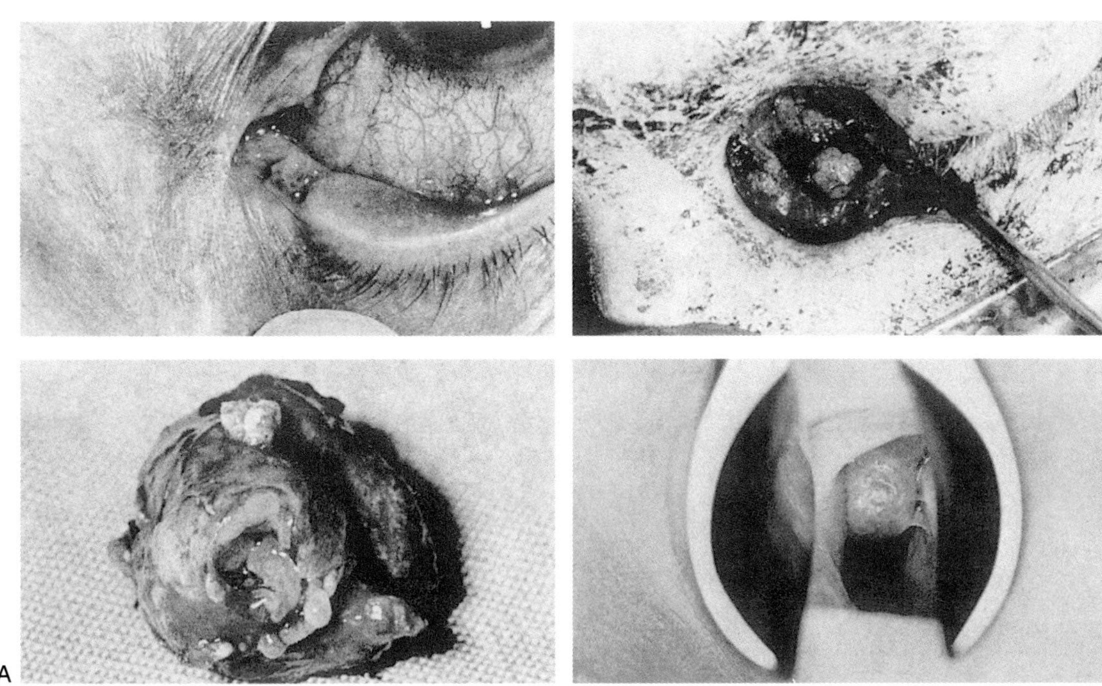

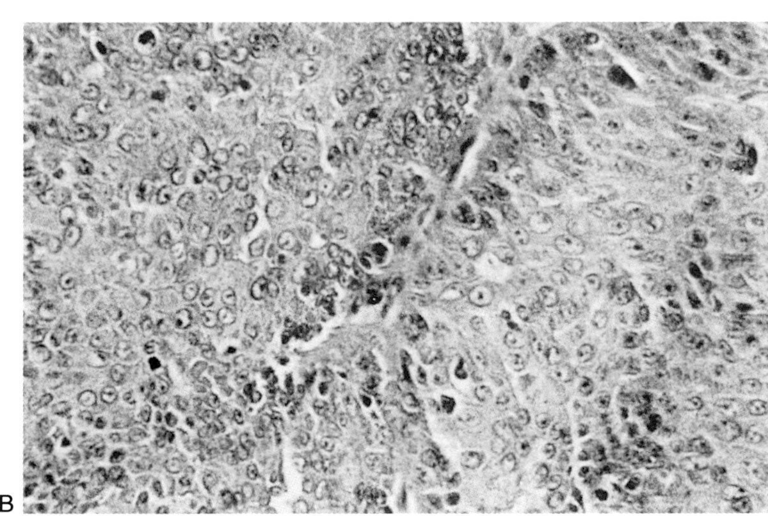

图 9–110 （A）病人，69 岁女性，1976 年，有长期反复内眦区乳头样病变病史，并接受多次局部切除术。可触及眶前下方肿块。内眦区和邻近泪囊被全部切除（A，左下图），鼻泪管也被累及（A，右上图）。行单侧鼻泪管切除术。随访 5 年，发现鼻部一乳头样病变，行下鼻甲切除术。在鼻手术 5 年内她生存良好，没有复发。（B）组织学上，眼眶病变被证实为低级乳头移行细胞癌，伴有一些反转区（HE 染色，×25）。

11. 总结

眼眶继发性肿瘤多种多样，其临床表现反应了起源部位和肿瘤的生物学行为。鼻窦和鼻咽肿瘤常突入眼眶，一般表现为非轴性眼球移位，伴有疼痛和浸润性表现。蝶骨翼脑膜瘤是起自颅内的最常见的眼眶继发性肿瘤，为生长缓慢受压性病变。其特点为眼球突出（眼球轴向、向下和内侧移位），累及视神经管、眶上裂或海绵窦时，出现视神经或颅神经受累表现。

基底细胞癌至今为止是最常见的眼睑上皮恶性肿瘤，但是，眼眶受侵犯的概率大概等同于更具侵犯性的鳞状细胞癌，常常误诊为皮脂腺癌。结膜鳞状细胞癌和恶性黑色素瘤中大部分起自原有病变，早期侵犯临床上无症状。眼球肿瘤眼眶扩展的发病率已大大下降，很大程度上是由于对视网膜母细胞瘤和脉络膜黑色素瘤的早期诊断和早期治疗。泪囊肿瘤不常见，多为由于鼻泪导管梗阻而行泪囊鼻腔吻合术后才被发现。

这类肿瘤的临床特点与病变解剖位置和肿瘤生物学特性有关。确定病变范围和受累结构可能需要直接行影像学检查。应根据组织学诊断、病变范围和病人个体差异，对每个病例进行特异性治疗。可进行外科切除、放疗或其他局部治疗。治疗的目的一般为

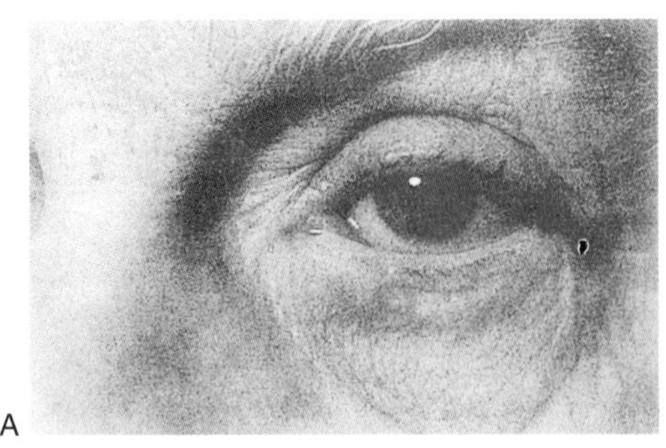
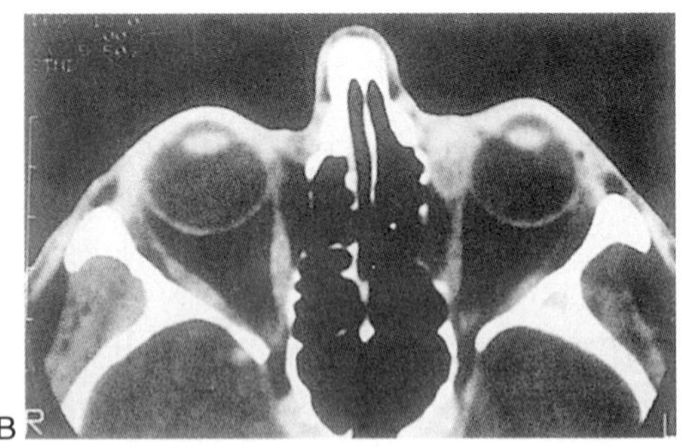
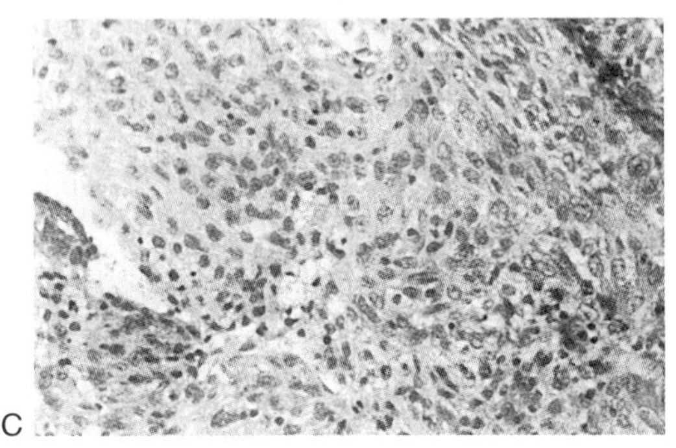

图 9-111 男性患者，63岁，左侧内眦下方肿胀、泪溢和反复睑外翻（4年前行睑外翻手术）6个月。（A）检查示内眦韧带水平以下可见肿块，伴有内侧睑外翻、局部结膜充血和外展轻度不足。（B）轴位CT显示泪囊区肿块，没有骨侵蚀或浸润到鼻或鼻旁窦的证据。（C）活检显示泪囊低级移行细胞癌（HE染色，×25）。病人分3周15次行52.5Gy放射治疗，肿瘤缩小，7年随访无复发。他保持良好视觉功能，由于泪点狭窄而长期泪溢，泪液引流系统萎缩，有疤痕形成，由于长期外翻而下睑内侧挛缩。拒绝行结膜泪囊鼻腔吻合术或瘢痕组织切除皮肤移植。

完全根治肿瘤；但是不能达到时应保留视功能、美容和进行安慰性直接介入治疗。

五、眼眶转移瘤

眼眶转移瘤临床表现的多样性与原发瘤的生物学行为相关，可导致误诊或延迟诊断。眼科学家应在通过调查确定组织来源上起到重要作用，包括活检，可指导特异性治疗。尽管转移瘤的预后不佳，但是联合治疗也可减轻、免除病痛甚至在一些病人中达到治愈。

1. 患病率、发病率和好发部位

眼眶转移瘤发病率逐渐增加说明癌症病人寿命延长。大宗临床和影像学病例分析提示所有眼眶病变中1.5%~3.3%为转移性。Henderson的眼眶肿瘤组中，8%为转移性，本组中7%为转移性。整体上来说，眼眶转移瘤比眼球转移瘤更少见。

结合文献中病例组的报道，得到一个不同种类原发瘤的患病率。乳腺、肺、前列腺癌和黑色素瘤占绝大多数（图9-113）。大约11%为不明类型。这些结

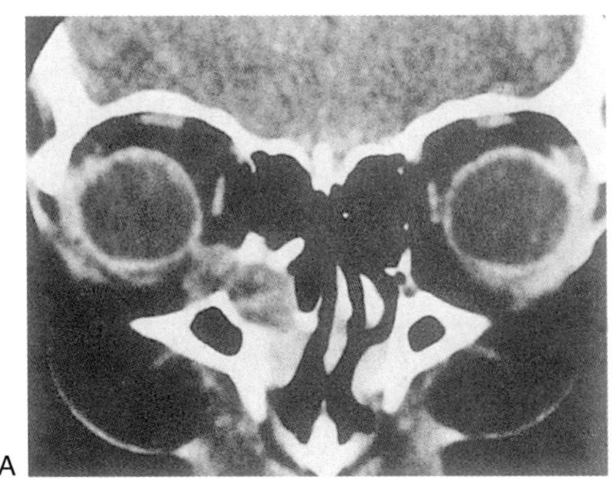
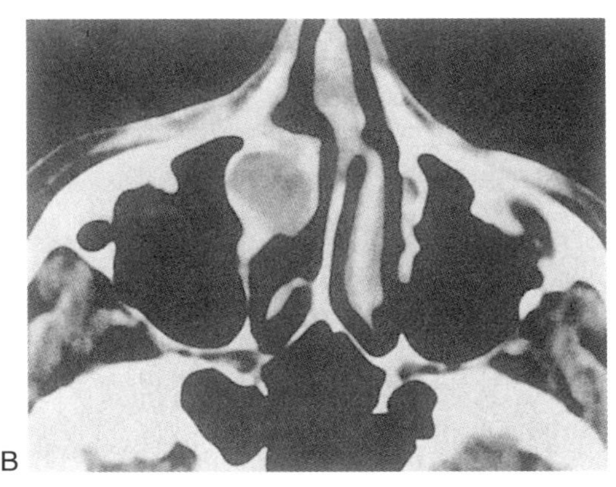

图 9-112 女性患者，38岁，泪溢2年，冠状（A）和轴位（B）CT扫描显示右侧泪囊、鼻泪系统和鼻的肿块性病变。她在行泪囊鼻腔吻合术时发现肿块。肿块活检显示为纺锤细胞瘤和纤维组织细胞瘤。行内侧开眶术和外侧鼻切除术，切除全部泪囊及受累的内鼻和鼻窦壁。病人8个月后局部复发，行进一步切除后15年内无复发。

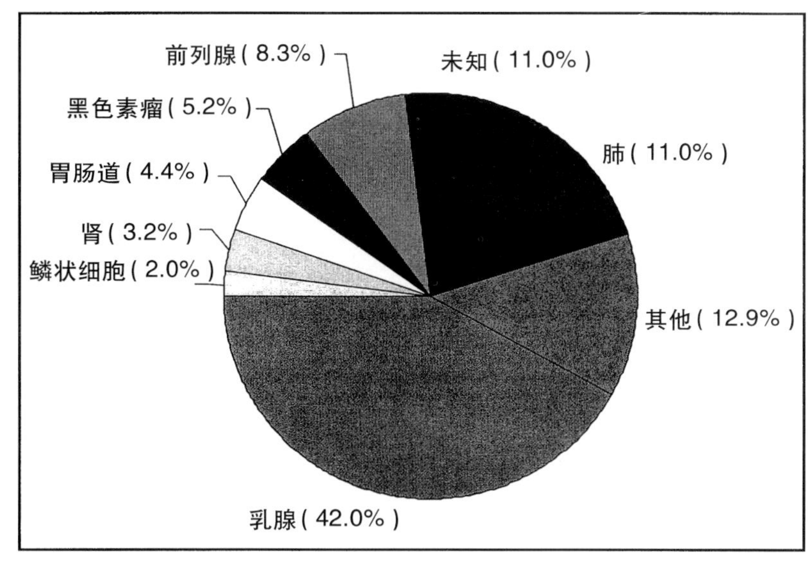

图 9-113 不同种类原发瘤的患病率。"其他"包括:神经母细胞瘤(1.6%);睾丸(1.2%);肾上腺、胰腺和甲状腺(各 0.8%);胆管、类癌、纤维肉瘤、脉络膜黑色素瘤、卵巢、腮腺和子宫(各 0.4%)。

合临床和病理学的病例组不能说明转移到眼眶的原发瘤的真正分布,但可反映大体的临床情况。

没有明显的眼别差异,但大约7%病例为双侧。另外,在本组病例中39%为眼眶外侧壁,32%为上壁,20%为内侧壁,12%为下壁。转移到骨和脂肪的病例比转移到肌肉的病例多2倍。但是其差异需依赖于原发瘤的类型。例如,前列腺癌有明显易转移到骨的倾向(图9-114)。相反,乳腺癌则易转移到眼眶脂肪和肌肉,黑色素瘤明显更易转移到肌肉(图9-115和图9-116)。

2. 时间特征

大部分病人知道原发瘤,但至少1/4病人仅表现为眼眶肿瘤。值得注意的是由于拒绝、尴尬、遗忘或不配合,病人常常不愿透露已知肿瘤的病史。某些病例多有既往病史,如黑色素瘤和乳腺癌,而肾癌和肺癌是多不知道存在原发肿瘤。全身转移瘤最初表现为眼眶肿瘤的占这些病例的1/4以上,这是眼科医生应该注意的。

从发现眼眶表现算起平均生存率大约为9个月,一般原发瘤发生于出现眼科表现之前31个月。某些肿瘤有较长的病程,如乳腺癌平均延迟3年,甲状腺癌平均延迟5年。黑色素瘤在原发瘤和眼眶表现之间平均大约为2年,但可能有不寻常的较长潜伏期。更具爆发性的肿瘤,如源自肺和胃肠道的肿瘤,常常在眼眶表现很短时间之前或甚至有时在其之后被发现(眼眶表现出先后平均存活6个月)。这些肿瘤由于其早期转移而被认为是沉默性原发瘤。

同时伴有其他部位转移的病例大约占一半,其中包括脉络膜转移瘤。但是也有例外,以转移性类癌和肾细胞癌为例,转移瘤多为单一、缓慢生长、实性的眼眶肿物,可被手术切除或根治。

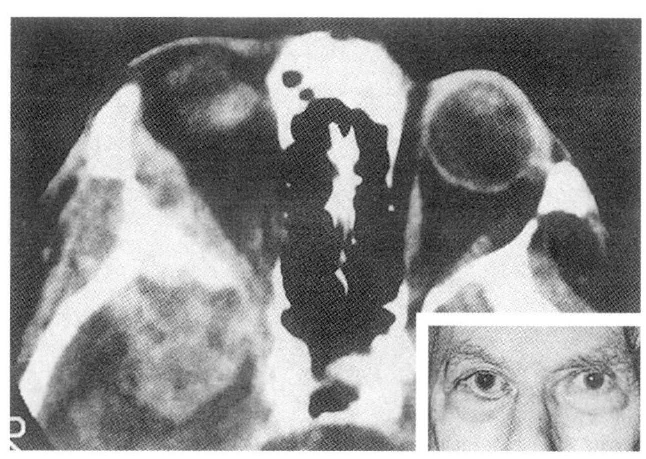

图 9-114 男性患者,80 岁,右侧腮腺"腺癌"切除术后 6 个月,右眼突出伴有眶周痛和眶下麻木感。体格检查,右眼睑缝合术,右侧视力下降到 20/200,向内、向下移位 3mm,右眼眼球突出 9mm。另外,他还有右眼传入性瞳孔障碍,眼底检查右眼可见 5 个脉络膜转移瘤,左眼 2 个。对比增强轴位 CT 扫描显示偏右侧肿块累及眼眶外侧壁,伴有骨质增生以及颞窝和中颅窝软组织成分。注意右侧脉络膜转移瘤。骨质不规则、部分破坏,眼眶软组织密度影掩盖了外直肌。回顾性调查病人 4 个月以前膀胱镜诊断为前列腺癌。回顾原组织切片,诊断为转移到右侧腮腺的前列腺癌并侵犯颞下窝、右侧眼眶和右中颅窝,且双侧葡萄膜转移。

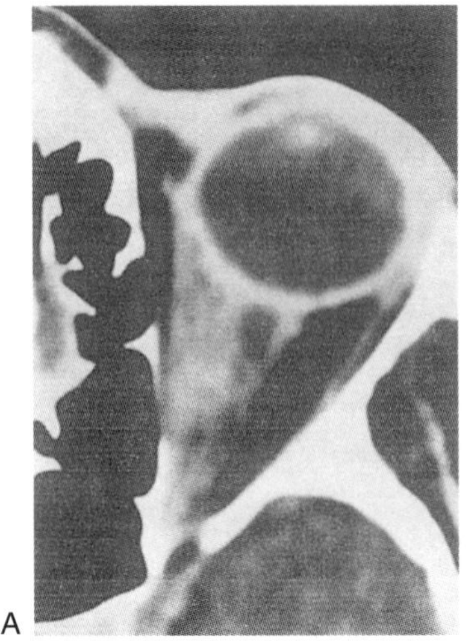
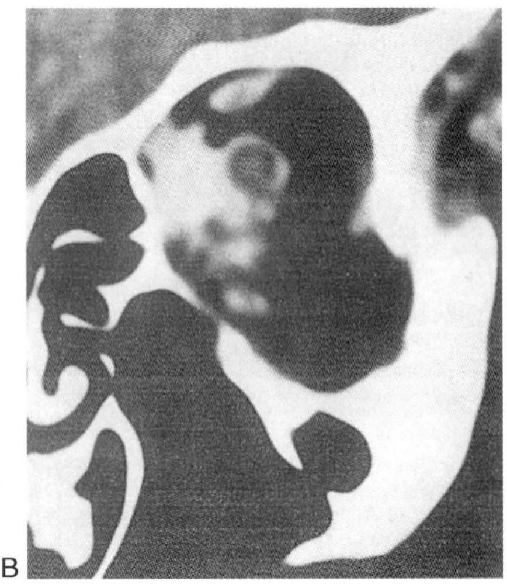

图 9-115 轴位（A）和冠状位（B）CT扫描显示累及内直肌、邻近眶脂肪和视神经的浸润性肿块。病人女性，64岁，14年前诊断为乳腺癌。她有骨痛病史4年，1年前诊断为骨转移。她有左眼内眦坚硬肿块病史3个月。体格检查显示上内侧肿块伴有3mm眼球内陷、由于眼眶转移所致上凝视和外展受限。

3. 临床表现

与其他类型的眼眶肿瘤相比，转移瘤具有相对快速发病的症状。症状平均存在时间为3.6个月：肺癌、胰腺癌和黑色素瘤的转移瘤趋向于更急发病和更早的临床表现，而乳腺癌和甲状腺癌的转移瘤在出现临床表现前常以更长的平均症状存在时间为特征。

眼球突出和运动障碍是最常见的临床症状和体征（表9-16）。可发生与眼球突出程度不成比例的运动障碍，而且这点是眼眶转移瘤的特征性表现。23%病例出现疼痛，可以见于病程早期，与其他肿瘤形成对比，后者疼痛典型上为晚期症状。惟一特例是侵犯邻近组织的肿瘤，其疼痛和功能异常是最常见的早

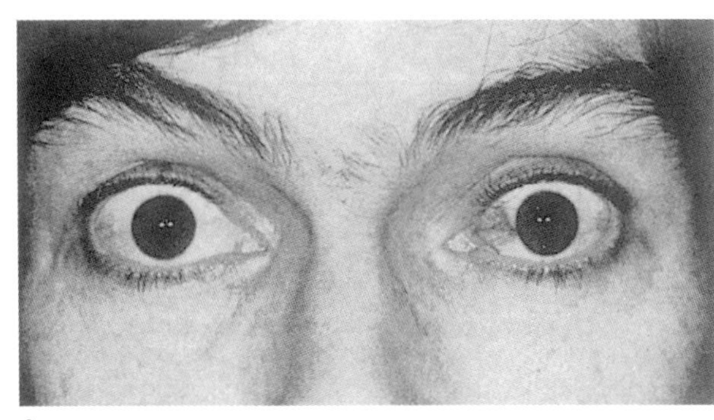
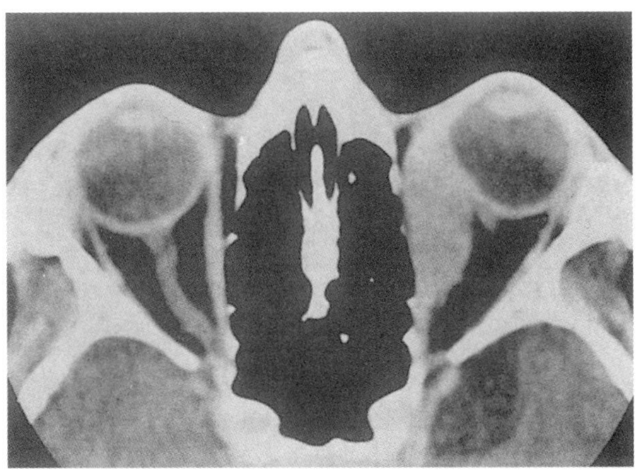
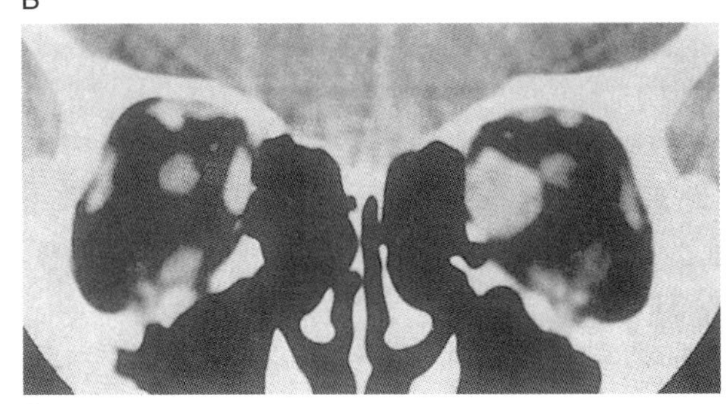

图 9-116 （A）男性患者，30岁，有已知皮肤转移性黑色素瘤病史，表现为左球后疼痛，随眼球运动加重，伴有眼球内部充血增加。轴位（B）和冠状位（C）CT扫描显示转移性黑色素瘤均匀强化。肿块累及内直肌，没有邻近脂肪组织浸润。

表 9-16　眼眶转移性肿瘤表现的症状和体征

	数目(%)
报道的症状	
复视	81(38)
眼球突出	76(35)
疼痛	50(23)
视力降低	44(20)
眼睑痉挛	35(16)
肿块	28(13)
观察到的体征	
眼球突出	138(64)
运动障碍	125(58)
可触及的肿块	58(27)
视力降低	48(22)
眼睑痉挛	45(21)
移位	39(18)
球结膜水肿	32(15)
眼球内陷	22(10)
视盘水肿	17(8)
视网膜折叠或细沟	9(4)
感觉异常	7(3)
震动	3(1.5)

期症状。可触及的肿块、眼睑下垂和视力下降也是常见的体征和症状。当眼眶骨质破坏时,可发生眼眶搏动。血源性转移瘤,特别是甲状腺和肾来源的转移瘤,可发生由于高血流量引起的跳动。

眼球内陷是常见的明显体征,见于报道病例的10%,其中转移性乳腺癌大约占80%。其机制为在弥漫性硬癌肿瘤中纤维母细胞收缩导致眼球向后牵拉。眼眶骨壁的破坏导致“生物学眼眶减压”,其所起作用不大。

尽管体征和症状的表格非常有用,但其本身不能提供评价和分类眼眶转移瘤病人。眼眶转移性疾病的临床表现可被归纳为五种类型:肿块型、浸润型、功能型、炎症型和沉默型(表9-17)。

4. 临床表现综合征

临床表现综合征很少为单一的,但是大部分病例的整体模式是清楚的(表9-17)。表现为肿块型综合征最常见(66%),眼球移位是主要体征;也常可见疼痛、炎症和继发性运动障碍(图9-117)。第二常见的表现是浸润型(24%),以运动受限和眼球内陷为特征。这在转移性乳腺癌病例中非常明显,特别是

表 9-17　眼眶转移性疾病的临床表现

肿块型	原发肿块效应,可触及(前)和引起眼球轴或非轴性移位
浸润型	眼眶组织弥漫性或局部浸润,表现为复视、眼球内陷、眼球运动受限或冰冻眼球和坚硬的眼眶(后移位抵抗性增加)
功能型	与肿块或浸润不成比例的颅神经功能降低(Ⅱ、Ⅲ、Ⅳ、Ⅴ、Ⅵ)
炎症型	急性或亚急性发作的炎症体征和症状,包括疼痛(可能在眼球运动时加重)、球结膜水肿、充血、红斑和眼睑肿胀
沉默型	没有眼眶体征或肿胀;由于其他原因行CT检查或在剜出术或其他不相关的眼眶手术中偶然发现

硬化型(图9-115和图9-118)。这种浸润模式也可见于胃肠道、前列腺、肺和其他原发肿瘤。最不常见的临床表现是炎症型(5%,图9-119)和功能型(5%)。功能型表现通常反映肿瘤位于很小的紧密空间内,如视神经管或眶尖(图9-120)。最后,发现眼眶转移瘤可由于其他原因而行的影像学检查。

临床表现中一个有意思的综合征见于精原细胞瘤,较为罕见,表现为双侧非特异性炎症或Graves病样眼病。其病因学不明;然而就像在1例尸检中所显示的那样,与直接眼眶转移瘤不相关,皮质类固醇激

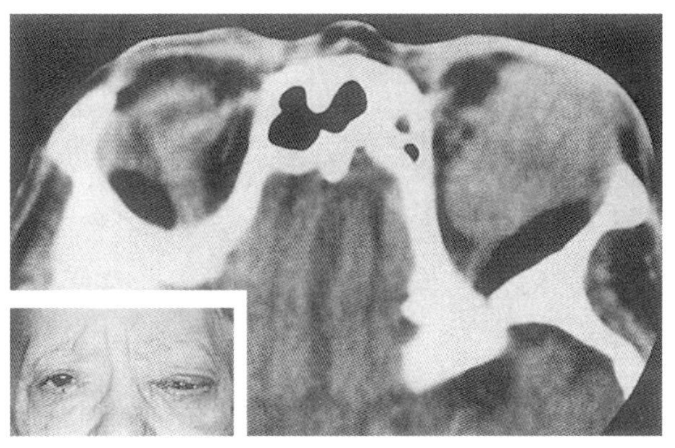

图 9-117　临床表现——肿块型。女性患者(插图),75岁,最近注意到左眼肿胀。已经存在时间不详。体格检查显示左侧眼睑下垂4mm,伴有提肌功能降低、眼球向下移位和眼球突出2mm。上睑充血和肿胀,有球结膜水肿和向上注视受限。轴位CT扫描显示上方眼眶肿块,边界清楚、边缘相对光滑。通过上穹窿切开取活检,组织学上肿瘤为低分化小细胞癌,有小梁结构,并伴有大量肿瘤细胞坏死。细胞学上,肿瘤符合低分化小细胞癌。电子显微镜证实了肿瘤的上皮本质,许多细胞含有一致的致密核心颗粒。其结果符合小细胞癌,特别是转移性燕麦细胞癌。胸部X线检查显示右肺门肿块,可能有右叶实性结节。

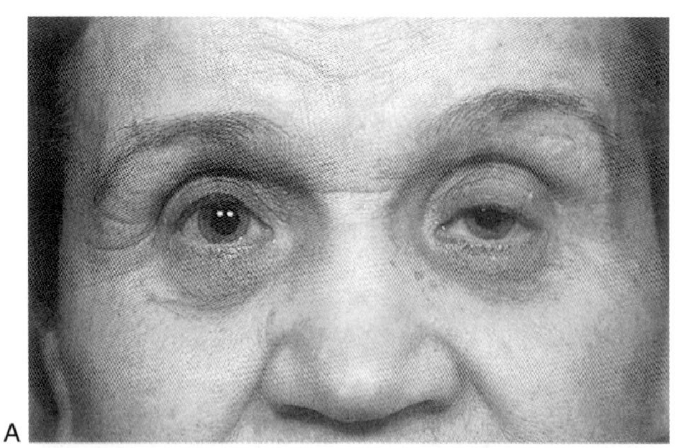

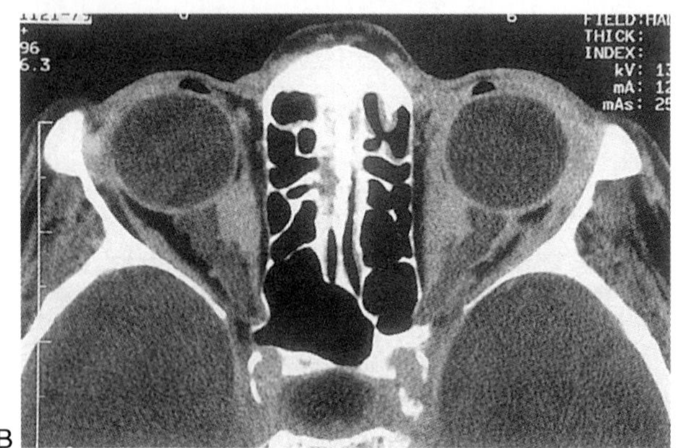

图 9-118 临床表现——浸润型。(A)女性患者,71岁,在诊断为乳腺癌之前有左上眼睑萎缩伴有轻度肿胀2年病史。癌为扩展性,采用放疗和化疗后眼睑回缩和肿胀消失。从此,眼睛明显加深,特别是左侧。无复视,体格检查视力正常、左侧眼睑下垂和双侧上眶睑沟加深。左侧下眶睑沟也加深。触诊可触及到致密眼眶肿块,刚好位于眶缘后,双侧眼球运动受限,左侧重于右侧。(B)CT扫描显示双侧眼眶浸润,特别影响到内直肌。她接受了双侧眼眶放疗。

素治疗或原发瘤切除后衰退。已经提出了其内分泌机制,而且尽管已报道的3例中2例伴有人血清绒毛膜促性腺激素水平升高,但还没有发现直接联系。必须仔细排除精原细胞瘤的直接转移。另外,已知全身肿瘤很少伴有巨细胞眼眶肌炎。表9-18总结了眼眶转移瘤的一般性和特异性临床表现。

5. 鉴别诊断

由于变化多端的临床表现、缺乏临床经验和难于获得关于之前癌症的完全病史,误诊和延迟诊断在眼眶转移瘤中很常见。最常见的误诊见于表现为炎症综合征的病人,常误诊为蜂窝织炎、肌炎、眼内炎和特发性眼眶炎性综合征。对于这类患者临床医师很难想到眼眶转移瘤,而且实际上这个鉴别诊断位于列表的末端。存在原有肿瘤的病史应该考虑到转移瘤的可能性;但是一些既往史阴性的病人,眼眶发炎可能是癌症的最初体征。从临床角度来看,提示眼眶转移瘤的特征性表现为伴有顽固硬化和进展性(通常数周),并伴有浸润现象(图9-119)。

浸润型综合征表现常被误诊为甲状腺功能障碍性眼病或特发性眼眶纤维化。功能型综合征表现的病人常被误诊为重症肌无力和第六或第三颅神经麻痹,其余包括泪腺肿瘤、黏液囊肿、脑膜瘤和巧克力囊肿。尽管病史、检查和特异性诊断方法常可以缩小可能性诊断,但是大部分病例需要活检来明确诊断。

6. 诊断

(1)病史和临床检查

仔细直接询问病史结合常规眼科和眼眶检查是诊断眼眶转移瘤病人的基础。全身体格检查对于已知或可疑转移瘤病人是必不可缺的。例如,成人乳腺和前列腺原发瘤和儿童腹部神经母细胞瘤常容易通过体格检查而检测出。初次在眼科医师就诊期间,找出原发病变可支持眼眶转移瘤的诊断。

(2)实验室检查

非特异性和特异性实验室检查可有助于眼眶转移瘤的诊断。一种有助于诊断可疑转移瘤的非特异性检查是癌胚抗原(CEA),转移瘤病人会升高,其升高程度可能与整个肿瘤负载相关。Bullock和Yanes在其42例眼球突出病人组中发现,CEA水平升高对于转移瘤是特异性的;但是检查敏感性不高,13例眼眶转移瘤病人中仅5例有CEA水平明显升高(>5ng/mL)。因此阴性结果不能排除转移性疾病。

特异性检查可用于分泌进入血流的可测量物质的肿瘤。常转移到眼眶的肿瘤中,前列腺癌(产生前列腺酸磷酸酯酶)和精原细胞瘤(产生人绒毛膜促性腺激素)产生特异性蛋白,能被检测用于诊断、分期、治疗和随访观察。类癌肿瘤能产生5-羟基吲哚乙酸进入尿液,特别是有肝转移瘤和伴有类癌综合征时(如红肿、腹泻、流泪、结膜充血和其他不稳定血管收缩表现),通常反应了明显肿瘤负载。

肿瘤学专家对转移瘤的全面评价对于诊断和分期非常重要。

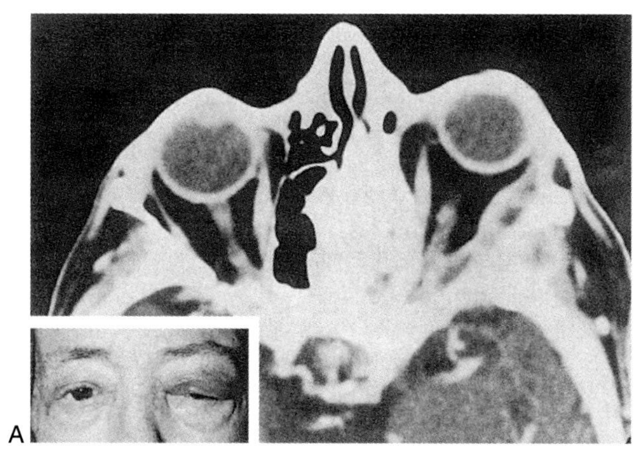

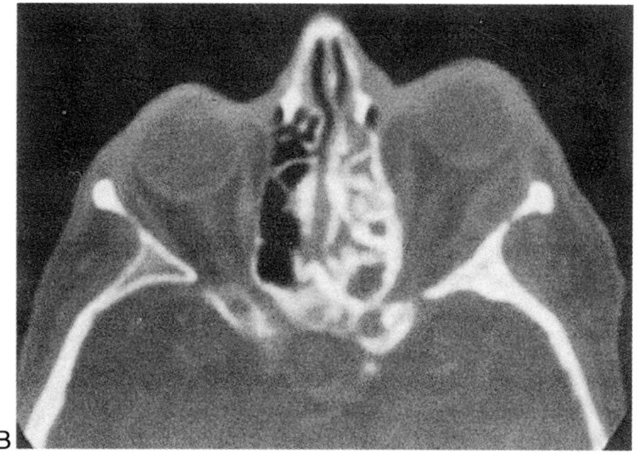

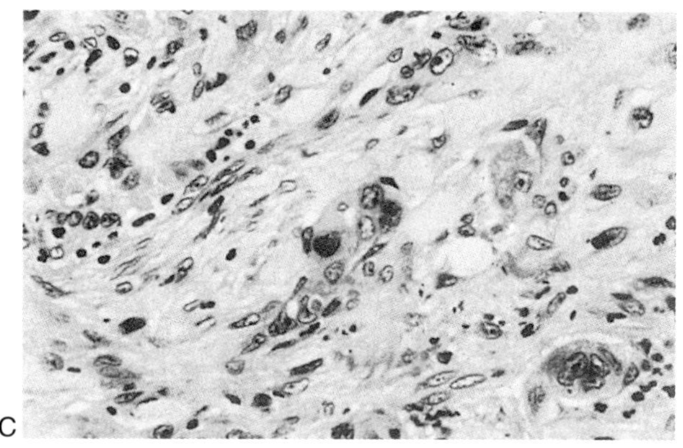

图 9-119 临床表现——炎症型。(A,插图)女性患者,85 岁,左眼肿胀大约 4 个月。伴有轻度间断性眶上疼痛和复视。体格检查,左眼传入性瞳孔障碍,视力为 20/40。眼睑半透明,有充血,提示为炎症,同时有上方球结膜水肿和眼睑睑裂变窄。眼球突出 5mm,运动明显受限,特别是外展和上转。左侧颞窝较右侧轻度饱满。软组织窗(A)和骨窗(B)轴位 CT 扫描显示左侧眼球突出伴有蝶骨大翼和筛窦硬化性改变。眼眶外侧、后部和眶尖部可见软组织肿块。肿块以低密度为主,内侧有一些边缘强化。除了骨质硬化,筛窦和蝶窦可见软组织密度增高影。病人就诊时无全身症状,但很快有一些腹胀和腹痛。(C)行经皮眼眶活检术。组织病理学显示为致密、局部发炎的纤维组织,为低分化黏液分泌腺癌广泛浸润,符合转移性结肠癌。全身检查发现直肠肿瘤,活检证实为腺癌(HE 染色,×40)。

(3)影像学表现

CT是诊断眼眶疾病的实用标准,转移瘤也是如此。不仅可用于定位,也可对组织特性提供重要线索。转移性眼眶肿瘤的CT表现多种多样,但其可被简化为四种基本类型(表9-19)。

最常见的CT表现是肿块(58%),其次为骨(25%)、肌肉(9%)和弥漫性受累(8%)。乳腺癌主要表现为肿块和肌肉受累,前列腺癌明显趋向于累及骨(图9-114),而黑色素瘤对肌肉有很高的亲和

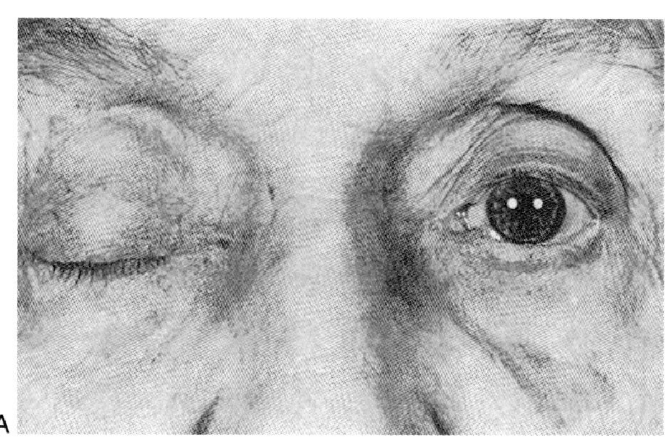

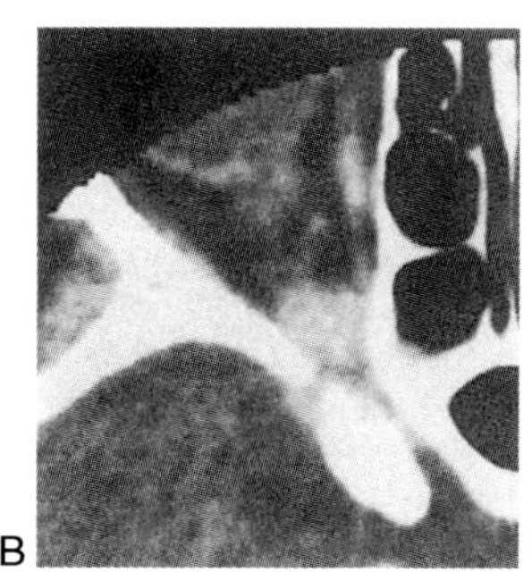

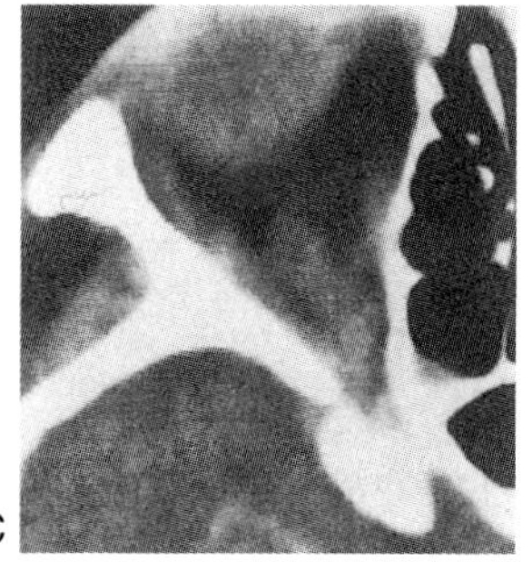

图 9-120 临床表现——功能型。(A)女性患者,81 岁,突发右侧眼睑下垂和眼肌完全麻痹数周。视力下降到手动、瞳孔固定、眼球突出 3mm 以及第五对颅神经的第一和第二支分布区感觉下降。(B)CT 扫描显示边界清楚、强化的眶尖肿块,突入到视神经管,穿过眶上裂。诊断为转移性疾病,而全身检查未发现原发瘤。2 个月内她死于广泛癌病;原发瘤仍然不明。

表 9–18 眼眶转移瘤总结

一般临床特点	时间特征	一般于原发瘤发现后 6 个月内
		不断进展 3~4 个月
		很少为急性
	一般生理学特点	浸润效应
		运动——眼睑下垂、眼球向内运动降低
		感觉——疼痛
		结构性——肿块效应或眼球内陷
	发病年龄	儿童和婴幼儿
		未分化肉瘤
		神经母细胞瘤
		Ewing 肉瘤
		Wilms 肿瘤
		髓母细胞瘤
		成人——胚后期癌
	性别	男性好发——神经母细胞瘤（儿童）
		肺
		胃肠道
		肾上腺样瘤
		睾丸
		前列腺
		女性好发——乳腺
		肾上腺
		甲状腺
眼眶组织类型的特殊特点	眼眶倾向	神经母细胞瘤
		乳腺
		Ewing 肉瘤
	瘢痕形成亚型（±眼球内陷）	乳腺
		胃肠道
		前列腺
		肺
	骨转移	乳腺——溶骨>成骨
		前列腺——成骨>溶骨
		甲状腺——溶骨
		Ewing 肉瘤
	血管搏动	甲状腺
		肾上腺样瘤
	双侧	乳腺
		胃
		神经母细胞瘤（40%）
	特别疼痛	黏液分泌性腺癌
	肌肉转移	皮肤黑色素瘤——CT 上轮廓光滑
		乳腺——不规则和局部扩大
		燕麦细胞
	出血和坏死（淤斑）	神经母细胞瘤
	眼眶转移作为表现征象	神经母细胞瘤（8%）
		前列腺
		胃
		肺
		肾
		胆囊
		胰腺
		睾丸
		未分化
	非转移性眼球突出	精原细胞瘤

表 9-19 转移性眼眶肿瘤的 CT 和 MRI 表现

肿块型	眼眶内不连续的实性肿块，典型的为边界清楚和轻度对比增强；可累及眼眶结构，如骨、肌肉和泪腺；眼球压陷较侵入眼球更多见；钙化非常罕见，囊性表现提示中心坏死（图 9-117）
弥漫型	受累眼眶组织弥漫性轻度强化，边缘模糊，正常眼眶结构显示不清；眼球内陷明显
骨型	原发性骨受累；可为骨增生（成骨）或骨减少（溶骨）；两者均可见虫蚀样骨表现；骨破坏的大部分区域可见；在 CT 上利用适当的骨窗可显示所有的骨病变；MRI 可识别转移瘤引起的骨髓置换
肌肉型	一条或多条眼外肌扩大；可显示光滑或结节网状边缘，浸润邻近组织（图 9-115~图 9-118）

性（图9-116）。

转移到骨的肿瘤可产生成骨和溶骨性改变，在CT上产生相应改变。前列腺癌特别容易产生骨增厚和密度增高的成骨性反应，而甲状腺转移瘤通常引起溶骨性反应。

MRI可提供类似信息，包括直接矢状位成像。MRI对软组织的分辨力优于CT，可提高我们的诊断能力。例如，T2加权像信号强度有助于区分特发性眼眶炎性肿瘤（低信号强度）和淋巴瘤或转移瘤（高信号强度）。CT扫描可更好评价骨受累。

（4）针吸活检

针吸活检的最佳应用之一是用于检查可疑转移性肿瘤，一旦成功，病人可不用行开放活检。本组中，用于成人眼眶转移性疾病诊断的细针活检的成功率为90%。如果获得了足够的样本，可直接利用针头上的组织碎片进行确定组织来源的激素受体和表面抗原实验（如在转移性前列腺癌病例中）。在硬化型病变中，如硬化型乳腺和肠转移瘤，针吸活检容易产生“干吸现象”，吸不出病变组织。

（5）病理技术

绝大多数转移瘤为低分化或“圆形细胞”肿瘤；因此，诊断通常需要特异性组织化学、免疫组化和电子显微镜技术。而且在有激素反应性的肿瘤中，从治疗观点看，活检组织的类固醇受体实验非常重要。如果高度怀疑为转移瘤，外科医师应当与病理科医师更进一步讨论病例，提供足够的新鲜组织来进行适当的受体或免疫组化实验。常见眼眶转移瘤典型的组织学表现、变异和特异性区分的特征详见病理章（第7章）。免疫组化领域正在快速进展，发展了更广范围的特异性单克隆抗体来确定组织来源。眼科医师的重要责任之一是准确足量活检、及时送检。

7. 治疗

尽管大多数眼眶转移瘤病人只有短期生存时间，但是仍存在相应的治疗方法，而且治疗手段还不断增多。即使在没有可行性的直接治疗方法的肿瘤中，应用眼眶放射治疗和化疗也通常可减轻一些症状，如视力下降或疼痛。对于生存时间为数周或数月的病人，维持视功能和提高生活质量最为重要。治疗转移瘤病人理论上的治疗方法为放射治疗、激素治疗、化疗和手术。表9-20总结了常见眼眶转移瘤不同的临床表现和治疗方法。

（1）放射治疗

放射治疗绝对有用。通常总量为30~40Gy分次用于1~2周时期内。眼眶症状和体征明显改善并不罕见，包括视觉恢复。既往研究系列中（包括淋巴瘤和白血病病人）中报道的成功率为70%~90%。转移性类癌肿瘤中也有成功报道，尽管传统认为该病有放疗抵抗性。眼眶转移瘤的放射治疗一般很少出现并发症，但必须注意选择剂量、范围和眼球防护。但是，Mortada注意到13例接受放射治疗的眼眶转移瘤病人中有50%发生白内障。由于接受眼眶转移瘤治疗的病人存活时间延长，我们可能观察到更多的眼科放疗并发症。在改善未治疗的眼眶肿瘤症状方面，放射治疗仍然是治疗的支柱。

（2）激素治疗

起自参与激素轴的特定癌症具有激素受体，而且如果这些癌症为高分化，激素治疗非常有用。实验室检查利用足够的新鲜组织标本可检测到这些肿瘤表面激素受体的存在。

激素治疗对前列腺癌和乳腺癌转移到眼眶的病例效果良好。特别是在前列腺癌病例中，有报道眼眶症状有效逆转和生存率明显延长（图9-121）。自从19世纪50年代开始，己烯雌酚已经是激素治疗前列腺癌的支柱，同时可行单侧或双侧睾丸切除术。最近应用特异性的黄体化激素释放拮抗剂，可以避免己烯

表 9-20 常见眼眶转移瘤原发类型的特点和治疗总结

肿瘤类型	临床特点	诊断	治疗
乳腺	眼球内陷,表现为浸润模式;潜伏期长;原发癌发现后许多年可能发生转移	CT:骨和肌肉受累,可能伴有弥漫浸润;针吸活检一般不成功;新鲜活检组织激素受体(雌激素、孕激素)	激素治疗 放疗
肺	潜伏期短,原发瘤常为“沉默”(胸部X线可能正常);快速进展的症状;病人常全身情况差,生存率低		放疗 化疗(燕麦细胞)
前列腺	老年病人;可能有疼痛;可能存活时间较长	CT:骨累及,常为成骨性;针吸活检组化染色有用;针吸活检切片常应用特异性免疫	激素治疗 睾丸切除术 放疗
黑色素瘤	长潜伏期;原发皮肤癌发现多年后可出现转移;出现转移性病变后存活时间短	CT:常累及肌肉	放疗 化疗
胃肠道	潜伏期短;原发瘤可为“沉默”性;可表现为浸润性症状		放疗
甲状腺	原发甲状腺肿瘤可被认为是“良性”;潜伏期长;可有搏动感	CT:骨累及,可能为溶骨性	放疗 放射性碘
类癌	潜伏期长,存活时间长;可能有类癌综合征;潜在孤立转移	CT:典型的为边界清楚的肿块;尿5-羟基吲哚乙酸升高,特别有肝受累	放疗 若孤立则手术切除
肾	多变;可为爆发性或潜伏性;可有搏动感		放疗
精原细胞瘤	年轻男性;非转移性眼球突出		放疗(非常敏感)
胰腺	爆发性,存活时间短		放疗

雌酚或睾丸切除术后女性化的副作用。但是其在改善症状和生存率上好像不能超过己烯雌酚,而且伴有最初睾丸激素大量释放和几周时间内肿瘤生长。禁忌证为压迫脊柱的病变和压迫性眶尖病变。

转移性乳腺癌的大部分病例对激素治疗有短暂反应。McGuire阐明了检测组织活检上雌激素受体的重要性,他发现55%~60%雌激素受体阳性的转移性乳腺肿瘤对内分泌治疗有反应。出现孕激素受体则预后更好。

(3)化疗

随着特异性化疗方案的出现,化疗越来越重要,常在姑息治疗中起辅助作用。在常见眼眶转移瘤中,肺的小细胞癌和神经母细胞瘤对化疗特别敏感。

(4)手术治疗

通常,转移性眼眶肿瘤病人并不适合治疗性外科手术。其疾病为全身性的,手术基本不能治愈。而且,放疗和一些病例的激素治疗可产生明显缓解。

而在一些病例中也可手术。转移性类癌肿瘤有时生长非常缓慢,实际上其为孤立性肿瘤。这些病例中切除转移瘤(如果原发瘤也能被发现和安全切除)可长期缓解症状,有可能改善生存率。肾细胞癌也可表现为孤立性转移瘤;尽管预后仍然较差,外科切除也可用于表现为孤立的眼眶转移瘤。

一些转移瘤可产生难以忍受的症状,如疼痛或眼球突出。如果放疗、化疗或其他途径不能成功缓解症状,尽管预后较差,也可行手术来缓解。

8. 儿童眼眶转移性肿瘤

儿童转移性肿瘤应得到特别关注,因为他们与成人有很大不同。与成人相比,其典型表现为肉瘤而不是癌,眼眶受累比葡萄膜受累更加常见。神经母细胞瘤和Ewing肉瘤占儿童眼眶转移瘤的绝大多数;但是Wilms肿瘤、睾丸胚胎肉瘤、卵巢肉瘤和肾胚胎肉瘤也有报道。

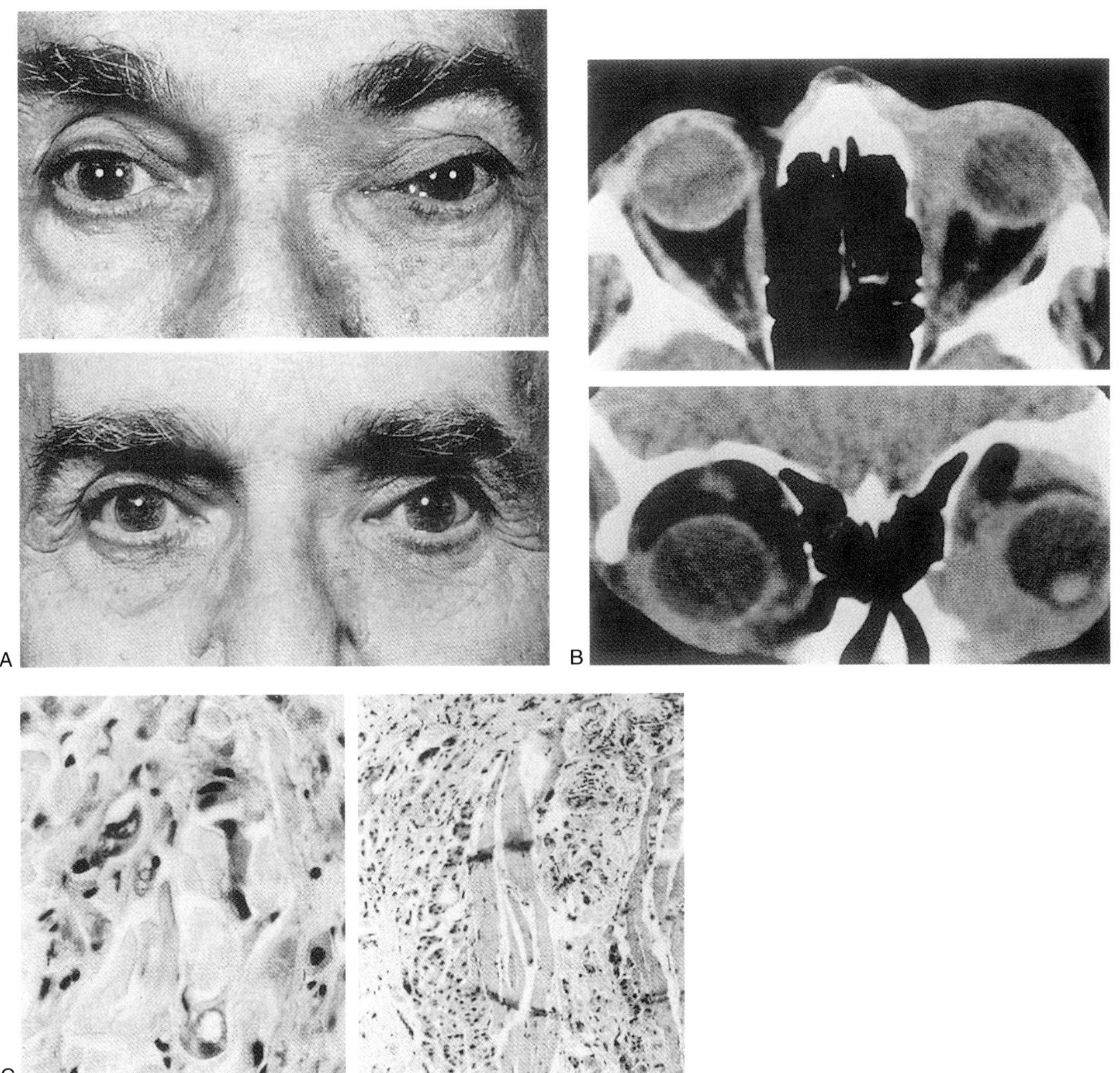

图9-121 （A，上图）男性患者，65岁，表现为左侧慢性进展性泪溢。发觉眼睑下垂和增厚大约1年。体格检查显示，眼球向外移位4mm，眼球突出3mm，眶内和上下眼睑实性浸润。伴有上转注视受限。（B，上图）轴位CT扫描显示位于内侧的弥漫性浸润肿块，累及左侧眼眶和眼睑的前和内侧，而冠状扫描（B，下图）显示左侧眼球周围受累。（C）活检表明为浸润性腺癌，呈小索条状和不规则假腺体样排列，伴有明显的促结缔组织生成反应。肿瘤细胞在腺体样结构中有黏液和一些胞浆内黏液素分泌。全身检查显示前列腺增大，活检证实为低分化弥漫浸润腺癌。病人应用己烯雌酚治疗，反应明显。（A，下图）治疗1年后，病人显示局部浸润性疾病几乎全部消失。随诊良好，生存14年。

（1）神经母细胞瘤

神经母细胞瘤是儿童常见的实性肿瘤，占所有儿童癌症的10%~15%。仅次于横纹肌肉瘤，后者为儿童最常见的眼眶恶性肿瘤，占儿童眼眶恶性肿瘤90%以上。神经母细胞瘤起自节后交感神经系统的胚胎性神经嵴组织。最常见的原发瘤位于腹部；但是也可来源于胸部、颈部或盆腔。肿瘤可见于20岁以下的任何年龄，最常见的是3岁以内。

眼眶特征性表现为突发快速进展的眼球突出，可为双侧或单侧，常伴有眶周水肿、瘀斑或上睑下垂。这种表现的鉴别诊断包括眼眶蜂窝织炎、其他快速进展的眼眶肿瘤（如横纹肌肉瘤、Ewing肉瘤、髓母细胞瘤、Wilms肿瘤）和以前存在的淋巴管瘤内出血。最常见的眼眶位置为眼眶上部和继发性突出到颧骨（图9-122）。骨和软组织联合受累很常见，影像学检查可提供骨质破坏和颅腔转移的证据。其他眼科表现可包括由于纵隔或颈交感链受累导致的Horner综合征、视性眼阵挛-肌阵挛、瞳孔强直以及转移到虹膜或脉络膜。神经母细胞瘤的组织学和鉴别特点已描述，见表7-16。

转移性神经母细胞瘤的预后较差，随年龄（病人多1岁内发病）、原发瘤部位（胸部较腹部好）和疾病范围不同而变化。Musarella等发现3年存活率与眼受累类型相关：眼眶转移瘤（11%）、Horner综合征（79%）和视性眼阵挛-肌阵挛（100%）。眼眶病变的治疗需要放疗、化疗并联合手术切除原发病变。播散性疾病需采用化疗（如顺铂、阿霉素、环磷酰胺、长春新碱、卡氯芥、美法仑），以及全身照射和自体骨髓移植。90%的病人可发现由于肿瘤分泌儿茶酚氨导致尿中香草扁桃酸水平升高，可有助于诊断和检测治疗。

（2）Ewing 肉瘤

Ewing肉瘤是起自骨髓原始间质细胞的高度恶性、小、类圆形细胞肿瘤。主要发生于四肢远端或骨盆，偶尔也可发生于软组织，为骨骼外变异。我们遇到过转移性和原发软组织的眼眶Ewing肉瘤（图9-123）。4%原发肿瘤见于头颈部，上下颌骨受累比眶顶受累更常见。肿瘤最常见于20岁，亚洲人和美洲黑人少见。眼眶表现一般为快速进展的眼球突出伴有或不伴有眼眶出血。在典型的CT扫描上受累骨呈“虫蚀”样表现，伴有肿瘤的软组织成分。Ewing肉瘤的组织学特征被认为是原始神经外胚层肿瘤（PNET），见表7-16。治疗上一般联合放疗和化疗。控制局部疾病包括化疗后切除原发肿瘤。尽管这类肿瘤对放疗非常敏感，但边界清楚的肿瘤可不必放疗。应用现代化疗方案结合外科手术和放疗，5年生存率可提高到80%。由于存在晚期复发和发生第二原发瘤（典型的为骨源性肉瘤）的危险，因此这些病人需长期随访。

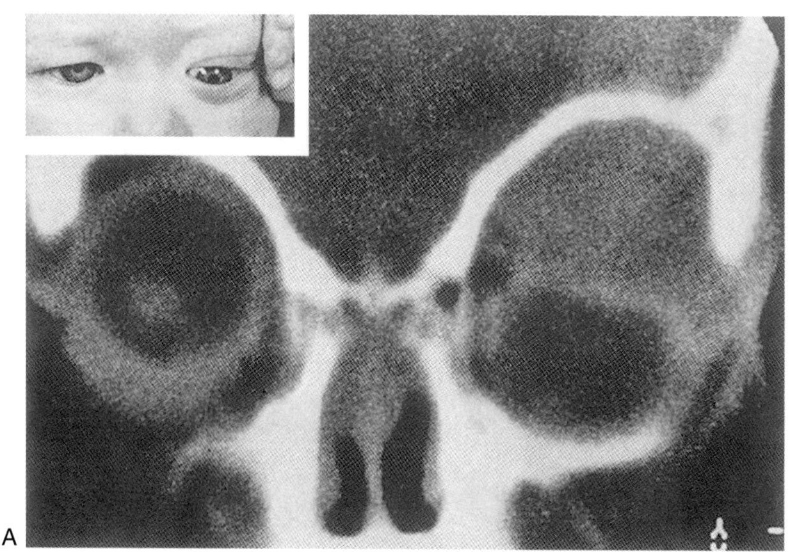

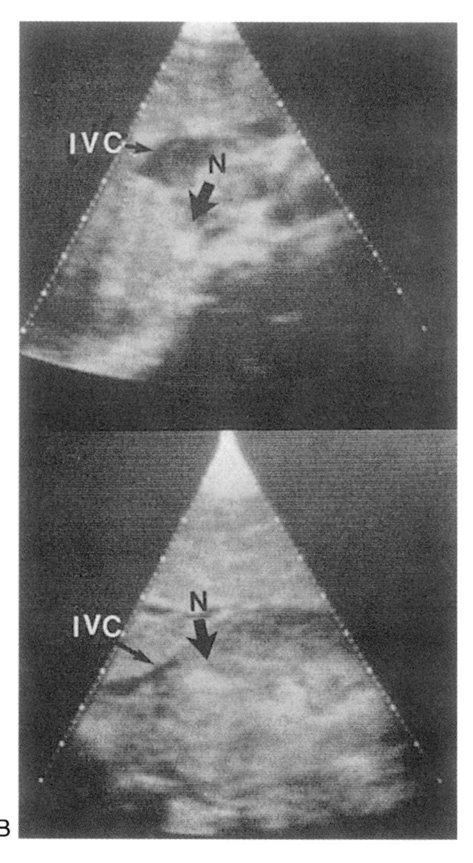

图 9-122 （A，插图）1岁儿童，表现为左眼红、结痂、逐渐突出和向下移位2周。对比增强冠状CT扫描（A）显示较大、不规则强化眼眶肿块，使眼球受压变平，并通过眶顶（骨破坏区未显示）进入前颅窝。断层显示眶顶轻度向前弯曲，可见前颅窝肿块。（B）超声检查显示右侧肾上腺区3~4cm肿块（N）（B，上图——横位扫描；B，下图——冠状位扫描）。下腔静脉（IVC）区也可见一个肿瘤。骨髓活检显示重度神经母细胞瘤浸润，骨扫描显示左股骨转移性病变。病人应用全身化疗和眼眶放疗，但1年内死于神经母细胞瘤IV期。

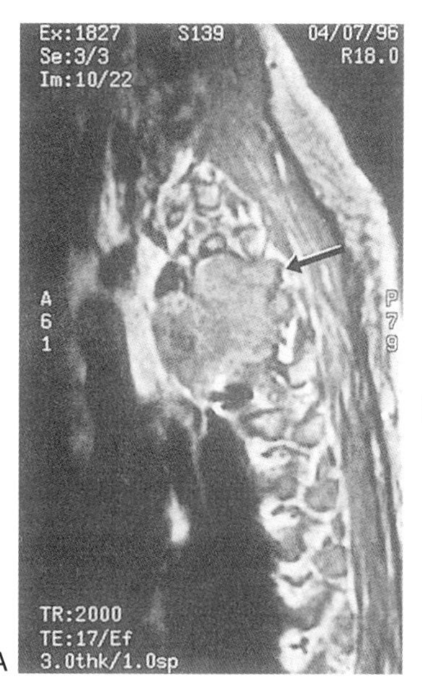

A

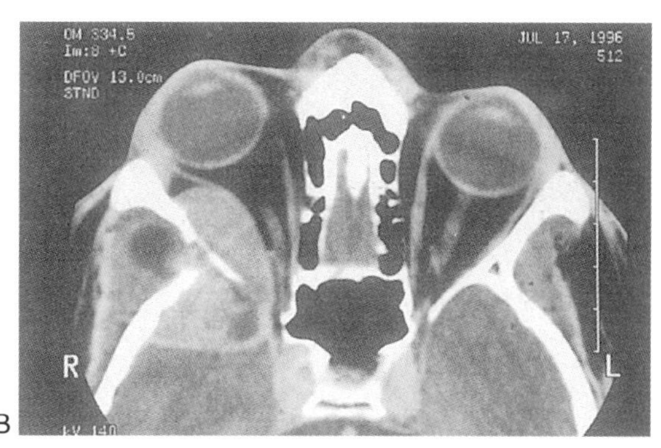

B

图 9-123 （A）MRI 显示局部复发脊髓 Ewing 肉瘤（箭头），伴有眼眶转移瘤。右上眼睑肿胀 4~5 周，最近出现颞窝肿块。病人第五对颅神经支配区感觉下降，伴有眼球突出 3mm 和内转受限。（B）显示较大肿瘤性肿块侵蚀蝶骨翼，并伴有低密度坏死区。针吸活检显示转移性 Ewing 肉瘤。

9. 肿瘤学观点

不明来源的转移癌

眼眶转移瘤中很大一部分不知道原发瘤，占11%（见图9-113）。在不明原因转移癌的病人中，尽管进行广泛检查仍有一半以上不能确诊。即使尸检也有大约10%~30%病例的原发癌不能成功诊断。肿瘤典型为“沉默”性，仅有转移表现，组成不明原因原发瘤主要包括肺、胃、结肠、胰腺、甲状腺和卵巢肿瘤。这组疑难病人的诊断最好先考虑治疗效果较好的肿瘤，因为这样较有意义。

乳腺、前列腺和子宫内膜癌应用激素治疗有效。精细胞肿瘤、淋巴瘤和白血病应用联合治疗有时能被彻底治愈。卵巢和小细胞肺癌有治愈可能，甲状腺和前列腺肿瘤能被成功缓解。完全彻底的肿瘤学检查非常有用，将对治疗起决定作用。对患者来说，在仅有的时间内享受高质量生活是最重要的。

10. 总结

眼眶转移瘤是一组不同来源的肿瘤，临床表现很大程度上反映了原发瘤的生物学行为。可将其分为五类基本表现综合征：肿块性、浸润性、功能性、炎症性和沉默性。

转移瘤的临床表现多种多样，其中一些有助于将其与其他眼眶肿瘤区别开。例如肿瘤病史（有时需相当大的努力），但在一些病例中眼眶症状是全身肿瘤的最初表现。发病症状一般很迅速、很无情、进展几周~几个月。运动障碍很常见，有时与眼球突出程度不成比例，而且一旦存在，疼痛常见于病程早期。乳腺和其他硬癌的病人可表现为眼球内陷和活动受限的特征性浸润症状，这些体征常被忽视。

检查目的包括确定眼眶肿瘤为转移瘤以及尽可能在不增加病人痛苦的情况下找到潜在的原发肿瘤。眼科专家所起到的作用不仅要利用先进的影像技术和必要时应用穿刺针或开放活检，而且要对眼眶组织应用特异的组织学研究。涉及眼科专家、家庭医生、病理学家和肿瘤学家在内的多学科综合方法对于这类病人的恰当诊断和治疗是非常必要的。

眼科学角度的治疗包括保留视力和减轻痛苦。放疗和激素治疗常可达到这些目的，而且有时效果很明显。除了需要减轻水肿的极端病例或一些不寻常的肿瘤，如类癌和肾癌产生孤立的转移瘤，一般来说，手术根治是禁忌的。不要使患者产生无望或无助的想法，这一点非常重要。应用现代治疗方法，转移瘤病人可存活更长，实际治愈偶尔是可能的。即使在生存时间受限的病人中，保存视力对于生活质量有很大帮助。

六、泪腺肿瘤

这部分主要讨论原发性上皮性肿瘤。肿块可分为浸润性病变（原发淋巴增殖性或炎性）、原发上皮肿瘤和结构性病变。泪腺肿块的正确治疗方法依赖于准确的临床诊断。

炎症和浸润性病变常与系统性疾病有关，包括感染和传染、淋巴瘤、肉瘤样病变、硬化性炎症、Wegener肉芽肿和非特异性泪腺炎。在临床活动性炎症病例中，主要为非特异性泪腺炎，但肉瘤样病变和Wegener肉芽肿也可伴有急性或亚急性炎症。一旦排除了感染性病变，常常需要进行活检。

侵及泪腺及其邻近组织的非炎症性肿块包括淋巴增殖性疾病、肉瘤样病变、Sjögren病、硬化性炎症、Wegener肉芽肿和罕见的淀粉样变。这说明对于临床上表现相似和影像学上常累及邻近组织的浸润性肿块，活检非常必要。

相反，泪腺肿瘤，特别是上皮源性的肿瘤，特征性的表现为肿块效应。区分潜在的具有侵袭性（恶性——主要为腺样囊性癌）和良性（主要为多形性腺瘤）的病变非常重要。一般来说，恶性病变需要切开活检来获得正确的治疗方案，而泪腺良性病变需要彻底根治。对于多形性腺瘤，准确的诊断意味着恰当的治疗，才会使局部复发的危险性降到最低。现在，详细的临床检查和精确的影像学检查使绝大多数病变可以被恰当的诊治。但是，少数病例不能百分之百的确定是否为恶性或良性上皮肿瘤。在这些病例中，我们都将其假定为多形性腺瘤而行相应的手术治疗。我们认为手术前细针活检、术中切开活检和冰冻切片只会引起极少的危害，而且冰冻切片可指导术中治疗。

1. 发病率和病理生理学

我们涉及的肿块主要为肿瘤性、炎症性和结构性的（表9-21），均会产生临床上的肿块效应。临床上主要差异为伴有或不伴有炎症表现。炎症性病变特征性地表现为突发的（数天至数周）急性和亚急性炎症，伴有疼痛、局部肿胀、充血、眼睑S型变形、泪腺导管胀大、局部球结膜水肿和轻到中度肿块。相反的，慢性炎症过程主要表现为肿块效应，仅伴有轻微的炎症特征，从临床角度与内源性和外源性泪腺窝的肿瘤很难区分。淋巴增殖性病变特征性表现为非炎症的肿块效应，通常在1年内进展，并很少伴有功能改变。相反，上皮性肿瘤主要表现为质硬肿块，压陷或侵蚀邻近结构。上皮性病变的侵袭性越大，其表现出疼痛和运动受限以及影像上侵犯软组织和骨浸润性特征则越多。

所有这些病变可见于泪腺的内源性肿块或泪腺窝的外源性病变（表9-21）。读者可参阅本书进一步探讨特异性病变的相关部分。

2. 泪腺的上皮性肿瘤

在最近40年内，已经对泪腺的上皮性肿瘤进行重新分类，以便更清楚地定义这些肿瘤的生物学行为和预期的临床表现。这些肿瘤的分类与唾液腺肿瘤非常相似，存在多样性和特异性（表9-22）。因此我们基于唾液腺肿瘤的分类，将泪腺的上皮性肿瘤分为良性和恶性上皮性肿瘤（表9-23）。在本组中，大约一半的上皮性肿瘤为良性（大部分为多形性腺瘤），其余一半为恶性。既往关于泪腺病变的文献回顾表明，根据回顾的时间和特定的研究报道各不相同，但一般不超出上述结果（表9-24）。

（1）良性上皮性肿瘤

①多形性腺瘤

本组病例中46%（文献报道大约一半）泪腺上皮性肿瘤为多形性腺瘤。与恶性泪腺肿瘤相比，典型的多形性腺瘤见于更年轻的年龄段（一般为20~50岁）。但任何年龄组均可见，男女比例大致相同。

- 临床表现

特征性表现为慢性进展（超过1年）、无痛性眼球突出、眼球向下移位和上眼睑肿胀，不伴有炎症症状或体征。较大的肿瘤可伴有视物模糊和眼球凹痕引起的脉络膜皱褶，可产生复视。本组的症状范围包括眼球突出（48%）、进展性上眼睑肿胀或一侧眼睑下垂（42%）、红肿或流泪（29%）、复视（19%）、视力问题（14%）、疼痛（10%）和麻痹（5%）。症状持续时间通常为3年或以上。

常见体征为可触及颞上肿块（90%）、眼球向内和向下移位（76%）、眼球突出（67%）、S型眼睑（14%）、视力下降（14%）和上转注视受限（10%）。眼底检查显示一半病人有眼球凹痕，10%有脉络膜皱褶。1/5病人有感觉障碍。眼睑叶泪腺肿瘤典型表现为无压痛的、外上眼睑肿块。

表 9–21 泪腺窝占位病变

（不列颠哥伦比亚眼眶病中心，1976~1999 年）

肿瘤类型	病变数	总数
内源性		
肿瘤性		73
上皮源性——良性（25）		
多形性腺瘤	22	
多形性腺瘤中的癌	2	
罕见的良性肿瘤	1	
上皮源性——恶性（23）		
腺样囊性癌	12	
多形性腺癌	5	
黏液上皮样癌	3	
腺癌	1	
多形性低级腺癌	1	
导管腺癌	1	
淋巴增殖性	24	
非上皮性		
纺锤细胞肉瘤	1	
炎症		75
感染性		
细菌性	6	
病毒性（带状病毒）	1	
非感染性		
特发性	30	
特异性		
Sjögren 综合征	10	
类肉瘤病	12	
Wegener 肉芽肿	16	
结构性		20
泪腺囊肿	20	
外源性		
肿瘤性和反应性		5
骨髓瘤	2	
Hodgkin 病	1	
嗜酸性肉芽肿	1	
褐色瘤（甲状旁腺功能亢进）	1	
炎症		10
颗粒细胞病	3	
骨反应性黄色瘤样病变	2	
非特异性硬化性炎症	5	
结构性		10
皮样囊肿	5	
黏膜囊肿	4	
植入性囊肿	1	

表 9–22 唾液腺肿瘤 1996 年分类

良性上皮肿瘤
混合瘤（多形性腺瘤）
肌上皮瘤
Warthin 瘤
基底细胞腺瘤
小管腺瘤
嗜酸细胞瘤
囊腺瘤
导管乳头瘤
乳头状涎腺瘤
反向导管乳头瘤
导管内乳头瘤
淋巴腺瘤和脂肪腺瘤
涎腺母细胞瘤
恶性上皮肿瘤
黏液上皮样癌
腺癌
小核细胞腺癌
腺样囊性癌
多形性低级腺癌
恶性混合瘤
混合瘤癌变
癌肉瘤
转移性混合瘤
鳞状细胞癌
基底细胞癌
上皮——肌上皮癌
透明细胞腺癌
囊腺癌
未分化癌
小细胞未分化癌
大细胞未分化癌
淋巴上皮癌
致癌细胞性癌
唾液腺导管癌
脂肪腺癌和淋巴腺癌
肌上皮癌
腺鳞癌
黏液腺癌
间质肿瘤
良性
恶性
恶性淋巴瘤
转移瘤
非肿瘤的肿瘤样病变

表 9-23 根据唾液腺肿瘤分类、个人经验和文献回顾基础上的泪腺上皮肿瘤分类

A 良性上皮肿瘤
- i. 多形性腺瘤
- ii. 多形性腺瘤内癌
- iii. 嗜酸细胞瘤
- iv. Wathin 肿瘤
- v. 肌上皮瘤

B 恶性上皮肿瘤
- i. 腺样囊性癌
- ii. 多形性腺瘤外癌
- iii. 黏液上皮样癌
- iv. 腺癌和导管癌
- v. 低级癌
- vi 其他罕见癌
  - 小核细胞
  - 上皮——肌上皮癌
  - 脂肪性腺癌

● 影像学表现

多形性腺瘤的精髓表现在CT扫描上显示最佳，大部分病例表现为受压痕迹和泪腺窝扩大（图9-124）。通常为弥漫性扩大，但可表现为结节状凹痕（图9-125~图9-127）。眼球可受压（图9-125~图9-126）。大约30%病例无骨性扩大。肿瘤通常边界清楚，可呈轻度结节状表现。在标准化A型超声图上可有边界清楚的假包膜。本组中，一半肿瘤为结节状，3/4密度不均，3/4邻近骨有凹痕（光滑的轮廓——受压效应）。可有钙化，本组中为1/3。

超声可见高回声假包膜、囊性腔隙和边界清楚的肿瘤形态学特征。在A型超声上表现为伴有多分隔的中到高度的内部反射度和中度的回声衰减（图9-126E）。

在MR成像上常表现为弥漫的、结节状的、伴有窝形成的边界清楚的肿块。有光滑的轮廓，在T2加权像上与脑质相比呈不均一等信号强度。在CT和MR对比增强检查上多形性腺瘤均呈中度到明显强化。

● 病理学表现

这些肿瘤大体上典型地表现为坚硬的、灰白色、圆凸状实性肿块。组织学上它们由来源于导管的上皮成分组成，可为双层或呈实性肿物或窄索条状。局部常有鳞状化生（图9-127D）。肌上皮成分由外纺锤层组成，与周围组织融合。也可化生为黏液样（图9-127C）或假软骨蛋白样区，偶尔可见于实性包壳。这两种成分使其命名为多形性腺瘤。平均上皮成分占肿瘤的2/3。一个重要的表现是显微镜下假包膜的结节状突起（图9-124B），见于本组大约60%的病例中。（这可能导致肿瘤没有被完全切除而出现复发。）我们和其他人的研究都表明多形性腺瘤的细胞发生学涉及3p、8q或12q染色体结构重排。

● 治疗和预后

现代高度精确诊断技术和术中彻底切除，使肿瘤的复发率降到最低点。防止复发的两个重要因素是术中不使包膜破裂和术前诊断不要切开活检。但是也应当注意，10%~15%病例仍使用切开活检，而且如果使用，仔细切除肿瘤、骨膜、邻近组织和导管实际会将复发率降为零。

表 9-24 已报道的泪腺病变中良性和恶性上皮肿瘤的发病率

	Reese 1956	Ashton 1975	Font& Gamel 1978	Stewart et al 1979	Wright et al 1982	Kennedy 1984	Shields et al 1989	Ni&kuo 1992	Henderson 1994	Rootman 1999
良性										
多形性	25	30	136	14	30	12	17	140	25	22
其他	2	–	–	–	–	4	8	–	–	3
总数（%）	27（50）	30（56）	136（51）	14（45）	30（56）	16（76）	25（78）	140（51）	25（38）	25（52）
恶性										
腺样囊性癌	?	13	70	7	11	3	2	68	22	12
多形性腺瘤外癌	?	2	43	2	3	–	3	25	10	5
其他	?	9	25	8	10	2	2	39	9	6
总数（%）	27（50）	24（44）	129（49）	17（55）	24（44）	5（24）	7（22）	132（49）	41（62）	23（48）
合计	54	54	265	31	54	21	32	272	66	48

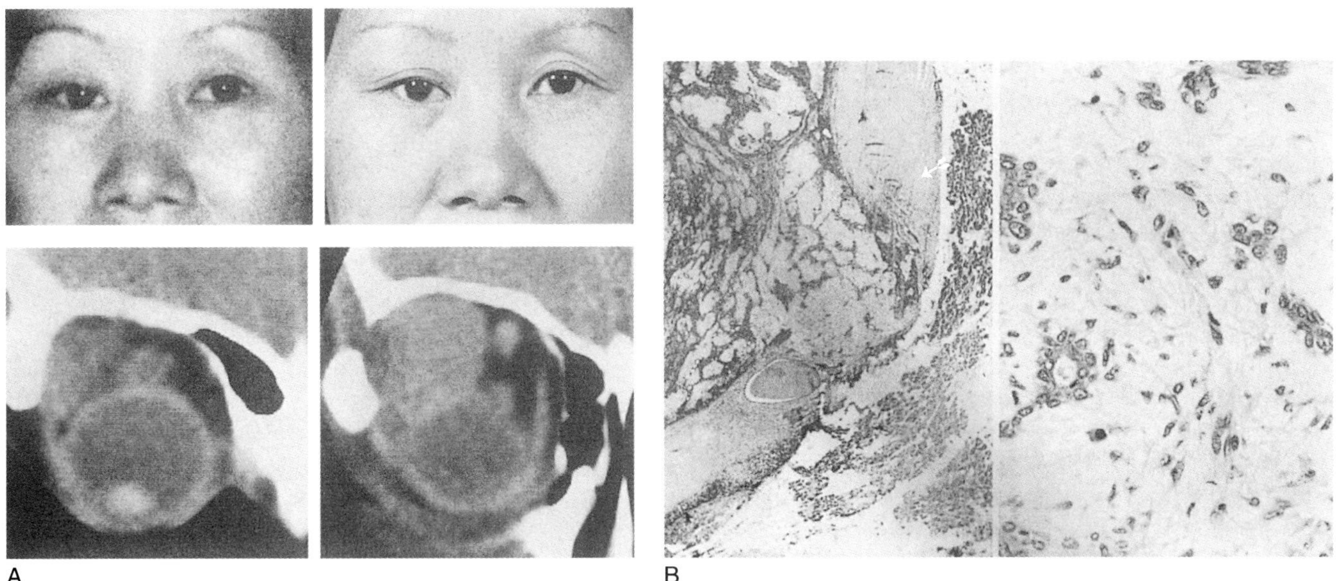

图 9-124 （A，右图）女性患者，50 岁，表现为长期进展性右眼球突出病史，回顾 5 年前照片可发现（A，左图）。冠状 CT 扫描（底图）显示多分叶状边界清楚肿块，与邻近眶顶有光滑边界，眼眶外侧壁局部缺损。（B）完全切除肿块和邻近泪腺，组织病理学显示为良性混合瘤。表现为两个典型的形态成分，含有星状细胞的疏松排列的基质和围绕导管上皮的岛或小管结构。低倍显微照片（B，左图）显示穿过假包膜扩展的赘生物（白箭头，HE 染色，左侧×2.5，右侧×25）。病人良好存活 15 年。

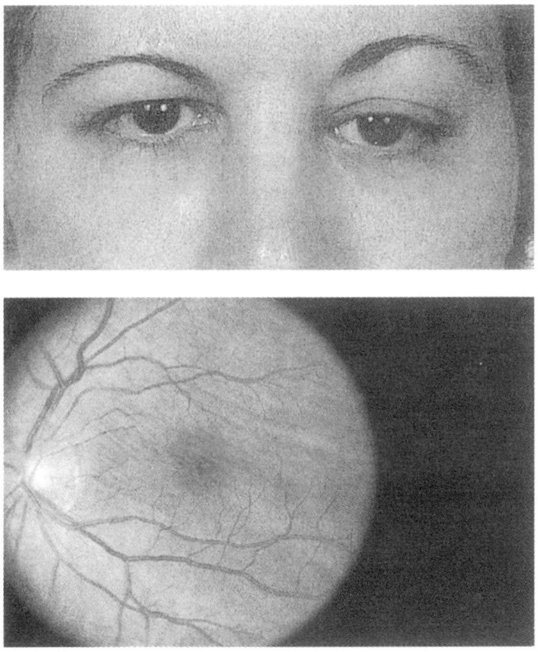

图 9-125 （A）女性，38 岁，表现为左眼眶慢性进展肿块（1.5 年）和眼球向下移位伴有视力障碍的病史。体格检查显示眼球凹陷，脉络膜颞上象限可见皱褶（B）。经外侧开眶术切除肿块和眶周、邻近组织。（C）显示了泪腺良性混合瘤术中、大体和低倍显微镜下表现。注意凿开的骨表面不光滑（箭头）和肿瘤的“混合性”本质（HE 染色，×2）。

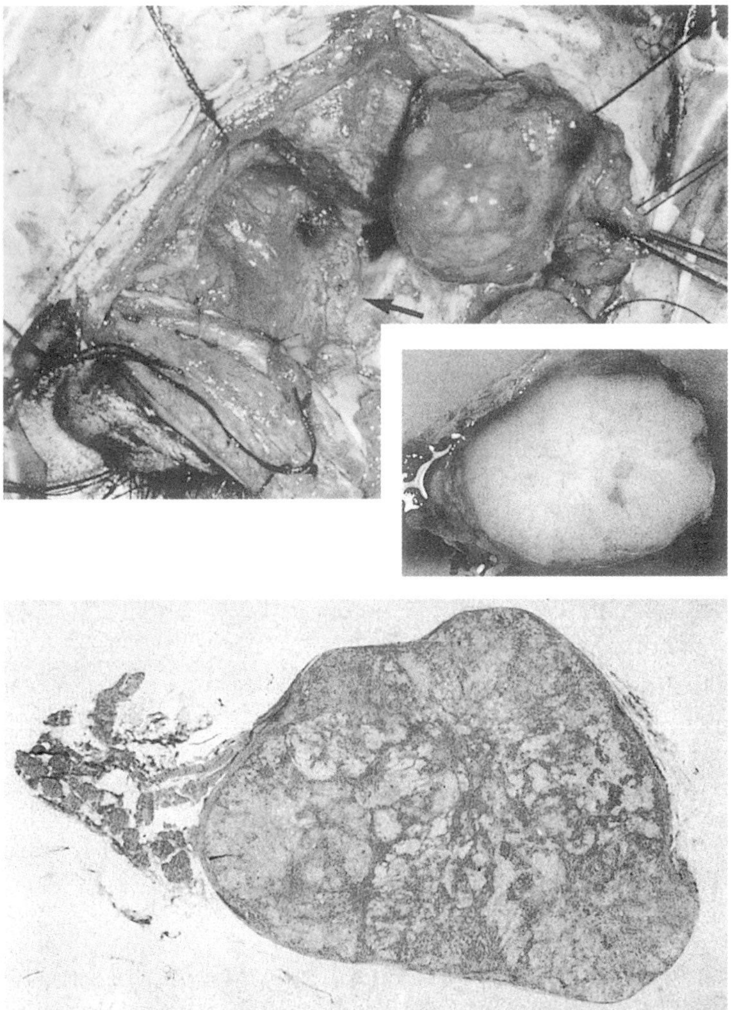

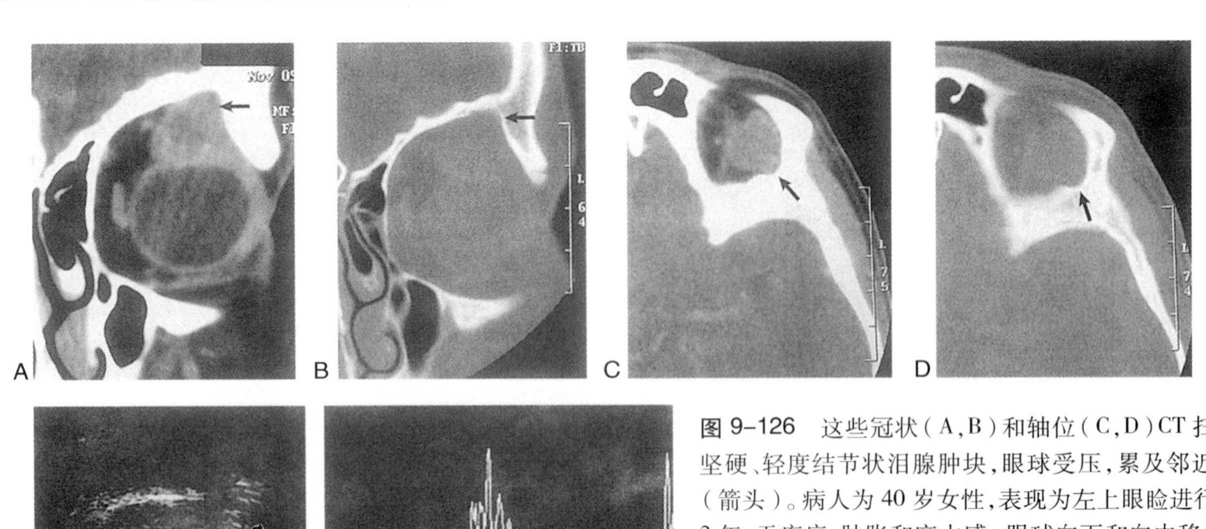

图 9-126 这些冠状（A,B）和轴位（C,D）CT 扫描显示坚硬、轻度结节状泪腺肿块，眼球受压，累及邻近泪腺窝（箭头）。病人为 40 岁女性，表现为左上眼睑进行性下垂 3 年，无疼痛、肿胀和麻木感。眼球向下和向内移位 4mm，眼球突出 3mm，上转受限，眼底上方受压。（E，左图）B 超显示较大、边界清楚、不均一卵圆形肿块致眼球上方受压。A 超（E，右图），肿块为 15.9mm×12.8mm×13.3mm 大小，中到低回声，轻度不规则内反射。病理上，肿块由大部分纤维黏液样物质伴有少量多形性腺瘤组成。肿瘤全部切除，证实为多形性腺瘤。术后 2 年未复发。

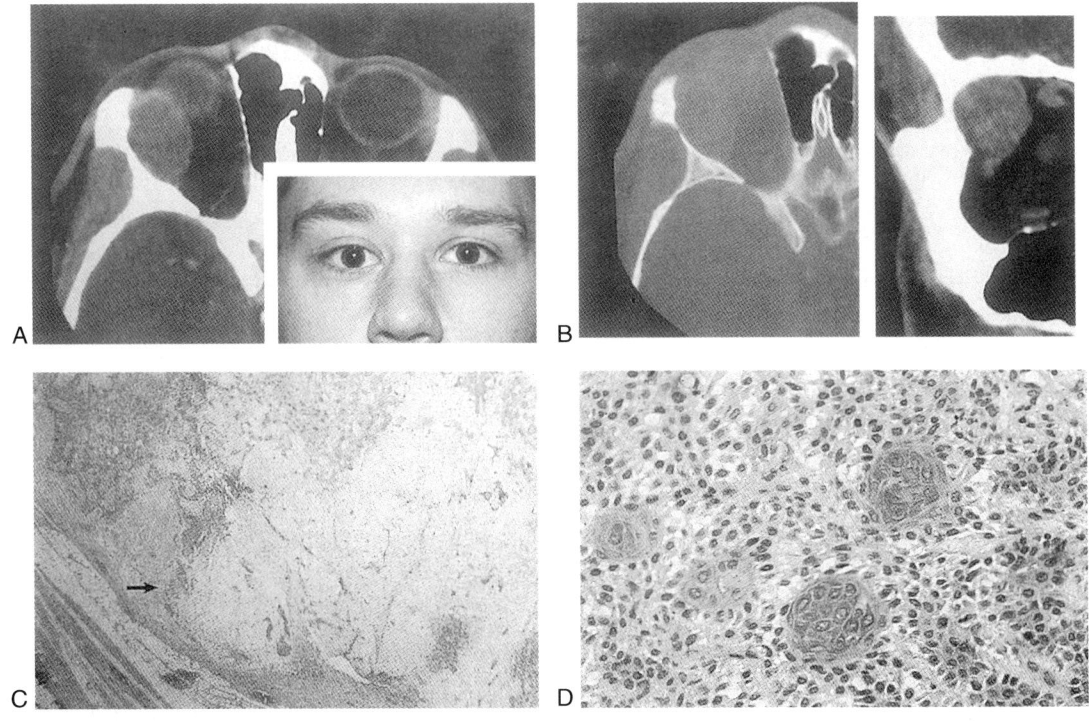

图 9-127 CT 扫描（A,B）显示了肿块的轴位和冠状图像，病人 23 岁，男性，有右眼球突出病史 1 年。眼球向内和向下移位 4mm，眼球突出 4mm，上转注视受限和眼球受压。肿块被全部切除，证实为泪腺多形性腺瘤。（C）低倍组织学显示肿瘤的黏液样和实性成分。注意肿瘤侵入包膜（箭头，HE 染色，×4）。（D）高倍镜下可观察到鳞状化生形成的漩涡（HE 染色，×40）。6 年内无复发。

有效的治疗方法为通过改良外侧开眶术行彻底切除。重点是充分的外科暴露、眶骨膜切除、仔细操作、避免破裂、边缘或邻近组织切除和尽可能保留未受侵犯的眼睑叶泪腺（减少术后丝状角膜病的发生率）。在过去25年内，本组22例多形性腺瘤未复发。

②多形性腺瘤恶变

在唾液腺和泪腺多形性腺瘤中已被证实，肿瘤存在时间越长，发生恶变的可能性越大，10年内恶变率小于3%，而超过20年恶变率为10%~20%。因此将这类病变命名为"恶性混合瘤"。但是，重要的是区分多形性腺瘤限制性或非侵袭性癌（之前称为"原位癌"）与多形性腺瘤非限制性或侵袭性癌。表现为限制性癌的病例主要为良性多形性腺瘤伴有局部区域恶变。从临床角度来看，他们具有多形性腺瘤的典型症状、体征和影像学表现，但显微镜下局部区域有恶性组织学证据，如有丝分裂、恶性腺体形成或细胞不典型增生但未突入邻近组织（图9-128）。间变成分通常为腺癌，但罕见的也可为腺样囊性癌、鳞癌或肉瘤样变。

治疗

因为确认限制性癌是通过术后病理诊断（源自良性混合瘤手术），所以治疗实际上与良性混合瘤相同。

③泪腺中少见的良性肿瘤

嗜酸细胞瘤

尽管我们没有遇到一例纯粹的嗜酸细胞瘤，但是我们有1例主要为嗜酸细胞化生的眼睑叶泪腺肿瘤（图9-129）。我们注意到这些特征在唾液腺肿瘤中并不罕见，包括小核细胞癌、多形性腺瘤和黏液上皮样癌。诊断要点包括伴有大量细小颗粒嗜酸性胞浆的大多角细胞和伴有深度嗜酸压缩胞浆和色素形成过度核的小黑细胞。这些细胞形成伴有空腔和极少中间基质的实性小梁或微核。

在眼眶中，嗜酸细胞癌更常见于泪囊、结膜、附属泪腺（最常见），很少见于泪腺本身。临床上为生长缓慢、红色、表面呈球状的肿块。在泪腺，其为良性肿瘤，需手术切除。

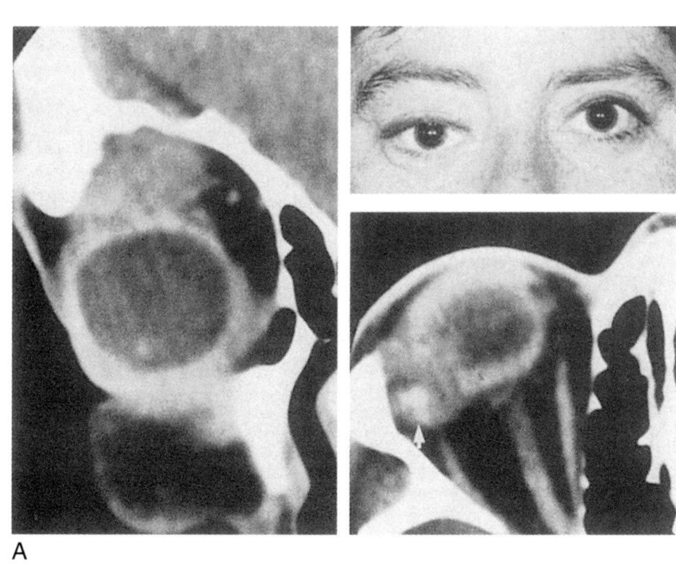
A

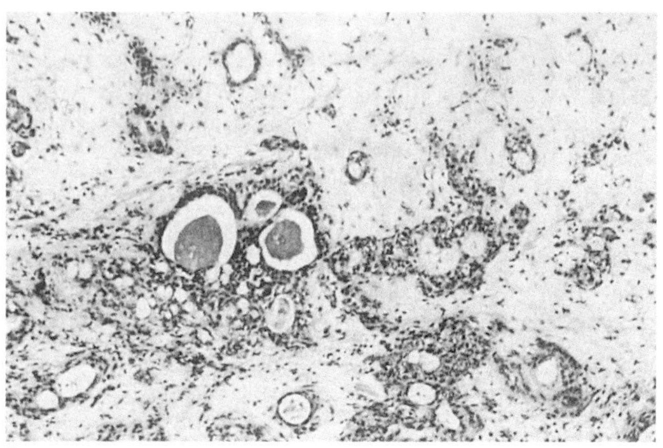
B

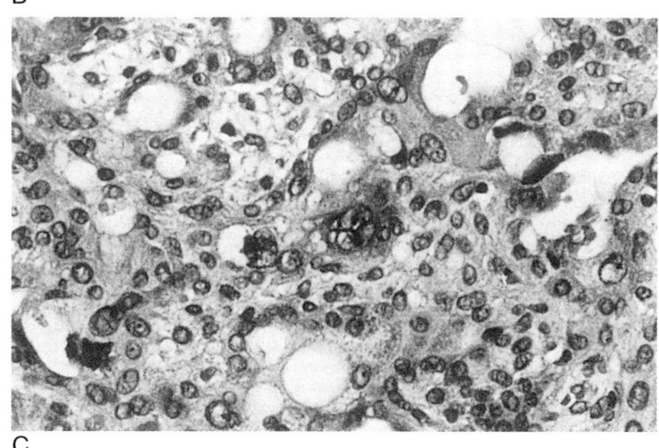
C

图9-128　（A）女性患者，35岁，表现为右眼向下移位、流泪增加和极度右侧注视时出现复视5年。体格检查显示坚硬结节状肿块，位于上眶缘的外1/3和内2/3交界处。眼球向内移位1mm，向下移位6mm，眼球突出3mm。CT扫描显示软组织肿块伴有局部钙化（箭头）和邻近骨质凹陷。病人行肿瘤、泪腺和邻近软组织切除，肿块在包膜内完整切除。（B）组织病理上病变具有泪腺良性混合瘤的典型表现，但局部区域（C）存在恶变，可见大的间变细胞。最终诊断为泪腺良性混合瘤原位恶变（HE染色，B×10，C×40）。

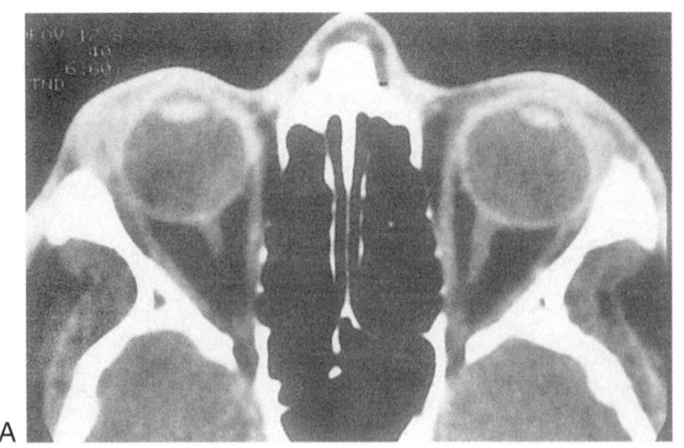

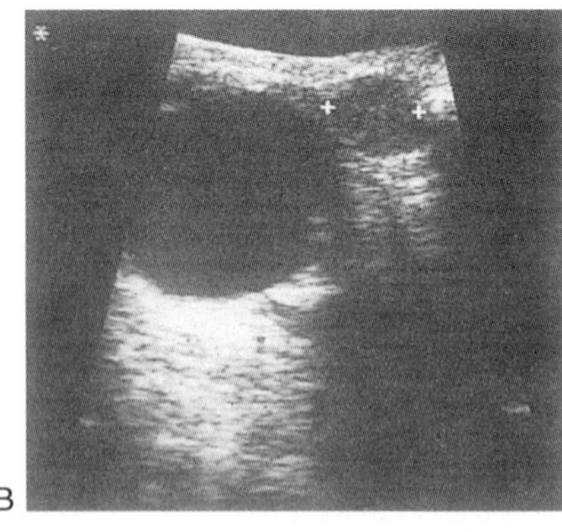

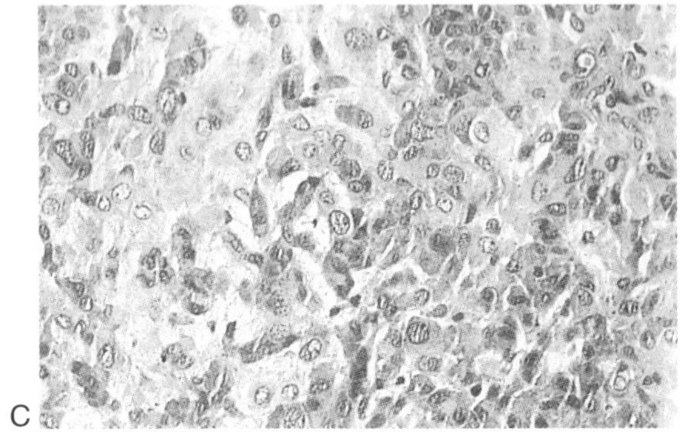

图 9-129 轴位 CT 扫描（A）和 B 型超声（B）显示边界清楚眼睑肿块。病人为 46 岁男性，发现肿块 1.5 年。无症状，运动自如。肿块被完全切除，组织学上证实为多形性腺瘤，多数细胞呈嗜酸细胞性改变（D，HE 染色，×40）。注意边界清楚的细胞具有颗粒性胞浆。生存良好，9 年内无复发。

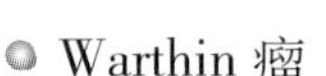

◎ Warthin 瘤

尽管这是第二位最常见的良性腮腺肿瘤，但是在泪腺区大约仅占此部位上皮肿瘤的4%。Bonavolonta及其同事描述了1例源自囊性肿瘤伴有泪腺窝肿块效应并被彻底切除的病例。

Warthin瘤被认为是起自先前存在的淋巴瘤内的导管。显微镜下具有双层上皮细胞和致密的中间淋巴样基质，有时有生发中心。深上皮层为立方状或多角状，表层为类似嗜酸细胞的细小颗粒嗜酸性胞浆的柱状上皮。

◎ 肌上皮瘤

肌上皮瘤是泪腺和唾液腺的良性肿瘤。被认为一端为腺体上皮肿瘤，中心为多形性腺瘤，另一端为单一形态腺瘤（仅由良性上皮细胞组成）。尽管主要由肌上皮细胞组成，大约10%可能为导管性。肿瘤可为纺锤细胞、浆细胞或混合细胞。文献报道病例极少，临床和影像学表现类似于多形性腺瘤。

我们遇到1例纺锤细胞肌上皮瘤，40岁男性，慢性生长、无痛性、眼眶外上方肿块5年（图9-130）。表现为泪腺窝轻度骨质扩大、边界清楚的肿瘤。肿瘤被完全切除，16年随访未复发。

（2）恶性上皮性肿瘤

①腺样囊性癌

泪腺腺样囊性癌具有起病隐匿、长期存在、复发、转移和死亡的生物学特性，是最常见的泪腺恶性上皮肿瘤，男女均可见，女性稍多。高峰发病率在40岁，在20和40岁具有双峰发生率的倾向。与其他泪腺恶性上皮肿瘤相比，可能发生稍早，但年龄范围广，意味着其可见于年轻人到老年人。

◎ 临床表现

最重要的临床特征与发生速度和是否存在疼痛有关。通常，这些肿瘤的发病时间少于10个月，30%（本组）~79%存在不同程度的疼痛。疼痛的特征是持续存在，可伴有麻痹。持续性疼痛伴有麻痹在其他泪腺窝病变中很罕见（但不是未见）。其他临床特点包括额颞部肿块、眼球突出（80%）、眼球移位、眼睑下垂和视力下降，所有这些均不具特异性。

◎ 影像学表现

一个重要的影像学特征是邻近骨的溶骨性（不规则）改变。这些肿瘤常为球状，常导致泪腺窝扩大，边缘不规则、朝向眶尖呈杏仁形扩展（图9-131和图9-132）。钙化对于与其他泪腺窝肿瘤的鉴别用处不大。在CT扫描上，内源性病变通常边界清楚、实

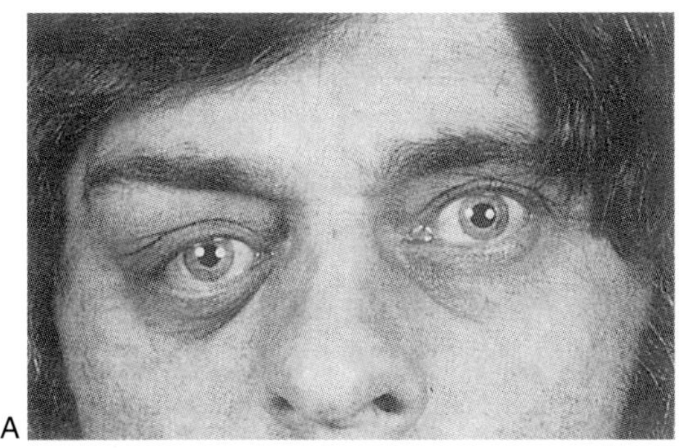

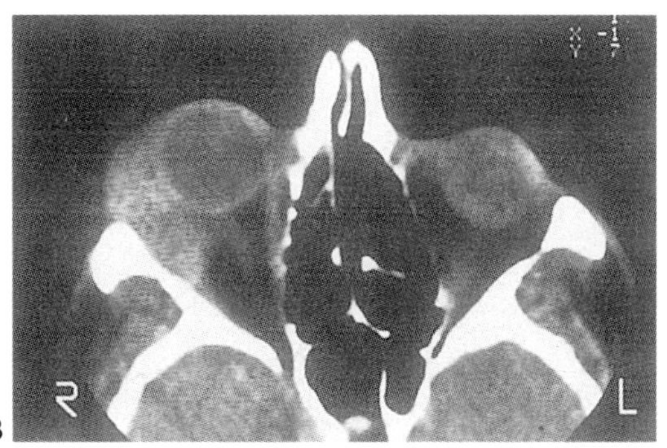

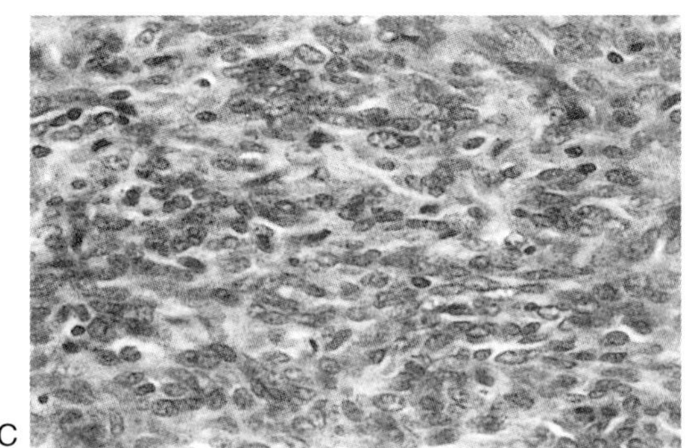

图 9–130 （A）男性患者，41 岁，表现为进展性、无痛性、右眼眶颞上方肿块（B）5 年，导致眼球向下移位 8mm、向外移位 4mm，无麻痹或疼痛。肿瘤被全部切除，由纺锤样细胞组成，肌上皮样细胞浸润，伴有之前存在的泪腺导管扩张（C，HE 染色，×25）。生存良好，术后 16 年无复发。

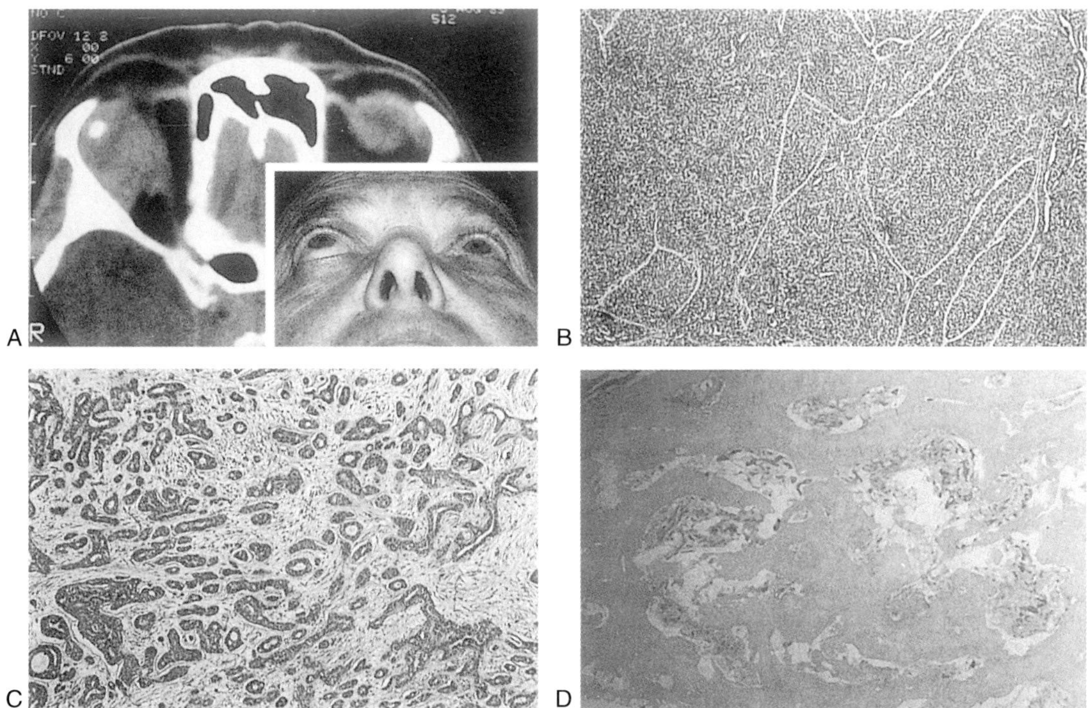

图 9–131 （A，插图）女性患者，74 岁，表现为疼痛、眼球突出和复视病史 12 个月。眼球突出 5mm，眼球向下 4mm、向内 2mm 移位，V1 支配区感觉下降。（A）CT 扫描显示杏仁形泪腺肿块，侵蚀邻近骨质。针吸活检为腺样囊性癌，并经切除活检证实。她行眼眶和邻近骨结构剜出及肌肉皮肤移植术。（B，C）肿瘤由混有管状特征的实性病变（基底细胞样）和肿瘤侵犯的骨质组成（D，HE 染色，B×10，C×20，D×20）。行放疗，术后 8 年死于转移瘤。

性、密度均匀。MR成像可能对于确定神经周围侵犯、海绵窦受累或骨髓置换更有用。T1加权像对比增强MRI通常呈弥漫性强化，T2加权像显示肿瘤与脑质和眼外肌相比呈等信号（图9–133A~C和图9–134）。

◎ 病理学表现

大体上，腺样囊性癌通常为灰白色、坚硬、可有假包膜或呈结节状。与多形性腺瘤相比，术中切除通常更困难，骨形态轻度不规则，常伴有局部出血。

组织病理学上，肿瘤细胞是小的、深染的、嗜碱的，可同时具有导管和肌上皮特征。泪腺中可见到五种组织学类型：筛状（腺样，瑞士奶酪，图9–135）、实性（基底细胞样，图9–131和图9–132）、管状（导管性，图9–134）、硬化性和粉刺状癌病（图9–132）。在唾液腺肿瘤类型中有筛状、管状和实性。但是，认识到所有或其中几种类型在一个肿瘤中同时存在是非常重要的（图9–131、图9–132和图9–134）。上皮结构

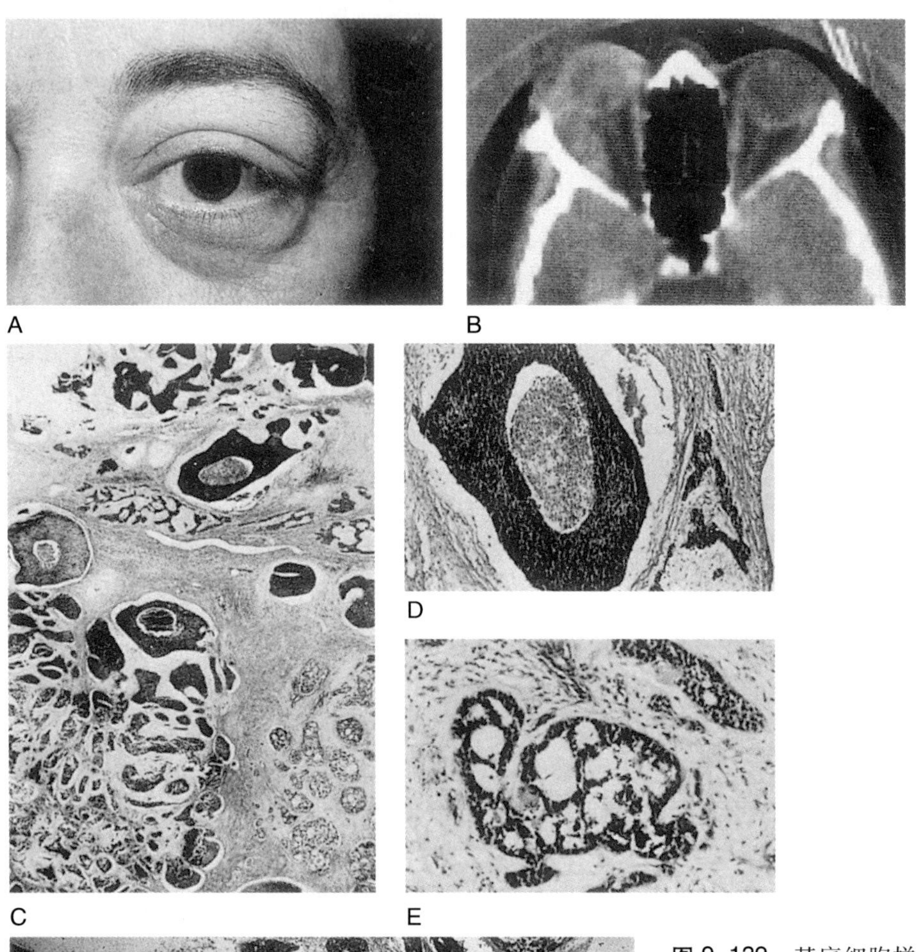

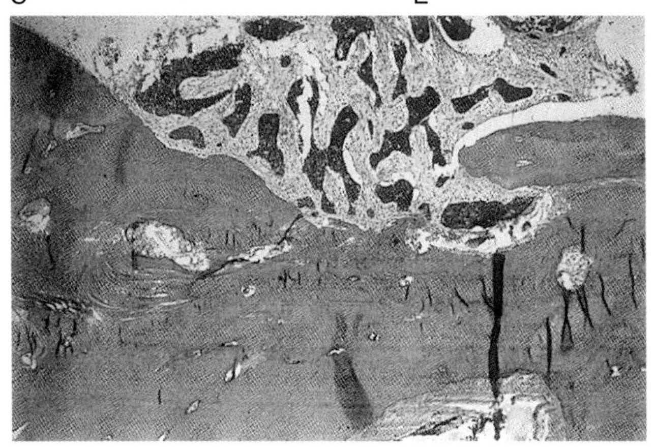

图9–132 基底细胞样、粉刺状癌病和筛状特征。（A，B）女性患者，39岁，表现为眼睑肿胀伴有眼球突出1年，无疼痛或复视。眼球向下、向内移位，眼球突出，V1神经感觉缺陷。切开活检显示泪腺实性癌。行眼眶和邻近组织剜出术，证实为基底细胞样和粉刺状癌病混合型。（C，D）组织学显示为侵袭性、广泛浸润条索状肿块（HE染色，C×2.5，D×10）。注意实性肿瘤细胞伴有中心局灶坏死（粉刺状癌病），存在更典型的腺样囊性特征的局部区域（E，HE染色，×10）。（F）肿瘤侵犯邻近骨质，实性基底样细胞呈索条状（HE染色，×2.5）。术后2年死于肺转移。

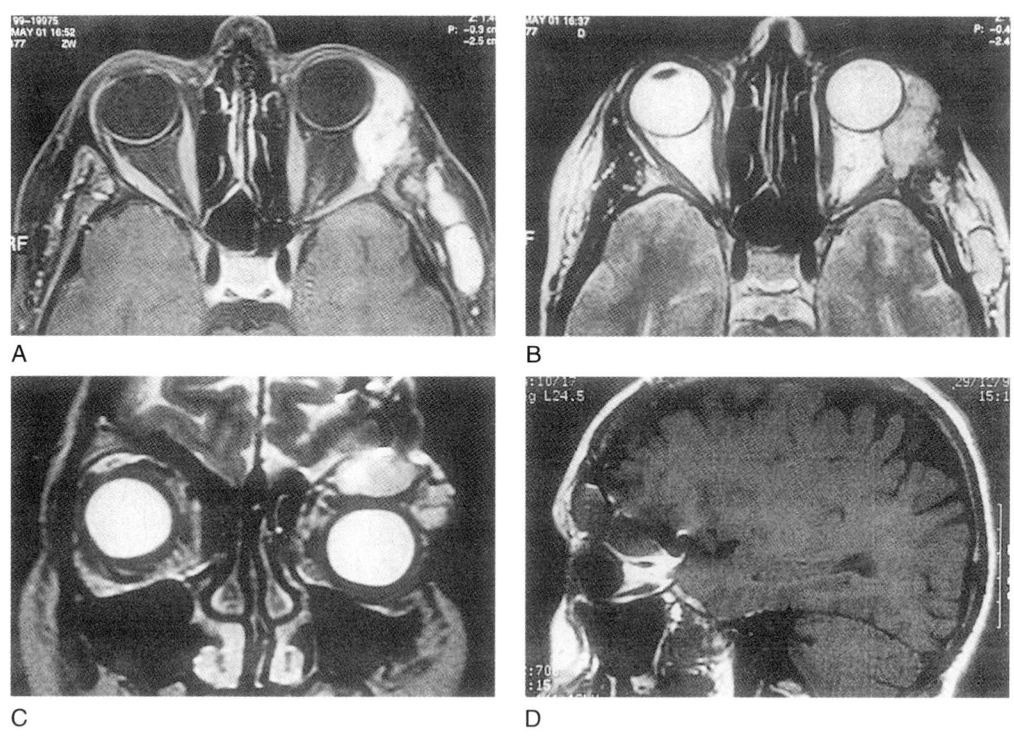

图 9-133 此例腺样囊性癌见于 41 岁女性，17 岁时局部切除，27 岁和 36 岁时反复切除，并有骨部分切除。2 年后快速复发，导致眼球向下、向内移位和上颞部肿块侵犯残存骨、鼻窦和颞窝，1 年内又行局部切除。（A）钆增强和脂肪抑制 T1 加权 MRI 显示泪腺窝高信号强度均一病变，侵犯残存骨，伴有颞窝内第二个病变。（B）T2 加权像显示同样的肿块，与脑质呈等信号。（C）T2 加权冠状 MRI 显示肿瘤侵犯眶尖和部分额窦，在 T1 加权矢状位上也可显示（D）。病人拒绝放疗，仅行局部切除，2 年内复发，并有同侧和对侧颈淋巴结受累。

与周围结缔组织通常界限分明，神经周围（或神经内）或血管周围蔓延非常具有特征性（图9-134）。这些肿瘤常常可浸润到手术切除边缘和骨（图9-131D和图9-132）。

在实践中，最常见的形态学类型为筛状，占病例中的大部分。主要为基底细胞样的类型最少见，但感觉上更具侵袭性生物学行为。Wright等发现，一半或以上活检切片显示基底细胞样分化的腺样囊性癌的病人，其治愈生存率明显减低。

治疗和预后

腺样囊性癌的预后仍不乐观，其临床病程为疼痛的局部或区域性复发，伴有远处转移，通常为肺。

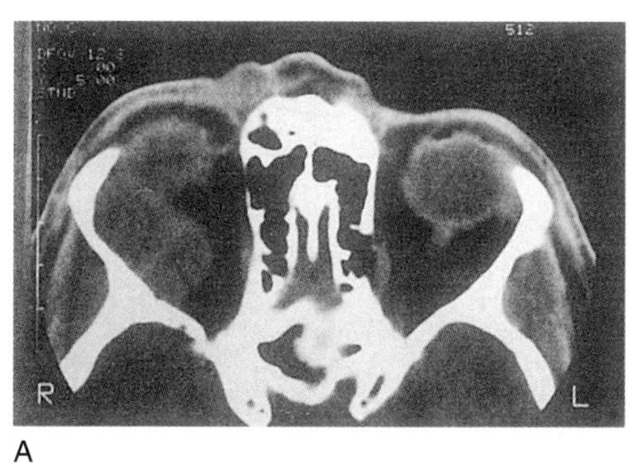

A

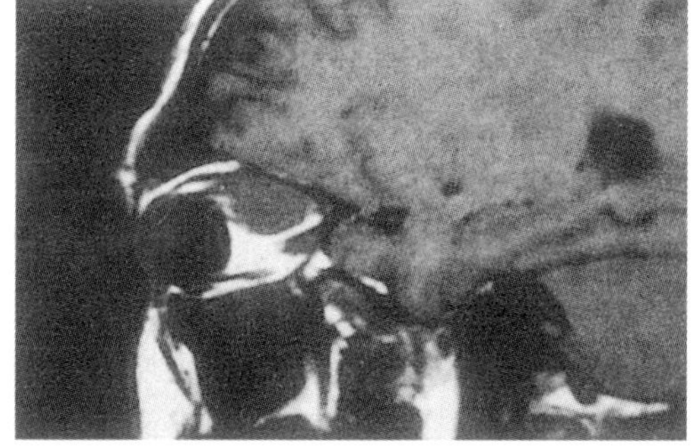

B

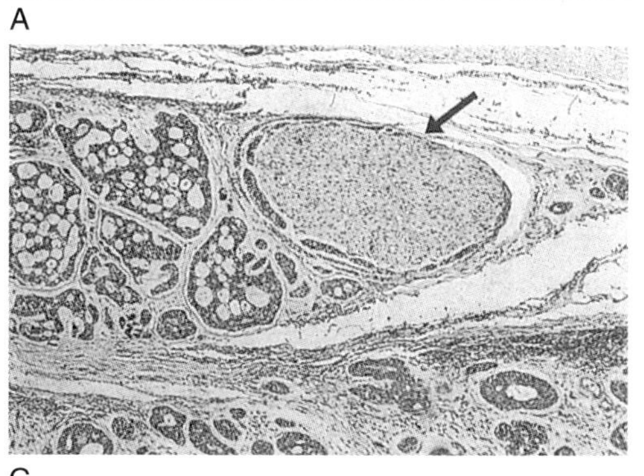

C

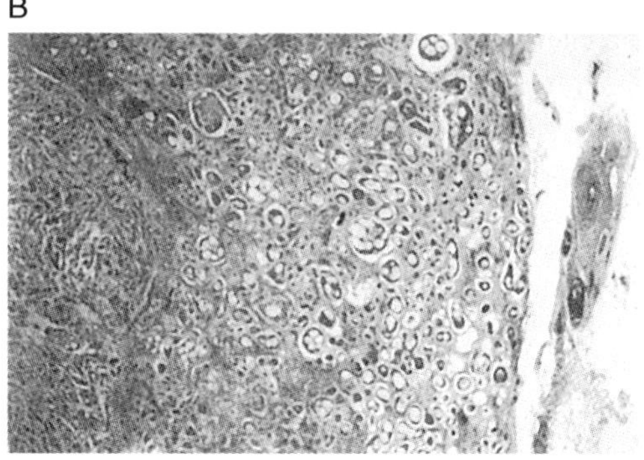

D

图 9-134 男性患者，36 岁，表现为右眼视物模糊 1 个月，无感觉减退，右眼球向下移位 2mm，眼球突出 5mm，轻度内转受限。在 CT（A）和 MRI（B）上可见肿块突入眼眶后外侧。CT 骨窗显示眼眶外侧壁轻度不规则。切开活检显示为腺样囊性癌。（C，D）癌同时具有小管样和筛状特征，但主要为小管状特征，由双层上皮导管状结构或被促结缔组织生成的基质围绕的线组成。侵犯周围神经（箭头，HE 染色，C×10，D×10）。行肿瘤摘除、邻近骨切除术，并行眼眶放疗。9 年内无复发或转移。

病程通常很长并痛苦(常于复发5年内死亡)。因为这种肿瘤在很长时间后(本组最长的1例为24年)仍可复发,所以病人治愈率时间定为20年。通常发病时已接近死亡,且肿瘤无法进行手术根治。彻底切除只是理想,因为传统放疗除了作为肿瘤大体切除的辅助手段外已经证实无效。病变范围超过手术区时,多有颅神经受累,并累及Gasserian神经节和海绵窦。目前的治疗目的应当为局部控制。

对于边界清楚的肿瘤,局部切除病变组织及邻近骨,并进行局部放疗是最佳治疗手段,甚至可以达到局部治愈的效果。已侵犯骨或眼眶软组织的肿瘤需要行根治性全眼眶切除术。切除范围应包括眶顶壁、侧壁、眼睑,当颧额和颧颞神经受累时应包括颞肌前部。重建应包含一个肌肉皮肤瓣以供术后放疗的需要。局部区域性或系统性化疗的效果尚不肯定,但在无痛性肿瘤中非常必要。

年轻病人可能有更好的预后,可能是因为组织学侵袭性较低。本组中2例见于青少年早期,分别存活了12和17年。

本组有12例腺样囊性癌。4例病人行完全切除(眼眶切除术),其中3例而后接受放疗。1例2年后死亡,1例8年后死亡,均伴有转移,其中1例还有局部复发。另2例分别在1年和12年随访中无复发。4例病人行包含局部骨和泪腺神经的局部切除。这组中,2例分别在24年和2年后复发,而另外2例在17年随访中存活无复发。1例病人行眶内容剜除术而后放疗,9年内存活无复发。1例病人拒绝治疗,3年后死于转移。

②多形性腺瘤恶变(非限制性)

如前所述,多形性腺瘤恶变是依赖于时间的,因此,这些病人的年龄较多形性腺瘤病人大10~20岁。非侵袭性的多形性腺瘤恶变为病灶内癌变,而非限制性的多形性腺瘤恶变则是一种起源自多形性腺瘤的具有侵袭性的肿瘤。这种恶变可发生在唾液腺肿瘤中,发生率为2%~23%不等。在泪腺中,恶变发生率为4%~24%不等。Font和Gamel认为20年后复发性多形性腺瘤

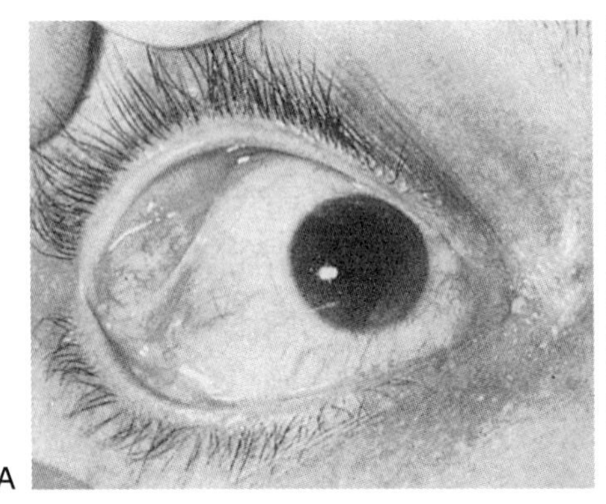

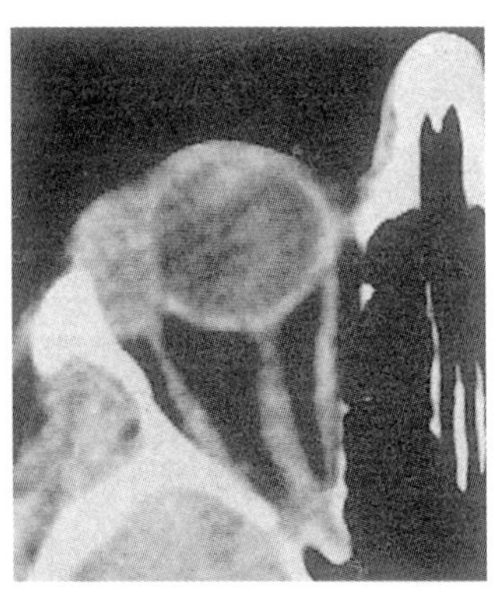

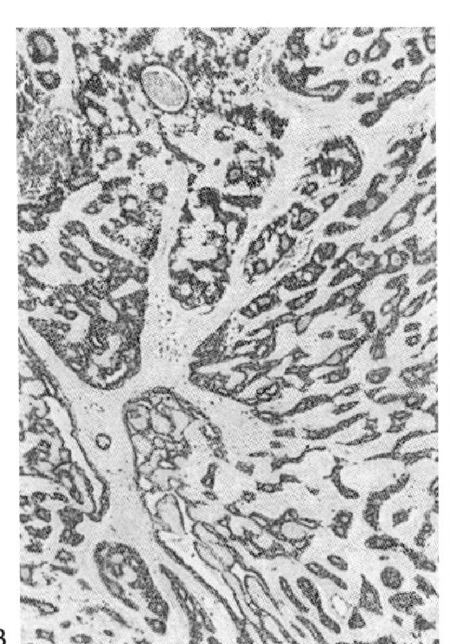

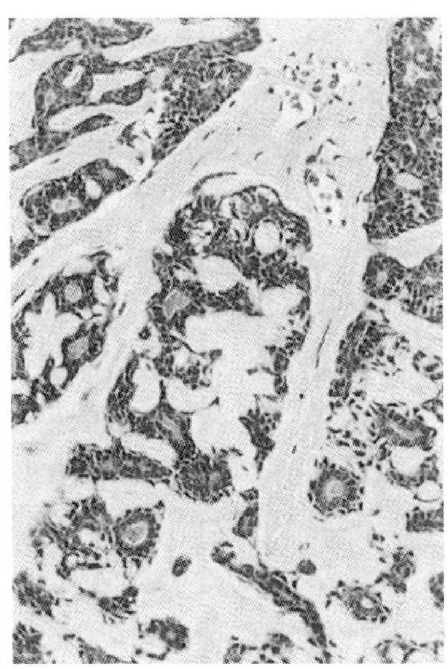

图 9-135 (A)病人的临床照片和轴位CT扫描,表现为泪腺窝局部可触及的肿块和眼球轻度变扁,无眼眶浸润或感觉丧失。经外侧开眶术病变被全部切除。(B)组织学上肿块被证实为典型筛状或颗粒样特征的腺样囊性癌,由上皮巢或岛组成,有柱状间隙渗透,其为含有糖蛋白和基底膜样物质的假囊(被称为瑞士奶酪外观,HE染色,左×2.5,右×10)。肌上皮细胞围绕在假囊周围,少数真正具有不明显的含分泌物质腔的腺体被立方形细胞围绕。注意上皮细胞索被致密结缔组织围绕。行邻近骨和软组织广泛切除(除外眼外肌和眼球)。16年随访无复发。

的恶变发生率为10%，30年后的发生率为20%。

◎ 临床表现

非限制性多形性腺瘤恶变有4种临床情况。第一种为长时间的泪腺肿块突然长大，反应为恶性。第二种为无痛性泪腺肿块。第三种与其他泪腺上皮恶性肿瘤表现相似，包括快速生长、疼痛和骨浸润。第四种情况是之前切除的泪腺混合瘤突然复发。

◎ 影像学表现

CT扫描可显示良性混合瘤（如，中心透亮区或密度不均，结节，圆凸形成和泪腺窝扩大）和侵袭性癌（密度均一的不规则边缘，反应了侵袭性癌的边缘，图9-136）的特征。真正的骨侵蚀只占病人中的一小部分。钙化也可提示诊断，但在泪腺肿瘤中为不可靠的特征。

◎ 病理学表现

起自多形性腺瘤的非限制性癌的比例和类型各不相同。大部分表现为两种成分同时存在，但单一形态的癌仅占多形性腺瘤的一小部分。已有许多不同类型的多形性腺瘤恶变的报道。最常见的是未分化腺癌，但黏液表皮样癌、鳞癌、混合癌、腺样囊性癌和肉瘤样癌也可见。本组有5例多形性腺瘤侵袭性癌，其中3例为黏液表皮样癌（之前分类归为原发黏液表皮样癌，但仔细观察可确定多形性成分），1例为多形性低级腺癌，1例为腺癌。

◎ 治疗和预后

总体来说起，自复发病变的非限制性多形性腺瘤恶变预后比初次原发的病变要差。由于病例数少，治疗效果很难评估，但原发病例总体来说，一期手术加放疗是最有效的治疗方法。特异性治疗需根据肿瘤的大小、眼眶和邻近组织的浸润程度和全身状态，特别是肺。眼眶浸润累及眶骨时需要行眼眶切除术。Henderson注意到原发良性混合瘤病人的生存时间（平均19.2年）长于恶性混合瘤病人（平均7.7年）。

③黏液上皮样癌

黏液上皮样癌由黏液和鳞状细胞组成，起自改良腔上皮和肌上皮细胞。在泪腺中较少见（大约占上皮肿瘤的2%），但在唾液腺中较常见。

◎ 临床和影像学表现

Eviatar和Hornblass回顾了25例黏液上皮样癌，注

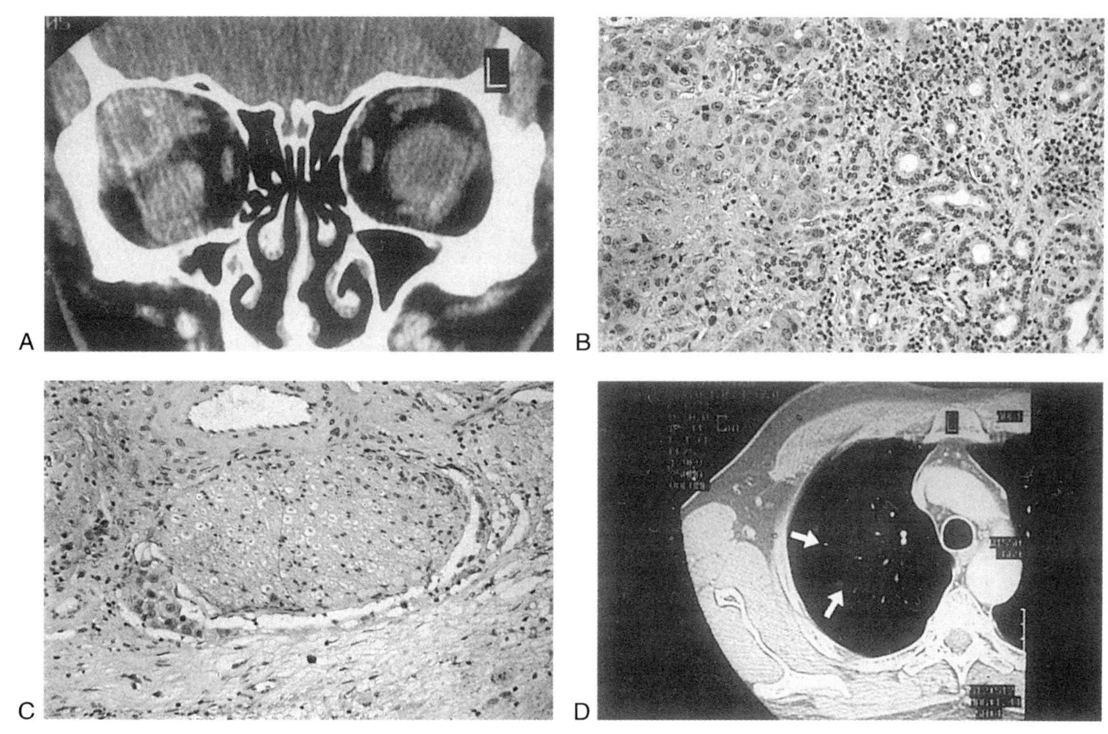

图9-136 多形性腺瘤恶变。男性，36岁，表现为右眼眶外上方肿块2年。（A）CT扫描显示肿块边缘不规则和一些骨铸型。切开活检证实为多形性腺瘤恶变。（B）肿瘤侵犯泪腺并有一些神经周围侵犯（C）（HE染色，B×25，C×25）。全身检查显示肺多发转移性肿瘤。（D）CT扫描显示多发肺转移瘤（箭头），活检证实为腺癌。

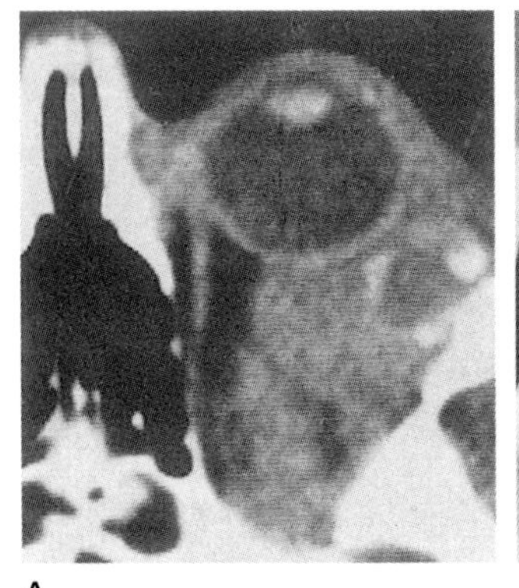
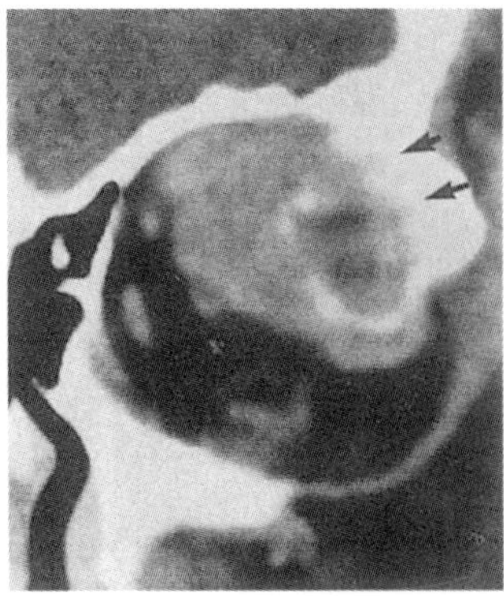
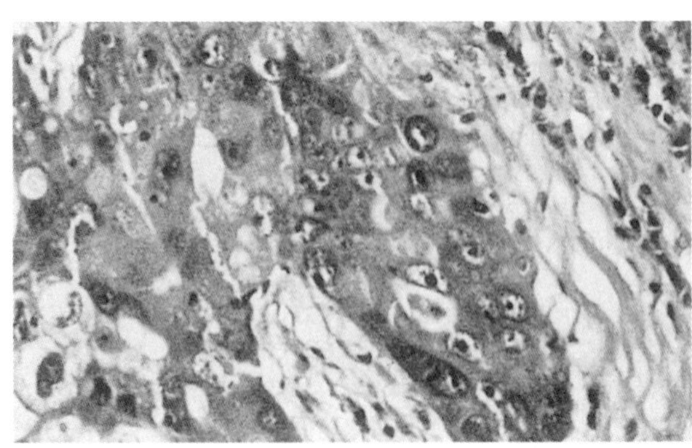
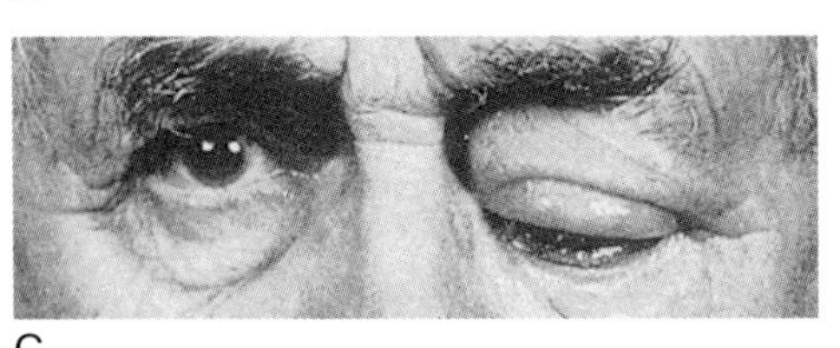

图 9-137 迅速进展的浸润性泪腺肿瘤，轴位（A，左图）和冠状（A，右图）CT扫描和组织学特点（B）。证实为低分化、高级黏液上皮样癌，可能来自于多形性腺瘤。这位77岁男性（C）表现为眼球突出13mm，眼球运动明显受限，视力为数指，软组织明显肿胀和眼眶外上方的坚硬肿块。由于肿瘤侵犯，邻近骨不规则侵蚀（A，箭头），钙化更提示为恶性。病人在手术和放疗4年后死于转移性疾病。

意到平均发病年龄在50岁，肿瘤常表现为泪腺窝内慢性生长的肿块。其他表现可包括疼痛或泪溢。这种肿瘤也可表现为快速生长的肿块（图9-137）。

影像学表现显示泪腺窝肿块，可向后扩展，常有囊性成分（图9-138）。骨侵袭很少发生。

病理学表现

这种肿瘤的分级依赖于分化程度和产黏液细胞的相关数目。通常，高级肿瘤主要表现为表皮样或鳞状细胞，而低级肿瘤则具有更多的产黏液细胞。黏液上皮样癌根据细胞结构、深染程度和分裂数频率被分为1、2、3三级。

治疗和预后

影响预后惟一的最重要的因素是肿瘤的级别。低级肿瘤（1级和2级）一般有相对高的存活率，预后良好（图9-138），而高级肿瘤（3级）存活率很低（图9-137）。低级别肿瘤的治疗为彻底切除，可辅助放疗。高级别肿瘤需在仔细检查转移后行剜出术或眼眶切除术和放疗。

本组中有3例起自先前存在的多形性腺瘤，1例位于睑叶泪腺，另2例位于眶叶泪腺。低级和睑叶（中级）肿瘤病人在5年和20年内生存良好。高级别肿瘤病人在发现肿块和放疗后4年死于转移。

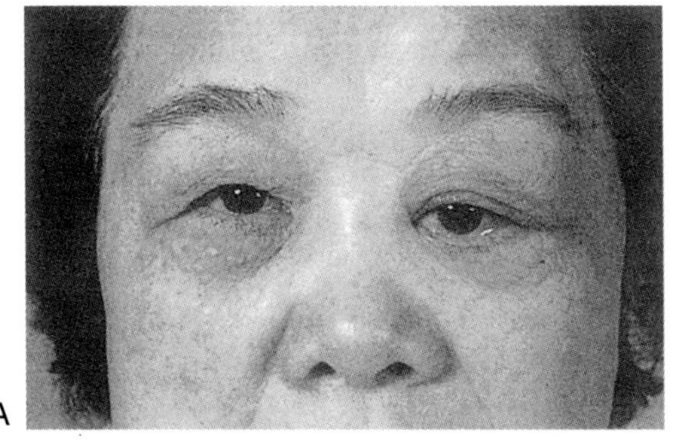
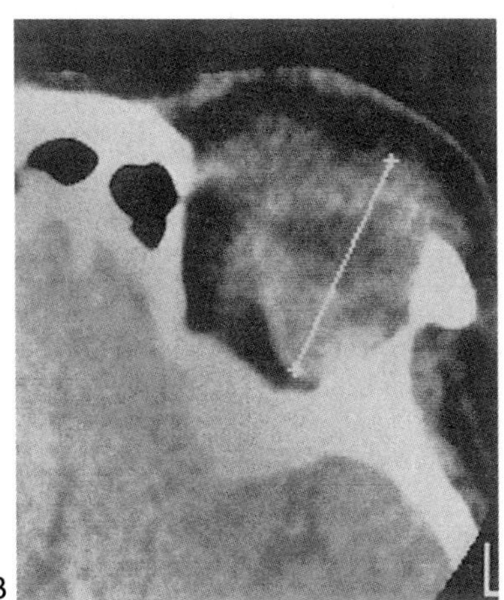
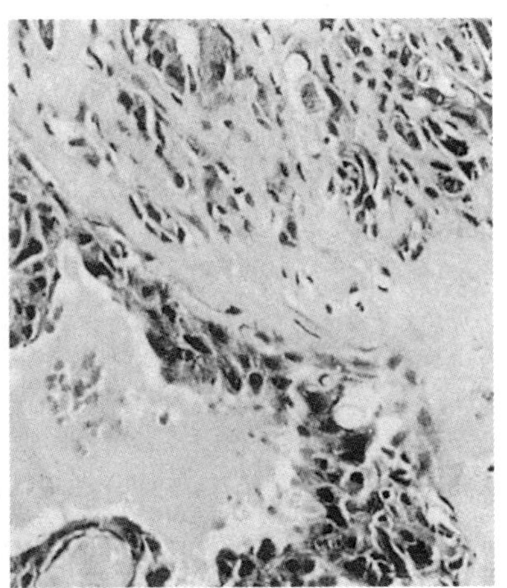

图 9-138 （A）女性患者，67岁，最近发现左眼眶外上方肿块，在轴位CT扫描上表现为边界清楚、慢性生长泪腺肿块，邻近眶壁凹陷，呈不均匀型。肿瘤及邻近泪腺全部切除。（B，右图）具有致密的包膜，含有产黏液和上皮样细胞的条索。注意黏液池（HE染色，×10）。组织学分类为低级黏液上皮样癌，伴有惟一局灶性多形性腺瘤。病人生存良好，随访20年无复发。

④腺癌

根据主要细胞类型，唾液腺和泪腺的腺癌包括的范围很广。在唾液腺中至少有10种，在泪腺中至少有6种类型（表9-22和表9-23）。

◎ 腺癌

根据定义，腺癌表现为腺样或导管样分化，浸润性生长，伴有明显的不典型细胞，不能再分型。Heaps及其同事报道了最大一组泪腺病例，包括多中心的13例病人。肿瘤通常表现为快速生长、侵袭性肿块，病人表现为眼球突出、疼痛、视力丧失、眼睑下垂和流泪。一半病人死亡，1/4存活并有复发，剩下的治愈存活。作者得出结论，症状存在时间越短则转移概率越低，生存时间越长。推荐的治疗方法是剜出术和放疗。这些肿瘤可表现为自发转移，进展非常迅速。

◎ 多形性低级腺癌

属于恶性上皮肿瘤，常见于小唾液腺，通常生长受限但无包膜。对外科切除反应良好，复发率17%，淋巴结转移率大约10%。

此病变的重要性是表现了范围广泛的生长模式，包括实性、管状、导管性和小管形成。另外，也可见筛状、囊性和乳头状囊性表现。可浸润包括周围神经的邻近组织。但是肿瘤细胞分化良好，有丝分裂少。由于这些多变的特征，识别这种肿瘤非常重要，因为其可能类似于腺样囊性癌。

我们只见过1例多形性低级腺癌，起自多形性腺瘤中小局灶。表现为长期存在的肿块，引起眶外侧壁局部变薄和凹陷。病人行包括邻近骨组织的局部切除，存活10年。

◎ 导管腺癌

我们报道了1例导管腺癌（图9-139），而且现在注意到其他中心也有几例报道。本例病人表现为泪腺窝无痛性肿块6个月，伴眼睑下垂和眼球突出。影像学表现为不规则结节状肿块，向后突出，无骨破坏。病理上，肿瘤有腺样结构，呈筛状，伴有顶浆分泌。另外可见粉刺状坏死、血管和周围神经侵犯。病人行眼眶全切术和放疗，存活5年。组织学表现等同于唾液腺导管癌。

◎ 皮脂腺腺癌

皮脂腺腺癌很少原发于唾液腺，为中级肿瘤。大约1/3病例有复发。很少病例见于泪腺，大部分源自

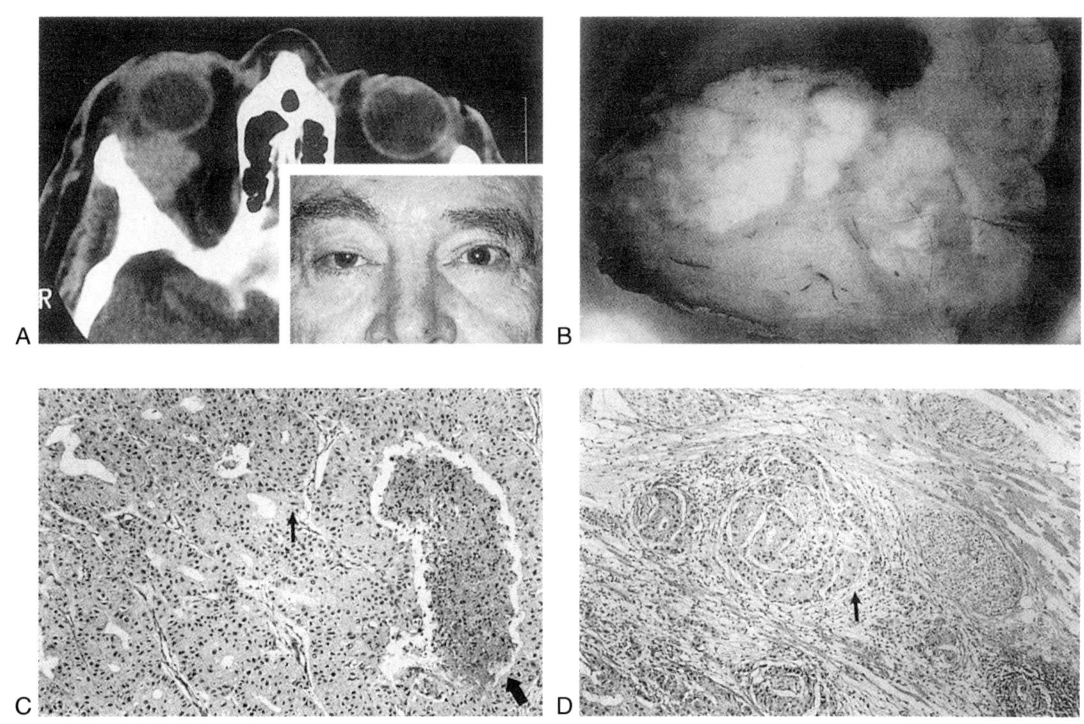

图9-139 （A，插图）男性患者，68岁，表现为右侧眼睑下垂伴有眼球突出和向下移位。轴位CT扫描上表现为结节状肿块（A），边缘不规则，向后突出。（B）病变大体照片显示结节状苍白色肿块。组织学（C，D）证实由腺样结构构成，呈筛状（小箭头），伴有顶浆分泌，也可见粉刺样坏死（C，大箭头）。在手术切除和放疗后4年内生存良好。

之前存在的良性混合瘤或间变性癌。

◎ 腺泡细胞腺癌

腺泡细胞腺癌是腺泡细胞的恶性上皮肿瘤，是第三位最常见的唾液腺恶性上皮肿瘤。主要组织病理学表现是存在PAS阳性颗粒的肿瘤腺泡细胞。这些肿瘤具有广泛的组织病理学和细胞学表现，空泡细胞并不罕见。

泪腺中已有2例报道。1例为原发肿瘤，表现为泪腺窝部分囊变肿块，呈低有丝分裂指数和有包膜的组织学特点，仅局部切除治疗。第2例为18岁女性，在行外侧开眶术和外放射治疗后复发，行肿块剜出术后4.5年内无复发。

◎ 基底细胞腺癌

基底细胞腺癌具有基底细胞腺瘤的细胞学表现，但有浸润性，在唾液腺中具有非常低的潜在转移性。特征为包裹性和均一性。组织学上由基底样上皮细胞组成，呈实性或小梁状，伴有胶原纤维基质。在唾液腺中，Khalil和Arthurs报道了惟一1例，最初被诊断为实性腺样囊性癌。病人为36岁女性，有3年泪腺窝肿块和1年轻度疼痛病史。在CT扫描上呈均一肿瘤，无骨侵蚀。在冰冻活检诊断后肿瘤沿骨性边缘被切除。显微镜下可见病变侵犯超出假包膜，肿瘤切除不完全。再次行眶内容剜出术，病人在10年随访期内无复发（图9-140）。

⑤上皮-肌上皮性癌

上皮-肌上皮性癌是肌上皮和导管细胞的两阶段癌。通常肌上皮成分在唾液腺肿瘤中占优势，呈相对低级、局部侵犯的恶性肿瘤。惟一1例报道发生于泪腺的肿瘤是起自多形性腺瘤。

3.良性与恶性上皮肿瘤

为了处理好炎症和非炎症性泪腺肿块，我们提出了对这类病变的诊治原则，包括发病速度、临床表现、影像学表现和治疗（图9-141）。区分恶性与良性病变的主要临床特征包括症状存在时间、疼痛持续时间和感觉丧失的证据。有助于区分这两种病变的放射学征象为肿块形状、成型的证据、肿瘤钙化、骨侵袭和与肿瘤大小相关的症状持续时间。Rose和Wright在眶叶泪腺肿块的治疗方案总结于表9-25。

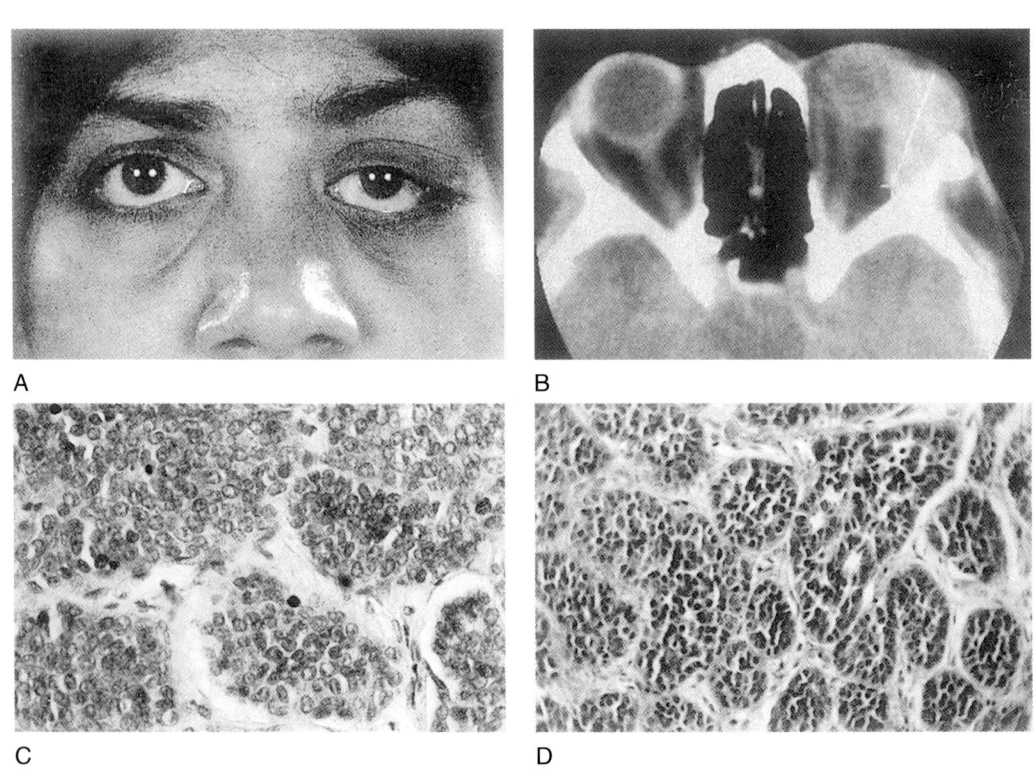

图9-140 （A）女性患者，36岁，表现为左眼眶颞上区肿块，病人形容其慢性进展超过3年。伴有一过性不适病史8年，最近12个月白天持续性轻度疼痛，有眼球突出和向下移位。（B）CT扫描显示边缘光滑的泪腺区较大均一肿块，无骨侵蚀。肿块经外侧开眶术切除。组织病理上有假包膜包绕，而且还发现切除不完全。于是病人行左眼眶剜出术。（C）和（D）显示基底细胞样上皮细胞条索，之前误诊为实性腺样囊性癌。

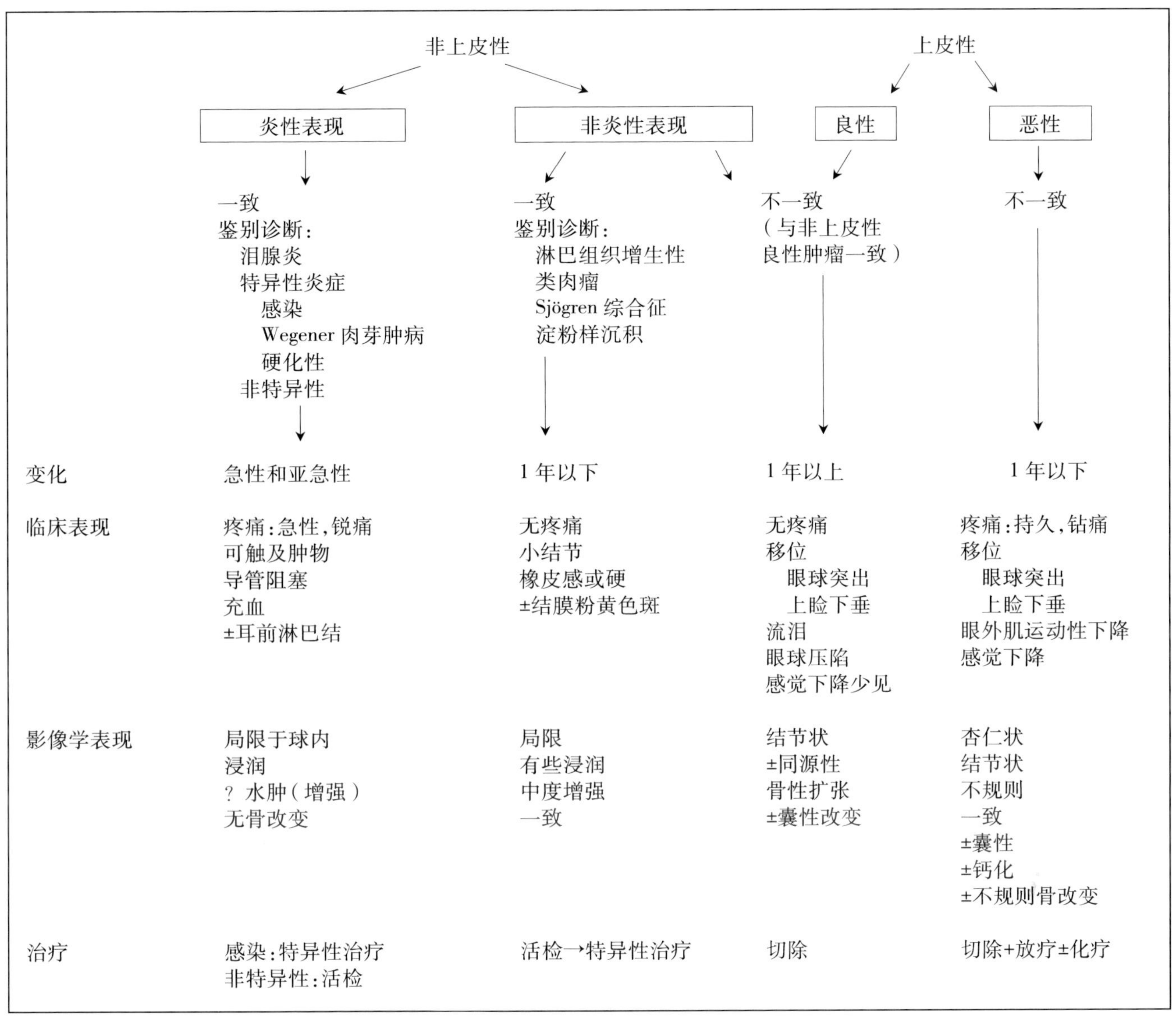

图 9–141 泪腺肿块诊断和治疗的步骤

表 9–25 泪腺眼眶叶内肿块的治疗计划

特点	评分	
	−1	+1
临床表现		
急性症状持续时间	<10 个月	>10 个月
持续性疼痛	存在	不存在
感觉丧失	存在	不存在
影像学表现*		
边界清楚的圆形或卵圆形肿块	不存在	存在
相对于眼球或沿眼眶外侧壁肿块铸型	存在	不存在
肿瘤钙化	存在	不存在
骨侵袭	存在	不存在
相对于肿瘤大小的症状持续时间	肿瘤大；短期症状	肿瘤小；长期症状

* 高分辨 CT 检查的特点

总分：−8~+2，可能为癌（应切开活检）；−6~+2，可能为恶性混合瘤（应切开或切除活检）；+3~+8，可能为多形性腺瘤（切除，之前不需活检）

参考文献

NEUROGENIC NEOPLASIA

Optic Nerve Gliomas

Albers GW, Hoyt WF, Forno LS, Shratter LA. Treatment response in malignant optic glioma of adulthood. Neurology 1988;38:1071-4.

Alvord EC Jr, Lofton S. Gliomas of the optic nerve or chiasm. Outcome by patients' age, tumor site, and treatment. J Neurosurg 1988;68:85-98.

Anderson DR, Spencer WH. Ultrastructural and histochemical observations of optic nerve gliomas. Arch Ophthalmol 1970;83:324-35.

Brauner R, Malandry F, Rappaport R, et al. Growth and endocrine disorders in optic glioma. Eur J Pediatr 1990;149:825-8.

Brodovsky S, ten Hove MW, Pinkerton RMH, et al. An enhancing optic nerve lesion: malignant glioma of adulthood. Can J Ophthalmol 1997;32:409-13.

Brodsky MC. The "pseudo-CSF" signal of orbital optic glioma on magnetic resonance imaging: a signature of neurofibromatosis. Surv Ophthalmol 1993;38:213-8.

Bruggers CS, Friedman HS, Phillips PC, et al. Leptomeningeal dissemination of optic pathway gliomas in three children. Am J Ophthalmol 1991;111:719-23.

Bynke H, Kagstrom E, Tjernstrom K. Aspects of the treatment of gliomas of the anterior visual pathway. Acta Ophthalmol (Copenh) 1977;55:269-80.

Charles NC, Nelson L, Brookner AR, et al. Pilocytic astrocytoma of the optic nerve with hemorrhage and extreme cystic degeneration. Am J Ophthalmol 1981;92:691-5.

Charrow J, Listernick R, Greenwald MJ, et al. Carboplatin-induced regression of an optic pathway tumor in a child with neurofibromatosis. Med Pediatr Oncol 1993;21:680-4.

Cnossen MH, Stam EN, Cooiman LC, et al. Endocrinologic disorders and optic pathway gliomas in children with neurofibromatosis type 1. Pediatrics 1997;100:667-70.

Danoff BF, Kramer S, Thompson N. The radiotherapeutic management of optic nerve gliomas in children. Int J Radiat Oncol Biol Phys 1980;6:45-50.

de Keizer RJW, de Wolff-Rouendaal D, Bots GTAM, et al. Optic glioma with intraocular tumor and seeding in a child with neurofibromatosis. Am J Ophthalmol 1989;108:717-25.

Debus J, Kocagoncu JO, Hoss A, et al. Fractionated stereotactic radiotherapy (FSRT) for optic glioma. Int J Radiat Oncol Biol Phys 1999;44:243-8.

Delfini R, Missori P, Tarantino R, et al. Primary benign tumors of the orbital cavity: comparative data in a series of patients with optic nerve gliomas, sheath meningioma, or neurinoma. Surg Neurol 1996;45:147-54.

Deliganis AV, Geyer JR, Berger MS. Prognostic significance of type 1 neurofibromatosis (von Recklinghausen disease) in childhood optic glioma. Neurosurgery 1996;38:1114-8.

Dosoretz DE, Blitzer PH, Wang CC, Linggood RM. Management of glioma of the optic nerve and/or chiasm. Cancer 1980;45:1467-71.

Dutton JJ. Gliomas of the anterior visual pathway. Surv Ophthalmol 1994;38:427-52.

Dutton JJ. Optic nerve gliomas and meningiomas. Neurol Clin 1991;9:163-77.

Flickinger JC, Torres C, Deutsch M. Management of low-grade gliomas of the optic nerve and chiasm. Cancer 1988;61:635-42.

Glaser JS, Hoyt WF, Corbett J. Visual morbidity with chiasmal glioma. Long term studies of visual fields in untreated and irradiated cases. Arch Ophthalmol 1971;85:3-12.

Haik BG, Saint Louis L, Bierly J, et al. Magnetic resonance imaging in the evaluation of optic nerve gliomas. Ophthalmology 1987;94:709-17.

Harper CG, Stewart-Wynne EG. Malignant optic gliomas in adults. Arch Neurol 1978;35:731-5.

Harter DJ, Caderao JB, Leavens ME, Young SE. Radiotherapy in the management of primary gliomas involving the intracranial optic nerves and chiasm. Int J Radiat Oncol Biol Phys 1978;4:681-6.

Hochstrasser H, Boltshauser E, Valavanis A. Brain tumors in children with von Recklinghausen neurofibromatosis. Neurofibromatosis 1988;1:233-9.

Holman RE, Grimson BS, Drayer BP, et al. Magnetic resonance imaging of optic gliomas. Am J Ophthalmol 1985;100:596-601.

Horwich A, Bloom HJG. Optic gliomas: radiation therapy and prognosis. Int J Radiat Oncol Biol Phys 1985;11:1067-79.

Hoyt WF, Baghdassarian SA. Optic glioma of childhood. Natural history and rationale for conservative management. Br J Ophthalmol 1969;53:793-8.

Hoyt WF, Meshel LG, Lessell S, et al. Malignant optic glioma of adulthood. Brain 1973;96:121-32.

Imes RK, Hoyt WF. Childhood chiasmal gliomas: update on the fate of patients in the 1969 San Francisco Study. Br J Ophthalmol 1986;70:179-82.

Jakobiec FA, Depot MJ, Kennerdell JS, et al. Combined clinical and computed tomographic diagnosis of orbital glioma and meningioma. Ophthalmology 1984;91:137-55.

Janss AJ, Grundy R, Cnaan A, et al. Optic pathway and hypothalamic/chiasmatic gliomas in children younger than age 5 years with a 6-year follow-up. Cancer 1995;75:1051-9.

Jenkin D, Angyalfi S, Becker L, et al. Optic glioma in children: surveillance, resection, or irradiation? Int J Radiat Oncol Biol Phys 1993;25:215-25.

Kestle JR, Hoffman HJ, Mock AR. Moyamoya phenomenon after radiation for optic glioma. J Neurosurg 1993;79:32-5.

Levin LA, Jakobiec FA. Optic nerve tumors of childhood: a decision-analytical approach to their diagnosis. Int Ophthalmol Clin 1992;32:223-40.

Lewis RA, Gerson LP, Axelson KA, et al. von Recklinghausen neurofibromatosis. II. Incidence of optic gliomata. Ophthalmology 1984;91:929-35.

Lim YJ, Leem W. Two cases of Gamma Knife radiosurgery for low-grade optic chiasm glioma. Stereot Funct Neurosurg 1998;66(suppl 1):174-83.

Listernick R, Charrow J, Greenwald M, Mets M. Natural history of optic pathway tumors in children with neurofibromatosis type 1: a longitudinal study. J Pediatr 1994;125:63-6.

Listernick R, Darling C, Greenwald M, et al. Optic pathway tumors in children: the effecto of neurofibromatosis type 1 on clinical manifestations and natural history. J Pediatr 1995;127:718-22.

Liu GT, Lessell S. Spontaneous visual improvement in chiasmal gliomas. Am J Ophthalmol 1992;114:193-201.

Lovblad KO, Remonda L, Ozdoba C, et al. Dural ectasia of the optic nerve sheath in neurofibromatosis type 1: CT and MR features. J Comput Assist Tomogr 1994;18:728-30.

Lowes M, Bojsen-Moller M, Vorre P, Hedegaard O. An evaluation of gliomas of the anterior visual pathways: a 10-year survey. Acta Ncurochir (Wien) 1978;43:201-6.

Lyons CJ. The neurofibromatoses. In: Taylor D, ed. Pediatric Ophthalmology, 2nd ed. London: Blackwell Science, 1997;322-33.

Marquardt MD, Zimmerman LE. Histopathology of meningiomas and gliomas of the optic nerve. Hum Pathol 1982;13:226-35.

Massry GG, Morgan CF, Chung SM. Evidence of optic pathway gliomas after previously negative neuroimaging. Ophthalmology

McDonnell P, Miller NR. Chiasmatic and hypothalamic extension of optic nerve glioma. Arch Ophthalmol 1983;101:1412-5.

Medlock MD, Madsen JR, Barnes PD, et al. Optic chiasm astrocytomas of childhood. 1. Long-term follow-up. Pediatr Neurosurg 1997;27:121-8.

Moghrabi A, Friedman HS, Burger PC, et al. Carboplatin treatment of progressive optic pathway gliomas to delay radiotherapy. J Neurosurg 1993;79:223-7.

North K, Cochineas C, Tang E, Fagan E. Optic gliomas in neurofibromatosis type 1: role of visual evoked potentials. Pediatr Neurol 1994;10:117-23.

Packer RJ, Bilaniuk LT, Cohen BH, et al. Intracranial visual pathway gliomas in children with neurofibromatosis. Neurofibromatosis 1988;1:212-22.

Parker JC Jr, Smith JL, Reyes P, Vuksanovic MM. Chiasmal optic glioma after radiation therapy. Neuro-ophthalmologic/pathologic correlation. J Clin Neuroophthalmol 1981;1:31-43.

Redfern RM, Scholtz CL. Long-term survival with optic nerve glioma. Surg Neurol 1980;14:371-5.

Richards RD, Lynn JR. The surgical management of gliomas of the optic nerve. Am J Ophthalmol 1966;62:60-5.

Richardson AE. Optic pathway turnors. Trans Ophthalmol Soc U K 1976;96:424-6.

Robertson AG, Brewin TB. Optic nerve glioma. Clin Radiol 1980;31:471-4.

Rothfus WE, Curtin HD, Slamovits TL, Kennerdell JS. Optic nerve/ sheath enlargement. A different approach based on high-resolution CT morphology. Radiology 1984;150:409-15.

Rush JA, Younge BR, Campbell RJ, MacCarty CS. Optic glioma: long-term follow-up of 85 histopathologically verified cases. Ophthalmology 1982;89:1213-9.

Sadun F, Hinton DR, Sadun AA. Rapid growth of an optic nerve ganglioglioma in a patient with neurofibromatosis 1. Ophthalmology 1996;103:794-9.

Seiff SR, Brodsky MC, MacDonald G, et al. Orbital optic glioma in neurofibromatosis: magnetic resonance diagnosis of perineural arachnoidal gliomatosis. Arch Ophthalmol 1987;105:1689-92.

ShuperA, Horev G, Kornreich L, et al. Visual pathway glioma: an erratic tumour with therapeutic dilemmas. Arch Dis Child 1997;76:259-63.

Spencer WH. Diagnostic modalities and natural behavior of optic nerve gliomas. Ophthalmology 1979;86:8815.

Spoor TC, Kennerdell JS, Martinez AJ, Zorub D. Malignant gliomas of the optic nerve pathways. Am J Ophthalmol 1980;89:284-92.

Spoor TC, Kennerdell JS, Zorub D, Martinez AJ. Progressive visual loss due to glioblastoma: normal neuroroentgenoradiographic studies. Arch Neurol 1981;38:196-7.

Stein BM. Surgical lesions of the intracranial optic nerves and optic chiasm. Ophthalmology 1979;86:308-12.

Stern J, Jakobiec FA, Housepian EM. The architecture of optic nerve gliomas with and without neurofibromatosis. Arch Ophthalmol 1980;98:505-11.

Swenson SA, Forbes GS, Younge BR, et al. Radiologic evaluation of tumors of the optic nerve. AJNR 1982;3:319-26.

Taphoorn MJ, de Vries-Knoppert WA, Ponssen H, Wolbers JG. Malignant optic glioma in adults. Case report. J Neurosurg 1989;70:277-9.

Taveras JM, Mount LA, Wood EH. The value of radiation therapy in the management of glioma of the optic nerves and chiasm. Radiology 1956;66:518-28.

Tenny RT, Laws ER Jr, Younge BR, Rush JA. The neurosurgical management of optic glioma: Results in 104 patients. J Neurosurg 1982;57:452-8.

Wong JY, Uhl V, Wara WM, Sheline GE. Optic gliomas. A reanalysis of the University of California, San Francisco experience. Cancer 1987;60:1847-55.

Wright JE, McNab AA, McDonald WI. Optic nerve gliomas and the management of optic nerve tumours in the young. Br J Ophthalmol 1989;73:967-74.

Wulc AE, Bergin DJ, Barnes D, et al. Orbital optic nerve glioma in adults. Arch Ophthalmol 1989;107:1013-6.

Zimmerman LE. Arachnoid hyperplasia in optic nerve glioma. Br J Ophthalmol 1980;64:638-40.

Zimmerman LE, Arkfeld DL, Schenken JB, et al. A rare choristoma of the optic nerve and chiasm. Arch Ophthalmol 1983;101:766-70.

Meningiomas

Burger PC, Scheithauer BW. Tumors of the Central Nervous System, 3rd Ser, Fasc 10. Washington, DC: Armed Forces Institute of Pathology, 1994

Cushing H, Eisenhardt L. Meningioma. Their Classification, Regional Behavior, Life History and Surgical End Results. Springfield, IL: Charles C Thomas, 1962.

Henderson JW. Orbital Tumors, 3rd ed. Philadelphia, Raven Press, 1994:377-90.

Intracranial, Intracanalicular, and Orbital Meningiomas

Als E. Intraorbital meningiomas encasing the optic nerve. A report of two cases. Acta Ophthalmol (Copenh) 1969;17:900-3.

Andrews BT, Wilson CB. Suprasellar meningiomas: the effect of tumor location on postoperative visual outcome. J Neurosurg 1988;69:523-8.

Barnett GH, Steiner CP, Weisenberger J. Intracranial meningioma resection using frameless stereotaxy. J Image Guid Surg 1995;1:46-52.

Black PM. Meningiomas. Neurosurgery 1993;32:643-57.

Cophignon J, Lucena J, Clay C, Marchac D. Limits to radical treatment of spheno-orbital meningiomas. Acta Neurochir [Suppll (Wien) 1979;28:375-80.

Craig WM, Gogela LJ. Intraorbital meningiomas. A clinicopathologic study. Am J Ophthalmol 1949;32:1663-80.

Crouse SK, Berg BO. Intracranial meningiomas in childhood and adolescense. Neurology 1972;22:135-41.

Deen HG Jr, Scheithauer BW, Ebersold MJ. Clinical and pathological study of meningiomas of the first two decades of life. J Neurosurg 1982;56:317-22.

DeMonte F. Surgical treatment of anterior basal meningiomas. J Neurooncol 1996;29:239-48.

Ehlers N, Malmros R. The suprasellar meningioma. A review of the literature and presentation of a series of 31 cases. Acta Ophthalmol Suppl 1973;121:1-74.

Gregorius FK, Hepler RS, Stern WE. Loss and recovery of vision with suprasellar meningiomas. J Neurosurg 1975;42:69-75

Hart WM Jr, Burde RM, Klingele TG, Perlmutter JC. Bilateral optic nerve sheath meningiomas. Arch Ophthalmol 1980;98:149-51.

Holden J, Dolman CL, Churg A. Immunohistochemistry of meningiomas including the angioblastic type. J Neuropathol Exp Neurol 1987;46:50-6.

Horten BC, Urich H, Rubenstein LJ, Montague SR. The angioblastic meningioma: a reappraisal of a nosological problem. Light-, electron-microscopic, tissue, and organ culture observations. J Neurol Sci 1977;31:387-410.

Karp LA, Zimmerrnan LE, Borit A, et al. Primary intraorbital meningiomas. Arch Ophthalmol 1974;91:24-8.

Kennerdell JS, Maroon JC. Intracanalicular meningioma with chronic optic disc edema. Ann Ophthalmol 1975;7:507-12.

Leonetti JP, Reichman OH, Smith PG, Grubb RL, Kaiser P. Meningiomas of the lateral skull base: neurotologic manifestations and patterns of recurrence. Otolaryngol Head Neck Surg 1990;103:972-80.

Little HL, Chambers JW, Walsh FB. Unilateral intracranial optic nerve involvement: neurosurgical significance. Arch Ophthalmol 1965;73:331-71.

MacMichael IM, Cullen JF. Primary intraorbital meningiomas. Br J Ophthalmol 1969; 53:169-73.

Maroon JC, Kennerdell JS, Vidovich DV, Abla A, Sternau L. Recurrent spheno-orbital meningioma. J Neurosurg 1994;80:202-8.

Mathiesen T, Lindquist C, Kihlstrom L, Karlsson B. Recurrence of cranial base meningiomas. Neurosurgery 1996;39:2-9.

McDermott MW, Durity FA, Rootman J, Woodhurst WB. Combined frontotemporal-orbitozygomatic approach for tumors of the sphenoid wing and orbit. Neurosurgery 1990;26:107-16.

Mehra KS, Khanna SS, Dube B. Primary meningioma of the intraorbital optic nerve. Ann Ophthalmol 1979;11:758-60.

Mirra SS, Miles ML. Unusual pericytic proliferation in a meningotheliomatous meningioma: an ultrastructural study. Am J Surg Pathol 1982;6:573-80.

Moore CE. Sphenoidal ridge meningioma with optic nerve metastases. Br J Ophthalmol 1968;52:636-9.

Peele KA, Kennerdell JS, Maroon JC, et al. The role of posteoperative irradiation in the management of sphenoid wing meningiomas. A

preliminary report. Ophthalmology 1996;103:1761-7.
Popoff NA, Malinin TI, Rosomoff HL. Fine structure of intracranial hemangiopericytoma and angiomatous meningioma. Cancer 1974;34:1187-97.
Rootman J, Durity FA. Orbital surgery. In: Sekhar LN, Janecka IF, eds. Surgery of Cranial Base Tumors: A Color Atlas. New York: Raven Press, 1992; 769-86.
Samii M, Tatagiba M, Monteiro ML. Meningiomas involving the parasellar region. Acta Neurochir Suppl (Wien) 1996; 65:63-5.
Susac JO, Smith JL, Walsh FB. The impossible meningioma. Arch Neurol 1977;34:36-8.
Terstegge K, Schorner W, Henkes H, et al. Hyperostosis in meningiomas: MR findings in patients with recurrent meningioma of the sphenoid wings. AJNR 1994;15:555-60.
Trobe JD, Glaser JS, Post JD, Page LK. Bilateral optic canal meningiomas: a case report. Neurosurgery 1978;3:68-74.
Walsh FB. Meningioma, primary within the orbit and optic canal. In: Smith JL, ed. Neuro-ophthalmology Symposium of the University of Miami and the Bascom Palmer Eye Institute. Vol 5. St. Louis: CV Mosby, 1970; 240-66.
Wilson WB. Meningiomas of the anterior visual system. Surv Ophthalmol 1981;26:109-27.
Wilson WB, Gordon M, Lehman RAW. Meningiomas confined to the optic canal and foramina. Surg Neurol 1979;12:218.
Wolter JR, Benz SC. Ectopic meningioma of the superior orbital rim. Arch Ophthalmol 1976;94:1920-2.
Yao YT. Clinicopathologic analysis of 615 cases of meningioma with special reference to recurrence. J Formos Med Assoc 1994;93:145-52.

Optic Nerve Meningiomas

Alper MG. Management of primary optic nerve meningiomas. Current status - therapy in controversy. J Clin Neuroophthalmol 1981;1:101-17.
Boniuk M, Messmer EP, Font RL. Hemangiopericytoma of the optic nerve. A clinicopathologic report including electron microscopic observations. Ophthalmology 1985;92:1780-7.
Boschetti NV, Smith JL, Osher RH, et al. Fluorescein angiography of optociliary shunt vessels. J Clin Neuroophthalmol 1981;1:9-30.
Cibis GW, Whittaker CK, Wood WE. Intraocular extension of optic nerve meningioma in a case of neurofibromatosis. Arch Ophthalmol 1985;103:404-6.
Clark WC, Theofilos CS, Fleming JC. Primary optic nerve sheath meningiomas. Report of nine cases. J Neurosurg 1989;70:37-40.
Dutton JJ. Optic nerve sheath meningiomas. Surv Ophthalmol 1992;37:167-83.
Dutton JJ. Optic nerve gliomas and meningiomas. Neurol Clin 1991;9:163-77.
Eggers H, Jakobiec FA, Jones IS. Tumors of the optic nerve. Doc Ophthalmol 1976;41:43-128.
Ellenberger C. Perioptic meningiomas. Syndrome of long-standing visual loss, pale disk edema, optociliary veins. Arch Neurol 1976;33:671-4.
Eng TY, Albright NW, Kuwahara G, Akazawa CN, Dea D, Chu GL, Hoyt WF, Wara WM, Larson DA. Precision radiation therapy for optic nerve sheath meningiomas. Int J Radiat Oncol Biol Phys 1992;22:1093-8.
Frisen L, Hoyt WF, Tengroth BM. Optociliary veins, disc pallor and visual loss. A triad of signs indicating spheno-orbital meningioma. Acta Ophthalmol (Copenh) 1973;51:241-9.
Hart WM Jr. Burder RM, Klingele TG, Perlmutter JC. Bilateral optic nerve sheath meningiomas. Arch Ophthalmol 1980;98:149-51.
Hendrix LE, Kneeland JB, Haughton VM, et al. MR imaging of optic nerve lesions: value of gadopentetate dimeglumine and fat-suppression technique. AJR 1990;155:849-54.
Jakobiec FA, Depot MJ, Kennerdell JS, et al. Combined clinical and computed tomographic diagnosis of orbital glioma and meningioma. Ophthalmology 1984;91:137-55.
Kennerdell JS, Maroon JC, Malton M, Warren FA. The management of optic nerve sheath meningiomas. Am J Ophthalmol 1988;106:450-7.
Klink DF, Miller NR, Williams J. Preservation of residual vision 2 years after stereotactic radiosurgery for a presumed optic nerve sheath meningioma. J Neuroophthalmol 1998;18:117-20.
Kuroda R, Nakatani J, Yorimae A, Nakao Y, Ohtori T. Clinial experience of intraorbital optic nerve sheath meningioma - report of eight cases. Neurol Med Chir (Tokyo) 1990;30:468-75.
Lawton AW, Leone CR Jr, Hunter DM. Optic nerve pseudomeningioma secondary to localized amyloidosis. Ophthal Plast Reconstr Surg 1989;5:52-5.
Lindblom B, Truwit CL, Hoyt WF. Optic nerve sheath meningioma: definition of intraorbital, intracanicular, and intracranial components with magnetic resonance imaging. Ophthalmology 1992;99:560-6.
Mark LE, Kennerdell JS, Maroon JC, et al. Microsurgical removal of a primary intraorbital meningioma. Am J Ophthalmol 1978;86:704-9.
Marquardt MD, Zimmerman LE. Histopathology of meningiomas and gliomas of the optic nerve. Hum Pathol 1982;13:226-35.
McNab AA, Wright JE. Cysts of the optic nerve: three cases associated with meningioma. Eye 1989;3:355-9.
Rothfus WE, Curtain HD, Slamovit TL, et al. Optic nerve/sheath enlargement: a different approach based on high-resolution CT morphology. Radiology 1984;150;409-15.
Sarkies NJ. Optic nerve sheath meningioma: diagnostic features and therapeutic alternatives. Eye 1987;1:597-602.
Schatz H, Green WR, Talamo JH, Hoyt WF, Johnson RN, McDonald HR. Clinicopathologic correlation of retinal to choroidal venous collaterals of the optic nerve head. Ophthalmology 1991;98:1287-93.
Saeed P, Rootman J, Nugent RA, et al. Optic nerve sheath meningiomas. Submitted, Ophthalmology, 2001.
Sibony PA, Krauss HR, Kennerdell JS, et al. Optic nerve sheath meningiomas. Clinical manifestations. Ophthalmology 1984;91:1313-26.
Smith JL, Vuksanovic MM, Yates BM, Bienfang DC. Radiation therapy for primary optic nerve meningiomas. J Clin Neuroophthalmol 1981;1:85-99.
Spencer WH. Primary neoplasms of the optic nerve and its sheaths: clinical features and current concepts of pathoogenetic mechanisms. Trans Am Ophthalmol Soc 1972;70:490-528.
Wright JE. Primary optic nerve meningiomas: clinical presentation and management. Trans Am Acad Ophthalmol Otolaryngol 1977;83:617-25.
Wright JE, Call NB, Liaricos S. Primary optic nerve meningioma. Br J Ophthalmol 1980;64:553-8.
Wright JE, McNab AA, McDonald WI. Primary optic nerve sheath meningioma. Br J Ophthalmol 1989;73:960-6.
Yuceer N, Erdogan A, Ziya H. Primary optic nerve sheath meningiomas: report of seven cases (clinical, neuroradiological, pathological and surgical considerations in seven cases). J Neurosurg Sci 1994;38:155-9.
Zimmerman CF, Schatz NJ, Glaser JS. Magnetic resonance imaging of optic nerve meningiomas. Enhancement with gadolinium-DTPA. Ophthalmology 1990;97:585-91.

Other Optic Nerve Tumors

Bedotto J, Spier CM, Paquin ML, Grogan TM, Ahmann FR, Greenberg BR. Mantle zone lymphoma with central nervous system involvement. Cancer 1986;58:2125-9.
Brown GC, Shields JA. Tumors of the optic nerve head. Surv Ophthalmol 1985;29:239-64.
Christmas NJ, Mead MD, Richardson EP, Albert DM. Secondary optic nerve tumors. Surv Ophthalmol 1991;36:196-206.
Malik S, Furlan AJ, Sweeney PJ, Kosmorsky GS, Wong M. Optic neuropathy: a rare paraneoplastic syndrome. J Clin Neuroophthalmol 1992;12:137-41.
Noda S, Hayasaka S, Setogawa T. Intraocular lymphoma invades the optic nerve and orbit. Ann Ophthalmol 1993;25:30-4.
Sato K, Kubota T, Kitai R. Cavernous angioma of the optic canal: role of CT and MRI. J Comput Assist Tomogr 1994;18:990-1.

Peripheral Nerve Sheath Tumors

Neurofibromas

The Neurofibromatoses

Bardelli AM, Hadjistilianou T. Buphthalmos and progressive elephantiasis in neurofibromatosis. A report of three cases. Ophthal Pediatr Genet 1989;10:279-86.

Bouzas EA, Parry DM, Eldridge R, Kaiser-Kupfer MI. Familial occurrence of combined pigment epithelial and retinal hamartomas associated with neurofibromatosis 2. Retina 1992;12:103-7.

Bouzas EA, Freidlin V, Parry DM, et al. Lens opacities in neurofibromatosis 2: further significant correlations. Br J Ophthalmol 1993a:77:354-7.

Brodsky MC. The "pseudo-CSF" signal of orbital optic glioma on magnetic resonance imaging: a signature of neurofibromatosis. Surv Ophthalmol 1993;38:213-8.

Dervin JE, Beaconsfield M, Wright JE, Moseley IF. CT findings in orbital tumours of nerve sheath origin. Clin Radiol 1989;40:475-9.

Dossetor FR, Landau K, Hoyt WF. Optic disk glioma in neurofibromatosis type 2. Am J Ophthalmol 1989;108:602-3.

Evans DG, Huson SM, Donnai D, et al. A genetic study of type 2 neurofibromatosis in the United Kingdom. II. Guidelines for genetic counselling. J Med Genet 1992;29:847-52.

Font RL, Ferry AP. The phakomatoses. Intl Ophthalmol Clin 1972;12:1-50.

Good WV, Brodsky MC, Edwards MS, Hoyt WF. Bilateral retinal hamartomas in neurofibromatosis type 2. Br J Ophthalmol 1991;75:190.

Jackson IT, Carbonnel A, Potparic Z, Shaw K. Orbitotemporal neurofibromatosis: classification and treatment. Plast Reconstr Surg 1993;92:1-11.

Jamjoom AB, Malabarey T, Jamjoom ZA, et al. Cerebro-vasculopathy and malignancy: catastrophic complications of radiotherapy for optic nerve glioma in a von Recklinghausen neurofibromatosis patient. Neurosurg Rev 1996;19:47-51.

Kaiser-Kupfer MI, Freidlin V, Datiles MB, et al. The association of posterior capsular lens opacities with bilateral acoustic neuromas in patients with neurofibromatosis type 2. Arch Ophthalmol 1989;107:541-4.

Kaye L, Rothner A, Beauchamp G, et al. Ocular findings associated with neurofibromatosis type 2. Ophthalmology 1992;99:1424-9.

Krohel GB, Rosenberg PN, Wright JE, Smith RS. Localized orbital neurofibromas. Am J Ophthalmol 1985;100:458-64.

Landau K, Dossetor FM, Hoyt WF, Muci-Mendoza R. Retinal hamartoma in neurofibromatosis 2. Arch Ophthalmol 1990;108:328-9.

Landau K, Yasargil GM. Ocular fundus in neurofibromatosis type 2. Br J Ophthalmol 1993;77:646-9.

Listernick R, Charrow J, Greenwald MJ, Esterly NB. Optic gliomas in children with neurofibromatosis type 1. J Pediatr 1989;114:788-92.

Lyons CJ. The neurofibromatoses. In: Taylor D, ed. Pediatric Ophthalmology, 2nd ed. London: Blackwell Science, 1997:309-21.

Mautner VF, Tatagiba M, Guthoff R, et al. Neurofibromatosis 2 in the pediatric age group. Neurosurgery 1993;33:92-6.

McDonald P, Jakobiec FA, Hornblass A, Iwamoto T. Benign peripheral nerve sheath tumors (neurofibromas) of the lacrimal gland. Ophthalmology 1983;90:1403-13.

Meyer D, Wobig JL. Bilateral localized orbital neurofibromas. Ophthalmology 1992;99:1313-7.

Mulvihill JJ, Parry DM, Sherman JL, et al. NIH Conference. Neurofibromatosis 1 (Recklinghausen disease) and neurofibromatosis 2 (bilateral acoustic neurofibromatosis). An update. Ann Int Med 1990;113:39-52.

National Institutes of Health. National Institutes of Health consensus development conference statement: neurofibromatosis. Neurofibromatosis 1988;1:172-8.

Ragge NK. Clinical and genetic patterns of neurofibromatosis 1 and 2. Br J Ophthalmol 1993;77:662-72.

Riccardi VM. Neurofibromatosis: Phenotype, Natural History, and Pathogenesis, 2nd Ed. Baltimore: Johns Hopkins University Press, 1992.

Rose GE, Wright JE. Isolated peripheral nerve sheath tumours of the orbit. Eye 1991;5:668-73.

Rouleau GA, Merel P, Lutchman M, et al. Alteration in a new gene encoding a putative membrane-organizing protein causes neurofibromatosis type 2. Nature 1993;363:515-21.

Schachat AP, Shields JA, Fine SL, et al. Combined hamartomas of the retina and retinal pigment epithelium. Ophthalmology 1984;91:1609-15.

Shields JA, Shields CL, Lieb WE, Eagle RC Jr. Multiple orbital neurofibromas unassociated with von Recklinghausen's disease. Arch Ophthalmol 1990;108:80-3.

Sivalingam A, Augsburger J, Perilongo G, et al. Combined hamartoma of the retina and retinal pigment epithelium in a patient with neurofibromatosis type 2. Journal of Pediatroc Ophthalmology and Strabismus 1991;28:320-2.

Snyder BJ, Hanieh A, Trott JA, David DJ. Transcranial correction of orbital neurofibromatosis. Plast Reconstruct Surg 1998;102:633-42.

Stallard HB. A case of intra-ocular neuroma (von Recklinghausen's disease) of the left optic nerve head. Br J Ophthalmol 1938;21:11.

Tonsgard JH, Oesterle CS. The ophthalmologic presentation of NF-2 in childhood. Journal of Pediatric Ophthalmology and Strabismus 1993;30:327-30.

Trofatter JA, MacCollin MM, Rutter JL, et al. A novel moesin-, ezrin-, radixin-like gene is a candidate for the neurofibromatosis 2 tumor suppressor. Cell 1993;72:791-800.

von Recklinghausen FD. Ueber die multiplen Fibrome der Haut und ihre Beziehung zu den multiplen Neuromen. Festschrift zur Feier des fünfundzwanzigjährigen Bestchens des pathologischen Instituts zu Berlin; Herrn Rudolf Virchow dargebracht. Berlin: Hirschwald, 1882.

Warwar RE, Bullock JD, Shields JA, Eagle RC Jr. Coexistence of 3 tumors of neural crest origin: neurofibroma, meningioma, and uveal malignant melanoma. Arch Ophthalmol 1998;116:1241-3.

Plexiform Neurofibromas

Tada M, Sawamura Y, Ishii N, et al. Massive plexiform neurofibroma in the orbit in a child with von Recklinghausen's disease. Childs Nerv Sys 1998;14:210-2.

Solitary (Isolated) Neurofibromas

Erlandson RA, Woodruff JM. Peripheral nerve sheath tumors: an electron microscopic study of 43 cases. Cancer 1982;49:273-87.

Francois J. Ocular aspects of the phakomatoses. In: Vinken PJ, Bruyn GW, eds. Handbook of Clinical Neurology. New York: American Elsevier, 1972; 624.

Gogi R, Nath K, Kahn AA, Hameens PN. Peripheral nerve tumours of the orbit. Indian J Ophthalmol 1976;24:1-5.

Krohel GB, Rosenberg PN, Wright JE, Smith RS. Localized orbital neurofibromas. Am J Ophthalmol 1985;100:458-64.

Kuo PK, Ni C, Seddon JM, et al. Orbital tumors among Chinese in the Shanghai area. Int Ophthalmol Clin 1982;22:87-98.

McDonald P, Jakobiec FA, Hornblass A, Iwamoto T. Benign peripheral nerve sheath tumors (neurofibromas) of the lacrimal gland. Ophthalmology 1983;90:1403-13.

Rose GE, Wright JE. Isolated peripheral nerve sheath tumours of the orbit. Eye 1991;5:668-73.

Amputation Neuromas

Blodi FC. Amputation neuroma in the orbit. Am J Ophthalmol 1949;32:929-32.

Glatt HJ, Googe PB, Powers T, Apple DJ. Anophthalmic socket pain. Am J Ophthalmol 1993;116:357-62.

Messmer EP, Camara J, Boniuk M, Font RL. Amputation neuroma of the orbit. Report of two cases and review of the literature. Ophthalmology 1984;91:1420-3.

Okubo K, Asai T, Sera Y, Okada S. A case of amputation neuroma presenting proptosis. Ophthalmologica 1987;194:5-8.

Schwannoma

Allman M, Frayer WC, Hedges TR Jr. Orbital neurilemmoma. Ann Ophthalmol 1977;9:1409-13.
Anegawa S, Hayashi T, Torigoe R, et al. [Orbital neurinoma presenting orbital apex syndrome]. No Shinkei Geka - Neurological Surgery 1997;25:473-7.
Barat JL, Marchal JC, Bracard S, et al. Neurinomes des nerfs oculomoteurs. A propros de deux observations. Neuro-chirurgie 1992;38:183-7.
Byrne BM, van Heuven WAJ, Lawton AW. Echographic characteristics of benign orbital schwannomas (neurilemomas). Am J Ophthalmol 1988;106:194-8.
Capps DH, Brodsky MC, Rice CD, et al. Orbital intramuscular schwannoma. Am J Ophthalmol 1990;110:535-9.
Chisholm IA, Polyzoidis K. Recurrence of benign orbital neurilemmoma (schwannoma) after 22 years. Can J Ophthalmol 1982;17:271-3.
Cockerham KP, Cockerham GC, Stutzman R, et al. The clinical spectrum of schwannomas presenting with visual dysfunction: a clinicopathologic study of three cases. Surv Ophthalmol 1999;44:226-34.
Dahl I. Ancient neurilemmoma (schwannoma). Acta Pathol Microbiol Scand [A] 1977;85:812-8.
Del Priore LV, Miller NR. Trigeminal schwannoma as a cause of chronic, isolated sixth nerve palsy. Am J Ophthalmol 1989;108:126-9.
Dervin JE, Beaconsfield M, Wright JE, Moseley IF. CT findings in orbital tumours of nerve sheath origin. Clin Radiol 1989;40:475-9.
Faucett DC, Dutton JJ, Bullard DE. Gasserian ganglion schwannoma with orbital extension. Ophthal Plast Reconstr Surg 1989;5:235-8.
Izumi AK, Rosato FE, Wood MG. Von Recklinghausen's disease associated with multiple neurilemomas. Arch Dermatol 1971;104:172-6.
Jakobiec FA, Font RL, Iwamoto T. Diagnostic ultrastructural pathology of ophthalmic tumors. In: Jakobiec FA, ed. Ocular and Adnexal Tumors. Birmingham: Aesculapius, 1978; 359-453.
Lam DS, Ng JS, To KF, et al. Cystic schwannoma of the orbit. Eye 1997;11:798-800.
Messmer EP, Font RL. Applications of immunohistochemistry to ophthalmic pathology. Ophthalmology 1984;91:701-7.
Razzuk MA, Urschel HC Jr, Martin JA, et al. Electron microscopical observations on mediastinal neurilemmoma, neurofibroma, and ganglioneuroma. Ann Thorac Surg 1973;15:73-83.
Rootman J, Goldberg C, Robertson W. Primary orbital schwannomas. Br J Ophthalmol 1982;66:194-204.
Rose GE, Wright JE. Isolated peripheral nerve sheath tumours of the orbit. Eye 1991;5:668-73.
Rottino A, Kelly AJ. Specific nerve sheath tumor of orbit. Arch Ophthalmol 1941;26:478-88.
Schatz H. Benign orbital neurilemoma. Sarcomatous transformation in von Recklinghausen's disease. Arch Ophthalmol 1971;86:268-73.
Schmitt E, Spoerri O. Schwannomas of the orbit. Acta Neurochir (Wien) 1980;53:79-85.
Shen WC, Yang DY, Ho WL, et al. Neurilemmoma of the oculomotor nerve presenting as an orbital mass: MR findings. AJNR 1993;14:1253-4.
Shields JA, Kapustiak J, Arbizo V, et al. Orbital neurilemoma with extension through the superior orbital fissure. Arch Ophthalmol 1986;104:871-3.
Stefansson K, Wolimann R, Jerkovic M. S-100 protein in soft tissue tumors derived from Schwann cells and melanocytes. Am J Pathol 1982;106:261-8.
Stout AP. The peripheral manifestations of specific nerve sheath tumor (neurilemoma). Am J Cancer 1935;24:751-96.
Sun CN, White HJ. An electron-microscopic study of a schwannoma with special reference to banded structures and peculiar membranous multiple-chambered spheroids. J Pathol 1974;114:13-6.
Weiss SW, Langloss JM, Enzinger FM. Value of S-100 protein in the diagnosis of soft tissue tumors with particular reference to benign and malignant Schwann cell tumors. Lab Invest 1983;49:299-308.

Malignant Peripheral Nerve Sheath Tumors

D'Agostino AN, Soule EH, Miller RH. Primary malignant neoplasm of nerves (malignant neurilemmomas) in patients without manifestations of multiple neurofibromatosis (von Recklinghausen's disease). Cancer 1963;16:1003-14.
D'Agostino AN, Soule EH, Miller RH. Sarcomas of the peripheral nerves and somatic soft tissues associated with multiple neurofibromatosis (von Recklinghausen's disease). Cancer 1963;16:1015-27.
Erzurum SA, Melen O, Lissner G, et al. Orbital malignant peripheral nerve sheath tumors. Treatment with surgical resection and radiation therapy. J Clin Neuroophthalmol 1993;13:1-7.
Grinberg MA, Levy NS. Malignant neurilemoma of the supraorbital nerve. Am J Ophthalmol 1974;78:489-92.
Guccion JG, Enzinger FM. Malignant Schwannoma associated with von Recklinghausen's neurofibromatosis. Virchows Arch A Pathol Anat Histol 1979;383:43-57.
Jakobiec FA, Font RL, Zimmerman LE. Malignant peripheral nerve sheath tumors of the orbit: a clinicopathologic study of eight cases. Trans Am Ophthalmol Soc 1985;83:332-66.
Lyons CJ, McNab AA, Garner A, et al. Orbital malignant peripheral nerve sheath tumours. Br J Ophthalmol 1989;73:731-8.
Mortada A. Solitary orbital malignant neurilemmoma. Br J Ophthalmol 1968;52:188-90.
Sangueza OP, Requena L. Neoplasms with neural differentiation: a review. Part II: malignant neoplasms. Am J Dermatopathol 1998;20:98-102.
Schatz H. Benign orbital neurilemoma. Sarcomatous transformation in von Recklinghausen's disease. Arch Ophthalmol 1971;86:268-73.
Weiss SW, Langloss JM, Enzinger FM. Value of S-100 protein in the diagnosis of soft tissue tumors with particular reference to benign and malignant Schwann cell tumors. Lab Invest 1983;49:299-308.

Rare Tumors of Neuroectodermal Origin

Alveolar Soft Part Sarcoma

Abrahams IW, Fenton RH, Vidone R. Alveolar soft-part sarcoma of the orbit. Arch Ophthalmol 1968;79:185-8.
Altamirano-Dimas M, Albores-Saavedra J. Alveolar soft part sarcoma of the orbit. Arch Ophthalmol 1966;75:496-9.
Auerbach HE, Brooks JJ. Alveolar soft part sarcoma. A clincopathologic and immunohistochemical study. Cancer 1987;60:66-73.
Bunt AH, Bensinger RE. Alveolar soft-part sarcoma of the orbit. Ophthalmology 1981;88:1339-46.
Christopherson WM, Foote FW Jr, Stewart FW. Alveolar soft part sarcomas: structurally characteristic tumors of uncertain histogenesis. Cancer 1952;5:100-11.
DeSchryver-Kecskemeti K, Kraus FT, Engleman W, Lacy PE. Alveolar soft part sarcoma-a malignant angioreninoma: histochemical, immunocytochemical, and electron-microscopic study of four cases. Am J Surg Pathol 1982;6:5-18.
Enzinger FM, Weiss SW. Malignant soft tissue tumors of uncertain type. In: Enzinger FM, Weiss SW, eds. Soft Tissue Tumors. 3rd ed. St Louis: CV Mosby, 1995; 1067-93.
Fisher ER, Reidbord H. Electron microscopic evidence suggesting the myogenous derivation of the so-called alveolar soft part sarcoma. Cancer 1971;27:150-9.
Font RL, Jurco S IIIrd, Zimmerman LE. Alveolar soft part sarcoma of the orbit: a clinicopathologic analysis of 17 cases and a review of the literature. Hum Pathol 1982;13:569-79.
Grant GD, Shields JA, Flanagan JC, Horowitz P. The ultrasonographic and radiologic features of a histopathologically proven case of alveolar soft-part sarcoma of the orbit. Am J Ophthalmol 1979;87:773-7.
Jordan DR, MacDonald H, Noel L, et al. Alveolar soft-part sarcoma of the orbit. Ophthalmic Surg 1995;26:269-70.
Lieberman PH, Foote FW Jr, Stewart FW, Berg JN. Alveolar soft-part sarcoma. JAMA 1966;198:1047-51.
Nirankari MS, Greer CH, Chaddah MR. Malignant non-chromaffin paraganglioma in the orbit. Br J Ophthalmol 1963;47:357-63.
Mukai M, Torikata C, Iri H, et al. Histogenesis of alveolar soft part sarcoma. An immunohistochemical and biochemical study. Am J Surg Pathol 1986;10:212-8.
Shipkey FH, Lieberman PH, Foote FW Jr, et al. Ultrastructure of alveolar soft part sarcoma. Cancer 1964;17:821-30.
Simmons WB, Haggerty HS, Ngan B, Anonsen CK. Alveolar soft part

sarcoma of the head and neck. A disease of children and young adults. Int J Pediatr Otorhinolaryngol 1989;17:139-53.
Unni KK, Soule ED. Alveolar soft part sarcoma. An electron microscopic study. Mayo Clin Proc 1975; 50:591-8.
Varghese S, Nair B, Joseph TA. Orbital malignant non-chromaffin paraganglioma. Br J Ophthalmol 1968;52:713-5.
Welsh RA, Bray DM 3rd, Shipkey FH, Meyer AT. Histogenesis of alveolar soft part sarcoma. Cancer 1972;29:191-204.

Granular Cell Tumor

Allaire GS, Laflamme P, Bourgouin P. Granular cell tumour of the orbit. Can J Ophthalmol 1995;30:151-3.
Armin A, Connelly EM, Rawden G. An immunoperoxidase investigation of S-100 protein in granular cell myoblastomas: evidence for Schwann cell derivation. Am J Clin Pathol 1983;79:37-44.
Callejo SA, Kronish JW, Decker SJ, et al. Malignant granular cell tumor metastatic to the orbit. Ophthalmology 2000;107:550-4.
Chaves E, Oliveira AM, Arnaud AC. Retrobulbar granular cell myoblastoma. Br J Ophthalmol 1972;56:854-6.
Dolman PJ, Rootman J, Dolman CL. Infiltrating orbital granular cell tumour: a case report and literature review. Br J Ophthalmol 1986;71:47-53.
Drummond JW, Hall DL, Steen WH Jr, Maxey SA. Granular cell tumor (myoblastoma) of the orbit. Arch Ophthalmol 97:1979;1492-4.
Dunnington JH. Granular cell myoblastoma of the orbit. Arch Ophthalmol 1948;40:14-22.
Fisher ER, Wechsler H. Granular cell myoblastoma-a misnomer: electron microscopic and histochemical evidence concerning its Schwann cell derivation and nature (granular cell schwannoma). Cancer 1962;15:936-54.
Goldstein BG, Font RL, Alper MG. Granular cell tumor of the orbit: a case report including electron microscopic observations. Ann Ophthalmol 1982;14:231-2, 236-8.
Gonzalez-Almaraz G, de Buen S, Tsutsumi V. Granular cell tumor (myoblastoma) of the orbit. Am J Ophthalmol 1975;79:606-12.
Hashimoto M, Ohtsuka K, Suzuki T, Nakagawa T. Orbital granular cell tumor developing in theinferior oblique muscle. Am J Ophthalmol 1997;124:404-6.
Ingram DL, Mossier J, Snowhite J, et al. Granular cell tumors of the breast: steroid receptor analysis and localization of carcinoembryonic antigen, myoglobin and S100 protein. Arch Pathol Lab Med 1984;108:897-901.
Jaeger MJ, Green WR, Miller NR, Harris GJ. Granular cell tumor of the orbit and ocular adnexae. Surv Ophthalmol 1987;31:417-23.
Karcioglu ZA, Hemphill GL, Wool BM. Granular cell tumor of the orbit: case report and review of the literature. Ophthalmic Surg 1983;14:125-9.
Lack EE, Worsham GF, Callihan MD, et al. Granular cell tumor: a clinicopathologic study of 110 patients. J Surg Oncol 1980;13:301-16.
Miettinen M, Lehtonen E, Lehtola H, et al. Histogenesis of granular cell tumor - an immunohistochemical and ultrastructural study. J Pathol 1984;142:221-9.
Morgan G. Granular cell myoblastoma of the orbit. Report of a case. Arch Ophthalmol 1976;94:2135-42.
Morgan LR, Fryer MP. Granular cell myoblastoma of the eye. Case report. Plast Reconstr Surg 1969;43:315-7.
Moriarty P, Garner A, Wright JE. Case report of granular cell myoblastoma arising within the medial rectus muscle. Br J Ophthalmol 1983;67:17-22.
Obayashi K, Yamada Y, Kozaki M. [Granular cell myoblastoma in the orbit.] Nippon Ganka Kiyo 1969;20:566-74.
Rode J, Dhillon AP, Papadaki L. Immunohistochemical staining of granular cell tumor for neurone specific enolase: evidence in support of a neural origin. Diagn Histopathol 1982;5:205-11.
Sakamaki Y. Case of intraorbital myoblastoma. J Clin Ophthalmol [Tokyo] 1963;17:883-4.
Shimoyama I, Hinokuma K, Endo M, et al. [Granular cell myoblastoma in the orbit.] Neurol Med Chir (Tokyo) 1984;24:355-8.
Singleton EM, Nettleship B. Granular cell tumor of the orbit: a case report. Ann Ophthalmol 1983;15:881-3.
Stefansson K, Wollmann RL. S-100 protein in granular cell tumors (granular cell myoblastomas). Cancer 1982;49:1834-8.
Timm G, Timmel H. Zum Myoblastenmyom am Auge. Klin Monatsbl Augenheilkd 1966;148, 665-71.

Chemodectoma (Paraganglioma)

Ahmed A, Dodge OG, Kirk RS. Chemodectoma of the orbit. J Clin Pathol 1969;22:584-8.
Archer KF, Hurwitz JJ, Balogh JM, Fernandes BJ. Orbital nonchromaffin paraganglioma: a case report and review of the literature. Ophthalmology 1989;96:1659-66.
Deutsch AR, Duckworth JK. Nonchromaffin paraganglioma of the orbit. Am J Ophthalmol 1969;68:659-63.
Fisher ER, Hazard JB. Nonchromaffin paraganglioma of the orbit. Cancer 1952;5:521-4.
Glenner GG, Grimley PM. Tumors of the extra-adrenal paraganglion system (including chemoreceptors). An Atlas of Tumor Pathology, 2nd series, Fascicle 9. Washington, DC: Armed Forces Institute of Pathology, 1974.
Kadoya M, Amemiya T. [A case of orbital paraganglioma.] Nippon Ganka Gakkai Zasshi 1979;83:977-85.
Venkataramana NK, Kolluri VR, Kumar DV, et al. Paraganglioma of the orbit with extension to the middle cranial fossa: case report. Neurosurgery 1989;24:762-4.

Primary Orbital Carcinoid

Braffman BH, Bilaniuk LT, Eagle RC Jr, et al. MR imaging of a carcinoid tumor metstatic to the orbit. J Comput Asst Tomogr 1987;11:891-4.
El-Toukhy E, Levine MR, Abdul-Karim FW, Larson DW. Carcinoid tumors of the orbit: a dilemma of diagnosis and treatment. Ophthal Plast Reconst Surg 1996;12:279-83.
Godwin JD 2nd. Carcinoid tumors. An analysis of 2837 cases. Cancer 1975;36:560-9.
Riddle PJ, Font RL, Zimmerman LE. Carcinoid tumors of the eye and orbit: a clinicopathologic study of 15 cases with histochemical and electron microscopic observations. Hum Pathol 1982;13:459-69.
Shields CL, Shields JA, Eagle RC Jr, et al. Orbital metastasis from a carcinoid tumor: computed tomography, magnetic resonance imaging, and electron microscopic findings. Arch Ophthalmol 1987;105:968-71.
White VA. Carcinoid tumor metastatic to the orbit diagnosed by fine needle aspiration biopsy. Canadian Ophthalmic Pathology Society Meeting, Ottawa, Ontario, June 21, 1996.
Zimmerman LE, Stangl R, Riddle PJ. Primary carcinoid tumor of the orbit. A clinicopathologic study with histochemical and electron microscopic observations. Arch Ophthalmol 1983;101:1395-8.

Neuroepithelial Tumors

Neuroepithelioma

Arora R, Sarkar C, Betharia SM. Primary orbital primitive neuroectodermal tumor with immunohistochemical and electron microscopic confirmation. Orbit 1993;12:7-
Bolen JW, Thorning D. Peripheral neuroepithelioma: a light and electron microscopic study. Cancer 1980;46:2456-62.
Griffin CA, McKean C, Israel MA, et al. Comparison of constitutional and tumor-associated 11;22 translocations. Nonidentical breakpoints on chromosomes 11 and 22. Proc Natl Acad Sci USA 1986;83:6122-6.
Howard GM. Neuroepithelioma of the orbit. Am J Ophthalmol 1965;59:934-7.
Seemayer TA, Thelmo WL, Bolande R, Wiglesworth FW. Peripheral neuroectodermal tumors. Perspect Pediatr Pathol 1975;2:151-72.
Shuangshoti S, Menakanit W, Changwaivit W, Suwanwela N. Primary intraorbital extraocular primitaive neuroectodermal (neuroepithelial) tumour. Br J Ophthalmol 1986;70:543-8.
Singh AD, Husson M, Shields CL, et al. Primitie neuroectodermal tumor of the orbit. Arch Ophthalmol 1994;112:217-21.

Wilson WB, Roloff J, Wilson HL. Primary peripheral neuroepithelioma of the orbit with intracranial extension. Cancer 1988;62;2595-601.

Esthesioneuroblastoma

Bobele GB, Sexauer C, Barnes PA, et al. Esthesioneuroblastoma presenting as an orbital mass in a young child. Med Pediatr Oncol 1994;22:269-73.

Chaudhry AP, Haar JG, Koul A, Nickerson PA. Olfactory neuroblastoma (esthesioneuroblastoma): a light and ultrastructural study of two cases. Cancer 1979;44:564-79.

Elkon D, Hightower SI, Lim ML, et al. Esthesioneuroblastoma. Cancer 1979;44:1087-94.

Homzie MJ, Elkon D. Olfactory esthesioneuroblastoma - variables predictive of tumor control and recurrence. Cancer 1980;46:2509-13.

Hurtado-Sarrio M, Artacho-Tejederas JR, Riblon-Bornao F, et al. Esthesioneuroblastoma presenting with epiphora in a young child. Arch Ophthalmol 1997;115:1330-1.

Kadish S, Goodman M, Wang CC. Olfactory neuroblastoma. A clinical analysis of 17 cases. Cancer 1976;37:1571-6.

Knobber D, Lobeck H, Schnoy N. Asthesioneuroblastom: Diagnosesidnerung durch Immunhistologie und Elektronenmidroskopie. Laryngorhinootologie 1993;72:391-7.

Levine PA, McLean WC, Cantrell RW. Esthesioneuroblastoma: the University of Virginia experience 1960-1985. Laryngoscope 961986;:742-6.

Oberman HA, Rice DH. Olfactory neuroblastoma: a clincopathologic study. Cancer 1976;38:2494-502.

Rakes SM, Yeatts RP, Campbell RJ. Ophthalmic manifestations of esthesioneuroblastoma. Ophthalmology 1985;92:174953.

Valles San Leandro L, Arcas Martinez-Salas I, Villegas Perez MP, et al. Esthesioneuroblastoma: an atypical form of manifestaion. Eur J Ophthalmol 1994;4:118-22.

Primary Neuroblastoma and Ganglioneuroma

Bullock JD, Goldberg SH, Rakes SM, et al. Primary orbital neuroblastoma. Arch Ophthalmol 1989;107:1031-3.

Jakobiec FA, Klepach GL, Crissman JD, Spoor TC. Primary differentiated neuroblastoma of theorbit. Ophthalmology 1987;94:255-66.

Stout AP. Ganglioneuroma of sympathetic nervous system. Surg Gynecol Obstet 1947;84:101-10.

Toppozada HH. Ganglioneuroma of the left maxilla and orbit. J Laryngol 1958;72:733-42.

Primary Orbital Melanoma

Allen JC, Jaeschle WH. Recurrence of malignant melanoma in the orbit after 28 years. Arch Ophthalmol 1966;76:79-81.

Coppeto JR, Jaffe R, Gillies CG. Primary orbital melanoma. Arch Ophthalmol 1978;96:2255-8.

Drews RC. Primary malignant melanoma of the orbit in a Negro. Arch Ophthalmol 1975;93:335-8.

Dutton JJ, Anderson RL, Schelper RL, et al. Orbital malignant melanoma and oculodermal melanocytosis: report of two cases and review of the literature. Ophthalmology 1984;91:497-507.

Gündüz K, Shields JA, Shields CL, Eagle RC Jr. Periorbital cellular blue nevus leading to orbitopalpebral and intracranial melanoma. Ophthalmology 1998;105:2046-50.

Hagler WS, Brown CC. Malignant melanoma of the orbit arising in a nevus of Ota. Trans Am Acad Ophthalmol Otolaryngol 1966;70:817-22.

Haim T, Meyer E, Kerner H, Zonis S. Oculodermal melanocytosis (nevus of Ota) and orbital malignant melanoma. Ann Ophthalmol 1982;14:1132-6.

Hidano A, Kajima H, Ikeda S, et al. Natural history of nevus of Ota. Arch Dermatol 1967;95:18795.

Jakobiec FA, Ellsworth R, Tannenbaum M. Primary orbital melanoma. Am J Ophthalmol 1974;78:24-39.

Jay B. Malignant melanoma of the orbit in a case of oculodermal melanosis. (Naevus of Ota). Br J Ophthalmol 1965;49:359-63.

Loffler KU, Witschel H. Primary malignant melanoma of the orbit arising in a cellular blue naevus. Br J Ophthlmol 1989;73:388-93.

Reese AB. Tumors of the Eye. 3rd ed. Philadelphia: Harper & Row, 1976; 210.

Rottino A, Kelly AS. Primary orbital melanoma: case report with review of literature. Arch Ophthalmol 1942;27:934-49.

Shields JA, Augsberger JJ, Donoso LA, et al. Hepatic metastasis and orbital recurrence of uveal melanoma after 42 years. Am J Ophthalmol 1985;100:666-8.

Shields JA, Shields CL, Eagle RC Jr, et al. Necrotic orbital melanoma arising de novo. Br J Ophthalmol 1993;77:187-9.

Tellado M, Specht CS, McLean IW, et al. Primary orbital melanomas. Ophthalmology 1996;103:929-32.

Wilkes TDI, Uthman EO, Thornton CN, Cole RE. Malignant melanoma of the orbit in a black patient with ocular melanocytosis. Arch Ophthalmol 1984;102:904-6.

Wolter JR, Arbor A, Blackhurst RT. Primary orbital melanoma. Eye Ear Nose Throat Mon 1966;45:64.

Retinal Anlage Tumor (Pigmented Retinal Choristoma)

Blanc WA, Rosenblatt P, Wolff JA. Melanotic progonoma ("retinal anlage" tumor) of the shoulder in an infant: a case report. Cancer 1958;11:959-63.

Borello ED, Gorlin RJ. Melanotic neuroectodermal tumor of infanc - a neoplasm of neural crest origin. Cancer 1966;19:196-206.

Cutler LS, Chaudhry AP, Topazian R. Melanotic neuroectodermal tumor of infancy: an ultrastructural study, literature review, and reevaluation. Cancer 1981;48:257-70.

Dehner LP, Sibley RK, Sauk JJ Jr, et al. Malignant melanotic neuroectodermal tumor of infancy: a clinical, pathologic, ultrastructural and tissue culture study. Cancer 1979;43:1389-410.

Hall WC, O'Day DM, Glick AD. Melanotic neuroectodermal tumor of infancy. An ophthalmic appearance. Arch Ophthalmol 1979;97:922-5.

Khoddami M, Squire J, Zielenska M, Thorner P. Melanotic neuroectodermal tumor of infancy: a molecular genetic study. Pediatr Developmental Pathol 1998;1:295-9.

Koudstaal J, Oldhoff, J Panders AK, et al. Melanotic neuroectodermal tumor in infancy. Cancer 1968;22:151-61.

Lamping KA, Albert DM, Lack E, et al. Melanotic neuroectodermal tumor of infancy (retinal anlage tumor). Ophthalmology 1985;92:143-8.

Lurie HI. Congenital melanocarcinoma, melanotic adamantinoma, retinal anlage tumor, progonoma, and pigmented epulis of infancy. Summary and review of the literature and report of the first case in an adult. Cancer 1961;14:1090-108.

Lurie HI, Isaacson C. A melanotic progonoma in the scapula. Cancer 1961;14:1088-9.

Misugi K, Okajima H, Newton WA, et al. Mediastinal origin of a melanotic progonoma or retinal anlage tumor: ultrastructural evidence for neural crest origin. Cancer 1965;18:477-84.

Navas Palacios JJ. Malignant melanotic neuroectodermal tumor: light and electron microscopic study. Cancer 1980;46:529-36.

Nitta T, Endo T, Tsunoda A, et al. Melanotic neuroectodermal tumor of infancy: a molecular approach to diagnosis. Case report. J Neurosurg 1995;83:145-8.

Ricketts RR, Majmudarr B. Epididymal melanotic neuroectodermal tumor of infancy. Hum Pathol 1985;16:416-20.

Stowens D, Lin TH. Melanotic progonoma of the brain. Hum Pathol 1974;5;105-13.

Templeton AC. Orbital tumours in African children. Br J Ophthalmol 1971;55:254-13.

Zimmerman LE. Discussion. Melanotic neuroectodermal tumor of infancy (retinal anlage tumor). Ophthalmology 1985;92:149-50.

Ectomesenchymal Tumors

Enzinger FM, Weiss SW. Soft Tissue Tumors. 3rd ed. St Louis: CV Mosby, 1995; 568-70.

Jakobiec FA, Font RL, Tso MOM, Zimmerman LE. Mesectodermal leiomyoma of the ciliary body: a tumor of presumed neural crest origin. Cancer 1977;39:2102-13.

Jakobiec FA, Iwamoto T. Ocular adnexa: introduction to lids, conjunctiva, and orbit. In: Jakobiec FA, ed. Ocular Anatomy, Embryology, and Teratology. Philadelphia, Harper & Row, 1982; 677-731.

Jakobiec FA, Mitchell JP, Chauhan PM, Iwamoto T. Mesectodermal leiomyosarcoma of the antrum and orbit. Am J Ophthalmol 1978;85:51-7.

Karcioglu Z, Someren A, Mathes SJ. Ectomesenchymoma. A malignant tumor of migratory neural crest (ectomesenchyme) remnants showing ganglionic, schwannian, melanocytic, and rhabdomyoblastic differentiation. Cancer 1977;39:2486-96.

MESENCHYMAL TUMORS

General

Batsakis JG. Tumors of the Head and Neck: Clinical and Pathological Considerations. 2nd ed. Baltimore: Williams & Wilkins, 1979.

Enzinger FM, Weiss SW. Soft Tissue Tumors. 3rd ed. St Louis: CV Mosby, 1995.

Forrest AW. Intraorbital tumors. Arch Ophthalmol 1949;41:198-232.

Jakobiec FA, Bilyk JR, Font RL. Mesenchymal Tumors. In: Spencer WH, ed. Ophthalmic Pathology: An Atlas and Textbook. 4th ed. Philadelphia: WB Saunders, 1996; 2569-629.

Jakobiec FA, Jones IS. Mesenchymal and fibro-osseous tumors. In: Jones IS, Jakobiec F, eds. Diseases of the Orbit. Philadelphia: Harper & Row, 1979; 461-502.

Jakobiec FA, Tannenbaum M. Embryological perspectives on the fine structure of orbital tumors. Int Ophthalmol Clin 1975;15:85-110.

Ni C, Albert DM. Tumors of the Eyelid and Orbit: A Chinese American Collaborative Study, Vol 22. Boston: Little, Brown, 1982.

Spranger JW, Langer LO, Wiedemann H-R. Bone Dysplasias: An Atlas of Constitutional Disorders of Skeletal Development. Philadelphia: WB Saunders, 1974.

Striated Muscle Tumors

Rhabdomyosarcoma

Abramson DH, Ellsworth RM, Tretter P, et al. The treatment of orbital rhabdomyosarcoma with irradiation and chemotherapy. Ophthalmology 1979;86:1330-5.

Abramson DH, Notis CM. Visual acuity after radiation for orbital rhabdomyosarcoma. Am J Ophthalmol 1994;118:808-9.

Alvarez Silvan AM, Garcia Canton JA, Pineda Cuevas G, Alfuro Gutierrez J. Successful treatment of orbital rhabdomyosarcoma in two infants using chemotherapy alone. Med Pediatr Oncol 1996;26:286-9.

Arora R, Betharia SM. Fine needle aspiration biopsy of pediatric orbital tumors. An immunohistochemical study. Acta Cytologica 1994;38:511-6.

Ashton N, Morgan G. Embryonal sarcoma and embryonal rhabdomyosarcoma of the orbit. J Clin Pathol 1965;18:699-714.

Atahan S, Aksu O, Ekinci C. Cytologic diagnosis and subtyping of rhabdomyosarcoma. Cytopathology 1998;9:389-97.

Bale PM, Parson RE, Stevens MM. Diagnosis and behavior of juvenile rhabdomyosarcoma. Hum Pathol 1983;14:596-611.

Baron EM, Kersten RC, Kulwin DR. Rhabdomyosarcoma manifesting as acquired nasolacrimal duct obstruction. Am J Ophthalmol 1993;114:239-42.

Calhoun FP Jr, Reese AB. Rhabdomyosarcoma of the orbit. Arch Ophthalmol 1942;27:558-78.

Cassady JR, Sagerman RH, Tretter P, Ellsworth RM. Radiation therapy for rhabdomyosarcoma. Radiology 1968;91:116-20.

Cavazzana AO, Schmidt D, Ninfo V, et al. Spindle cell rhabdomyosarcoma. A prognostically favorable variant of rhabdomyosarcoma. Am J Surg Pathol 1992;16:229-35.

Chess J, Ni C, Yin RQ, et al. Rhabdomyosarcoma. Int Ophthalmol Clin 1982;22:163-82.

Dagher R, Helman L. Rhabdomyosarcoma: an overview. Oncologist 1999;4:34-44.

Frayer WC, Enterline HT. Embryonal rhabdomyosarcoma of the orbit in children and young adults. Arch Ophthalmol 1959;62:203-10.

Goddard AG, Harris SJ, Plowman PN, et al. Growth hormone deficiency following radiotherapy for orbital and parameningeal sarcomas. Pediatr Hematol Oncol 1999;16: 23-33.

Grosfeld JL, Weber TR, Weetman RM, Baehner RL. Rhabdomyosarcoma in childhood: analysis of survival in 98 cases. J Pediatr Surg 1983;18:141-6.

Haik BG, Jereb B, Smith ME, et al. Radiation and chemotherapy of parameningeal rhabdomyosarcoma involving the orbit. Ophthalmology 1986;93:1001-9.

Hasegawa T, Matsuno Y, Niki T, et al. Second primary rhabdomyosarcomas in patients with bilateral retinoblastoma: a clinicopathologic and immunohistochemical study. Am J Surg Pathol 1998;22:1351-60.

Jones IS, Reese AB, Kraut J. Orbital rhabdomyosarcoma. An analysis of 62 cases. Am J Ophthalmol 1966;61:721-36.

Kahn HJ, Yeger H, Kassim O, et al. Immunohistochemical and electron microscopic assessment of childhood rhabdomyosarcoma. Increased frequency of diagnosis over routine histologic methods. Cancer 1983;51:1897-903.

Kingston JE, McElwain TJ, Malpas JS. Childhood rhabdomyosarcoma: experience of the Children's Solid Tumor Group. Br J Cancer 1983;48:195-207.

Knowles DM, Jakobiec FA, Potter GD, Jones IS. Ophthalmic striated muscle neoplasms. Surv Ophthalmol 1976;21:219-61.

Knowles DM IInd, Jakobiec FA, Potter GD, Jones IS. The diagnosis and treatment of rhabdomyosarcoma of the orbit. In: Jakobiec FA, ed. Ocular and Adnexal Tumors. Birmingham: Aesculapius, 1978; chap 49.

Kodet R, Newton WA Jr. Hamoudi AB, et al. Orbital rhabdomyosarcomas and related tumors in childhood: relationship of morphology to prognosis – an Intergroup Rhabdomyosarcoma study. Med Pediatr Oncol 1997;29:51-60.

Kodet R, Newton WA Jr. Hamoudi AB, et al. Childhood rhabdomyosarcoma with anaplastic (pleomorphic) features. A report of the Intergroup Rhabdomyosarcoma Study. Am J Surg Pathol 1993;17:443-53.

Kroll AJ. Fine-structural classification of orbital rhabdomyosarcoma. Invest Ophthalmol 1967;6:531-43.

Lawrence W Jr, Anderson JR, Gehan EA, Maurer H. Pretreatment TNM staging of childhood rhabdomyosarcoma: a report of the Intergroup Rhabdomyosarcoma Study Group. Children's Cancer Study Group. Pediatric Oncology Group. Cancer 1997;80:1165-70.

Leuschner I, Harms D. Pathologie der Rhabdomyosarkome des Kindes- und Adoleszentenalters. Ein Bericht des Kindertumorregisters bei der Gesellschaft fur Padiatrische Onkologie und Hematologie. Pathologe 1999;20:87-97.

Mafee MF, Pai E, Philip B. Rhabdomyosarcoma of the orbit. Evaluation with MR imaging and CT. Radiol Clin North Am 1998;36:1215-27.

Mannor GE, Rose GE, Plowman PN, et al. Multidisciplinary management of refractory orbital rhabdomyosarcoma. Ophthalmology 1997;104:1198-201.

Messmer EP, Font RL. Applications of immunohistochemistry to ophthalmic pathology. Ophthalmology 1984;91:701-7.

Morales AR, Fine G, Horn RC Jr. Rhabdomyosarcoma: an ultrastructural appraisal. Pathol Annu 1972;7:81-106.

Notis CM, Abramson DH, Sagerman RH, Ellsworth RM. Orbital rhabdoymosarcoma: treatment or overtreatment. Ophthalmic Genet 1995;16:159-62.

Palmer NF, Foulkes M. Histopathology and prognosis in the second Intergroup Rhabdomyosarcoma Study (IRS-II). ASCO Abstracts, C897, p 229, 1983.

Palmer NF, Sachs N, Foulkes M. Histopathology and prognosis in rhabdomyosarcoma (IRS-I). ASCO Abstracts, C660, p 170, 1982.

Pappo AS, Shapiro DN. Rhabdomyosarcoma: biology and treatment. In: Walterhouse DO, Cohn SL, eds. Diagnostic and Therapeutic Advances in Pediatric Oncology. Boston: Kluwer Academic, 1997; 309-39.

Polack FM, Kanai A, Hood CI. Light and electron microscopic studies of orbital rhabdomyosarcoma. Am J Ophthalmol 1971;71:75-83.
Porterfield JF, Zimmerman LE. Rhabdomyosarcoma of the orbit: a clinicopathologic study of 55 cases. Virchow Arch Path Anat 1962;335:329-44.
Qualman SJ, Coffin CM, Newton WA, et al. Intergroup Rhabdomyosarcoma Study: update for pathologists. Pediatr Dev Pathol 1998;1:550-61.
Rodary C, Gehan EA, Flamant F, et al. Prognostic factors in 951 nonmetastatic rhabomyosarcoma in children: a report from the International Rhabdomyosarcoma Workshop. Med Pediatr Oncol 1991;19:89-95.
Rousseau P, Flamant F, Quintana E, et al. Primary chemotherapy in rhabdomyosarcomas and other malignant mesenchymal tumors of the orbit: results of the International Society of Pediatric Oncology MMT 84 Study. J Clin Oncol 1994;12:516-21.
Sagerman RH, Cassady JR, Tretter P. Radiation therapy for rhabdomyosarcoma of the orbit. Trans Am Acad Ophthalmol Otolaryngol 1968;72:849-54.
Sohaib SA, Moseley I, Wright JE. Orbital rhabdomyosarcoma – the radiological characteristics. Clin Radiol 1998;53:357-62.
Stobbe GD, Dargeon HW. Embryonal rhabdomyosarcoma of the head and neck in children and adolescents. Cancer 1950;3:826-36.
Stout AP. Tumors of the soft tissues. In: Atlas of Tumor Pathology, Sect 2, Fasc 5. Washington DC: Armed Forces Institute of Pathology, 1953; 89.
Sun XL, Zheng BH, Li B, et al. Orbital rhabdomyosarcoma. Immunohistochemical studies of seven cases. Chin Med J 1990;103:485-8.
Sutow WW, Lindberg RD, Gehan EA, et al. Three-year relapse-free survival rates in childhood rhabdomyosarcoma of the head and neck: report from the Intergroup Rhabdomyosarcoma Study: Cancer 1982;49:2217-21.
Tefft M, Lindberg RD, Gehan EA. Radiation therapy combined with systemic chemotherapy of rhabdomyosarcoma in children. Local control in patients enrolled in the Intergroup Rhabdomyosarcoma Study. Natl Cancer Inst Monogr 1981;56:75-81.
Tsokos M, Howard R, Costa J. Immunohistochemical study of alveolar and embryonal rhabdomyosarcoma. Lab Invest 1983;48:148-55.
Weichselbaum RR, Cassady JR, Albert DM, Gonder JR. Multimodality management of orbital rhabdomyosarcoma. Int Ophthalmol Clin 1980;20:247-59.
Wharam M, Beltangady M, Hays D, et al. Localized orbital rhabdomyosarcoma: an interim report of the Intergroup Rhabdomyosarcoma Study Committee. Ophthalmology 1987;94:251-4.

Rhabdoid Tumor

Gunduz K, Shields JA, Eagle RC Jr, et al. Malignant rhabdoid tumor of the orbit. Arch Ophthalmol 1998;116:243-6
Kodet R, Newton WA Jr, Sachs N, et al. Rhabdoid tumors of soft itssues: a clinicopathologic study of 26 cases enrolled on the Intergroup Rhabdomyosarcoma Study. Hum Pathol 1991;22:674-84
Rootman JR, Damji KF, Dimmick JE. Malignant rhabdoid tumor of the orbit. Ophthalmology 1989;96:1650-4.

Rhabdomyoma

Hatsukawa Y, Furukawa A, Kawamura H, et al. Rhabdomyoma of the orbit in a child. Am J Ophthalmol 1997;123:142-4
Knowles DM Iind, Jakobiec FA. Rhabdomyoma of the orbit. Am J Ophthalmol 1975;80:1011-8

Endodermal Sinus Tumors

Katz NNK, Ruymann FB, Margo CE, et al. Endodermal sinus tumor (yolk-sac carcinoma) of the orbit. J Pediatr Ophthalmol Strabismus 1982;19:270-4.
Kivela T, Tarkkanen A. Orbital germ cell tumors revisited: a clinicopathological approach to classification. Surv Ophthalmol 1994;38:541-54.
Margo CE, Folberg R, Zimmerman LE, et al. Endodermal sinus tumor (yolk sac tumor) of the orbit. Ophthalmology 1983;90:1426-32.

Smooth Muscle Tumors

Badoza D, Weil D, Zarate J. Orbital leiomyoma: a case report. Ophthal Plast Reconstr Surg 1999;15:460-2.
Folberg R, Cleasby G, Flanagan JA, et al. Orbital leiomyosarcoma after radiation therapy for bilateral retinoblastoma. Arch Ophthalmol 1983;101:1562-5.
Font RL, Jurco S 3rd, Brechner RJ. Postradiation leiomyosarcoma of the orbit complicating bilateral retinoblastoma. Arch Ophthalmol 1983;101:1557-61.
Jakobiec FA, Howard GM, Rosen M, Wolff M. Leiomyoma and leiomyosarcoma of the orbit. Am J Ophthalmol 1975;80:1028-42.
Jakobiec FA, Mitchell JP, Chauhan PM, Iwamoto T. Mesectodermal leiomyosarcoma of the antrum and orbit. Am J Ophthalmol 1978;85:51-7.
Klippenstein KA, Wesley RE, Glick AD. Orbital leiomyosarcoma after retinoblastoma. Ophthalmic Surg Lasers 1999;30:579-83.
Sanborn GE, Valenzuela RE, Green WR. Leiomyoma of the orbit. Am J Ophthalmol 1979;87:371-5.
Wiechens B, Werner JA, Luttges J, et al. Primary orbital leiomyoma and leiomyosarcoma. Ophthalmologica 1999;213:159-64.
Wojno T, Tenzel RR, Nadji M. Orbital leiomyosarcoma. Arch Ophthalmol 1983;101:1566-8.

Adipose Tumors

Lipoma

Bartley GB, Yeatts RP, Garrity JA, et al. Spindle cell lipoma of the orbit. Am J Ophthalmol 1985;100:605-9.
Brown HH, Kersten RC, Kulwin DR. Lipomatous hamartoma of the orbit. Arch Ophthalmol 1991;109:240-3.
Feinfield RE, Hesse RJ, Scharfenberg JC. Orbital angiolipoma. Arch Ophthalmol 1988;106:1093-5.
Johnson BL, Linn JG Jr. Spindle cell lipoma of the orbit. Arch Ophthalmol 1979;97:133-
Koganei Y, Ishikawa S, Abe K, et al. Orbital lipoma. Ann Plast Surg 1988;20:173-82.
Morris DA, Henkind P. Fatty infiltration of orbits and heart. Am J Ophthalmol 1970;69:987-93.
Reese AB. Expanding lesions of the orbit (Bowman lecture). Trans Ophthalmol Soc UK 1971;91:85-104.
Silva D. Orbital tumors. Am J Ophthalmol 1968;65:318-39.

Liposarcoma

Abdalla MI, Ghaly AF, Hosni F. Liposarcoma with orbital metastases. Case report. Br J Ophthalmol 1966;50:426-8.
Cockerham KP, Kennerdell JS, Celin SE, Fechter HP. Liposarcoma of the orbit: a management challenge. Ophthal Plast Reconstr Surg 1998;14:370-4.
Enterline HT, Culberson JD, Rochlin DB, et al. Liposarcoma. A clinical and pathological study of 53 cases. Cancer 1960;13:932-50.
Enzinger FM, Weiss SW. Soft Tissue Tumors. 3rd ed. St Louis: CV Mosby, 1995.
Fezza J, Sinard J. Metastatic liposarcoma of the orbit. Am J Ophthalmol 1997;123:271-2.
Jakobiec FA, Rini F, Char D, et al. Primary liposarcoma of the orbit: problems in diagnosis and management of five cases. Ophthalmology 1989;96:180-91.
Lane CM, Wright JE, Garner A. Primary myxoid liposarcoma of the orbit. Br J Ophthalmol 1988;72:912-7.
Miller MH, Yokoyama C, Wright JE, Garner A. An aggressive lipoblastic

tumour of the orbit in a child. Histopathology 1990;17:141-5.
Mortada A. Rare primary orbital sarcomas. Am J Ophthalmol 1969;68:919-25.
McNab AA, Moseley I. Primary orbital liposarcoma: clinical and computed tomographic features. Br J Ophthalmol 1990;74:437-9.
Naeser P, Mostrom U. Liposarcoma of the orbit: a clinicopathological case report. Br J Ophthalmol 1982;66:190-3.

Fibrous Tissue Tumors

Fibroma

Case TD, LaPiana FG. Benign fibrous tumor of the orbit. Ann Ophthalmol 1975;7:813-5.
Fowler JG, Terplan KL. Fibroma of the orbit. Arch Ophthalmol 1942;28:263-71.
Mortada A. Fibroma of the orbit. Br J Ophthalmol 1971;55:350-2.

Nodular Fasciitis

Font RL, Zimmerman LE. Nodular fasciitis of the eye and adnexa. A report of ten cases. Arch Ophthalmol 1966;75:475-81.
Levitt JM, deVeer JA, Oguzhan MC. Orbital nodular fasciitis. Arch Ophthalmol 1969;81:235-7.
Meacham CT. Pseudosarcomatous fasciitis. Am J Ophthalmol 1974; 77:747-9.
Perry RH, Ramani PS, McAllister V, et al. Nodular fasciitis causing unilateral proptosis. Br J Ophthalmol 1975;59:404-8.
Sakamoto T, Ishibashi T, Ohnishi Y, Inomata H. Immunohistological and electron microscopical study of nodular fasciitis of the orbit. Br J Ophthalmol 1991;75:636-8.
Shields JA, Shields CL, Christian C, Eagle RC Jr. Orbital nodular fasciitis simulating a dermoid cyst in an 8-month-old child. Ophthal Plast Reconstr Surg 2001;17:144-8.
Tolls RE, Mohr S, Spencer WH. Benign nodular fasciitis originating in Tenon's capsule. Arch Ophthalmol 1966;75:482-3.

Fibromatoses, Fibrosarcoma, and Myxoma

Abramson DH, Ellsworth RM, Zimmerman LE. Nonocular cancer in retinoblastoma survivors. Trans Am Acad Ophthalmol Otolaryngol 1976;81:454-7.
Abramson DH, Ronner HJ, Ellsworth RM. Second tumors in nonirradiated bilateral retinoblastoma. Am J Ophthalmol 1979;87:624-7.
Balsaver AM, Butler JJ, Martin RG. Congenital fibrosarcoma. Cancer 1967;20:1607-16.
Chung EB, Enzinger FM. Infantile fibrosarcoma. Cancer 1976;38:729-39.
Eifrig DE, Foos RY. Fibrosarcoma of the orbit. Am J Ophthalmol 1969;67:244-8.
Enzinger FM, Weiss SW. Soft Tissue Tumors. 3rd ed. St Louis: CV Mosby, 1995.
Gonzales-Crussi F. Ultrastructure of congenital fibrosarcoma. Cancer 1970;26:1289-99.
Hidayat AA, Font RL. Juvenile fibrosarcomatosis of the periorbital region and eyelid. A clinicopathologic study of six cases. Arch Ophthalmol 1980;98:280-5.
Jakobiec FA, Tannenbaum M. The ultrastructure of orbital fibrosarcoma. Am J Ophthalmol 1974;77:899-917.
Mortada A. Rare primary orbital sarcomas. Am J Ophthalmol 1969;68:919-25.
Nasr AM, Blodi FC, Lindahl S, Jinkins J. Congenital generalized multicentric myofibromatosis with orbital involvement. Am J Ophthalmol 1986;102:779-87.
Paton KE, Rootman J. Unusual second tumors in retinoblastoma. In: Frezzotti R, Balestrazzi E, Falco L, Esente S, eds. Proceedings of the International Symposium on Intraocular and Epibulbar Tumors, Florence, Italy, March 3-5, 1994. Bologna, Italy: Monduzzi Editore, 1994; 41-4.
Rootman J, Carvounis EP, Dolman CL, Dimmick JE. Congenital fibrosarcoma metastatic to the choroid. Am J Ophthalmol 1979;87:632-8.
Sagerman RH, Cassady JR, Tretter P, Ellsworth RM. Radiation induced neoplasia following external beam therapy for children with retinoblastoma. Am J Roentgenol Radium Ther Nucl Med 1969;105:529-35.
Schutz JS, Rabkin MD, Schutz S. Fibromatous tumor (desmoid type) of the orbit. Arch Ophthalmol 1979;97:703-4.
Weiner JM, Hidayat AA. Juvenile fibrosarcoma of the orbit and eyelid. A study of five cases. Arch Ophthalmol 1983;101:253-9.
Yanoff M, Scheie HG. Fibrosarcoma of the orbit. Report of two patients. Cancer 1966;19:1711-6.

Solitary Fibrous Tumor

Alexandrakis G, Johnson TE. Recurrent orbital solitary fibrous tumor in a 14-year-old girl. Am J Ophthalmol 2000;130:373-6.
DeBAcker CM, Bodker F, Putterman AM, Beckmann E. Solitary fibrous tumor of the orbit. Am J Ophthalmol 1996;121:447-9.
Dorfman DM, To K, Dickersin GR, et al. Solitary fibrous tumor of the orbit. Am J Surg Pathol 1994;18:81-7.
Fukanaga M, Ushigome S, Nomura K, Ishikawa E. Solitary fibrous tumor of the nasal cavity and orbit. Pathol Int 1995;45:952-7.
Gigantelli JW, Kincaid MC, Soparkar CNS, et al. Orbital solitary fibrous tumor: radiographic and histopathologic correlations. Ophthal Plast Reconstr Surg 2001;17:207-14.
Heathcote JG. Pathology update: solitary fibrous tumour of the orbit. Can J Ophthalmol 1997;32:432-5.
Kim HY, Lee SY, Kang SJ, Kim HJ. Solitary fibrous tumor of the orbit; a poorly-recognized orbital lesion. Acta Ophthalmol Scand 1999;77:704-8.
Lanuza A, Lazaro R, Salvador M, et al. Solitary fibrous tumor of the orbit. Report of a new case. Int Ophthalmol 1998;22:265-8.
McElvanney AM, Noble JL, O'Donovan DG, et al. Solitary fibrous tumour: an atypical presentation within the orbit. Eye 1996;10:396-9.
Morgan MB, Smoller BR. Solitary fibrous tumors are immunophenotypically distinct from mesothelioma(s). J Cutaneous Pathol 2000;27:451-4.
Ramdial PK, Nadvi S. An unusual cause of proptosis: orbital solitary fibrous tumor: case report. Neurosurgery 1996;38:1040-3.
Sciot R, Goffin J, Fossion E, et al. Solitary fibrous tumor of the orbit. Histopathology 1996;28:188-91.
Scott IU, Tanenbaum M, Rubin D, Lores E. Solitary fibrous tumor of the lacrimal gland fossa. Ophthalmology 1996;103:1613-8.
Westra WH, Gerald WL, Rosai J. Solitary fibrous tumor. Consistent CD34 immunoreactivity and occurrence in the orbit. Am J Surg Pathol 1994;18:992-8.
Woo KI, Suh YL, Kim YD. Solitary fibrous tumor of the lacrmal sac. Ophthal Plast Reconstr Surg 1999;15:450-3.

Epithelioid Sarcoma

White VA, Heathcote JG, Hurwitz JJ, et al. Epithelioid sarcoma of the orbit. Ophthalmology 1994;101:1680-7.

Myxoma

Gifford SR. Multiple myxoma of the orbit. Arch Ophthalmol 1931;5:445-8.
Jakobiec FA, Jones IS. Mesenchymal and fibro-osseous tumors. In: Jones IS, Jakobiec F, eds. Diseases of the Orbit. Philadelphia: Harper & Row, 1979; 461-502.
Kreuger EG, Polifrone JC, Baum G. Retrobulbar orbital myxoma and its detection by ultrasonography. Case report. J Neurosurg 1967;26:87-91.

Giant Cell Angiofibroma

Dei Tos AP, Seregard S, Calonje E, et al. Giant cell angiofibrom. A distinctive orbital tumor in adults. Am J Surg pathol 1995;19:1286-93.
Ganesan R, Hammond CJ, van der Walt JD. Giant cell angiofibroma of the orbit. Histopathology 1997;30:93-6.

Histiocytic Tumors

Fibrous Histiocytoma

Biedner B, Rothkoff L. Orbital fibrous histiocytoma in an infant. Am J Ophthalmol 1978;85:548-50.
Caballero LRC, Rodriguez AC, Sopelana AB. Angiomatoid malignant fibrous histiocytoma of the orbit. Am J Ophthalmol 1981;92:13-5.
Enzinger FM. Angiomatoid malignant fibrous histiocytoma: a distinct fibrohistiocytic tumor of children and young adults simulating a vascular neoplasm. Cancer 1979;44:2147-57.
Font RL, Hidayat AA. Fibrous histiocytoma of the orbit. A clinicopathologic study of 150 cases. Hum Pathol 1982;13:199-209.
Hoffman MA, Dickersin GR. Malignant fibrous histiocytoma: an ultrastructural study of eleven cases. Hum Pathol 1983;14:913-22.
Jakobiec FA, Howard GM, Jones IS, Tannenbaum M. Fibrous histiocytomas of the orbit. Am J Ophthalmol 1974;77:333-45.
Kauffman SL, Stout AP. Histiocytic tumors (fibrous xanthoma and histiocytoma) in children. Cancer 1961;14:469-82.
O'Brien JE, Stout AD. Malignant fibrous xanthomas. Cancer 1964;17:1445-55.
Ozzello L, Stout AP, Murray MR. Cultural characteristics of malignant histiocytomas and fibrous xanthomas. Cancer 1963;16:331-44.
Rodrigues MM, Furgiuele FP, Weinreb S. Malignant fibrous histiocytoma of the orbit. Arch Ophthalmol 1977;95:2025-8.
Singh B, Shaha A, Har-El G. Malignant fibrous histiocytoma of the head and neck. J Cranio Maxillo Fac Surg 1993;21:262-5.
Soule EH, Enriquez P. Atypical fibrous histiocytoma, malignant fibrous histiocytoma, malignant histiocytoma, and epithelioid sarcoma. A comparative study of 65 tumors. Cancer 1972;30:128-43.
Stewart WB, Newman NM, Cavender JC, Spencer WH. Fibrous histiocytoma metastatic to the orbit. Arch Ophthalmol 1978;96:871-3.
Tewfik HH, Tewfik FA, Latourette HB. Postirradiation malignant fibrous histiocytoma. J Surg Oncol 1981;16:199-202.
Turner RR, Wood GS, Beckstead JH, et al. Histiocytic malignancies. Morphologic, immunologic and enzymatic heterogeneity. Am J Surg Pathol 1984;8:485-500.
Weiss SW, Enzinger FM. Malignant fibrous histiocytoma: an analysis of 200 cases. Cancer 1978;41:2250-66.

Primary Bone Tumors of the Orbit

General

Barnes L. Surgical Pathology of the Head and Neck. Vol 2. New York: Marcel Dekker, 1985.
Blodi FC. Pathology of orbital bones. The XXXII Edward Jackson Memorial Lecture. Am J Ophthalmol 1976;81:1-26.
Dahlin DC, Unni KK. Bone Tumors: General Aspects and Data on 8,542 Cases. 4th ed. Springfield: Thomas, 1986.
Fu YS, Perzin KH. Non-epithelial tumors of the nasal cavity, paranasal sinuses, and nasopharynx: a clinicopathologic study. II: Osseous and fibro-osseous lesions, including osteoma, fibrous dysplasia, ossifying fibroma, osteoblastoma, giant cell tumor and osteosarcoma. Cancer 1974;33:1289-305.

Benign Fibro-osseous and Cartilaginous Tumors

Osteomas

Albert DA, Ni C, Sebag J, Renna T. Rare orbital tumors. Int Ophthalmol Clin 1982;22:183-205.
Biedner B, Monos T, Frilling F, et al. Acquired Brown's syndrome caused by frontal sinus osteoma. J Ped Ophthalmol Strabismus 1988;25:226-9.
Cecire A, Harrison HC, Ng P. Ethmoid osteoma, orbital cellulitis and orbital emphysema. Aust NZ J Ophthalmol 1988;16:11-4.
Ciappetta P, Delfini R, Iannetti G, et al. Surgical strategies in the treatment of symptomatic osteomas of the orbital walls. Neurosurgery 1992;31:628-35.
Dal Cin P, Sciot R, Samson I, et al. Osteoid osteoma and osteoblastoma with clonal chromosome changes. Br J Cancer 1998;78:344-8.
Fu YS, Perzin KH. Nonepithelial tumors of the nasal cavity, paranasal sinuses and nasopharynx: a clinicopathologic study. II. Osseous and fibro-osseous lesions, including osteoma, fibrous dysplasia, ossifying fibroma, osteoblastoma, giant cell tumor, and osteosarcoma. Cancer 1974;33:1289-305.
Gardner EJ. Genetic and clinical study of intestinal polyposis, predisposing factor for carcinoma of colon and rectum. Am J Hum Genet 1951;3:167-70.
Gardner EJ, Richards RC. Multiple cutaneous and subcutaneous lesions occurring simultaneously with hereditary polyposis and osteomatosis. Am J Hum Genet 1953;5:139-47.
Grove AS, Jr. Osteoma of the orbit. Ophthalmic Surg 1978;9:23-39.
Henderson JW. Fibro-osseous, osseous, and cartilaginous tumors of orbital bone. In: Henderson JW, ed. Orbital Tumors, 3rd ed. Philadelphia: Raven Press, 1994; 153-99.
McNab AA. Orbital osteoma in Gardner's syndrome. Aust NZ J Ophthalmol 1998;26:169-70.
Miller NR, Gray J, Snip R. Giant, mushroom-shaped osteoma of the orbit originating from the maxillary sinus. Am J Ophthalmol 1977;83:587-91.
Mirra JM. Bone Tumors: Clinical, Radiologic and Pathologic Correlations. Philadelphia: Lea & Febiger, 1989; 174-82.
Mortada A. Orbital osteomata within the domain of opthalmic surgery. Can J Ophthalmol 1969;4:258-65.
Perez Moreiras JV, Prada Sanchez MC. Patologia Orbitaria. Tomo 1. Barcelona: Ciba Vision, 2000.
Whitson WE, Orcult JC, Walkinshaw MD. Orbital osteoma in Gardner's syndrome. Am J Ophthalmol 1986;101:236-41.
Wilkes SR, Trautmann JC, DeSanto LW, Campbell RJ. Osteoma: an unusual case of amaurosis fugax. Mayo Clin Proc 1979;54:258-60.

Fibrous Dysplasia

Albright F, Butler AM, Hampton AO, Smith P. Syndrome characterized by osteitis fibrosa disseminata, areas of pigmentation and endocrine dysfunction with precocious puberty in females. N Engl J Med 1937;216:727-46.
Benedict PH, Szabo G, Fitzpatrick TB, Sinesi SJ. Melanotic macules in Albright's syndrome and neurofibromatosis. JAMA 1968;205:618-26.
Bianco P, Kuznetsov SA, Riminucci M, et al. Reproduction of human fibrous dysplasia of bone in immunocompromised mice by transplanted mosaics of normal and Gsalpha-mutated skeletal progenitor cells. J Clin Invest 1998;101:1737-44.
Bibby K, McFadzean R. Fibrous dysplasia of the orbit. Br J Ophthalmol 1994;78:266-70.
Edelstein C, Goldberg RA, Rubino G. Unilateral blindness after ipsilateral prophylactic transcranial optic canal decompression for fibrous dysplasia. Am J Ophthalmol 1998;126:469-71.
Fries JW. The roentgen features of fibrous dysplasia of the skull and facial bones. Am J Roentgenol Radium Ther Nucl Med 1957;77:71-88.
Hansen-Kuarhoi M, Poole MD. Preoperative difficulties in differentiating intraosseous meningiomas and fibrous dysplasia around the orbital apex. J Cranio Maxillo Fac Surg 1994;22:226-30.

Jackson IT, Hide TA, Gomuwka PK, et al. Treatment of cranio-orbital fibrous dysplasia. J Maxillofac Surg 1982;10:138-41.
Katz BJ, Nerad JA. Opthalmic manifestations of fibrous dysplasia: a disease of children and adults. Ophthalmology 1998;105:2207-15.
Liakos GM, Walker CB, Carruth JAS. Ocular complications in craniofacial fibrous dysplasia. Br J Ophthalmol 1979;63:611-6.
Melen O, Weinberg PE, Kim KS, al e. Fibrous dysplasia of bone with acute visual loss. Ann Ophthalmol 1980;12:734-9.
Moore AT, Buncic JR, Munro IR. Fibrous dysplasia of the orbit in childhood. Ophthalmology 1985;92:12-20.
Osguthorpe JD, Gudeman SK. Orbital complications of fibrous dysplasia. Otolaryngol Head Neck Surg 1987;97:403-5.
Papay FA, Morales L, Jr, Flaharty P, et al. Optic nerve decompression in cranial base fibrous dysplasia. J Craniofac Surg 1995;6:5-14.
Posnick JC. Fibrous dysplasia of the craniomaxillofacial region: current clinical perspectives. Br J Oral Maxillofac Surg 1998;36:264-73.
Reed RJ. Fibrous dysplasia of bone. A review of 25 cases. Arch Pathol 1963;75:480-95.
Seiff SR. Optic nerve decompression in fibrous dysplasia: indications, efficacy and safety [letter]. Plast Reconstr Surg 1997;100:1611-2.
Yabut SM, Kenan S, Sissons HA. Malignant transformation of fibrous dysplasia. A case report and review of the literature. Clin Orthop 1988;228:281-9.

Ossifying Fibroma (Fibro-osseous Dysplasia)

Dahlin DC, Unni KK. Bone Tumors: General Aspects and Data on 8,542 Cases, 4th ed. Springfield, IL: Charles C. Thomas, 1986; 84-7.
Khalil MK, Leib ML. Cemento-ossifying fibroma of the orbit. Can J Ophthalmol 1979;14:195-200.
Lehrer HZ. Ossifying fibroma of the orbital roof. Arch Neurol 1969;20:536-41.
Margo CE, Ragsdale BD, Perman KI, et al. Psammomatoid (juvenile) ossifying fibroma of the orbit. Ophthalmology 1985;92:150-9.
Margo CE, Weiss A, Habal MB. Psammomatoid ossifying fibroma. Arch Ophthalmol 1986;104:1347-51.
Marks MW, Newman MH. Transcoronal removal of an atypical orbitoethmoid osteoma. Plast Reconstr Surg 1983;72:874-7.
Nakagawa K, Takasato Y, Ito Y, Yamada K. Ossifying fibroma involving the orbit, paranasal sinuses and anterior cranial fossa. Neurosurgery 1995;36:1192-5.
Scott M, Prale AR, Croissant PD. Intracranial midline anterior fossa ossifying fibroma invading orbits, paranasal sinuses and right maxillary antrum. Case report. J Neurosurg 1971;34:827-31.
Shields JA, Nelson LB, Brown JF, Dolinskas C. Clinical, computed tomographic and histopathologic characteristics of juvenile ossifying fibroma with orbital involvement. Am J Ophthalmol 1983;96:650-3.
Shields JA, Peyster RG, Handler SD, et al. Massive juvenile ossifying fibroma of maxillary sinus with orbital involvement. Br J Ophthalmol 1985;69:392-5.
Thomas GK, Kasper KA. Ossifying fibroma of frontal bone. Arch Otolaryngol 1966;83:43-6.

Osteoblastoma

Abdalla MI, Hosni F. Osteoclastoma of the orbit: case report. Br J Ophthalmol 1966;50:95-8.
Adler M, Hnatuk L, Mock D, Freeman JL. Aggressive osteoblastoma of the temporal bone: a case report. J Otolaryngol 1990;19:307-10.
Bertoni F, Unni KK, Mcleod RA, Dahlin DC. Osteosarcoma resembling osteoblastoma. Cancer 1985;55:416-26.
Bettelli G, Tigani D, Picci P. Recurring osteoblastoma initially presenting as a typical osteoid osteoma. Report of two cases. Skeletal Radiol 1991;20:1-4.
Clutter DJ, Leopold DA, Gould LV. Benign osteoblastoma. Arch Otolaryngol 1984;110:334-6.
Dal Cin P, Sciot R, Samson I, et al. Osteoid osteoma and osteoblastoma with clonal chromosome changes. Br J Cancer 1998;78:344-8.
Figarella-Branger D, Perez-Castillo M, Garbe L, et al. Malignant transformation of an osteoblastoma of the skull. J Neurosurg 1991;75:138-42.
Freedman SR. Benign osteoblastoma of the ethmoid bone. Am J Clin Pathol 1975;63:391-6.
Leone CR, Jr, Lawton AW, Leone RT. Benign osteoblastoma of the orbit. Ophthalmology 1988;95:1554-8.
Lowder CY, Berlin AJ, Cox WA, Hahn JR. Benign osteoblastoma of the orbit. Ophthalmology 1986;93:1351-4.
Morton KS, Quenville NF, Beauchamp CP. Aggressive osteoblastoma. A case previously reported as a recurrent osteoid osteoma. J Bone Joint Surg 1989;71:428-31.
Ruggieri P, McLeod RA, Unni KK, Sim FH. Mayo Clinic Tumor Rounds: osteoblastoma. Orthopedics 1996;19:621-4.
Shepherd WFI, Maguire CJF, Bailey IC. Benign osteoblastoma of the orbit [abstract]. Irish J Med Sci 1977;146:150.

Chondroma

Blodi FC. Pathology of orbital bones. The XXXII Edward Jackson Memorial lecture. Am J Ophthalmol 1976;81:1-26.
Bowen JH, Christensen FH, Klintworth GK, Sydnor CF. A clinicopathologic study of a cartilaginous hamartoma of the orbit: a rare cause of proptosis. Ophthalmology 1981;88:1356-60.
Fu YS, Perzin KH. Non-epithelial tumors of the nasal cavity, paranasal sinuses and nasopharynx: a clinicopathologic study. III. Cartilaginous tumors (chondroma, chondrosarcoma). Cancer 1974;34:453-63.
Jepson CM, Wetzig PC. Pure chondroma of the trochlea: a case report. Surv Ophthalmol 1966;11:656-9.
Pasternak S, O'Connell JX, Verchere C, Rootman J. Enchondroma of the orbit. Am J Ophthalmol 1996;122:444-5.

Reactive Bone Lesions

Cholesterol Granuloma

Dickey JB, Mullenix CD, O'Grady RB. Atypical magnetic resonance findings in an orbitofrontal cholesterol granuloma. Ophthalmic Plast Reconstr Surg 1992;8:215-20.
Eijpe AA, Koornneef L, Verbeeten B, Jr, et al. Cholesterol granuloma of the frontal bone: CT diagnosis. J Comp Assist Tomogr 1990;14:914-7.
Eisenberg MB, Haddad G, Al-Mefty O. Petrous apex cholesterol granulomas: evolution and management. J Neurosurg 1997;86:822-9.
Fukuta K, Jackson IT. Epidermoid cyst and cholesterol granuloma of the orbit. Br J Plast Surg 1990;43:521-7.
Heaton RB, Ross JJ, Jochum JM, Henry MR. Cytologic diagnosis of cholesterol granuloma: a case report. Acta Cytolgica 1993;37:713-6.
Hill CA, Moseley IF. Imaging of orbitofrontal cholesterol granuloma. Clin Radiol 1992;46:237-42.
Loeffler KU, Kommerell G. Cholesterol granuloma of the orbit: pathogenesis and surgical management. International Ophthalmology 1997;21:93-8.
McNab AA, Wright JE. Orbitofrontal cholesterol granuloma. Ophthalmology 1990;97:28-32.

Aneurysmal Bone Cyst

Bealer LA, Cibis GW, Barker BF, et al. Aneurysmal bone cyst: report of a case mimicking orbital tumor. J Ped Ophthalmol Strabismus 1993;30:199-200.
Citardi MJ, Janjua T, Abrahams JJ, Sasaki C. Orbitoethmoid aneurysmal bone cyst. Otolaryngol Head Neck Surg 1996;114:466-70.
Fite JD, Schwartz JF, Calhoun FP. Aneurysmal bone cyst of the orbit. A clinicopathologic case report. Trans Am Acad Ophthalmo Otolaryngol 1968;72:614-8.
Hunter JV, Yokoyama C, Moseley IF, Wright JE. Aneurysmal bone cyst of the sphenoid with orbital involvement. Br J Ophthalmol 1990;74:505-8.
Johnson TE, Bergin DJ, McCord CD. Aneurysmal bone cyst of the orbit. Ophthalmology 1988;95:86-8.
Klepach GH, Ho REM, Kelly JK. Aneurysmal bone cyst of the orbit. A case report. J Clin Neuro Ophthalmol 1984;4:49-52.

Lucarelli MJ, Bilyk JR, Shore JW, et al. Aneurysmal bone cyst of the orbit associated with fibrous dysplasia. Plast Reconstr Surg 1995;96:440-5.

Martinez V, Sissons HA. Aneurysmal bone cyst. A review of 123 cases including primary lesions and those secondary to other bone pathology. Cancer 1988;61:2296-304.

O'Gorman AM, Kirkham TH. Aneurysmal bone cyst of the orbit with unusual angiographic factors. Am J Roentgenol 1976;126:896-9.

Patel BC, Sabir DI, Flaharty PM, Anderson RL. Aneurysmal bone cyst of the orbit and ethmoid sinus [letter]. Arch Ophthalmol 1993;111:586-7.

Powell JO, Glaser J. Aneurysmal bone cyst of the orbit. Arch Ophthalmol 1975;93:340-2.

Ronner HJ, Jones IS. Aneurysmal bone cyst of the orbit: a review. Ann Ophthalmol 1983;15:626-9.

Sanerkin NG, Mott MG, Roylance J. An unusual intraosseous lesion with fibroblastic, osteoclastic, osteoblastic and fibromyxoid elements. Cancer 1983;51:2278-86.

Yee RD, Cogan DG, Thorp TR, Schut L. Optic nerve compression due to aneurysmal bone cyst. Arch Ophthalmol 1977;95:2176-9.

Giant Cell Granuloma

Friedberg SA, Eiserstein R, Wallner LJ. Giant cell lesions involving the nasal accessory sinuses. Laryngoscope 1969;79:763-6.

Hoopes PC, Anderson RL, Blodi FC. Giant cell (reparative) granuloma of the orbit. Ophthalmology 1981;88:1361-6.

Jaffe HL. Giant cell reparative granuloma, traumatic bone cyst and fibrous dysplasia of the jawbones. Oral Surg 1953;6:159-75.

Rhea JT, Weber AL. Giant cell granuloma of the sinuses. Radiology 1983;147:135-7.

Scully RE, Mark EJ, McNeely BU. Case records of the Massachusetts General Hospital. Weekly clinicopathologic exercises. Case 10-1984. N Engl J Med 1984;310:642-8.

Sood GC, Malik SRK, Gupin DK, Kakar PK. Reparative granuloma of the orbit causing unilateral proptosis. Am J Ophthalmol 1967;63:524-7.

Spraul CW, Wojno TH, Grossniklaus HE, Lang GK. Reparative giant cell granuloma with orbital involvement. Klin Monatsbl Augenheilkunde 1997;211:133-4.

"Brown Tumor" of Hyperparathyroidism

Bedard CH, , DNichols RP. Osteitis fibrosa (brown tumor) of the maxilla. Laryngoscope 1974;84:2093-100.

Block MB. Brown tumor of the orbit [letter to the editor]. JAMA 1978;239:1037.

Ferry AP. Brown tumors (fibro-osseous bone replacement and overgrowth) of the orbit in hyperparathyroidism. Metab Pediatr Syst Ophthalmol 1979;3:67-75.

Friedman WH, Pervez N, Schwartz AE. Brown tumor of the maxilla in secondary hyperparathyroidism. Arch Otolaryngol Head Neck Surg 1974;100:151-9.

Gay I, Viskoper JR, Chowers I. Maxillary tumor as a presenting sign of secondary hyperparathyroidism due to renal insufficiency. J Larnyngol Otol 1971;83:737-42.

Holzer NJ, Croft CB, Walsh JB, et al. Brown tumor of the orbit. JAMA 1977;238:1758-9.

Naiman J, Green WR, d'Heurk D, et al. Brown tumor of the orbit associated with primary hyperparathyroidism. Americal Journal of Ophthalmology 1980;90:565-71.

Parrish CM, O'Day DM. Brown tumor of the orbit. Arch Ophthalmol 1986;104:1199-202.

Slem G, Varinli S, Koker F. Brown tumor of the orbit. Ann Ophthalmol 1983;15:811-2.

Neoplasms

Osteogenic Sarcoma

Abramson DH, Ronner HJ, Ellsworth RM. Second tumors in non-irradiated bilateral retinoblastoma. Am J Ophthalmol 1979;87:624-7.

Benedict WF, Fung YK, Murphree AL. The gene responsible for the development of retinoblastoma and osteosarcoma. Cancer 1988;62:1691-4.

Bone RC, Biller HF, Harris BL. Osteogenic sarcoma of the frontal sinus. Ann Otolaryngol 1973;82:162-5.

Dhir SP, Munjal VP, Jain IS, et al. Osteosarcoma of the orbit. J Pediatr Ophthalmol 1980;17:312-4.

Draper GJ, Sanders BM, Kingston JE. Second primary neoplasms in patients with retinoblastoma. Br J Cancer 1986;53:661-71.

Dryja TP, Rapaport JM, Epstein J, et al. Chromosome 13 homozygosity in osteosarcoma without retinoblastoma. Am J Hum Genet 1986;38:59-66.

el Quessar A, Boumedin H, Chakir N, et al. Primary osteosarcoma of the skull. J Neuroradiol 1997;24:70-4.

Glasser DB, Lane JM, Huvos AG, et al. Survival, prognosis and therapeutic response in osteogenic sarcoma. The Memorial Hospital experience. Cancer 1992;69:698-708.

Mark RJ, Sercarz JA, Tran L, et al. Osteogenic sarcoma of the head and neck. The UCLA experience. Arch Otolaryngol 1991;117:761-6.

Trevisani MG, Fry CL, Hesse RJ, Willis GW. A rare case of orbital osteogenic sarcoma [letter]. Arch Ophthalmol 1996;114:494-5.

Chondrosarcoma & Mesenchymal Chondrosarcoma

Evans HL, Ayala AG, Romsdahl MM. Prognostic factors in chondrosarcoma of bone: a clinicopathologic analysis with emphasis in histologic grading. Cancer 1977;40:818-31.

Finn DG, Goepfert H, Batsakis JG. Chondrosarcoma of the head and neck. Laryngoscope 1984;94:1539-44.

Jacobs JL, Merriam JC, Chadburn A, et al. Mesenchymal chondrosarcoma of the orbit. Report of three new cases and review of the literature. Cancer 1994;73:399-405.

Lauer SA, Friedland S, Goodrich JT, Dorfman H. Mesenchymal chondrosarcoma with secondary orbital invasion. Ophthalmic Plast Reconstr Surg 1995;11:1802-6.

Miyamoto H, Yoshii M, Murakami A, et al. [A case of primary orbital chondrosarcoma]. Nippon Ganka Gakkai Zasshi - Acta Societatis Ophthalmologicae Japonicae 1997;101:192-6.

Potts MJ, Rose GE, Hilroy C, Wright JE. Dedifferentiated chondrosarcoma arising in the orbit. Br J Ophthalmol 1992;76:49-51.

Pritchard DJ, Lunke RJ, Taylor WF, et al. Chondrosarcoma: a clinicopathlogic and statistical analysis. Cancer 1980;45:149-57.

Rosenthal DI, Schiller AL, Mankin HJ. Chondrosarcoma: correlation of radiological and histological grade. Radiology 1984;150:21-6.

Ruark DS, Schlehaider UK, Shah JP. Chondrosarcomas of the head and neck. World J Surg 1992;16:1010-6.

Stapleton SR, Wilkins PR, Archer DJ, Uttley D. Chondrosarcoma of the skull base: a series of eight cases. Neurosurgery 1993;32:348-55.

Ewing's Sarcoma

Alvarez-Berdecia A, Schut L, Bruce DA. Localized primary intracranial Ewing's sarcoma of the orbital roof. Case report. J Neurosurg 1979;50:811-3.

Howard DJ, Lund VJ. Primary Ewing's sarcoma of the ethmoid bone. J Larnyngol Otol 1985;99:1019-23.

Jurgens H, Exner U, Gadner H, et al. Multidisciplinary treatment of primary Ewing's sarcoma of bone. A 6-year experience of a European Cooperative Trial. Cancer 1988;61:23-32.

McKeon C, Thiele CJ, Ross RA, et al. Indistinguishable patterns of protooncogene expression in two distinct but closely related tumors: Ewing's sarcoma and neuroepithelioma. Cancer Res 1988;48:4307-11.

Nesbit ME, Jr., Gehan EA, Burgert EO, Jr., et al. Multimodal therapy for the management of primary, nonmetastatic Ewing's sarcoma of bone. A long-term follow-up of the First Intergroup Study. J Clin Oncol 1990;8:1664-74.

O'Connor MI, Pritchard DJ. Ewing's sarcoma. Prognostic factors, disease control and the re-emerging role of surgical treatment. Clin Orthop 1991;262:78-87.

Steiner GC. Neuroectodermal tumor versus Ewing's sarcoma-immunohistochemical and electron microscopic observations. Curr Top Pathol 1989;80:1-29.

Turc-Carel C, Aurias A, Mugneret F, et al. Chromosomes in Ewing's sarcoma. I . An evaluation of 85 cases of remarkable consistency of t(11:22) (q24:q12). Cancer Genet Cytogent 1988;32:229-38.

Wilkins RM, Pritchard DJ, Burgert EO, Jr., Unni KK. Ewing's sarcoma of bone. Experience with 140 patients. Cancer 1986;58:2551-5.

Woodruff G, Thorner P, Skarf B. Primary Ewing's sarcoma of the orbit presenting with visual loss. Br J Ophthalmol 1988;72:786-92.

Hematopoietic and Histiocytic Lesions Affecting Bone

Baghdassarian SA, Shammas HF. Eosinophilic granuloma of orbit. Ann Ophthalmol 1977;9:1247-51.

Frassica DA, Frassica FJ, Schray MF, et al. Solitary plasmacytoma of bone: Mayo clinic experience. Int J Radiation Oncology Biol Phys 1989;16:43-8.

Jordan DR, McDonald H, Noel L, Nizalik E. Eosinophilic granuloma. Arch Ophthalmol 1994;111:134-5.

McFadzean RM. Orbital plasma cell myeloma. Br J Ophthalmol 1975;59:164-5.

Mewis-Levin L, Garcia CA, Olson JD. Plasma cell myeloma of the orbit. Ann Ophthalmol 1981;17:477-81.

Navert C, Zornoza J, Ayala A, Harle TS. Eosinophilic granuloma of bone: diagnosis and management. Skeletal Radiol 1983;10:227-35.

Risdall RJ, Dehner LP, Duray P, et al. Histiocytosis X (Langerhans' cell histiocytosis): prognostic role of histopathology. Arch Pathol Lab Med 1983;107:59-63.

Rodman HI, Font RL. Orbital involvement in multiple myeloma: review of the literature and report of three cases. Arch Ophthalmol 1972;87:30-5.

Giant Cell Tumor

Friendly DS, Font RL, Milhorat T. Hemangioendothelioma of frontal bone. Am J Ophthalmol 1982;43:482-90.

Suster S, Porges R, Tobias J, Nanes M. Giant cell neoplasm of the sphenoid sinus. Mt Sinai J Med 1989;56:118-22.

Tandon DA, Deka RC, Chaudhary C, Misra NK. Giant cell tumor of the temporosphenoidal region. J Larnyngol Otol 1988;102:449-51.

Vascular Tumors

Brackup AH, Haller MD, Danber MM. Hemangioma of the bony orbit. Am J Ophthalmol 1980;90:258-61.

Gross HJ, Roth AM. Intraosseous hemangioma of the orbital roof. Am J Ophthalmol 1978;86:565-9.

Hornblass A, Zaidman GW. Intraosseous orbital cavernous hemangioma. Ophthalmology 1981;88:1351-5.

Relf SJ, Bartley GB, Unni KK. Primary orbital intraosseous hemangioma. Ophthalmology 1991;98:541-7.

Wold LE, Swee RG, Sim FH. Vascular lesions of bone. Pathol Annu 1985;20:101-37.

Zucker JJ, Levine MR, Chu A. Primary intraosseous hemangioma of the orbit. Ophthalmic Plast Reconstr Surg 1989;5:247-55.

Differential Diagnosis

Small ML, Green WR, Johnsen LC. Lipoma of the frontal bone. Arch Ophthalmol 1979;97:129-32.

Maiuri F, Corriero G, Galicchio B, et al. Myxoma of the skull and orbit. Neurochirurgia 1988;31:136-8.

Candy EJ, Miller NR, Carson DS. Myxoma of bone involving the orbit. Arch Ophthalmol 1991;109:919-20.

Capanna R, Bertoni F, Bacchini P, et al. Malignant fibrous histiocytoma of bone. The experience at the Rizzoli Institute: report of 90 cases. Cancer 1984;54:177-87.

Font RL, Hidayat AA. Fibrous histiocytoma of the orbit: a clincopathologic study of 150 cases. Human Pathology 1982;13:199-209.

Tewfik HH, Tewfik FA, Latourette HB. Postirradiation malignant fibrous histiocytoma. J Surg Oncol 1981;16:199-202.

Weatherby RP, Dahlin DC, Ivins JC. Postradiation sarcoma of bone. Review of 78 Mayo Clinic cases. Mayo Clin Proc 1981;56:294-306.

Ferry AP, Haddad HM, Goldman JL. Orbital invasion by an intracranial chordoma. Am J Ophthalmol 1981;92:7-12.

SECONDARY TUMORS

Affeldt JC, Minckler DS, Azen SP, Yeh L. Prognosis in uveal melanoma with extrascleral extension. Arch Ophthalmol 1980;98:1975-9.

American Joint Committee on Cancer. AJCC Cancer Staging Manual, 5th ed. Philadelphia: Lippincott-Raven, 1997.

Andrews TM, Gluckman JL, Weiss MA. Primary mucinous adenocarcinoma of the eyelid. Head Neck 1992;14:303-7.

Anscher M, Montano G. Management of periocular basal cell carcinoma: Mohs' micrographic surgery versus radiotherapy. II. Radiotherapy. Surv Ophthalmol 1993;38:203-210.

Aoyama I, Makita Y, Nabeshima S, et al. Extradural nasal and orbital extension of glioblastoma multiforme without previous surgical intervention. Surg Neurol 1980;14:343-7.

Aurora AL, Blodi FC. Reappraisal of basal cell carcinoma of the eyelids. Am J Ophthalmol 1970;70:329-36.

Barth A, Morton DL. The role of adjuvant therapy in melanoma management. Cancer 1995;75(suppl):726-34.

Bastiaensen LA, Leyten AC, Tjan TG, Misere JF. Chondroid chordoma of the base of the skull: orbital and other neuro-ophthalmological symptoms. Doc Ophthalmol 1983;55:5-15.

Batsakis JG. Pathology of tumors of the nasal cavity and paranasal sinuses. In: Thawley SE, Panje WR, eds. Comprehensive Management of Head and Neck Tumors. Vol 1. Philadelphia: WB Saunders, 1987; 327.

Batsakis JG, Regezi JA, Solomon AR, Rice DH. The pathology of head and neck tumors: mucosal melanomas, part 13. Head Neck Surg 1982;4:404-18.

Batsakis JG, Rice DH, Solomon AR. The pathology of head and neck tumors: squamous and mucous-gland carcinomas of the nasal cavity, paranasal sinuses, and larynx, part 6. Head Neck Surg 1980;2:497-508.

Berezin M, Gutman I, Tadmor R, et al. Malignant prolactinoma. Acta Endocrinol 1992;127:476-80.

Boniuk M, Zimmerman L. Sebaceous carcinoma of the eyelid, eyebrow, caruncle, and orbit. Trans Am Acad Ophthalmol Otolaryngol 1968;72:619-42.

Bridger MWM, Beale FA, Bryce DP. Carcinoma of the paranasal sinuses-a review of 158 cases. J Otolaryngol 1978;7:379-88.

Broughton WL, Zimmerman LE. A clinicopathologic study of 56 cases of intraocular medulloepitheliomas. Am J Ophthalmol 1978;85:407-18.

Buuns DR, Tse DT, Folberg R. Microscopically controlled excision of conjunctival squamous cell carcinoma. Am J Ophthalmol 1994;117:97-102.

Christensen WN, Smith RRL. Schneiderian papillomas: a clinicopathologic study of 67 cases. Hum Pathol 1986;17:393-400.

Christmas NJ, Mead MD, Richardson EP, Albert DM. Secondary optic nerve tumors. Surv Ophthalmol 1991;36:196-206.

Clark WH, Jr, Ainsworth AM, Bernardino EA, et al. The developmental biology of primary human malignant melanomas. Semin Oncol 1975;2:83-103.

Clark WH, Jr, From L, Bernardino EA, Mihm MC. The histogenesis and biologic behavior of primary human malignant melanomas of the skin. Cancer Res 1969;29:705-27.

Clark WH, Jr, Mastrangelo MJ, Ainsworth AM, et al. Current concepts of the biology of human cutaneous malignant melanoma. Adv Cancer Res 1977;24:267-338.

Clark WH, Jr, Reimer RR, Greene M, et al. Origin of familial malignant melanomas from heritable melanocytic lesions: "The B-K mole syndrome." Arch Dermatol 1978;114:732-8.

Clouston PD, Sharpe DM, Corbett AJ, et al. Perineural spread of cutaneous head and neck cancer: its orbital and central neurologic

complications. Arch Neurol 1990;47:73-7.
Cohen BH, Green WR, Iliff NT, et al. Spindle cell carcinoma of the conjunctiva. Arch Ophthalmol 1980;98:1809-13.
Conley J. Concepts in Head and Neck Surgery. New York: Grune & Stratton, 1970:5.
Cross KR, Cooper TJ. Intracranial neoplasms with extracranial metastases. Report of two cases. J Neuropathol Exp Neurol 1952;11:200-8.
Csaky KG, Custer P. Perineural invasion of the orbit by squamous cell carcinoma. Ophthalmic Surg 1990;21:218-20.
Demaerel P, Mosely IF, Scaravilli F. Recurrent craniopharyngioma invading the orbit, cavernous sinus and skull base: a case report. Neuroradiology 1993;35:261-3.
De Potter P, Shields CL, Shields JA, Menduke H. Clinical predictive factors for development of recurrence and metastasis in conjunctival melanoma: a review of 68 cases. Br J Ophthalmol 1993;77:624-30.
Devesa SS. The incidence of retinoblastoma. Am J Ophthalmol 1975;80:263-5.
Doxanas MT, Green WR. Sebaceous gland carcinoma. Review of 40 cases. Arch Ophthalmol 1984;102:245-9.
Duke-Elder S. Diseases of the lacrimal passages. In: Duke-Elder S, ed. Textbook of Ophthalmology. St. Louis: CV Mosby, 1952; v. 5, 5279-368.
Dunphy EB. The story of retinoblastoma. The XX Edward Jackson Memorial Lecture. Am J Ophthalmol 1964;58:539-52.
Dutton JJ. Management of periocular basal cell carcinoma: Mohs' micrographic surgery versus radiotherapy. III. Editorial. Surv Ophthalmol 1993;38:210-2.
Elder DE, Goldman LI, Goldman SC, et al. Dysplastic nevus syndrome: a phenotypic association of sporadic cutaneous melanoma. Cancer 1980;46:1787-94.
Elkon D, Hightower SI, Lim ML, et al. Esthesioneuroblastoma. Cancer 1979;44:1087-94.
Elwood JM, Gallagher RP, Hill GB, et al. Pigmentation and skin reaction to sun as risk factors for cutaneous melanoma: Western Canada Melanoma Study. Br Med J 1984;288:99-102.
Fandi A, Altun M, Azli N, et al. Nasopharyngeal cancer: epidemiology, staging, and treatment. Semin Oncol 1994;21:382-97.
Ferry AP, Haddad HM, Goldman JL. Orbital invasion by an intracranial chordoma. Am J Ophthalmol 1981;92:7-12.
Fitzgerald GWN, Frenkiel S, Black MJ, et al. Ameloblastoma of the jaws: a 12 year review of the McGill experience. J Otolaryngol 1982;11:23-8.
Fitzpatrick PJ, Thompson GA, Easterbrook WM, et al. Basal and squamous cell carcinoma of the eyelids and their treatment by radiotherapy. Int J Radiat Oncol Biol Phys 1984;10:449-54.
Flanagan JC, Stokes DP. Lacrimal sac tumors. Ophthalmology 1978;85:1282-7.
Flores AD, Anderson DW, Doyle PJ, et al. Paranasal sinus malignancy - a retrospective analysis of treatment methods. J Otolaryngol 1984;13:141-6.
Folberg R, McLean IW, Zimmerman LE. Malignant melanoma of the conjunctiva. Hum Pathol 1985;16:136-43.
Folberg R, McLean IW, Zimmerman LE. Primary acquired melanosis of the conjunctiva. Hum Pathol 1985;16:129-35.
Font RA. Eyelids and lacrimal drainage system. In: Spencer WH, ed. Ophthalmic Pathology. 4th ed. Philadelphia: WB Saunders, 1996; 2218-437.
Frucht-Pery J, Rozenman Y. Mitomycin C therapy for corneal intraepithelial neoplasia. Am J Ophthalmol 1994;117:164-8.
Frucht-Pery J, Sugar J, Baum J, et al. Mitomycin C treatment for conjunctival-corneal intraepithelial neoplasia. Ophthalmology 1997;104:2085-93.
Ginsberg J. Present status of meibomian gland carcinoma. Arch Ophthalmol 1965;73:271-7.
Gluckman JL. Nasal cavity and paranasal sinuses. In: Gluckman JL, Gullane PJ, Johnson JT, eds. Practical Approach to Head and Neck Tumors. New York: Raven Press, 1994; 115.
Godtfredsen E. On the frequency of secondary carcinomas in the choroid. Acta Ophthalmol 1944;22:394-
Godtfredsen E, Lederman M. Diagnostic and prognostic roles of ophthalmoneurologic signs and symptoms in malignant nasopharyngeal tumors. Am J Ophthalmol 1965;59:1063-9.
Harris MN, Shapiro RL, Roses DF. Malignant melanoma. Primary surgical management (excision and node dissection) based on pathology and staging. Cancer 1995;75(suppl):715-25.
Henderson JW. Orbital Tumors, 3rd ed. New York: Raven Press, 1994.
Hendley RL, Rieser JC, Cavanaugh HD, et al. Primary radiation therapy for meibomian gland carcinoma. Am J Ophthalmol 1979;87:206-9.
Holds JB, Haines JH, Mamalis N, et al. Mucinous adenocarcinoma of the orbit arising from a stable, benign-appearing eyelid nodule. Ophthalmic Surg 1990;21:163-6.
Homer F. Carcinom der dura mater. Klin Monatsbl Augenheilkd 1864;2:186.
Hornblass A, Jakobiec FA, Bosniak S, Flanagan J. The diagnosis and management of epithelial tumors of the lacrimal sac. Ophthalmology 1980;87:476-90.
Hoyt WF, Piovenetti E, Malamud N, Wilson CB. Cranio-orbital involvement in glioblastoma multiforme. Neurochirurgia 1972;15:1-8.
Ide CH, Ridings GR, Yamashita T, Buesseler JA. Radiotherapy for a recurrent adenocarcinoma of the meibomian gland. Arch Ophthalmol 1968;79:540-4.
Iliff WJ, Marback R, Green WR. Invasive squamous cell carcinoma of the conjunctiva. Arch Ophthalmol 1975;93:119-22.
Jackson RT, Fitz-Hugh GS, Constable WC. Malignant neoplasms of the nasal cavities and paranasal sinuses: (a retrospective study). Laryngoscope 1977;87:726-36.
Jakobiec FA, Folberg R, Iwamoto T. Clinicopathologic characteristics of premalignant and malignant melanocytic lesions of the conjunctiva. Ophthalmology 1989;96:147-66.
Jakobiec FA, Rim FJ, Fraunfelder FT, Brownstein S. Cryotherapy for conjunctival primary acquired melanosis and malignant melanoma. Experience with 62 cases. Ophthalmology 1988;95:1058-70.
Jauregui HO, Klintworth GK. Pigmented squamous cell carcinoma of the cornea and conjunctiva. A light microscopic, histochemical, and ultrastructural study. Cancer 1976;38:778-88.
Johnson LN, Krohel GB, Yeon EB, Parnes SM. Sinus tumors invading the orbit. Ophthalmology 1984;91:209-17.
Jones IS. Tumors of the lacrimal sac. Am J Ophthalmol 1956;42:561-6.
Kass LG, Hornblass A. Sebaceous carcinoma of the ocular adnexa. Surv Ophthalmol 1989;33:477-90.
Kersten RC, Tse DT, Anderson RL, Blodi FC. The role of orbital exenteration in choroidal melanoma with extrascleral extension. Ophthalmology 1985;92:436-43.
Khalil M, Brownstein S, Codere F, Nicolle D. Eccrine sweat gland carcinoma of the eyelid with orbital involvement. Arch Ophthalmol 1980;98:2210-4.
Kincaid MC, Green WR. Ocular and orbital involvement in leukemia. Surv Ophthalmol 1983;27:211-32.
Kivela T, Tarkkanen A. The Merkel cell and associated neoplasms in the eyelids and periocular region. Surv Ophthalmol 1990;35:171-87.
Kodilinye HC. Retinoblastoma in Nigeria: problems of treatment. Am J Ophthalmol 1967;63:469-81.
Kopelman JE, McLean IW, Rosenberg SH. Multivariate analysis of risk factors fo metastasis in retinoblastoma treated by enucleation. Ophthalmology 1987;94:371-7.
Kremer I, Sandbank J, Weinberger D, et al. Pigmented epithelial tumours of the conjunctiva. Br J Ophthalmol 1992;76:294-6.
Kwitko ML, Boniuk M, Zimmerman LE. Eyelid tumors with reference to lesions confused with squamous cell carcinoma. I. Incidence and errors in diagnosis. Arch Ophthalmol 1963;69:693-7.
Lawton AW, Karesh JW. Intracranial glioblastoma invading the orbit. Arch Ophthalmol 1986;104:806.
Lederman M, Wybar K, Busby E. Malignant epibulbar melanoma: natural history and treatment by radiotherapy. Br J Ophthalmol 1984;68:605-17.
Lee GA, Hirst LW. Ocular surface squamous neoplasia. Surv Ophthalmol 1995;39:429-50.
Leshin B, Yeatts P. Management of periocular basal cell carcinoma: Mohs' micrographic surgery versus radiotherapy. I. Mohs' micrographic surgery. Surv Ophthalmol 1993;38:193-203.
Leshin B, Yeatts P, Anscher M, et al. Management of periocular basal cell carcinoma: Mohs' micrographic surgery versus radiotherapy. Surv Ophthalmol 1993;38:193-212.

Levine PA, McLean WC, Cantrell RW. Esthesioneuroblastoma: the University of Virginia experience 1960-1985. Laryngoscope 1986;96:742-6.

Little JR, Dale AJD, Okazaki H. Meningeal carcinomatosis: clinical manifestations. Arch Neurol 1974;30:138-43.

Lloyd WC IIIrd, Leone CR Jr. Malignant melanoma of the lacrimal sac. Arch Ophthalmol 1984;102:104-7.

Lumenta CB, Schirmer M. The incidence of brain tumors: a retrospective study. Clin Neuropharmacol 1984;7:332-7.

Luxenberg MN, Guthrie TH, Jr. Chemotherapy of basal cell and squamous cell carcinoma of the eyelids and periorbital tissues. Ophthalmology 1986;93:504-10.

Macklin MT. A study of retinoblastoma in Ohio. Am J Hum Genet 1960;12:1-43.

Magramm I, Abramson DH, Ellsworth RM. Optic nerve involvement in retinoblastoma. Ophthalmology 1989;96:217-22.

Malik MOA, El Sheikh HE. Tumors of the eye and adnexa in the Sudan. Cancer 1979;44:293-303.

McDermott MW, Durity FA, Rootman J, Woodhurst WB. Combined frontotemporal-orbitozygomatic approach for tumors of the sphenoid wing and orbit. Neurosurgery 1990;26:107-16.

McDonald HR, Char DH. Adenoid cystic carcinoma presenting as an orbital apex syndrome. Ann Ophthalmol 1985;17:757-9.

McDonnell JM, Carpenter JD, Jacobs P, et al. Conjunctival melanocytic lesions in children. Ophthalmology 1989;96:986-93.

McLean IW, Foster WD, Zimmerman LE. Prognostic factors in small malignant melanomas of choroid and ciliary body. Arch Ophthalmol 1977;95:48-58.

Merriam GR. Retinoblastoma: analysis of seventeen autopsies. Arch Ophthalmol 1950;44:71-108.

Midena E, Degli Angeli C, Valenti M, et al. Treatment of conjunctival squamous cell carcinoma with topical 5-fluorouracil. Br J Ophthalmol 2000;84:268-72.

Mihm MC Jr, Clark WH Jr, Reed RJ. The clinical diagnosis of malignant melanoma. Semin Oncol 1975;2:105-18.

Milder B, Smith ME. Carcinoma of lacrimal sac. Am J Ophthalmol 1968;65:782-4.

Morley M, Finger PT, Perlin M, et al. Cis-platinum chemotherapy for ocular basal cell carcinoma. Br J Ophthalmol 1991;75:407-10.

Nerad JA, Whitaker DC. Periocular basal cell carcinoma in adults 35 years of age and younger. Am J Ophthalmol 1988;106:723-9.

Neudorfer M, Merimsky O, Lazar M, Geyer O. Cisplatin and doxorubicin for invasive basal cell carcinoma of the eyelids. Ann Ophthalmol 1993;25:11-3.

Ni C, Dryja TP, Albert DM. Sweat gland tumors in the eyelids: a clinicopathological analysis of 55 cases. Int Ophthalmol Clin 1982;22:1-22.

Ni C, D'Amico DJ, Fan CQ, Kuo PK. Tumors of the lacrimal sac: a clinicopathological analysis of 82 cases. Int Ophthalmol Clin 1982;22:121-40.

Ni C, Searl SS, Kuo PK, et al. Sebaceous cell carcinomas of the ocular adnexa. Int Ophthalmol Clin 1982;22:23-61.

Paridaens ADA, Minassian DC, McCartney ACE, Hungerford JL. Prognostic factors in primary malignant melanoma of the conjunctiva: a clinicopathologic study of 256 cases. Br J Ophthalmol 1994;78:252-9.

Patipa M, Hull DS. Chronic unilateral conjunctivitis: consider malignancy. Am Fam Physician 1980;22:69-70.

Paul EV, Parnell BL, Fraker M. Prognosis of malignant melanomas of the choroid and ciliary body. Int Ophthalmol Clin 1962;2:387-402.

Peele KA, Kennerdell JS, Maroon JC, et al. Malton M. Goodglick T. Rosen C. The role of postoperative irradiation in the management of sphenoid wing meningiomas. A preliminary report. Ophthalmology 1996;103:1761-6.

Pe'er JJ, Stefanyszyn M, Hidayat AA. Nonepithelial tumors of the lacrimal sac. Am J Ophthalmol 1994;118:650-8.

Peksayar G, Soyturk MK, Demiryont M. Long-term results of cryotherapy on malignant epithelial tumors of the conjunctiva. Am J Ophthalmol 1989;107:337-40.

Phillips PP, Gustafson RO, Facer GW. The clinical behavior of inverting papilloma of the nose and paranasal sinuses: report of 112 cases and review of the literature. Laryngoscope 1990;100:463-9.

Radnot M, Gall J. Tumoren des Tranensackes. Ophthalmologica 1966;151:2-22.

Rakes SM, Yeatts RP, Campbell RJ. Ophthalmic manifestations of esthesioneuroblastoma. Ophthalmology 1985;92:1749-53.

Rao NA, Font RL. Mucoepidermoid carcinoma of the conjunctiva: a clinicopathologic study of five cases. Cancer 1976;38:1699-709.

Rao NA, Hidayat AA, McLean J W, Zimmerman LE. Sebaceous carcinomas of the ocular adnexa: a clinicopathologic study of 104 cases with five year follow-up data. Hum Pathol 1982;13:113-22.

Redler LD, Ellsworth RM. Prognostic importance of choroidal invasion in retinoblastoma. Arch Ophthalmol 1973;90:294-6.

Reese AB. Invasion of the optic nerve by retinoblastoma. Arch Ophthalmol 1948;40:553-7.

Reese AB. Precancerous melanoma and diffuse malignant melanoma of the conjunctiva. Arch Ophthalmol 1938;19:354-65.

Reifler DM, Hornblass A. Squamous cell carcinoma of the eyelid. Surv Ophthalmol 1986;30:349-65.

Rootman J. Diseases of the Orbit: A Multidisciplinary Approach. Philadelphia: JB Lippincott, 1988.

Rootman J, Durity F. Orbital surgery. In: Sekhar LN, Janecka IP, eds. Surgery of Cranial Base Tumors. New York: Raven Press, 1993; 769-85.

Rootman J, Ellsworth RM, Hofbauer J, Kitchen D. Orbital extension of retinoblastoma: a clinicopathological study. Can J Ophthalmol 1978;13:72-80.

Rootman J, Hofbauer J, Ellsworth M, Kitchen D. Invasion of the optic nerve by retinoblastoma: a clinicopathologic study. Can J Ophthalmol 1976;11:106-4.

Rootman J, Roth AM, Crawford JB, et al. Extensive squamous cell carcinoma of the conjunctiva presenting as orbital cellulitis: the hermit syndrome. Can J Ophthalmol 1987;22:40-88.

Ryan SJ, Font RL. Primary epithelial neoplasms of the lacrimal sac. Am J Ophthalmol 1973;76:73-.9.

Sammartino A, Bonavolonta G, Pettinato G, Loffredo A. Exophthalmos caused by an invasive pituitary adenoma in a child. Ophthalmologica 1979;179:83-9.

Schenck NL, Ogura JH, Pratt LL. Cancer of the lacrimal sac. Presenatation of 5 cases and review of the literature. Ann Otol Rhinol Laryngol 1973;82:153-61.

Seregard S, Kock E. Conjunctival malignant melanoma in Sweden 1969-91. Acta Ophthalmol 1992;70:289-96.

Shammas HF, Blodi FC. Orbital extension of choroidal and ciliary body melanomas. Arch Ophthalmol 1977;95:2002-5.

Shields JA, Augsburger JJ, Corwin S, et al. The management of uveal melanomas with extrascleral extension. Orbit 1986;5:31-7.

Shields JA, Augsburger JJ, Donoso LA, et al. Hepatic metastasis and orbital recurrence of uveal melanoma after 42 years. Am J Ophthalmol 1985;100:666-8.

Shields JA, Shields CL. Management and posterior uveal melanoma. In: Shields JA, ed. Intraocular Tumors: A Text and Atlas. Philadelphia: WB Saunders, 1992; 171-205.

Shields JA, Shields CL. Management and prognosis of retinoblastoma. In: Shields JA, ed. Intraocular Tumors: A Text and Atlas. Philadelphia: WB Saunders, 1992; 390.

Skolnik EM, Massari FS, Tenta LT. Olfactory neuroepithelioma. Review of the world literature and presentation of two cases. Arch Otolaryngol 1966;84:644-53.

Small IA, Waldron CA. Ameloblastomas of the jaws. Oral Surg 1955;8:281-97.

Smith JB, Bishop VLM, Francis IC, et al. Ophthalmic manifestations of perineural spread of facial skin malignancy. Aust N Z J Ophthalmol 1990;18:197-205.

Smith JL, Wheliss JA. Ocular manifestations of nasopharyngeal tumors. Trans Am Acad Ophthalmol Otolaryngol 1966;66:659-64.

Spiro RH, Hajdu SI, Lewis JS, Strong EW. Mucous gland tumors of the larynx and laryngopharynx. Ann Otol Rhinol Laryngol 1976;85:498-503.

Stannard C, Lipper S, Scaly R, Sevel D. Retinoblastoma: correlation of invasion of the optic nerve and choroid with prognosis and metastases. Br J Ophthalmol 1979;63:560-70.

Starr HJ, Zimmerman LE. Extrascleral extension and orbital recurrence of malignant melanomas of the choroid and ciliary body. Int Ophthalmol Clin 1962;2:369-85.

Stefanyszyn MA, Hidayat AA, Pe'er JJ, Flanagan JC. Lacrimal sac tu-

mors. Ophthal Plast Reconstr Surg 1994;10:169-84.
Tabbara KF, Kersten R, Daouk N, Blodi FC. Metastatic squamous cell carcinoma of the conjunctiva. Ophthalmology 1988;95:318-21.
Tahery DP, Goldberg R, Moy RL. Malignant melanoma of the eyelid. A report of eight cases and review of the literature. J Am Acad Dermatol 1992;27:17-21.
Taktikos A. Investigation of retinoblastoma with special reference to histology and prognosis. Br J Ophthalmol 1966;50:225-34.
Tenzel RR, Stewart WB, Boynton JR, Zbar M. Sebaceous adenocarcinoma of the eyelid. Definition of surgical margins. Arch Ophthalmol 1977;95:2203-4.
Trobe JD, Hood CI, Parsons JT, Quisling RG. Intracranial spread of squamous carcinoma along the trigeminal nerve. Arch Ophthalmol 1982;100:608-11.
Ullman S, Augsburger JJ, Brady LW. Fractionated epibulbar I-125 plaque radiotherapy for recurrent mucoepidermoid carcinoma of the bulbar conjunctiva. Am J Ophthalmol 1995;119:102-3.
Vaziri M, Buffam FV, Martinka M, et al. Clinicopathologic features and behavior of cutaneous eyelid melanoma. Accepted, Ophthalmology, 2000.
Weiss JS, Bressler SB, Jacobs EF Jr, et al. Maxillary ameloblastoma with orbital invasion. A clinicopathologic study. Ophthalmology 1985;92:710-3.
Yeatts RP, Ford JG, Stanton CA, Reed JW. Topical 5-fluorouracil in treating epithelial neoplasia of the conjunctiva and cornea. Ophthalmology 1995;102:1338-44.
Zehetmayer M, Menapace R, Kulnig W. Combined local excision and brachytherapy with ruthenium-106 in the treatment of epibulbar malignancies. Ophthalmologica 1993;207:133-9.
Zimmerman LE. Verhoeff's "terato-neuroma." A critical reappraisal in light of new observations and current concepts of embryonic tumors. The Fourth Frederick H. Verhoeff Lecture. Am J Ophthalmol 1971;72:1039-57.
Zimmerman LE. Squamous cell carcinoma and related lesions of the bulbar conjunctiva. In: Boniuk M, ed. Ocular and Adnexal Tumors: New and Controversial Aspects. St. Louis: CV Mosby, 1964; 49-75.
Zimmerman LE, McLean IW, Foster WD. Does enucleation of the eye containing a malignant melanoma prevent or accelerate the dissemination of tumour cells? Br J Ophthalmol 1978;62:420-5.
Zimmerman LE, McLean IW, Foster WD. Statistical analysis of follow-up data concerning uveal melanomas, and the influence of enucleation. Ophthalmology 1980;87:557-64.

ORBITAL METASTASES

Albert DM, Rubenstein RA, Scheie HG. Tumor metastasis to the eye: I. Incidence in 213 adult patients with generalized malignancy. Am J Ophthalmol 1967;63:723-6.
Albert DM, Rubenstein RA, Scheie HG. Tumor metastasis to the eye: II. Clinical study in infants and children. Am J Ophthalmol 1967;63:727-32.
Alvarez-Berdecia A, Schut L, Bruce DA. Localized primary intracranial Ewing's sarcoma of the orbital roof. Case report. J Neurosurg 1979;50:811-3.
Apple DJ. Wilms' turner metastatic to the orbit. Arch Ophthalmol 1968;80:480-3.
Arnott EJ, Greaves DP. Metastases in the orbit. Br J Ophthalmol 1965;49:43-5.
Ashton N, Morgan G. Discrete carcinomatous metastases in the extraocular muscles. Br J Ophthalmol 1974;58:112-7.
Ballinger WH, Jr, Wesley RE. Seminoma metastatic to the orbit. Ophthalmic Surg 1984;15:120-1.
Bardenstein DS, Char DH, Jones C, et al. Metastatic ciliary body carcinoid tumor. Arch Ophthalmol 1990; 108:1590-4.
Bedford PD, Daniel PM. Discrete carcinomatous metastases in the extrinsic ocular muscles: a case of carcinoma of the breast with exophthalmic ophthalmoplegia. Am J Ophthalmol 1960;49:723-6.
Bersani TA, Costello JJ, Mango CA, Streeten BW. Benign approach to a malignant orbital tumor: metastatic renal cell carcinoma. Ophthal Plast Reconstr Surg 1994;10:42-4.
Bloch RS, Gartner S. The incidence of ocular metastatic carcinoma. Arch Ophthalmol 1971;85:673-5.
Boldt HC, Nerad JA. Orbital metastases from prostate carcinoma. Arch Ophthalmol 1988;106:1403-8.
Braffman BH, Bilaniuk LT, Eagle RC, Jr, et al. MR imaging of a carcinoid tumor metastatic to the orbit. J Comput Assist Tomogr 1987;11:891-4.
Brini M. Discussion. Appeimans M, Michiels J, Jansen E. Metastases orbitaires bilaterales d'un cancer du sein; detection par le phosphore radioactif. Bull Mem Soc Fr Ophtalmol 1954;67:415-427.
Bullock JD, Yanes B. Metastatic tumors of the orbit. Ann Ophthalmol 1980;12:1392-4.
Bullock JD, Yanes B. Ophthalmic manifestations of metastatic breast cancer. Ophthalmology 1980;87:961-73.
Carbajal UM. Metastases in retinoblastoma. Am J Ophthalmol 1959;48:47-69.
Carriere VM, Karcioglu DA, Apple DJ, Insler MS. A case of prostate carcinoma with bilateral orbital metastases and the review of the literature. Ophthalmology 1982;89:402-6.
Cibis GW, Freeman AI, Pang V, et al. Bilateral choroidal neonatal neuroblastoma. Am J Ophthalmol 1990;109:445-9.
Cline RA, Rootman J. Enophthalmos: a clinical review. Ophthalmology 1984;91:229-37.
Conlon MR, Rubin PAD, Samy CN, Albert DM. Metastatic orbital leiomyosarcoma: a clinicopathologic study. Can J Ophthalmol 1994;29:85-9.
Cuttone JM, Litvin J, McDonald JE. Carcinoma metastatic to an extraocular muscle. Ann Ophthalmol 1981;13:213-6.
De Lorimier AA, Bragg KU, Linden G. Neuroblastoma in childhood. Am J Dis Child 1969;118:441-50.
Denby P, Harvey L, English MG. Solitary metastasis from an occult renal cell carcinoma presenting as a primary lacrimal gland tumour. Orbit 1986;5:21-4.
Divine RD, Anderson RL. Metastatic small cell carcinoma masquerading as orbital myositis. Ophthalmic Surg 1982;13:483-7.
Divine RD, Anderson RL, Ossoinig KC. Metastatic carcinoid unresponsive to radiation therapy presenting as a lacrimal fossa mass. Ophthalmology 1982;89:516-20.
Fan JT, Buettner H, Bartley GB, Bolling JP. Clinical features and treatment of seven patients with carcinoid tumor metastatic to the eye and orbit. Am J Ophthalmol 1995;119:211-8.
Feinmesser M, Hurwitz JJ, Heathcoate JG. Pleural malignant mesothelioma metastatic to the orbit. Can J Ophthalmol 1994;29:193-7.
Fekrat S, Miller NR, Loury M. Alveolar rhabdomyosarcoma that metastasized to the orbit. Arch Ophthalmol 1993;111:1662-4.
Ferry AP, Font RL. Carcinoma metastatic to the eye and orbit: I. A clinicopathologic study of 227 cases. Arch Ophthalmol 1974;92:276-86.
Ferry AP. The biological behavior and pathological features of carcinoma metastatic to the eye and orbit. Trans Am Ophthalmol Soc 1973;71:373-425.
Fidler IJ, Hart IR. Principles of cancer biology: cancer metastasis. In: Devita VT, Hellman SA, eds. Cancer: Principles and Practice of Oncology. Philadelphia: JB Lippincott, 1985; 113-24.
Font RL, Ferry AP. Carcinoma metastatic to the eye and orbit: III. A clinicopathologic study of 28 cases metastatic to the orbit. Cancer 1976;38:1326-35.
Fratkin JD, Purcell JJ, Krachnier JH, Taylor JC. Wilms' turner metastatic to the orbit. JAMA 1977;238:1841-2.
Freedman MI, Folk JC. Metastatic tumors to the eye and orbit. Patient survival and clinical characteristics. Arch Ophthalmol 1987;105:1215-9.
Gibbs J, Appleton RE, Martin J, Findlay G. Congenital Horner syndrome associated with non-cervical neuroblastoma. Dev Med Child Neurol 1992;34:642-4.
Glassburn JR, Klionsky M, Brady LW. Radiation therapy for metastatic disease involving the orbit. Am J Clin Oncol 1984;7:145-8.
Goldberg RA, Rootman J. Clinical characteristics of metastatic orbital tumors. Ophthalmology 1990;97:620-4.
Goldberg RA, Rootman J, Cline RA. Tumors metastatic to the orbit: a changing picture. Surv Ophthalmol 1990;35:1-24.
Green AA, Hayes FA, Hustu HO. Sequential cyclophosphamide and doxorubicin for induction of complete remission in children with

disseminated neuroblastoma. Cancer 1981;48:2310-7.

Green AA, Hustu HO, Palmer R, Pinkel D. Total-body sequential segmental irradiation and combination chemotherapy for children with disseminated neuroblastoma. Cancer 1976;38:2250-7.

Harris AL, Montgomery A. Orbital carcinoid tumor. Am J Ophthalmol 1980;90:875-7.

Harris AL, Montgomery A, Reyes RR, et al. Carcinoid tumor presenting as an orbital metastasis. Clin Oncol 1981;7:365-72.

Hartmann O, Benhamou E, Beaujean F, et al. Repeated high dose chemotherapy followed by purged autologous bone marrow transplantation as consolidation therapy in metastatic neuroblastoma. J Clin Oncol 1987;5:1205-11.

Hartmann O, Pinkerton CR, Philip T, et al. Very high-dose cisplatinum and etoposide in children with untreated advanced neuroblastoma. J Clin Oncol 1988;6:44-50.

Hayes FA, Thompson EI, Parvey L, et al. Metastatic Ewing's sarcoma: remission, induction and survival. J Clin Oncol 1987;5:1199-204.

Healy JF. Computed tomographic evaluation of metastases to the orbit. Ann Ophthalmol 1983;15:1026-9.

Heckemann R, Schmitt G. Ergebnisse der Strahlentherapie metastatischer orbitatumoren. Strahlentherapie 1978;154:179-81.

Henderson JW, Campbell RJ, Farrow GM, Garrity JA (collaborators). Metastatic carcinomas. In: Henderson JW, ed. Orbital Tumors, 3rd ed. New York: Raven Press, 1994; 361-75.

Hesselink JR, David KR, Weber AL, et al. Radiological evaluation of orbital metastases, with emphasis on computed tomography. Radiology 1980;137:363-6.

Holmes FF, Fouts TL. Metastatic cancer of unknown primary site. Cancer 1970;26:816-20.

Hornblass A, Kass LG, Reich R. Thyroid carcinoma metastatic to the orbit. Ophthalmology 1987;94:1004-7.

Houghton JD. Solitary metastasis of renal cell carcinoma. Am J Ophthalmol 1956;41:548-9.

Howard GM, Jakobiec FA, Trokel SL, et al. Pulsating metastatic turner of the orbit. Am J Ophthalmol 1978;85:767-71.

Huh SH, Nisce LZ, Simpson LD, Chu FC. Proceedings: value of radiation therapy in the treatment of orbital metastasis. Am J Roentgenol Radium Ther Nucl Med 1974;120:589-94.

Hutchison DS, Smith TR. Ocular and orbital metastatic carcinoma. Ann Ophthalmol 1979;11:869-73.

Jaffe N, Paed D, Traggis D, et al. Improved outlook for Ewing's sarcoma with combination chemotherapy (vincristine, actinomycin D and cyclophosphamide) and radiation therapy. Cancer 1976;38:1925-30.

Jakobiec FA, Bilyk JR, Font RL. Secondary tumors, mucoceles, and metastatic tumors. In: Spencer WH, ed. Ophthalmic Pathology. 4th ed. Philadelphia: WB Saunders, 1996; 2770-810.

Jakobiec FA, Rootman J, Jones IS. Secondary and metastatic tumors of the orbit. In: Jones IS, Jakobiec FA, ed. Diseases of the Orbit. Hagerstown: Harper & Row, 1979; 503-69.

Jampol LM, Cottle E, Fischer DS, Albert DM. Metastasis of Ewing's sarcoma to the choroid. Arch Ophthalmol 1973;89:207-9.

Jensen OA. Metastatic tumours of the eye and orbit. A histopathologic analysis of a Danish series. Acta Pathol Microbiol Scand Suppl 1970;212(suppl):201.

Kattah JC, Chrousos GC, Roberts J, et al. Metastatic prostate cancer to the optic canal. Ophthalmology 1993;100:1711-5.

Kennedy RE. An evaluation of 820 orbital cases. Trans Am Ophthalmol Soc 1984;82:134-57.

Kennerdell JS, Dekker A, Johnson BL, Dubois PJ. Fine needle aspiration. Its use in orbital tumors. Arch Ophthalmol 1979;97:1315-7.

Kieran MW, Longeneeker BM. Organ specific metastasis with specific reference to avian systems. Cancer Metastasis Rev 1983;2:165-82.

Knapp A. Metastatic thyroid tumor in the orbit. Arch Ophthalmol 1923;52:68.

Kopelman JE, McLean IW, Rosenberg SH. Multivariate analysis of risk factors for metastasis in retinoblastoma treated by enucleation. Ophthalmology 1987;94:371-7.

Kopelman JE, Shorr N. A case of prostatic carcinoma metastatic to the orbit diagnosed by fine needle aspiration and immunoperoxidase staining for prostatic specific antigen. Ophthalmic Surg 1987;18:599-603.

Leyson JF. Mediastinal seminoma associated with exophthalmos and gynecomastia. Urology 1974;3:366-9.

Loo KT, Tsui WMS, Chung KH, et al. Hepatocellular carcinoma metastasizing to the brain and orbit: report of three cases. Pathology 1994;26:119-22.

Mackay B, Ordonez NG. The role of the pathologist in the evaluation of poorly differentiated tumors. Semin Oncol 1982;9:396-415.

Mann AS. Bilateral exophthalmos and seminoma. J Clin Endocrinol Metab 1967;27:1500-2.

McCurrach F, Hurley I, Taylor H. Chronic corneal ulceration. An unusual presentation of metastatic breast carcinoma. Aust NZ J Ophthalmol 1993;21:191-2.

McGuire WL. Current status of estrogen receptors in human breast carcinoma. Cancer 1975;36:638-44.

Middleton RG. Surgery for metastatic renal cell carcinoma. J Urol 1967;97:973-7.

Mortada A. Roentgenography in orbital metastases with exophthalmos. Am J Ophthalmol 1968;65:48-53.

Mottow-Lippa L, Jakobiec FA, Iwamoto T. Pseudoinflammatory metastatic breast carcinoma of the orbit and lids. Ophthalmology 1981;88:575-80.

Mouridsen H, Palshof T, Patterson J, Battersby L. Tamoxifen in advanced breast cancer. Cancer Treat Rev 1978;5:131-41.

Musarella MA, Chan HS, De Boer G, Gallie BL. Ocular involvement in neuroblastoma: prognostic implications. Ophthalmology 1984;91:936-40.

Neumann KH, Nystrom JS. Metastatic cancer of unknown origin: nonsquamous cell type. Semin Oncol 1982;9:427-34.

Penn RF, Godwin RC. Diffuse peritoneal mesothelioma with metastasis to the orbital area as a presenting symptom. Am J Ophthalmol 1957;43:213-9.

Petrelli RL, Labay GR, Schwarz GS. Adenoid cystic carcinoma with orbital and cranial metastases: case report. Ann Ophthalmol 1978;10:611-5.

Peyster RG, Shapiro MD, Haik BG. Orbital metastasis: role of magnetic resonance imaging and computed tomography. Radiol Clin North Am 1987;25:647-62.

Philip T, Bernard JL, Zucker JM, et al. High-dose chemotherapy with bone marrow transplantation as consolidation treatment in neuroblastoma: an unselected group of stage IV patients over 1 year of age. J Clin Oncol 1987;5:266-71.

Reese AB. Expanding lesions of the orbit (Bowman Lecture). Trans Ophthalmol Soc UK 1971;91:85-104.

Reifler DM. Orbital metastases with enophthalmos: a review of the literature. Henry Ford Hosp Med J 1985;33:171-

Reifler DM, Kini SR, Liu D, Littleton RH. Orbital metastasis from prostatic carcinoma. Identification by immunocytology. Arch Ophthalmol 1984;102:292-5.

Riddle PJ, Font RL, Zimmerman LE. Carcinoid tumors of the eye and orbit: a clinicopathologic study of 15 cases, with histochemical and electron microscopic observations. Hum Pathol 1982;13:459-69.

Robert NJ, Garnick MB, Frei E 3rd. Cancers of unknown origin: current approaches and future perspectives. Semin Oncol 1982;9:526-31.

Roden DT, Savino PJ, Zimmerman RA. Magnetic resonance imaging in orbital diagnosis. Radiol Clin North Am 1988;26:535-45.

Rootman J. Diseases of the Orbit: A Multidisciplinary Approach. Philadelphia: JB Lippincott, 1988.

Rosenkranz L, Schroeder C. Recurrent malignant melanoma following a 46-year disease-free interval. NY State J Med 1985;85:95.

Rush JA, Older JJ, Richman AV. Testicular seminoma metastatic to the orbit. Am J Ophthalmol 1981;91:258-60.

Rush JA, Waller RR, Campbell RJ. Orbital carcinoid tumor metastatic from the colon. Am J Ophthalmol 1980;89:636-40.

Schaerer JP, Whitney RL. Prostatic metastases simulating intracranial meningioma. J Neurosurg 1953;10:546-

Schwab L, Doshi H, Shields JA, et al. Hepatocellular carcinoma metastatic to the orbit in an African patient. Ophthalmic Surg 1994;25:105-6.

Sedlacek SM, Horwitz KB. The role of progestins and progesterone receptors in the treatment of breast cancer. Steroids 1984;44:467-84.

Selva D, Dolman PJ, Rootman J. Orbital granulomatous giant cell myositis: case report and review. Clin Exp Ophthalmol 2000;28:65-8.

Sekimoto M, Hayasaka S, Setogawa T, Kishi K. Presumed iris metastasis

from abdominal neuroblastoma. Ophthalmologica 1991;203:8-11.
Seretan EL. Metastatic adenocarcinoma from the stomach to the orbit. Arch Ophthalmol 1981;99:1469.
Sher JH, Weinstock SJ. Orbital metastasis of prostatic carcinoma. Can J Ophthalmol 1983;18:248-50.
Shields CL, Shields JA, Peggs M. Tumors metastatic to the orbit. Ophthal Plast Reconstr Surg 1988;4:73-80.
Shields CL, Shields JA, Eagle RC Jr, et al. Orbital metastases from a carcinoid tumor: computed tomography, magnetic resonance imaging, and electron microscopic findings. Arch Ophthalmol 1987;105:968-71.
Shields JA, Bakewell B, Augsburger JJ, Flanagan JC. Classification and incidence of space-occupying lesions of the orbit. A survey of 645 biopsies. Arch Ophthalmol 1984;102:1606-11.
Shumway EA. Metastatic carcinoma of the orbit, with the report of a case. Trans Am Ophthalmol Soc 1909;12:191.
Silva D. Orbital tumors. Am J Ophthalmol 1968;65:318-39.
Slamovits TL, Burde RM. Bumpy muscles. Surv Ophthalmol 1988;33:189-99.
Spaeth EB. Ocular tumors. A study of incidence of the various types and their mortality rates. Arch Ophthalmol 1951;46:421-3.
Tabbara KF, Kersten R, Daouk N, Blodi FC. Metastatic squamous cell carcinoma of the conjunctiva. Ophthalmology 1988;95:318-21.
Taylor JB, Soloman BH, Levine RE, Ehrlich RM. Exophthalmos in seminoma. Regression with steroids and orchiectomy. JAMA 1978;240:860-2.
Tolia BM, Whitmore WF. Solitary metastasis from renal cell carcinoma. J Urol 1975;114:836-8.
Wakisaka S, Tashiro M, Nakano S, et al. Intracranial and orbital metastasis of hepatocellular carcinoma: report of two cases. Neurosurgery 1990;26:863-6.
West CE, Repka MX. Tonic pupils associated with neuroblastoma. J Pediatr Ophthalmol Strabismus 1992;29:382-3.
White VA, Rootman J. Orbital pathology. In: Albert DM, Jakobiec FA, eds. Principles and Practice of Ophthalmology, 2nd ed. Philadelphia: WB Saunders, 2000; 3816-74.
Whyte AM. Bronchogenic carcinoma metastasizing to the orbit. A case report. J Maxillofac Surg 1978;6:277-80.
Woodruff G, Buncic JR, Morin JD. Horner's syndrome in children. J Pediatr Ophthalmol Strabismus 1988;25:40-4.
Zizmor J, Fasano CV, Smith B, Rabbett W. Roentgenographic diagnosis of unilateral exophthalmos. JAMA 1966;197:343-6.

TUMORS OF THE LACRIMAL GLAND

General

Ashton N. Epithelial tumors of the lacrimal gland. Modern Problems in Ophthalmology 1975;14:306-23.
Duke-Elder S, MacFaul PA. The ocular adnexa. Part II. Lacrimal, orbital and para-orbital diseases. In: Duke-Elder S, ed. System of Ophthalmology. London: Henry Kimpton, 1974; v. 13; 596-1163.
Ellis GL, Auclair PL. Tumors of the salivary gland. Washington, DC: Armed Forces Institute of Pathology, 1996.
Font RL, Gamel JW. Epithelial tumors of the lacrimal gland: an analysis of 265 cases. In: Jakobiec FA, ed. Ocular and Adnexal Tumors. Birmingham, Alabama: Aesculapius, 1978; 787-805.
Foote FW, Jr, Frazell EL. Tumors of the major salivary glands. Cancer 1953;6:1065-133.
Forrest AW. Lacrimal gland tumors. In: Tasman W, Jaeger EA, eds. Duane's Clinical Ophthalmology. Philadelphia: JB Lippincott, 1991; v. 2; 1-16.
Forrest AW. Epithelial lacrimal gland tumors: pathology as a guide to prognosis. Trans Am Acad Ophthalmol 1954;58:848-65.
Godtfredsen E. Pathology of mucous and salivary gland tumors in the lacrimal gland and the relation to extra orbital mucous and salivary gland tumors. Br J Ophthalmol 1948;32:171-9.
Grossniklaus HE, Abbuhl MF, McLean IW. Immunohistologic properties of benign and malignant mixed tumor of the lacrimal gland. Am J Ophthalmol 1990;110:540-9.
Henderson JW. Orbital Tumors. 3rd ed. New York: Raven Press, 1994.
Jakobiec FA, Bilyk JR, Font RL. Lacrimal gland tumors. In: Spencer WH, ed. Ophthalmic Pathology: An Atlas and Textbook. 4th ed. Philadelphia: WB Saunders, 1996; 2485-525.
Jakobiec FA, Yeo JH, Trokel SL, et al. Combined clinical and computed tomographic diagnosis of primary lacrimal fossa lesions. Am J Ophthalmol 1982;94:785-807.
Kennedy RE. An evaluation of 820 orbital cases. Trans Am Ophthalmol Soc 1984;82:134-57.
Lloyd G. Lacrimal gland tumors: the role of CT and conventional radiology. Br J Radiol 1981;54:1034-8.
Mafee MF, Edward DP, Koeller KK, Dorodi S. Lacrimal gland tumors and simulating lesions: clinicopathologic and MR imaging features. Radiol Clin North Am 1999;37:219-39.
Mafee MF, Haik BG. Lacrimal gland and fossa lesions: role of computed tomography. Radiol Clin North Am 1987;25:767-79.
McLean IW, Burnier MN, Zimmerman LE, Jakobiec FA. Tumors of the eye and ocular adnexa. Atlas of Tumor Pathology, 3rd Series, Fasc. 12. Washington, DC: Armed Forces Institute of Pathology, 1994.
Ni C, Cheng SC, Dryja TP, Cheng TY. Lacrimal gland tumors: a clinicopathological analysis of 160 cases. Int Ophthalmol Clin 1981;22:99-120.
Ni C, Kuo P-K. Histopathological classification of 272 primary epithelial tumors of the lacrimal gland. Chin Med J 1992;105:481-5.
Reese AB. The treatment of expanding lesions of the orbit with particular regard to those arising in the lacrimal gland. Am J Ophthalmol 1956;41:3-11.
Riedel KG, Markl A, Hasenfratz G, et al. Epithelial tumors of the lacrimal gland: clinico-pathologic correlation and managment. Neurosurg Rev 1990;13:289-98.
Rootman J. Diseases of the Orbit: A Multidisciplinary Approach. Philadelphia: JB Lippincott, 1988.
Rootman J, Stewart B, Goldberg R. Orbital Surgery: A Conceptual Approach. Philadelphia: Lippincott-Raven Press, 1995.
Sanders TE. Mixed tumor of the lacrimal gland. Arch Ophthalmol 1939;21:239-60.
Sandros J, Stenman G, Mark J. Cytogenetic and molecular observations in human and experimental salivary gland tumors. Cancer Genet Cytogenet 1990;44:153-67.
Seifert G, Brocheriou C, Cardesa A, Eveson JW. WHO international histological classification of tumours: tentative histological classification of salivary gland tumours. Pathol Res Pract 1990;186:555-81.
Shields CL, Shields JA. Lacrimal gland tumors. Int Ophthalmol Clin 1993;33:181-8.
Shields CL, Shields JA. Review of lacrimal gland lesions. Trans Pa Acad Ophthalmol Otolaryngol 1990;42:925-30.
Shields CL, Shields JA, Eagle RC, Rathmell JP. Clinicopathologic review of 142 cases of lacrimal gland lesions. Ophthalmology 1989;96:431-5.
Stewart WB, Krohel GB, Wright JE. Lacrimal gland and fossa lesions: an approach to diagnosis and management. Ophthalmology 1979;86:886-95.
Wenig BM, Hitchcock CL, Ellis GL, Gnepp DR. Metastasizing mixed tumor of salivary glands. Am J Surg Pathol 1992;16:845-58.
Wright JE. Factors affecting the survival of patients with lacrimal gland tumours. Can J Ophthalmol 1982;17:3-9.
Wright JE, Stewart WB, Krohel GB. Clinical presentation and management of lacrimal gland tumors. Br J Ophthalmol 1979;63:600-6.
Zimmerman LE, Sanders TE, Ackerman LV. Epithelial tumors of the lacrimal gland: prognostic and therapeutic significance of histologic types. Int Ophthalmol Clin 1962;2:337-67.

Epithelial Lacrimal Neoplasia

Pleomorphic Adenoma

Auran J, Jakobiec FA, Krebs W. Benign mixed tumor of the palpebral lobe of the lacrimal gland: clinical diagnosis and appropriate surgical management. Ophthalmology 1988;95:90-9.
Bullerdiek J, Bartnitzke S, Weinberg M, et al. Rearrangements of chromo-

some region 12q13-q15 in pleomorphic adenomas of the human salivary gland (PSA). Cytogenet Cell Genet 1987;45:187-90.

Bullerdiek J, Hutter K-J, Brandt G, et al. Cytogenetic investigations on a cell line derived from a carcinoma arising in a salivary gland pleomorphic adenoma. Cancer Genet Cytogenet 1990;44:253-62.

Bullerdiek J, Takla G, Bartnitzke S, et al. Relationship of cytogenetic subtypes of salivary gland pleomorphic adenomas with patient age and histologic type. Cancer 1989;64:876-80.

Erlandson RA, Cardon-Cardo C, Higgins PJ. Histogenesis of benign pleomorphic adenoma (mixed tumor) of the major salivary glands. An ultrastructural and immunohistochemical study. Am J Surg Pathol 1984;8:803-20.

Higashi K, Jin Y, Heim S, et al. Chromosome abnormalities in a carcinoma in pleomorphic adenoma of the lacrimal gland. Cancer Genet Cytogenet 1991;55:125-8.

Hrynchak M, White V, Berean K, Horsman D. Cytogenetic findings in seven lacrimal gland neoplasms. Cancer Genet Cytogenet 1994;75:133-8.

Mark J, Dahlenfors R. Cytogenetical observations in 100 human benign pleomorphic adenomas: specificity of the chromosomal aberrations and their relationship to sites of localized oncogenes. Anticancer Res 1986;6:299-308.

Mercado GJV, Gunduz K, Shields CL, et al. Pleomorphic adenoma of the lacrimal gland in a teenager. Arch Ophthalmol 1998;116:962-3.

Nishimura T, Furukawa M, Kawahara E, Miwa A. Differential diagnosis of pleomorphic adenoma by immnuhistochemical means. J Laryngol Otol 1991;105:1057-60.

Parks SL, Glover AT. Benign mixed tumors arising in the palpebral lobe of the lacrimal gland. Ophthalmology 1990;97:526-30.

Riley FC, Henderson JW. Report of a case of malignant transformation in benign mixed tumor of the lacrimal gland. Am J Ophthalmol 1970;70:767-70.

Rose GE, Wright JE. Pleomorphic adenoma of the lacrimal gland. Br J Ophthalmol 1992;76:395-400.

Spencer WH. Ophthalmic Pathology: An Atlas and Textbook. Philadelphia: WB Saunders, 1986; 2496-524.

Stead RH, Qizilbash AH, Kontozoglou T, et al. An immunohistochemical study of pleomorphic adenomas of the salivary gland: glial fibrillary acidic protein-like immunoreactivity identifies a major myoepithelial component. Hum Pathol 1988;19:32-40.

Stenman G, Sahlin P, Mark J, Landys D. Structural alterations of the c-mos locus in benign pleomorphic adenomas with chromosome abnormalities of 8q12. Oncogene 1991;6:1105-8.

Vangveeravong S, Katz SE, Rootman J, White V. Tumors arising in the palpebral lobe of the lacrimal gland. Ophthalmology 1996;103:1606-12.

Wharton JACL, O'Donnell BA. Unusual presentations of pleomorphic adenoma and adenoid cystic carcinoma of the lacrimal gland. Aust N Z J Ophthalmol 1999;27:145-8.

Carcinoma in Pleomorphic Adenoma

Dolman PJ, Rootman J. In situ malignant mixed tumour of the lacrimal gland: case report and review. Orbit 1987;6:181-7.

Hartwick RWJ, Shaw PA, Srigley JR, Hurwitz JJ. In situ adenocarcinoma ex pleomorphic adenoma of the lacrimal gland. Can J Ophthalmol 1990;25:213-7.

Hrynchak M, White V, Berean K, Horsman D. Cytogenetic findings in seven lacrimal gland neoplasms. Cancer Genet Cytogenet 1994;75:133-8.

LiVolsi VA, Perzin KH. Malignant mixed tumors arising in salivary glands. I. Carcinomas arising in benign mixed tumors: a clinicopathologic study. Cancer 1977;39:2209-30.

Perzin KH, Jakobiec FA, Livolsi VA, Desjardins L. Lacrimal gland malignant mixed tumors (carcinomas arising in benign mixed tumors): a clinico-pathologic study. Cancer 1980;45:2593-606.

Ryan RE, Jr, DeSanto LW, Weiland LH, et al. Cellular mixed tumors of the salivary glands. Arch Otolaryngol 1978;104:451-3.

Wright JE, Rose GE, Garner A. Primary malignant neoplasms of the lacrimal gland. Br J Ophthalmol 1992;76:401-7.

Oncocytoma

Ferreiro JA, Stylopoulos N. Oncocytic differentiation in salivary gland tumours. J Laryngol Otol 1995;109:569-71.

Pecorella I, Garner A. Ostensible oncocytoma of accessory lacrimal glands. Histopathology 1997;30:264-70.

Warthin's Tumor

Bonavolonta G, Tranfa F, Staibano S, et al. Warthin tumor of the lacrimal gland. Am J Ophthalmol 1997;124:857-8.

Myoepithelioma

Alos L, Cardesa A, Bombi JA, et al. Myoepithelial tumors of salivary glands: a clinicopathologic, immunohistochemical, ultrastructural, and flow-cytometric study. Sem Diagn Pathol 1996;13:138-47.

Dardick I. Myoepithelioma: definitions and diagnostic criteria. Ultrastruct Pathol 1995;19:335-45.

Dardick I, Kahn HJ, Van Nostrand AWP, Baumal R. Salivary gland monomorphic adenoma: ultrastructural, immunoperoxidase, and histogenetic aspects. Am J Pathol 1984;115:334-48.

Dardick I, Thomas MJ, van Nostrand AWP. Myoepithelioma - new concepts of histology and classification: a light and electron microscopic study. Ultrastruct Pathol 1989;13:187-224.

Font RL, Garner A. Myoepithelioma of the lacrimal gland: report of a case with spindle cell morphology. Br J Ophthalmol 1992;76:634-6.

Grossniklaus HE, Wojno TH, Wilson MW, Someren AO. Myoepithelioma of the lacrimal gland. Arch Ophthalmol 1997;115:1588-90.

Heathcote JG, Hurwitz JJ, Dardick I. A spindle cell myoepithelioma of the lacrimal gland. Arch Ophthalmol 1990;108:1135-9.

Michal M, Skalova A, Simpson RHW, et al. Clear cell malignant myoepithelioma of the salivary glands. Histopathology 1996;28:309-15.

Nagao T, Sugano I, Ishida Y, et al. Salivary gland malignant myoepithelioma: a clinicopathologic and immunohistochemical study of ten cases. Cancer 1998;83:1292-9.

Ostrowski ML, Font RL, Halpern J, et al. Clear cell epithelial-myoepithelial carcinoma arising in pleomorphic adenoma of the lacrimal gland. Ophthalmology 1994;101:925-30.

Seifert G, Brocheriou C, Cardesa A, Eveson JW. WHO international histological classification of tumours: tentative histological classification of salivary gland tumours. Pathol Res Pract 1990;186:555-81.

Simpson RH, Jones H, Beasley P. Benign myoepithelioma of the salivary glands: a true entity? Histopathology 1995;27:1-9.

Singh R, Cawson RA. Malignant myoepithelial carcinoma (myoepithelioma) arising in a pleomorphic adenoma of the parotid gland: an immunohistochemical study and review of the literature. Oral Surg Oral Med Oral Pathol 1988;66:65-70.

Takai Y, Dardick I, Mackay A, et al. Diagnostic criteria for neoplastic myoepithelial cells in pleomorphic adenomas and myoepitheliomas. Immunocytochemical detection of muscle-specifc actin, cytokeratin 14, vimentin, and glial fibrillary acidic protein. Oral Surg Oral Med Oral Path Oral Radiol Endod 1995;79:330-41.

Malignant Epithelial Lacrimal Neoplasia

Adenoid Cystic Carcinoma

Dagher G, Anderson RL, Ossoinig KC, Baker JD. Adenoid cystic carcinoma of the lacrimal gland in a child. Arch Ophthalmol 1980;98:1098-100.

Eibling DE, Johnson JT, McCoy JP, Jr, et al. Flow cytometric evaluation of adenoid cystic carcinoma: correlation with histologic subtype and survival. Am J Surg 1991;162:367-72.

Ellis GL, Auclair PL. Tumors of the salivary gland. Washington, DC: Armed Forces Institute of Pathology, 1996.

Font RL, Gamel JW. Adenoid cystic carcinoma of the lacrimal gland: a

clinicopathologic study of 78 cases. In: Nicholson D, ed. Ocular Pathology Update. New York: Masson USA, 1980; 277-83.
Franchi A, Gallo O, Bocciolini C, et al. Reduced E-cadherin expression correlates with unfavorable prognosis in adenoid cystic carcinoma of salivary glands of the oral cavity. Am J Clin Pathol 1999;111:43-50.
Gamel JW, Font RL. Adenoid cystic carcinoma of the lacrimal gland: the clinical significance of a basaloid histologic pattern. Hum Pathol 1982;13:219-25.
Griffin BR, Laramore GE, Russel KJ, et al. Fast neutron radiotherapy for advanced malignant salivary gland tumors. Radiother Oncol 1988;12:105-11.
Hendrix LE, Massaro BM, Daniels DL, et al. Surface coil MR evaluation of a lacrimal gland carcinoma. J Comp Assist Tomogr 1988;12:866-8.
Horiuchi J, Shibuya H, Suzuki S, et al. The role of radiotherapy in the management of adenoid cystic carcinoma of the head and neck. Int J Radiat Oncol Biol Phys 1987;13:1135-41.
Hrynchak M, White V, Berean K, Horsman D. Cytogenetic findings in seven lacrimal gland neoplasms. Cancer Genet Cytogenet 1994;75:133-8.
Huang MX, Ma DQ, Sun KH, et al. Factors influencing survival rate in adenoid cystic carcinoma of the salivary glands. Int J Oral Maxillofac 1997;26:435-9.
Jin Y, Mertens F, Limon J, et al. Characteristic karyotypic features in lacrimal and salivary gland carcinomas. Br J Cancer 1994;70:42-7.
Lee DA, Campbell RJ, Waller RR, Ilstrup DM. A clinicopathologic study of primary adenoid cystic carcinoma of the lacrimal gland. Ophthalmology 1985;92:128-34.
Malberger E, Gdal-On M. Adenoid cystic carcinoma of the orbit diagnosed by means of aspirative cytology. Ophthalmologica 1985;190:125-7.
Matsuba HM, Spector GJ, Thawley SE, et al. Adenoid cystic salivary gland carcinoma: a histopathologic review of treatment failure patterns. Cancer 1986;57:519-24.
Nordkvist A, Mark J, Gustafsson H, et al. Non-random chromosome rearrangements in adenoid cystic carcinoma of the salivary glands. Genes Chromosomes Cancer 1994;10:115-21.
Perzin KH, Gulane P, Clairmont AC. Adenoid cystic carcinomas arising in the salivary glands. Cancer 1978;42:265-82.
Santucci M, Bondi R. Histologic-prognostic correlations in adenoid cystic carcinoma of major and minor salivary glands of the oral cavity. Tumori 1986;72:293-300.
Shields JA, Shields CL, Eagle RC, Jr, et al. Adenoid cystic carcinoma of the lacrimal gland simulting a dermoid cyst in a 9-year-old boy. Arch Ophthalmol 1998;116:1673-6.
Spencer WH. Ophthalmic Pathology: An Atlas and Textbook. Philadelphia: WB Saunders, 1986; 2496-524.
Spiro RH, Huvos AG, Strong EW. Adenoid cystic carcinoma: factors influencing survival. Am J Surg 1979;138:579-83.
Stenman G, Sandros J, Dahlenfors R, et al. 6q- and loss of the y chromosome--two common deviations in malignant human salivary gland tumors. Cancer Genet Cytogenet 1986;22:283-93.
Sur RK, Donde B, Levin V, et al. Adenoid cystic carcinoma of the salivary glands: a review of 10 years. Laryngoscope 1997;107:1276-80.
Tellado M, Specht CS, McLean IW, et al. Primary orbital melanomas. Ophthalmology 1996;103:929-32.
Tellado MV, McClean IW, Specht CS, Varga J. Adenoid cystic carcinomas of the lacrimal gland in childhood and adolescence. Ophthalmology 1997;104:1622-5.
Vrielinck LJ, Van Damme B, van den Bogaert W, et al. The significance of perineural spread in adenoid cystic carcinoma of the major and minor salivary glands. Int J Oral Maxillofac 1988;17:190-3.
Wright JE, Rose GE, Garner A. Primary malignant neoplasms of the lacrimal gland. Br J Ophthalmol 1992;76:401-7.

Carcinoma ex Pleomorphic Adenoma

Auclair PL, Ellis GL. Atypical features in salivary gland mixed tumors: their relationship to malignant transformation. Mod Pathol 1996;9:652-7.
Brandwein M, Huvos AG, Dardick I, et al. Noninvasive and minimally invasive carcinoma ex mixed tumor: a clinicopathologic and ploidy study of 12 patients with major salivary tumors of low (or no?) malignant potential. Oral Surg Oral Med Oral Pathol Oral Radiol Endod 1996;81:655-64.
Bullerdiek J, Bartnitzke S, Weinberg M, et al. Rearrangements of chromosome region 12q13-q15 in pleomorphic adenomas of the human salivary gland (PSA). Cytogenet Cell Genet 1987;45:187-90.
Font RL, Patipa M, Rosenbaum PS, et al. Correlation of computed tomographic and histopathlogic features in malignant transformation of benign mixed tumor of lacrimal gland. Surv Ophthalmol 1990;34:449-52.
Font RL, Smith SL, Bryan RG. Malignant epithelial tumors of the lacrimal gland: a clinicopathologic study of 21 cases. Arch Ophthalmol 1998;116:613-6.
Gerughty RM, Scofield HH, Brown FM, Hennigar GR. Malignant mixed tumors of salivary gland origin. Cancer 1969;24:471-86.
Henderson JW, Farrow GM. Primary malignant mixed tumors of the lacrimal gland. Report of 10 cases. Ophthalmology 1980;87:466-73.
Jakobiec FA. Discussion. Primary malignant mixed tumors of the lacrimal gland. Report of 10 cases. Ophthalmology 1980;87:473-5.
Lauer SA, Levin RJ, Bradley MK, et al. An immortalized cell culture from a malignant mixed tumor of the lacrimal gland. Ophthal Plast Reconstr Surg 1997;13:168-73.
LiVolsi VA, Perzin KH. Malignant mixed tumors arising in salivary glands. I. Carcinomas arising in benign mixed tumors: a clinicopathologic study. Cancer 1977;39:2209-30.
Ludwig ME, LiVolsi VA, McMahon RT. Malignant mixed tumor of the lacrimal gland. Am J Surg Pathol 1979;3:457-62.
Riley FC, Henderson JW. Report of a case of malignant transformation in benign mixed tumor of the lacrimal gland. Am J Ophthalmol 1970;70:767-70.
Shields JA, Shields CL. Malignant transformation of presumed pleomorphic adenoma of lacrimal gland after 60 years. Arch Ophthalmol 1987;105:1403-5.
Tortoledo ME, Luna MA, Batsakis JG. Carcinomas ex pleomorphic adenoma and malignant mixed tumors: histomorphologic indexes. Arch Otolaryngol 1984;110:172-6.
Waller RR, Riley FC, Henderson JW. Malignant mixed tumor of the lacrimal gland. Arch Ophthalmol 1973;90:297-9.
Wright JE, Rose GE, Garner A. Primary malignant neoplasms of the lacrimal gland. Br J Ophthalmol 1992;76:401-7.

Mucoepidermoid Carcinoma

Evans HL. Mucoepidermoid carcinoma of salivary glands: a study of 69 cases with special attention to histologic grading. Am J Clin Pathol 1984;81:696-701.
Eveson JW, Cawson RA. Salivary gland tumours. A review of 2410 cases with particular reference to histological types, site, age and sex distribution. J Pathol 1985;146:51-8.
Eviatar JA, Hornblass A. Mucoepidermoid carcinoma of the lacrimal gland: 25 cases with a review and update of the literature. Ophthal Plast Reconstr Surg 1993;9:170-81.
Gamel JW, Font RL. Adenoid cystic carcinoma of the lacrimal gland: the clinical significance of a basaloid histologic pattern. Hum Pathol 1982;13:219-25.
Kalmovich B, Kuten A, Robinson E. [Malignant salivary gland tumors]. Harefuah 1995;129:308-12, 67-8.
Levin LA, Popham J, To K, et al. Mucoepidermoid carcinoma of the lacrimal gland: report of a case with oncocytic features arising in a patient with chronic dacryops. Ophthalmology 1991;98:1551-5.
Spitz MR, Batsakis JG. Major salivary gland carcinoma: descriptive epidemiology and survival of 498 patients. Arch Otolaryngol 1984;110:45-9.
Spiro RH. Salivary neoplasms: overview of a 35-year experience with 2,807 patients. Head Neck Surg 1986;8:177-84.
Wagoner MD, Chuo N, Gonder JR, et al. Mucoepidermoid carcinoma of the lacrimal gland. Ann Ophthalmol 1982;14:383-5.

Adenocarcinoma

Aberle AM, Abrams AM, Bowe R, et al. Lobular (polymorphous low-grade) carcinoma of minor salivary glands: a clinicopathologic study of twenty cases. Oral Surg Oral Med Oral Pathol 1985;60:387-95.

Anderson C, Krutchkoff D, Pedersen C, et al. Polymorphous low grade adenocarcinoma of minor salivary gland: a clinicopathologic and comparative immunohistochemical study. Mod Pathol 1990;3:76-82.

Batsakis JG, Pinkston GR, Luna MA, et al. Adenocarcinomas of the oral cavity: a clinicopathologic study of terminal duct carcinomas. J Laryngol Otol 1983;97:825-35.

de Rosa G, Zeppa P, Tranfa F, Bonavolonta G. Acinic cell carcinoma arising in a lacrimal gland. Cancer 1986;57:1988-91.

Ellis GL, Corio RL. Acinic cell adenocarcinoma: a clinicopathologic analysis of 294 cases. Cancer 1983;52:542-9.

Evans HL, Batsakis JG. Polymorphous low-grade adenocarcinoma of minor salivary glands: a study of 14 cases of a distinctive neoplasm. Cancer 1984;53:935-42.

Faraci RP, Chretien PB. Adenocarcinoma of the lacrimal gland with simultaneous pulmonary metastases. Archives of Surgery 1974;109:107-10.

Gnepp DR, Chen JC, Warren C. Polymorphous low-grade adenocarcinoma of minor salivary gland: an immunohistochemical and clinicopathologic study. Am J Surg Pathol 1988;12:461-8.

Harvey PA, Parsons A, Rennie IG. Primary sebaceous carcinoma of lacrimal gland: a previously unreported primary neoplasm. Eye 1994;8:592-5.

Heaps RS, Miller NR, Albert DM, et al. Primary adenocarcinoma of the lacrimal gland. Ophthalmology 1993;100:1856-60.

Jordan DR, Addison DJ, Watson AG, McLeish WA. Adenocarcinoma of the lacrimal gland with metastasis to the preauricular lymph nodes and parotid gland. Can J Ophthalmol 1988;23:136-40.

Katz SE, Rootman J, Dolman PJ, et al. Primary ductal adenocarcinoma of the lacrimal gland. Ophthalmology 1996;103:157-62.

Khalil M, Arthurs B. Basal cell adenocarinoma of the lacrimal gland. Ophthalmology 2000;107;164-8..

Konrad EA, Thiel H-J. Adenocarcinoma of the lacrimal gland with sebaceous differentiation. Graefes Arch Clin Exp Ophthalmol 1983;221:81-5.

Luna MA, Batsakis JG, Ordonez NG, et al. Salivary gland adenocarcinomas: a clinicopathologic analysis of three distinctive types. Sem Diagn Pathol 1987;4:117-35.

Perzin KH, LiVolsi VA. Acinic cell carcinomas arising in salivary glands. Cancer 1979;44:1434-57.

Rodgers IR, Jakobiec FA, Gingold MP, et al. Anaplastic carcinoma of the lacrimal gland presenting with recurrent subconjunctival hemorrhages and displaying incipient sebaceous differentiation. Ophthal Plast Reconstr Surg 1991;7:229-37.

Rosenbaum PS, Mahadevia PS, Goodman LA, Kress Y. Acinic cell carcinoma of the lacrimal gland. Arch Ophthalmol 1995;113:781-5.

Simpson RHW, Clarke TJ, Sarsfield PTL, et al. Polymorphous low-grade adenocarcinoma of the salivary glands: a clinicopathological comparison with adenoid cystic carcinoma. Histopathology 1991;19:121-9.

Spiro RH, Huvos AG, Strong EW. Acinic cell carcinoma of salivary origin. Cancer 1978;41:924-35.

Witschel H, Zimmerman LE. Malignant mixed tumor of the lacrimal gland. A clinicopathologic report of two unusual cases. Graefes Arch Clin Exp Ophthalmol 1981;216:327-37.

Epithelial-Myoepithelial Carcinoma

Herrera GA. Light microscopic, ultrastructural immunocytochemical spectrum of malignant lacrimal and salivary gland tumors. Pathology 1990;58:312-22.

Luna MA, Batsakis JG, Ordonez NG, et al. Salivary gland adenocarcinomas: a clinicopathologic analysis of three distinctive types. Sem Diagn Pathol 1987;4:117-35.

Ostrowski ML, Font RL, Halpern J, et al. Clear cell epithelial-myoepithelial carcinoma arising in pleomorphic adenoma of the lacrimal gland. Ophthalmology 1994;101:925-30.

Seifert G, Brocheriou C, Cardesa A, Eveson JW. WHO international histological classification of tumours: tentative histological classification of salivary gland tumours. Pathol Res Pract 1990;186:555-81.

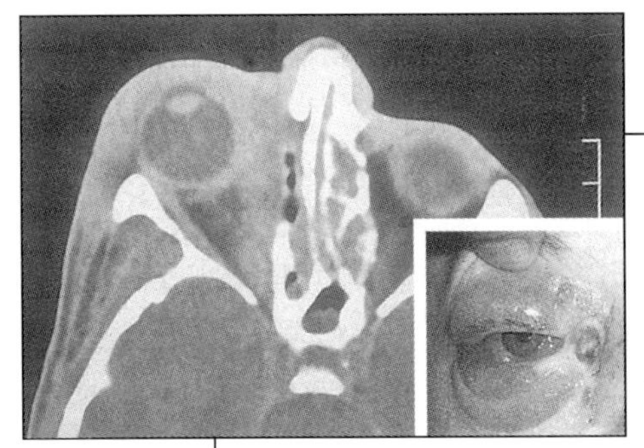

第 10 章

眼眶淋巴组织增生性、白血病性和组织细胞性病变

在过去的20年里，我们对眼眶的淋巴组织增生性病变的认识已发生了极大的改变，这种改变的原动力是病理免疫组织化学和分子技术的进步。人们认识到淋巴瘤起源于免疫系统，从而制定了新的淋巴样肿瘤的分类。

临床医生遇到淋巴组织增生的病人时，应用新技术和新的分类方法会感到有些困难。然而，从临床来看，这类疾病需要一个新的分类方法以便于疾病的分类和治疗。重要的是认识淋巴组织增生性病变与炎性病变不同，特别是所谓的“炎性假瘤”，应采取相应的治疗方法。炎性病变可以是特异的、也可以是非特异的。其病理和临床的炎症的过程相符；通常，抗炎治疗或者针对致病因素（细菌的、中毒的、异源体或其他）的治疗对非特异性炎症有效。组织病理学上，淋巴组织增生性疾病与炎症不同，炎症特征包括多形细胞浸润、纤维化或肉芽肿等。鉴别淋巴组织增生性疾病与炎性病变非常重要。

同炎症疾病相比，淋巴增生性病变表现为一组主要由密集的小淋巴细胞构成的组织病理改变。淋巴增生性病变包括反应性和非霍奇金淋巴性病变。随着新技术的出现，疾病主要可分为克隆性和非克隆性的病变。眼眶中的淋巴瘤表现为低到中等的恶性度；淋巴增生性病变表现为相对局限、无痛的特征。

本章主要讨论的病变包括淋巴瘤（主要是小B细胞肿瘤）、浆细胞肿瘤和其他淋巴增生性病变以及白血病（表10-1）。

一、临床表现

尽管这些病变的表现各不相同，但从我们的经验来看主要有四类常见的临床症状。表10-2总结了病变临床表现的分类以及相应图例——图10-1。淋巴增生性和白血病性病变（1型）的最常见表现是无痛的、隐匿进展的眼眶肿物（通常位于前部），很少引起功能障碍。影像表现病变同周围组织粘连并与邻近组织呈铸造形。此类病人最多，主要表现低恶性度、进展缓慢的淋巴细胞增生。主要的鉴别诊断是潜伏发展的眼眶无症状肿块，这包括许多易鉴别的和包裹性的肿块及许多非浸润性病变，如局限的肉芽肿炎症、孤立的限局性肿瘤、异位肿瘤和囊肿。

暴发性眼眶浸润（2型）的病人表现为眼眶肿物快速生长和浸润。其中包括大部分淋巴增生性和白血病性病变，晚期恶化阶段，或是快速进展高恶度淋巴瘤、急性白血病以及少数恶性组织细胞病变。另外，由于疾病治疗引起的免疫调节障碍，这些病人有继发感染的倾向。因此应鉴别免疫低下患者眶内潜在感染。这种情况下最常见的病源为细菌，但也应考虑到真菌感染的可能性。因此，鉴别是肿物进展还是感染是相当困难的，特别是当病人因B或T细胞功能不良而引发免疫力受损时。

继发于邻近组织病变而表现出的眼眶症状属于3型。突然发病和进展特点反应潜在病变的多样性。大多数这类疾病有侵犯骨骼的倾向，例如弥漫的大B细胞淋巴瘤、多发性骨髓瘤或Burkitt淋巴瘤，但也有

表 10–1 眼眶非 Hodgkin 淋巴瘤修正分类表

修正欧美淋巴瘤分类	现行公式	KIEL 分类	世界卫生组织分类
临床潜伏(低危险性)			
慢性淋巴细胞白血病(CLL)或小细胞淋巴瘤	小淋巴细胞淋巴瘤(SLL)同 CLL 并存	B 细胞 CLL/淋巴浆细胞瘤	慢性淋巴细胞白血病(CLL)或小细胞淋巴瘤
淋巴浆细胞淋巴瘤	SLL 同浆细胞性瘤变异	淋巴浆细胞瘤	淋巴浆细胞淋巴瘤
滤泡淋巴瘤(Ⅰ~Ⅱ级)	小裂滤泡和混合滤泡	中心胚体/中心细胞滤泡	滤泡淋巴瘤(Ⅰ~Ⅱ类)
结外、结和脾边缘带淋巴瘤	SLL	包括缘带的单核细胞样淋巴瘤	脾边缘带淋巴瘤(MZL)、结 MZL、结外 MZL(黏膜-淋巴组织相关)型
浆细胞瘤/骨髓瘤	浆细胞瘤	浆细胞淋巴瘤	浆细胞瘤/骨髓瘤
蕈样真菌病/塞泽里综合征	蕈状真菌病	蕈状真菌病/塞泽里综合征	蕈状真菌病/塞泽里综合征
临床进展(中危险性)			
滤泡淋巴瘤(Ⅲ度)	大细胞滤泡淋巴瘤	中心胚体,滤泡	滤泡淋巴瘤(Ⅲ度)
弥漫大 B 细胞淋巴瘤(DLBC)	弥漫混合大 B 细胞淋巴瘤	弥漫中心胚体,中心细胞	DLBC 淋巴瘤*
DLBC 淋巴瘤	免疫母细胞淋巴瘤	免疫母细胞淋巴瘤	DLBC 免疫母细胞变异
皮质细胞淋巴瘤	弥漫性小裂淋巴瘤	中心细胞淋巴瘤	皮质细胞淋巴瘤
幼稚 B 细胞白血病	SLL	幼稚 B 淋巴细胞白血病	幼稚 B 淋巴细胞白血病
外周 T 细胞淋巴瘤(PTCL)和退行性大细胞淋巴瘤(ALCL)	弥漫混合,弥漫大细胞,免疫母细胞	PTCL 和 ALCL	外周 T 细胞淋巴瘤(PTCL)和退行性大细胞淋巴瘤(ALCL)
临床快速进展(高危险性)			
原始淋巴细胞淋巴瘤	原始淋巴细胞淋巴瘤	原始淋巴细胞淋巴瘤	原始淋巴细胞淋巴瘤
Burkitt 淋巴瘤	小裂 Burkitt 淋巴瘤	Burkitt 淋巴瘤	Burkitt 淋巴瘤
成人 T 细胞白血病/淋巴瘤	弥漫混合,弥漫大细胞淋巴瘤	多形的介质和大 HTLV-1	成人 T 细胞白血病/淋巴瘤

* 世界卫生组织将弥漫性大 B 细胞淋巴瘤分为三种组织亚型(纵隔大 B 细胞淋巴瘤、原始渗出淋巴瘤和血管内大 B 细胞淋巴瘤),六种已知的形态变异包括中央母细胞、免疫母细胞、T 细胞/富含组织细胞、淋巴肉芽肿型、退行性大 B 细胞和浆母细胞。

表 10–2 眼眶淋巴增生性和白血病性病变的常见典型的临床表现

临床综合征	疾病	鉴别诊断
1 型病变:眼眶肿物	B 细胞淋巴瘤,小细胞不典型淋巴增殖,反应性淋巴增殖,软组织浆细胞瘤	眼眶实性肿瘤、囊肿、慢性炎症、异位
2 型病变:暴发性眼眶浸润	白血病(特别是急性淋巴母细胞或恶性造血的加速阶段),Hodgkin 淋巴瘤,恶性组织细胞病,偶发骨髓瘤	眼眶蜂窝织炎,真菌感染,NSOIS(非特异性眼眶炎性综合征),继发感染(免疫受损的宿主)
3 型病变:继发性眼眶浸润		
继发于骨骼	B 细胞淋巴瘤,大细胞浆细胞肿瘤,Langerhans 组织细胞病,Burkitt 淋巴瘤,骨髓白血病	骨骼的溶解性肿瘤 骨肉芽肿
继发于皮肤	T 细胞淋巴瘤	
4 型病变:神经-眼病变	晚期播散型白血病,晚期播散型淋巴瘤,恶性组织细胞病,晚期骨髓瘤,晚期 Burkitt 淋巴瘤	恶性颅内病变,低恶度颅内感染和炎症

的来源于临近鼻窦或皮肤(如T细胞淋巴瘤和一些类型的白血病)。当病变累及骨骼并继发侵犯眼眶时,起病相对较快,影像上表现为眶骨膜及眼眶肿块,伴骨质破坏。次类中常见的病变是弥漫性大B细胞淋巴瘤和多发性骨髓瘤,其他应考虑的鉴别诊断包括转移癌(特别是甲状腺、肾脏、前列腺、肺和乳腺),大的动静脉畸形或瘘、动脉瘤样骨囊肿或溶解性脑膜瘤。

其余临床综合征(4型)见于淋巴增生性或白血病性病变产生的神经-眼并发症患者。这类病变包括

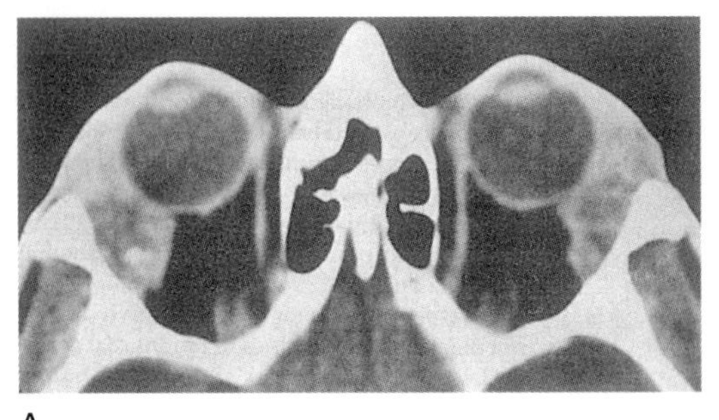
A

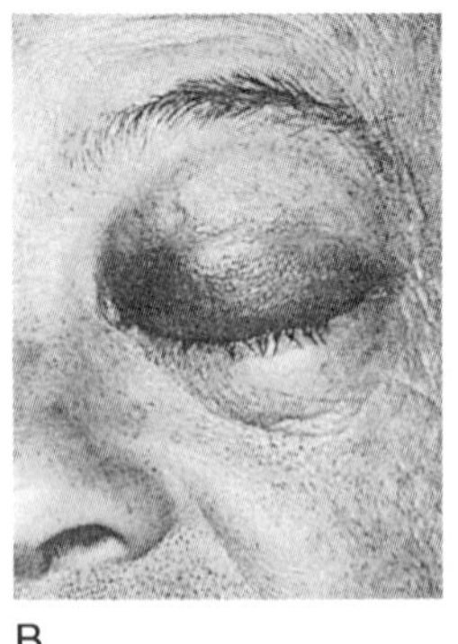
B

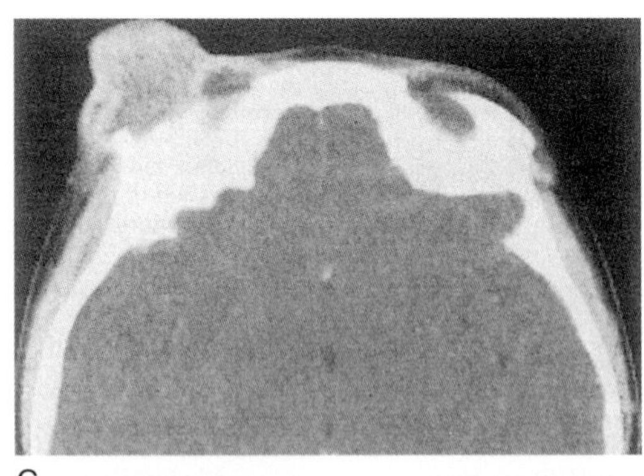
C

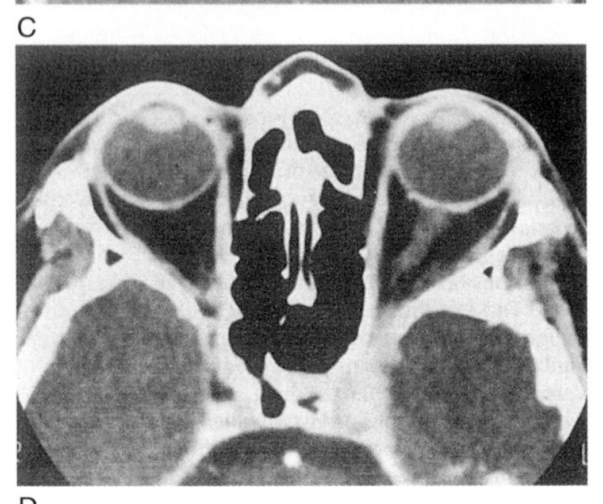
D

图 10-1 （A）1型淋巴增生性病变——眼眶肿物。眼眶 CT 显示双侧眼眶肿物，系泪腺的低恶度淋巴瘤。病变界限清楚，位于肌锥外，两侧对称。病变与眼球和骨性眼眶铸形，右侧病变的后部可见斑点状钙化。诊断为 B 细胞淋巴瘤。（B）2型淋巴增生性病变——暴发性浸润。照片示病人左眼眶快速浸润性病变，为淋巴细胞淋巴瘤复发，对全身化疗敏感。（C）3型淋巴增生性病变——继发性眼眶浸润。CT 显示眶上部骨郎格罕（Langerhans）组织细胞增多症侵犯眼睑。（D）4型淋巴增殖性疾病——神经-眼病变。眶中 CT 显示左海绵窦扩张，淋巴增生性病变所致的神经-眼合并症。临床上，病人表现颅神经麻痹。

一些淋巴瘤和白血病已侵犯中枢神经系统或眼组织，或两者都累及。因为淋巴瘤和白血病病人的生存时间延长以及药物不能进入中枢神经系统血脑屏障限制了药物作用的发挥，所以眼和神经-眼部的症状并不少见。

以上临床分类包括了大多淋巴增生性和造血性病变。本章将通过病理组织学将上述疾病分为眼眶淋巴细胞性病变、浆细胞肿瘤和混合性淋巴细胞增生性及白血病性病变。

二、活检技术

位于前部的、定位明确的病变通常容易通过直接的方法进行活检。如果眼眶病变怀疑为淋巴增生性病变，则有必要进行明确的组织病理学诊断。开放性切口或细针穿刺都可进行活检，但我们倾向于前者。1cm^{3}的组织足够进行组织学、免疫表型及分子学方面的研究。组织非常脆，应小心操作以减少可能的人为损坏。尽管这些病变可进行穿刺活检，但是因为缺乏组织构造而缺乏特异性，所以影响了对病变的亚分类，且穿刺出的组织由于标本量少，很难进行其他研究。因为上述原因，部分切除仍是我们首选的活检方法。然而用23~25号穿刺针可很容易得到条状标本，操作时，进针应沿三种略有不同的方向进行。抽出针时要连同注射器一起放入容器内，直接交给应在现场的病理科技术员。穿刺活检通常用于先前已诊断为淋巴瘤或并发淋巴瘤的病人，或需病理确定累及眼眶的病变。

三、淋巴细胞性肿瘤

淋巴细胞性肿瘤在临床表现上非常相似，多为50~70岁患者无痛性肿物隐匿发病，多位于眶前部。病变通常不影响视力和视神经功能，但在一些病例可引起显著的眼球移位或复视。通常为轻到中度的眼球突出，如果结膜受累则表现为粉红色肉样肿物，与眼球呈铸造形。病变大多数位于颞上、眶内肌锥外，导致非轴性眼球突出（多向下移位）。触诊坚实或如橡胶，边缘结节状，通常可推动。病变边缘也可沿周围潜在的组织间隙生长，形成一个光滑、狭小的环形边缘（薄煎饼状）。大约1/3病人的对侧眼眶有不同程度的累及。典型者无皮肤改变，如硬化、坚实、黄变或苔藓化（亲皮的T细胞淋巴瘤和一些白血病浸润的常见特征），也无邻近鼻窦的累及。22%的淋巴细胞性淋巴瘤病人有邻近结膜受累，另有22%的病人有单纯的结膜下受累。

眼眶淋巴增生性疾病常伴有其他结外同类型的病变。其发病机制可能有一定的相关关系，因为这些部位拥有相似的组织病理改变、病变过程和预后、黏膜或表皮相关性或存在慢性抗原刺激。例如胃和肺，慢性炎症和相关的免疫因素可引起多克隆或单克隆淋巴增生性病变，它损害了黏膜的免疫系统。应当明确，病变累及的这些地方具有器官特异性自身免疫基础，而且发生系统化改变，无论是多克隆还是单克隆。

各种眼眶淋巴增生性病变如表10–3所示。值得一提的是，淋巴瘤有增多的趋势。

表 10–3 常见的淋巴增生性疾病

（不列颠哥伦比亚眼眶病中心，1976~1999 年）

淋巴增生性疾病	数量
淋巴细胞性	
反应性淋巴细胞增生	6
未确定淋巴细胞增生	6
淋巴瘤	79
孤立性结膜淋巴瘤	16
硬化性淋巴瘤	2
浆细胞肿瘤	
反应性	1
骨髓瘤	7
浆细胞瘤	3
其他	
T 细胞淋巴瘤	1
霍奇金病	1
白血病	4
绿色瘤	2
骨髓性白血病	1
组织细胞病	
局灶性组织细胞病 X	5
多灶性组织细胞病 X	2
弥漫性组织细胞病 X	1
恶性组织细胞病	1
总计	138

随着新技术的发展，符合所谓非典型性淋巴细胞增生的病例越来越少。其中大部分被确诊为淋巴瘤，极少部分归为反应性淋巴细胞增生。

1. 反应性淋巴细胞增生

我们的观点是反应性淋巴增生是由组织学上明确的淋巴细胞聚集灶形成的，包括继发的淋巴滤泡伴生发中心和完整的外带，由眶脂肪和纤维组织分隔。由弥散的细胞构成的病变不在我们界定的反应性增生范围内，因此最近确定的反应性增生性病变非常少。换句话说，反应性淋巴细胞增生有非克隆性浸润的特征，包括淋巴滤泡、多克隆体、多形性浸润、血管玻璃样变、含铁血黄素沉积和内皮增生。多克隆由免疫表型分析和分子方学法确定。

临床上，病变有潜伏过程，坚实橡皮样的硬度。眼眶前部浸润呈结节状，眶深部组织很少累及。通常是无痛的，不引起功能缺陷。影像上，它们同其他的眼眶淋巴增生性病变相似，同淋巴瘤相比有轻度增多的浸润边缘、不太光滑的结节。

反应性淋巴细胞增生没有必要从眼眶病变中分

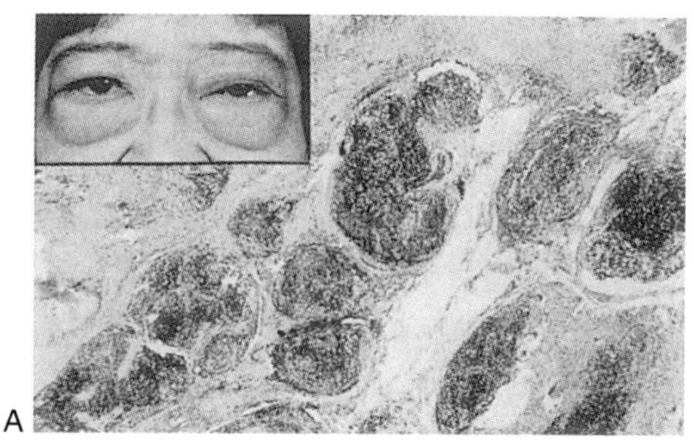

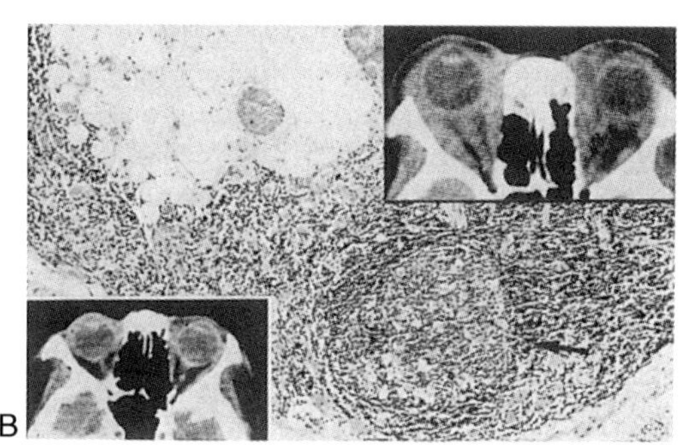

图 10–2 （A 插图）为 46 岁女性患者的临床照片，双侧眼睑结节样增厚，缓慢进展 16 年。她有右侧臀部、髂骨和低位的脊柱旁淋巴结结节样增大的病史，17 年前诊断为霍奇金病，结合目前表现及既往史诊断为淋巴浆细胞增多症伴有淋巴结增生。（A）眼眶部病变低倍镜组织学显示反应性淋巴细胞增生伴随大量淋巴细胞浸润眼眶组织（HE 染色，×2.5）。（B）高倍镜下反应性淋巴滤泡（箭头所示）（HE 染色，×10）。（B 上插图）水平位 CT 显示弥漫性双侧肌锥外和肌锥内眼眶浸润。（B 下插图）激素治疗后的 CT 显示双侧眼眶病变的显著减轻。本病例是一个反应性多系统多克隆病的实例。在过去的七年里，病人疾病多次复发，最终经激素和硫唑嘌呤治疗一段时间后好转。

离出来，被公认为多系统多克隆疾病（图10–2）。这种现象不是很常见的，因为组织学上相似的病变可存在于其他组织，例如唾液腺、胃肠道和呼吸道，已经证实是多克隆多系统疾病。“反应性淋巴细胞增生”是否会恶变存在争议，可能是因为它具有黏膜相关性，是滤泡状或皮质细胞淋巴瘤，我们注意到这些特征并对我们的病人重新进行了分类。

至于治疗，反应性病变对激素敏感，对中等剂量的泼尼松有反应（图10–3）。对激素无反应或广泛受累的病变，可加用细胞毒性药物或局部低剂量放射治疗（2000cGy）可收到较好的效果。我们有2个病例对放射治疗抵抗、需要免疫抑制剂治疗。

2. 不确定的淋巴组织增生性病变

我们的患者中只有6个病人（4%）归于未确定淋巴组织增生性病变。这种病变的形态学不同于淋巴瘤，缺乏克隆的免疫表型或分子基因证据。从临床角度来看，同眼眶的低恶性度B细胞淋巴瘤相比，有相似的预后合并症，可能属于广泛分布的淋巴网状结构的一部分，与唾液腺、胃肠道及呼吸道这样的病变有相似之处。不确定的淋巴组织增生性病变同眼眶低恶度淋巴瘤在临床表现及临床过程方面区别不甚明显。另外，该病变不常伴有免疫调节受损的全身病变。病变对皮质类固醇抵抗，需要免疫抑制药物或放射治疗。

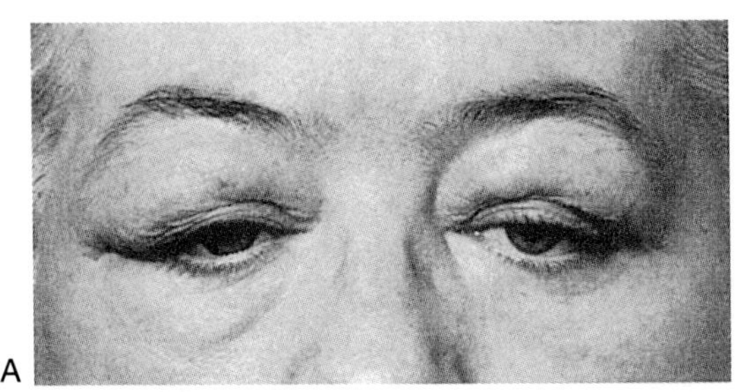

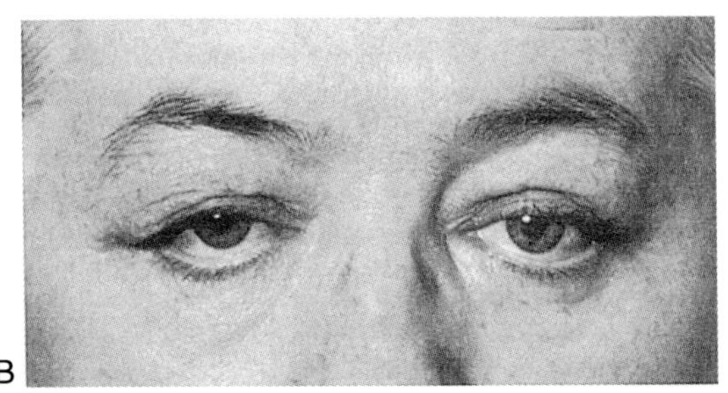

图 10–3 （A）临床照片显示双侧眼睑的弥漫性、结节样肿胀。病人有进展的眼睑受累病史 8 年，但泪液分泌正常，活检显示为反应性淋巴增生性病变。（B）同一病人经过 1 周皮质类固醇激素的治疗明显好转。

3. 淋巴瘤

（1）病理和分类

因为人们对免疫系统知识和新技术认识的提高，使得对非Hodgkin淋巴瘤的认识发生了深刻的变化。

回顾历史对理解目前广泛应用的分类方法，即临床分类法（Working Formulation for Clinical Usage），是有帮助的。1960年前，淋巴瘤分为淋巴肉瘤和网状细胞肉瘤。1966年，Rappaport提出第一个合理的并且对预后有帮助的非Hodgkin淋巴瘤的组织病理分类。他将淋巴瘤分为淋巴细胞分化良好型、淋巴细胞分化不良型、组织细胞型和未分化细胞型，并且基于病变结构进一步区分为结节性和弥漫性。现在这种分类仍部分沿用。1975年，随着可将淋巴瘤区分为B细胞和T细胞技术的出现，Lukes和Collins制定了新的分类方法，该方法依据正常淋巴结的淋巴细胞不同分化阶段而进一步分类。

同时期，Kiel分类（Lenmert）在欧洲非常流行。1982年临床分类法传入北美。它是非Hodgkin淋巴瘤的临床特征描述。尽管从未成为分类方法，但同样在世界上广泛应用。临床分类法未认识到淋巴瘤的不同子系（B细胞、T细胞和自然杀伤细胞），但它是将形态学、免疫表型、分子基因和细胞基因标准结合临床改变组合成的独一无二的界定标准。事实上，对于特异的疾病（如用形态学、免疫表型、分子基因和细胞基因标准定义的疾病），一系列的临床改变可以看成是疾病的特征。

最近，国际淋巴瘤研究组（ILSG）建议实行修正欧美淋巴瘤（REAL）分类法，其包含非Hodgkin淋巴瘤相关的免疫和基因异常的新知识，并且介绍了几个先前未认可的淋巴瘤类型。这个建议已进行了临床评估并准备用以确定临床上非Hodgkin淋巴瘤的不同类型。世界卫生组织（WHO）的分类近日已出版，其应用了REAL的分类原则和命名法。对于眼眶淋巴瘤，WHO分类，REAL分类，Kiel分类以及现行公式的比较见表10–1和表10–4。

表 10-4　常发生于眼眶的小细胞淋巴瘤 WHO 分类、临床分类法及组织学比较

WHO 分类	现行公式	特征	细胞学
慢性 B 淋巴细胞白血病/小淋巴细胞淋巴瘤	小淋巴细胞，同慢性淋巴细胞性白血病相一致	弥漫的假滤泡	小圆淋巴细胞
淋巴浆细胞性淋巴瘤	小淋巴细胞，浆细胞	弥漫性或滤泡内	小圆淋巴细胞，浆细胞性淋巴细胞，浆细胞（±包涵物）
皮质细胞淋巴瘤	弥漫，小裂	弥漫，结节不清，皮质带	小，不规则的淋巴细胞 缺乏含有核仁的大细胞 上皮样组织细胞
滤泡中心的淋巴瘤，滤泡性，Ⅰ~Ⅱ类	滤泡的，以小裂细胞为主，滤泡性，混合的大细胞和小细胞	滤泡性±弥散区	小裂淋巴细胞伴有一些大无裂细胞
弥漫性滤泡中心淋巴瘤	弥散的，小裂细胞	弥漫的，结节不清	小裂淋巴细胞
MALT 型结外缘带 B 细胞	小淋巴细胞	弥漫的，结节不清，生发中心	异型的；小圆淋巴细胞，不规则淋巴细胞（缘带/单核细胞样 B 细胞），浆细胞

对预后我们的许多见解源于Jakobiec，Knowles等的研究结果，基于他们的工作得出以下结论：

- 淋巴增生性病变的部位很有特点，67%的病变位于眼睑，35%为眼眶，只有20%为结膜病变且大约4年后进展为全身性淋巴瘤。
- 组织学分类对于区别小细胞淋巴增生性病变（增生、小淋巴细胞淋巴瘤、小裂细胞淋巴瘤）同其他类型（混合的和大细胞性）病变是非常重要的，可以决定其预后，其中27%和46%的病人发展为全身淋巴瘤。
- 大约1/3的全身性淋巴瘤与病变是否是免疫表型单克隆或多克隆无关。

在我们最近研究的48例眶淋巴增生性病变病人中，平均随诊8年，我们发现55%的病人（25人）存在或发展为全身性淋巴瘤，11人死于该病，6人仍带病存活。存在和发展为全身性淋巴瘤的百分比同其他报道相比较高，可能是因为随访时间长的缘故。所有病例中只有6例能归类为缓慢生长的小细胞淋巴瘤。31个病例中，石蜡包埋的组织或新鲜冰冻的组织应用PCR方法检测免疫球蛋白重链的基因重排。74%组织学分类为淋巴瘤的病变为克隆化的。对于发展为全身性病变的病人来说，克隆性与非克隆性病变的病人数无明显差异。诊断为淋巴瘤而组织学上缺乏克隆性是因为未成功地放大特殊病人的免疫球蛋白重链基因重组，而不是淋巴细胞缺乏克隆群。因此PCR对于诊断可疑的淋巴瘤比预测哪个病人将发展为全身病更为有用。

在最近发表的刊物中，根据REAL分类法，眼眶和附属器的主要病变是MALT（黏膜相关淋巴组织）型的边缘带B细胞淋巴瘤，生长缓慢。这些研究也肯定了REAL分类法对非Hodgkin淋巴瘤预后的价值。

大约一半以上的病人在眼眶病变诊断的同时或其后发展为全身性淋巴瘤，通常生长缓慢。因此，对眼附属器淋巴增生性病变进行组织病理学检查非常必要，其中也包括血液肿瘤学检查和定期随访。

（2）小 B 细胞淋巴瘤

尽管有数量不等的反应性T细胞混合在一起，眼眶淋巴增生性疾病大多起源于B细胞。大部分由近似于正常淋巴细胞的小B细胞组成，这就使鉴别反应性病变和淋巴瘤变得很困难。这种“小B细胞淋巴瘤”的分类列于表10-1和表10-4。小淋巴细胞淋巴瘤（SLL）是近似正常外观的淋巴细胞聚集，有些细胞具有浆细胞特征。组织学特征性为可见生长中心，这在每个病例中都存在，并且是SLL和相关的慢性淋巴细胞性白血病（CLL）的独特标志。可见多核细胞含铁血黄素沉积核血管。黏膜相关性淋巴组织淋巴瘤或称MALT淋巴瘤，通常具有累及全身的黏膜或上皮的特征。组织学显示出特征性的三联征，即小的非典型性淋巴细胞，反应性淋巴滤泡和淋巴上皮病变。眼眶同其他位置一样，MALT淋巴瘤全身累及的倾向较小。这类淋巴瘤在眼眶和结膜中常见，如果在结膜则极少发展为全身病变。皮质细胞淋巴瘤具有较高的侵袭力（中危险度），表现为结节不清或弥漫，由轻度增大的小淋巴细胞组成，核形不规则，散在分布上皮组织细胞，呈有丝分裂状。淋巴浆细胞淋巴瘤（低危险度）是不常见的小B细胞淋巴瘤，以浆细胞成分为主，常出现Russel小体及Dutcher小体，常伴有单克隆的血清蛋白。滤泡中心或小裂细胞淋巴瘤（低危险度）通常由小裂细胞聚集形成，呈滤泡状或弥散状。以上是眼眶淋巴瘤的常见类型。

偶有高危险度或大细胞淋巴瘤，其新生的淋巴细胞同反应性组织细胞相比体积相等或稍大。我们曾遇到几个大细胞淋巴瘤的病例，一个病人伴有AIDS。Burkitt淋巴瘤的病例在本章节已有描述。我们报道过一个滤泡淋巴瘤的病例，形态学呈印戒状，系眼眶混合的小裂和大细胞淋巴瘤，该细胞类型在腺癌中常见，所以诊断必须以免疫病理和电镜为基础，以排除腺癌。

◎ 临床表现

小B细胞淋巴瘤通常在60~70岁发病，表现为缓慢生长的肿物（1型病变）。偶有病例起病和进展较快（图10-4）。大部分始发于眼眶前部，呈粉红色新鲜的结膜下肿胀（22%），与眼球呈铸形改变（图10-5）。当未表现出可见的结膜下肿物时，病变触诊为结节状，边界清楚，手术时见组织质脆，类似于粉红色鱼肉状。血供丰富，手术通常易分离，但也可呈结节状伴有边缘浸润。

CT片上通常边界清楚，易压迫或包绕邻近的眼球和眼眶组织而引起铸形改变，但不产生功能上的损害（图10-6）。通常位于肌锥外，均质，主要位于一个象限，但也可能向肌锥内扩展并进入邻近的象限。罕见的有原发的弥散的肌锥内病变或神经周围病变（图10-7）。泪腺经常受累并且可能是惟一肿胀的病变位置（图10-6）。在影像上，病变边界清楚，通常呈分叶状或结节状边缘（图10-8），均质。大部分单独累及眼眶软组织，少数原发于眼外肌（图10-9和图10-10），同眼外肌等密度。眼球通常向下内侧移位，并可见轻度突出。

病变中有钙化只占4%，其对诊断肿瘤是否具有浆细胞成分或进一步研究病因学很有帮助。少数病变（5%）呈眼眶多病灶表现，大约1/4是双侧病变。双侧病变在少见的进展性病变中是常见的。病变的边缘可呈光滑、结节或不规则状。大约一半的病人为眼球非轴性移位。少见但易识别的病变包括孤立的泪

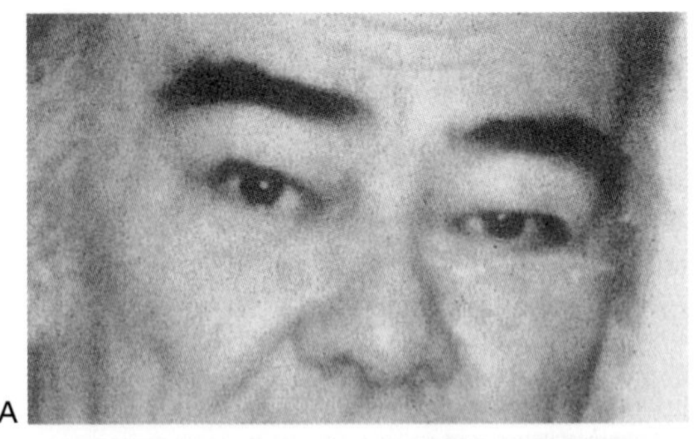

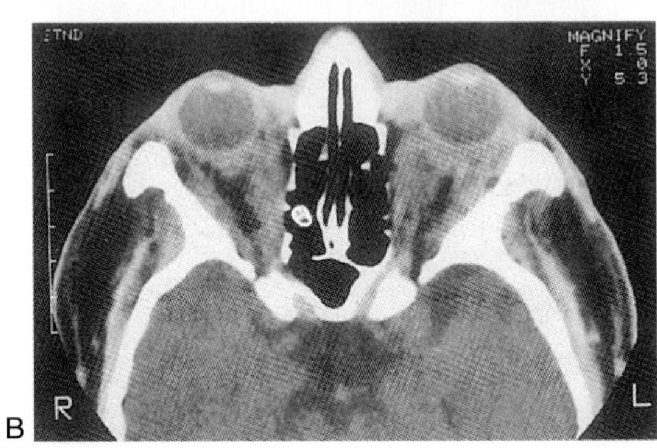

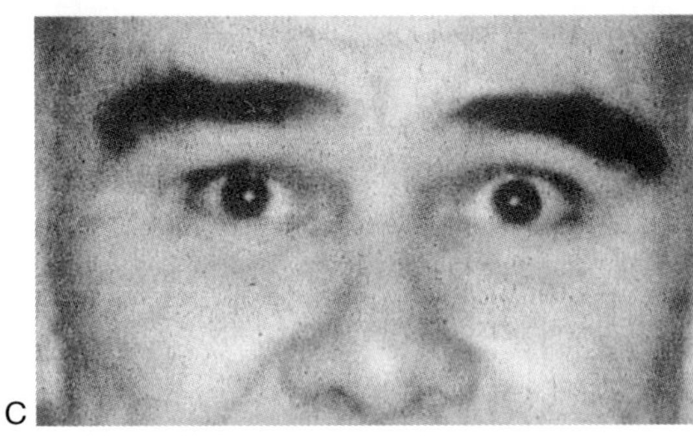

图 10-4 （A）患者62岁，男性，亚急性起病，眼睑肿胀、流泪、轻度眼睑回缩1个多月。为慢性淋巴细胞白血病所致的淋巴细胞增多症。（B）CT示双侧眼眶浸润，系淋巴瘤少见的表现。（C）病人对全身性化疗敏感，2年后病情好转。

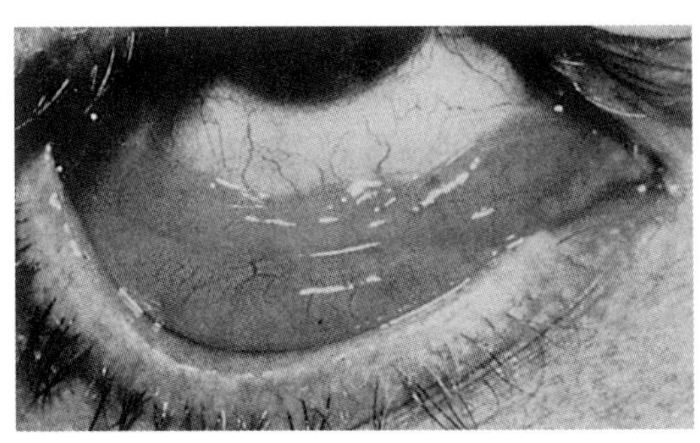

图 10-5 弥漫性淋巴细胞淋巴瘤。下穹窿大的融合鱼肉色新鲜斑块，是结膜下淋巴瘤的典型改变。

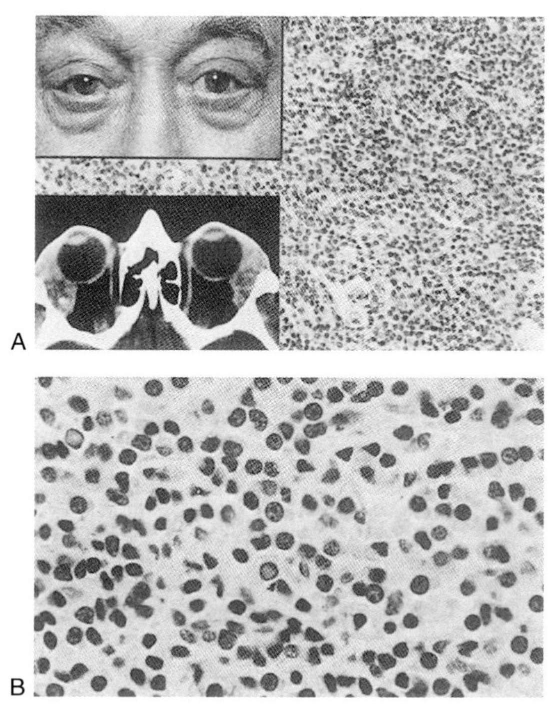

图 10–6 这是一个 78 岁的男性患者，表现为溢泪和上外侧眼眶痛 2 个月，泪液分泌正常。（A，上插图）临床照片显示双侧的泪腺肿块。（A，下插图）水平位 CT 示双侧眼眶对称的非均质的肌锥外病变，引起眼球外缘及邻近骨组织的塑形。右眼泪腺后部可见粗糙小斑点状钙化。（A，B）病理学显示弥漫的浆细胞小淋巴细胞淋巴瘤（低恶度）（HE 染色，A×25，B×40）。

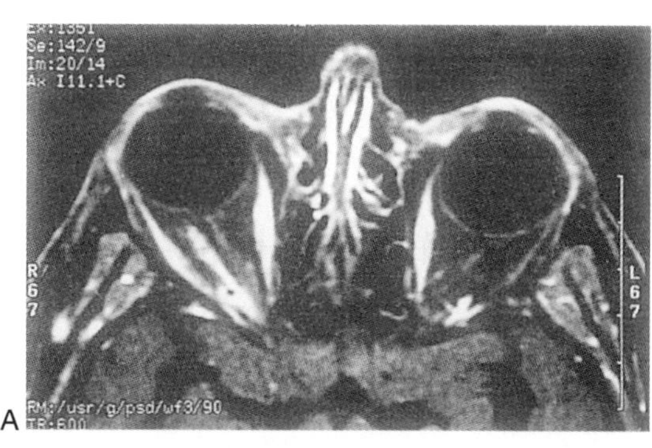

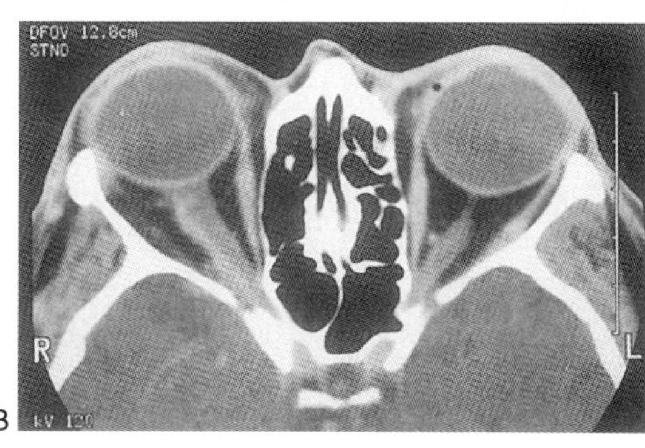

图 10–7 这是一位 71 岁的女性病人，为右眼痛 2 个月伴随视力下降、闪光感和眼轻度外突。右眼视力为 20/50，伴传入性瞳孔障碍、盲点、眼球突出 1mm。T2，钆增强，脂肪抑制 MR（A）和 CT（B）片，可见神经周围浸润，鉴别诊断有淋巴瘤、硬脑膜结节病、慢性炎症以及神经源性肿瘤，活检为 MALT 淋巴瘤，无全身累及，对放疗敏感。中央视力恢复，3 年后病情好转。

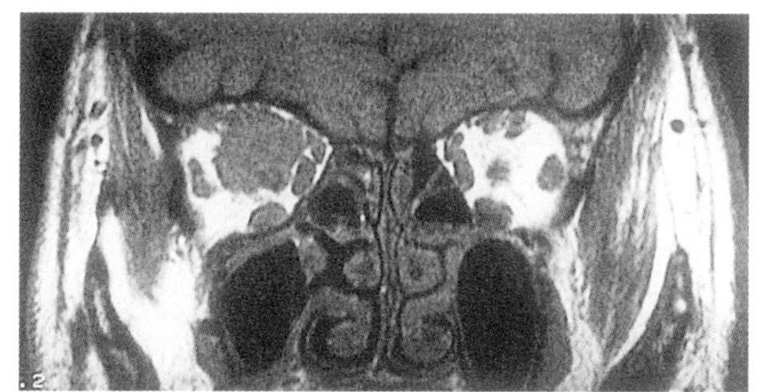

图 10–8 62 岁的男性患者，表现为慢性进行性突眼 1.5 年。右眼视力 20/25，眼球突出 4mm，右侧瞳孔轻度传入性障碍。T1 像，对比增强 MR，显示右眶上方大的神经周围肿物，鉴别诊断为淋巴瘤、外生脑膜瘤和神经源性肿瘤。活检为 MALT 淋巴瘤。全身检查阴性，应用 2500cGy 眼眶放疗，病变完全消退。病人患有糖尿病且 2 年后发展为射线诱导的视网膜病。

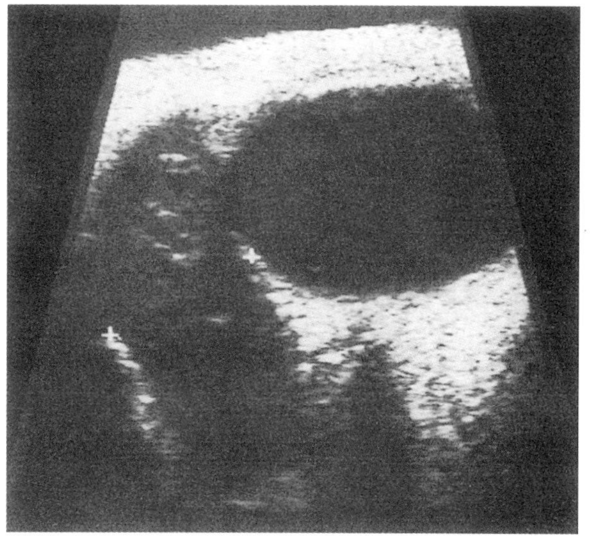

图 10–9 病人 B 超示病人低度的眼眶淋巴瘤累及内直肌。

腺肿块、后部肌锥内病变（图10–8）、神经周累及、扩展入翼腭窝的病变以及原发的眼外肌受累（图10–10）。

淋巴增生性病变B超特征为均一回声和低反射。压缩性差并有各种各样的外形。超声引导下的针吸活检有助于诊断。

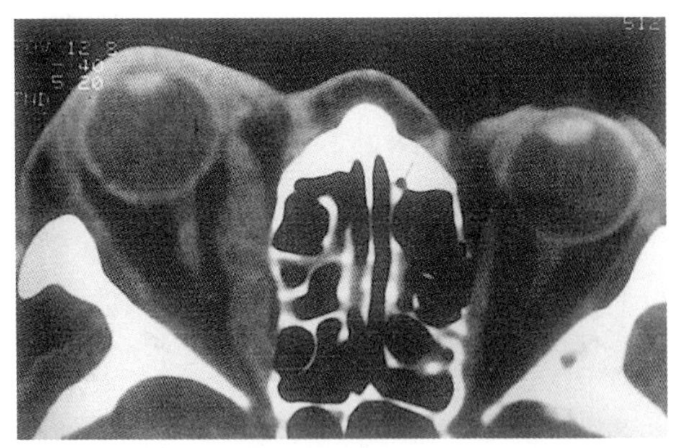

图 10-10 这是一位69岁的亚洲男性。缓慢进展的突眼史20年,最近出现轻度复视。检查:视力、色觉及瞳孔正常,右眼眶饱满,下眼睑轻度橡皮感,球结膜水肿,眼球突出度,右眼25mm,左眼21mm,眼球运动无受限。另外,据病人陈述,颈部及腮腺处也有肿块且至少有10年。CT显示内直肌呈不规则结节状。活检示小淋巴细胞淋巴瘤伴全身累及。应用口服瘤可宁(抗肿瘤药)治疗,1年后反应轻微,病人拒绝放疗。此后2年肿瘤变化轻微,后发展为转移性支气管癌。

MRI上,病变是非特异的,在T1像同眼外肌相比肿块是等信号或高信号,同脂肪相比肿块是低信号的。在T2像上,肿块同脂肪及肌肉相比是高信号的。T1像钆增强、脂肪抑制,效果更好(图10-7)。目前,尽管不同的脉冲序列可帮助区别不同的组织,但MRI对区别淋巴增生性病变的亚型不是很可靠。简言之,脂肪抑制和钆增强的T1加权MR片对显示肿瘤病变的范围有帮助。目前,MRI同CT比较起来并未显示出优点。

以我们的经验,大约25%的眼眶淋巴瘤病人或已存在或同时表现出系统淋巴瘤,并有10年以上的病史,一半的病人有全身表现。高级病变易有系统病变。如前所述,潜在的全身病变包括Sjögren综合征、血管胶原病以及造血及非造血恶性病,这对于有眼附属器淋巴病变的病人是不常见的。总的来说,单克隆B细胞节外淋巴细胞性淋巴瘤有一个相对潜伏的临床过程,且生存期长,对低级病变的微小治疗干预也是有效的。例外的是皮质细胞淋巴瘤,进展较快,通常需要治疗。

对病人的治疗依赖眼眶活检以获得组织学判断和分级,治疗对策要以病变的累及范围为依据。应由一个有经验的且对淋巴瘤有特别研究的医疗队伍为病人提供全面的治疗方法。病变局限于眼眶的可局部放疗(图10-11)或暂且先观察直到病人疾病进一步发展需要化疗时进行干预(图10-12)。有证据表明对低度淋巴瘤的观察治疗不会影响疾病的预后以

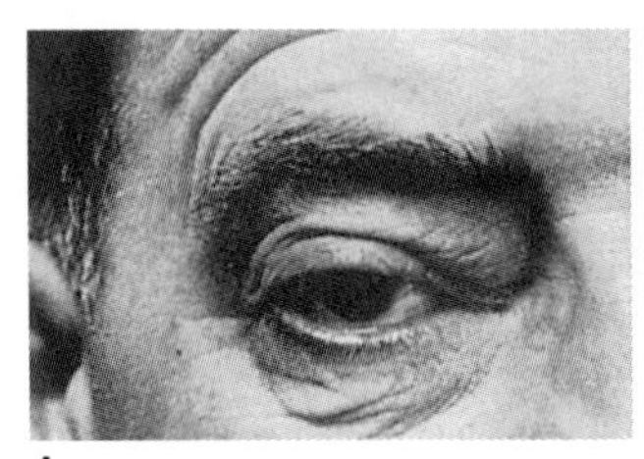

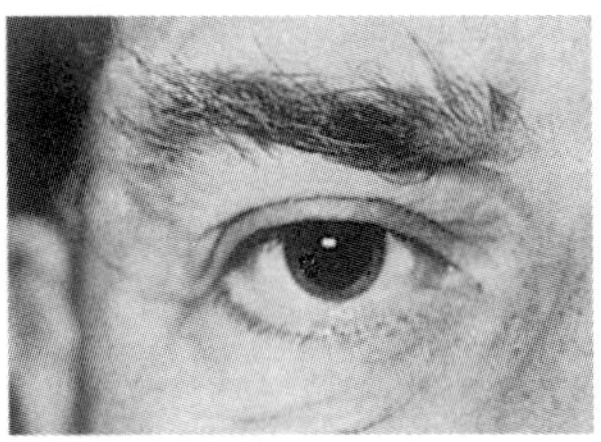

A

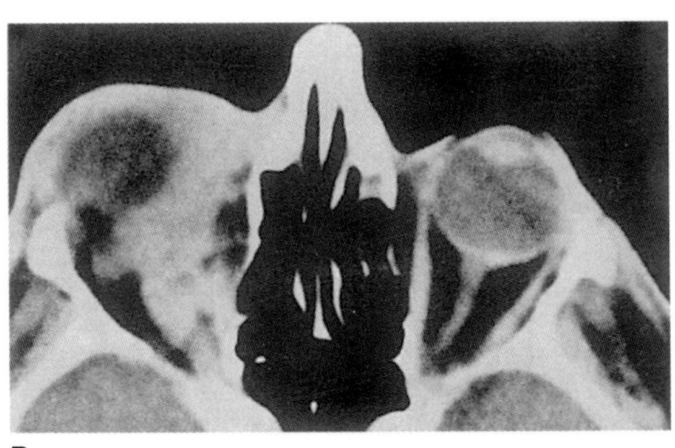

B

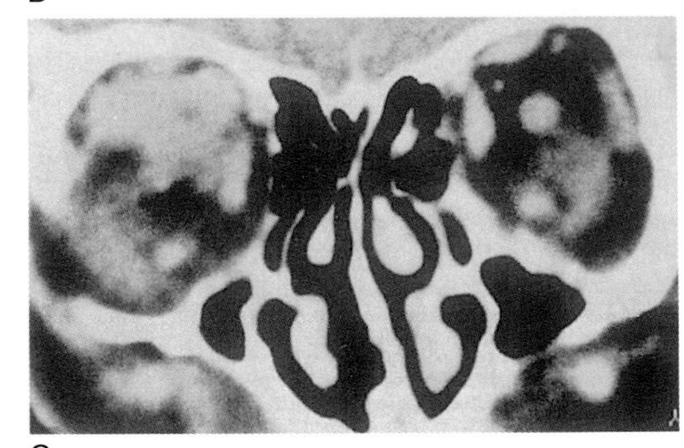

C

图 10-11 (A左)这是一位54岁的男性病人。右眼眶上内侧慢性进展性病变4年,发现该病变前在腋窝和皮下出现肿块,腋窝、皮下肿块分别于9和7年前进行过局部放疗。(A右)该病人的眼眶病变也曾行放疗(1500rad在5个部位4mV线性加速器治疗7天)。(B,C)水平位和冠状CT片示上方的肌锥内结节状肿块,引起周围组织塑形,眼球向前、向下移位。组织学上,病变为小细胞淋巴细胞淋巴瘤(低度),眼眶病变14年后,胸壁出现一肿块诊断为浆细胞瘤而行放疗。7年后在其左颌角出现淋巴瘤,口服瘤可宁治疗。当时检查(1999年)无全身的骨髓或淋巴结累及。最近出现的特异性淋巴细胞单克隆抗体对治疗淋巴瘤很有用处。

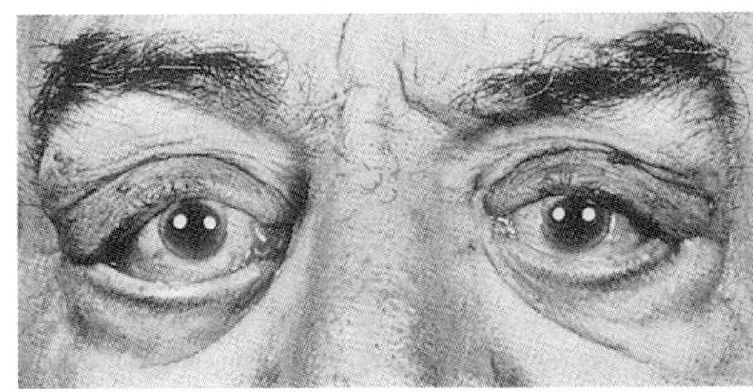

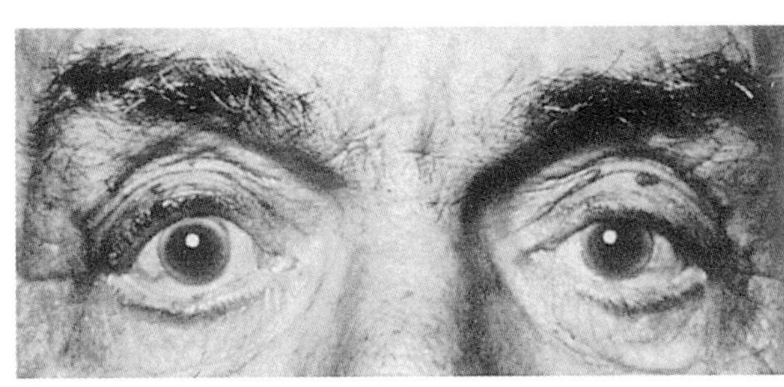

A

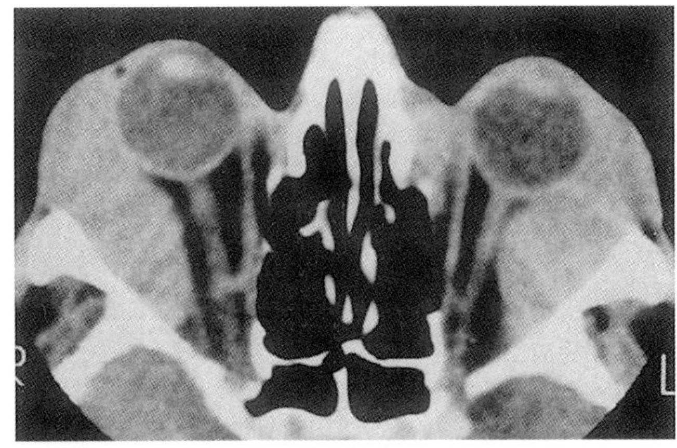

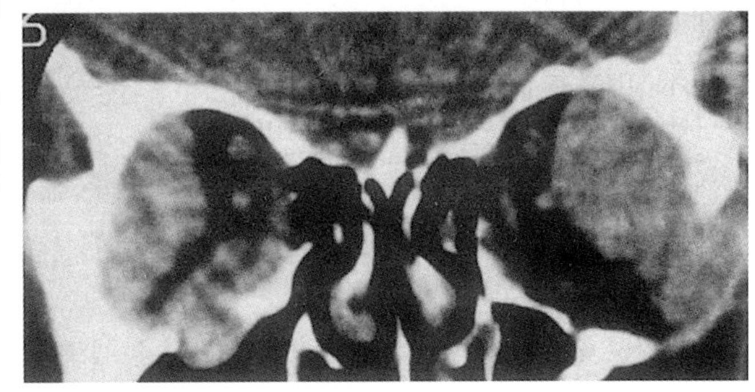

B

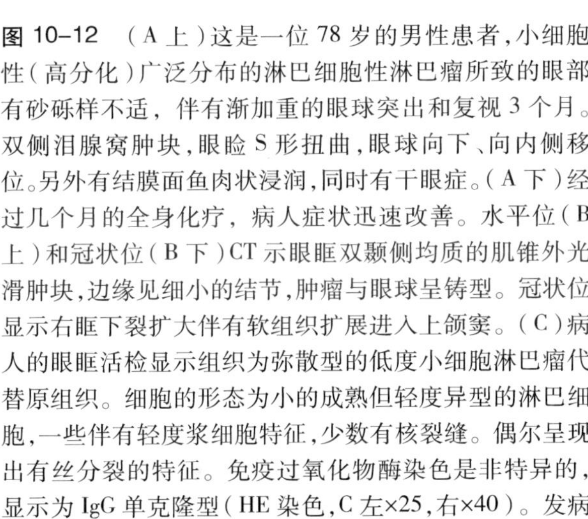

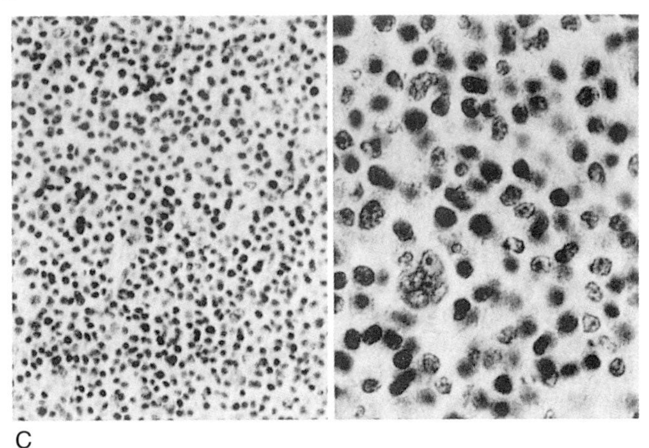

C

图 10–12 （A 上）这是一位 78 岁的男性患者，小细胞性（高分化）广泛分布的淋巴细胞性淋巴瘤所致的眼部有砂砾样不适，伴有渐加重的眼球突出和复视 3 个月。双侧泪腺窝肿块，眼睑 S 形扭曲，眼球向下、向内侧移位。另外有结膜面鱼肉状浸润，同时有干眼症。（A 下）经过几个月的全身化疗，病人症状迅速改善。水平位（B 上）和冠状位（B 下）CT 示眼眶双颞侧均质的肌锥外光滑肿块，边缘见细小的结节，肿瘤与眼球呈铸型。冠状位显示右眶下裂扩大伴有软组织扩展进入上颌窦。（C）病人的眼眶活检显示组织为弥散型的低度小细胞淋巴瘤代替原组织。细胞的形态为小的成熟但轻度异型的淋巴细胞，一些伴有轻度浆细胞特征，少数有核裂缝。偶尔呈现出有丝分裂的特征。免疫过氧化物酶染色是非特异的，显示为 IgG 单克隆型（HE 染色，C 左×25，右×40）。发病后 4 年病人死于全身淋巴瘤。

及治疗。其他病人的治疗需要考虑到年龄、肿瘤对身体的影响、肿瘤组织学分类。通常，分化差的肿瘤应立即进行全身化疗或小剂量（3000~3500cGy）放疗或二者联合使用。总的来说，病人预后较好。

对抗淋巴细胞特异性单克隆抗体的引入将大大改变淋巴瘤的治疗模式。

（3）结论

眶淋巴增生性病变的病人多在中年以后出现隐伏的肿块，即使组织学上为非恶性（多克隆），但有潜在的多系统病变，可能转变为恶性或浸润生长。而且，这型病变不常伴有引起免疫调节功能损害的全身疾病。因此，处理这类疾病时对病变的局部扩展和全身受累情况要进行仔细的随访。对局部病变（无论是多克隆还是高分化单克隆），如果没有功能障碍通常观察治疗。如果病变呈大块状或组织学上有明显反应性，糖皮质激素治疗可能有效。对不典型的或低度局部较大淋巴瘤或出现功能障碍时，可局部用药，如低剂量照射，少数行手术切除。若眼眶作为全身病变的一部分或分级高的肿瘤应由肿瘤学家采用全身治疗或局部治疗。

4. 其他淋巴瘤

(1)弥散性大B细胞淋巴瘤

在全身性淋巴肿瘤中，弥散性大B细胞淋巴瘤(DLBC)在北美诊断的非Hodgkin淋巴瘤中最常见(30%)。尽管在眼眶病中不常见，DLBC淋巴瘤是继弥漫性和滤泡性小B细胞淋巴瘤后居第二的眼眶非Hodgkin淋巴瘤。这种进展的、中或高危险度的眼眶淋巴瘤可全身扩展或偶尔为非Hodgkin淋巴瘤的原发表现。始于鼻旁窦的DLBC淋巴瘤累及眼眶是常见的。这种类型的淋巴瘤由弥漫的大淋巴细胞组成，生物学上显示病变为不均一的改变。有的病例有生发中心，其他表现为向低度B细胞MALT型淋巴瘤转变。应用常规的石蜡切片免疫染色技术将他们同T细胞淋巴瘤以及其他形态学类似的恶性病变相鉴别。

(2)Burkitt淋巴瘤

Burkitt淋巴瘤是高度恶性(高危险度)未分化淋巴细胞性新生物，中非地区易发此病，全球散发。有证据显示本病c-myc基因染色体异位、EB病毒感染、与疟疾或HIV感染相类似的免疫刺激参与本病的发生。

临床上，这种淋巴瘤快速播散，通常表现为单个肿物的爆发性生长，平均发病年龄为7岁，男性居多(2:1)。非洲Burkitt淋巴瘤60%表现为面部肿瘤，25%为腹部肿块，15%的病例伴有截瘫。在年龄较小的病人(3~5岁)，上颌骨和腭骨是常见的发病部位。尽管大多数的面部病变最终累及眼眶，通常为邻近组织蔓延，但只有13%~16%表现眼球突出。病变扩散可累及中枢神经系统(脑膜)和骨髓。相比之下，非洲以外发生的Burkitt淋巴瘤在30岁前发病 (平均年龄11岁)，最多见的为腹部病变，只有1/3病例累及腭。Burkitt淋巴瘤表现为中枢神经系统的节外肿瘤，可导致颅神经病变或视神经乳头水肿。

这种淋巴瘤是B细胞从生发中心 (小无裂滤泡中心细胞)向外大量生长。主要细胞是中等大小的淋巴细胞，其核为圆形或椭圆形，多倍的小核，嗜碱的胞质，高有丝分裂率。这些细胞胞浆通常含有脂肪泡，淋巴细胞间有散在的吞噬细胞的组织细胞，造成该肿瘤特征性的“星空”样改变。

基本上说，Burkitt淋巴瘤预后较差，但化疗及辅助放疗的应用已大大改善了预后，病情可迅速改善且治愈，主要的化疗药有环磷酰胺、甲氨蝶呤和长春新碱。年龄较小及局部病变的预后较好。

(3)T细胞淋巴瘤

T细胞肿瘤可分为三类：T细胞前体淋巴瘤、外周T细胞淋巴瘤以及另一类特殊类型皮肤T细胞淋巴瘤。T细胞前体淋巴瘤的分类包括单一的淋巴瘤亚型和淋巴母细胞淋巴瘤，与急性T细胞淋巴母细胞白血病(ALL)紧密相关，但不同的是原发表现累及组织而不是血液和骨髓。前体T细胞淋巴瘤亚型易发于前部纵隔、中枢神经系统以及外周血，但也可累及眼眶软组织。诊断需依靠白血病生长类型的特征性组织学检查，淋巴细胞核中度大小，染色质纤细，核仁模糊，时常发生有丝分裂。常规石蜡切片免疫染色能帮助诊断。

外周T细胞淋巴瘤的分类包含了多种临床病理类型，包含有伴蛋白异常血症的血管免疫母细胞性淋巴腺病(AILD型)和退形发育的大细胞淋巴瘤。虽然大部分发病在亚洲，大约10%~15%也可见于北美。外周T细胞淋巴瘤的结外表现是常见的，但因为其是不常见的非Hodgkin淋巴瘤，眼眶累及罕见。当发生于眼眶时，大部分T细胞淋巴瘤是全身疾病的继发表现，预后较差。大部分亚型有独特的组织学和表型特征，也伴有特征性的临床综合征，这有利于疾病的诊断。常规石蜡切片免疫染色技术可识别T细胞系，但对诊断有困难的病例需要分子基因和细胞基因技术建立克隆。所谓的血管中心性淋巴瘤，即现在所指的鼻T/NK(T细胞/自然杀伤细胞)淋巴瘤，过去曾被分类为致死性中线型肉芽肿和多形性网状细胞增多症(图10-13和图10-14)。淋巴瘤的这种亚群具有侵犯面部中线的倾向，也可通过病变蔓延至眼眶，我们曾遇到过这样1个病例。Coupland等曾描述过T/NK淋巴瘤的2个病例，皆为暴发性伴全身累及，1例累及眼和眼眶，另外1例只累及眼眶。

皮肤T细胞淋巴瘤(CTCL)病变类型包括霉菌真菌病及塞泽里综合征(Sézary syndrome)。许多淋巴瘤，特别是T细胞型常累及皮肤，但CTCL的特征是嗜表皮性。这些疾病的大部分临床表现类似，塞泽里综合征表现为临床上特征性的皮肤弥漫红斑样病

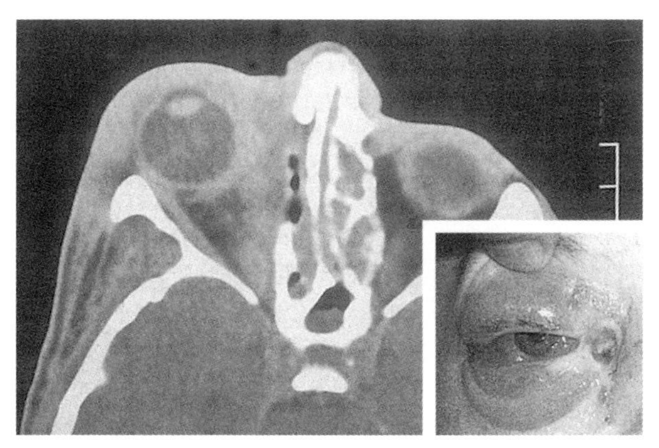

图 10–13　（插图）一 43 岁的女性患者，病史为鼻窦炎的蜡样变和小发作 10 年以及多次鼻窦手术后进展性的眼眶炎症，怀疑为真菌或细菌感染，并且应用抗生素及抗真菌药治疗，但无效。发病前 1 年病人曾成功地行泪囊鼻腔吻合术，术后 6 个月，内侧眼眶及邻近鼻窦形成一瘘管，用皮瓣将其闭塞，但瘘管复发。行扩大的眼眶活检，诊断为 T/NK 淋巴瘤，病人接受了化疗及放疗，但发展为肺结节。

变、淋巴腺病、外周血有典型细胞、器官异常增大。霉菌真菌病累及皮肤并且有三个进展阶段：红斑样变，浸润样斑和肿瘤（图10–14）。不像塞泽里综合征，有的病例在外周血中可以见到循环细胞，因为不是该病的部位。浸润样斑阶段活检用于诊断的证据是具有高度卷曲核的淋巴细胞，累及真皮表层和表皮，包括特征性的小脓肿（波特里耶微小脓肿）。最后发展为溃疡性肿瘤，可累及眼睑、结膜和眼眶。极少数疾病开始就累及眼睑、侵犯眼眶。组织病理学诊断依据特征性的形态学及免疫技术以确定为T细胞系。在诊断困难的病例中应用PCR分子基因研究建立克隆。

◎ 临床表现

大部分眼眶和眼球的病变是全身疾病的反应或是局部皮肤病变扩展的结果，通常在疾病后期表现出来。皮肤T细胞淋巴瘤依据皮肤病变累及的主要位置分为嗜表皮的和非嗜表皮阶段。男性病人多见，且多发于40岁后（图10–15）。

眼和眼眶受累通常反映了病变的皮肤外的扩展及包括眼睑深部、结膜和泪阜的病变。角膜炎、葡萄膜炎和视神经病变也曾出现过。T/NK淋巴瘤可致特征性的面中线病变，可致继发的眼眶病变（图10–13和图10–14）。而且鼻T/NK淋巴瘤可累及中枢神经系统，可致颅神经麻痹。该病中年以后发病，偶见于儿童。很少有继发于眶外的眼眶病变。

◎ 治疗

T细胞淋巴瘤的治疗通常基于病变累及的范围。皮肤的病变采用放疗、光化学疗法及局部的抗肿瘤方法。对于播散型病变，全身化疗能较好的控制疾病，偶有治愈。对鼻T/NK淋巴瘤的主要治疗方法为照射疗法，因为该型是惟一的对化疗抵抗的疾病。

四、白血病和其他病变

1. 粒细胞肉瘤

粒细胞肉瘤（绿色瘤或髓外髓细胞肿瘤）为局

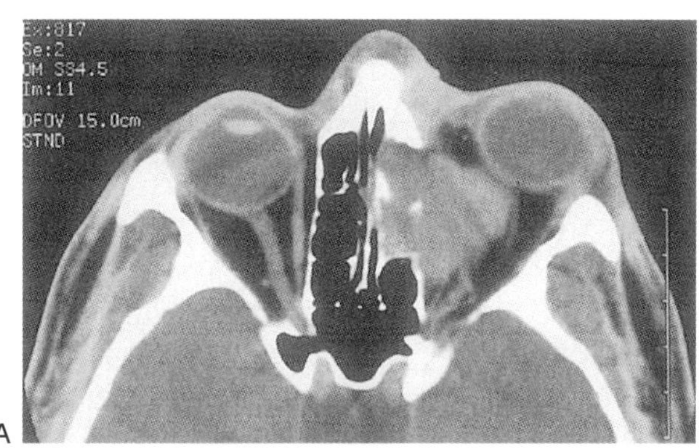

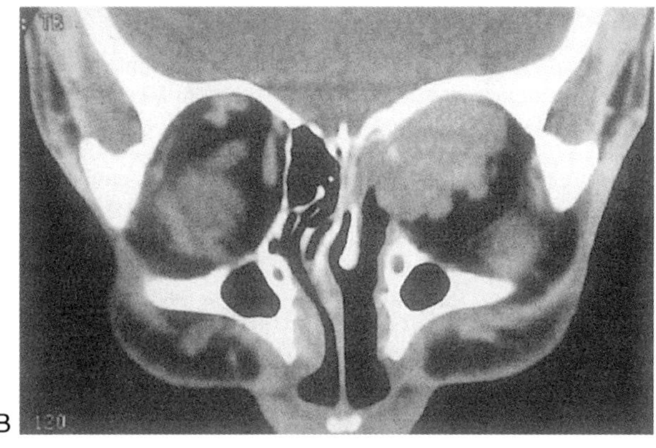

图 10–14　27 岁患者，是视网膜母细胞瘤患者的同胞，病史为进展性的眼睑和眼眶肿胀 6 周，伴有红斑和轻度水肿，应用抗生素治疗 2 周但无效，怀疑为非特异性眼眶炎症综合征而应用类固醇治疗，1 周后病情缓解。CT 片示病变区眼眶–鼻窦浸润，于是行内外路筛窦切开术，术后应用抗生素治疗，然而病变继续发展，鼻窦活检阴性。检查左眼突出，向外移位 8mm，向下移位 3mm，轴性突出 7mm，眼外肌活动受限。水平位（A）和冠状位（B）CT 片示局部鼻窦浸润及邻近眼眶受累，病人行直接眼眶活检，证实为 T 细胞淋巴瘤，全身检查为 1AE 期 T 细胞表型的弥散性大细胞淋巴瘤，应用四联药物 ACOP（盐酸阿霉素，环磷酰胺，长春新碱和泼尼松）及大剂量 ECV 治疗（依托泊甙和环磷酰胺），鞘内甲氨蝶呤预防。病人仍存活，42 月后疾病未复发。

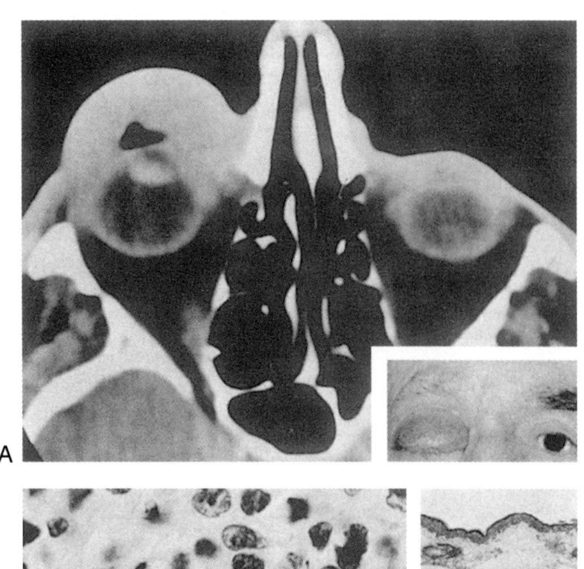

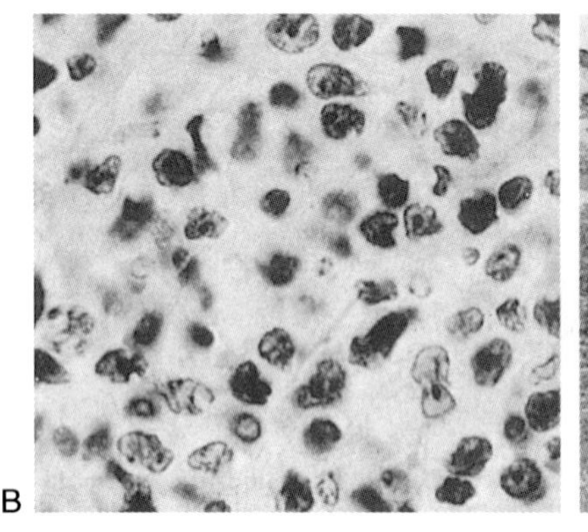

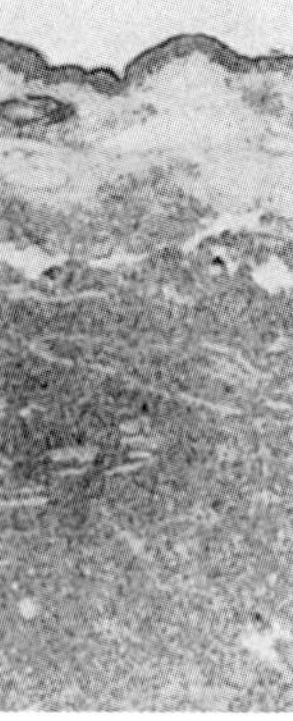

图 10-15 一 59 岁的男性病人，表现为右眼睑增厚 6 周。检查：眉毛及睫毛缺如。在右侧病变区可见典型的结膜下鱼肉样斑片。(A)水平位 CT 显示眼睑和眶前部弥漫受累。(B)活检显示表皮下组织非典型淋巴细胞浸润，细胞核大，核仁明显，圆锯齿状或旋绕的核膜，免疫过氧化物酶染色提示 T 细胞淋巴瘤，头、颈部区域多见霉菌真菌斑片。治疗 1 年后死于该病。

灶性，通常是髓外表现，为急性原粒细胞白血病或慢性粒细胞白血病的原始细胞危象。8%的病人为髓细胞白血病。从急性粒-单核细胞型白血病来看，眼眶累及意味着更具侵袭力的全身病变。在儿童，本病有好发于眼眶和周围骨的倾向。其通常为快速进展的肿瘤。平均发病年龄是7岁，男性多见（3:2），未见人种差异。本病多以眼眶病变为首发表现，2个月~3年后最终进展为急性原始粒细胞性白血病。

眼眶病变的位置可以包括软组织、泪腺（图10-16）或骨，10%表现为双侧病变（图10-17）。因为临床表现为暴发性，易同局部炎症及其他恶性病相混淆，应尽快活检。活检为低分化高度恶性病变，必须同其他儿童圆蓝细胞肿瘤相鉴别（神经母细胞瘤，Ewing肉瘤和横纹肌肉瘤）。同粒细胞肉瘤相比，真正的眼眶淋巴瘤在儿童发病很少见。

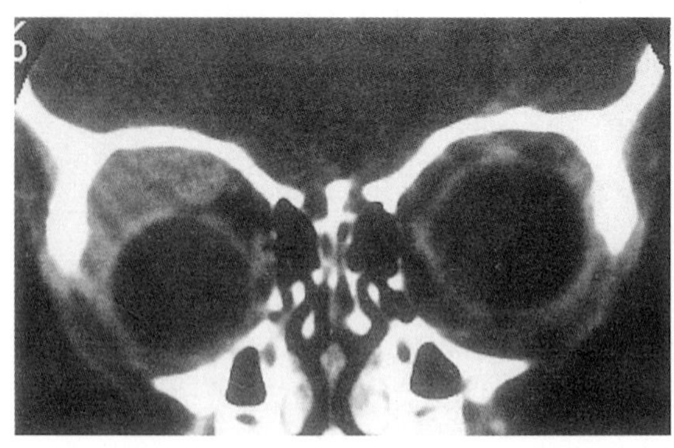

图 10-16 这张 CT 片显示 5 岁男孩的泪腺肿物。病史为右眼突出和向下移位 3 周。病变压迫眼球引起塑形。活检为绿色瘤，全身检查示原始粒细胞骨髓受累。

组织学上，脊髓起源的原始细胞集团能通过胞质颗粒或奥尔小体确定。吉姆萨染色印记和涂片相结合可有助于该病的诊断。肿瘤内含髓过氧化物酶，故肿瘤呈现绿色，故最初该肿瘤命名为绿色瘤。脊髓起源的细胞能通过应用福尔马林固定、Leder染色检测其脂酶活性（一种嗜中性的酶）来确定。石蜡切片免疫染色检测髓过氧化物酶、神经氨酸酶和CD43对鉴别诊断亦有帮助。新的细胞基因及PCR技术可帮助对白血病进行更特异的分类。在儿童，眼眶粒细胞肉瘤T（8；21）和AML-m2间有紧密的联系。眼眶肿瘤可在全身的白血病发生前、发展过程中及其后发病。

这种进展性疾病的预后普遍较差。治疗方法为光疗和加强化疗。如果治疗较早，可延长病人的生存期。

2. 白血病

白血病的病变有多种，有急性和慢性，主要累及

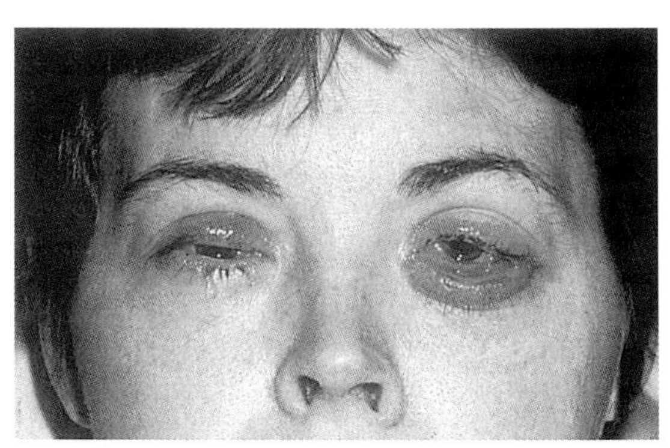

图 10-17 这是一位 37 岁的女性患者。表现为躯体上部包括眼睑的斑丘疹，进展为结节样皮肤改变，系急性髓细胞性白血病。病人行全身治疗和骨髓移植，但移植 38 天后死亡。

淋巴和骨髓。眼及眼附属器不常累及，而通常作为疾病后期的合并症。眼眶软组织受累在急性型（特别是淋巴母细胞白血病）较慢性型白血病多见。在儿童的眼眶恶性病变中，急性白血病和粒细胞肉瘤常是单侧突眼（11%）的最常见病因，其次是横纹肌肉瘤。2%的眼眶白血病累及双眼。其特点为起病突然，软组织浸润或血肿。视神经（筛板前后）、脑膜、葡萄膜和玻璃体受累也可致眼部症状。眼眶这些病变通常意味着快速死亡，但局部照射和鞘内及全身化疗可显著延长病人的生存期。于是，疾病的快速诊断和治疗非常重要（图10-17和图10-18）。

五、浆细胞肿瘤

在许多方面，浆细胞肿瘤同前面描述的淋巴增生性病变相似。事实上，B细胞起源的弥漫性淋巴瘤包括其变异型在B细胞表面有标记、胞质内有免疫球蛋白，并具有分泌活性。这些所谓的浆细胞淋巴瘤可分泌足量IgM异型蛋白而引起血清单克隆峰。这是瓦尔登斯伦巨球蛋白白血病的典型表现。在眼眶及眶周病变中，浆细胞肿瘤较B细胞淋巴瘤少见，且主要是骨髓瘤。病人可表现为孤立的、边界清楚的软组织病变（浆细胞瘤和反应性浆细胞肉芽瘤），暴发性眼眶浸润（部分见于多发骨髓瘤或免疫抑制宿主并发感染），或更常见的是来源于邻近骨浆细胞瘤的孤立眶肿瘤或为多发性骨髓瘤骨累的一部分。最后，某些眼和神经-眼的并发症是多发性骨髓瘤和淋巴浆细胞性淋巴瘤的特征表现。在这两种疾病中眼部的病变能反映出循环中单克隆异型蛋白水平升高所致高黏滞状态。这种高黏滞状态在分泌IgM的淋巴浆细胞淋巴瘤中较分泌IgG或IgA的骨髓瘤多见。典型表现有视网膜静脉怒张、出血、微动脉瘤、静脉血栓、血管内血液沉积及睫状体扁平部囊肿。并且神经-眼合并症是中枢神经系统直接受累及或继发于多发性骨髓瘤颅骨侵蚀的表现。

处理浆细胞肿瘤的原则与其他淋巴增生性疾病相同，眼眶和眶周肿瘤要进行全面的临床检查及活检以明确组织病理学诊断。进一步区分为良性或反应性病变、孤立性浆细胞肿瘤或浆细胞瘤伴多发骨髓瘤。在一些病人，眼眶和眼部表现为免疫调节功能受损免疫低下的全身疾病的合并症。

浆细胞肿瘤发生于骨髓，表现为多灶性病变伴有不同程度骨髓功能受损。少部分病人的肿瘤呈局限性生长（孤立的骨或软组织浆细胞瘤）。也可见未累及骨的软组织和髓外浆细胞瘤，3/4见于上呼吸道

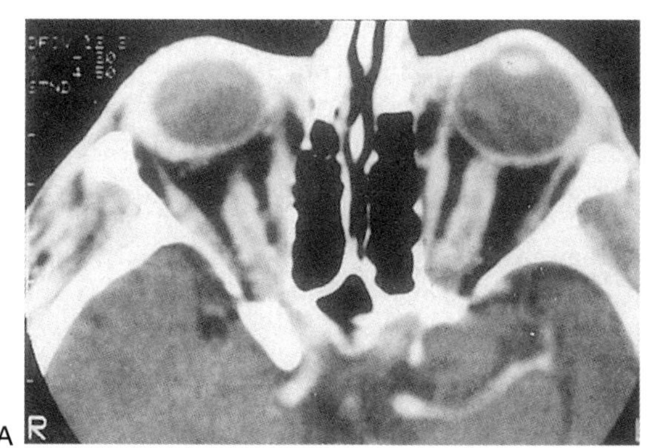

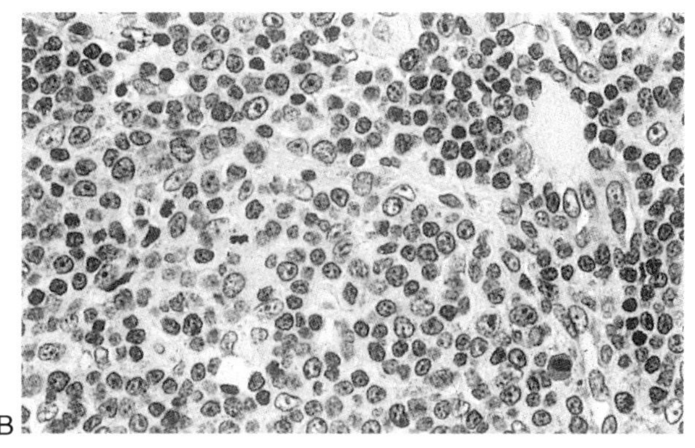

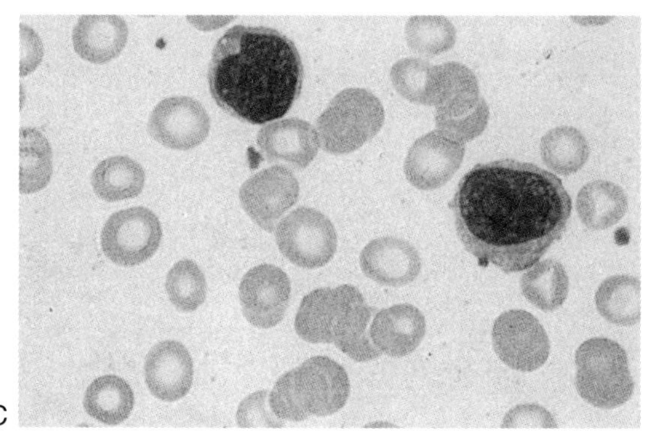

图 10-18 （A）CT 片示一位 65 岁男性病人弥漫性眼眶神经周围浸润，表现为视力下降和视神经乳头水肿。全身检查，伴有颈、腋窝和腹股沟的淋巴结病；脾肿大；白细胞计数增多及 IgM 单克隆峰，为慢性淋巴细胞白血病。口服瘤可宁和泼尼松龙部分地减轻了症状，视力下降及脾肿大却加重恶化。视力进展性下降，轻度突眼，传入性瞳孔障碍，右下眼睑增厚及明显的结节。右下睑活检（B）示淋巴瘤（HE 染色，×25）。外周血分析（C）为幼稚的 B 淋巴细胞（超过 55%），形态学提示幼稚的 B 淋巴细胞白血病（吉姆萨染色，×100）。采用化疗及放疗，病人仍死亡。

和口咽部。通常，90%的浆细胞病变证明为多发骨髓瘤，10%为孤立的骨浆细胞瘤或髓外浆细胞瘤。大部分病人孤立的骨浆细胞瘤是多发性骨髓瘤的早期表现，而髓外浆细胞瘤倾向于局限性生长或扩散到局部淋巴结。

1. 组织病理学

浆细胞的特征呈椭圆形或梨形、偏心核、染色质呈"钟表面"分布，核周有晕圈或清晰的环带是高尔基体（"核窝"）。这些细胞可以是双核的并且可见由免疫球蛋白结晶构成的胞浆内包含体（拉塞尔体）和核内包含体（达彻体）（图10-19）。免疫表型染色显示这些蛋白为免疫球蛋白，恶性病变中为单克隆，反应性病变中为多克隆。这些细胞为典型的PAS染色阳性和淀粉酶抵抗伴有嗜焦宁的胞浆。电镜下显示大量的线粒体，粗面内质网及大量的高尔基体。另外，可见膜结合晶体。细胞种类包括边界清楚的成熟细胞及较大的未成熟有丝分裂活性强的浆细胞，二者有很大不同。一些病变可见不同分化时期的细胞。浆细胞肿瘤可以伴有淀粉样沉积，我们已经描述过2例单克隆局部眼眶淀粉样变的病例，1例表现为局部结节样浸润，另1例表现为脂肪和肌肉的弥漫受累。针吸活检是非常有用的辅助诊断方法。

2. 眼眶浆细胞瘤

浆细胞性淋巴增生性疾病累及眼眶是非常罕见的。临床病变种类从反应性病变到广泛的多发性骨髓瘤。这些肿瘤的病理学特征可能被误导，辅助诊断方法如电镜、免疫组织化学和PCR可有助于准确诊断该病。病变可以呈局部肿块（1型），暴发性眼眶浸润（2型），特别是继发于骨的眼眶浸润（3型）或引起神经-眼合并症（4型）。这四种分类中每一种可以再细分为孤立性或广泛累及性病变。

（1）孤立性浆细胞瘤

临床上，孤立性浆细胞瘤包括缓慢生长的、局限的眼眶软组织肿瘤及孤立的骨浆细胞瘤。组织病理同淋巴增生性疾病相似，可以为多克隆反应性病变或单克隆浆细胞肿瘤。

- 多克隆浆细胞肿瘤

多克隆病变由异原的浆细胞和反应性改变的淋巴细胞组成。病变可表现为在或多或少的反应性结缔组织间质内多种形态的滤泡结构（包括可染的巨噬细胞）。也可见增生的毛细血管及肿胀的内皮细胞。反应性浆细胞增生呈多样性，包括浆细胞肉芽瘤和Castlemans病浆细胞变异体的眼眶表现。恶性浆细胞病变是通过用Kappa和Lambda石蜡切片免疫染色确定轻链克隆来鉴别。Kappa和Lambda混合表达的浆细胞可确定为多克隆浸润。极少情况下PCR技术可用于评价克隆特性。反应性病变包括致密的、嗜酸的、PAS阳性免疫球蛋白沉积，包括淀粉样沉积（部分单克隆病变也可见到）。

病变最常见于结膜，但眼眶软组织也可见到。我们曾遇见这样1个病例，表现为边界清楚、铸形眼眶前上部肿块（图10-20）。手术尽可能地切除肿瘤，残余肿瘤常常会自行消退。位置较深或非常大的肿瘤对低剂量放疗敏感。皮质类固醇也可应用，但仅中度敏感。

- 孤立性浆细胞瘤

孤立性髓外浆细胞瘤是罕见的单克隆浸润软组

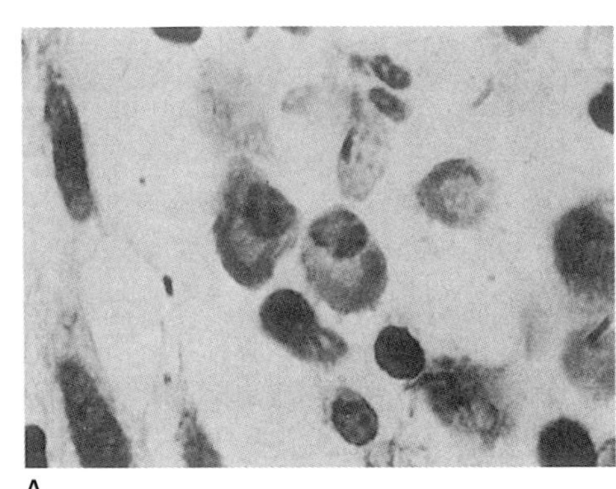
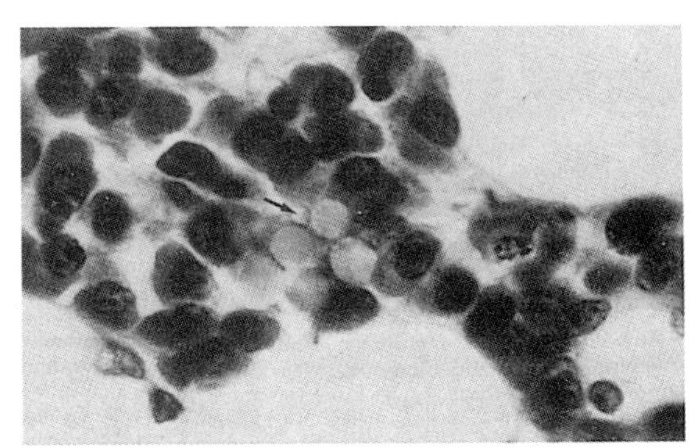

图 10-19 （A）显微照图正常的浆细胞伴粗糙的"车轮"样细胞核染色质和核周晕圈（HE染色，×100）。（B）含有拉塞尔小体（箭头）的浆细胞密集浸润（马松三色染色，×40）。

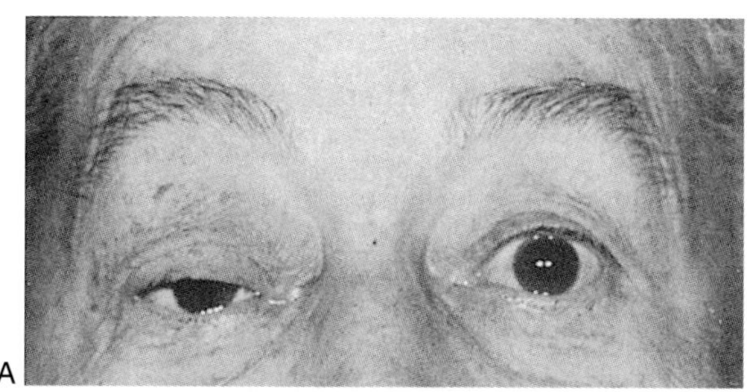
A

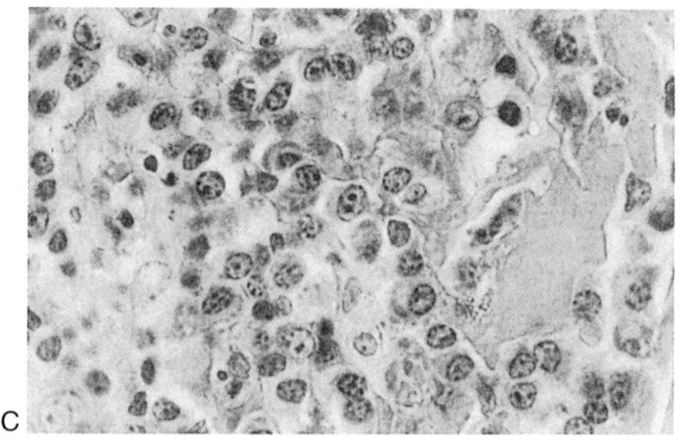
C

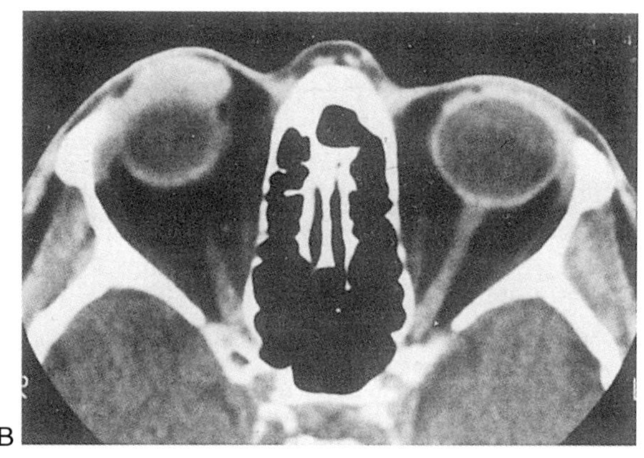
B

图 10–20 （A）这是一位 71 岁的女性患者，表示为右眼上睑下垂（3mm），眼球向下移位及突眼（3mm），可触及的上睑肿物 4 个月。（B）水平位 CT 显示该病人眼眶前上方均质病变，边界清楚，挤压眼球引起塑形。（C）该病人的组织病理学放大照片显示多形性细胞浸润伴有大量的浆细胞、淋巴细胞及少数巨噬细胞，其中一些包含可染体（HE 染色，×40）。细胞免疫组化染色为单克隆，病人发病后 15 年仍存活。

织或骨的病变，只占所有浆细胞肿瘤的3%。男女发病比大约是3:1。多在六七十岁发病，很少有儿童发病。大部分病变位于口鼻咽部或上呼吸道。髓外孤立性软组织浆细胞瘤生存期较长（平均8.3年），因此Wiltshaw认为其不同于多发性骨髓瘤。骨的孤立性浆细胞瘤生存期多较短，其实质为骨髓瘤的局部病变。

单独累及眼眶非常少见。病人特征性的表现为突眼和上睑下垂。其他的症状表现为肿块效应，包括流泪和视物模糊，伴有复视和结膜充血。尽管当疾病确诊时大约一半的病例已有局部骨质侵蚀（图10–21），但疼痛少见。眼眶受累也可继发于鼻旁窦肿瘤。双侧浆细胞瘤罕见。

组织学上，病变由单一形态的浆细胞浸润组成。常见有核变异和双核，核为不规则分叶状，一些为不成熟比较纤细的染色质，核浆比增加。通常有稀疏纤细的纤维性基质及薄壁血管。细胞的分化程度同预后相关，分化差的肿瘤易播散，特别易播散到骨。免疫组化染色为单克隆性，少数肿瘤有双克隆轻链。

孤立性浆细胞瘤仅仅依据组织学不能与多发性骨髓瘤相鉴别。仔细临床检查能帮助区别，其中包括骨骼检查和骨髓活检。异型蛋白血症可看做与孤立淋巴瘤相关，部分地体现了肿瘤的功能。治疗后持续的或增加的异型蛋白水平暗示病变残存或复发，应进一步治疗。肿瘤可以局部侵袭，导致较大的骨破坏和病理性骨折，很少伴有骨硬化。肿瘤常扩展到局部淋巴结或偶有扩展到无骨髓的骨组织中。孤立性浆细胞瘤并不常进展为多发性骨髓瘤。如前所述，骨骼受累是骨髓瘤的局灶性改变。

治疗包括局部放疗，剂量为4000~5000rad。若病变持续发展、复发或对治疗无反应，则应实行手术和化疗。

（2）累及眼眶的多发性骨髓瘤

多发性骨髓瘤很少累及眼眶组织，当其发生时，多为该疾病的首发症状。Rodman和Font报道了330位病人，大部分表现为突眼，确诊时，所有病人都有全身表现包括骨痛、疲乏、反复感染、病理性骨折、贫血、高球蛋白血症，本–周蛋白尿及免疫电泳异常（图10–22）。在多发性骨髓瘤后期，结膜受累，可表现为散在的肿物，也可表现为弥散增厚或结膜炎。全身骨髓瘤可表现为双侧眼外肌肿胀及继发于异常型蛋白血症突眼，而且不是因为直接细胞浸润眼外肌。另外，全身性骨髓瘤与坏死性黄色肉芽肿的进展有关。

组织学上，细胞表现出多种分化。多发性骨髓瘤易与特发性淋巴增生性病变、未分化肉瘤、大细胞淋

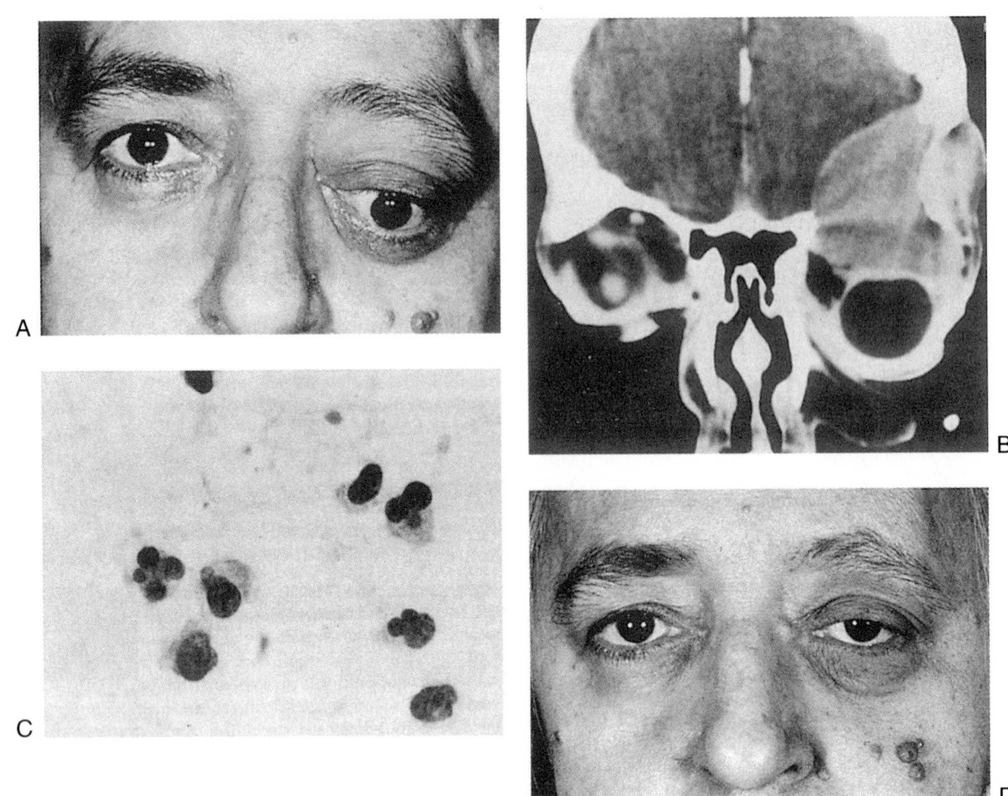

图 10–21 （A）56 岁的女性患者，左侧颞骨和眉毛处肿物，眼球向下（9mm），向内（2mm）和轴性（12mm）移位。肿物出现有6~8 周，有搏动。触诊边缘有尖锐的骨缺损。（B）增强冠状 CT（软组织窗）显示左眶上部大的软组织肿块，侵犯前颅窝和颞窝，眼球向下移位。眶顶及额骨眶突破坏明显。（C）针吸活检示不成熟的浆细胞，双核及多核，几个核的形状不规则（HE 染色，×100）。胞浆免疫过氧化物酶染色示 IgG 强阳性及单克隆 Lambda 轻链，因为全身检查无其他病变，最后诊断为浆细胞瘤。（D）放疗（3600rad，3 周）4 个月后，肿块体积明显减小，骨损害愈合，只有轻度突眼。治疗 2 年后，其脊柱、右肱骨和左股骨复发，每个部位行单一剂量姑息放疗。病人 1 年后死亡。

巴瘤以及无黑色素的黑色素瘤相混淆。在大多数病例中，常规石蜡切片免疫染色可以鉴别骨髓瘤及上述病变。单克隆轻链染色可明确诊断，仅有少数需其他辅助诊断手段如PCR。

临床上，多发性骨髓瘤累及眼眶者较孤立性髓外浆细胞瘤的发病年龄大，通常为七八十岁老人，60%为男性。平均生存期大约30个月，死因通常为感染或肾功能不全。特别应该注意的是病人手术时可能会因为麻醉药或静脉内造影物质而引起急性肾衰。治疗包括全身化疗和放疗以控制局部侵袭。

在播散型多发性骨髓瘤，软组织累及多暗示疾病的终末阶段。因为该病具有浸润的暴发性表现，所以临床上需要鉴别是肿瘤的浸润还是并发的机会感染。骨髓瘤有眼眶蜂窝织炎的临床特征，可继发于鼻窦累及或眶蜂窝织炎伴出血，活检中显示眼眶浸润由恶性浆细胞组成（图10–23）。值得指出的是骨髓瘤可致机体免疫受损，导致继发细菌或真菌性蜂窝织炎。

最后，多发性骨髓瘤可伴有眼和中枢神经系统的表现。病人可表现为静脉怒张、局灶缺血伴随棉绒斑、视网膜出血、微动脉瘤、睫状体上皮和扁平部囊肿。大约2/3病例可见视网膜血管改变，大约1/3可见囊肿。有时囊肿非常大以致引起晶体前移。中枢神经系统受累（血栓形成、颅内出血、脑膜病变、颅底侵蚀）能引起颅内压增高并伴有视乳头水肿，或致颅神经麻痹（4型表现）。

总之，浆细胞肿瘤与淋巴增生性病变大致相同，如伴发播散性骨髓瘤则预后较差。临床上，病人表现多样，包括局限性边界清楚的眶浸润，眶骨膜受累，暴发性眼眶浸润及中枢神经系统合并症。

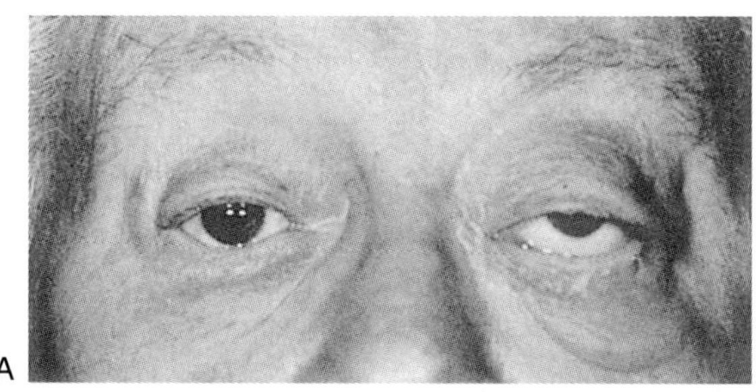
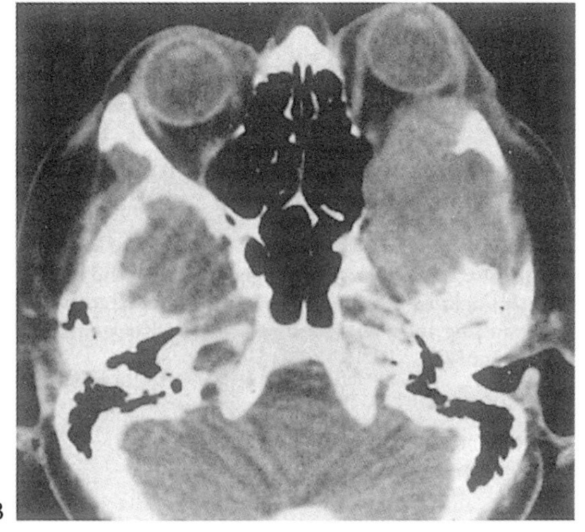
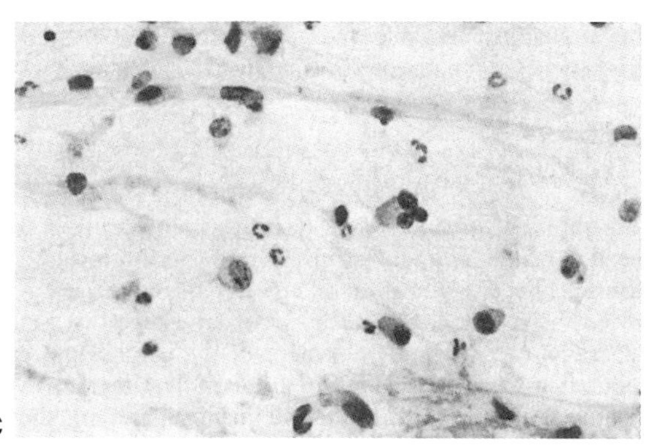

图 10-22 （A）60 岁女性患者，多发性骨髓瘤病史 1 年，进展性的左颞上及颧骨的麻木感 3 个月，左侧上睑下垂，眼球向下移位（5mm）、突眼（8mm）及眼睑水肿。病人有明显的复视。（B）增强 CT 片示左眶后巨大肿物及颅中窝均一的软组织肿块，导致眶外侧壁、颞骨和蝶骨的部分损害。眼球向前移位。（C）针吸涂片示大量大的浆细胞，一些为外观相对成熟的浆细胞，而另一些表现为浆母细胞，也可见双核甚至多核浆细胞（HE 染色，×40）。

六、Hodgkin 淋巴瘤

临床表现

同非Hodgkin淋巴瘤相比，Hodgkin淋巴瘤的眼眶表现非常罕见，但一旦发生则多在疾病的晚期。结外Hodgkin淋巴瘤，包括眼眶的原发表现，是非常罕见的，应关注诊断的准确性。Hodgkin淋巴瘤病人常见的临床症状为发展相对较快的眼眶肿块。我们曾报道过1例眼眶的结节硬化型Hodgkin淋巴瘤，眼眶病变为静止的、非侵袭的肿块及局部骨凹陷（图10-24）。

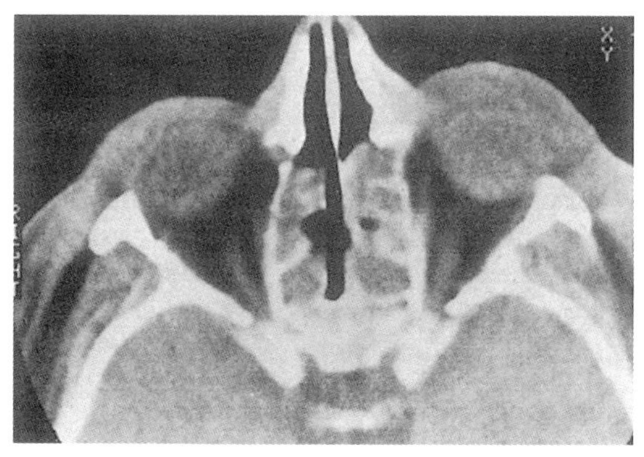

图 10-23 57 岁男性患者的增强 CT，2 年的骨髓瘤病史及眶周痛 6 周，肿胀，鼻窦及鼻咽阻塞，发热和疲劳病史。左上眼睑弥散的软组织肿胀。骨髓瘤浸润致邻近的筛窦和蝶窦密度增高。

病理学表现

组织学上，Hodgkin淋巴瘤有5种亚型，具有典型特征（表10-5）。主要的诊断特征为大的单核或多核巨细胞，为R-S细胞或其变异，以反应细胞为背景包括小淋巴细胞、浆细胞、嗜酸粒细胞、组织细胞、中性粒细胞和纤维母细胞。特征性的R-S细胞通常是大的双核细胞，核仁明显，泡状染色体，中等量的两染性胞浆。许多年来，这种细胞的起源是一个谜，但最近的研究表明大部分为异常的B淋巴细胞，可能起源于生发中心。通常我们将霍金瘤分为两大类，包括淋巴细胞为主的结节型，表型为B细胞紊乱，和“典型的Hodgkin淋巴瘤”，包括结节硬化型、混合细胞型、淋

表 10-5 WHO Hodgkin 淋巴瘤分类（霍奇金病）

结节型淋巴细胞为主的 Hodgkin 淋巴瘤
典型 Hodgkin 淋巴瘤
结节硬化型 Hodgkin 淋巴瘤
富含淋巴细胞的典型 Hodgkin 淋巴瘤
混合细胞型 Hodgkin 淋巴瘤
淋巴细胞耗竭型 Hodgkin 淋巴瘤

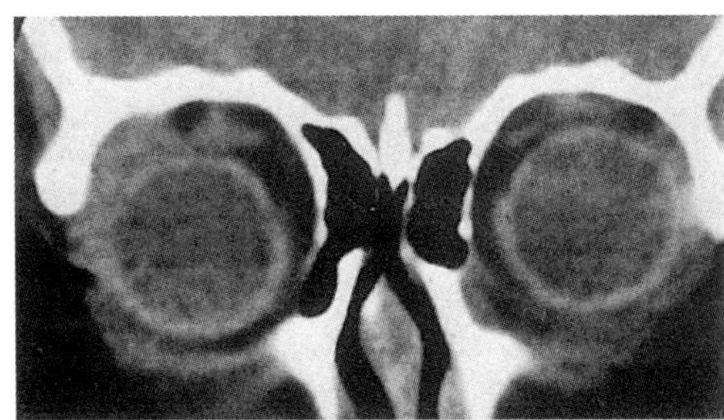

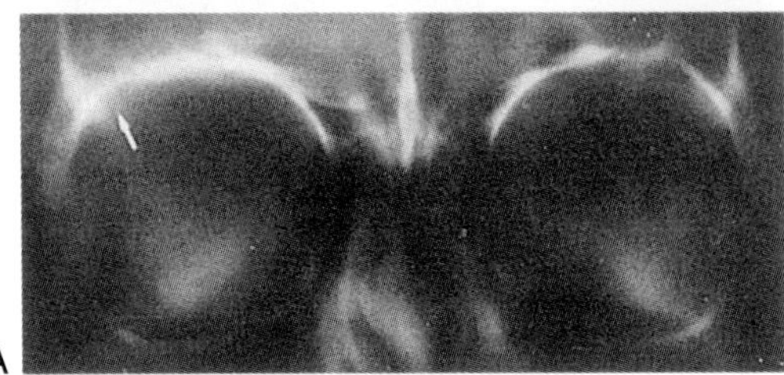

A

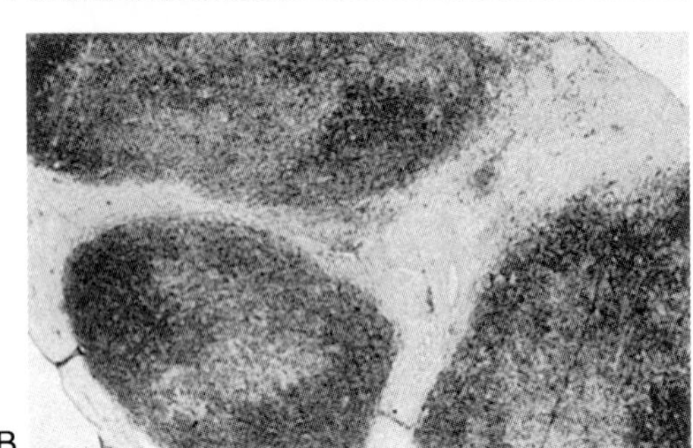

B

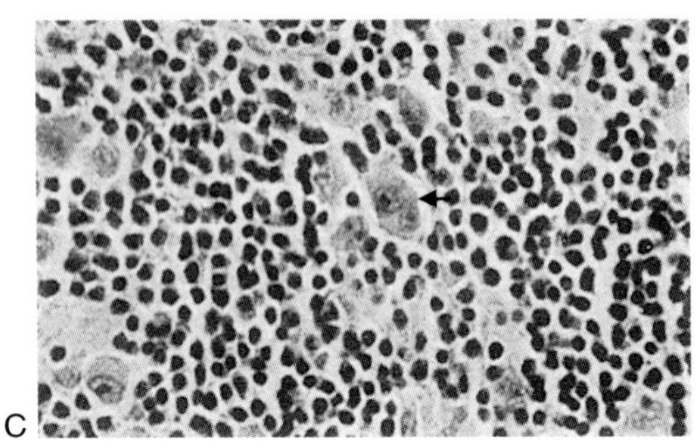

C

图 10-24 (A上)27岁的女性患者,眼眶不对称29个月,最近出现右上睑肿胀,已知患有Hodgkin淋巴瘤。冠状CT示右泪腺窝软组织肿块。注意局部光滑的骨凹陷。(A下)前-后多体层摄影示邻近右泪腺窝局限的骨膨胀,无骨破坏(箭头)。这表明病变时间长但无骨侵犯。(B)活检示淋巴增生性病变伴有致密的间隔(HE染色,×25)。(C)见淋巴细胞、浆细胞、嗜酸粒细胞和诊断性的R-S细胞(箭头)。最终诊断为眼眶的结节硬化型Hodgkin淋巴瘤(HE染色,×40)。

巴细胞消减型及富含淋巴细胞的典型Hodgkin淋巴瘤。后者的亚型在分子水平为B细胞肿瘤,但不能表达功能性的免疫球蛋白。而且该型Hodgkin淋巴瘤的R-S细胞特征性地表达CD15和CD30,容易与淋巴细胞为主的亚型相鉴别。通常Hodgkin淋巴瘤的组织学

表 10-6 Rye 分类 Hodgkin 淋巴瘤分级

分级*- 评价标准
Ⅰ.疾病局限于一个解剖部位(Ⅰ₁阶段)或膈同侧的2个邻近的解剖学部位(Ⅰ₂阶段)
Ⅱ.疾病存在于两个以上解剖学部位或发于膈同侧两个非邻近的部位
Ⅲ.疾病发于膈的双侧,但未累及淋巴结、脾或Waldeyer环
Ⅳ.病变累及骨髓、肺实质、胸膜、肝、骨、皮肤、肾脏、胃肠道或任何组织器官附加有淋巴结、脾或Waldeyer环

* 所有分级可再分类为A或B,分别代表病变的有或无全身症状(发热、盗汗、体重减轻>10%)

亚型由少量的R-S细胞及反应性背景组成,一些病例为相对少量的反应细胞和大量R-S细胞。

临床上,霍奇金瘤病人依Rye分类而分为四种亚型(表10-6)。预后基于机体对肿瘤的免疫反应。淋巴细胞数量越少病变越具有侵袭力,预后亦同肿瘤的组织累及阶段紧密相关(表10-6)。对病理学家来说,必须把该病同炎症和许多肿瘤相鉴别。

◎ 治疗

总的来说,Hodgkin淋巴瘤的治疗体现了现代细胞学治疗上的胜利,低度肿瘤可望治愈且预后较好。然而,因眼眶累及通常暗示疾病为播散型和进展性,预后较差。治疗包括放疗和化疗。

七、组织细胞增多病

1. Langerhans 细胞组织细胞增多病

三种病变(汉德-许勒尔-克里斯琴病,勒-雪病和嗜酸细胞肉芽肿)因其病因学不明并因组织细胞相似而习惯地称三种病变为"组织细胞增多病X"。目前已用"Langerhans细胞组织细胞增多病"(LCH)代替"组织细胞增多病X",反映了疾病起源于突变的Langerhans细胞或其前体。因为这些病变的行为不像真正的肿瘤,其发病机制可能同不正常的免疫调节有关,伴有Langerhans细胞增殖及异常T抑制细胞。然而,应用尖端的分子技术研究表明LCH是克隆性病变。

这些病变非常罕见(儿童发病率为0.6/106,较急性白血病的儿童发病早15年,而急性白血病的发病率为42.1/106),大部分发生于儿童。大约10%的病

例有眼部表现。该病全球都有发生，男性多见（2:1）。大约1/3病人表现为播散型，死亡率为50%。余下2/3为单灶或多灶性骨累及，临床过程既可为潜伏性又可为进展性。

组织来源和病理学表现

LCH综合征被认为是树突细胞家族的特异组织细胞的异常聚集，特别是表皮Langerhans细胞，这些细胞是抗原递呈细胞的特定组织细胞大家族中的一部分。细胞在电镜下可见特征的"球拍形"胞浆颗粒或应用复合的免疫组化染色确认（图10–25）。显微镜下，这些相对大的单核细胞（12mm）拥有中等量颗粒状（偶尔是空泡状）嗜酸性胞浆及含有特征性线性凹槽的锯齿状核。

疾病的临床范围广泛，反映了病理学的变异及疾病位置和病变的进展过程。另外，LCH被再分为局限型和播散型，每一种都可再分为急性或慢性表现。有典型的肉芽肿组织细胞浸润，通常伴有粒细胞（特别是嗜酸性粒细胞）和淋巴细胞聚集。典型的可通过坏死、黄色瘤改变和后期的纤维化来确定病变的组织学变异和进展。可见多核巨细胞。病变通常累及骨

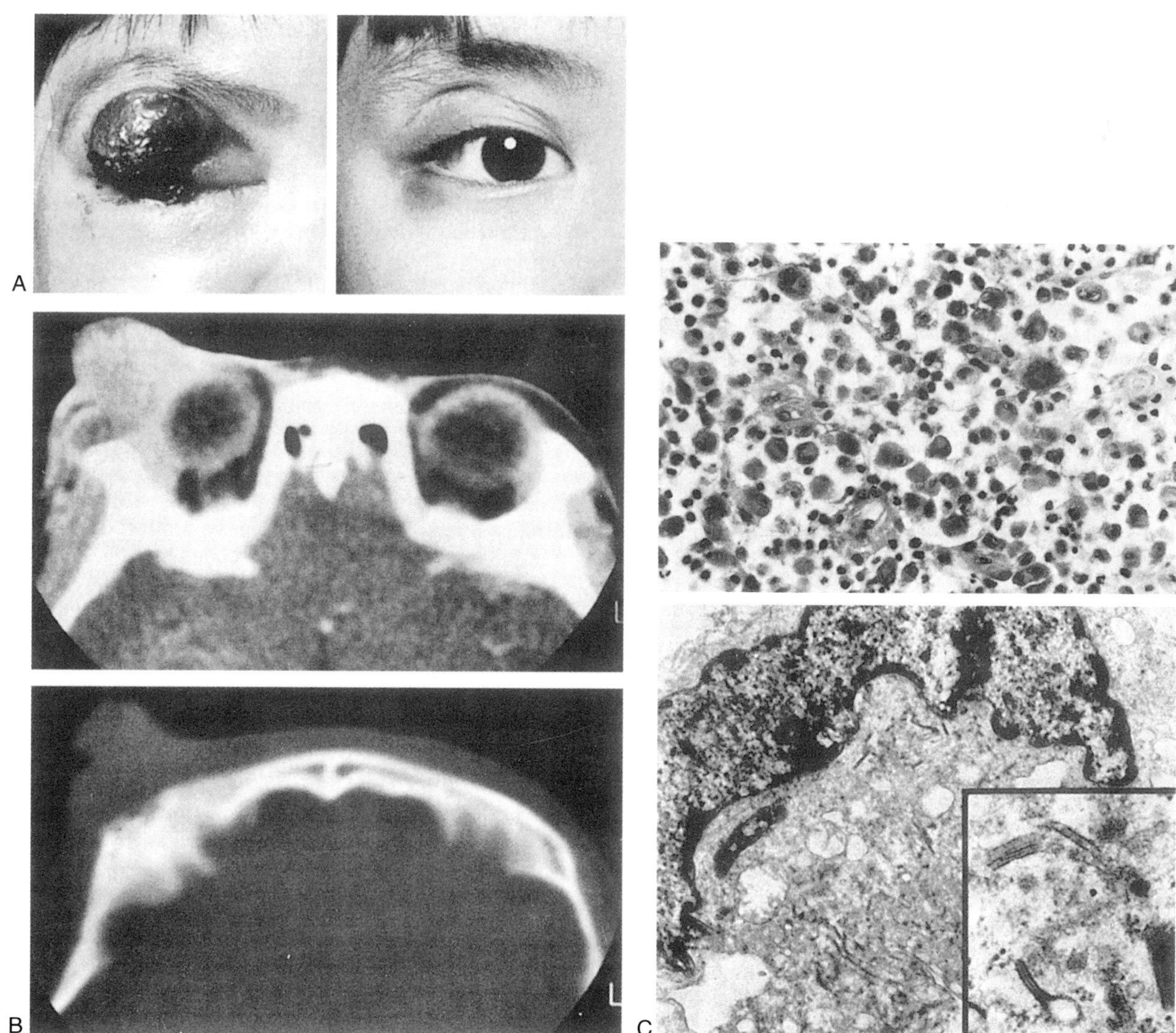

图 10–25 7 岁女孩，表现为右上睑典型的蜡样变伴有眼睑肿胀。（A 左）她表现为肿块样病变侵蚀上睑并且侵犯下睑。（A 右）同一病人放疗（1200rad 分 4 个部分，4mV 线性加速器 4 天）后几个月。（B 上）水平位 CT 片示肿块扩展到上睑，环绕眼球外侧缘，眼球向后移位。（B 下）水平位 CT 片（骨窗）显示肿块引起其骨质侵蚀。（C）病理学示肥大的细胞，胞浆丰富，泡状核，边界清楚的大核及炎症背景（HE 染色，×40）。（D）电镜示 C 形或锯齿状细胞核及大量的 X 体，Birbeck 或 Langerhans 颗粒（D 插图），诊断为组织细胞增多症 X（×17 100，插图×63 000），病人发病后 18 年仍存活。

(特别是骨髓腔),而播散型病变可累及皮肤、淋巴结、脾、肺、肝及骨髓。

◎ 临床表现

病变累及的性质及预后和年龄、进展速度、疾病程度相关。通常,年龄越小疾病越具侵袭性。典型病变包括暴发性全身病变(勒-雪病)、多灶性骨病变(汉德-许勒尔-克里斯琴)和局部骨累及(嗜酸细胞肉芽肿)。病人在疾病早期就有受累部位的临床表现。

局部病变通常累及骨(特别是骨髓部位)及邻近组织,单独的软组织受累罕见。这种病变在年长儿童(3~10岁)中较常见,偶见于年轻人。颅骨(特别是顶骨和额骨)易累及。当受累时,起源于蝶骨翼的病变位置多为眶外上象限,在我们收集的5个局部病变病例中4例显示为外上象限病变(余下1个病例起源于额骨,图10-25)。这些病变典型表现为局部骨溶解和软组织膨胀伴中央低密度坏死(图10-26)。

多灶性骨累及可以是相对局限的或广泛的,有或无相关皮肤或内脏的病变。骨病为孔样溶解或虫蚀样外观伴邻近组织的膨胀(图10-27)。病变区因纤维化而呈现骨硬化灶和发育障碍(图10-28)。这产生典型的浅眼眶及前额扁平(图10-29)。影像上,硬化病变必须与骨纤维异常增殖症、脑膜瘤、皮样囊肿、泪腺肿瘤、成骨细胞转移癌或Caffey病相鉴别。皮肤累及以真皮乳头层出现瘙痒的湿疹和黄红色病变,多见于头皮。骨和周围组织累及可以出现典型的三联征:尿崩症、突眼及骨病变。急性病变多累及3岁

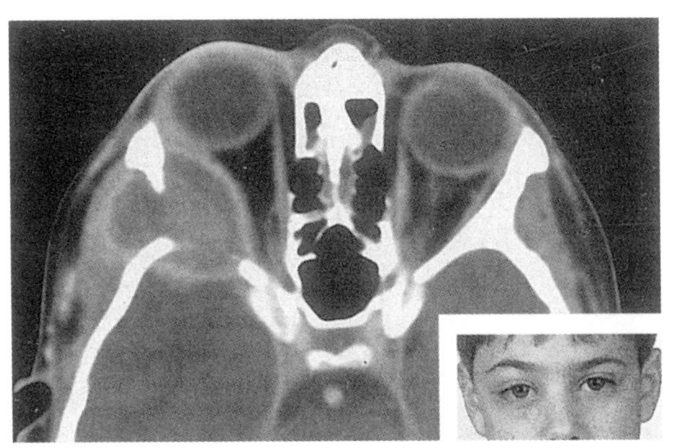

图 10-26 10岁男孩右上眼睑肿胀3周。眼球向下移位及轴性突眼,其他眼科检查正常。增强CT示肿物边缘回声增强,疑为Langerhans细胞组织细胞增多症。针吸活检明确诊断。全身检查阴性,病变刮除,术后类固醇治疗。原发眼眶病变1年后枕骨区出现第二块病变,采用刮除术,病变后5年病人情况良好。

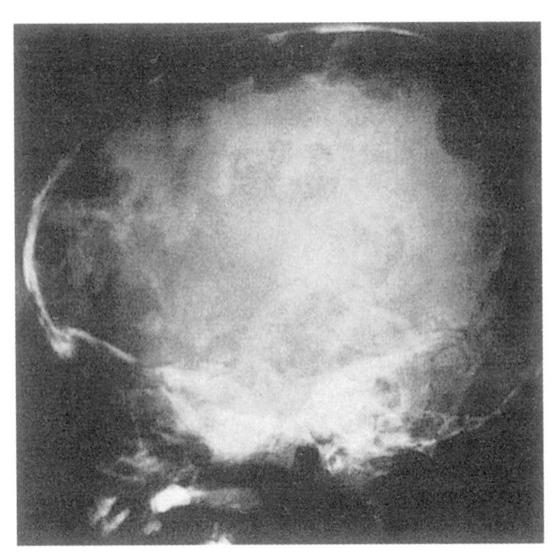

图 10-27 患Langerhans细胞组织细胞增多症的3岁男孩的侧位颅骨平片示颅顶的溶解性病变。

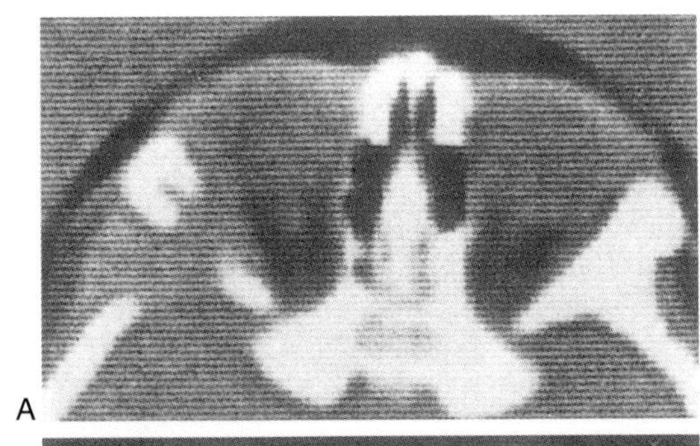

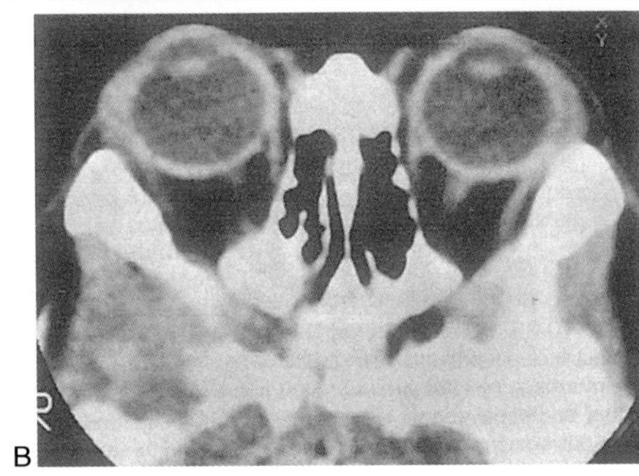

图 10-28 (A)患Langerhans细胞组织细胞增多症患者的水平位CT示右眼眶后外侧缘和颞窝的破坏,在眼眶和颞窝可见软组织肿块。(B)5年后的CT片示治疗后的骨再生及硬化。残存肿块仍可见。

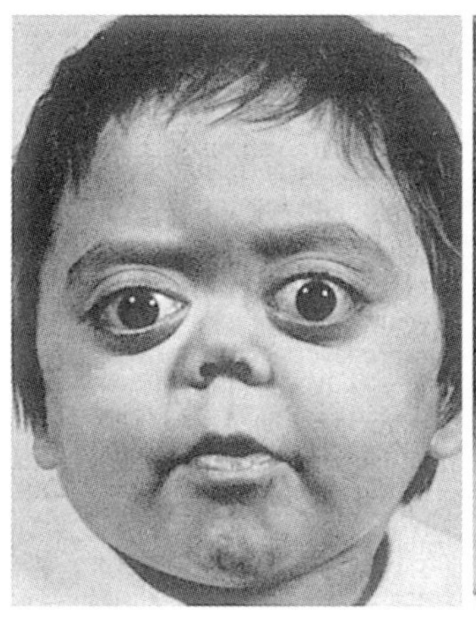
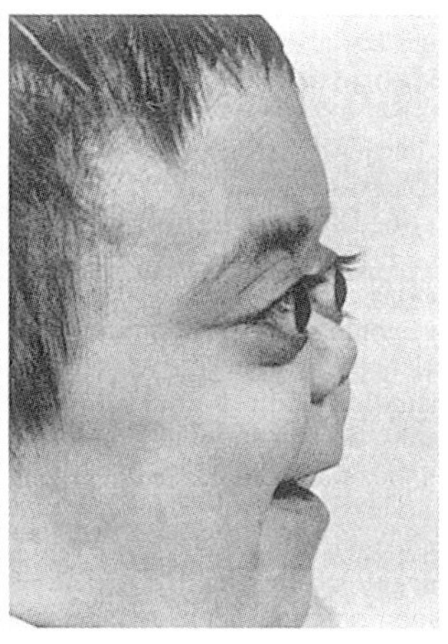

图 10–29　眼眶 Langerhans 细胞组织细胞增多症治疗后的骨发展受阻，表现为眼眶变浅，突眼。

以下婴儿及儿童。通常以发烧、局部感染、皮肤病变、中耳炎及肝脾肿大起病，淋巴结病和骨损害常见。骨髓累及可致贫血、血小板减少和白细胞减少。

预后同病人的年龄、疾病程度及进展相关。2岁以下儿童死亡率为55%~60%，年长儿童死亡率为15%。播散型疾病生存期短。伴有血小板减少、黄疸、肝脾肿大、贫血和呼吸功能不全的病人死亡率高。但是，总的来说，大量病例对照研究显示组织学同预后无明显相关性。

依据疾病是局限性、播散性、急性或慢性而采用不同的治疗。因为本病有一个自发消退的过程，一些局限性病变可观察治疗。其他的治疗方式包括低剂量的局部放疗，播散型疾病应用细胞毒性药物，口服或病变内应用类固醇。儿童的治疗应在儿科肿瘤学家的指导下进行，通常控制局部病变很有效。暴发性及进展性较强的病变对任何形式的治疗均无明显反应。局限的眶周疾病通常采用低剂量放疗或局部刮除术。

2. 恶性组织细胞增多症

恶性组织细胞增多症或组织细胞淋巴瘤表现为组织细胞起源的全身性肿瘤。该病变也曾在髓性组织细胞性网状细胞增多症中描述。许多病例在过去被分类为组织细胞淋巴瘤，最近被分类为间变性大细胞淋巴瘤。恶性组织细胞增多症非常罕见，各年龄组均可发生暴发性瘤性病变，特征为突然的发热、虚弱、体重下降、肝脾肿大和广泛的淋巴结病起病。病变会导致进展性消瘦、黄疸、紫癜、贫血、白细胞减少和胸腔积液。软组织和皮肤也可被累及（图10–30）。病人进展为眼眶和眼周病变伴有皮肤结膜和眼眶软组织浸润。组织学上，该病同多形性的组织细胞浸润相关，显示为活跃的噬红细胞作用。也可见多核巨细胞及异常的浆细胞。

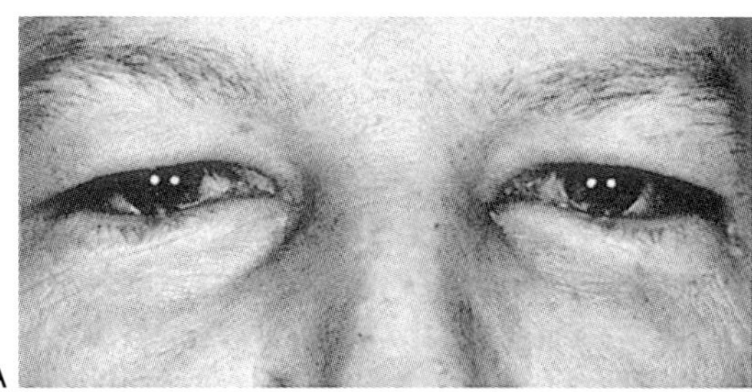

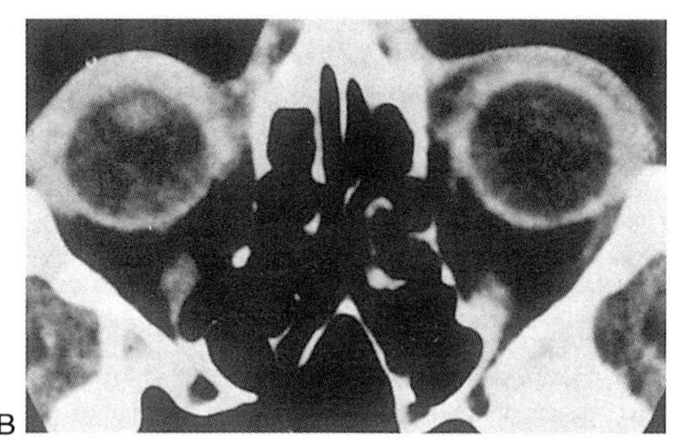

图 10–30　（A）43 岁男性患者，表现为眶周肿胀，结膜水肿，结膜下出血持续一个月，同时伴有继发于 2 月前诊断的广泛恶性组织细胞增多症的呼吸困难及足部水肿，发病后 6 个月死于该病。（B）水平位 CT 片示不规则的双侧眶前浸润及眼睑和结膜增厚。

总的来说，该病预后差，疾病未经治疗存活期少于12个月。一些病例，联合应用化疗可缓解疾病。

参考文献

General

Chan JK, Banks PM, Cleary ML, et al. A proposal for classification of lymphoid neoplasms (by the International Lymphoma Study Group). Histopathology 1994;25:517-36.

Duke-Elder S, MacFaul PA. The ocular adnexa. In: Duke-Elder S, ed. System of Ophthalmology. St. Louis: CV Mosby, 1974; v. 13.

Frizzera G. Recent progress in lymphoma classification. Curr Opin Oncol 1997;9:392-402.

Harris NL, Jaffe ES, Diebold J, et al. World Health Organization classification of neoplastic diseases of the hematopoietic and lymphoid tissues: report of the Clinical Advisory Committee Meeting-Airlie House, Virginia, November 1997. J Clin Oncol 1999;17:3835-49.

Harris NL, Jaffe ES, Stein H, et al. A revised European-American classification of lymphoid neoplasms: a proposal from the International Lymphoma Study Group. Blood 1994;84:1361-92.
Henderson JW. Orbital Tumors. 3rd ed. New York: Raven Press, 1994.
Ioachim HL. Lymph Node Biopsy. Philadelphia: JB Lippincott, 1982.
Jones IS, Jakobiec FA. Diseases of the Orbit. New York: Harper & Row, 1979.
Lennert K. Malignant Lymphomas Other Than Hodgkin's Disease: Histology, Cytology, Ultrastructure, Immunology. New York: Springer-Verlag, 1978.
Reese AB. Tumors of the Eye. 3rd ed. New York: Harper & Row, 1976.
Robb-Smith AHT, Taylor CR. Lymph Node Biopsy. New York: Oxford University Press, 1981.

Lymphocytic Tumors

Abo W, Takada K, Kamada M, et al. Evolution of infectious mononucleosis into Epstein-Barr virus carrying monoclonal malignant lymphoma. Lancet 1982;1:1272-6.
Anonymous. National Cancer Institute-sponsored study of classifications of non-Hodgkin's lymphomas: summary and description of a working formulation for clinical usage. Non-Hodgkin's Lymphoma Pathologic Classification Project. Cancer 1982;49:2112-35.
Antle CM, White VA, Horsman DE, Rootman J. Large cell orbital lymphoma in a patient with acquired immune deficiency syndrome. Ophthalmology 1990;97:1494-8.
Argatoff LH, Connors JM, Klasa RJ, Horsman DE, Gascoyne RD. Mantle cell lymphoma: a clinicopathologic study of 80 cases. Blood 1997;89:2067-78.
Astarita RW, Minckler D, Taylor CR, et al. Orbital and adnexal lymphomas: a multiparameter approach. Am J Clin Pathol 1980;73:615-21.
Banerjee D, Ahmad D. Malignant lymphoma complicating lymphocytic interstitial pneumonia: a monoclonal B-cell neoplasm arising in a polyclonal lymphoproliferative disorder. Hum Pathol 1982;13:780-2.
Burke JS, Butler JJ, Fuller LM. Malignant lymphomas of the thyroid: a clinical pathological study of 35 patients including ultrastructural observations. Cancer 1977;39:1587-602.
Cahill M, Barnes C, Moriarty P, et al. Ocular adnexal lymphoma - comparison of MALT lymphoma with other histological types. Br J Ophthalmol 1999;83:742-7.
Chavis RM, Garner A, Wright JE. Inflammatory orbital pseudotumor: a clinicopathologic study. Arch Ophthalmol 1978;96:1817-22.
Cleary ML, Chao J, Warnke R, Sklar J. Immunoglobulin gene rearrangement as a diagnostic criterion of B-cell lymphoma. Proc Natl Acad Sci USA 1984;81:593-7.
Cleary ML, Warnke R, Sklar J. Monoclonality of lymphoproliferative lesions in cardiac-transplant recipients. Clonal analysis based on immunoglobulin-gene rearrangements. N Engl J Med 1984;310:477-82.
Colby TV, Carrington CB. Lymphoreticular tumors and infiltrates of the lung. Pathol Annu 1983;18:27-70.
Colby TV, Carrington CB. Pulmonary lymphomas: current concepts. Hum Pathol 1983;14:884-7.
Compagno J, Oertel JE. Malignant lymphoma and other lymphoproliferative disorders of the thyroid gland. Am J Clin Pathol 1980;74:1-11.
Cossman J, Uppenkamp M, Sundeen J, et al. Molecular genetics and the diagnosis of lymphoma. Arch Pathol Lab Med 1988;112:117-27.
Coupland SE, Krause L, Delecluse H-J, et al. Lymphoproliferative lesions of the ocular adnexa: analysis of 112 cases. Ophthalmology 1998;105:1430-41.
Curtin HD. Pseudotumor. Radiol Clin North Am 1987;25:583-99.
Dolman PJ, Rootman J, Quenville NF. Signet-ring cell lymphoma in the orbit: a case report and review. Can J Ophthalmol 1986;21:242-5.
Dorfman RF, Burke JS, Berard CW. A working formulation of non-Hodgkin's lymphomas: background, recommendations, histological criteria, and relationship to other classifications. In: Rosenberg SA, Kaplan HS, eds. Malignant Lymphomas: Etiology, Immunology, Pathology, Treatment. New York: Academic Press, 1982; 351-68.
Ellis JH, Banks PM, Campbell RJ, Liesegang TJ. Lymphoid tumors of the ocular adnexa. Clinical correlation with the working formulation classification and immunoperoxidase staining of paraffin section. Ophthalmology 1985;92:1311-24.
Evans HL. Extranodal small lymphocytic proliferation: a clinicopathologic and immunocytochemical study. Cancer 1982;49:84-96.
Fisher RI, Dahlberg S, Nathwani BN, et al. A clinical analysis of two indolent lymphoma entities: mantle cell lymphoma and marginal zone lymphoma (including the mucosa-associated lymphoid tissue and monocytoid B-cell subcategories): a Southwest Oncology Group study. Blood 1995;85:1075-82.
Font RL, Shields JA. Large cell lymphoma of the orbit with microvillous projections ("porcupine lymphoma"). Arch Ophthalmol 1985;103:1715-9.
Foran JM, Rohatiner AZS, Cunningham D, et al. European phase II study of Rituximab (chimeric anti-CD-20 monoclonal antibody) for patients with newly diagnosed mantle-cell lymphoma and previously treated mantle-cell lymphoma, immunoctyoma, and small B-cell lymphocytic lymphoma. J Clin Oncol 2000;18:317-24.
Garner A, Rahi AHS, Wright JE. Lymphoproliferative disorders of the orbit: an immunological approach to diagnosis and pathogenesis. Br J Ophthalmol 1983;67:561-9.
Hammer RD, Glick AD, Greer JP, et al. Splenic marginal zone lymphoma. A distinct B-cell neoplasm. Am J Surg Pathol 1996;20:613-26.
Hande KR, Garrow GC. Acute tumor lysis syndrome in patients with high-grade non-Hodgkin's lymphoma. Am J Med 1993;94:133-9.
Harris NL, Pilch BZ, Bhan AK, et al. Immunohistologic diagnosis of orbital lymphoid infiltrates. Am J Surg Pathol 1984;8:83-91.
Harris NL, Jaffe ES, Stein H, et al. A revised European-American classification of lymphoid neoplasms: a proposal from the International Lymphoma Study Group. Blood 1994;84:1361-92.
Hornblass A, Jakobiec FA, Reifler DM, Mines J. Orbital lymphoid tumors located predominantly within extraocular muscles. Ophthalmology 1987;94:688-97.
Isaacson P, Wright DH. Malignant lymphoma of mucosa-associated lymphoid tissue. A distinctive type of B-cell lymphoma. Cancer 1983;52:1410-6.
Isaacson P, Wright DH. Extranodal malignant lymphoma arising from mucosa-associated lymphoid tissue. Cancer 1984;53:2515-24.
Isaacson PG, Spencer J. Malignant lymphoma of mucosa-associated lymphoid tissue. Histopathology 1987;11:445-62.
Jakobiec FA. Ocular inflammatory disease: the lymphocyte redivivus. Am J Ophthalmol 1983;96:384-91.
Jakobiec FA, lwamoto T, Knowles DM 2nd. Ocular adnexal lymphoid tumors. Correlative ultrastructural and immunologic marker studies. Arch Ophthalmol 1982;100:84-98.
Jakobiec FA, lwamoto T, Patell M, Knowles DM 2nd. Ocular adnexal monoclonal lymphoid tumors with a favorable prognosis. Ophthalmology 1986;93:1547-57.
Jakobiec FA, Lefkowitch J, Knowles DM 2nd. B- and T-lymphocytes in ocular disease. Ophthalmology 1984;91:635-54.
Jakobiec FA, McLean I, Font RL. Clinicopathologic characteristics of orbital lymphoid hyperplasia. Ophthalmology 1979;86:948-66.
Jakobiec FA, Neri A, Knowles DM 2nd. Genotypic monoclonality in immunophenotypically polyclonal orbital lymphoid tumors. A model of tumor progression in the lymphoid system. The 1986 Wendell Hughes lecture. Ophthalmology 1987;94:980-94.
Jenkins C, Rose GE, Bunce C, et al. Histological features of ocular adnexal lymphoma (REAL classification) and their association with patient morbidity and survival. Br J Ophthalmol 2000;84:907-13.
Johnson TE, Tse DT, Byrne GE Jr, et al. Ocular-adnexal lymphoid tumors: a clincopathologic and molecular genetic study of 77 patients. Ophthal Plast Reconstr Surg 1999;15:171-9.
Knowles DM 2nd, Halper JP, Jakobiec FA. The immunologic characterization of 40 extranodal lymphoid infiltrates: usefulness in distinguishing between benign pseudolymphoma and malignant lymphoma. Cancer 1982;49:2321-35.
Knowles DM 2nd, Jakobiec FA. Cell marker analysis of extranodal lymphoid infiltrates: to what extent does the determination of mono or polyclonality resolve the diagnostic dilemma of malignant lymphoma versus pseudolymphoma in an extranodal site? Semin Diagn Pathol 1985;2:163-8.
Knowles DM 2nd, Jakobiec FA. Ocular adnexal lymphoid neoplasms: clinical, histopathologic, electron microscopic, and immunologic

characteristics. Hum Pathol 1982;13:148-62.
Knowles DM 2nd, Jakobiec FA. Orbital lymphoid neoplasms: a clinicopathologic study of 60 patients. Cancer 1980;46:576-89.
Knowles DM 2nd, Jakobiec FA, Halper JP. Immunologic characterization of ocular adnexal lymphoid neoplasms. Am J Ophthalmol 1979;87:603-19.
Knowles DM 2nd, Jakobiec FA, McNally L, Burke JS. Lymphoid hyperplasia and malignant lymphoma occurring in the ocular adnexa (orbit, conjunctiva, and eyelids): a prospective multiparametric analysis of 108 cases during 1977 to 1987. Hum Pathol 1990;21:959-73.
Koss MN, Hockholzer L, Nichols PW, et al. Primary non-Hodgkin's lymphoma and pseudolymphoma of lung: a study of 161 patients. Hum Pathol 1983;14:1024-38.
Lennert K. Malignant Lymphomas Other Than Hodgkin's Disease: Histology, Cytology, Ultrastructure, Immunology. New York: Springer-Verlag, 1978.
Levine RA. Orbital ultrasonography. Radiol Clin North Am 1987;25:447-69.
Lim LC, Koh KP, Tan P. Fatal cytokine release syndrome with chimeric anti-CD20 monoclonal antibody rituximab in a 71-year-old patient with chronic lymphocytic leukemia. J Clin Oncol 1999;17:1962-3.
Lukes RJ, Collins RD. New approaches to the classification of the lymphomata. Br J Cancer 1975;31(Suppl 2):1-28.
Maloney DG, Press OW. Newer treatments for non-Hodgkin's lymphoma: monoclonal antibodies. Oncology 1998;12(Suppl 8):63-76.
McCune SL, Gockerman JP, Rizzieri DA. Monoclonal antibody therapy in the treatment of non-Hodgkin lymphoma. JAMA 2001;286:1149-52.
McNally L, Jakobiec FA, Knowles DM 2nd. Clinical, morphologic, immunophenotypic, and molecular genetic analysis of bilateral ocular adnexal lymphoid neoplasms in 17 patients. Am J Ophthalmol 1987;103:555-68.
Morgan G. Lymphocytic tumors of the orbit. Mod Probl Ophthalmol 1975;14:355-60.
Morgan G, Harry J. Lymphocytic tumors of indeterminate nature: a 5-year follow-up of 98 conjunctival and orbital lesions. Br J Ophthalmol 1978;62:381-3.
Neri A, Jakobiec FA, Pillici P, et al. Immunoglobulin and T cell receptor beta chain gene rearrangement analysis of ocular adnexal lymphoid neoplasms: clinical and biologic implications. Blood 1987;70:1519-29.
O'Connor NTJ, Wainscoat JS, Wetherall DJ, et al. Rearrangement of the T-cell receptor beta-chain gene in the diagnosis of lymphoproliferative disorders. Lancet 1985;1:1295-7.
Onrust SV, Lamb HM, Balfour JAB. Rituximab. Drugs 1999;58:79-90.
Papadimitriou CS, Muller-Hermelink U, Lennert K. Histologic and immunohistochemical findings in the differential diagnosis of chronic lymphocytic leukemia of B-cell type and lymphoplasmacytic/lymphoplasmacytoid lymphoma. Virchows Arch [A] Pathol Anat Hist 1979;384:149-58.
Patel S, Rootman J. Nodular sclerosing Hodgkin's disease of orbit. Ophthalmology 1983;90:1433-6.
Piro LD, White CA, Grillo-Lopez AJ, et al. Extended rituximab (anti-CD20 monoclonal antibody) therapy for relapsed or refractory low-grade or follicular non-Hodgkin's lymphoma. Ann Oncol 1999;10:655-61.
Portlock CS, Rosenberg SA. No initial therapy for stage III and IV non-Hodgkin's lymphomas of favorable histologic types. Ann Intern Med 1979;90:10-3.
Rappaport H. Atlas of Tumor Pathology, Section III, Fascicle 8. Tumors of the Hematopoietic System. Washington, DC: Armed Forces Institute of Pathology, 1966.
Rassiga AL. Advances in adult non-Hodgkin's lymphoma. Current concepts of classification, diagnosis, and management. Arch Intern Med 1980;140:1647-51.
Reifler DM, Warzynski MJ, Blount WR, et al. Orbital lymphoma associated with acquired immune deficiency (AIDS). Surv Ophthalmol 1994;38:371-80.
Risdall R, Hoppe RT, Warnke R. Non-Hodgkin's lymphoma: a study of the evolution of the disease based upon 92 autopsied cases. Cancer 1979;44:529-42.
Rootman J, Patel S, Jewell L. Polyclonal orbital and systemic infiltrates. Ophthalmology 1984;91:1112-7.
Rosenberg SA. Current concepts in cancer: non-Hodgkin's lymphoma - selection of treatment on the basis of histologic type. N Engl J Med 1979;301:924-8.
Sigelman J, Jakobiec FA. Lymphoid lesions of the conjunctiva: relation of histopathology to clinical outcome. Ophthalmology 1978;85:818-43.
Sklar J. What can DNA rearrangements tell us about solid hematolymphoid neoplasms? Am J Surg Pathol 1990;14(Suppl 1):16-25.
Taylor CR. An immunohistological study of follicular lymphoma, reticulum cell sarcoma and Hodgkin's disease. Eur J Cancer 1976;12:61-75.
Turner RR, Colby TV, Doggett RS. Well-differentiated lymphocytic lymphoma. A study of 47 patients with primary manifestation in the lung. Cancer 1984;54:2088-96.
Turner RR, Egbert P, Warnke RA. Lymphocytic infiltrates of the conjunctiva and orbit: immunohistochemical staining of 16 cases. Am J Clin Pathol 1984;81:447-52.
Vogiatzis KV. Lymphoid tumors of the orbit and ocular adnexa: a long-term follow-up. Ann Ophthalmol 1984;16:1046-55.
Warnke R, Pederson M, Williams C, Levy R. A study of lymphoproliferative diseases comparing immunofluorescence with immunohistochemistry. Am J Clin Pathol 1978;70:67-75.
Weisenburger DD, Armitage JO. Mantle cell lymphoma-an entity comes of age. Blood 1996;87:4483-94.
White V, Rootman J, Quenville N, et al. Orbital lymphoproliferative and inflammatory lesions. Can J Ophthalmol 1987;22:362-73.
White VA, Gascoyne RD, McNeil BK, et al. Histopathologic findings and frequency of clonality detected by the polymerase chain reaction in ocular adnexal lymphoproliferative lesions. Mod Pathol 1996;9:1052-61.
White WL, Ferry JA, Harris NL, Grove AS Jr. Ocular adnexal lymphoma: a clinicopathologic study with identification of lymphomas of mucosa-associated lymphoid tissue type. Ophthalmology 1995;102:1994-2006.
Yang H, Rosove MH, Figlin RA. Tumor lysis syndrome occurring after the administration of rituximab in lymphoproliferative disorders: high-grade non-Hodgkin's lymphoma and chronic lymphocytic leukemia. Am J Hematol 1999;62:247-50.
Yeo JH, Jakobiec FA, Abbott GF, Trokel SL. Combined clinical and computed tomographic diagnosis of orbital lymphoid tumors. Am J Ophthalmol 1982;94:235-45.
Zukerberg LR, Medeiros LJ, Ferry JA, Harris NL. Diffuse low-grade B-cell lymphomas. Four clinically distinct subtypes defined by a combination of morphologic and immunophenotypic features. Am J Clin Pathol 1993;100:373-85.

Burkitt's Lymphoma

Banks PM, Arseneau JC, Gralnick HR, et al. American Burkitt's lymphoma: a clinicopathologic study of 30 cases. II. Pathologic correlations. Am J Med 1975;58:322-6.
Burkitt D. A sarcoma involving the jaws in African children. Br J Surg 1958;46:218-23.
Burkitt D, O'Conor GT. Malignant lymphoma in African children. I. A clinical syndrome. Cancer 1961;14:258-69.
de Thé G. Role of Epstein-Barr virus in human diseases: infectious mononucleosis, Burkitt's lymphoma and nasopharyngeal carcinoma. In: Klein G, ed. Viral Oncology. New York: Raven Press, 1980; 769.
Feman SS, Niwayana G, Hepler RS, Foos RY. "Burkitt tumor" with intraocular involvement. Surv Ophthalmol 1969;14:106-11.
Flandrin G, Brouet JC, Daniel MT, Preud'homme JL. Acute leukemia with Burkitt's tumor cells: a study of six cases with special reference to lymphocyte surface markers. Blood 1975;45:183-8.
Henle W, Henle G. Evidence for an oncogenic potential of the Epstein-Barr virus. Cancer Res 1973;33:1419-23.
Histopathological definition of Burkitt's tumor. Bull World Health Organ 1969;40:601-7.
Lukes RJ, Collins RD. New approaches to the classification of the lymphomata. Br J Cancer 1975;31[Suppl 2]:1-28.
Mann RB, Jaffe ES, Berard CW. Malignant lymphomas - a conceptual understanding of morphologic diversity. A review. Am J Pathol 1979;94:105-91.
Mann RB, Jaffe ES, Braylan RC, et al. Non-endemic Burkitt's lymphoma: a B-cell tumor related to germinal centers. N Engl J Med

1976;295:685-91.
Nadal D, Caduff R, Frey E, et al. Non-Hodgkin's lymphoma in four children infected with human immunodeficiency virus. Association with Epstein-Barr virus and treatment. Cancer 1994;73:224-30.
Newkirk MM, Shiroky JB, Johnson N, et al. Rheumatic disease patients, prone to Sjögren's syndrome and/or lymphoma, mount an antibody response to BHRF1, the Epstein-Barr viral homologue of BCL-2. Br J Rheumatol 1996;35:1075-81.
O'Conor GT, Rappaport H, Smith EB. Childhood lymphoma resembling "Burkitt tumor" in the United States. Cancer 1965;18:411-7.
Rooney N, Ramsay AD. Lymphomas of the head and neck. II. The B-cell lymphomas. Eur J Cancer 1994;30B:155-9.
Weisenthal RW, Streeten BW, Dubansky AS, et al. Burkitt lymphoma presenting as a conjunctival mass. Ophthalmology 1995;102:129-34.
Wright DH. Burkitt's lymphoma: a review of the pathology, immunology, and possible etiologic factors. Pathol Annu 1971;6:336-63.
Ziegler JL. Treatment results of 54 American patients with Burkitt's lymphoma are similar to the African experience. New Engl J Med 1977;297:75-80.
Ziegler JL, Magrath IT. Burkitt's lymphoma. Pathobiol Annu 1974;4:129-42.

T-Cell Lymphomas

Bunn PA Jr, Carney DN. Treatment of cutaneous T-cell lymphoma. J Dermatol Surg Oncol 1980;6:383-7.
Chiang AK, Chan AC, Srivastava G, Ho FC. Nasal T/natural killer (NK)-cell lymphomas are derived from Epstein-Barr virus-infected cytotoxic lymphocytes of both NK- and T-cell lineage. Int J Cancer 1997;73:332-8.
Chu AC. The use of monoclonal antibodies in the in situ identification of T-cell subpopulations in cutaneous T-cell lymphoma. J Cutan Pathol 1983;10:479-98.
Coupland SE, Foss H-D, Assaf C, et al. T-cell and T/natural killer-cell lymphomas involving ocular and ocular adnexal tissues. A clinicopathologic, immunohistochemical, and molecular study of seven cases. Ophthalmology 1999;106:2109-20.
Diamandidou E, Cohen PR, Kurzrock R. Mycosis fungoides and Sézary syndrome. Blood 1996;88:2385-409.
Edelson RL. Cutaneous T cell lymphoma: mycosis fungoides, Sézary syndrome, and other variants. J Am Acad Dermatol 1980;2:89-106.
Edelson RL. Cutaneous T-cell lymphoma. J Dermatol Surg Oncol 1980;6:358-68.
Edelson RL, Raafat J, Berger CL, et al. Antithymocyte globulin in the management of cutaneous T cell lymphoma. Cancer Treat Rep 1979;63:675-80.
Epstein EH Jr. Mycosis fungoides: clinical course and cellular abnormalities. J Invest Dermatol 1980;75:103-6.
Epstein EH Jr, Levin DL, Croft JD Jr, Lutzner MA. Mycosis fungoides. Survival, prognostic features, response to therapy, and autopsy findings. Medicine 1972;51:61-72.
Haynes BF, Metzgar RS, Minna JD, Bunn PA. Phenotypic characterization of cutaneous T-cell lymphoma. Use of monoclonal antibodies to compare with other malignant T-cells. N Engl J Med 1981;304:1319-23.
Jaffe ES, Chan JK, Su IJ, et al. Report on the Workshop on Nasal and Related Extranodal Angiocentric T/Natural Killer Cell Lymphomas. Definitions, differential diagnosis, and epidemiology. Am J Surg Pathol 1996;20:103-11.
Kwong YL, Chan AC, Liang R, et al. CD56+ NK lymphomas: clinicopathological features and prognosis. Br J Hematol 1997;97:821-9.
Lauer SA, Fischer J, Jones J, et al. Orbital T-cell lymphoma in human T-cell leukemia virus-I infection. Ophthalmology 1988;95:110-5.
Leidenix MJ, Mamalis N, Olson RJ, et al. Primary T-cell immunoblastic lymphoma of the orbit in a pediatric patient. Ophthalmology 1993;100:998-1002.
Levi JA, Wiernik PH. Management of mycosis fungoides - current status and future prospects. Medicine 1975;54:73-88.
Lutzner M, Edelson R, Schein P, et al. Cutaneous T-cell lymphomas: the Sézary syndrome, mycosis fungoides, and related disorders. Ann Intern Med 1975;83:534-52.
Lipp RW, Sill H, Aigner R, et al. Gallium-67-citrate scintigraphy of high-grade T-cell non-Hodgkin's lymphoma. J Nucl Med 1996;37:1524-5.
Meekins B, Proia AD, Klintworth GK. Cutaneous T cell lymphoma presenting as a rapidly enlarging ocular adnexal tumor. Am Acad Ophthalmol 1985;92:1288-93.
Meyer JH, Scharf B, Gerling J. Midline granuloma presenting as orbital cellulitis. Graefes Arch Clin Exp Ophthalmol 1996;234:137-9.
Rappaport H, Thomas LB. Mycosis fungoides: the pathology of extracutaneous involvement. Cancer 1974;34:1198-229.
Safai B, Good RA. Lymphoproliferative disorders of the T-cell series: a review. Medicine 1980;59:335-51.
Shapiro PE, Pinto FJ. The histologic spectrum of mycosis fungoides/Sezary syndrome (cutaneous T-cell lymphoma). A review of 222 biopsies, including newly described patterns and the earliest pathologic changes. Am J Surg Pathol 1994;18:645-67.
Stenson S, Ramsay DL. Ocular findings in mycosis fungoides. Arch Ophthalmol 1981;99:272-7.
Vonderheid EC. Evaluation and treatment of mycosis fungoides lymphoma. Int J Dermatol 1980;19:182-8.
Zucker JL, Doyle MF. Mycosis fungoides metastatic to the orbit. Arch Ophthalmol 1991;109:688-91.

Leukemia: Granulocytic Sarcoma

Brugo EA, Larkin E, Molina-Escobar J, Contanzi J. Primary granulocytic sarcoma of the small bowel. Cancer 1975;35:1333-40.
Bulas RB, Laine FJ, Das Narla L. Bilateral orbital granulocytic sarcoma (chloroma) preceding the blast phase of acute myelogenous leukemia: CT findings. Ped Radiol 1995;25:488-9.
Cavdar AO, Babacan E, Gozdasoglu S, et al. High risk subgroup of acute myelomonocytic leukemia (AMML) with orbito-ocular granulocytic sarcoma (OOGS) in Turkish children. Retrospective analysis of clinical, hematological, ultrastructural and therapeutical findings of thirty-three OOGS. Acta Haematologica 1989;81:80-5.
Edgerton AE. Chloroma: report of a case and a review of the literature. Trans Am Ophthalmol Soc 1947;45:376-414.
Krause JR. Granulocytic sarcoma preceding acute leukemia. Cancer 1979;44:1017-21.
Leder LD. Ueber die selective Ferment cytochemische Darstellung von neutrophilen myeloischen Zellen und Gewebsmastzellen im Paraffinschnitt. Klin Wschr 1964;42:553
Liu PI, Ishimaru T, McGregor DH, et al. Autopsy study of granulocytic sarcoma (chloroma) in patients with myelogenous leukemia, Hiroshima-Nagasaki 1949-1969. Cancer 1973;31:948-55.
Long JC, Berard CW. Short Course 42: The Pathology of Lymph Nodes. New Orleans: International Academy of Pathology, 1980.
Mason TE, Demaree RS Jr, Margolis CL. Granulocytic sarcoma (chloroma) two years preceding myelogenous leukemia. Cancer 1973;31:423-32.
Specchia G, Palumbo G, Pastore D, et al. Extramedullary blast crisis in chronic myeloid leukemia. Leukemia Res 1996;20:905-8.
Wiernik PH, Serpick AA. Granulocytic sarcoma (chloroma). Blood 1970;35:361-9.
Zimmerman LE, Font RL. Ophthalmologic manifestations of granulocytic sarcoma (myeloid sarcoma or chloroma). The Third Pan American Association of Ophthalmology and American Academy of Ophthalmology lecture. Am J Ophthalmol 1975;80:975-90.

Plasma Cell Tumors

Aboud N, Sullivan T, Whitehead K. Primary extramedullary plasmacytoma of the orbit. Aust N Z J Ophthalmol 1995;23:235-9.
Adkins JW, Shields JA, Shields CL, et al. Plasmacytoma of the eye and orbit. Int Ophthalmol 1996-97;20:339-43.
Azar HA. Pathology of multiple myeloma and related growths. In: Azar H, Potter M, eds. Multiple Myeloma and Related Disorders. New York: Harper & Row, 1973; v. 1; 1-85.
Benjamin I, Taylor H, Spindler J. Orbital and conjunctival involvement in multiple myeloma. Report of a case. Am J Clin Pathol 1975;63:811-7.

Bush SE, Goffinet DR, Bagshaw MA. Extramedullary plasmacytoma of the head and neck. Radiology 1981;140:801-5.
Clarke E. Plasma cell myeloma of the orbit. Br J Ophthalmol 1953;37:543-54.
Dolin S, Dewar JP. Extramedullary plasmacytoma. Am J Pathol 1956;32:83-103.
Fine RS, Amjad H, Schneider JR. Case report. Plasmacytoma presenting as unilateral proptosis. Postgrad Med 1978;64:178-9.
Harwood AR, Knowling MA, Bergsagel DE. Radiotherapy of extramedullary plasmacytoma of the head and neck. Clin Radiol 1981;32:31-6.
Hayes JG, Petersen M, Kakulas BA. Multiple myeloma with bilateral orbital infiltration and polyneuropathy. Med J Aust 1980;2:276-7.
Hellwig CA. Extramedullary plasma cell tumors as observed in various locations. Arch Pathol 1943;36:95-111.
Jonasson F. Orbital plasma cell tumors. Ophthalmologica 1978;177:152-7.
Kennerdell JS, Jannetta PJ, Johnson BL. A steroid-sensitive solitary intracranial plasmacytoma. Arch Ophthalmol 1974;92:393-8.
Kim H, Heller P, Rappaport H. Monoclonal gammopathies associated with lymphoproliferative disorders: a morphologic study. Am J Clin Pathol 1973;59:282-94.
Kincaid MC, Green WR. Diagnostic methods in orbital diseases. Ophthalmology 1984;91:719-25.
Knowles DM 2nd, Halper JA, Trokel S, Jakobiec FA. Immunofluorescent and immunoperoxidase characteristics of IgD lambda myeloma involving the orbit. Am J Ophthalmol 1978;85:485-94.
Knowling MA, Harwood AR, Bergsagel DE. Comparison of extramedullary plasmacytomas with solitary and multiple plasma cell tumor of bone. J Clin Oncol 1983;1:255-62.
Kurzel RB, Mausolf F. Orbital involvement of an extramedullary plasmacytoma. Ophthalmologica 1978;176:241-4.
Kyle RA. Multiple myeloma: review of 869 cases. Mayo Clin Proc 1975;50:29-40.
Levin SR, Spaulding AG, Wirman JA. Multiple myeloma. Orbital involvement in a youth. Arch Ophthalmol 1977;95:642-4.
Lewinski UH, Klein B, Gafter U, Djaldetti M. Acute plasma cell leukemia followed by extramedullary plasmacytoma. Br J Haematol 1980;24:131-6.
Mcfadzean RM. Orbital plasma cell myeloma. Br J Ophthalmol 1975;59:164-5.
Maeda Y, Tani E, Nakano M, Matsumoto T. Plasma cell granuloma of the fourth ventricle. J Neurosurg 1984;60:1291-6.
Mewis-Levin L, Garcia CA, Olson JD. Plasma cell myeloma of the orbit. Ann Ophthalmol 1981;17:477-81.
Mill WB, Griffith R. The role of radiation therapy in the management of plasma cell tumors. Cancer 1980;45:647-52.
Mustoe TA, Fried MP, Goodman ML, et al. Osteosclerotic plasmacytoma of maxillary bone (orbital floor). J Laryngol Otol 1984;98:929-38.
Pasmantier MW, Azar HA. Extraskeletal spread in multiple plasma cell myeloma. Cancer 1969;23:167-74.
Pasternak S, White VA, Gascoyne RD, et al. Monoclonal origin of localised orbital amyloidosis detected by molecular analysis. Br J Ophthalmol 1996;80:1013-7.
Rappaport K, Liesegang TJ, Menke DH, Czervionke LF. Plasmacytoma manifesting as recurrent cellulitis and hematic cyst of the orbit. Am J Ophthalmol 1996;122:595-7.
Rodman HI, Font RL. Orbital involvement in multiple myeloma. Review of the literature and report of three cases. Arch Ophthalmol 1972;87:30-5.
Schreiman JS, McLeod RA, Kyle RA, Beabout JW. Multiple myeloma: evaluation by CT. Radiology 1985;154:483-6.
Sharma MC, Mahapatra AK, Gaikwad S, Biswal A. Primary extramedullary orbital plasmacytoma in a child. Child Nerv Sys 1996;12:470-2.
Tong D, Griffin TW, Laramore GF, et al. Solitary plasmacytoma of bone and soft tissues. Radiology 1980;135:195-8.
Vaquero J, Areitio E, Martinez R. Intracranial parasellar plasmacytoma. Arch Neurol 1982;39:738.
Wiltshaw E. The natural history of extramedullary plasmacytoma and its relation to solitary myeloma of bone and myelomatosis. Medicine 1976;55:217-38.
Woodruff RK, Whittle JM, Malpass JS. Solitary plasmacytoma. I: extramedullary soft tissue plasmacytoma. Cancer 1979;43:2340-3.
Yakulis R, Dawson RR, Wang SE, Kennerdell JS. Fine needle aspiration diagnosis of orbital plasmacytoma with amyloidosis. A case report. Acta Cytologica 1995;39:104-10.

Hodgkin's Lymphoma

Anagnostopoulos I, Hansmann M-L, Franssila K, et al. European Task Force on Lymphoma project on lymphocyte predominance Hodgkin disease: histologic and immunohistologic analysis of submitted cases reveals 2 types of Hodgkin disease with a nodular growth pattern and abundant lymphocytes. Blood 2000;96:1889-99.
Consul BN, Kulshrestha OP. Hodgkin's disease and bilateral exophthalmos. Am J Ophthalmol 1963;56:462.
Fratkin JD, Shammas HF, Miller SD. Disseminated Hodgkin's disease with bilateral orbital involvement. Arch Ophthalmol 1978;96:102-4.
Mason DY, Banks PM, Chan J, et al. Nodular lymphocyte predominance Hodgkin's disease. A distinct clinicopathological entity. Am J Surg Pathol 1994;18:526-30.
Patel S, Rootman J. Nodular sclerosing Hodgkin's disease of the orbit. Ophthalmology 1983;90:1433-6.
Sen DK, Mohan H, Chatterjee PK. Hodgkin's disease of the orbit. Int Surg 1971;55:183-6.

Langerhans' Cell Histiocytosis

Avery ME, McAfee JG, Guild HG. The course and prognosis of reticuloendotheliosis (eosinophilic granuloma, Schüller-Christian disease and Letterer-Siwe disease); a study of forty cases. Am J Med 1957;22:636-52.
Baghdassarian SA, Shammas HF. Eosinophilic granuloma of orbit. Ann Ophthalmol 1977;9:1247-51.
Caputo R. Langerhans cell histiocytosis. In: Freedberg IM, Eisen AZ, Wolff K, et al, eds. Fitzpatrick's Dermatology in General Medicine. 5th ed. New York: McGraw-Hill, 1999; v. 2; 1882-92.
Chawla HB, Cullen JF. Eosinophilic granuloma of the orbit. J Pediatr Ophthalmol 1968;5:93-5.
Enriquez P, Dahlin DC, Hayles AB, Henderson ED. Histiocytosis X: a clinical study. Mayo Clin Proc 1967;42:88-99.
Favara BE, McCarthy RC, Mierau GW. Histiocytosis X. Hum Pathol 1983;14:663-76.
Heuer HE. Eosinophilic granuloma of the orbit. Acta Ophthalmol 1972;50:160-5.
Lichtenstein L. Histiocytosis X. Integration of eosinophilic granuloma of bone, "Letterer-Siwe disease," and "Schüller-Christian disease" as related manifestations of a single nosologic entity. Arch Pathol 1953;56:84-102.
Lichtenstein L, Jaffe HL. Eosinophilic granuloma of bone, with report of a case. Am J Pathol 1940;16:595-604.
Nesbit ME Jr, Wolfson JJ, Kieffer SA, Peterson HO. Orbital sclerosis in histiocytosis X. Am J Roentgenol Rad Ther Nucl Med 1970;110:123-8.
Oberman HA. Idiopathic histiocytosis: a correlative review of eosinophilic granuloma, Hand-Schüller-Christian disease and Letterer-Siewe disease. J Pediatr Ophthalmol 1968;5:86-92.
Okada K, Minamoto A, Sakata H, Mizote H. Bilateral choroidal osteomas associated with histiocytosis X. Jap J Ophthalmol 1996;40:111-5.
Straatsma BR. Eosinophilic granuloma of bone. Trans Am Acad Ophthalmol Otolaryngol 1958;62:771-6.

Malignant Histiocytosis

Ballard JO, Binder RA, Rath CE, Powell D. Malignant histiocytosis in a patient presenting with leukocytosis, eosinophilia, and lymph node granuloma. Cancer 1975;35:1444-8.
Copie-Bergman C, Wotherspoon AC, Norton AJ, et al. True histiocytic lymphoma: morphologic, immunohistochemical, and molecular genetic study of 13 cases. Am J Surg Pathol 1998;22:1386-92.
Henderson DW, Sage RE. Malignant histiocytosis with eosinophilia. Cancer 1973;32:1421-8.
Ho FCS, Todd D. Malignant histiocytosis: report of 5 Chinese patients.

Cancer 1978;42:2450-60.
Lampert IA, Catovsky D, Bergier N. Malignant histiocytosis: a clinicopathological study of 12 cases. Br J Haematol 1978;40:65-77.
Scott RB, Robb-Smith AHT. Histiocytic medullary reticulosis. Lancet 1939;2:194-8.
Stein H, Mason DY, Gerdes J, et al. The expression of the Hodgkin's disease associated antigen Ki-1 in reactive and neoplastic lymphoid tissue: evidence that Reed-Sternberg cells and histiocytic malignancies are derived from activated lymphoid cells. Blood 1985;66:848-58.
Stein RS, Moran EM, Byrne GE Jr. Malignant histiocytosis: complete remission with combination chemotherapy. Cancer 1976;38:1083-6.
Vilpo JA, Klemi P, Lassila O, et al. Cytological and functional characterization of three cases of malignant histiocytosis. Cancer 1980;46:1795-801.
Warnke RA, Kim H, Dorfman RD. Malignant histiocytosis (histiocytic medullary reticulosis). I. Clinicopathologic study of 29 cases. Cancer 1975;35:215-30.
Zucker JM, Caillaux JM, Vanel D, Gerard-Marchault R. Malignant histiocytosis in childhood. Cancer 1980;45:2821-9.

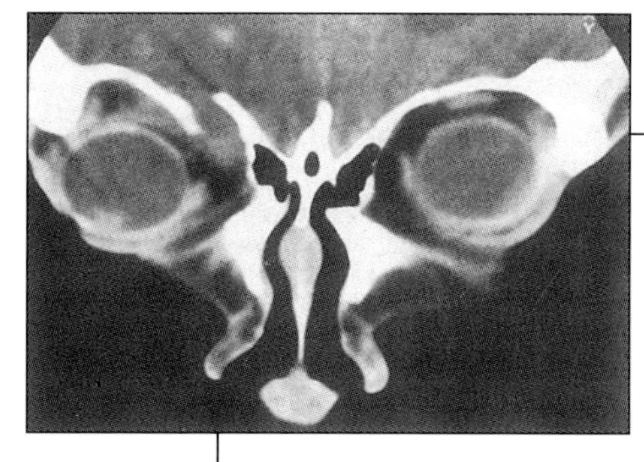

第11章 结构性病变

眼眶的结构性病变大约占眼眶病变的15%，分为先天性和获得性病变。先天病变包括错构瘤、迷芽瘤、畸胎瘤及异位和骨异常，包括中胚层缺陷。获得性病变包括眼眶炎症后的病变、外伤性及外伤后病变。

一、眼眶囊肿

眼眶囊肿有许多分类方法，可以为先天的和后天的病变，并进一步按病理、发病位置及病因进行分类。就鉴别诊断而言，很多眼眶病变含有囊性成分。临床上，位于眼眶前部囊肿有特征性的密度和外形，其边缘光滑，一些病例的囊肿有压缩性。当囊肿内容物为清亮的液体时，可以透照。如果囊肿位于眼眶深部，根据影像学特征可做出初步诊断。眼眶囊肿都有圆形腔，其内充满不同于周围组织密度的物质，有特征性的影像学改变。囊肿可以是多腔的。当囊性病变累及骨时，可以局限性扩展而使骨凹陷，伴有炎症时可产生溶解样改变而使骨边缘不规则。

在鉴别诊断中应认识到囊性病变同实体病变不同。临床上，囊性病变可分为上皮细胞起源及非上皮细胞起源的病变（图11-1和图11-2）。以下主要介绍先天性上皮细胞起源的囊肿、获得性囊肿及一些神经源性囊肿。

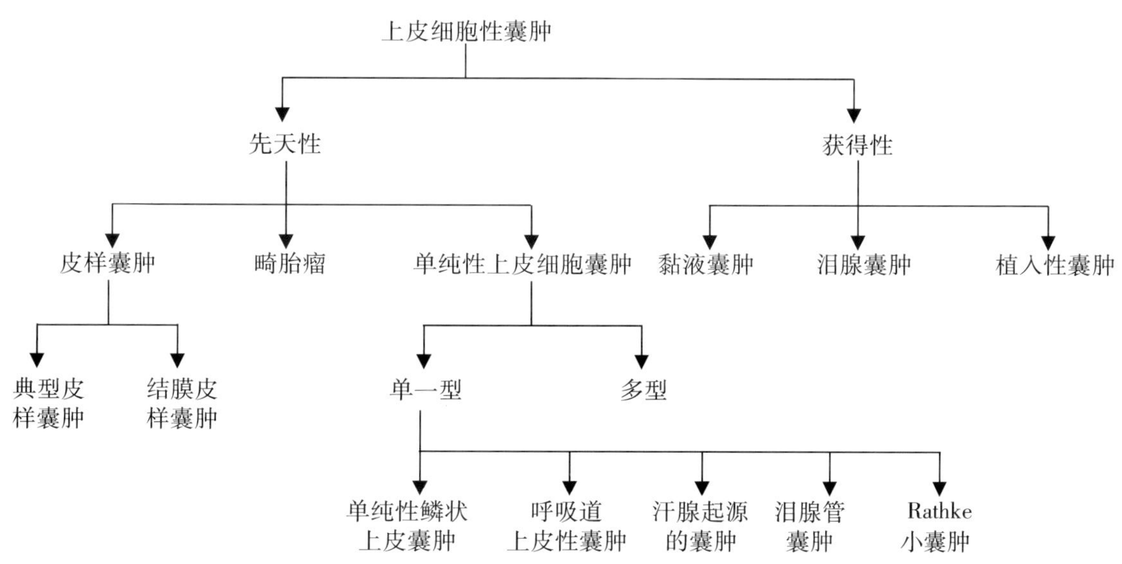

图 11-1 内衬上皮细胞的囊性病变可以分为先天性病变和获得性病变，依据上皮细胞类型再进一步分类。

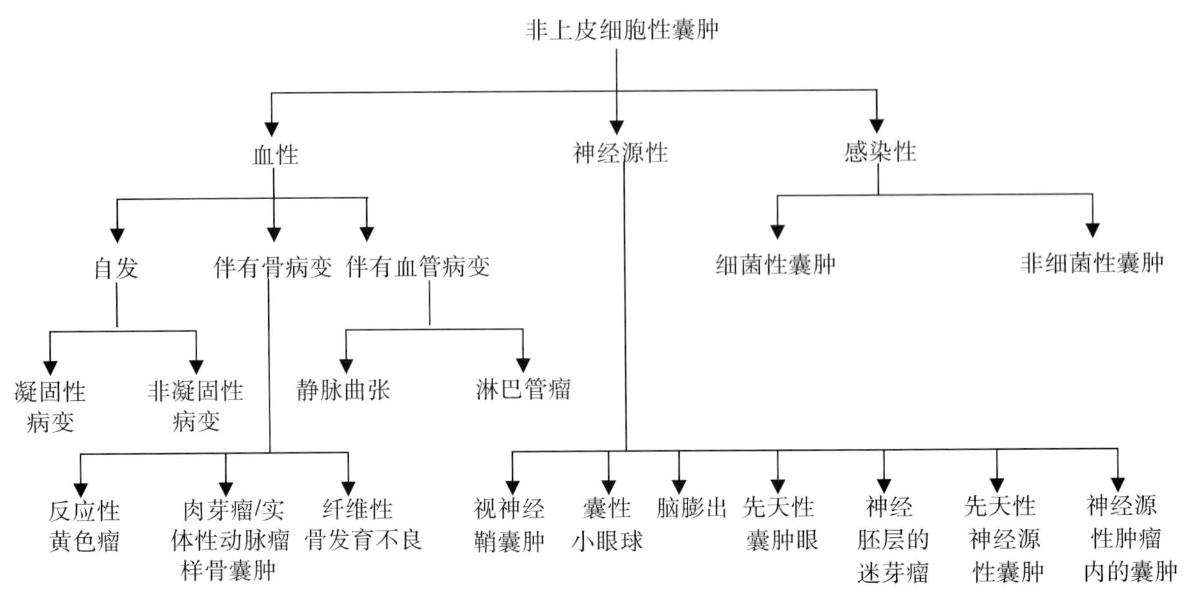

图 11-2 非上皮细胞衬里的囊性病变分成三类：血性、神经源性和感染性，根据病理和病因进一步分类。

1. 结膜上皮性囊肿

（1）先天性病变

①皮样囊肿和表皮样囊肿

眼眶和眶骨膜皮样囊肿依据其起源的骨缝、囊肿体积、生长速度和是否破裂而有多种临床表现。该病为发育的迷芽瘤，占所有我们统计病例的2.2%，占眼眶肿瘤的6.0%。认为其来源于外胚层表面上皮的残余物陷入骨缝而引起病变。皮样囊肿中10%发生于头和颈部，大部分发生于眼眶外上象限，但实质上眼眶及眶周的任何部位都可发生。皮样囊肿典型表现为非浸润性的肿块效应，生长缓慢，挤压邻近组织。有时囊肿可发生破裂（大约50%），但临床上仅有不到15%的病变有轻度的炎症反应，很少自发形成瘘管。

临床上，囊肿可分为两类，表浅型（单纯的，外部生长的）和深部型（复杂的，内部生长的）。其表现、进展、合并症和治疗方法同囊肿的类型有关。

组织病理学上，皮样囊肿和表皮样囊肿都由鳞状上皮细胞构成囊壁。皮样囊肿的壁或相邻部位可见附件结构，而表皮样囊肿囊壁仅衬有鳞状上皮，囊壁内没有附件结构。

总的来说，大约70%的皮样囊肿及表皮样囊肿位于颞上，90%表现为无痛的皮下肿块。组织病理学方面，皮样囊肿由角质化的鳞状上皮细胞形成囊壁，很少有非角质化上皮细胞，几乎所有的病例都有毛囊皮脂腺组织和头发，大约20%病例可见汗腺。

影像学方面，大部分病例有邻近的骨改变，大约一半病例有脂肪的低密度改变，大约15%有钙化，少数可见液平面。大部分病例有界限清楚的囊壁。如果囊肿破裂，其壁不规则且囊肿内容物溢出到周围组织呈现多个脂肪密度及环绕的浸润样改变（图11-11）。最常见的骨改变为病变压迫引起的骨凹陷。大约1/3病例可见邻近骨壁的窦道或隧道，少数病人为盲端或骨裂口。不规则的骨边缘提示囊肿破裂伴有邻近骨的肉芽肿性损害。我们在临床上曾见过2例囊肿破裂的病人表现为少见的结膜下脂肪小滴。治疗上，某些表浅病变可观察，但大部分病变需要完整切除。

◎ 表浅皮样囊肿

表浅皮样囊肿通常发生于婴儿（小于3岁），表现为眶周局限性圆形肿块，常位于颞侧（额颧缝、深部颞窝），很少发生于中线（图11-3和图11-4）。60%起源于额颧缝，25%起源于额泪缝中侧，6%起源于深部颞窝。病变通常是无痛、坚硬、固定不动的，可致轻度的眼球及眼睑移位，大小多为1~2cm，无波动性，触诊后缘未及骨性眶缘。

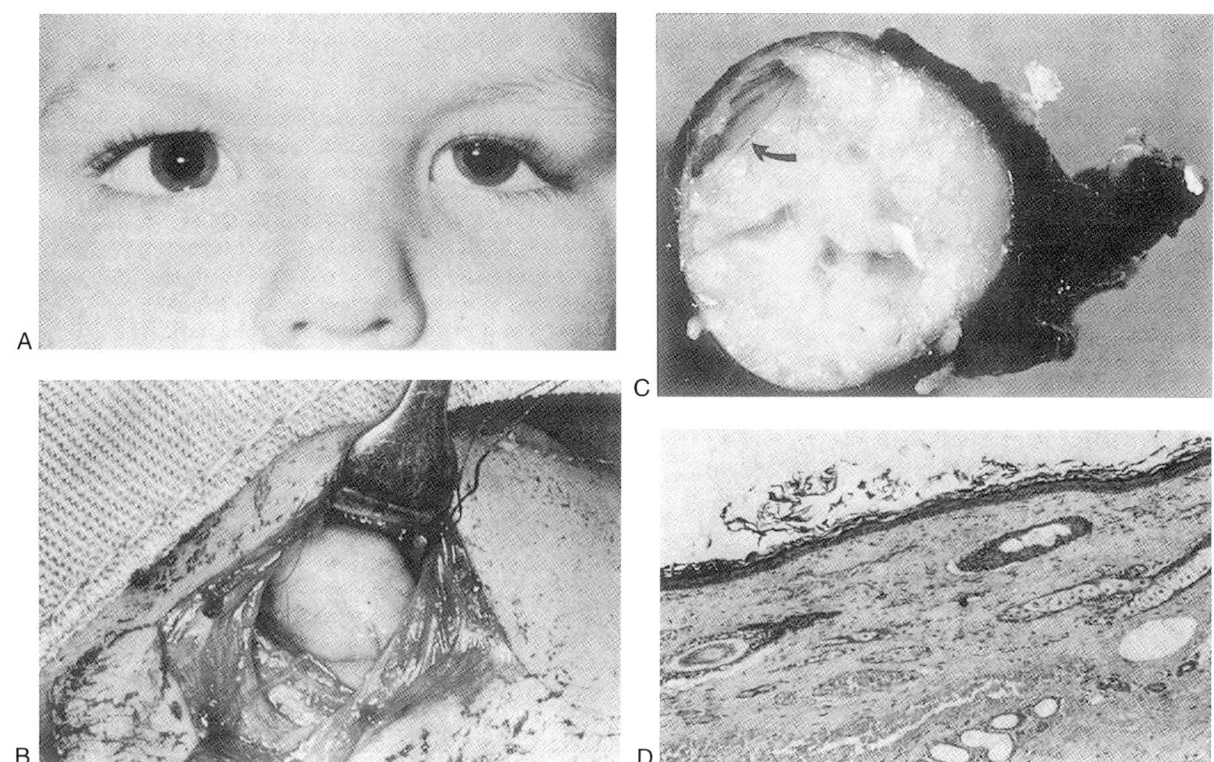

图 11–3　（A）30 个月大的男孩，左颞上发生于额颧线的表浅皮样囊肿。（B）手术摘除肿物，外形光滑，色苍白。（C）显微镜下示壁薄，囊腔内可见角蛋白、脂质碎片和毛发（箭头）。（D）囊肿壁为角质化鳞状上皮，发育不全的皮脂结构和头发（HE 染色，×10）。

影像学上，病变为圆形，边界清楚。大约40%中央有脂肪密度（图11–4），轻度的骨缺损较压迹或凹洞多见一些，偶有形成窦道呈哑铃状。

最好的治疗方法为直接切除全部的皮样囊肿包括其包膜，多在1~5岁时手术以免发生外伤性囊肿破裂。我们认为，这些病变组织学上多为典型的皮样囊

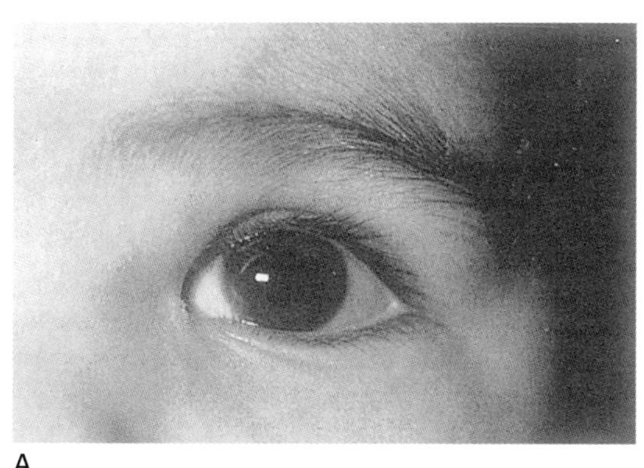

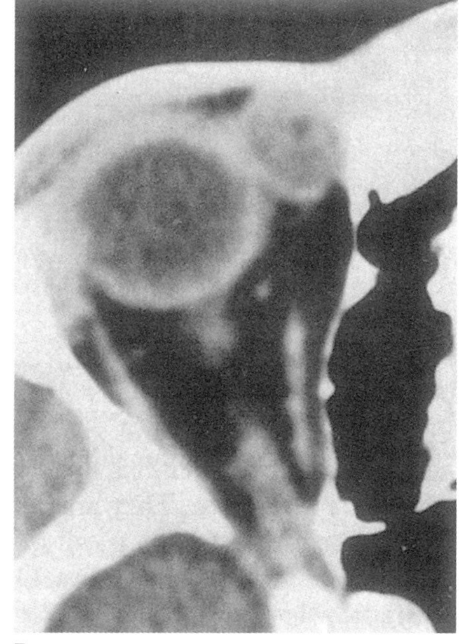

图 11–4　（A）15 个月大的患儿，表现为左眼睑内上方的皮样囊肿，自出生时即有，但近 3 个月生长较快。（B）水平 CT 示边界清楚的肿物，内容物密度低，周围骨组织凹陷。值得注意的是病变中央小区域的脂肪密度。

肿，通常有角化的鳞状上皮构成囊壁，大约有一半的囊肿壁局部由肉芽肿炎症病变代替了囊肿的上皮细胞壁，并且囊肿内容物不同程度地溢入邻近组织。

深部皮样囊肿

复杂的眼眶皮样囊肿占该系列病变的30%，多发生于骨性眼眶，表现为隐伏的肿块，追溯病史通常存在许多年。可以从任何骨缝起病（特别是额颧缝），甚至从眶尖的板障起病。如果可触到，则表现为肿块前方为圆形并向眼眶深部扩展。除非先前被切除或慢性破裂，否则很少导致邻近组织包裹。临床上病变主要表现为肿块效应，导致眼球的变形和移位。极少形成继发于囊肿部分切除或自发破裂的窦道（图11-5）。以我们的临床经验，深部皮样囊肿的病变程度和复杂性常被低估，特别是前缘可以触到时（图11-6）。

细致的影像检查对判断深部病变是非常重要的，眶深部皮样囊肿哑铃状结构可以深入到颞窝、颅内窝和鼻窦（图11-7和图11-8）。少数侵蚀颞骨的病变可引起咀嚼时眼球震颤。影像上，病变有许多特征性改变，综合在一起可做出准确诊断。囊肿边界清楚，中央部分可以是界于脂肪和肌肉之间的中等密度。在一些特殊的病例，中央部分的密度同脂肪密度相同（图11-9）。大约有15%的患者囊壁小的局灶性钙化。应注意骨的改变，其中包括局灶性或广泛的骨膨大或凹陷（图11-10）。囊肿破裂和肉芽肿炎症可引起囊肿边缘不规则、出现切迹、囊壁增厚以及眼眶浸润（图11-11）。

额颧部皮样囊肿同坚实、恶性、及侵蚀性的泪腺病变不易鉴别，一个重要的鉴别特征是皮样囊肿的骨病变仅限于额颧缝，而泪腺肿瘤扩展超出该缝线。另外，眶骨侧边界清楚及中央透亮区也提示为皮样囊肿（图11-8）。超声可显示皮样囊肿为囊性改变，但当其囊肿内容物有许多碎片（包括角质蛋白及脂肪）时，其内部回声类似实体的肿物。肿物越深，诊断越困难。

病变位置不同，鉴别诊断也不同。在泪腺窝，应注意鉴别原发及继发性泪腺肿瘤；内侧，潴留性囊肿或黏液囊肿可与鼻窦关系密切，受累的鼻窦有局灶性骨损害、鼻窦扩张、混浊。我们见过几例额眶部黏液囊肿的病例，其病变位置同皮样囊肿相似，起源于额窦外侧陈旧性骨折。内侧脑膨出可通过连续至颅窝的局灶骨缺失来区别，该特征不常见，注射对比物

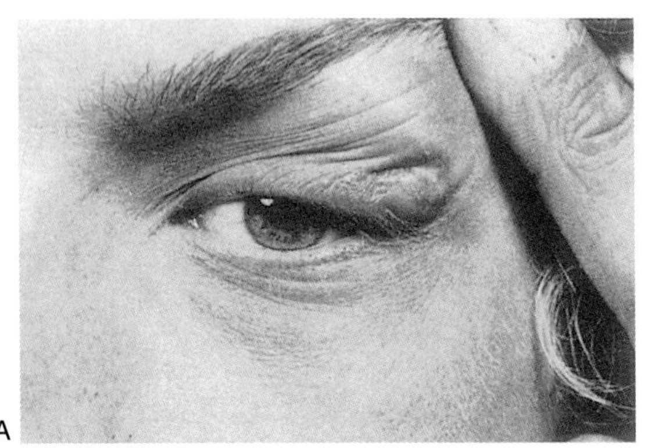

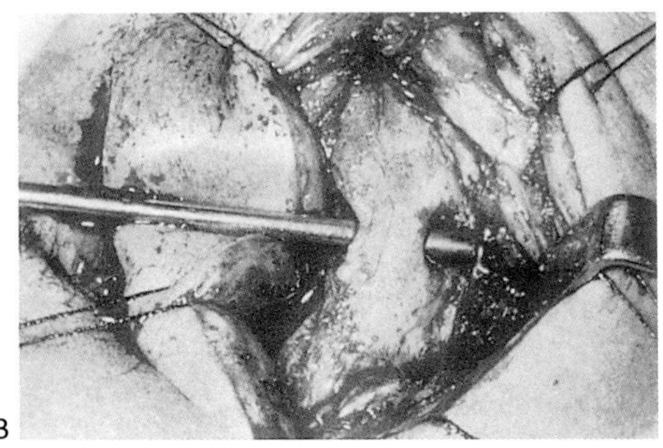

图11-5 （A）21岁病人表现为“霰粒肿”，引流后左眼睑外上方形成肿块和瘘管；（B）术中照片是通过额颧线的缺损扩展到颞窝，其为哑铃状皮样囊肿的外侧部分。

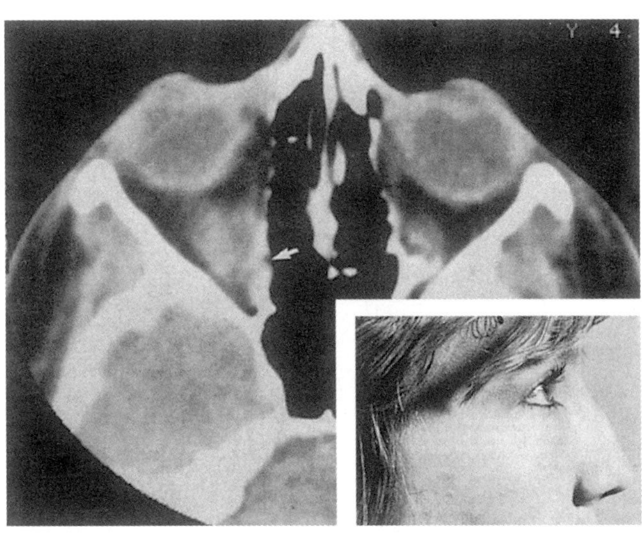

图11-6 17岁的女性患者，表现为下眼眶深部的皮样囊肿所致的右下睑增厚及眼球上移，切除病变后再次复发。CT片示眼眶后部肿物，位于视神经下且同内侧眶壁相连，注意眼眶内侧壁后部裂开（箭头）。这是在切除皮样囊肿时值得注意的疾病起始位置。

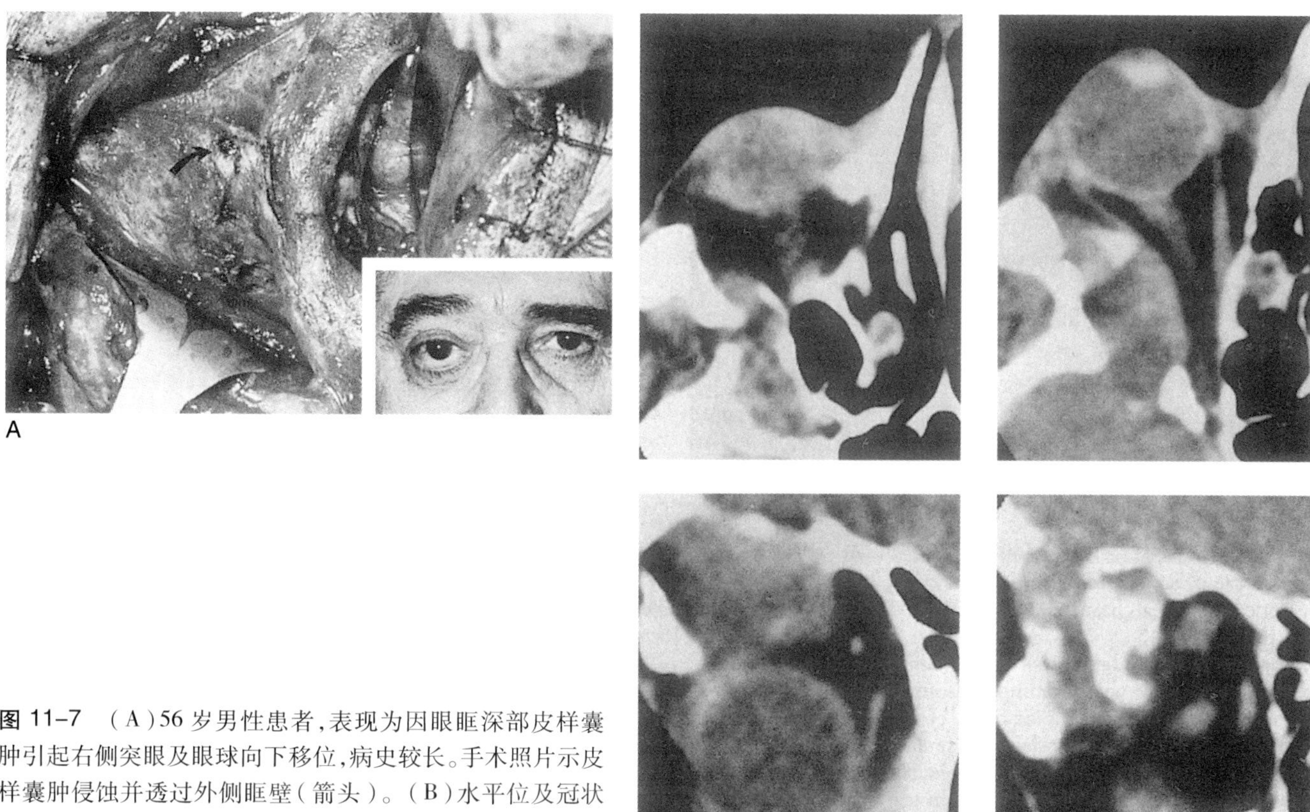

图 11-7　(A)56 岁男性患者,表现为因眼眶深部皮样囊肿引起右侧突眼及眼球向下移位,病史较长。手术照片示皮样囊肿侵蚀并透过外侧眶壁(箭头)。(B)水平位及冠状位 CT 示皮样囊肿侵蚀眶上壁、外壁及后外侧壁。可见脂肪的低密度区及不规则钙化和皮样囊肿相关的外生性骨疣。

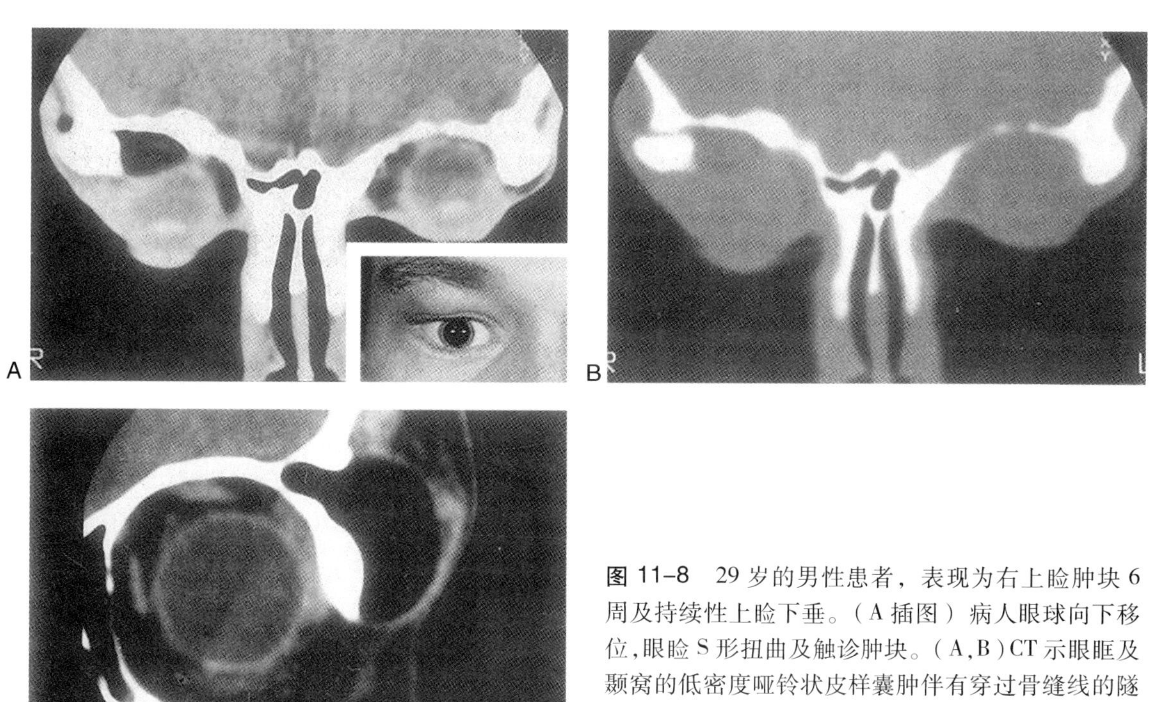

图 11-8　29 岁的男性患者,表现为右上睑肿块 6 周及持续性上睑下垂。(A 插图)病人眼球向下移位,眼睑 S 形扭曲及触诊肿块。(A,B)CT 示眼眶及颞窝的低密度哑铃状皮样囊肿伴有穿过骨缝线的隧道。(C)另一患者 CT 示发生于颞窝的皮样囊肿伴有骨的深凹陷,没有扩展到眼眶或颅内。

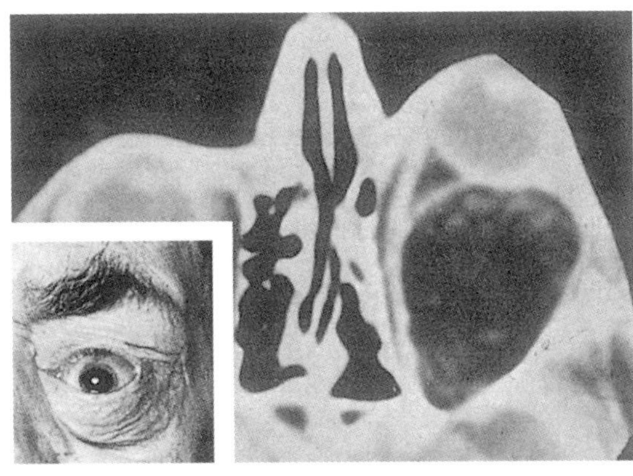

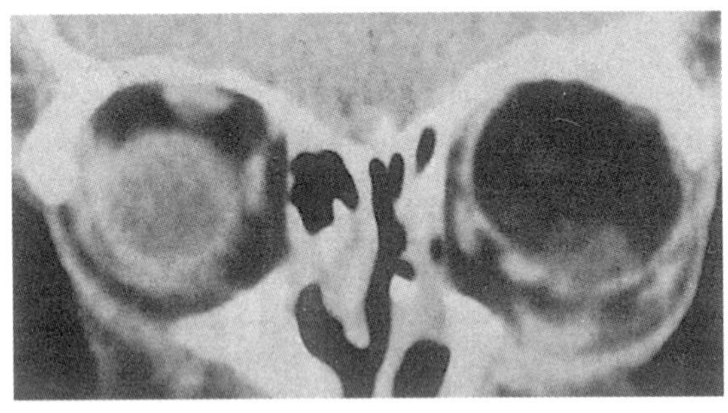

图 11-9 72岁男性患者巨大的眼眶深部皮样囊肿，35年前已部分切除，因病变内有脂肪而中心透亮。术中发现病变贴近眶上裂的骨质。

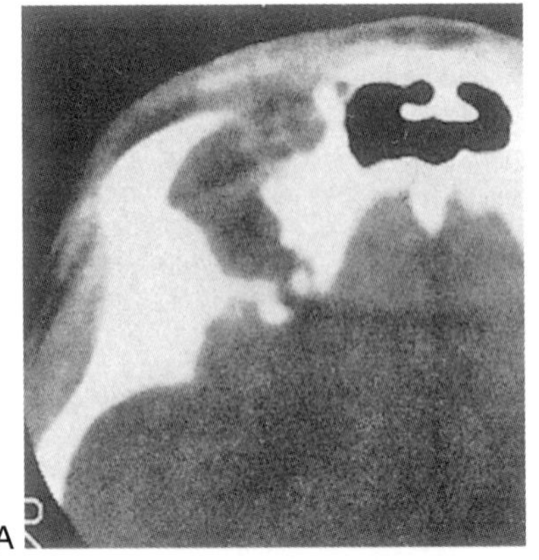

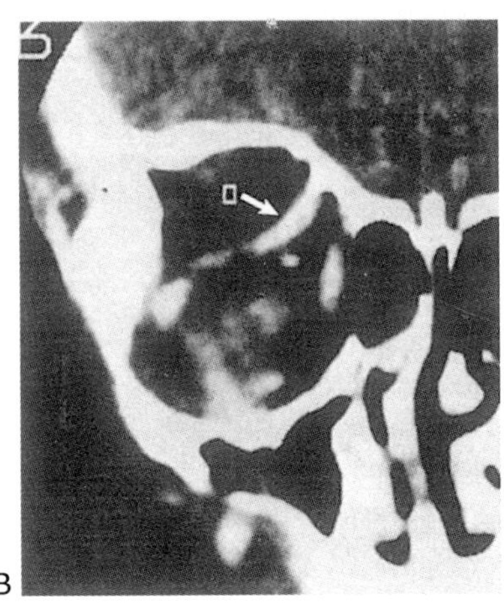

图 11-10 水平位（A）和冠状位（B）CT示眶顶的深部皮样囊肿，可见不规则的骨凹陷，透亮中心及边缘钙化（箭头）。

质到病变区及脑脊液分析可有助于鉴别诊断。最后，应注意同实质性眼眶肿瘤及慢性炎症相鉴别，特别是有局灶性骨损害时。

本病的治疗有时很复杂，术前要全面评估病变大小、位置、同邻近组织的关系。原则上，皮样囊肿需要完全切除，包括活动性生长中心（通常是骨界面）。我们首先完全分离囊肿的眶面，因为此面在囊肿内容物排空前很坚实，这样便于当病变边界凹凸不整齐时可沿着比较清楚的层面切除。必要时可将囊肿内容物吸出，便于完整切除囊壁。若病变扩展到颅内或邻近组织，手术需联合眼眶入路。如果术中发生囊肿破裂，也要全部去除囊壁和内容物，这样就不会引起术后复发等并发症。切除囊肿后，临近的骨需用锥子磨平以去除裂口或骨疣。有时术中可见破裂的皮样囊肿已侵蚀邻近组织产生特征性的骨黄色样变。

病理学上，深部皮样囊肿几乎都发生过破裂并伴有肉芽肿性异物反应。事实上，整个囊肿衬里都可有肉芽肿性浸润，可见脂肪、胆固醇结晶、陈旧出血及毛发（图11-11）。大的囊肿壁可见钙化。皮样囊肿衬里由典型的角质化鳞状上皮细胞伴有附属结构构成。有趣的是，尽管组织学上有既往破裂的证据，但我们所接触的病人中很少（15%）表现为眼眶炎症症状和体征（大部分为亚急性）。只有一例病人有轻度慢性局部炎症反应，伴有瘘管形成。

极少数自发性鳞状细胞癌可起源于眼眶无症状的迷芽瘤囊肿。

结膜皮样囊肿

原发性结膜皮样囊肿多起源于中线附近或泪阜后（图11-12）。在皮样囊肿中，10%为结膜皮样囊肿。而在结膜皮样囊肿中，大约42%发生于内侧，33%发生于外侧，9%位于下部。该病多见于青年或中年人，无骨缝起源或骨的异常，它是由非角质化的结膜上皮形成囊壁并包含分泌黏液的杯状细胞和附属结构，治疗为根治术。

表皮样囊肿

表皮样囊肿由单层上皮细胞（角质化或非角质化）组成，无附属结构。可能是先天性病变，同先前描述的皮样囊肿的临床特征相似，但临床中大部分

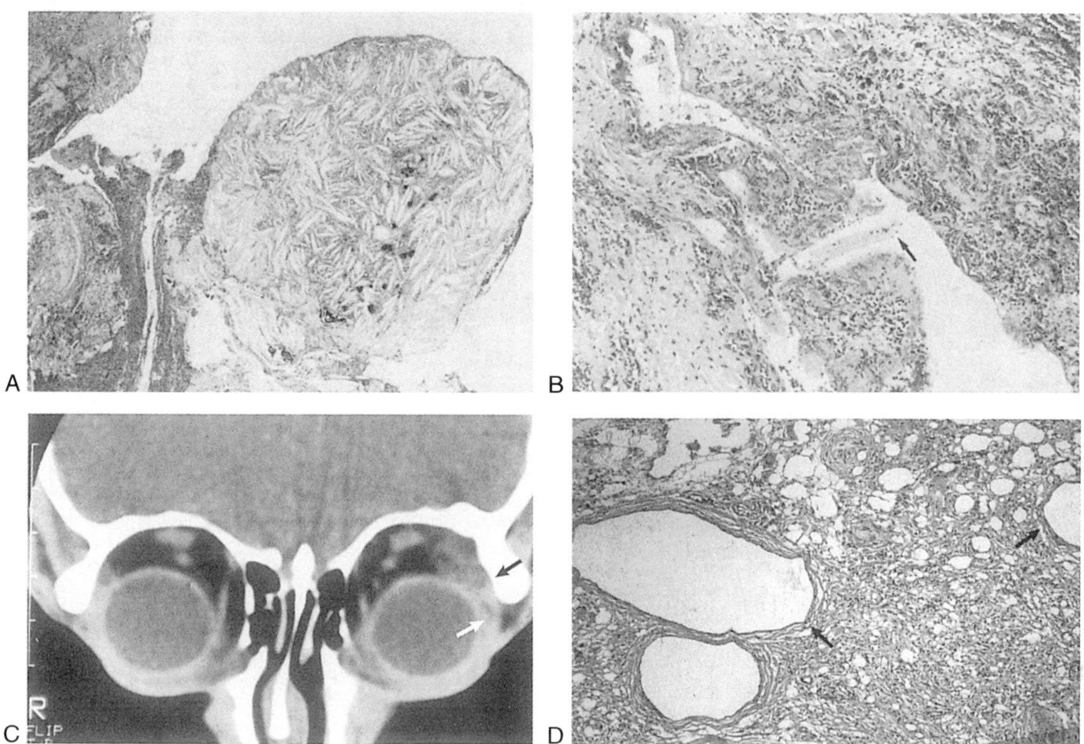

图 11–11　（A）深部皮样囊肿囊壁处的组织结节，含有胆固醇裂隙，由异物反应包绕（HE 染色，×2.5）。（B）组织学示深部皮样囊肿壁由瘢痕及炎症反应包绕的毛发（箭头）（HE 染色，×10）。（C）CT 示左泪腺窝的局灶凹陷及临近组织浸润，显示为低密度区（箭头）。患者 43 岁男性，表现为左上睑肿胀发作两次，这提示皮样囊肿破裂，行外侧开眶术沿邻近组织浸润区将病变切除。（D）组织学显示因皮样囊肿破裂引起的肉芽肿反应，可见大小不等的脂肪包含区（箭头）（HE 染色，×10）。

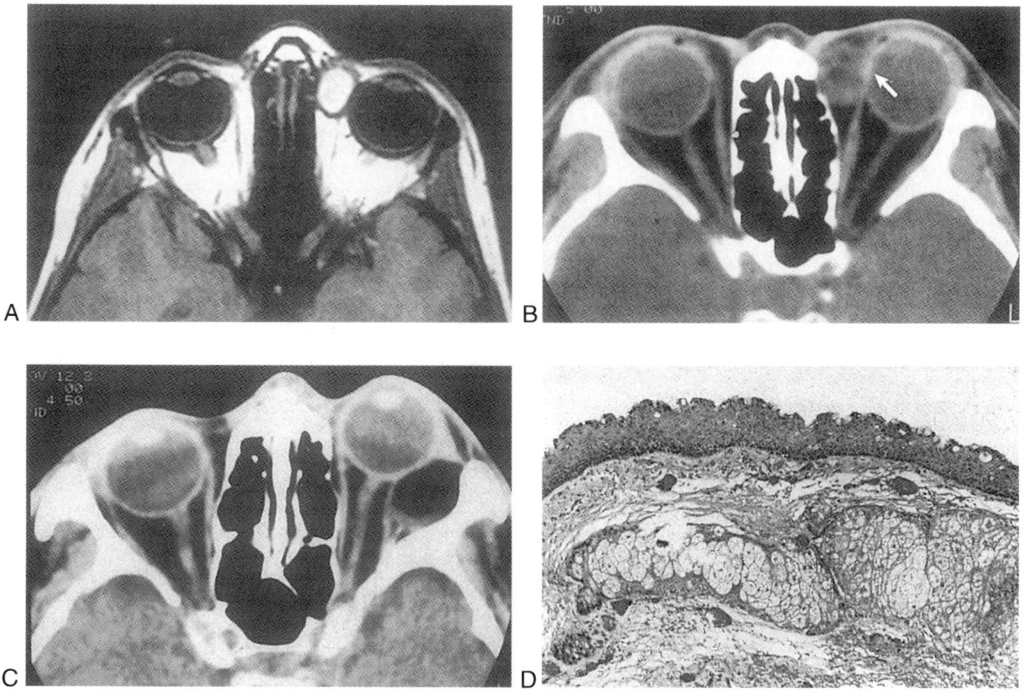

图 11–12　结膜皮样囊肿。（A）T1 加权 MR 示 7 岁男孩的内侧结膜皮样囊肿，内含脂肪。（B）50 岁女性患者相似的病变，CT 示同脂肪密度一致的低密度改变（箭头）。（C）43 岁男性患者 CT 示泪腺窝深部的眼眶皮样囊肿，有骨凹陷及囊肿后部破裂，囊壁变厚伴有肉芽肿性炎症。（D）C 中囊肿的组织学示囊肿壁为非角质化的鳞状上皮伴有黏液分泌细胞和皮脂腺（HE 染色，×10）。

是创伤源性或获得性病变。

②混杂性上皮细胞囊肿

眼眶、眼睑或眼附属器可出现单一或多种上皮细胞构成各种囊肿,其临床表现多样。呼吸道上皮性囊肿起源于眼眶内异位残存组织,同结膜皮样囊肿或表皮样囊肿相比,可发生于眼眶任何部分,其囊壁可由假复层柱状上皮细胞构成,该病为眼眶起源且无鼻窦受累可以同黏液囊肿相区别(图11-13)。我们曾遇到过一例Rathke小囊肿,起源于胚胎扣带膨部的迷芽瘤(图11-14)。这些囊肿多为继发于其他结构而累及眼眶,例如颅底、后鼻咽部及鼻旁窦。起源于汗腺导管的囊肿,典型发生于眼睑,也可发生于眼眶前部。其他囊肿包括复合上皮细胞性囊肿,典型的非角质化上皮细胞伴有杯状上皮细胞而无附属结构。我们也曾见到过顶浆分泌性囊肿(图11-15),也曾遇到过一例外直肌的上皮细胞性囊肿(图11-16)。先天性囊肿也可起源于泪腺附件,但大多数泪腺囊肿是获得性的并起源于泪腺导管。

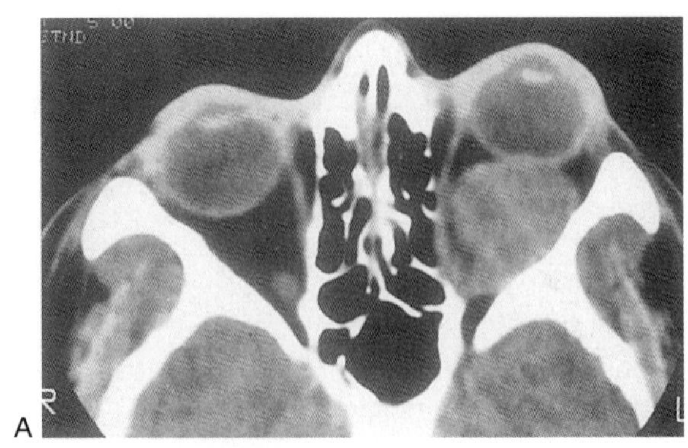

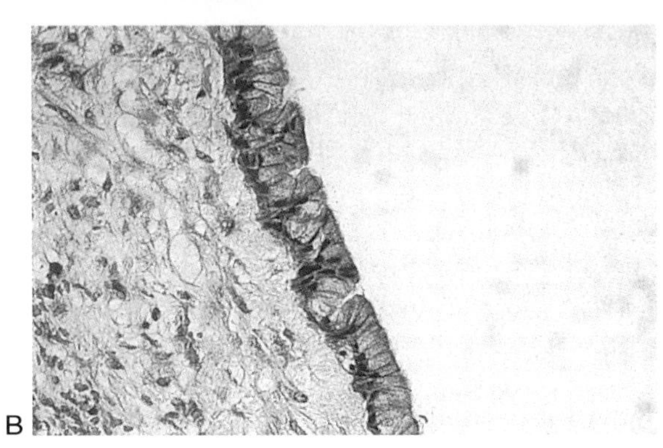

图 11-13 (A)CT示大的肌锥内肿物伴有内外侧眶壁凹陷及眼球压迹,患者为21岁女性,表现为因多腔呼吸道上皮性囊肿而引起的进展性突眼及视乳头水肿。(B)组织学见囊肿壁为假复层呼吸道柱状上皮细胞(HE染色,×25)。

(2)获得性囊肿

①黏液囊肿

- 发病机制

黏液囊肿是起源于鼻窦缓慢进展的囊性病变,病因同正常鼻窦骨的阻塞及分泌性上皮细胞滞留有关,其持续产生黏液,填充于正常的通气空间,对周围骨组织产生压力,导致正常间隔消失、鼻窦膨胀、骨壁变薄,最终扩展进入临近的眼眶、鼻咽或颅窝。窦内衬里为呼吸道上皮可萎缩,正常纤毛及杯状上皮细胞丢失,由纤维包裹代替(图11-17)。大部分黏液囊肿的内容物为淡黄色黏液物质,少数感染形成

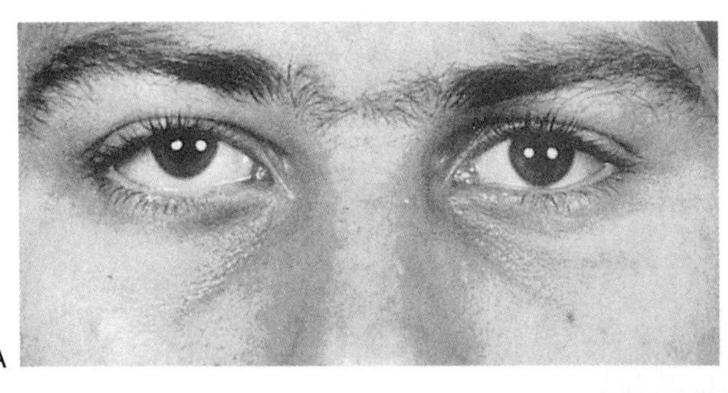

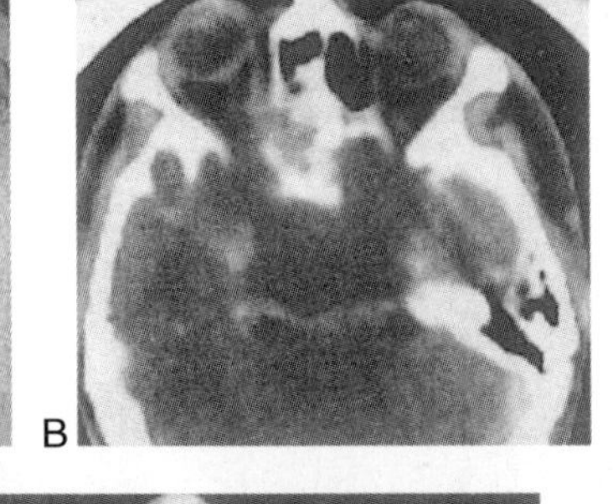

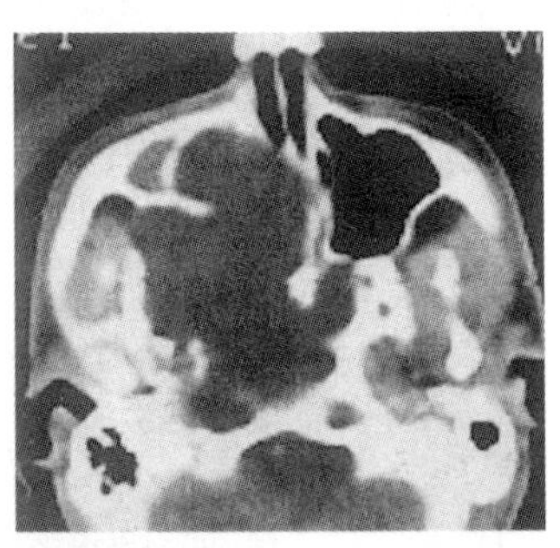

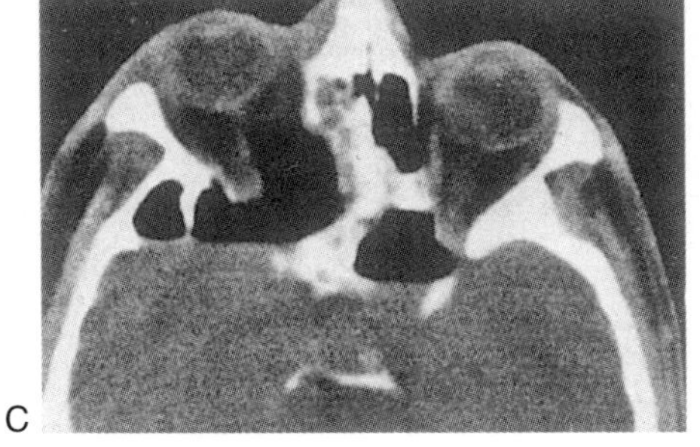

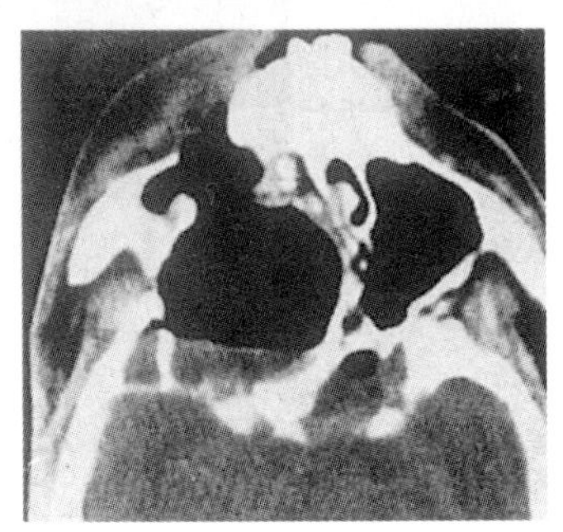

图 11-14 (A)17岁男性患者,表现为右眼向上移位及轻度突眼,伴有向下看时复视。(B)水平位CT示大的侵袭性颅底病变。(C)活检鼻内引流后水平位CT,诊断为Rathke小囊肿,注意囊肿腔内有毛发和液体,并扩展进入颅中窝。

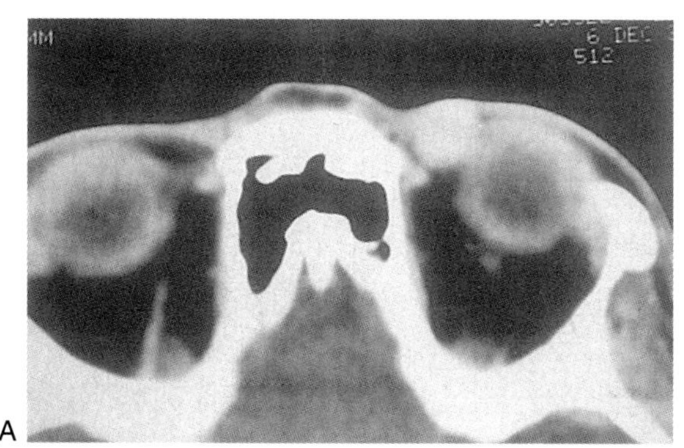

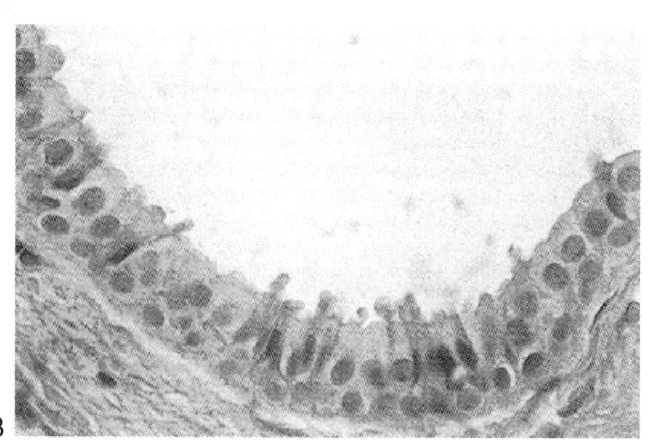

图 11–15 (A)CT 示 43 岁女性患者的眼睑前部囊肿样病变，切除后为顶浆分泌囊肿，其囊肿壁的组织学改变见(B)(HE 染色，×25)。

脓性内容物，但由于抗生素的广泛应用，这种情况越来越少。因此，内容物从黏液到脓液均可见到，大多含有清亮无菌的液体。

黏液囊肿的常见原因是炎症继发瘢痕引起窦口阻塞，其他原因包括骨折(图11–17)、骨瘤、息肉、鼻中隔偏曲、黏液潴留囊肿和先天性窦口狭小。少数黏液囊肿内出血，表现为囊肿内棕色液体和胆固醇结晶。回顾病史大约1/3病人有骨折，1/3有慢性鼻窦炎和鼻窦手术史，余下1/3无明显诱因。

◎ 发病率和分布

在我中心统计的结构异常病变中，黏液囊肿占10%，总的来说它们占眼眶病人的1.5%。各统计数据有所不同，发病率从2%~15%不等，估计占眼眶病人的3%或4%。大部分黏液囊肿累及额窦或筛窦，或两者皆累及，无性别差异，任何年龄都可发生，大部分发生于40~70岁，平均发病年龄为50.3岁。少数黏液囊肿发生于婴儿和儿童，提示有囊性纤维化倾向。病变生长缓慢，平均症状持续时间为10个月。

◎ 临床表现

临床特征为膨胀性生长的非浸润性肿块，主要由骨侵蚀的位置或膨胀程度决定。额窦的黏液囊肿导致眼球向下向外移位及轻度突眼，特别是病变位于前部时。病变向鼻窦的后方扩展可致更严重的眼球向下移位及突眼。少数出现眼球运动障碍，提示病变很大。

额筛窦的黏液囊肿导致眼球向外向下移位，并且经常引起内上方和内眦区饱满，伴有鼻根部变平及触诊到肿块(图11–18)。少数病变为双侧，导致双眼分开过度(图11–19)。以我们的经验，筛骨黏液囊肿通常较小且眼球向外移位、眼球轻度突出；起源于额筛复合体的黏液囊肿，触诊时肿块位于内眦韧带上方，而泪囊病变通常在韧带下方。当病变穿透骨质时，骨膜组织可化生成骨，形成骨壳，可触及病变边缘有外生骨疣(图11–17A和图11–18)。额筛复合体的黏液囊肿，特别是年轻人，必须同脑膨出相鉴别。在儿童，做Valsalva动作时脑膨出体积不同，可有搏动性，并且经常表现为双眼分开过度。检查时，颅腔

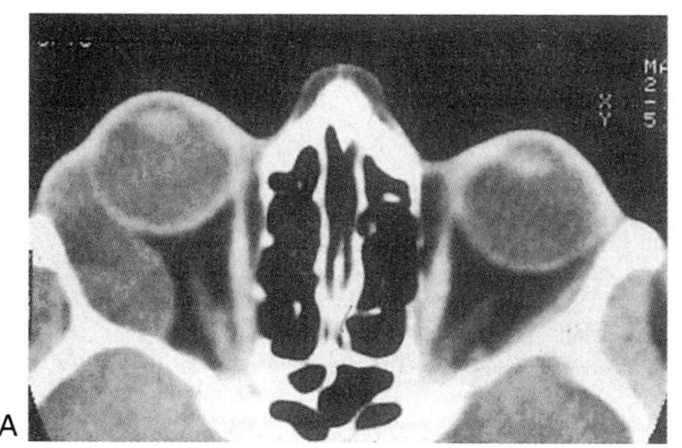

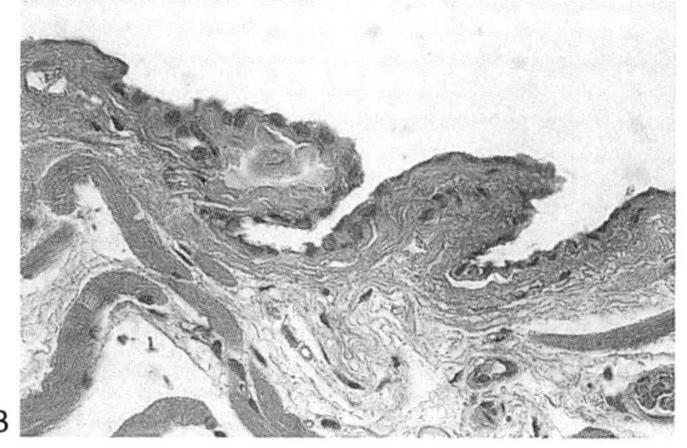

图 11–16 CT 显示一位 48 岁女性患者大的眶外侧外直肌内囊肿，表现为结膜下青色肿物。切除肿物见囊肿与外直肌相连，内衬为单层非角质化鳞状上皮。(B)(HE 染色，×25)无附属器结构，当病人摘除肌内囊肿后，肌肉功能恢复。

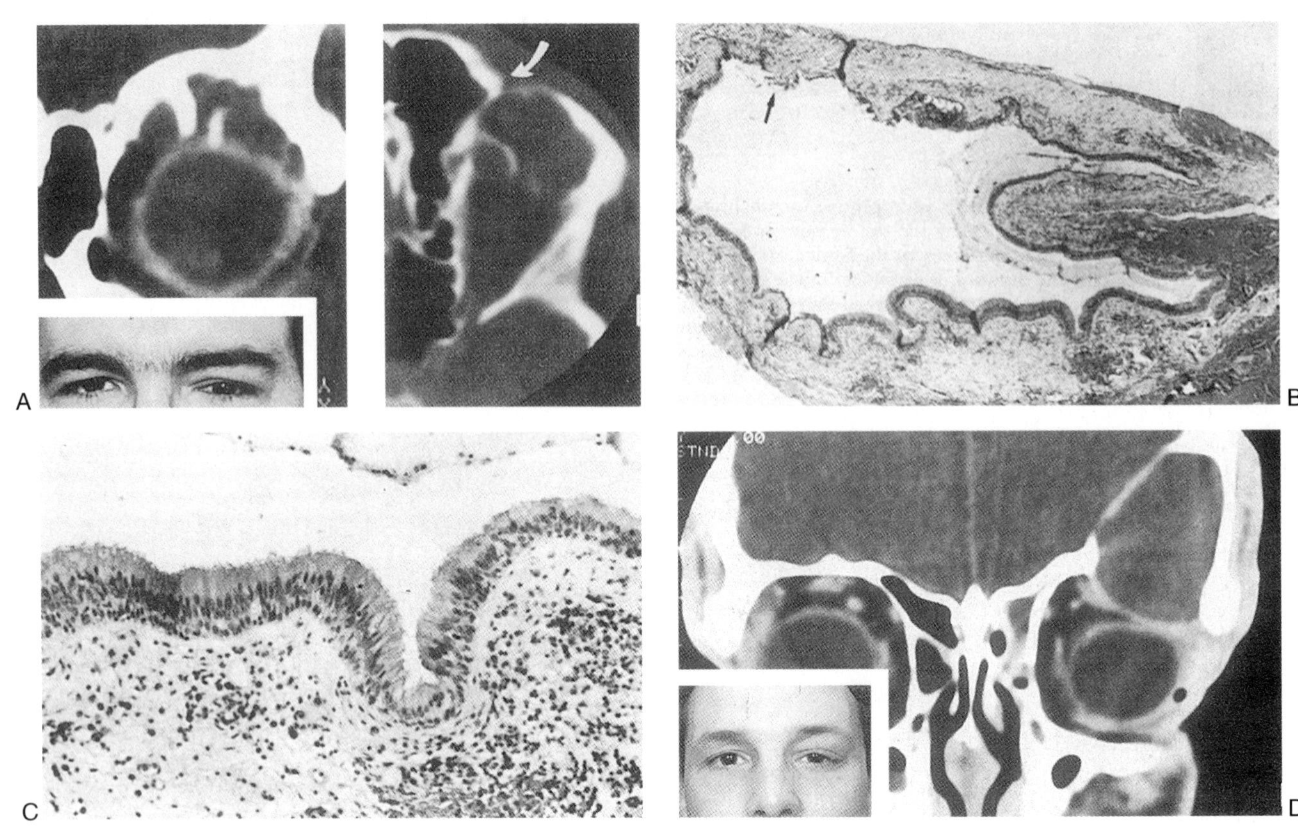

图 11-17 （A）34岁男性患者，表现为左眼向下移位，有明显的向上注视时复视。水平位及冠状位CT示额窦骨折位置（箭头），骨折外侧的黏液囊肿向下扩展至眼眶。注意其光滑的扇形皱褶边缘及局灶钙化。（B，C）（A）黏液囊肿组织病理学示假复层呼吸道上皮，薄的位置上皮细胞缺失。（D）这是一位29岁男性患者，表现相对急性起病的上睑下垂及眼球向下移位，病变大约进展1年，导致严重的上睑下垂及上睑肿胀，这是由于大的外侧额窦黏液囊肿侵蚀眶顶及邻近的前颅窝底所致。

的骨裂应该很明显。有时骨裂也可以是非常轻微的，特别是成年人，鉴别困难时可通过穿刺以鉴别是脑脊液还是黏液物质。

起源于蝶骨和后组筛窦的黏液囊肿，因其同视神经、海绵窦和眶尖的关系密切，表现出同这些组织相关的功能异常，而不是眼球移位和软组织改变（图11-20）。病人有视觉症状、球后疼痛或神经麻痹。大约一半的病人有鼻部症状。侵犯视神经管时可致视神经萎缩。累及眶尖和海绵窦可致50%的病人眼外肌麻痹（通常第三脑神经受损）。感觉神经受压导致间歇性眶上区疼痛，易与偏头痛相混淆。黏液囊肿的发病位置和眼科表现总结在表11-1和表11-2中。

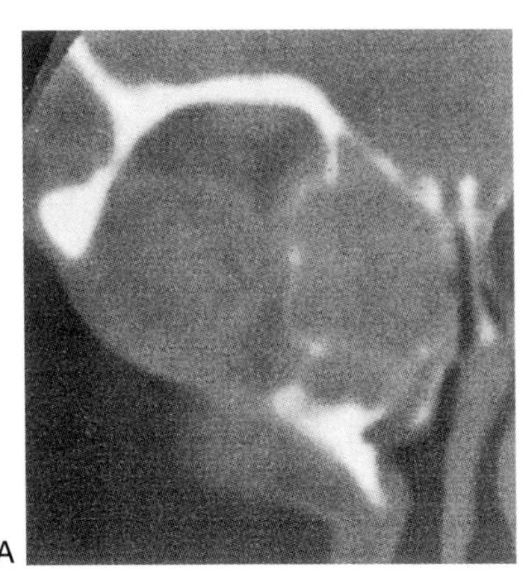

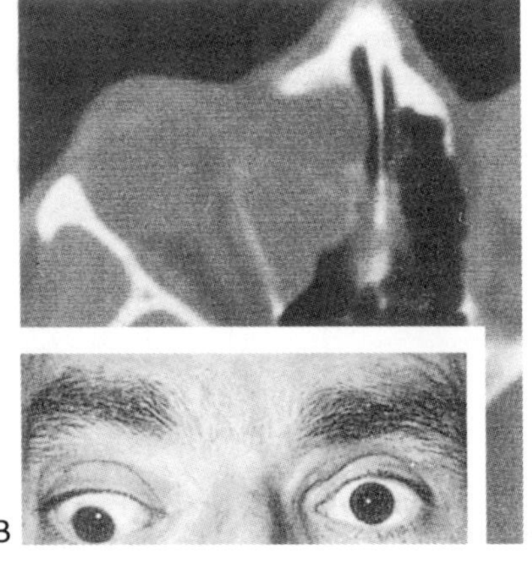

图 11-18 48岁的男性患者，因额筛窦黏液囊肿所致的右眼向下、向外移位。冠状（A）及水平位（B）CT示特征性的筛窦扩张伴有光滑的扇形皱褶边缘及眶周骨形成。

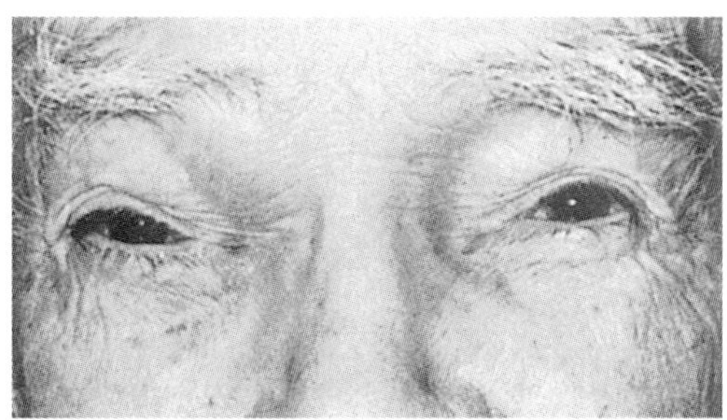
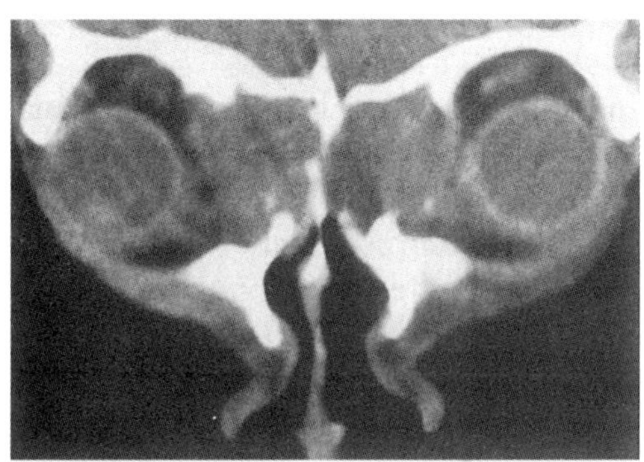
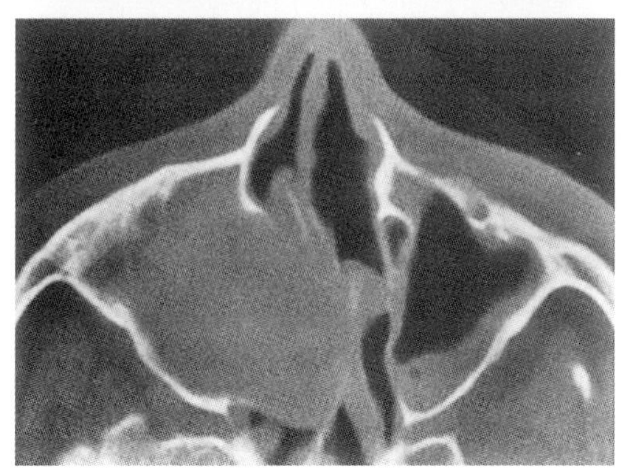

图 11-19 80 岁男性患者，双侧累及额筛窦和上颌窦大的黏液囊肿导致进展性双眼分开过度。

少数上颌窦黏液囊肿侵蚀眶底导致眼球内陷（图11-21）。上颌窦黏液囊肿较少见，并通常导致眼球向上移位。眶底部的侵蚀可致眼球陷入扩张的眼眶。我们见过3例这样的病人，都出现眶睑沟加深、眼

表 11-1 黏液囊肿依据鼻窦受累情况分类
（不列颠哥伦比亚眼眶病中心，1976~1999 年）

鼻窦	右	左	双侧	总数
额窦	6	10	4	20
额筛窦	5	4	3	12
筛窦	3	5	1	9
上颌窦	2	1		3
蝶窦	1	1		2
筛-上颌窦		1		1
额-筛-上颌窦			1	1
合计				48

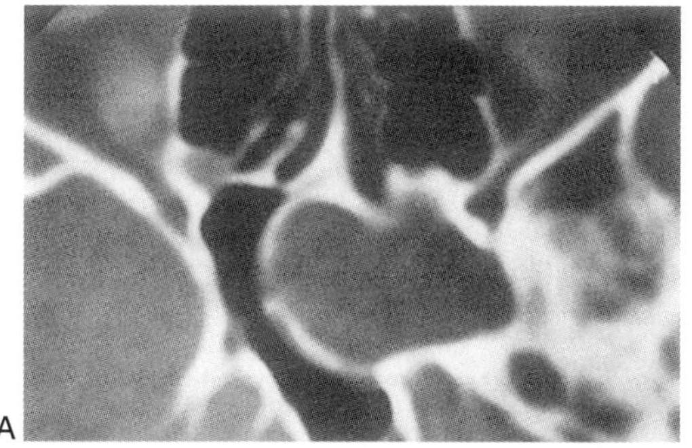

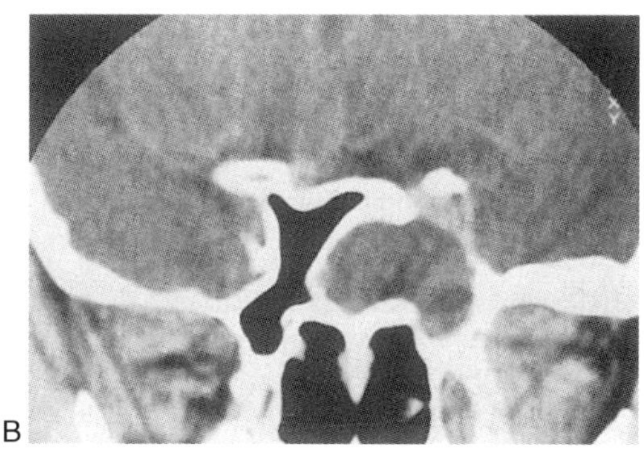

图 11-20 水平位（A）和冠状位（B）CT 示蝶窦黏液囊肿导致轻度左眼视神经病变，为视神经受压所致。

球向下移位和眼球内陷，通常无症状，但少数病人有间断性面部疼痛。一个病人诉有晨起时眶睑沟填充感，为夜间睡眠时仰卧所致。影像检查示上颌窦内斑驳、混浊，并伴有眶底侵蚀，一些病例上颌窦外侧壁不光滑，出现面颊脂肪垫增厚。

当病史较长时，鼻窦息肉扩展，窦腔扩张，侵蚀骨壁引起突眼。息肉通常发生在病史较长的过敏性鼻炎。息肉组织可局灶性、多部位的侵蚀眶壁或引起弥漫性鼻窦扩张。另外，鼻窦息肉也可引起黏液囊肿（图11-22）。

曾有一例黏液囊肿患者出现一非常少见的临床表现，为间断性突眼及眼球向下移位，这是因为脓肿引起的窦道穿过眼眶及上睑，间断排脓导致症状缓解。我们见过2例病人，为慢性鼻窦炎及脓肿扩展到眼眶，导致间断复发的眼眶蜂窝织炎。也曾报道过少数病例出现罕见的突发出血及突眼。

有极少数病例因脓性黏液囊肿的活动性感染而引起急性炎症，病人表现为急性起病，伴有炎性特征，需紧急引流。

检查

影像上，黏液囊肿使鼻窦扩大，同时窦壁变薄、正常间隔破坏（图11-17~图11-19）。在CT或X线上

表 11-2 眼眶黏液囊肿的表现（不列颠哥伦比亚眼眶病中心，1976~1999 年）

额窦	筛窦	上颌窦	蝶窦	额-筛窦	筛-上颌窦	额-筛-上颌窦	总计	移位
突眼	6	5	1		5			17
上睑下垂	5	2			1			8
其他	3	1	1			1	1	7
肿胀	9	4	1	1	6		1	22
视力丧失或模糊	7	4		2	2			15
复视	7	3	1		2	1		14
疼痛	5	3	1		1			10

黏液囊肿边缘可为骨性的薄壳（图11-17和图11-18）。CT显示鼻窦腔内均一的不透明的软组织密度，眼眶侧的边缘是清晰的，很少增强，外形光滑。而黏液囊肿的边缘可见一个陈旧性愈合的骨折（图11-17）。MR显像，T1加权为等信号或高信号，T2加权为高信号，可显示出病变在颅内或眶内的扩展情况。CT对确定骨改变最有效。超声下，黏液囊肿的外形光滑、圆形，同眼眶周围组织分界清楚，并且内回声很少、透声好，后界清楚，特征性液性暗区。囊肿内包含有碎片可显示出一些内回声，易与实体性病变相混淆。

治疗

治疗以手术为主，完整地切除囊肿，重建正常引流或闭塞鼻窦。这通常是耳鼻喉科的手术领域，但眼科医生也必须治疗眼眶区病变。过去由于不能完整切除囊壁或新生骨再狭窄形成，该病经常复发。

当黏液囊肿被分离清楚时，我们通常完整地切除囊肿壁并用钻磨平骨质以除去有可能存在于裂隙内的上皮。当黏液囊肿大且累及额筛复合体时，可放置硅化橡胶管或鼻瓣以建立引流。在囊肿破裂之前，完整分离眶壁侧，囊肿仍具有一定的张力，易于确定囊肿边缘从眶周完全切除。这种分离通常比较容易，但某些复发的炎症病例，因为纤维粘连较重，故需要仔细的锐性分离。鼻腔纤维手术已应用于治疗黏液囊肿中，手术适应证为引流相对容易的黏液囊肿。对

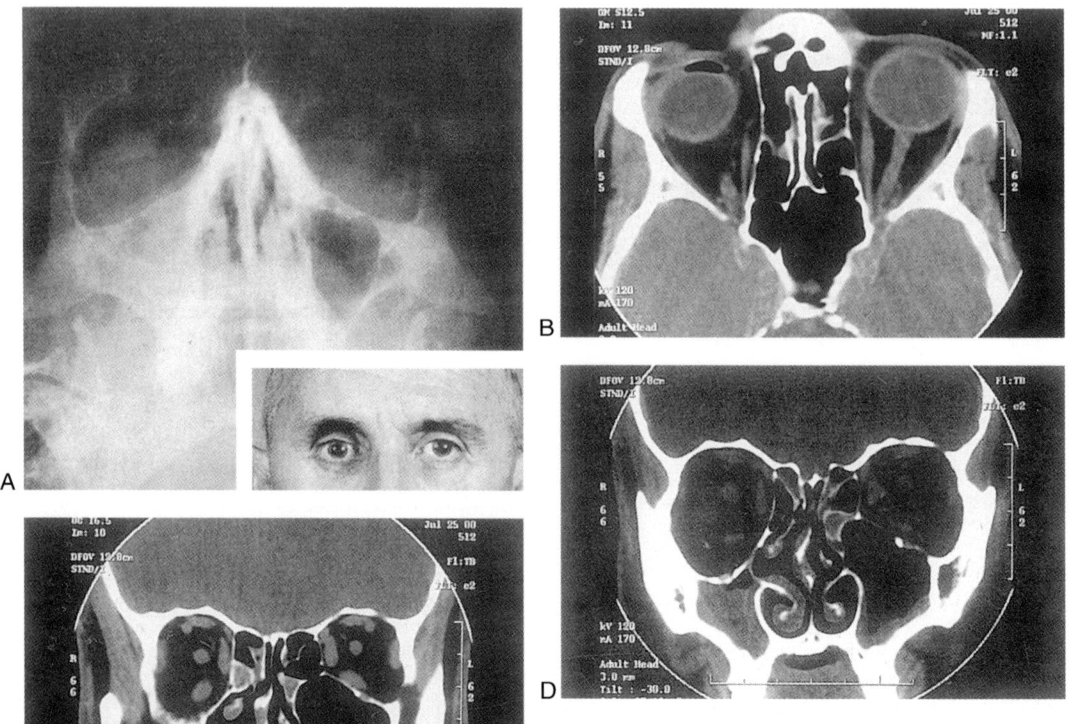

图 11-21 （A）59 岁男性患者，右上颌窦黏液囊肿，导致右眼进行性内陷及上睑下垂，注意其加深的右眶睑沟。另一 35 岁男性表现自发的眼球内陷，水平（B）和冠状位（C，D）CT 示典型的特征性病变，眼球明显后退（B），因眶底的侵蚀而引起眼眶扩大（C，D）。

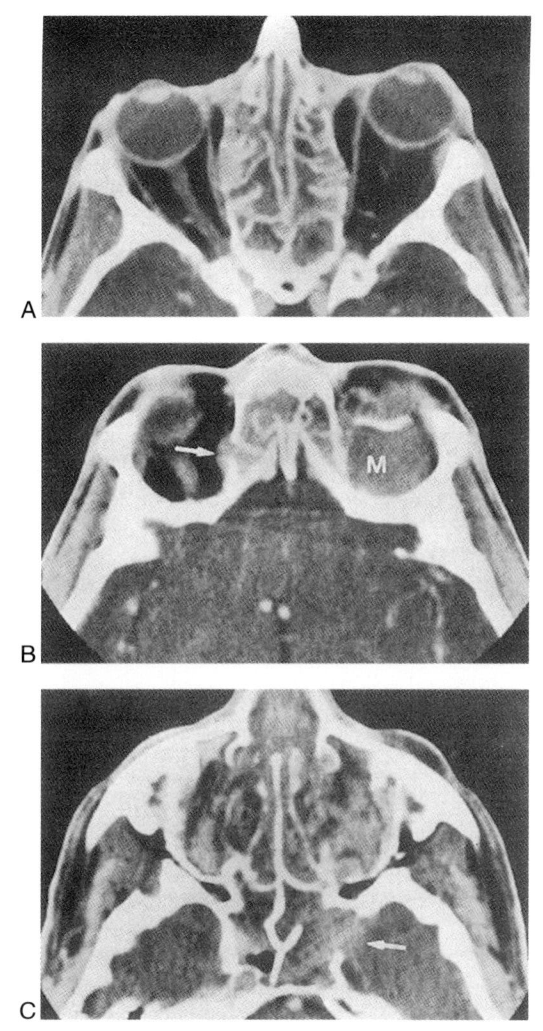

图 11–22　CT 示累及额窦、筛窦、蝶窦和上颌窦的多发性的鼻窦息肉，因息肉引起的多灶性侵蚀（箭头）并发展为左眶顶大的黏液囊肿（B 图中 “M” ）。

上颌窦黏液囊肿眼球内陷的病例，修复眶底可缓解眼球内陷、重建眶睑沟。脓肿的治疗需用抗生素、切开引流。

②泪腺导管囊肿

泪腺导管囊肿在眶前部和泪腺区肿块性病变中不常见。Schmidt在1803年将其命名为泪管积液。病变通常可移动、紧张、肿胀有波动感。2/3的病人有一定程度的刺激症状或触痛。大部分病变在翻转上睑时使囊肿向前突入结膜穹窿，透照略带青色（图11–23）。囊肿缓慢膨胀，并因为间断溢液而使体积发生变化。有些病人哭泣时囊肿显著肿胀，一个病人在深潜水时肿胀、疼痛。少数囊肿因炎症或出血而使囊肿突发膨胀。

囊肿可为单侧或双侧，孤立或多发。双侧囊肿可伴有眼睑皮肤松弛症。通常囊肿小而孤立，但也可以足够大引起眼球移位，并且可为多腔的。

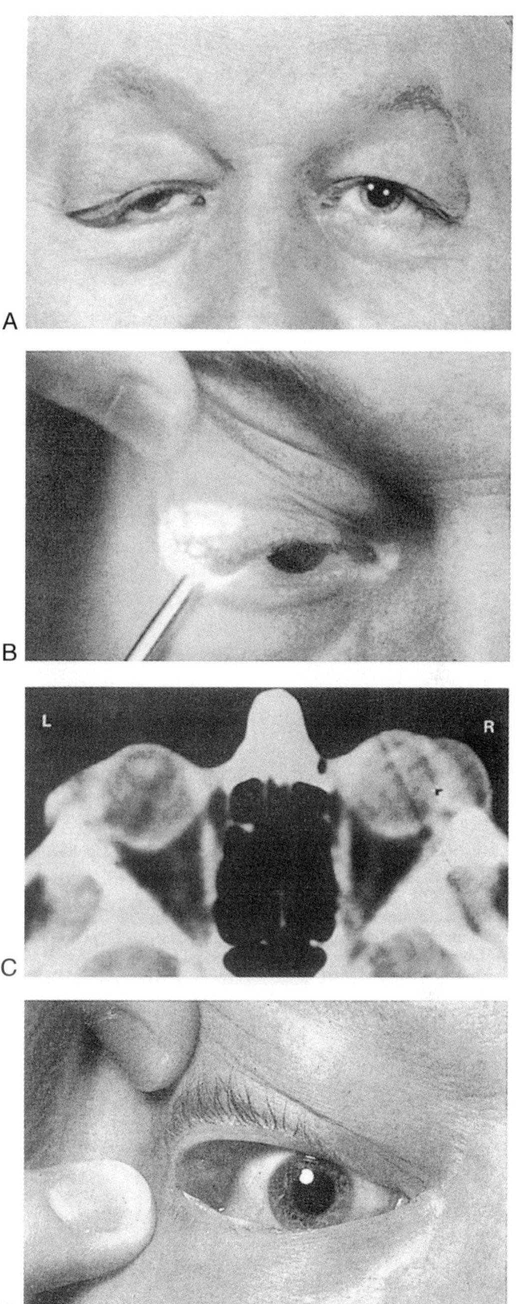

图 11–23　（A）44 岁男性患者，表现为双外侧眼睑肿胀伴有显著的眼睑皮肤松弛。（B）右上眼睑有一大的可透照的囊性病变。（C）CT 示右侧轻度突眼，双侧邻近眼球前部的软组织肿块。（D）将眼睑向上外侧提起，在穹窿部可见囊性病变，呈青色。

组织学上囊肿壁由双层上皮细胞排列而成，内层为立方上皮，外层为肌上皮细胞（图11–24）。囊壁内基质常有纤维变性伴炎细胞浸润，偶见严重的炎症反应和肉芽组织。病因可能是创伤或炎症损伤了

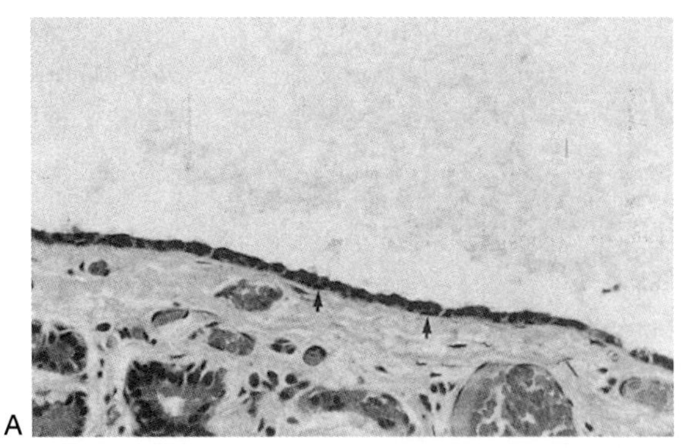

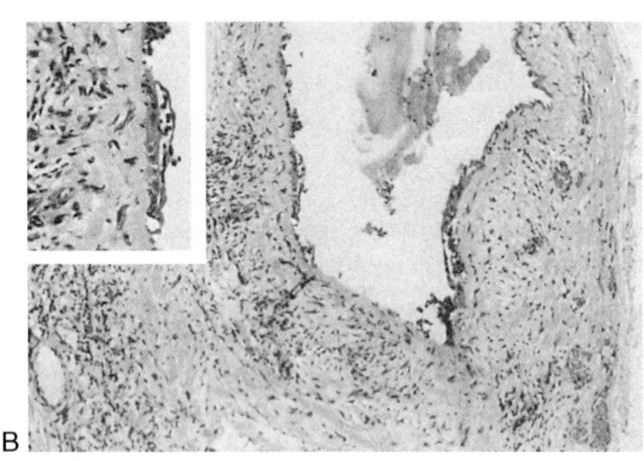

图 11–24 （A）一名 44 岁患者诊断为泪腺导管囊肿。囊肿壁照片，注意其内层立方上皮层和外层肌上皮细胞层（箭头）。腔内有浓缩的分泌物，囊壁略有纤维化。可见泪腺的结构（HE 染色，×25）。（B）同一病人囊肿壁的另一部分取材，可见上皮细胞表面退化，伴有显著的炎症和纤维变性（HE 染色，×25）。（B 插图）同一标本高倍放大（×25）。

管壁，破坏了导管周围神经肌肉的收缩性，即使在分泌压力很低的时候，也会引起导管阻塞、扩张。临床发现囊肿可明确诊断。超声、CT和MRI可显示较大囊肿的结构。鉴别诊断包括其他发生于眼睑和泪腺窝的囊性和非囊性病变。我们总结了发生于该区域易混淆的病变有：皮样囊肿（特别是表浅的皮样囊肿）、外侧额窦黏液囊肿、植入性囊肿、动脉瘤样骨囊肿及外直肌的肌肉囊肿。另外，据文献报道还有寄生虫性囊肿和眼睑附属结构的囊肿需要鉴别。后者多与天庖疮或沙眼形成的瘢痕有关。泪腺实性肿瘤可能误诊为泪腺导管囊肿，但通过临床和影像学检查可资鉴别。

为了美容或面部对称，泪腺导管囊肿可通过完整的切除或造袋术解决；后者多用于大囊肿或患侧Schirmer实验泪液分泌减少的病人。注意，所有的病人都应行Schirmer实验。我们手术的病例中，有几例泪腺导管囊肿呈多发性。单纯切割、切除不完整或单纯吸出囊肿内容物常导致囊肿复发。

③植入性囊肿

眼眶植入性囊肿常常在手术后或创伤后发生，我们见过许多眼肌手术后发生的囊肿。有时囊肿体积可以很大并且深入眼眶（图11–25）。治疗为显微镜下切除囊肿，术中要避免损伤眼外肌。还有少数植入性囊肿来自眼眶穿通伤。

2. 神经源性囊肿

许多先天性神经源性囊肿是眼球、视神经或脑膜畸形发育的结果。

（1）先天性囊肿眼和小眼球伴囊肿

先天性囊肿眼为视泡发育受阻所致。散在发病，体积不等，可伴有严重脑畸形（图11–26）。小眼球伴囊肿是胚胎发育过程中视胚裂不能闭合的结果（图

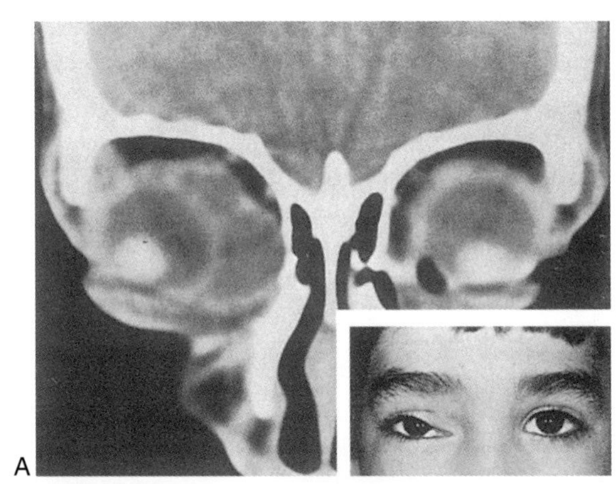

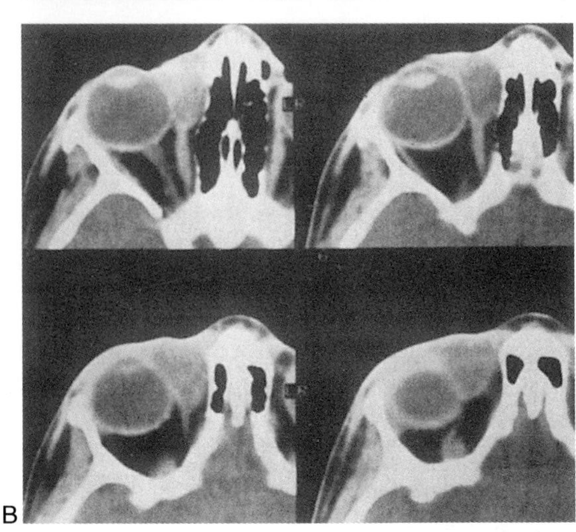

图 11–25 男孩表现为出生后 8 个月眼外肌术后进展性的上睑及内眦部肿胀。冠位（A）和水平位（B）CT 示大的上皮细胞性囊肿，其后端紧贴内直肌。

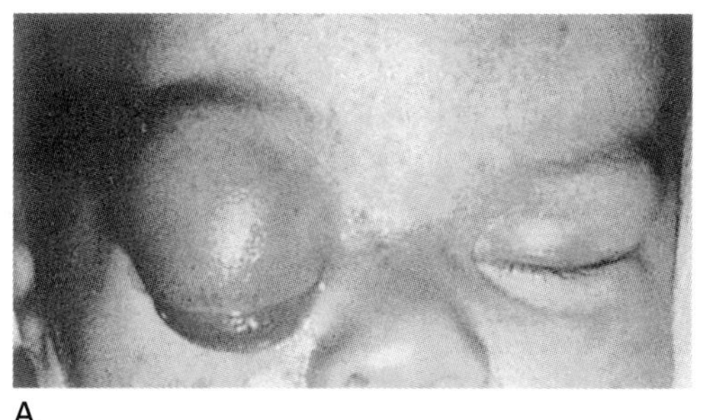
A

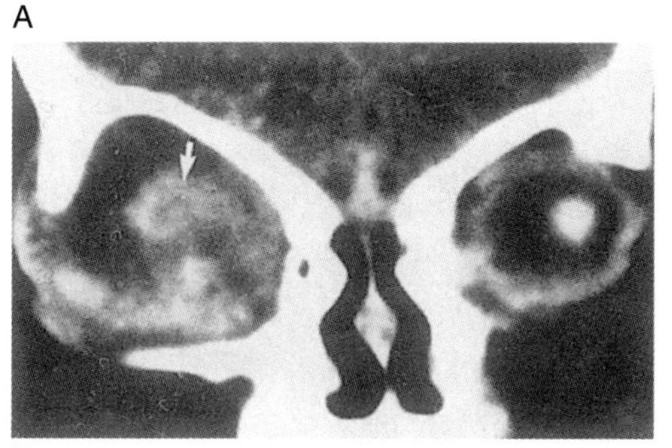
B

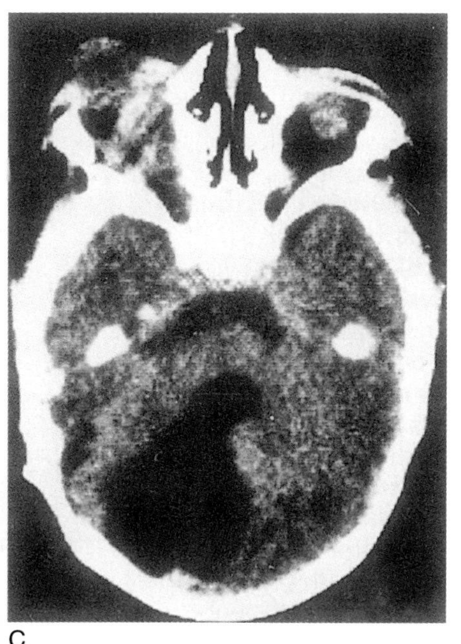
C

图 11-26　婴儿出生时有多发的眼部囊肿及眼眶和下睑的实体性病变，同时有右脑半球的部分缺失。

11-27）。病人表现为小眼球伴有结膜下和下眼睑的囊肿，其不同于囊肿眼，囊肿眼的病变位于上眼睑。囊肿大小不一，眼球外观大致正常。少数伴发巨大的神经胶质瘤病。囊肿壁由原始的神经上皮组成，与原始玻璃体腔连续。小眼球伴囊肿通常单侧发病，可散在发病于正常婴儿，但可能有全身疾病。

这些先天性囊肿应注意与畸胎瘤相鉴别，后者病变进展较快，眼球虽突出，但外观正常；尽管在影像上有囊性成分，但存在实体性病变。另外，还应与眼眶脑膨出相鉴别。治疗是手术切除囊肿、眼球及不正常的神经上皮结构。

（2）眼眶脑膨出

眼眶脑膨出临床罕见，是表面外胚层和神经外胚层未分离的结果，导致骨裂开、硬脑膜（脑膜膨出）或脑（脑膨出，脑膜脑膨出）突入眼眶。通常为先天性病变。但位于眶深部的病变可在成年后发现。常伴发其他特征性的累及中线结构的先天面部畸形。发生于眶前部的病变常位于鼻根，导致双眼分开过度、上内侧肿块引起眼球向下、向外移位或向前扩展至眉。发生于眶深部的脑膨出可呈隐性突眼，可伴有眼的功能障碍。突出的肿物有波动感、透光、做Valsalva动作时体积发生改变。

认识这些囊肿的重要性在于合理的治疗，而不是为了单纯的手术。调查表明，病变区出现骨裂开，提示有脑膨出的可能。如果未确诊的囊肿在术中怀疑为脑膨出时，则要穿刺抽吸囊肿内容物。当病变较小时，治疗为切除、封闭及缝合结扎基底部，从眼眶侧填补骨缺损。当病变较大时，应行经额开颅术，切除、修补并封闭囊肿。

（3）其他神经源性囊肿

原发性眼眶蛛网膜囊肿易伴有同侧眼的缺损性病变。神经鞘囊肿内容物常为脑脊液，并可能伴发其

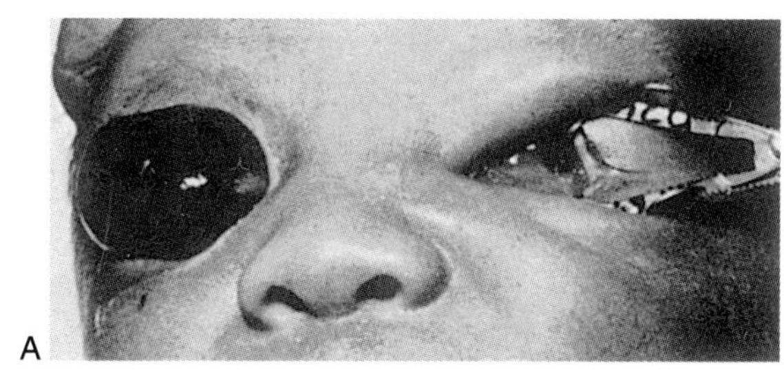
A

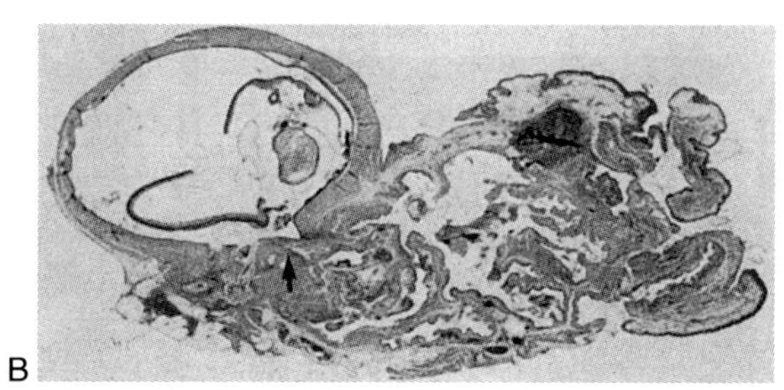
B

图 11-27　（A）婴儿出生时有右眼的巨大囊肿及左眼小眼球。（B）组织学示右眼小眼球同由神经上皮衬里的囊肿紧密相连。注意变形眼球下部的缺损。

他中枢神经系统发育异常。通过分析吸出液体中的同源转铁蛋白可做出诊断，因该物质只出现在脑脊液中。我们也曾遇到过一例病人为视神经原发性迷芽瘤囊肿，表现为进展性突眼及出生时一眼即盲（图11-28）。

二、肿瘤和异位性病变

1. 皮脂瘤

皮脂瘤在深部眼眶不常见，属于结膜肿瘤，常与眼眶皮样囊肿混淆。皮脂瘤是皮肤异位于结膜，可能和眼睑胚胎发育时期分离有关，好发于颞侧结膜下，通常无症状（图11-29）。临床上呈粉红色并且表面局部有毛发，在Wood光照射下显示角蛋白。结膜下，可能有浅黄色的脂肪小叶。最易与因Tenon囊裂开而形成的脂肪脱出相混淆，后者典型发生于老年病人，为结膜表面平滑柔软的肿物，可压陷，可移动。与皮脂瘤相比，后压眼球，病变前移。应用肾上腺素，表面血管变白。其他鉴别诊断包括结膜下脂肪瘤和泪腺脱垂。

组织学上，皮脂瘤表面由角质化的鳞状上皮所组成，伴有附属结构，包括毛发，因此可能引起刺激症状，需要治疗。如果没有症状，不必切除。因为病变与泪腺导管组织关系密切，手术时应注意避免损伤泪腺导管。通常在显微镜下切除病变，确认不正常的上皮细胞及其上的毛发，椭圆形切除这部分组织，以便辨认清楚，避免损伤泪腺导管。病变下方通常有脂肪和结缔组织间隔，可容易地去除部分，此时亦要注意避免损伤泪腺导管和其下方的外直肌。过深切除没有必要，以免引起浅表异位皮肤植入。过度眼眶分离也不可取。

2. 泪腺异位

泪腺组织异位于结膜、泪阜和眼球表面少见，异位于深部眼眶更为少见。当在这些部位出现泪腺组织时称为泪腺异位。通常出现泪腺异位时，泪腺组织中无泪管结构，分泌物聚集引起瘢痕性炎症反应。依据病变位置不同，可产生肿块效应和浸润生长，引起限制性眼球运动障碍、突眼和视力下降。诊断需要可靠的证据，即从病变处获得泪腺组织。一些病例以眼眶进行性慢性炎症浸润为特征。治疗为手术切除。曾

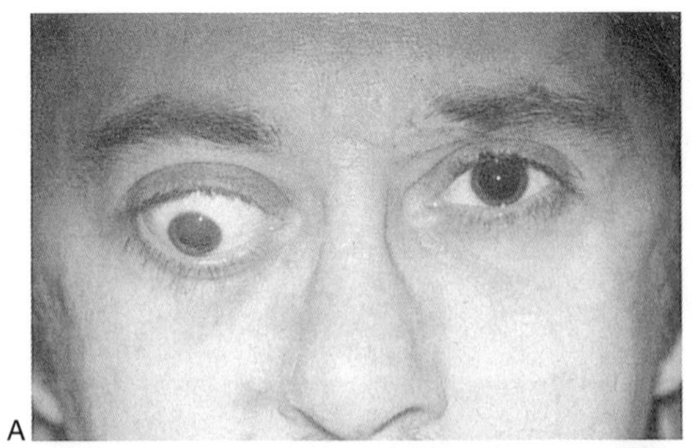

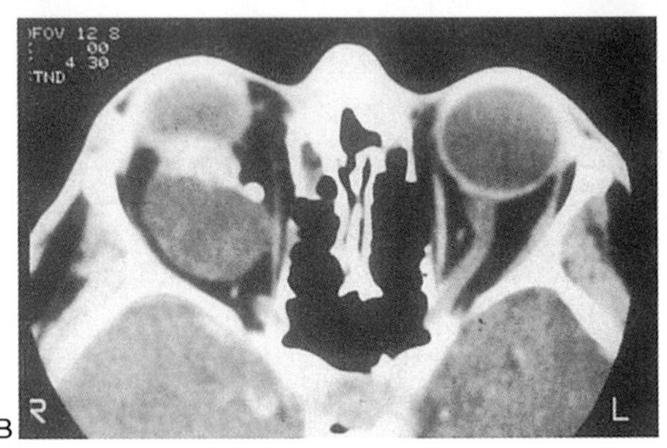

图 11-28 （A）32岁男性患者，表现为较长时间的进行性突眼，右眼盲、向下移位。（B）CT示囊性病变伴有囊肿前部局灶性钙化，眼球变形。因美容原因切除病变，为视神经迷芽瘤囊肿。

有报道眼眶的异位泪腺伴有源于泪腺管的囊性成分。

3. 其他异位

眼眶是大量不同类型异位易发的部位，特别是异位的脑组织和软骨。

4. 眼眶畸胎瘤

畸胎瘤由一个以上的胚层组成，通常有三个胚

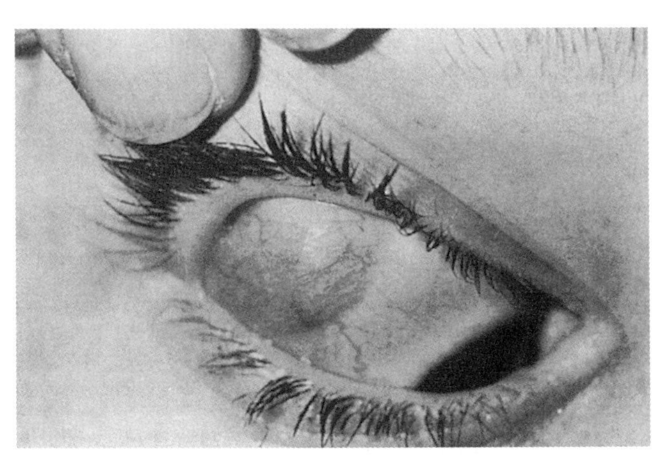

图 11-29 颞上方结膜皮脂瘤。

层组织。它们被认为是起源于具有多向分化潜能的胚胎组织。畸胎瘤占儿童肿瘤的6.6%，通常发生在睾丸、卵巢和后腹膜。眼眶是畸胎瘤少见的发病部位，特别是包含三个胚层的畸胎瘤。

临床表现为婴儿眼眶快速进展的单侧肿瘤。在年龄稍大的人群中，病变通常较小且发展稍缓慢。常见的临床特征是单侧极度的突眼，伴有实体性或囊性肿块而引起的眼睑过度拉伸。眼球可以是正常大小，但可能因突出和暴露引起变性。眶容积增大。既往有报道巨大的颅内畸胎瘤向眶内扩展，但大部分病变原发于眼眶。

组织学上，全能细胞可分化为外胚层、神经外胚层、中胚层和内胚层细胞。畸胎瘤可含有胃肠道、腺体及分泌性脉络膜网状组织等结构，导致肿瘤呈囊性快速生长的特征。尽管恶性畸胎瘤在其他部位不少见，但在眼眶极为罕见。病变可为眼眶原发或继发于邻近鼻窦或颅内扩展至眼眶。

影像学方面，畸胎瘤因同时有囊性及实体性成分而表现为异质性，可见脂肪、异位骨甚至牙齿。

这种肿瘤之所以重要，在于其鉴别诊断应注意和快速进展的巨大婴儿眼眶肿瘤相鉴别。包括良性病变（眼眶血管瘤和淋巴管瘤）及恶性肿瘤（横纹肌肉瘤、视网膜母细胞瘤继发扩展和转移性肿瘤，特别是神经母细胞瘤和白血病）。另外，先天畸形，例如小眼球伴眼眶囊肿、先天性囊性眼球、单侧先天性青光眼、脑膨出和丛状神经纤维瘤也应注意排除。这个年龄组的炎性病变很少与肿瘤相似。

过去，大多数病例行眶内容物剜除术。随着影像及手术技术的提高，现在可单纯的切除肿瘤，特别是当肿瘤较小并且眼球有功能时尤为适用。

三、骨异常和中胚层缺陷

1. 眼眶畸形

轻度的面部和眼眶畸形是引起假性突眼的最常见原因（图11-30）。我们共有48例病人（占眼眶病例的1.6%）因不同程度的眼眶不对称，表现为突眼。临床上几乎所有这些眼眶畸形都与面部畸形有关。简单的检查方法是让患者面对镜子，从后面观察病人，翻转的影像使面部不对称特别明显。大部分病人的半侧面部结构都有轻度不对称，少数病例的上颌骨发育不全导致患侧眼眶相对后移及小眼眶（图11-31）。有几个病例，在检查时发现其兄弟姐妹或父母也有家族性面部畸形。对比以前的照片对判断病人的发病时间非常有用。

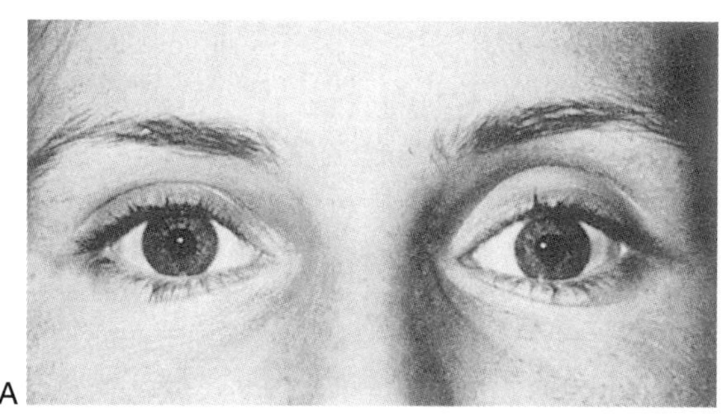

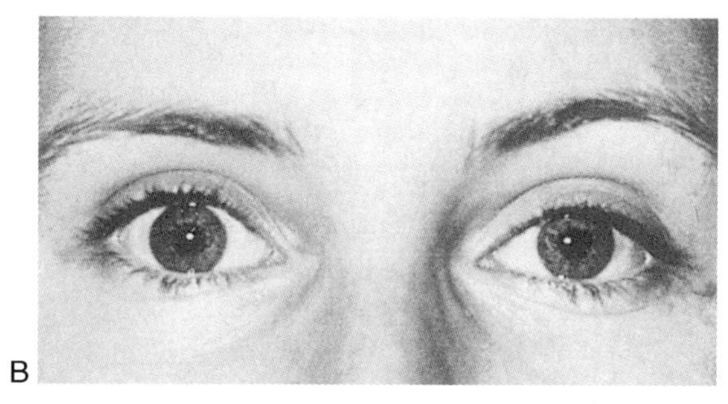

图 11-30　（A）36 岁病人，眼眶畸形、左眼眼球内陷、眶睑沟加深。（B）同一病人，骨移植片填充眶底后，眼眶升高。

2. 颅面骨发育不全和颅骨发育异常

颅面骨发育不全和发育异常可致显著的眼眶异

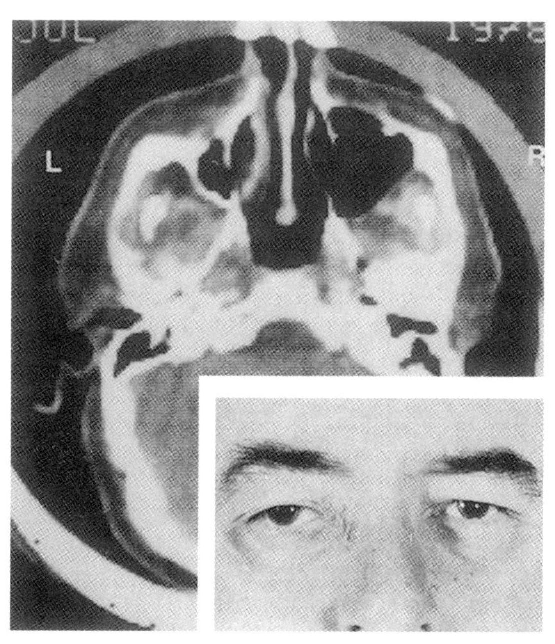

图 11-31　57 岁男性患者，右眼长期突出，注意其左眼球内陷和上颌区域变平，CT 示左上颌骨发育不全，故导致眼球内陷。

常。颅面骨发育不全导致眼眶异常最常见的原因为颅骨的生长受阻使眼眶变浅，面部变平和眼眶变浅可致严重的突眼。Crouzon病上直肌发育不全导致明显的外斜视，特别是向上看时。视神经管狭窄可以导致视神经萎缩。双眼分开过度、眼球突出及骨发育不全所引起的容貌缺陷和功能异常，属多学科研究范围。颅面骨发育不全包括颅缝早闭综合征和裂缝综合征，常有眼眶症状，本书不再详述。

3. 中胚层缺陷

有些与Von Recklinghauden病（多发神经纤维瘤病）有关，可能是颅骨发育异常，特别是蝶骨翼缺失（图11-32）。因为临近的硬脑膜和眶骨缺失可导致搏动性眼球突出或眼球内陷。

四、眼眶外伤

1. 临床表现和检查

眼眶外伤的处理步骤（图11-33）为对病人全身情况进行评估后处理眼部问题。先明确哪些外伤需立即处理，如眼球损伤、急性球后出血、张力性气肿和视神经损伤。在此之后，注意眶周软组织损伤和潜在的骨折，这需要影像学检查及适当的中、长期治疗。

眼眶损伤可单独发生，但通常伴有眼球、鼻旁窦、鼻泪系统、鼻和脑组织的损伤。另外，当合并意识模糊、休克或意识丧失时，损伤可变得复杂。首先要建立通气通道、控制出血和恢复血循环。病人全身情况稳定后，开始检查眼部损伤情况。尽量在软组织肿胀前检查眼球。尽可能了解视力情况。轻度肿胀的眼睑可用Desmarres牵开器轻柔的分开，如果没有条件，可用纸夹做成牵开器。如果没有明显的眼眶张力、睑痉挛或明显的眼球损伤，可轻柔地放入开睑器。必要时，可用眼睑阻滞剂以减轻眼睑痉挛，进行眼科检查。在儿童或紧张躁动的病人，可用镇静剂或麻醉药以辅助检查。眼球损伤表现为眼球变软、组织脱出、破裂、出血及光反射消失时，需要快速诊断并进手术室进行治疗。

全面详细的病史有时并不需要，但要了解受伤环境、致伤物的性质及其通过的距离和方向、发生时间、既往眼部疾患、手术史、过敏史、全身疾病史、目前用药情况。受伤前的照片也是有用的。

眶壁向内移位、出血、气肿使眼眶容积减小，导致外伤性眼球突出。严重眼眶压增高使眼球突出、眼内压增加和视网膜动脉搏动。气肿可产生捻发音。搏动性突眼往往提示眶顶骨折并伴有继发性前颅窝内容物脱出或高流量的颈动脉海绵窦瘘。

眼球检查并排除严重的眼眶紧张后，可进行更全面的眼眶检查。粗略的面部结构视诊有助于面部骨折的诊断。记录眼球及眼眶的水平、垂直和轴性移位。注意检查眼睑的高度、宽度、倾斜度及睑裂宽度。应注意眼睑动度（上提功能）、上睑下垂及假性上睑

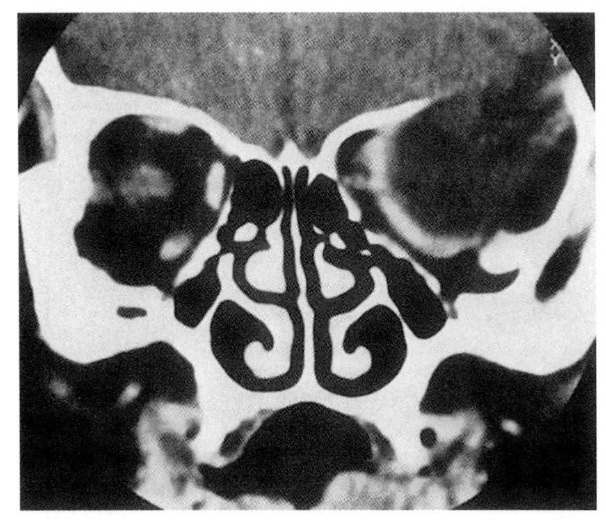

图 11-32 冠状位CT示病人因神经纤维瘤病而致左侧蝶骨翼缺失及搏动性眼球突出。大脑颞叶通过骨缺失疝入眼眶。

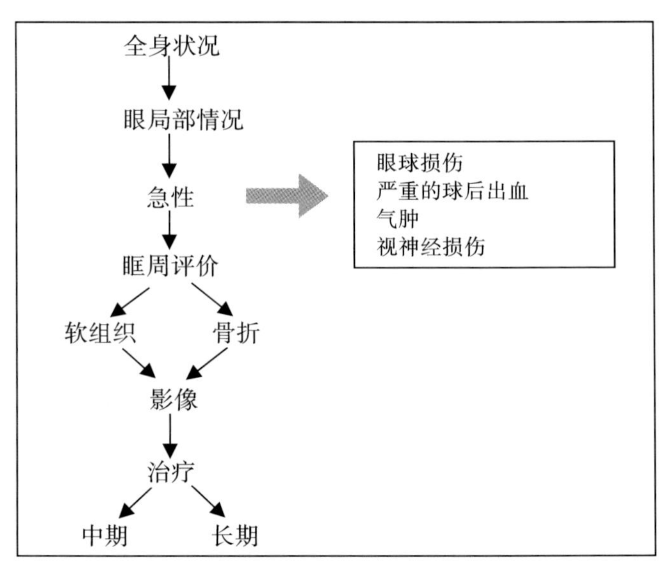

图 11-33 眼眶损伤治疗的处理步骤。

下垂的情况。在眼睑肿胀时确定是否有上睑下垂是非常困难的。应检查内外眦韧带的变化以及内眦间距离（内眦过远）。悬韧带撕脱或邻近位置骨折可引起眼球位置改变。颧骨骨折导致颧骨变平可伴有上睑下垂，外眦向下移位，下睑回缩。下睑回缩而无颧骨变平可为眶缘骨折的表现。眦间距离过远，特别伴有鼻梁凹陷时，可能是中线骨折（图11–34）。眶腔容积增加可导致眼球内陷，可能继发于组织脱垂入临近鼻窦或眶周脂肪病变，后者是因为外伤后脂肪液化、随后纤维化而引起的脂肪绝对缺失（图11–35）。外伤后突眼可能因为眶壁向内移位、出血、组织肿胀或气肿导致眼眶容积减小。第三颅神经完全麻痹可导致假性眼球突出。眶底或眶内壁爆裂性骨折使眼球内陷、眼球向下移位，导致眶睑沟加深，出现假性上睑下垂。外伤性动静脉分流可出现搏动、血管杂音，眼内压也可能升高。

应详细记录眼球运动和复视情况以评价疾病的进展情况。若眼球运动受限，行被动牵拉实验以鉴别限制性损害和麻痹性损害（图 11–36）。丙美卡因或可卡因局部点眼，棉球或小拭子在肌肉止点浸透麻醉 5 分钟，用镊子牵拉肌肉，使眼球向受累方向转动。

眼眶阀门样骨折综合征的病人可有白眼球增多伴有向上、向下注视时显著受限，被动牵拉实验阳性，因眼外肌陷入骨折处，眼睛向上或下看时有严重的疼痛、恶心、呕吐。该综合征在儿童眼眶外伤时多见。

触诊眼眶眶缘可以了解眶缘是否有局部触痛、移位及粉碎性骨折的程度和位置。组织气肿和捻发音提示鼻旁窦骨折（图 11–37和图11–38）。

应该测试眶下、额部、颧面和颧颞神经分布区域的感觉。有明显的鼻–眼眶或眶顶骨折时可以出现脑脊液鼻漏。嗅觉丧失提示硬脑膜在筛窦顶部或筛板处有撕裂。

应探查眶隔及主要的前部眶组织是否有撕裂，特别是提上睑肌和泪腺组织。另外，应仔细探查是否有异物存留。尽可能给损伤处照相或画简图。

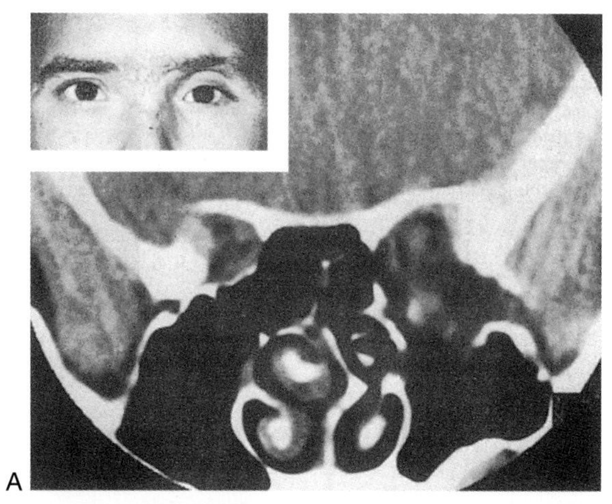

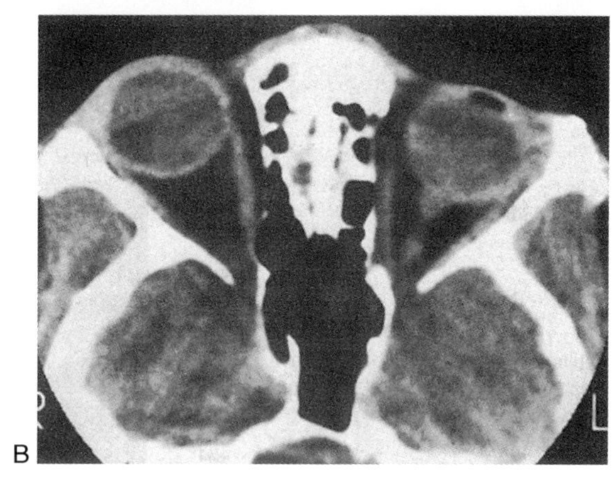

图 11–35　冠状位（A）及水平位（B）CT 片示眼眶爆裂性骨折，伴有左眼眼球内陷和下方眼眶组织向下移位，可见上睑下垂、眼球内陷和眶睑沟加深。

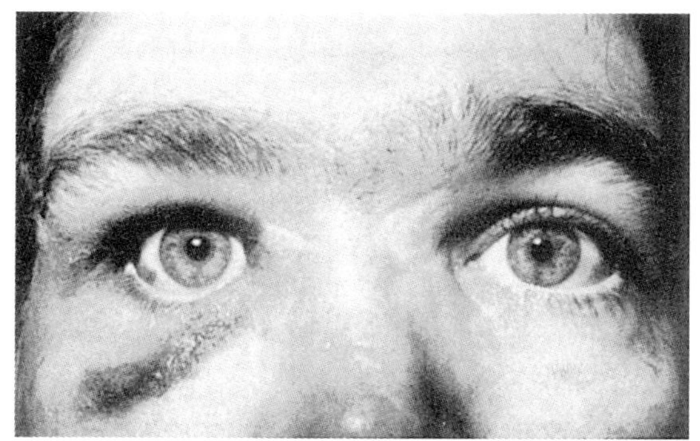

图 11–34　病人的临床照片，面中部骨折，导致鼻根部变平和双眼过度分开。

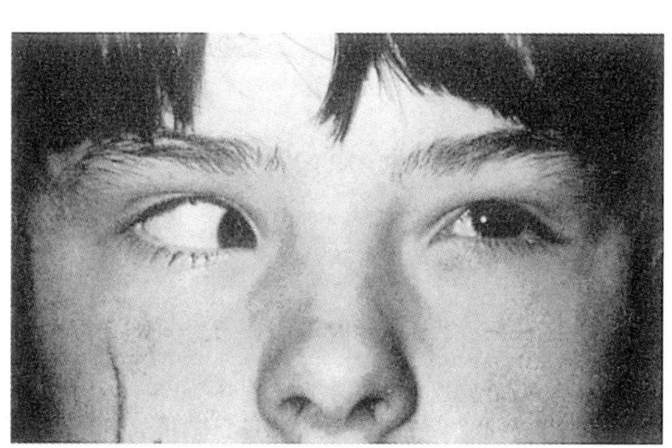

图 11–36　眶内壁爆裂性骨折，左侧外展受限。

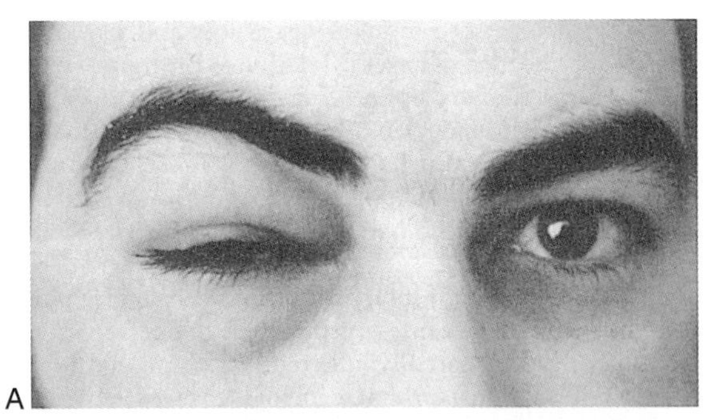

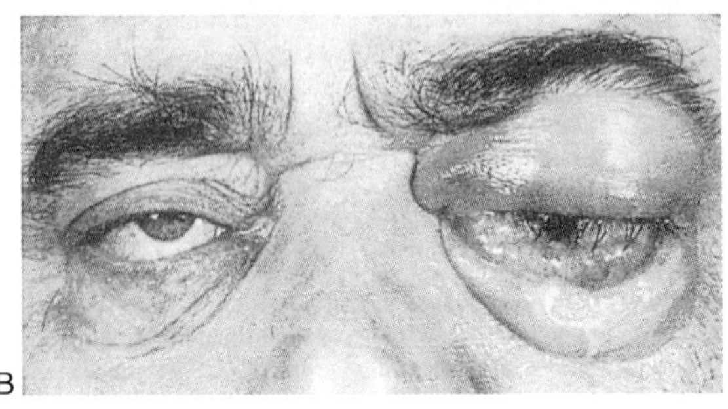

图 11-37 外伤后眼眶气肿。(A)被他人击伤鼻部后1天，出现主要累及眼睑软组织的改变。(B)眼眶爆裂性骨折后巨大的眼眶气肿。

2. 眶压急性升高引起视力急剧丧失的处理

当软组织损伤、骨折、撕脱和挫伤时，因血液进入有限空间可致眶内压急性增高。骨膜外和眶尖部出血是最危险的。压力可导致视神经严重缺血和视网膜低灌注，或直接压迫视神经。眼眶或骨膜外间隙类似一个密闭的空间，当达到容积限度时，压力可无症状的增高。因此液体容量的轻微改变就可导致压力急剧升高或降低。

病人通常表现为严重眼眶紧张、疼痛、眼球坚硬、眼球运动受限、视力下降、直接瞳孔反射消失或传入障碍。肌锥内出血可致眼球轴性突出，而骨膜外出血依据其累及部位不同可致眼球向外、向下或向上移位。可见视乳头动脉搏动。严重增加的眶内压可致视神经伸长和眼球前移位，其程度同视力预后有关（图11-39A和图11-39B）。

大多数眼眶出血是自限性的，可观察治疗。当有张力性突眼、眼内压增高、视网膜血管搏动、眼球运动受限及视力下降时，应紧急治疗。当眼眶压力中度升高时，治疗包括乙酰唑胺、甘露醇和前房穿刺术。如持续的眶压升高，前房穿刺无效。严重的视力损害需急诊手术以快速减压。如果因骨膜外出血而致显著的眼球非轴性移位，可引流或最好在超声引导下用18或20号针穿刺抽吸。

降低眶压最直接的方法是外眦切开。外眦切开术是用剪刀松解眶骨缘的外侧腱（图11-40A）。若眼内压下降、视力恢复、视网膜血管搏动消失说明该方法有效，病人可观察治疗。还可通过外侧腱沿上下眶缘分离而进一步减压（图11-40B）。如果必要，再剪断外眦韧带上支。甚至可在眶缘切开眶隔以进一步减压。

如果上述方法失败，可用眶周开窗法达到骨性眼眶减压。在紧急情况下，应用骨膜起子或相似的器械造成眶内壁或眶底骨折以达到减压的目的。内侧骨膜外出血也可通过鼻内途径以实现减压。

另一个导致急性眼眶紧张的原因是气肿，且偶可导致眼球前移位（图11-39C和图11-39D）。因为气体很快会被吸收，所以很少需要减压措施。

引起严重后果的外伤中，上睑内侧的穿通伤比其他位置更常见。钝性物体需要更大的力量穿透眼眶，伤口的入口比物体大。锐性物体穿入时需要的力量较小，并且为防止直接受伤，眼球移开了。高速子弹经常在穿透眼眶前穿通眼球。尖锐的物体经常穿透眶顶或眶上裂刺入海绵窦，损伤颈动脉，引起颈动

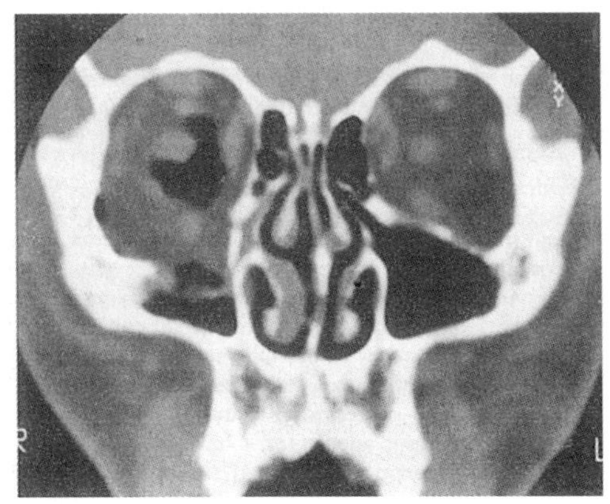

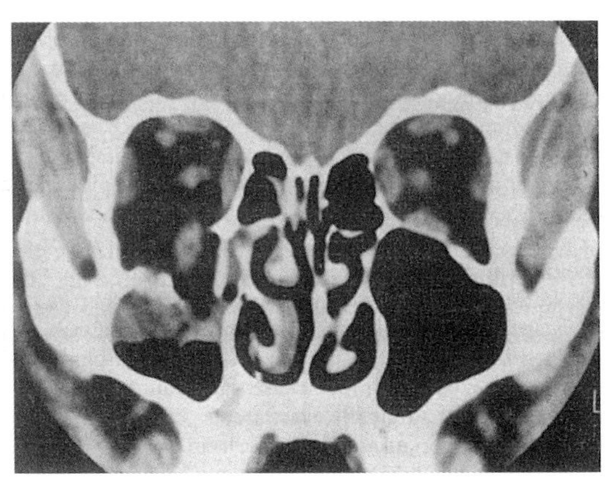

图 11-38 眼眶爆裂性骨折的病人的冠状CT示眼眶气肿和眶下组织包括下直肌向下移位。病人行冠状CT扫描仰卧，导致右上颌窦内液体进入上部筛窦。

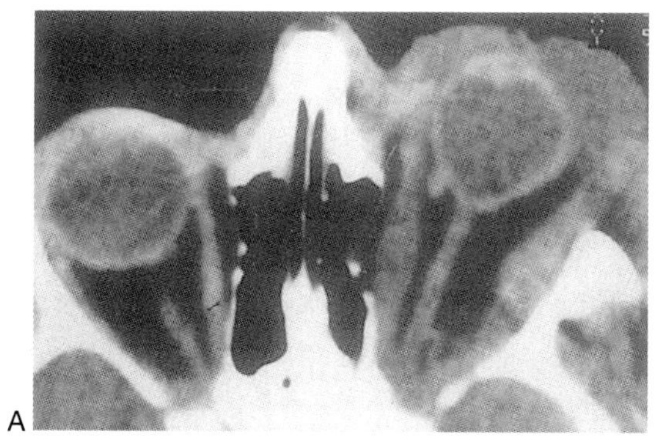

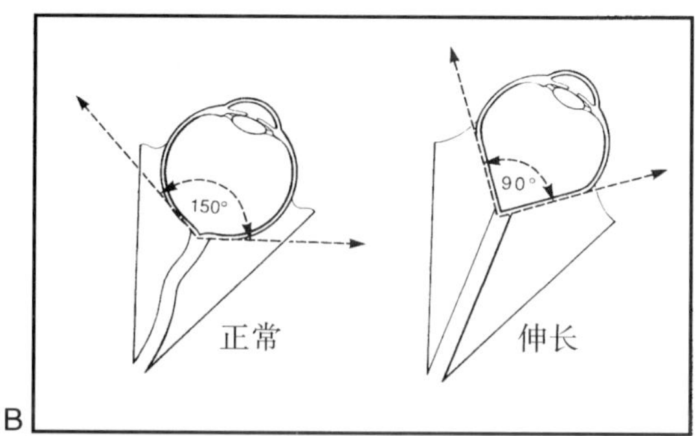

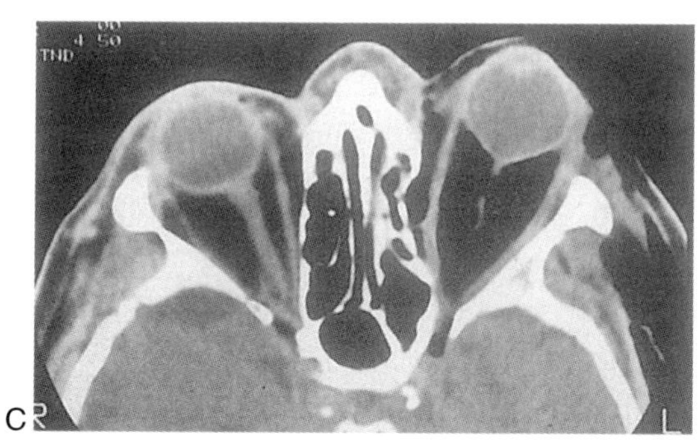

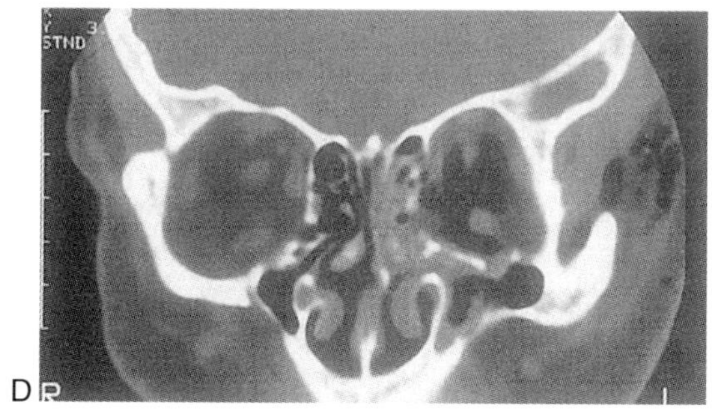

图 11-39 眼球前移位。（A）43 岁男性患者，直接的眼眶和面部外伤，导致高流量颈动脉瘘，引起左眼无光感和全部的眼肌麻痹，水平位 CT 示严重的眼球前移位和视神经伸长。（B）图解说明严重的眶内压增加使视神经伸长和眼球前移位。眼球前移位定义为后部眼球角度小于 130°。进展性的眼球后角减少同增加的突眼及视神经伸长相关，可致严重的视力损害。眼球后角小于 120°伴有急性突眼是急诊手术指征。水平位（C）和冠位（D）CT 片示 52 岁男性患者，因眶内壁爆裂性骨折后气肿所致的眼球前移位。

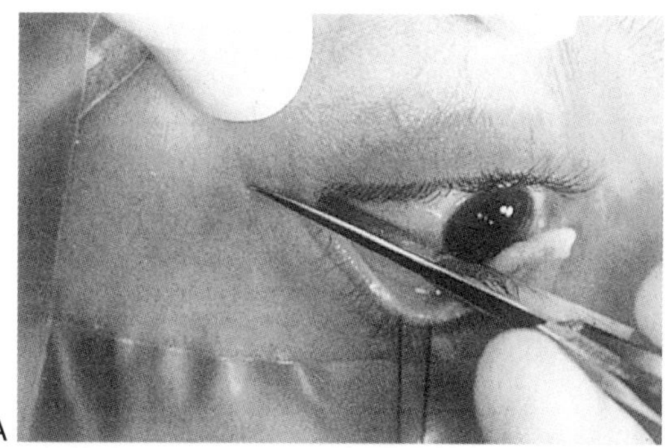

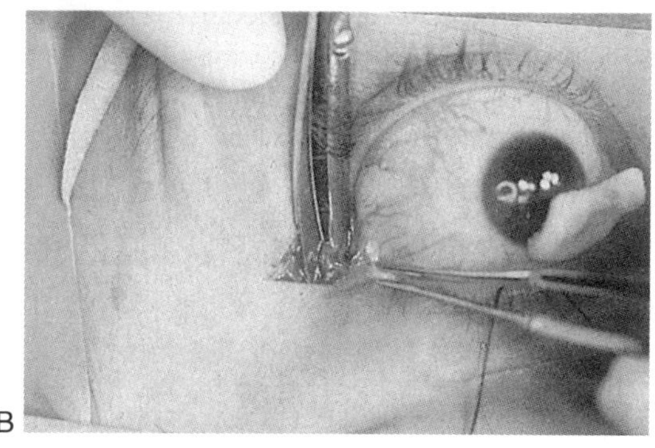

图 11-40 （A）照片示外眦切开术，切断外眦韧带的下支及邻近眶隔（B）。

脉-海绵窦瘘。

3. 视神经损伤

视神经损伤可由挫伤、撕脱、视神经管骨折、继发于视神经管内血肿压迫、鞘内出血及管内间接扭伤引起。另外，突然的减速可引起颅内视神经损伤。这些类型的视神经损伤有四种不同的机制：视神经直接的损伤、间接损伤、外伤性视交叉综合征、因为额叶疝引起的视神经受压。直接的视神经损伤可以是小物体刺入的结果，例如钢笔、冰锥或天线，同时也伴有轻度软组织损伤，有颅内及颈动脉损伤的危险。高速的子弹可损伤视神经，在有毒性或有进展性视力丧失时需要取出。最后，直接的损伤也可致神经撕脱和绞窄。有时，剪切力可致鞘内出血，表现为眼眶损伤的征象很轻但有明显的视神经病变。影像检查明确后，需要紧急鞘内放血减压。

视神经管内视神经损伤的另一个直接原因是视神经管或邻近鼻窦或眶壁的骨折（图11-41）。这些部位骨折，特别是有移位时，可造成严重永久的视力丧失。眶尖出血因发生于局限的空间内而导致快速的视神经损伤（图11-42）。

一个困难而有争议的问题是对由于头部突然减

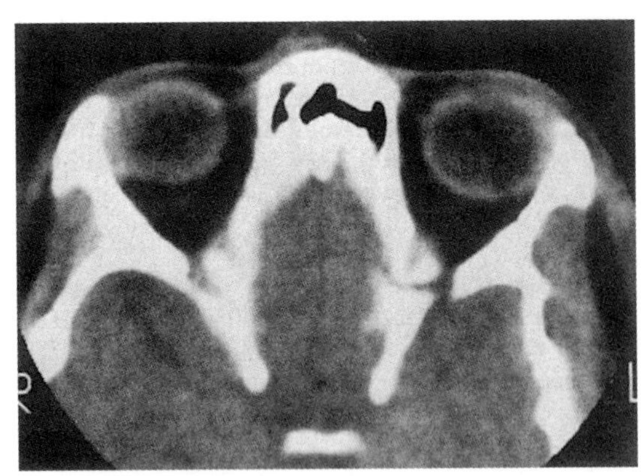

图 11-41 水平位 CT 示骨折累及邻近视神经管顶和蝶鞍结节，出现左侧视神经病变。

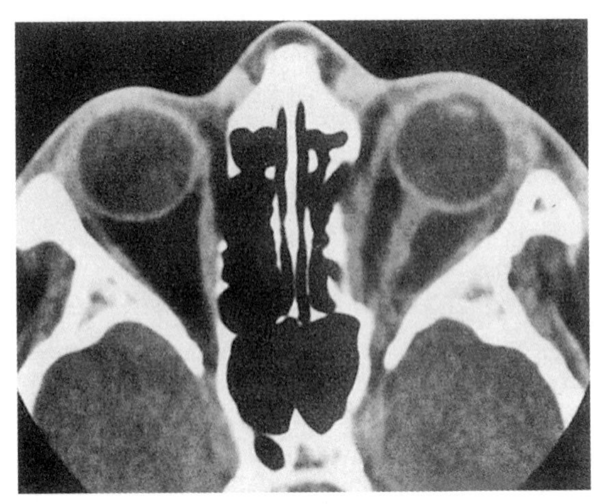

图 11-42 CT 示眼眶内壁爆裂性骨折，出血进入眶尖，引起创伤后突发的视神经病变。

速运动引起的间接视神经损伤的处理，这种损伤通常来自眶上部受击打而极少有枕骨或顶骨损伤。表现可以是急性的，通常是完全的视力丧失，也可以是逐渐的视力恶化伴有单侧瞳孔反射迟钝或消失和交感反应正常。眼底是正常的，也可有鼻出血和震荡伤。以我们的经验，至少60%~70%的严重视神经损伤伴有其他更严重的、通常是危及生命的相关损伤或者是昏迷。因此，很少有机会评价和治疗视神经损伤。余下的30%可能有间接的损伤，表现为视力急性或逐渐恶化，一侧瞳孔反射迟钝或消失，交感反射正常伴有传入性瞳孔障碍。目前，由于缺乏实验对照而无法确定肯定的治疗原则，但现在认为大剂量的皮质类固醇和视神经管减压术可能有所帮助。迟发性视力丧失的病人预后较好且易对治疗有反应。现一致认为在这种状况下，最初治疗用大剂量皮质类固醇可控制继发性损伤，若治疗无反应，可考虑行骨性视神经管减压术。大剂量类固醇治疗为地塞米松首给剂量0.75mg/kg，而后0.3mg/kg每6小时一次，治疗5天。手术指征为可见明显的骨折或糖皮质激素治疗有效后视力恶化者。视力完全丧失时是否手术存在争议。

外伤性视交叉综合征同严重的头部创伤有关，特别是头顶和上额部外伤导致头颅前-后位扭曲及脑和视神经的减速损伤。通常表现为一眼盲和对侧视野颞侧缺损，偶尔有单纯的双颞侧偏盲。这种损伤可伴有颅神经麻痹、尿崩症、垂体功能不足、嗅觉缺失、脑脊液鼻漏、脑膜炎和颈动脉海绵窦瘘。

继发于蝶骨大翼内侧移位的眶上裂综合征可以无视神经损害而孤立存在。治疗需要切除移位的骨质。

4. 软组织损伤和眼眶出血

钝性或穿通性损伤可导致软组织损伤及严重的眼眶结构损伤。直接或间接的剪切力可致视神经、眼外肌或神经血管组织损伤。软组织损伤的症状和体征有淤斑、眼睑肿胀、突眼和眼肌麻痹。眼眶出血可依据积血部位分类：

- 位于眶隔前的眼睑出血；
- 眶隔后出血，包括结膜下出血；
- 肌锥内出血；
- 骨膜下出血；
- 颅内出血通过眶上裂的内侧部分或通过视神经的蛛网膜下腔进入眼眶。

组织擦伤和撕脱常引起表浅的损害。单纯的前部闭合性损伤导致挫伤伴触痛、肿胀和眼睑淤斑，表现为局限的青斑、水肿和结膜下出血（“熊猫眼”）。与之相比，继发于眼眶损伤的结膜下出血，血液积聚在球后、肌锥内外间隙及向前、向后弥散。在这种情况下，可看见的淤斑不会持续几天，当其表现出来时，在穹窿可见到扩展到球下和睑结膜下Tendon囊的淤斑。深部及颅内出血也可出现淤斑，通过帽状腱膜下间隙及眶上裂进入肌锥间隙，向前流时扩展到肌锥外。这种情况下若肌锥内无血，瘀斑出现在眼睑而不是球后结膜。颅内出血也可通过眶上裂的内侧直接进入肌锥外间隙。

如果眶骨膜受损，血液可以外渗而呈现出眼睑或结膜表浅的改变，而骨膜下血肿或局限性血肿典型表现为突然起病的单侧突眼及眼球移位或慢性进展性突眼。临床上，检眼镜下可以见到脉络膜皱褶，被动牵拉试验阴性。CT可见中央不增强的低密度区，被薄的增强的等密度软组织环包绕。超声示肌锥外界限清楚的眶周病变。依据其位置，可影响眶上裂处神经或视神经本身。通常在眶周骨缝处被紧密的粘连限制。

软组织出血不损伤视力时常保守治疗，包括仔细的检查、清洁和修复伤口、早期冷敷而后热敷。血肿也可表现为肿胀、波动感，偶尔需要引流或抽吸。后期，血肿有机化，如果引起明显的占位效应，可以手术切除。

穿通伤可能引起肌肉的割伤或撕脱，损伤神经，或两者皆有。当肌肉撕脱时，可引起前部缺血性坏死。撕脱的肌肉会收缩至眶尖，寻找非常困难，最好在监控手术室操作。

5. 眼眶骨折

眼眶骨折可表现出多种临床症状和体征，但没有明确的影像检查是很难诊断的。眶顶骨折可以有出血进入上睑和外侧结膜下。少数累及鼻窦时出现脑脊液鼻漏。眶外侧壁骨折常伴有视神经撕脱。眶内壁或眶底骨折可致眼眶气肿。

眼眶骨折按病因学可以分成直接（眶缘）骨折和间接（爆裂性）骨折，前者为力量直接作用于骨，后者为力量通过眼眶软组织传播。眼眶和眶周骨折易发生于承受力较小的部位。骨折的位置和程度与损害的程度和方向有关。

尽管X线平片很少用，但在快速评估时是有用的。X线平片包括华氏位、考德威尔位和侧位，可以显示爆裂性骨折、眶缘骨折及面部骨折（图11-43）。上颌窦浑浊提示眶底骨折。鼻窦骨折时可见到组织气肿和模糊的异物影。

CT（水平位和冠状位）是检查外伤首选的影像检查。它可以明确骨折的部位、程度及骨和软组织损害的严重程度、有无眼眶组织的陷入。影像表现要同临床表现结合起来。MR可观察眼眶脂肪和眼外肌等软组织细节的改变，然而，在诊断骨折时作用不大。

总的来说，眼眶骨折男性多于女性，常为左侧，表明攻击者为善用右手。预期发生畸形、显著的眼眶软组织移位及组织嵌钝应紧急处理。

（1）爆裂性骨折

爆裂性骨折是因为眶内压突然增加引起软组织压缩，力量传递到承受力小的部位引起骨折。通常由钝性、直径超过5cm的圆形物体所致，例如拳头、膝、肘、曲棍球拍、网球。

眼眶承受力最小的部位是眶底内侧至眶下沟、紧邻眶下裂的前部（图11-35和图11-38）。在这个部位，下直肌、下斜肌及其脂肪筋膜可能移位内陷。支配下斜肌的神经沿直肌的外侧走行，在没有实质肌肉嵌塞时也容易被损伤。爆裂性骨折时眶内壁可能受累，而很少累及眶顶（图11-44）。

爆裂性骨折还可伴有眶缘触痛、眶下区感觉减退、眼球运动受限、被动牵拉实验阳性、眼球内陷及假性上睑下垂，常有广泛的水肿和淤斑，可有捻发音。

眶下区感觉减退提示眶底中央部骨折。眶下管内侧壁和外侧壁损伤可不影响感觉。颧神经分布区感觉障碍可能与眶外侧壁骨折有关。

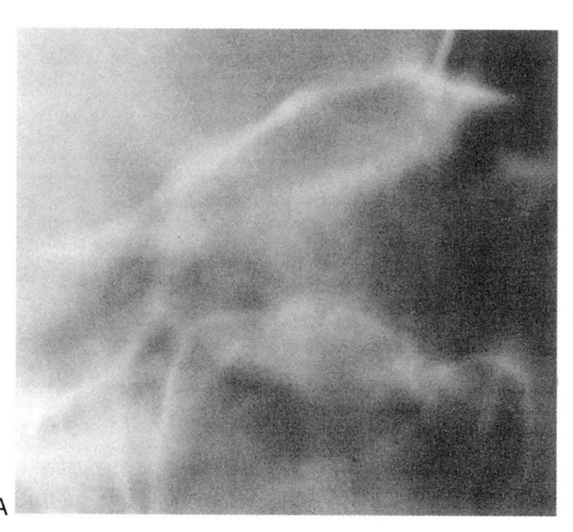
A

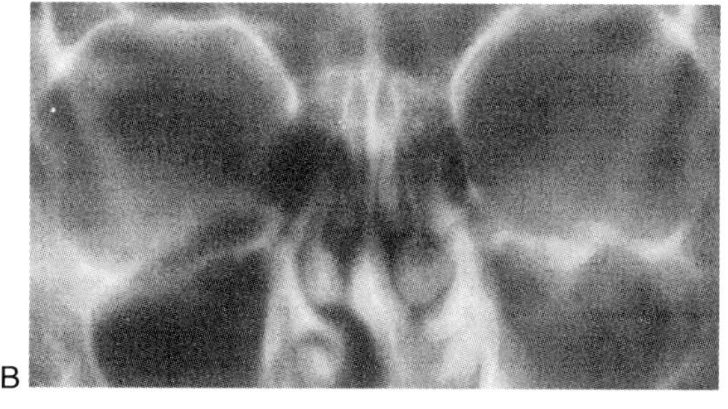
B

图 11-43　侧位（A）和冠状位（B）眼眶 X 线示左眼眶爆裂性骨折及上颌窦浑浊，眶底骨折。

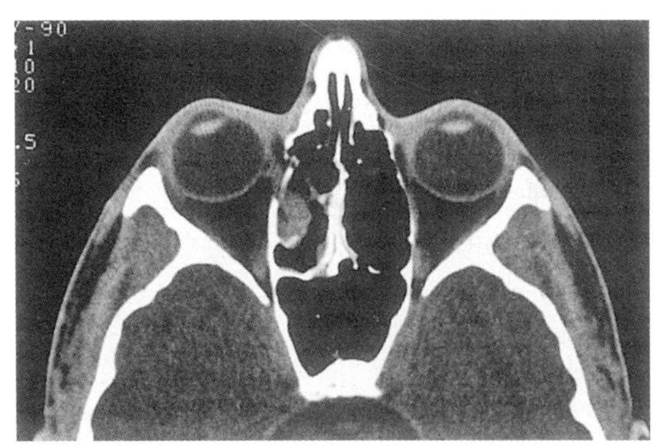

图 11-44 水平位 CT 示 13 岁男孩右眼受击后内直肌移位进入筛窦，伴有内直肌运动神经受损引起眼球外斜。

手术时很少发现肌肉嵌钝。大部分急性运动障碍是由眶隔破裂或肌肉损伤所致，包括创伤、撕脱、出血及神经损伤。大部分眼眶爆裂性骨折导致向上、向下运动受限，提示下斜肌和下直肌受累（图11-45）。结缔组织隔破裂不仅累及眼眶下部结构，也可导致对内、外直肌的牵引效应，这可解释爆裂性骨折中一些罕见的运动受限类型。

急性眼球内陷可能是因为脂肪和眶内容物脱入鼻窦或因眶容积增大所致。最初的眼球内陷可被水肿或血肿所掩盖。眼球内陷可伴有假性上睑下垂，表现为上睑板沟加深和睑裂变小。后期的眼球内陷是因为眼眶扩大或脂肪萎缩坏死以及纤维化变短的肌肉牵拉引起眼球后退（图11-35）。

软组织通过骨折处脱入上颌窦上部，X线可表现为泪滴征。冠状位CT扫描可以帮助诊断软组织损伤、眼外肌内陷或移位及损伤范围（图11-43和图11-45）。在一些病例，可见肌肉被结缔组织条索牵引，在切面图失去长方形形状及正常梭形肌肉外形。

儿童或青年易发生爆裂性骨折内陷综合征。骨折发生于眶下神经内侧，眼眶软组织从骨折处疝入，骨折类似活门结构，引起软组织嵌钝。病人外伤的临床表现轻微，但眼球运动极度受限，并伴有被动牵拉实验阳性、试图眼球运动时疼痛、恶心、呕吐。CT有特征性表现（图11-46）。需行急诊眼眶修复术。

治疗眼眶爆裂性骨折需要综合各种因素分析，包括眼球位置（内陷及眼球低位）、肌肉移位、潜在的限制性斜视以及是否有时间对病人全身情况进行评价。对首发无症状的病人，即使不治疗，后期合并症的发生率也非常低。如果眼眶影像示明显的肿胀（超过2cm^3），典型的大面积眶底骨折或眶底骨折超过一半时，或眶底和眶内壁同时骨折，这时就需要手术治疗以恢复眼眶容积及完整性。

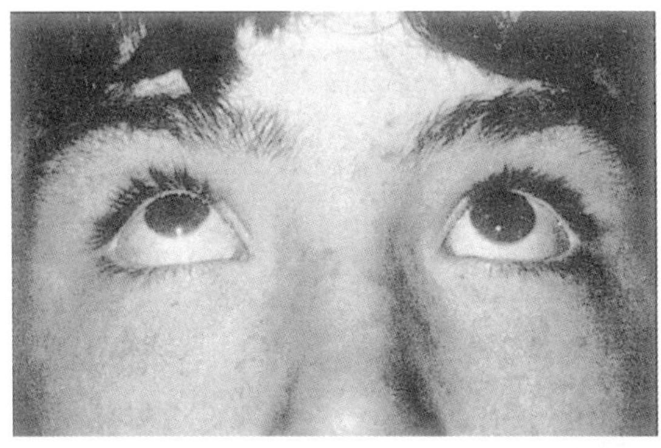

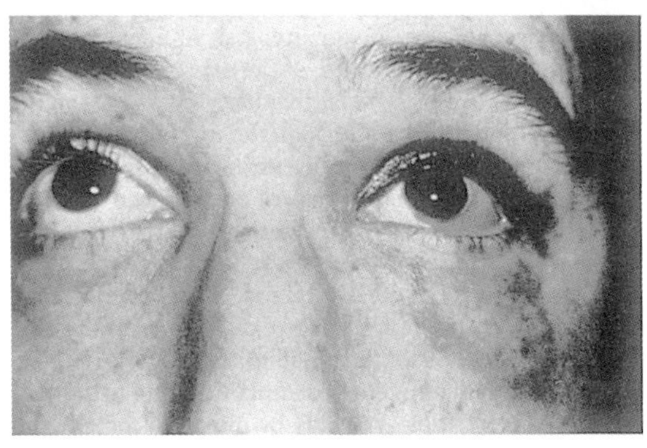

图 11-45 临床照片示眼眶爆裂性骨折上转受限。

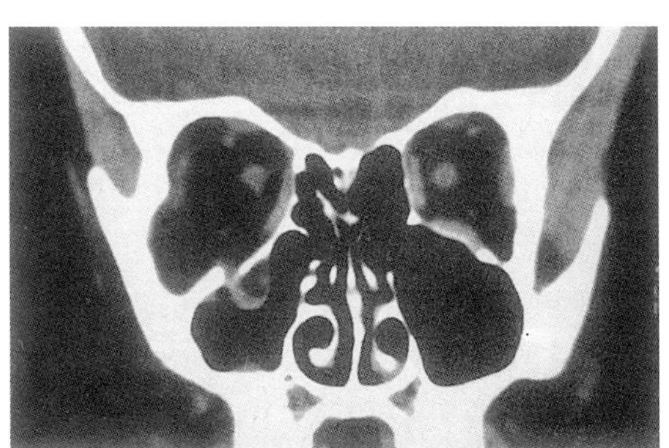

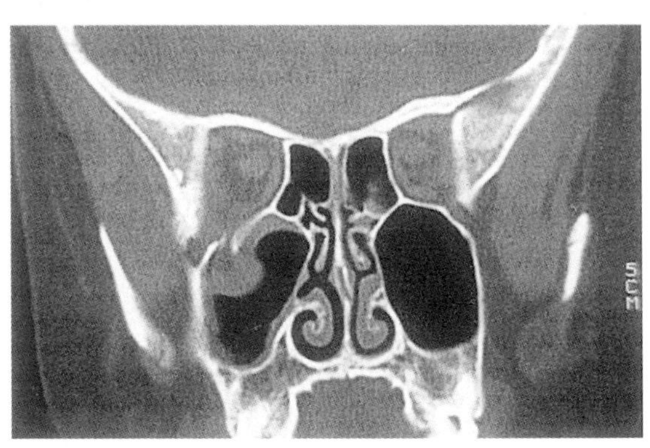

图 11-46 9 岁男孩的冠状 CT 扫描示右眼下直肌陷入右上颌窦，形成活门嵌钝，需急诊手术修复。

对于限制性斜视，当影像检查显示眼外肌显著移位或内陷时应手术治疗。手术重建眼眶形状和容积，并且游离粘连组织。以上两种表现（持续性复视和眼球内陷）不要在急性期手术，等几天待软组织肿胀消退后，手术效果会更好。

单纯的眶下区感觉减退不是急诊手术的指征。许多作者认为长期的感觉减退通过眶下管神经修复可减轻。在疾病早期，应嘱病人不要擤鼻涕或打喷嚏，因为有引起眼眶气肿的危险。应警惕感染的可能（非常少见）。早期的运动训练可提高眼的运动能力，并可刺激眼外肌周围功能性结缔组织形成。

总的来说，爆裂性骨折最常见的症状是复视，并伴有眼球运动受限及眶下区感觉减退。小部分病人主要表现为眼球内陷、突眼、上睑下垂或眼眶气肿。手术指征有肌肉嵌钝、潜在的眼球内陷、眼眶出血及骨刺。

后期眼球内陷的治疗是基于美容的需求，并且手术难度经常很大。要等4~6个月眼球内陷稳定后才考虑手术。向前牵拉实验可帮助分析手术成功的可能性，可用镊子夹住内、外直肌并尽力向前牵拉。如果眼球向前移动，则手术效果较好。眼球下移和内陷可通过眶底放置移植片来修复。这个移植片后部应有较大体积以增加眼眶容积，将眼球向前向上提升。如果畸形包括睑裂窄或上睑下垂，则可通过适当的眼睑手术予以纠正。对于上睑沟加深，可去除对侧部分眼睑皮肤和眶脂肪植入患眼提升皱褶以使双侧对称。

（2）复合性骨折

复合性骨折包括那些超过眼眶累及眶缘、顶部、鼻-眼眶-筛窦区、上颌骨和颧骨的骨折。这些骨折可导致容貌缺陷及功能障碍，包括复视、眼睑和眦角错位、兔眼和溢泪。颧骨骨折（图11-47）通常是颊部外侧受击打所致，可致颧骨与其上方的额骨、外侧的颧弓和内侧的上颌骨发生移位。这些骨折通常扩展到眶底，出现爆裂性骨折（33%~40%的病人）。向后部移位可导致台阶状畸形和眶下缘触痛。颊部可以水肿，并伴有凸面变凹、淤斑、一侧鼻出血和气肿。当骨折为旋转性时，可出现眼球或眼外眦改变。必须进行手术修复，指征为牙关紧闭（不能张嘴），明显的面部不对称，眦部韧带及下眼睑移位。未发生移位的骨折不需手术治疗。

上颌骨骨折可分为以下三种类型（图11-48）：

- Le Fort Ⅰ：牙齿上方横行上颌骨骨折，不累及眼眶；
- Le Fort Ⅱ：骨折呈锥形，累及鼻骨、泪骨和上颌骨内侧眶底（可为爆裂性骨折）；
- Le Fort Ⅲ：颅面骨分离，整个面部骨骼从颅骨基底处分离，仅有软组织相连，累及眶内外壁和眶底。

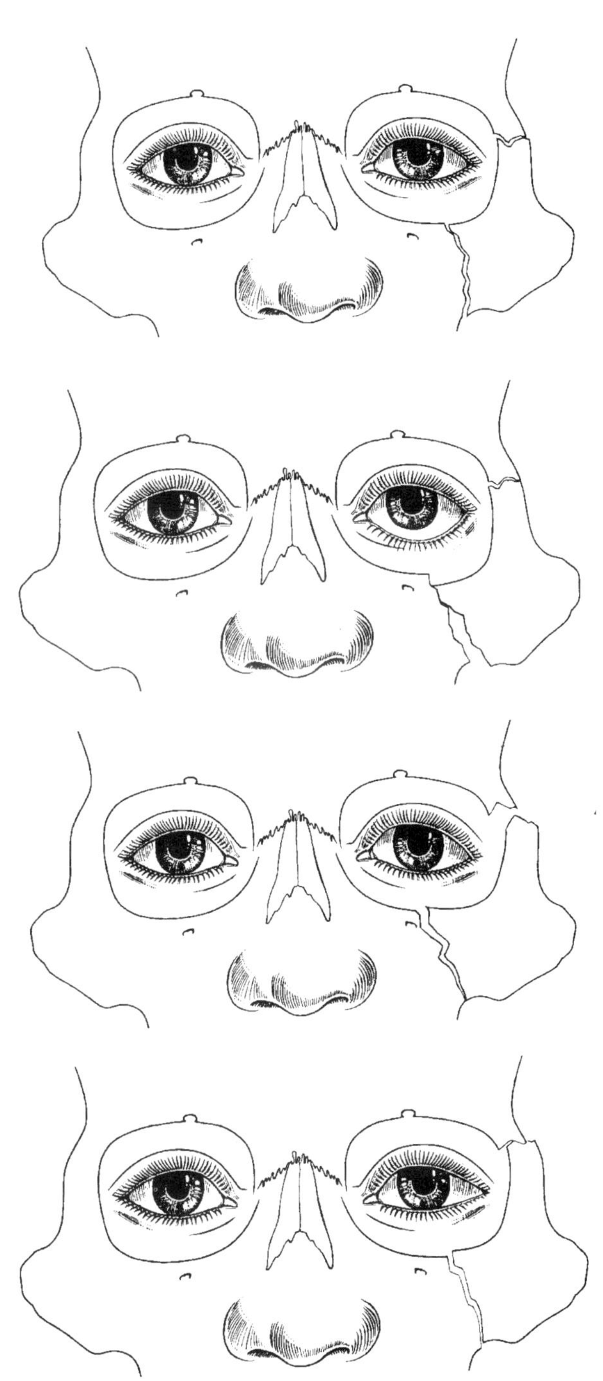

图 11-47　图解示颧弓骨折的眼部特征：（A）未移位的骨折没有改变眼睑或眼球的位置。（B）眼眶下外侧缘旋转导致下外侧巩膜暴露。（C）骨折向下移位将外眦下拉。（D）向上移位导致外眦向上提升及外眦拉伸、变平。

因此，面骨中央部分的骨折可以累及眼眶（Le Fort Ⅱ和Le Fort Ⅲ），造成面部不对称。

粉碎性面中部骨折是最常见的影响面部骨骼的骨折之一。使鼻骨骨折的力量常可以同时造成眶内壁、额窦和筛板骨折（可致脑脊液鼻漏）（图11-49）。常见的病因是仪表板损伤。较轻的损伤会使鼻骨和上颌窦额突坍塌、向后移位进入眶腔并向内侧扩展（图11-50）。在较严重的损伤中，泪骨和筛骨粉碎、压缩，导致双眼分开过度、内眦韧带移位、内眦距离过远（图11-34）。前部筛动脉的切割或撕脱可导致严重的鼻出血。少数鼻骨折后期并发症因黏膜嵌夹而不能愈合，导致反复出血进入邻近软组织，出现淤斑和含铁血黄素沉积。

临床上，病人常表现为鼻梁变平及内眦区肿胀。泪道狭窄是常见的合并症。

这些损伤的治疗应该一次完成，包括内眦赘皮皱褶的纠正、恢复骨外形、修复泪道系统及内眦成形。

（3）眶尖骨折

眶尖骨折可单独发生或同其他面部骨折同时存在。合并症为视神经损伤致视力丧失、脑脊液漏及颈动脉海绵窦瘘。应用台架倾斜10°CT扫描以观察视神经管病变。通常额骨、颞骨或蝶骨小翼的线性骨折可扩展到该区域。

（4）眶顶骨折

眶顶骨折可以累及到脑、筛板及额窦。通常由子弹或钝性创伤所致。眶顶骨折可分为三型，第一型累及眶缘内1/3、额窦前壁及眶顶以下的区域（图11-51），骨折也可通过额窦后壁扩展进入前颅窝。第二型累及眶缘外1/3，此处因有泪腺窝而薄弱。第三型累及中1/3与额骨骨折有关。

这些骨折因其潜在的合并症，故非常危险，合并症包括颅内出血、感染、脑脊液鼻漏、搏动性突眼、眼球突出、颅腔积气及视神经和泪腺的损伤。如果滑车受累可出现复视。因为骨折片向下移位，病人可出现向上注视时疼痛。

大脑常有震荡性损伤，当有粉碎性骨折时甚至可以有撕裂伤。眶上缘可呈台阶状畸形并有触痛。眶顶有骨折时，眼睑淤斑可延迟发生。手术治疗应由神经外科同眼科医生联合完成。

6. 眼眶异物

异物可以经眼球位于眼球和眶壁之间或眼球双穿通后进入眼眶。眶内异物较眼内异物少见，为眼内异物的7%。应时刻警惕可能存在一个以上的异物。任何切割或刺伤都应该探查寻找异物。

人体可耐受许多异物，但不包括铜和有机物。即

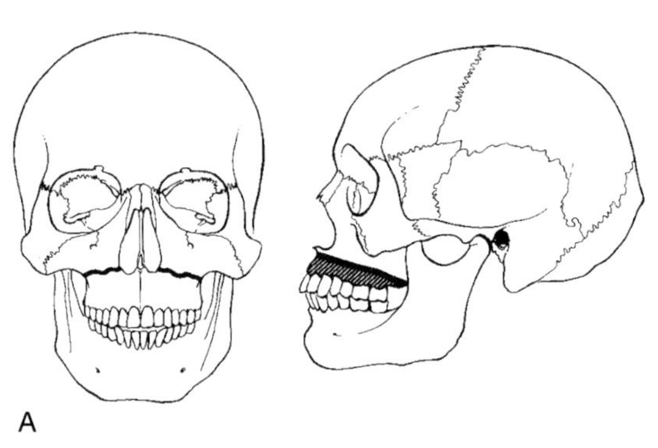

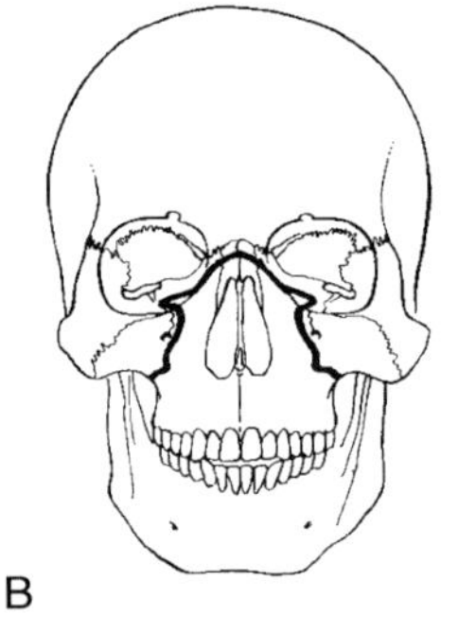

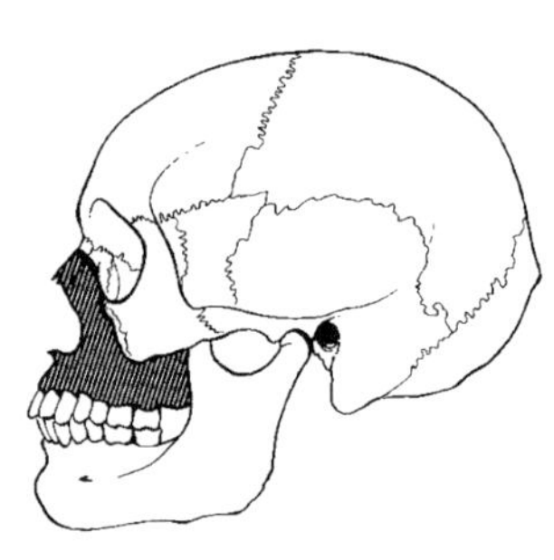

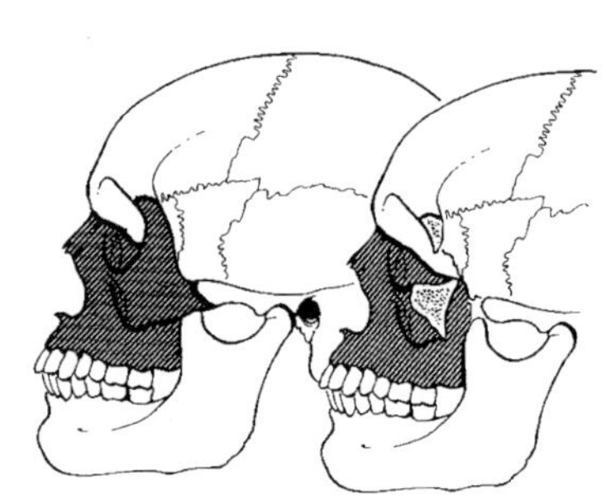

图11-48 Le Fort骨折：（A）Le Fort Ⅰ；（B）Le Fort Ⅱ；（C）Le Fort Ⅲ。

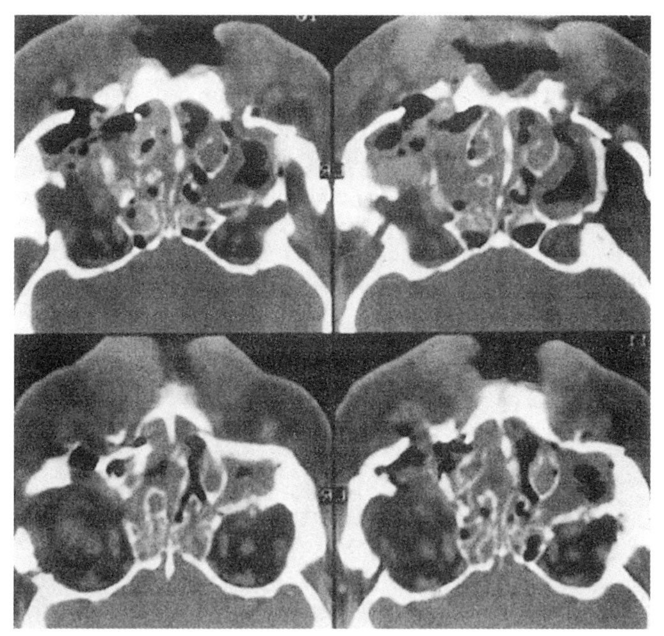

图 11-49　CT 扫描示面中部骨折，伴有双侧筛窦、上颌窦、鼻结构和眶底破裂，注意左颧骨骨折。

使经过一段静止期后，铜还是会引起化脓性炎症。有机异物例如木材或植物，不能在常规X线上显影，但CT和MRI可以帮助定位。如果这些异物存留于眼眶，可引起蜂窝织炎、肉芽肿、皮肤或结膜瘘管、脓肿、骨髓炎或骨膜炎。有机异物也可表现出严重的迟发合并症，例如脑脓肿（图11-52）。

首先，必须获得明确的外伤史。应用眼眶X线平片、MRI、CT或三者结合判断异物的成分、位置、大小、形状并精确定位（图11-53和图11-54）。超声因为对鉴别异物同受损的眼眶脂肪较困难，所以应用受限。如果存在慢性瘘管，手术时可沿瘘管找到异物。应注意，怀疑异物为磁性时，不能用MRI检查，因为在磁场中磁性异物会移位，损伤主要结构。

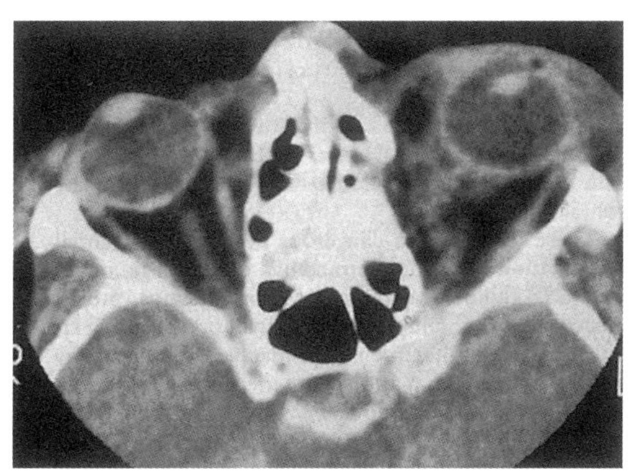

图 11-50　轴位 CT 扫描示面中部粉碎性骨折，筛窦塌陷，血液进入左眼眶。

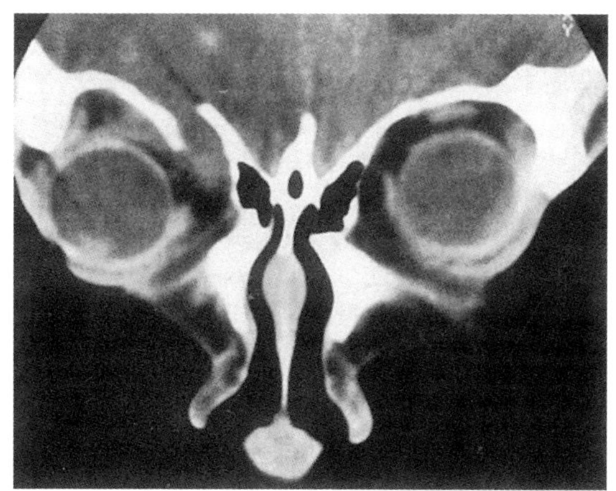

图 11-51　冠状位 CT 扫描示眼眶顶部骨折伴有外伤性脑膨出。

必须全面评估眼球和眼眶的损伤，再决定是否取出异物。如果手术难度大且预后较好，而且没有明显的炎症反应或眼眶重要组织受压，则应该保守治疗。位于眼眶后部至赤道部的异物，不应取出以避免医源性损伤。边缘光滑、惰性异物应观察。通常，如果异物表浅、边缘尖锐（危及邻近组织）、是有机物或

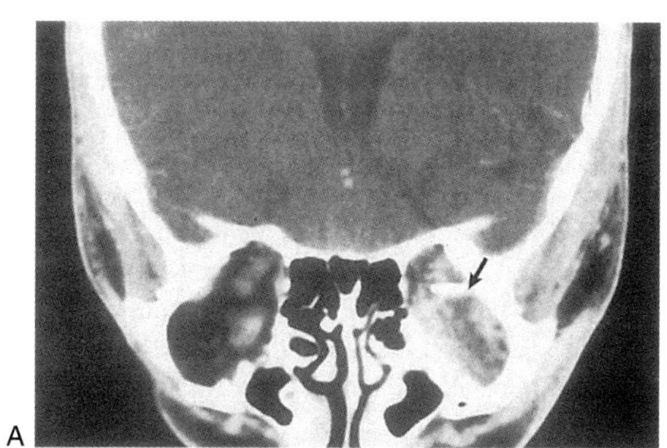

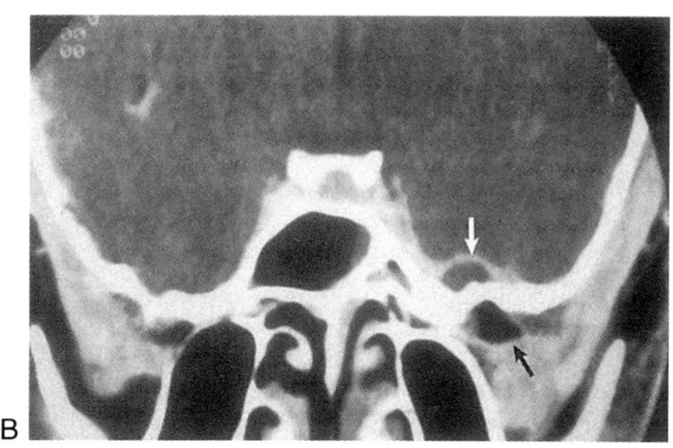

图 11-52　冠状 CT 扫描示 30 岁男性患者因木质异物刺入眼眶而引起蜂窝织炎，并伴有骨折（A，箭头）。蜂窝织炎已扩展到眼眶和翼腭窝，并导致硬膜下脓肿（B，白箭头），因为木刺陈旧干燥，CT 扫描呈现充气影（B，黑箭头）。

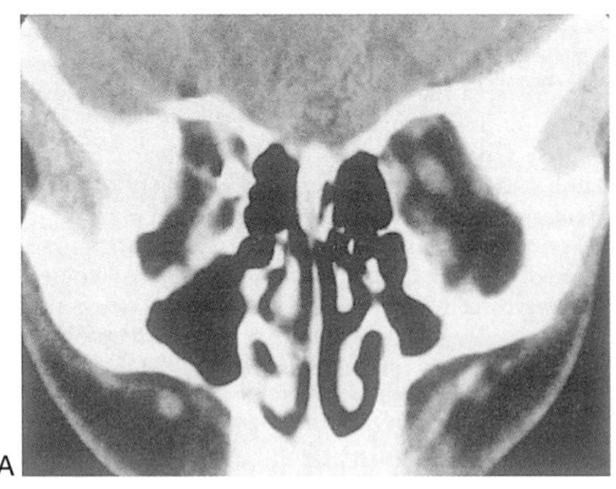
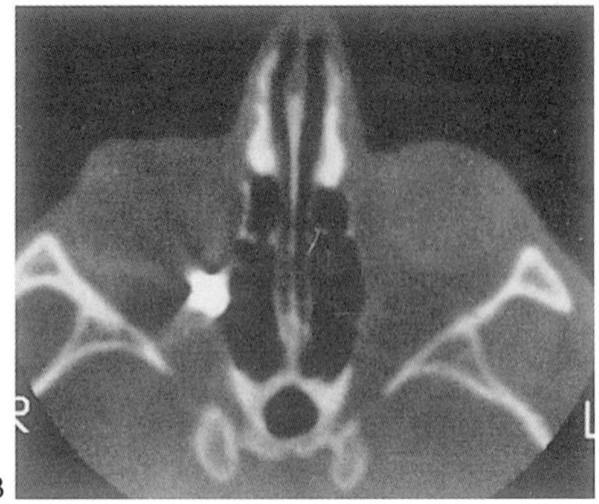

图 11–53 水平位（B）和冠位（A）CT扫描示气枪损伤后眼眶内的金属异物，导致视神经受压。手术取出异物，视野恢复正常。

铜，应该尽可能取出。取出时应尽量减少损伤。探查伤口非常重要，且应将异物做培养。

异物可进入眼眶和穿过鼻窦、鼻或颅腔（通过眶上裂或眶顶）。儿童因额窦尚未发育，所以异物直接穿入颅前窝的危险性更高。X线可能无骨折表现。我们统计的42例经眶颅内穿通伤中，死亡率大约为10%。所以经常会有即刻发生或早期和迟发的神经系统症状。

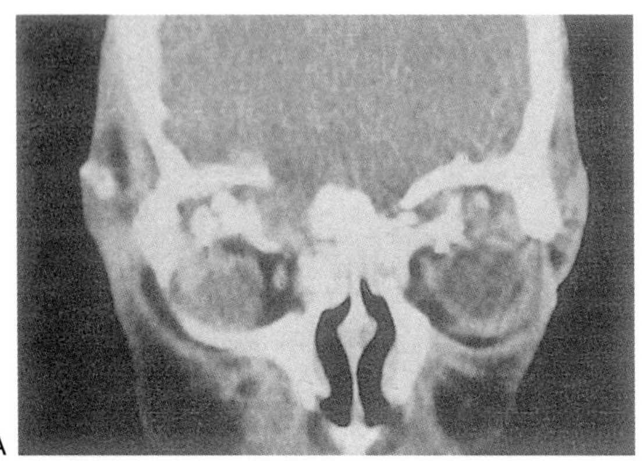
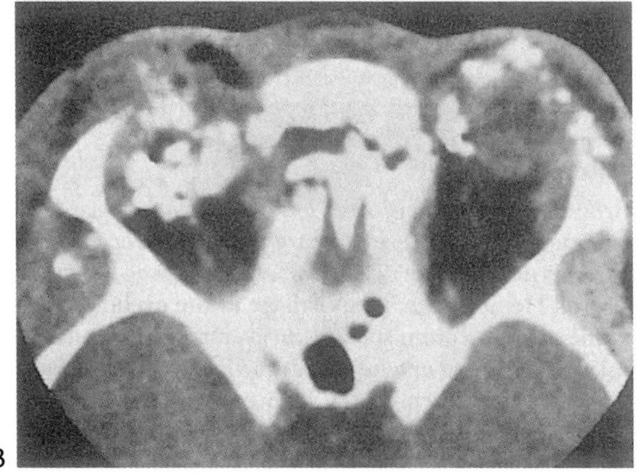

图 11–54 冠位（A）和水平位（B）CT扫描示枪击伤所致的多发眼眶异物。

参考文献

Conjunctival Epithelial Cysts

Dermoid and Epidermoid Cysts

Bonavolonta G, Tranfa G, de Conciliis C, Strianese D. Dermoid cysts: 16-year survey. Ophthal Plast Reconstr Surg 1995;11:187-92.

Chawda SJ, Moseley IF. Computed tomography of orbital dermoids: a 20-year review. Clin Radiol 1999;54:821-5.

Cullen JF. Orbital diploic dermoids. Br J Ophthamol 1974;58:105-6.

Eijpe AA, Koornneef L, Verbeeten B Jr, et al. Intradiploic epidermoid cysts of the bony orbit. Ophthalmology 1991;98:1737-43.

Emerick GT, Shields CL, Shields JA, et al. Chewing-induced visual impairment from a dumbbell dermoid cyst. Ophthal Plast Reconstr Surg 1997;13:57-61.

Grove AS Jr. Giant dermoid cysts of the orbit. Ophthalmology 1979;86:1513-20.

Holds JB, Anderson RL, Mamalis N, et al. Invasive squamous cell carcinoma arising from asymptomatic choristomatous cysts of the orbit: two cases and a review of the literature. Ophthalmology 1993;100:1244-52.

Honig JF. A de novo discharging sinus of the fronto-orbital suture: a rare presentation of a dermoid cyst. J Craniofac Surg 1998;9:536-8.

Howard GR, Nerad JA, Bonavolonta G, Tranfa F. Orbital dermoids located within the lateral rectus muscle. Ophthalmology 1994;101:767-71.

Lessner AM, Antle CM, Rootman J, et al. Cystic lesions of the orbit and radiolucent defects of bone. In: Margo CE, Hamed LM, Mames RN, eds. Diagnostic Problems in Clinical Ophthalmology. Philadelphia: WB Saunders, 1994, 87-98.

Meyer DR, Lessner AM, Yeatts RP, Linberg JV. Primary temporal fossa dermoid cysts: characterization and surgical management. Ophthalmology 1999;106:342-9.

Pollard ZF, Calhoun MD. Deep orbital dermoid with draining sinus. Am J Ophthalmol 1975;79:310-3.

Sathananthan N, Moseley IF, Rose GE, Wright JE. The frequency and clinical significance of bone involvement in outer canthus dermoid cysts. Br J Ophthalmol 1993;77:789-94.

Sherman RP, Rootman J, Lapointe JS. Orbital dermoids: clinical presentation and management. Br J Ophthalmol 1984:68:642-52.

Shields JA, Kaden IH, Eagle RC Jr, Shields CL. Orbital dermoid cysts: clinicopathologic correlations, classification, and management. The 1997 Josephine E. Schueler Lecture. Ophthal Plast Reconstr Surg 1997;13:265-76.

Conjunctival Cysts

Goldstein MH, Soparkar CNS, Kersten RC, et al. Conjunctival cysts of the orbit. Ophthalmology 1998;105:2056-60.

Howard GR, Nerad JA, Bonavolonta G, Tranfa F. Orbital dermoid cysts located within the lateral rectus muscle. Ophthalmology 1994;101:767-71.

Shields JA, Augsburger JJ, Donoso LA. Orbital dermoid cyst of conjunctival origin. Am J Ophthalmol 1986;101:726-9.

West JA, Drewe RH, McNab AA. Atypical choristomatous cysts of the orbit. Aust & N Z J Ophthalmol 1997;25:117-23.

Miscellaneous Epithelial Cysts

Ballesteros E, Greenebaum E, Merriam JC. Fine-needle aspiration diagnosis of enterogenous cyst of the orbit: a case report. Diagn Cytopathol 1997;16:450-3.

Eggert JE, Harris GJ, Caya JG. Respiratory epithelial cyst of the orbit. Ophthal Plast Reconstr Surg 1988; 4:101-4.

Leventer DB, Merriam JC, Defendini R, et al. Enterogenous cyst of the orbital apex and superior orbital fissure. Ophthalmology 1994;101:1614-21.

Newton C, Dutton JJ, Klintworth GK. A respiratory epithelial choristomatous cyst of the orbit. Ophthalmol 1985;92:1754-7.

Rose GE, O'Donnell BA. Congenital orbital cysts associated with the common sheath of superior rectus and levator palpebrae superioris muscles. Ophthalmology 1995;102:135-8.

Mucoceles

Aoki H, Tanaka Y, Niki Y, et al. Intraorbital subperiosteal hematoma due to paranasal mucocele--case report. Neurologia Medico-Chirurgica 1997;37:627-9.

Benninger MS, Marks S. The endoscopic management of sphenoid and ethmoid mucoceles with orbital and intranasal extension. Rhinology 1995;33:157-61.

Cline RA, Rootman J. Enophthalmos: a clinical review. Ophthalmology 1984;91:229-37.

Coleman DJ, Jack RL, Franzen LA. B-scan ultrasonography of orbital mucoceles. Eye Ear Nose Throat Mon 1972;51:207-11.

Delfini R, Missori P, Iannetti G, et al. Mucoceles of the paranasal sinuses with intracranial and intraorbital extension: report of 28 cases. Neurosurgery 1993;32:901-6.

Ehrenpreis SJ, Biedlingmaier JF. Isolated third-nerve palsy associated with frontal sinus mucocele. J Neuro Ophthalmol 1995;15:105-8.

Garber PF, Abramsom AL, Stallman PT, Wasserman PG. Globe ptosis secondary to maxillary sinus mucocele. Ophthal Plast Reconstr Surg 1995;11:254-60.

Girard B, Choudat L, Hamelin N, et al. Mucocele fronto-naso-ethmoido-sphenoidl-maxillo-orbitaire a relevation ophtalmologique. J Fr d'Ophtalmol 1999;22:536-40.

Guerry RK, Smith JL. Paranasal sinus carcinoma causing orbital mucocele. Am J Ophthamol 1975;80:943-6.

Iliff CE. Mucoceles in the orbit. Arch Ophthalmol 1973;89:392-5.

Johnson LN, Hepler RS, Yee RD, et al. Sphenoid sinus mucocele (anterior clinoid variant) mimicking diabetic ophthalmoplegia and retrobulbar neuritis. Am J Ophthalmol 1986;102:111-5.

Lund VJ, Rolfe ME. Ophthalmic considerations in fronto-ethmoidal mucoceles. J Laryngol Otol 1989;103:667-9.

Luxenberger W. Anderhuber W. Stammberger H. Mucocele in an orbitoethmoidal (Haller's) cell (accidentally combined with acute contralateral dacryocystitis). Rhinology 1999;37:37-9.

Montgomery WW. Mucocele of the maxillary sinus causing enophthalmos. Eye Ear Nose Throat Mon 1964;43:41-4.

Ormerod LD, Weber AL, Rauch SD, Feldon SE. Ophthalmic manifestations of maxillary sinus mucoceles. Ophthalmology 1987;94:1013-19.

Pia F, Aluffi P, Borello G. Mucocele frontale: open surgery. Acta Otorhinolaryngol Ital 1999;19:155-9.

Pollock JA, Newton TH, Hoyt WF. Transsphenoidal and transethmoidal encephaloceles. A review of clinical and roentgen features in 8 cases. Radiology 1968;90:442-53.

Reese AB. Expanding lesions of the orbit. Trans Ophthalmol Soc U K 1971;91:85-104.

Senior BA, Lanza DC, Kennedy DW, Weinstein GS. Computer-assisted resection of benign sinonasal tumors with skull base and orbital extension. Arch Otoloaryngol Head Neck Surg 1997;123:706-11.

Soparkar CNS, Patrinely JR, Cuaycong MJ, et al. The silent sinus syndrome: a cause of spontaneous enophthalmos. Ophthalmology 1994;101:772-8.

Stewart MG, Patinely JR, Appling WD, Jordan DR. Late proptosis following orbital floor repair. Arch Otolaryngol Head Neck Surg 1995;121:649-52.

Stool S, Kertesz E, Sibinga M, Frayer W. Exophthalmos due to pyocele of the sinus in children with cystic fibrosis. Trans Am Acad Ophthalmol Otolaryngol 1966;70:811-6.

Wilkins RB, Kulwin DR. Spontaneous enophthalmos associated with chronic maxillary sinusitis. Ophthalmology 1981;88:981-5.

Lacrimal Ductal Cysts

Brownstein S, Belin MW, Krohel GB, et al. Orbital dacryops. Ophthalmology 1984;91:1424-8.

Duke-Elder S, MacFaul PA. The ocular adnexa. Part II. Lacrimal, orbital, and para-orbital disease. In: Duke-Elder S, ed. System of Ophthalmology. London: Henry Kimptom, 1974; v. 13:596-1163.

Duran JA, Cuevas J. Cyst of accessory lacrimal gland. Br J Ophthalmol 1983;67:485-6.

Green WR, Zimmerman LE. Ectopic lacrimal gland tissue. Arch Ophthamol 1967;78:318-27.

Harris GJ. Marsupialization of a lacrimal gland cyst. Ophthalmic Surg 1983;14:75-8.

Rush A, Leone CR Jr. Ectopic lacrimal gland cyst of the orbit. Am J Ophthalmol 1981;92:198-201.

Sen DK, Thomas A. Simple dacryops. Am J Ophthalmol 1967;63:161.

Smith S, Rootman J. Lacrimal ductal cysts: presentation and management. Surv Ophthalmol 1986;30:245-50.

Neurogenic Cysts

Microphthalmos with Cyst & Congenital Cystic Eye

Baghdassarian SA, Tabbara KF, Matta CS. Congenital cystic eye. Am J Ophthalmol 1973;76:269-75.

Dollfus MA, Marx P, Langlois J, et al. Congenital cystic eyeball. Am J Ophthalmol 1968;66:504-9.

Ehlers N. Cryptophthalmos with orbito-palpebral cyst and microphthalmos (report of a bilateral case). Acta Ophthalmol 1966;44:84-94.

Fledelius HC, Ultrasonic evaluation of microphthalmos and coloboma. A discussion of 3 cases, with emphasis on microphthalmos with orbital cyst. Acta Ophthalmol Scand Suppl 1996:23-6.

Foxman S, Cameron JD. The clinical implications of bilateral microphthalmos with cyst. Am J Ophthalmol 1984;97:632-8.

Hayashi N, Repka MX, Ueno H, et al. Congenital cystic eye: report of two cases and review of the literature. Surv Ophthalmol 1999;44:173-9.

Helveston EM, Malone E Jr, Lashmet MH. Congenital cystic eye. Arch Ophthalmol 1970;84:622-4.

Jensen OA. Microphthalmia with associated pseudogliomatosis of the retina and pseudogliomatous orbital cyst. Acta Ophthalmol 1965;43:240-4.

Kok-van Alphen CC, Manschot WA, Frederiks E, van Beuseko GT. Microphthalmus with orbital cyst. Ophthalmologica 1973;167:389-92.

Polito E, Leccisotti A, Colobomatous ocular cyst extension with globe preservation. Ophthal Plast Reconstr Surg 1995;11:288-92.

Sherman J, Bass SJ, George A, et al. Optic pit, microphthalmos and orbital cyst. Ophthal Paediatr Genet 1988;9:131-3.

Warburg M. Classification of microphthamos and coloboma. J Med Genet 1993;30:664-9.

Waring GO 3d, Roth AM, Rodrigues MM. Clinicopathologic correlation of microphthalmos with cyst. Am J Ophthalmol 1976;82:714-21.

Wilson RD, Travese L, Hall JG, et al. Oculocerebrocutaneous syndrome. Am J Ophthalmol 1985;99:142-8.

Cephaloceles

Boonvisut S, Ladpli S, Sujatanond M, et al. Morphologic study of 120 skull base defects in frontoethmoidal encephalomeningoceles. Plast Reconstr Surg 1998;101:1784-95.

Clements DB, Kaushal K. A study of the ocular complications of hydrocephalus and meningomyelocele. Trans Ophthalmol Soc U K

1970;90:383-90.
Consul BN, Kulshrestha OP. Orbital meningocele. Br J Ophthalmol 1965;49:374-6.
Dvorak-Theobald G, Middleton WH. Congenital cyst of the optic nerve with encephalocele. Trans Am Acad Ophthalmol Otolaryngol 1951;55:277-9.
Hershewe GL, Corbett JJ, Ossoinig KC, Thompson HS. Optic nerve compression from a basal encephalocele. J Neuro Ophthalmol 1995;15:161-5.
Leone CR Jr, Marlowe JF. Orbital presentation of an ethmoidal encephalocele. Report of a case of a 62-year-old woman. Arch Ophthalmol 1970;83:445-7.
Mortada A. Pulsating frontocele and exophthalmos. Am J Ophthalmol 1968;65:425-7.
Rochels R, Nover A. Papillenanomalien bei (peri)orbitalen Enzephalozelen--Ein Beitrag zur gemeinsamen Pathogenese dieser Fehlbildungen. Klin Monatsbl Augenheilkd 1990;197:311-6.
Songur E, Mutluer S, Gurler T, et al. Management of frontoethmoidal (sincipital) encephalocele. J Craniofac Surg 1999;10:135-9.
Strandberg B. Cephalocele of posterior part of orbit. General survey, with report of case. Arch Ophthalmol 1949;42:254-65.
Sugawara Y, Harii K, Hirabayashi S, et al. A spheno-orbital encephalocele with unilateral exophthalmos. Ann Plast Surg 1996;36:410-2.
Terry A, Patrinely JR, Anderson RL, Smithwick W 4th. Orbital meningoencephalocele manifesting as a conjunctival mass. Am J Ophthalmol 1993;115:46-9.

Other Neurogenic Cysts

Kim KM, Kang SJ, Kim DS, et al. Congenital intraoribtal optic nerve cyst: case report. J Neurosurg 1999;91:325-7.

Tumors and Ectopias

Dermolipomas

Beard C. Dermolipoma surgery, or, "an ounce of prevention is worht a pound of cure." Ophthal Plast Reconstr Surg 1990;6:153-7.
Eijpe AA, Koornneef L, Bras J, et al. Dermolipoma: characteristic CT appearance. Doc Ophthalmol 1990;74:321-8.
Fry CL, Leone CR Jr. Safe management of dermolipomas. Arch Ophthalmol 1994;112:1114-6.
Hered RW, Hiles DA. Epibulbar osseous choristoma and ectopic lacrimal gland underlying a dermolipoma. J Ped Ophthalmol Strabismus 1987;24:255-8.
Jordan DR, Tse DT. Herniated orbital fat. Can J Ophthalmol 1987;22:173-7.
Kim YD, Goldberg RA. Orbital fat prolapse and dermolipoma: two distinct entities. Korean J Ophthamol 1994;8:42-3.
McNab AA, Wright JE, Caswell AG. Clinical features and surgical management of dermolipomas. Aust N Z J Ophthalmol 1990;18:159-62.

Lacrimal Ectopias

Kao SC, Yeh LK, Tsai CC, Hsu WM. Ectopic lacrimal gland cyst of the orbit. Chung Hua i Hsueh Tsa Chih 2000;63:334-8.
Rao VA, Kwatra V, Puri A. Cyst of ectopic (choristomatous) lacrimal gland. Indian J Ophthalmol 1989;37:189-90.

Other Ectopias

Wilkins RB. Hofmann J, Byrd WA, Font RL. Heterotopic brain tissue in the orbit. 'Arch Ophthalmol 1987;105:390-2.

Orbital Teratomas

Bilgic S, Dayanir V, Kiratli H, Gungen Y. Congenital orbital teratoma: a clincopathologic case report. Ophthal Plast Reconstr Surg 1997;13:142-6.
Kivela T, Tarkkanen A. Orbital germ cell tumors revisited: a clinicopathological approach to classification. Surv Ophthalmol 1994;38:541-54.
Mamalis N, Garland PE, Argyle JC, Apple DJ. Congenital orbital teratoma: a review and report of two cases. Surv Ophthalmol 1985;30:41-6.
Prause JU, Borgesen SE, Carstensen H, et al. Cranio-orbital teratoma. Acta Ophthalmol Scand Suppl 1996:53-6.
Weiss AH, Greenwald MJ, Margo CE, Myers W. Primary and secondary orbital teratomas. J Pediatr Ophthalmol Strabismus 1989;26:44-9.

Bony Anomalies

Fries PD, Katowitz JA. Congenital craniofacial anomalies of ophthalmic inportance. Surv Ophthalmol 1990;35:87-119.

Trauma

Anderson DP, Ford RM. Visual abnormalities after severe head injuries. Can J Surg 1980;23:163-5.
Anderson RL, Panje WR, Gross CE. Optic nerve blindness following blunt forehead trauma. Ophthalmology 1982;89:445-55.
Bensagi ZC, Meyer DR. Internal orbital fractures in the pediatric age group: characterization and management. Ophthalmology 2000;107:829-36.
Dalley RW, Robertson WD, Rootman J. Globe tenting: a sign of increased orbital tension. A.JNR 1989;10:181-6.
Dutton JJ. Management of blow-out fractures of the orbital floor [editorial]. Surv Ophthalmol 1991;35:279-80.
Egbert JE, May K, Kersten RC, Kulwin DR. Pediatric orbital floor fracture: direct extraocular muscle involvement. Ophthalmology 2000;107:1875-9.
Emery JM, von Noorden GK, Schlernitzauer DA. Orbital floor fractures: long-term follow-up of cases with and without surgical repair. Trans Am Acad Ophthalmol Otolaryngol 1971;75:802-12.
Flanagan JC, McLachlan DL, Shannon GM. Orbital roof fractures: neurologic and neurosurgical considerations. Ophthalmology 1980;87:325-9.
Fleishman JA, Beck RW, Hoffman RO. Orbital emphysema as an ophthalmologic emergency. Ophthalmology 1984;91:1389-91.
Gilbard SM, Mafee MF, Lagouros PA, Langer BG. Orbital blowout fractures. The prognostic significance of computed tomography. Ophthalmology 1985;92:1523-8.
Glatt HJ, Custer PL, Barrett L, Sartor K. Magnetic resonance imaging and computed tomography in a model of wooden foreign bodies in the orbit. Ophthal Plast Reconstr Surg 1990;6:108-14.
Godoy J, Mathog RH. Malar fractures associated with exophthalmos. Arch Otolaryngol 1985;111:174-7.
Green BF, Kraft SP, Carter KD, et al. Intraorbital wood. Detection by magnetic resonance imaging. Ophthalmology 1990;97:608-11.
Harris GJ, Garcia GH, Logani SC, Murphy ML. Correlation of preoperative computed tomography and postoperative ocular motility in orbital blowout fractures. Ophthal Plast Reconstr Surg 2000;16:179-87.
Hawes MJ, Dortzbach RK. Surgery on orbital floor fractures. Influence of time of repair and fracture size. Ophthalmology 1983;90:1066-70.
Hoffman JR, Neuhaus RW, Baylis HI. Penetrating orbital trauma. Am J Emergen Med 1983;1:22-7.
Holt GR, Holt GE. Management of orbital trauma and foreign bodies. Otolaryngol Clin North Am 1988;21:35-52.
Ilankovan V, Hadley D, Moos K, el Attar A. A comparison of imaging techniques with surgical experience in orbital injuries. A prospective study. J Cranio Maxillo Fac Surg 1991;19:348-52.
Jacobs NA, Morgan LH. On the management of retained airgun pellets: a survey of 11 orbital cases. Br J Ophthalmol 1988;72:97-100.
Jordan DR, Allen LH, White J, et al. Intervention within days for some orbital floor fractures: the white-eyed blowout. Ophthal Plast Reconstr Surg 1998;14:379-90.
Joseph MP, Lessell S, Rizzo J, Momose KJ. Extracranial optic nerve decompression for traumatic optic neuropathy. Arch Ophthalmol 1990;108:1091-3.
Klingele TG, Gado MH, Burde RM, Coxe WS. Compression of the anterior visual system by the gyrus rectus. Case report. J Neurosurg 1981;55:272-5.
Koornneef L. Current concepts on the management of orbital blow-out fractures. Ann Plast Surg 1982;9:185-200.
Lahbabi M, Lockhart R, Fleuridas G, et al. Enophtalmies post-traumatriques. Considerations physiopathologiques et therapeutiques

actuelles. Rev Stomatol Chir Maxillofac 1999;100:165-74.
Lee AG. Traumatic optic neuropathy. [Letter]. Ophthalmology 2000;107:814.
Lessell S. Indirect optic nerve trauma. Arch Ophthalmol 1989;107:382-6.
Levin LA, Beck RW, Joseph MP, et al. The treatment of traumatic optic neuropathy: the International Optic Nerve Trauma Study. Ophthalmology 1999;106:1268-77.
Liu D. A simplified technique of orbital decompression for severe retrobulbar hemorrhage. Am J Ophthalmol 1993;116:34-7.
Manson PN, Iliff N. Management of blow-out fractures of the orbital floor. II. Early repair for selected injuries. Surv Ophthalmol 1991;35:280-92.
Mauriello JA Jr, Lee HJ, Nguyen L. CT of soft tissue injury and orbital fractures. Radiologic Clin N Am 1999
McLachlan DL, Flanagan JC, Shannon GM. Complications of orbital roof fractures. Ophthalmology 1982;89:1274-8.
Miller GR, Tenzel RR. Ocular complications of midfacial fractures. Plast Reconstr Surg 1967;39:37-42.
Millman AL, Della Rocca RC, Spector S, et al. Steroids and orbital blow-out fractures -- a new systematic concept in medical management and surgical decision-making. Adv Ophthal Plast Reconstr Surg 1987;6:291-300.
Nasr AM, Haik BG, Fleming JC, et al. Penetrating orbital injury with organic foreign bodies. Ophthalmology 1999;106:523-32.
Paris GL, Spohn WG. Correction of enophthalmos in the anophthalmic orbit. Ophthalmology 1980;87:1301-8.
Pope-Pegram LD, Hamill MB. Post-traumatic subgaleal hematoma with subperiosteal orbital extension. Surv Ophthalmol 1986;30:258-62.
Putterman AM. Management of blow-out fractures of the orbital floor. III. The conservative approach. Surv Ophthalmol 1991;35:292-8.
Putterman AM. Late management of blow-out fractures of the orbital floor. Trans Am Acad Ophthalmol Otolaryngol 1977;83:650-9.
Putterman AM, Stevens T, Urist MJ. Nonsurgical management of blow-out fractures of the orbital floor. Am J Ophthalmol 1974;77:232-9.
Raskin EM, Millman AL, Lubkin V, et al. Prediction of late enophthalmos by volumetric analysis of orbital fractures. Ophthal Plast Reconstr Surg 1998;14:19-26.
Rootman J, Stewart B, Goldberg RA. Orbital Surgery: A Conceptual Approach. Philadelphia: Lippincott-Raven, 1995.
Rosen HM. The response of porous hydroxyapatite to contiguous tissue infection. Plast Reconstr Surg 1991;88:1076-80.
Segrest DR, Dortzbach RK. Medial orbital wall fractures: complications and management. Ophthal Plast Reconstr Surg 1989;5:75-80.
Seiff SR, Berger MS, Guyon J, Pitts LH. Computed tomographic evaluation of the optic canal in sudden traumatic blindness. Am J Ophthalmol 1984;98:751-5.
Seiff SR, Good WV. Hypertropia and the posterior blowout fracture: mechanism and management. Ophthalmology 1996;103:152-6.
Specht CS, Varga JH, Jalali MM, Edelstein JP. Orbitocranial wooden foreign body diagnosed by magnetic resonance imaging. Dry wood can be isodense with air and orbital fat by computed tomography. Surv Ophthalmol 1992;36:341-4.
Stuzin JM, Cutting CB, McCarthy JG, Dufresne CR. Radiographical documentation of direct injury of the intracanalicular segment of the optic nerve in the orbital apex syndrome. Ann Plast Surg 1988;20:368-73.
Tengtrisorn S, McNab AA, Elder JE. Persistent infra-orbital nerve hyperaesthesia after blunt orbital trauma. Aust N Z J Ophthalmol 1998;26:259-60.
Wachler BS, Holds JB. The missing muscle syndrome in blowout fractures: an indication for urgent surgery. Ophthal Plast Reconstr Surg 1998;14:17-8.
Wesley RE, Wahl JW, Loden JP, Henderson RR. Management of wooden foreign bodies in the orbit. South Med J 1982;75:924-32.
Wilson WB, Dreisbach JN, Lattin DE, Stears JC. Magnetic resonance imaging of nonmetallic orbital foreign bodies. Am J Ophthalmol 1988;105:612-7.

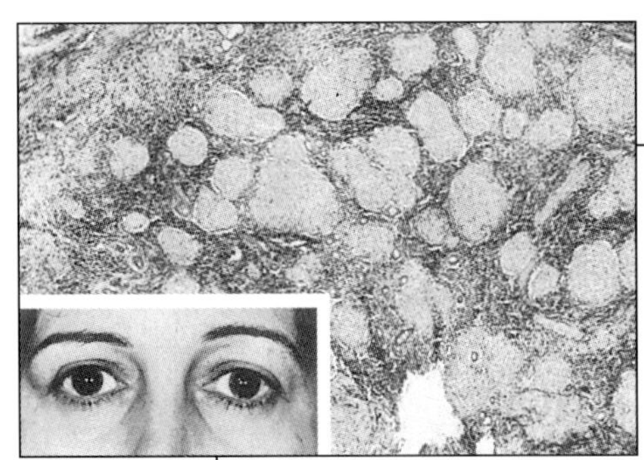

第12章

炎　　症

一、概念模型：概念和分类

在前面眼眶解剖和疾病病理生理理章节里，我们按照病理浸润和解剖部位的不同对眼眶炎症的临床表现进行了探讨。按照这种模式，对某个具体病例，可结合病变部位和发病特点如急性、亚急性、慢性对其进行分析。本章将按照非特异性、感染性、传染性和特异性非感染性炎症对眼眶炎症进行分类。

在治疗了3000例以上的眼眶疾病的基础上，总结过去20年的经验，使我们对非甲状腺性眼眶炎症的认识发生了根本性的转变。这种转变反映出对医学认识发展的历史趋势，它标志着本世纪对疾病的诊断已建立在病理、解剖（影像学）和局部病变与全身关系的基础之上。在千禧之年的最后10年里，历史见证了免疫病理和分子基因技术带动诊断水平的提高，并终将使疾病的预防和特效治疗建立在疾病的病因学基础上。

就眼眶炎症而言，我们认为不要把淋巴增生性疾病与炎症性疾病相提并论，因为无论从临床还是从病理学角度，淋巴增生性疾病均有别于炎症性疾病，但在这两种疾病之间存在一些过渡性疾病。眼眶炎症过程既可视为特异性也可视为非特异性。随着我们对特异性眼眶炎症的病因和各种临床表现认识的不断提高，对非特异性眼眶炎症的诊断日趋减少。实际上，非特异性炎症（过去误称为“炎性假瘤”）在眼眶炎症疾病中所占比例日趋缩小。

对非特异性炎症的命名仍是从临床角度出发，而且也包括急性和亚急性疾病过程以及眼眶内具体的解剖部位（图12-1）。相反，特异性炎症可能包括三类疾病：

- 有明确的病因（如感染和传染）（图12-2）；
- 有具体的局部和/或全身临床表现，而且这种表现与众不同，如血管炎（图12-3和图12-4）；
- 有特殊的组织病理学表现，如结节性肉芽肿（图12-4）。

二、眼眶非特异性炎症

急性和亚急性特发性炎症以往会被冠以眼眶“炎性假瘤”这一临床与病理相结合的复合性名称，实际上，这种命名无论从临床角度还是从组织学角度均会造成概念上的混淆。不同的文献对此病有不同的描述，但基本上可从非特异性多形性淋巴细胞和浆细胞浸润到肉芽肿性疾病对其进行病理描述。同样，炎症和假瘤的组织学表现也可从上述角度进行描述。但组织学描述通常会令人难以理解，而且可能会与临床表现不太一致。随着眼眶影像诊断技术的提高以及仔细的临床分析，对这些疾病的临床表现和病变特点的描述会更具特异性。眼眶受累形式并不仅仅涉及到疾病的发病机制，而是为临床诊断和治疗提供了基本的思路。眼眶非特异性炎症是一组在病因学上存在很大差异的疾病，我们认为，把此类疾病归为炎症综合征而不是普通意义上的炎症更为合理。眼眶非特异性炎症可能会涉及到一些器官的特异性免疫性疾病，导致这些疾病的原因很多，目

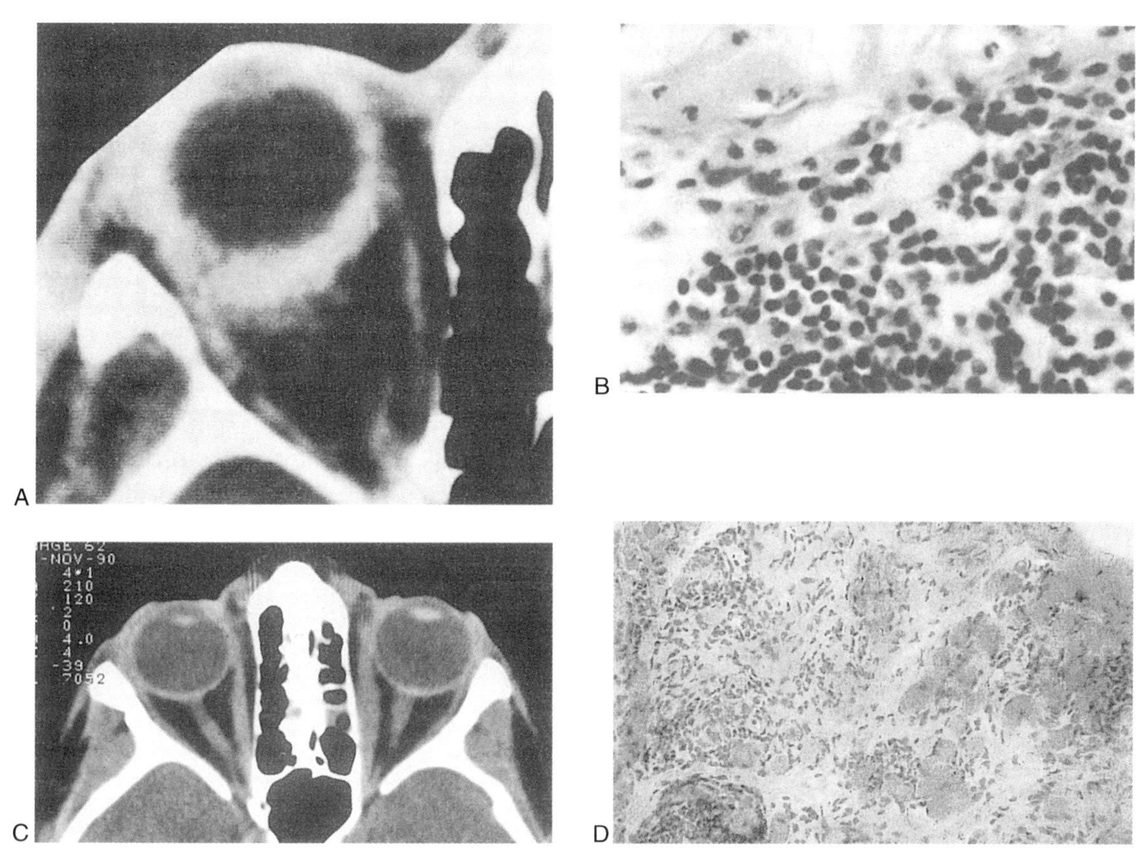

图 12-1　非特异性炎症。(A,B)非特异性前部眼眶炎症影像学和组织病理学特征(B,HE 染色,×25)。(C,D)左内直肌非特异性肌炎 CT 及活检表现(D,HE 染色,×10)。

前仍在研究探讨当中。因此,在这种情况下,应按照疾病的临床表现和发病时间顺序来对疾病进行描述。

这类疾病的共同特点是它们都有炎症表现,通常急性或亚急性发病,组织学表现为多形性炎性细胞浸润。这类疾病常发生炎性细胞积聚,由这些炎性细胞释放的化学物质可产生疼痛、血管扩张、组织水肿并伴不同程度的全身不适。慢性或进行性浸润性炎症和结节性疾病与此类疾病不同,它们常表现为体积增大以及体积增大造成的组织隐匿性破坏和结缔组织增生,通常需经过活检才能确诊。

眼眶非特异性炎症可按照受累部位进行临床分类。影像学检查可发现原发灶边界不规则及明显的组织肿胀,与周围组织形成显明的对比。根据临床表现和检查结果以及疾病出现的先后顺序,急性和亚急性非特异性炎症综合征可分为肌炎、泪腺炎、眶前部、眶尖和弥漫性炎症。尽管这是一种武断的分类,但它符合临床实际情况,有利于诊断、分类和治疗。事实上,多数急性和亚急性非特异性炎症综合征患者通常按上述方法进行分类并通过非特异性抗炎药物进行治疗(表12-1)。

1. 急性和亚急性非特异性肌炎:眼眶肌炎

临床表现

眼眶肌炎是我们所遇到的最常见的非特异性炎症综合征。单从临床角度出发,此病可分为三类:孤立性、复发性和非典型性。孤立性和复发性典型表现为眶周炎症和肿胀、球后疼痛以及眼球运动痛。大约近半数患者有上述典型的临床表现,此外还可以有复视、结膜充血(常出现在肌肉附着点处结膜)和眼球突出(图12-5)。相反,非典型性(7%)患者常无自觉性疼痛、无限制性运动障碍,但CT表现异常,随病情进展,可能出现心理物理性改变如视神经病变,此类疾病需通过活检才能确诊。根据我们的经验,非典型性肌炎可有多种病理学改变,包括多形性细胞浸润、硬化性炎症、结节样肉芽肿,甚至淋巴增生性疾病。

除了部分肌炎与免疫性疾病(过敏、胶原血管性

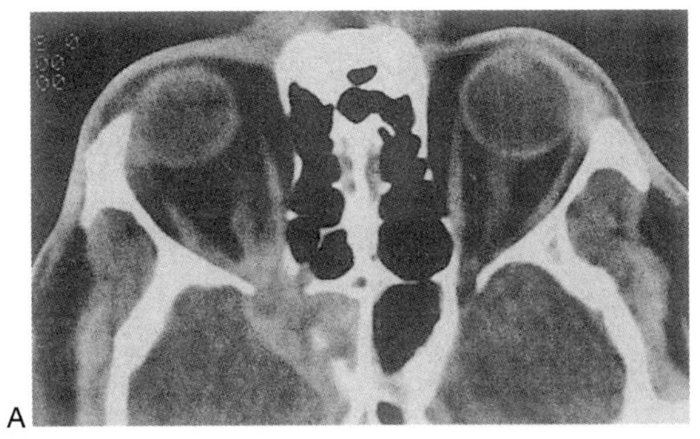

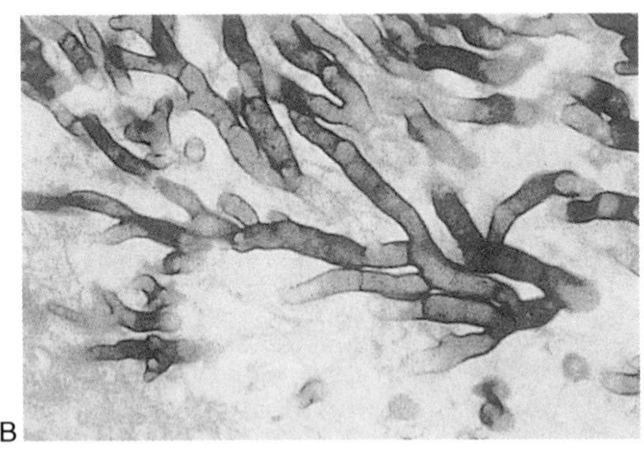

图 12-2 特异性炎症：真菌感染。(A)轴位 CT 显示蝶窦浸润，中颅窝被侵蚀、眶尖浸润。(B)活检证明为曲霉菌感染。患者为 54 岁农民，患者病情不断恶化，最终死亡(Grocott，×25)。

疾病、Crohns病)有关外，多数肌炎与全身性疾病并无关联。在少数情况下，此病可合并巨细胞性心肌炎，或被视为副肿瘤综合征。

典型的肌炎表现包括突发出现的随眼球运动而加重的眶周疼痛及炎症表现。孤立性病变与复发性病变的主要区别在于，在大多数情况下，孤立性病变常累及一条肌肉，而复发性病变常累及多条肌肉并且常累及双侧。回顾我们所遇到的病例，实际上所有的垂直肌和水平肌均可受累。大约1/3的患者可有免疫性疾病，而且可能有类似感冒的前兆。再次复发的患者，受累肌肉与初次发病时可以不同，这种情况表明，既可能是疾病复发，也可能是疾病加重。肌炎的影像学表现包括肌肉增粗和肌腱肿胀，以及受累肌在CT增强对比下边界仍轻度模糊(图12-6~图12-8)。

鉴别诊断

主要需要鉴别的疾病是Graves眼眶病 (表12-2)。然而，甲状腺功能不良性肌炎发作时常常无痛感(严重性疾病和浸润性疾病除外)，而且双侧不对称，病情进展缓慢，并伴有全身疾病。与眼眶肌炎不同，甲状腺相关眼病可出现眼睑后退，向受累肌作用相反方向注视时受限，视功能受损(色觉、视野和视力)，CT检查眼外肌梭形扩大，在肌肉附着点方向逐渐变细。肌炎患者超声检查可发现眼外肌扩大和周围组织局部浸润。

另外还需鉴别的疾病包括动静脉瘘和动静脉畸形、眼眶转移癌、Tolosa-Hunt综合征、旋毛虫病、滑车炎、重症肌无力、其他非特异性眼眶炎症综合征、硬化性炎症(仅累及肌肉)、淋巴瘤、淀粉样沉积和眼外肌原发性肿瘤。动静脉瘘CT表现为眼球淤血和眼

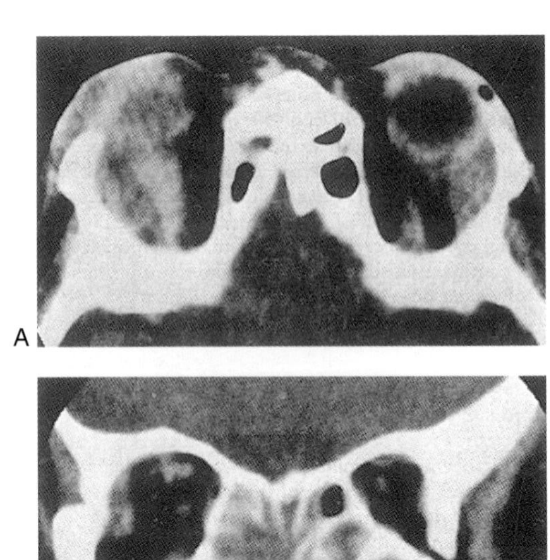

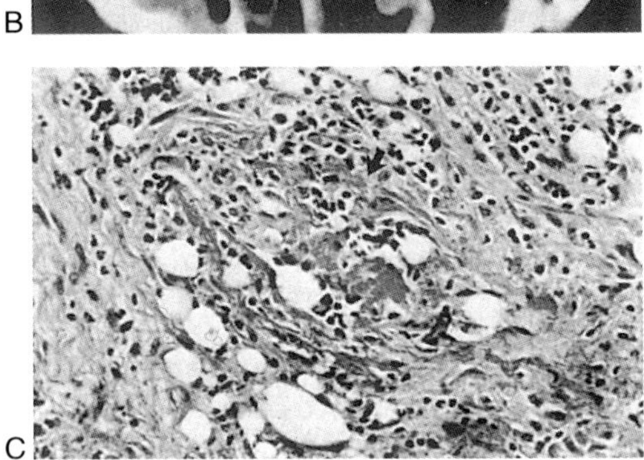

图 12-3 特异性炎症：Wegener 肉芽肿。(A，B)CT 显示双眼眶颞侧浸润，泪腺向心移位，广泛的软组织改变同时伴副鼻窦和鼻骨破坏。(C)眼眶组织病理学表现为炎性细胞弥漫性浸润，可见淋巴细胞、表皮细胞，偶见巨细胞、多型核白细胞、嗜酸细胞和浆细胞。此外，血管(箭头)发生坏死性炎症改变，局部嗜中性粒细胞浸润。PTAH 特殊染色显示许多区域纤维素样坏死。整体形态与肉芽肿性重度坏死性脉管炎表现一致，符合 Wegener 肉芽肿表现(HE 染色，×25)。

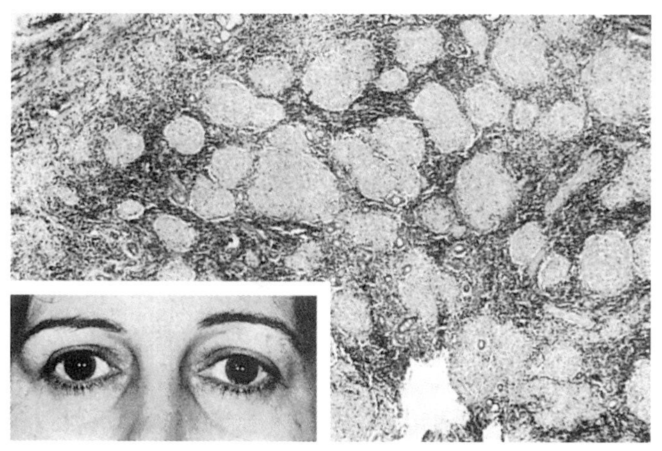

图 12-4 特异性炎症：结节病。50 岁女性患者临床和组织病理学表现，右眼外上方进行性增大的肿物。组织学，泪腺充满了许多肉芽肿样小结节。患者双侧淋巴腺增大（HE 染色，×25）。

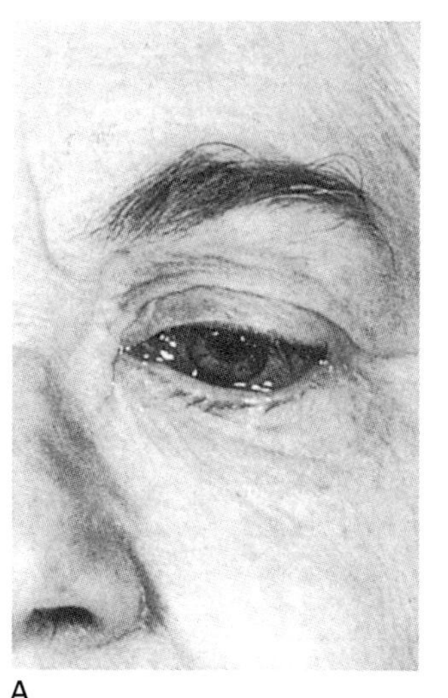

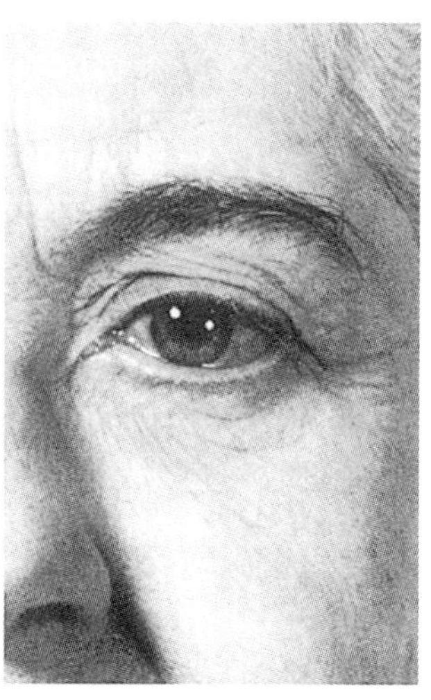

A B

图 12-5 （A）急性内直肌和下直肌特发性肌炎患者的临床特征，眼球向下移位，内下方球结膜水肿充血。（B）激素治疗一周后的表现。

外肌扩大，但临床体征与急性肌炎完全不同，通常不伴有疼痛或炎症表现。眼外肌转移癌或眼外肌局部浸润性肿物可能类似非特异性炎症，但眼外肌转移癌临床表现很少有疼痛而常以眼球突出为多见，此外转移癌很少表现为急性发作，影像检查多表现为结节状浸润性实性肿快。Tolosa-Hunt综合征通常表现为更深的和更持续性的眼眶疼痛以及多发性神经病变，影像学检查可发现海绵窦扩大或无任何眼眶表现。旋毛虫病通常伴有皮肤病变。滑车炎表现为滑车部局限性压痛伴眼球上转和内转受限（急性Brown综合征）。重症肌无力通常无炎症表现，用腾喜龙（edrophonium）后上睑下垂会好转。然而应注意的是少数甲状腺相关眼病患者可同时伴有重症肌无力。眶前部和弥漫性非特异性特发性炎症可有典型的眼

表 12-1 眼眶急性和亚急性非特异性炎症临床特征对比

	肌炎	泪腺炎	眶前部炎症	弥漫性炎症	眶尖炎症
临床表现					
病例数	51	25	23	3	11
疼痛	运动时痛	触痛	中度	中度	可以很重
眼球及眼眶特征	疼痛，眼球运动受限，视力正常，局部球结膜充血水肿	颞侧肿胀、眼睑呈S 型、触痛、泪腺导管隆起，局部球结膜充血水肿	葡萄膜炎、视网膜脱离、眼球运动受限、视力下降，前部炎症表现 —球结膜水肿 —眼睑弥漫性充血肿胀	葡萄膜炎、视网膜脱离、眼球运动受限、视力下降， 前部炎症表现 —球结膜水肿 —眼睑弥漫性充血肿胀	视力下降、眼球运动受限、轻度眼球突出和球结膜水肿
视力转归	好	好	好	大多数视力好转，少部分视力无好转	大多数视力好转，少部分视力无好转
影像学表现					
CT 及 MR 表现	眼外肌不规则扩大，肌腱肿大，局部巩膜和Tenon囊肿胀，整个肌肉梭形扩大	泪腺及周围组织不规则肿胀	眶前部密度增高与巩膜界限不清，不同程度地向视神经延伸，脂肪密度降低	弥漫性密度增高，脂肪密度降低	眶尖不规则浸润，沿肌肉和视神经延伸
超声	眼外肌增粗	局部肿胀Tenon囊增厚	巩膜筋膜炎及T征	T征	阴性

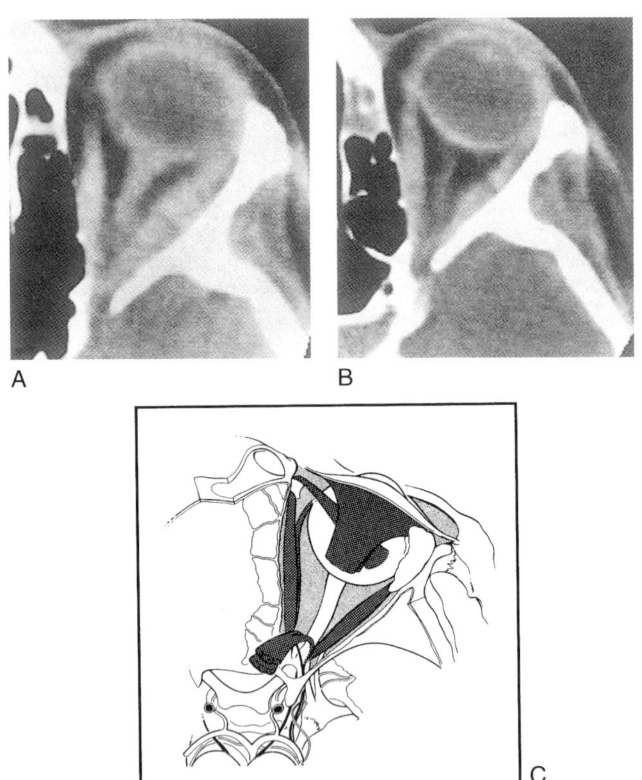

图 12-6 （A）眼眶肌炎轴位 CT 扫描。注意外直肌肌腹、肌腱增厚，轮廓不清，脂肪密度增加。（B）病情自然消退 2 个月后的 CT 表现，外直肌变细。迄今为止，患者已经历了两次眼眶肌炎发作。（C）肌炎图示。

部临床表现和独特的CT、MR以及超声表现，这些表现足以使它们不言自明。眶尖非特异性特发性炎症可能在临床表现上与肌炎相似，实际上这种疾病常累及眶尖的肌肉，而且与典型的肌炎临床表现不同，它可有典型的视神经病变。泪腺非特异性特发性炎症有许多临床表现，这些临床表现仅局限于泪腺。眼外肌硬化性炎症和淋巴瘤有典型的向眼眶临近组织蔓延的特点。

治疗

有典型的症状而且仅累及单侧一条肌肉的患者治疗相对容易，可用非激素抗炎药物或相对小剂量的皮质激素进行治疗，疗效显著，复发的可能性小。相反，有典型的急性或亚急性发病史，双侧或多条肌肉受累则容易复发，因此需密切随访，并仔细观察是否合并系统性疾病，对这类病人应积极地进行治疗，既可用静脉皮质激素冲击疗法，也可口服大剂量激素，口服激素要逐渐减量，4~6周后停药。如患者对治疗无反应或病情持续无改变，应对患者进行活检。病情不见好转和顽固者，以及病情复发的患者，可使用免疫抑制剂进行治疗。对那些非典型发作的患者，应早期行活检，并根据活检结果进行治疗（图12-9）。放疗对肌炎治疗效果不明显。

对肌炎患者进行治疗包括三个步骤（图12-10）。首先，如果能观察到病情逐渐减弱，那么单侧一条肌肉受累的患者就很有可能为孤立性发作，对这些患者进行治疗既可用非激素抗炎药物也可用中等剂量的皮质激素（强的松最大剂量30~40mg，根据症状逐渐减量），大多数患者病情可得到缓解而且不

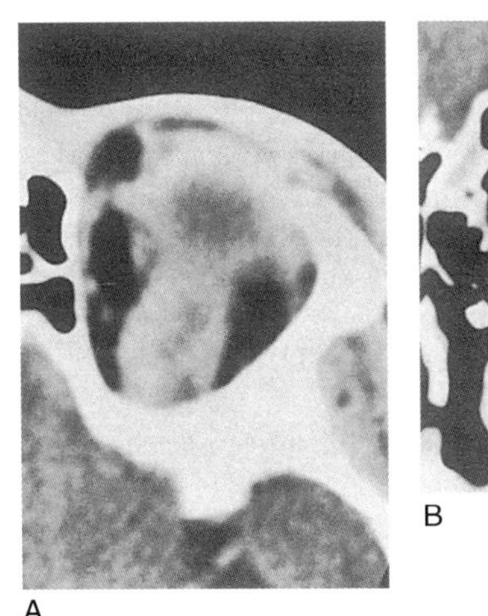

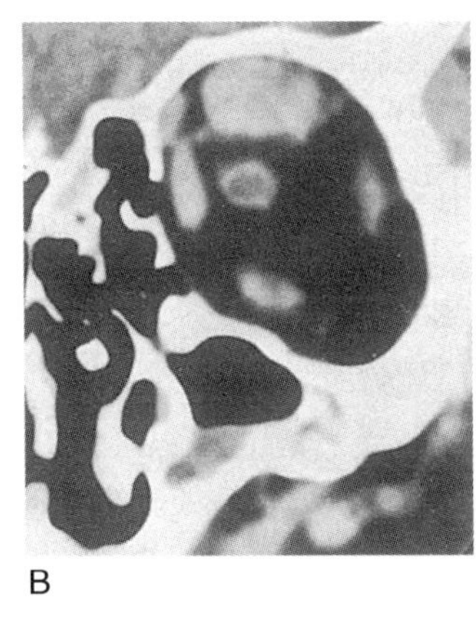

图 12-7 58 岁男性患者眼眶轴位和冠状 CT 扫描。患者有一周的左颞上区头痛，上睑肿胀、触痛，上转、外转和下转轻度受限。上方球结膜充血水肿。系统检查结果阴性，小剂量激素治疗有效。CT 显示上直肌增粗。

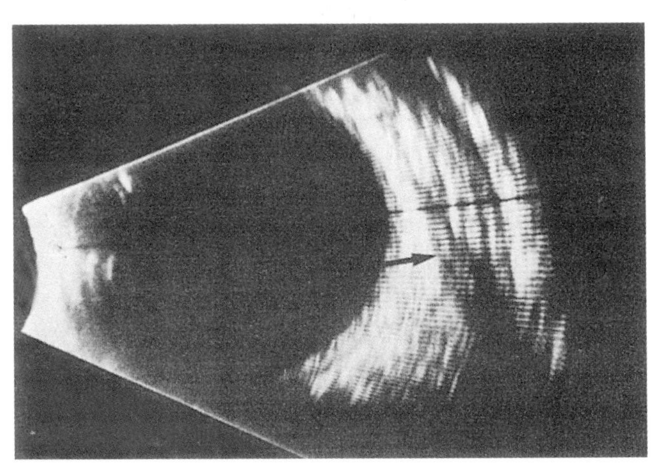

图 12-8 眼眶肌炎的 B 超表现，外直肌（箭头）不规则回声，邻近脂肪轻度浸润。患者为一个 18 岁男孩，右眼内转时疼痛，外直肌表面结膜充血，球结膜水肿。激素治疗有效，激素剂量为每日 40mg 强的松，并逐渐减量，1 个月后减完。系统检查结果阴性。

表 12-2　Graves 眼眶病与眼眶肌炎的鉴别诊断

	特发性肌炎	Graves 眼眶病
临床		
发病	迅速——几天内	缓慢——数周或数月
疼痛	常见，特别是在眼外肌运动时	少见；通常为异物感
眼睑		
上睑下垂	常见	罕见，显著的眼眶充血除外
退缩		
凝视	无	常见
迟落	无	常见
球结膜水肿	局部、充血	全部但也可能为局部
眼外肌运动	受限，受累肌或拮抗肌作用方向疼痛	受限，无痛或向受累肌作用相反方向运动时轻微的不适感
视功能	无损害	可能受损
对激素的反应	迅速，病情完全消退，可能复发	不完全且缓慢
眼眶影像检查		
双侧	不常见	常见
肌肉数	约 54%的患者超过一条肌肉	多超过一条肌肉
肌肉界限	不规则	规则
累及眶脂肪	常见	少或无
肌腱受累	常见	少见
巩膜和 Tenon 囊增强	偶然而且局限	无
位置	任何肌肉	下、上及内直肌多见

再复发。另外，如果患者为双侧受累或多条肌肉受累甚或表现为明显的眶尖受累，就应采用强化治疗，治疗时可用大剂量激素（80~100mg强的松）口服或用冲击剂量进行静脉注射（在监控下1g甲基强的松龙静脉注射），同时也可辅以非激素类抗炎药物进行治疗。如病情反复发作，就应考虑进行活检和使用免疫

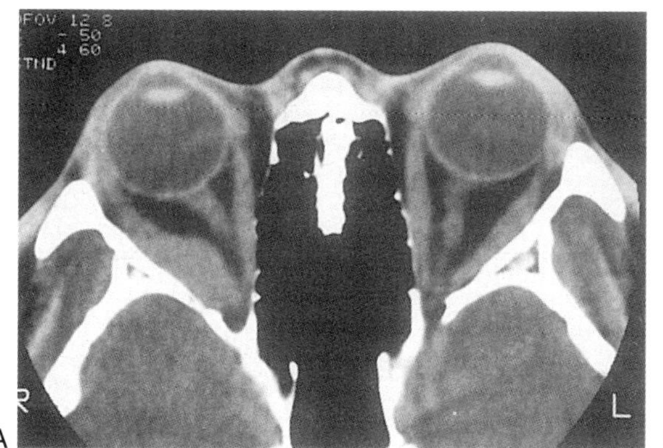

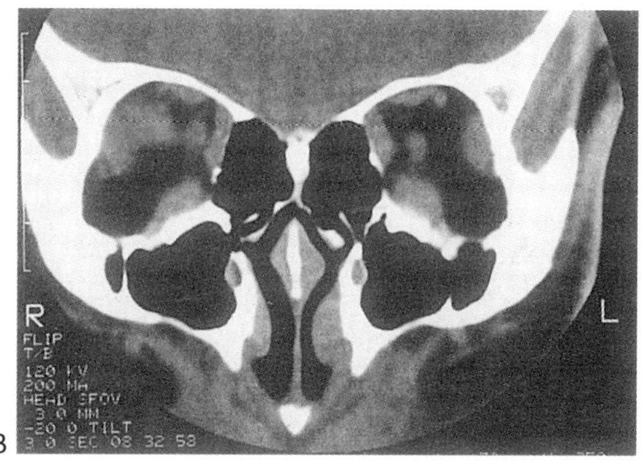

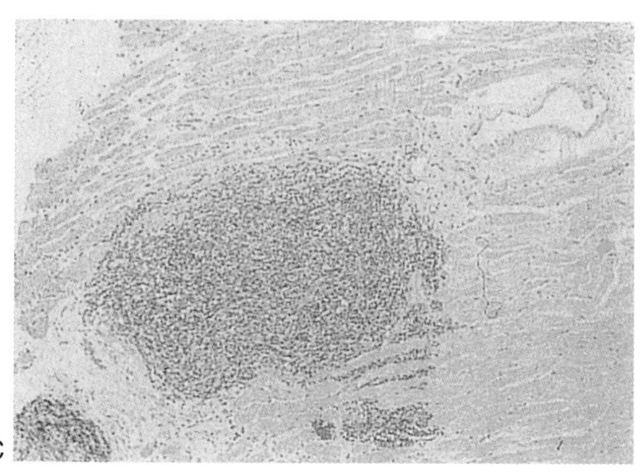

图 12-9　（A，B）28 岁男性患者轴位和冠状 CT 扫描。患者视力下降 6 个月，极度轴位注视时轻微不适，无疼痛或复视。注意在这个非典型性肌炎患者的肌肉内有局部低密度区。（C）活检显示局部多克隆淋巴细胞积聚，反应性淋巴组织增生，对低剂量放疗敏感（HE 染色，×10）。

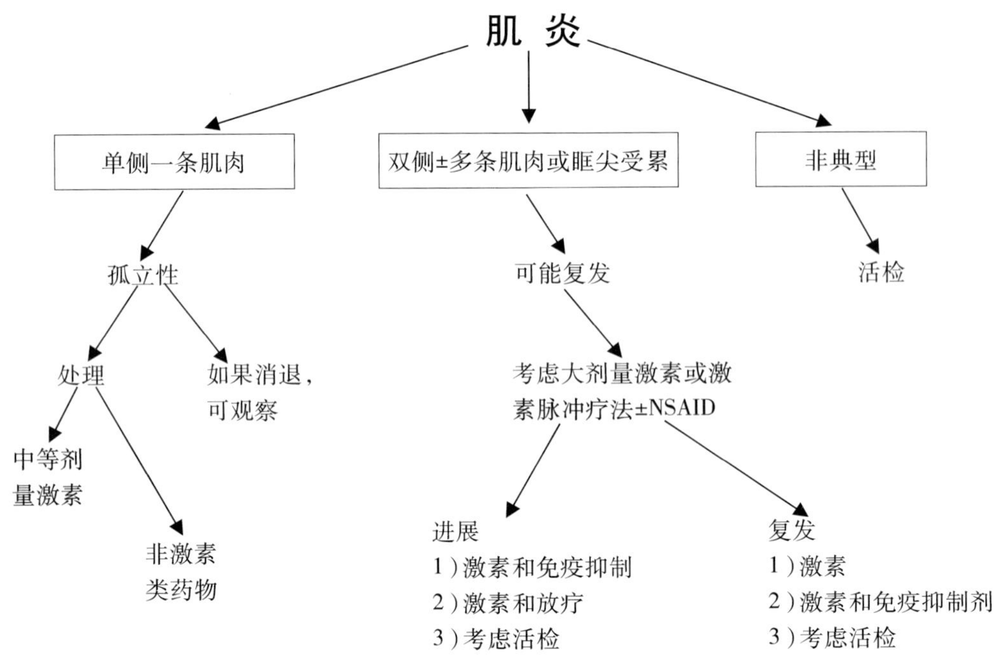

图 12-10 眼眶肌炎治疗步骤。

抑制剂。一些医生主张用放疗，但我们收治的一例使用放疗的患者经长期随访后病情复发，而在Mombaerts和Koornneef收治的患者中接受放疗后病情全部复发。正如Kennerdell所建议的那样，在对复发和进行性肌炎的患者进行多中心治疗时，或许更应优先考虑使用大剂量激素治疗。此外，如各种迹象表明，如果患者病情比较顽固或有复发倾向，就应仔细从免疫病理和活检结果对疾病进行研究。最后，对临床表现不典型的急性或亚急性肌炎患者应进行活检并根据活检结果进行治疗。以上所述完全从实际出发，为医生提供了基本的治疗思路。

2. 非特异性泪腺炎

临床表现

在我们所遇到的眼眶非特异性炎症中，泪腺炎是第二位常见的疾病。典型的急性和亚急性泪腺炎表现包括疼痛、触痛、上睑颞侧和结膜穹窿部充血并伴有轻度泪腺脱垂、眼睑呈S型以及在生物显微镜下穹窿部泪腺管隆起。也可能还有轻度的眼球向下、向内移位。

在我们收治的非特异性泪腺炎患者中，大约50%的患者或多或少的伴有系统性疾病，尤其是当患者病史长或有明显的肿胀表现时（图12-11）。正因如此，我们建议对患者进行常规活检。根据我们的经验，合并非特异性泪腺炎的全身疾病包括淋巴瘤、造血系统恶性肿瘤、结节病、Sjögren综合征、Wegener肉芽肿、硬化性炎症以及许多自身免疫性疾病，正因

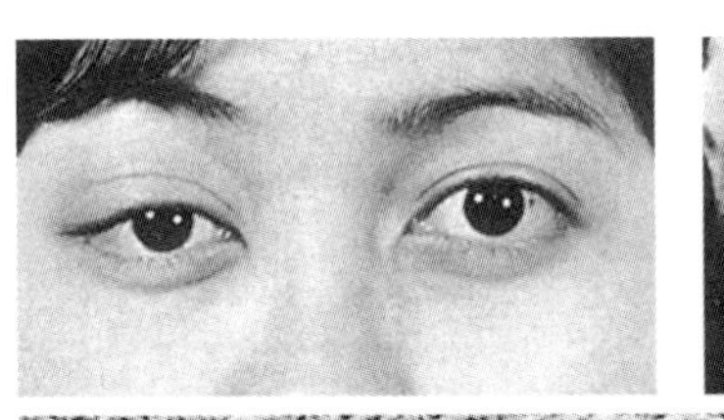
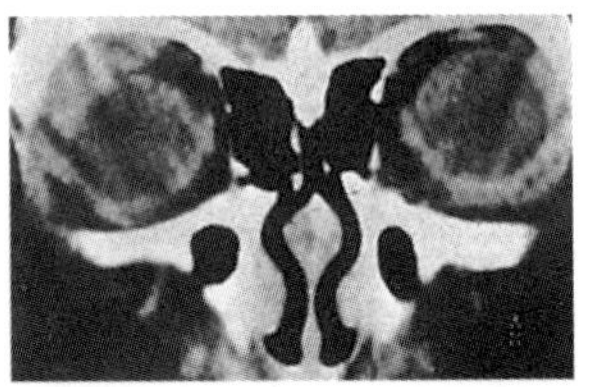
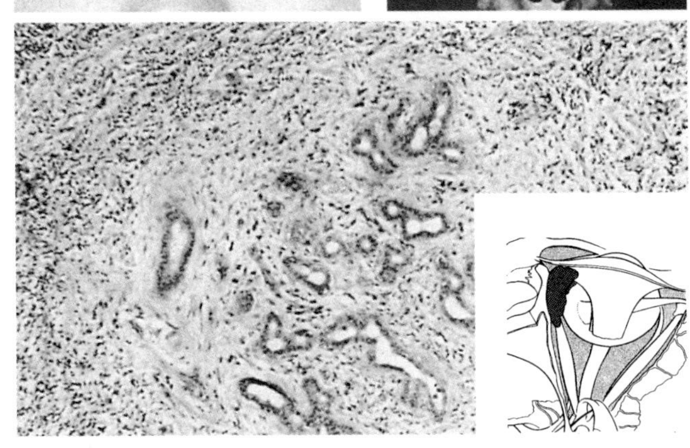

图 12-11 25岁女性患者，病史一个月，右上睑肿胀，轻度触痛，眼球向下移位2mm，向内移位2mm，CT冠扫显示右侧泪腺区肿块；活检显示慢性多形性炎细胞浸润并伴硬化和泪腺破坏，以及一些管状结构残留。患者每日用强的松40mg，并逐渐减量，3个月后减完，病情明显得到改善。系统检查血沉增快（50mm/h）。随后，患者出现脱发。在此次检查时，患者外周T淋巴细胞减少，巨细胞病毒抗体滴度升高，其他检查未见异常（HE染色，×10）。

有这些严重的系统性疾病的存在，故促使我们一定要对患者进行活检。

影像学检查可见典型的泪腺扩大，对比增加可见泪腺不规则边界（图12-12）。病变位于眼眶外上方，掩盖了眼球外侧并常使眼球向内下移位。超声检查可发现肿块内回声，与巩膜壁交界处出现低回声区并伴有邻近肌肉前端增厚。

◎ 鉴别诊断

应与非特异性泪腺炎鉴别的疾病包括病毒性和细菌性泪腺炎、皮样囊肿破裂（很少出现明显的急性或亚急性炎症表现，根据我们的经验，多表现为典型的肿块），以及前面已提到的特异性泪腺炎。通过活检，急性炎症患者多表现为多形性细胞浸润、水肿和血管扩张，泪腺没有显著的破坏（图12-12）。如有泪腺破坏的迹象，就应考虑有可能为器官特异性免疫性疾病（图12-11）。

◎ 治疗

对于急性非特异性泪腺炎，总体上我们建议应

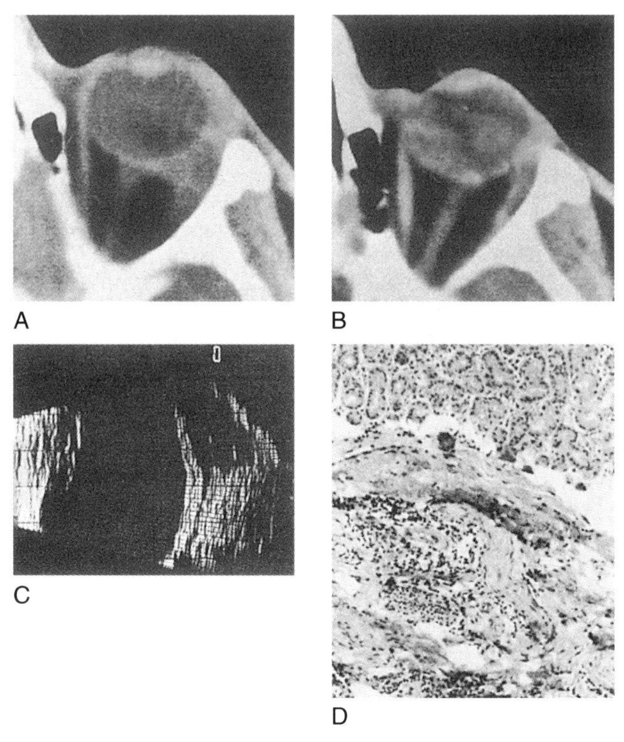

图 12-12　（A）33 岁男性患者，左颞上轻度触痛、肿胀、泪腺导管膨出，仅向右侧注视时出现复视，眼球突出 3mm，眼球向内移位 2mm，向下移位 2mm，睑裂变窄。免疫学检查结果阴性。轴位 CT 显示左侧泪腺扩大。（B）激素治疗急性特发性泪腺炎 2 个月后复查 CT。注意泪腺较前明显缩小。（C）B 超显示颞上肿块，可见巩膜壁相邻处低回声区。（D）活检显示泪腺导管鞘周围淋巴细胞浸润（HE 染色，×25）。

警惕系统性疾病的存在，故应及时进行活检。在进行活检时，我们建议最好经皮进行活检以免伤及泪腺导管。通过口服皮质激素可治疗非特异性泪腺炎，一般使用中等剂量并逐渐减量（40mg强的松），大多数患者经1~3个月后病情可缓解。

3. 急性和亚急性非特异性前部和弥漫性眼眶炎症

◎ 临床表现

眶前部炎症主要累及眼球和眼眶周围，主要的临床表现包括疼痛、眼球突出、上睑下垂、眼睑肿胀和充血，有些病例还可出现视力下降。其他一些重要的临床表现还包括葡萄膜炎、巩膜筋膜囊炎、视乳头炎和渗出性视网膜脱离。此病多见于儿童和青年人。临床表现和严重程度与累及的部位和程度有关，通过CT和超声检查可以检查出来（图12-13）。弥漫性炎症患者临床表现与眶前部炎症患者表现相同，但弥漫性炎症患者眼外肌和神经亦受累（图12-14）。

典型的影像学表现为不规则的眼眶浸润，眶前部炎性浸润邻近眼表，故导致巩膜和脉络膜增厚，使眼球与视神经结合部界限不清，并沿视神经鞘有不同程度的蔓延（图12-15）。弥漫性炎症患者的整个眼眶完全被浸润，并变得模糊不清。在过去的10年里，由于早期诊断和早期处理使发展成弥漫性炎症的病例非常少。超声检查发现弥漫性炎症患者Tenon囊间隙增大，可出现典型的T型征。年轻患者还可有血沉加快和脑脊液细胞增多。

◎ 鉴别诊断

需与眶前部和弥漫性非特异性炎症鉴别的疾病包括眶蜂窝织炎、已有疾病的突然发作（血管性疾病突然出血）、局部眼球炎症（巩膜炎、葡萄膜炎）和系统性炎症综合征（胶原血管性疾病）。对于年轻患者，白血病浸润、神经母细胞瘤转移和横纹肌肉瘤有时会演变为突发性疾病，可能会导致临床上与特发性炎症混淆。

◎ 治疗

一般用非特异性抗炎药物进行治疗，口服强的松后（通常开始剂量为60mg，2~3个月后逐渐减完），症状和体征明显缓解，尤其是疼痛明显减轻。大多数患者在数周内病情明显得到改善。通过反复进行影像检查可发现图像逐渐清晰。一些患者，尤其是年轻患者，病情可能会出现反复，可辅助用非激素类抗炎

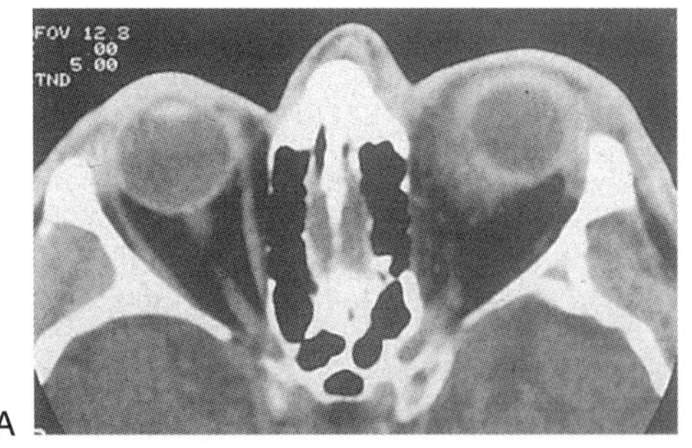

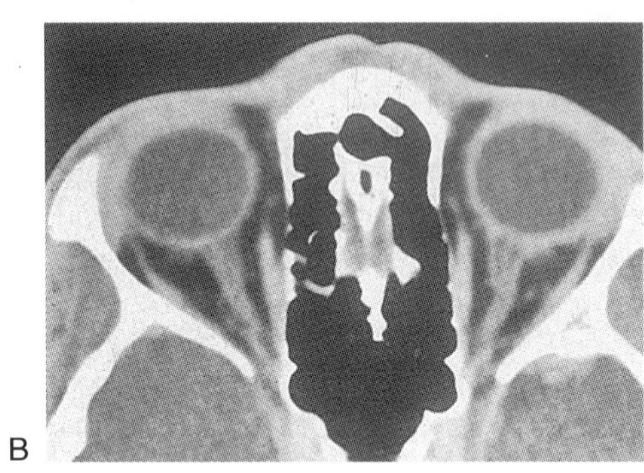

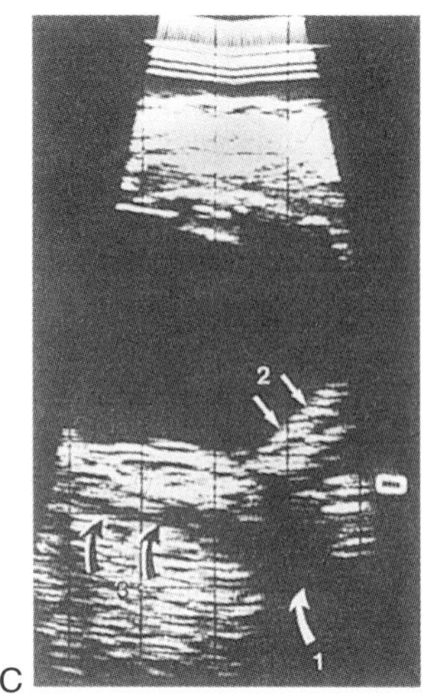

图 12-13 （A）60 岁男性患者，一周来左上睑肿胀、上睑下垂、不适、眼外肌运动疼。CT 显示前部眼眶非特异性炎症综合征，短期使用激素后病情明显好转。（B）20 岁男性患者，右眼球后疼，结膜眼睑充血并有触痛。检查发现视力下降，红色弱，视网膜浆液性脱离。CT 显示前部眼眶炎性浸润并累及视神经和眼球远端。患者对激素治疗反应敏感，但在病情消退前又发作 3 次。（C）B 超显示视神经（大白色箭头）方形增粗（回声减弱，T 征），视盘周围视网膜脱离（小白箭头），以及 Tenon 囊增厚（黑箭头）。

药物，或在少数情况下，用免疫抑制剂进行治疗。通常情况下，对病情顽固的成年患者应考虑活检。

4. 急性和亚急性非特异性眶尖炎症

急性和亚急性非特异性眶尖炎的典型表现为早期即出现心理物理异常并伴有一定程度的炎症表现，如眼球运动痛或复视（图12-16）。因此，主要的特点是炎症表现与功能异常表现彼此不符。影像检查显示病变局限于眶尖（图12-17）。需与眶尖综合征如Tolosa-Hunt进行鉴别。值得注意的是，眶尖疾病常因疏忽而酿成大错，如果未经仔细随访观察和全身检查，此病很少进行特异性治疗。因为根据我们的经验，许多疾病均可出现类似的临床表现。需要鉴别的疾病还包括血管肉瘤、Tolosa-hunt综合征、淋巴瘤、从副鼻窦来源的继发性肿瘤、硬化性炎症、真菌感染、转移癌、Wegener肉芽肿、血管脑膜瘤和毛霉菌

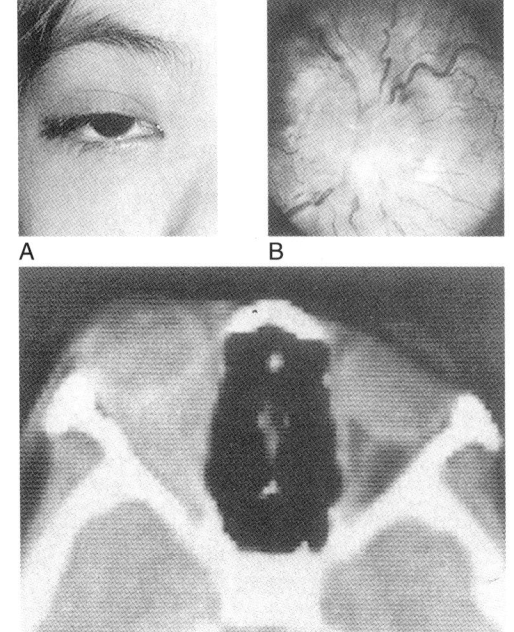

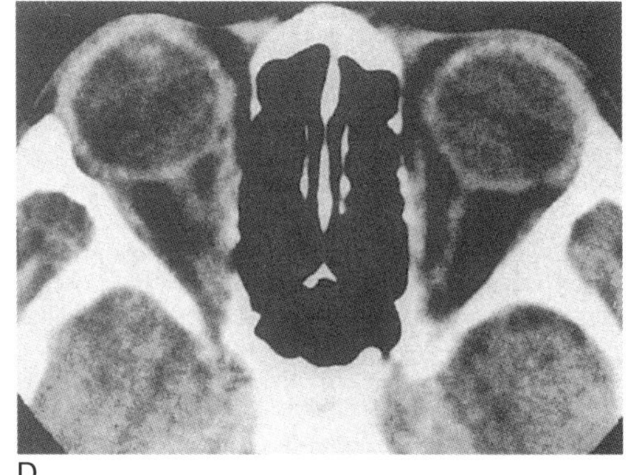

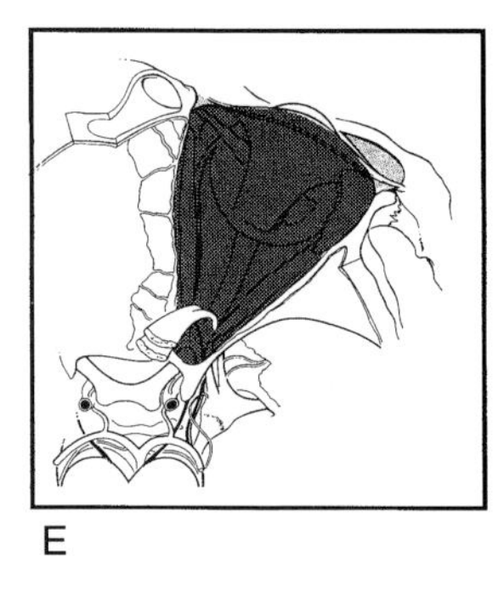

图 12-14 （A）13 岁特发性弥漫性眼眶炎症患者临床照片。葡萄膜炎病史两周，一周后出现上睑下垂、复视、眼球突出、眼睑充血水肿，视神经病变（视力 20/25，瞳孔直接对光反应消失，色觉饱和度下降），视乳头水肿。（B）眼底像显示严重的视乳头水肿。（C）轴位 CT（未增强，EMI1010）显示软组织浸润累及整个右眼眶。脂肪、肌肉、视神经模糊不清。（D）轴位 CT（未增强，GE8800）显示经间歇激素治疗后，脂肪密度正常，眼外肌和眼球、视神经界限清晰。（E）弥漫性眼眶受累图解。

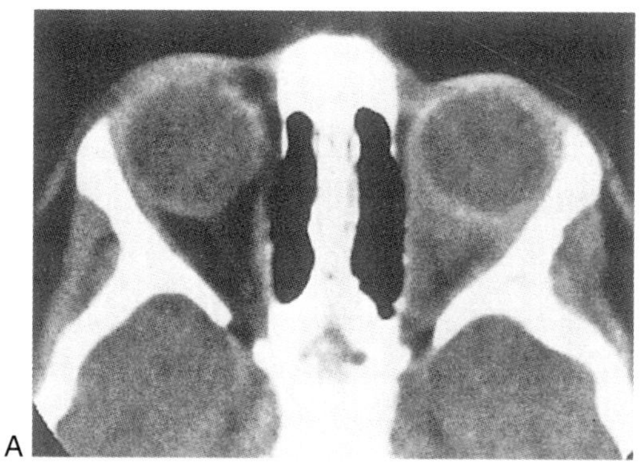

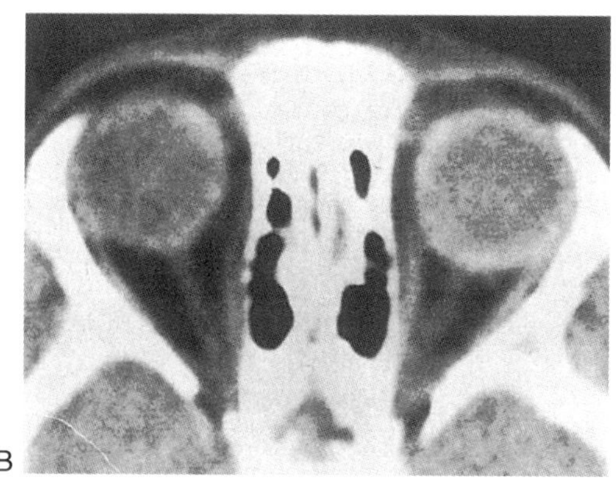

图 12–15 （A）左眼急性特发性前部眼眶炎症轴位 CT（未增强）。注意软组织密度改变累及眼球后部和眶前并延及视神经。软组织受累使球后眼外肌与视神经平面处二者界限不清。（B）治疗 9 个月后 CT 平片，眼球、视神经和前眶区界限清晰。

病。如此众多的鉴别诊断提示我们在未经认真的随访和活检之前，对非特异性眶尖炎做出诊断一定要慎重。

5. 结论

上述5种急性和亚急性特发性眼眶炎症临床表现与眼眶影像学检查所示的部位和疾病严重程度完全吻合。使用非特异性抗炎药物治疗后，影像学改变与病程长短和病变累及范围密切相关。几乎所有病症（尤其是疼痛）均对激素反应迅速。影像学检查非常有意义，尤其是在评估图像随治疗发生的改变。如图像清晰度不变则提示可能诊断有误，需进行活检。通过对持续性、复发性和诊断不明确的疾病进行活检，根据组织学表现来进行治疗。在临床实际工作中，应对急性病例采取及时处理，因为患者常感不适而且有可能危及视力。许多医生认为对前部和弥漫性炎症患者进行活检可能或确实对患者治疗有害。借助现代观察手段，我们可准确地监控疾病的过程。对于所有类型的炎症，当患者经过合理的检查和治疗后，病情仍无好转，就应进行活检。根据我们的经验，除泪腺病变之外，急性和亚急性炎症很少需要进行活检。可按照临床表现和解剖位置对疾病进行分类，并进行治疗。通过临床检查和利用影像学进行随访来观察治疗效果。

三、眼眶特异性炎症

如前所述，眼眶特异性炎症可分三类：有明确的

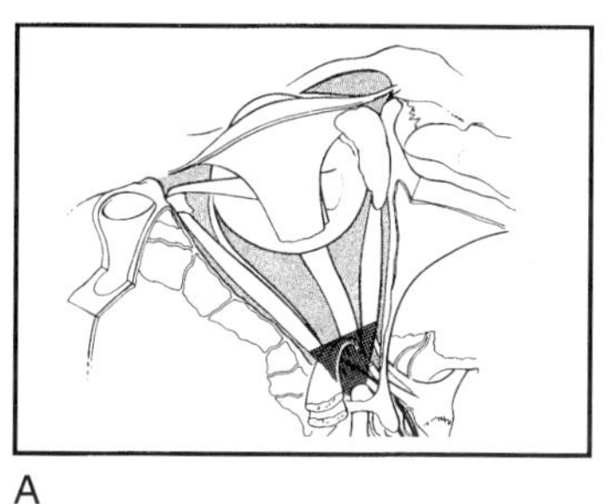

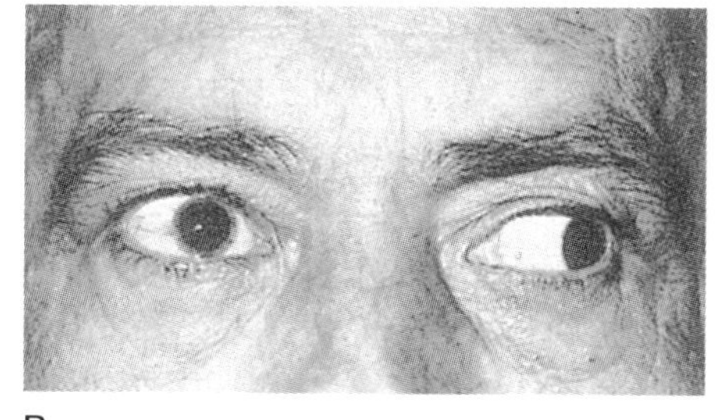

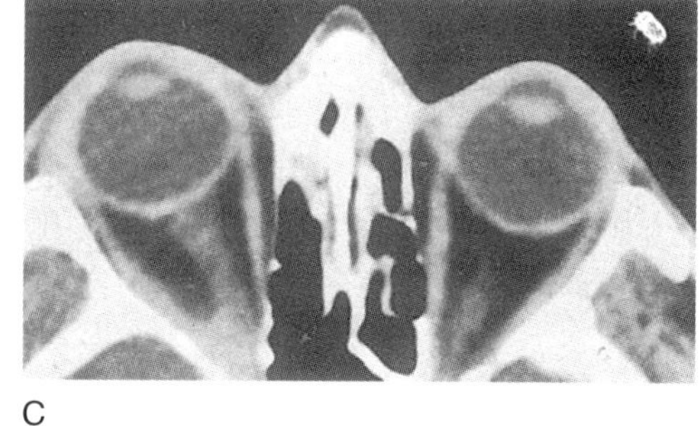

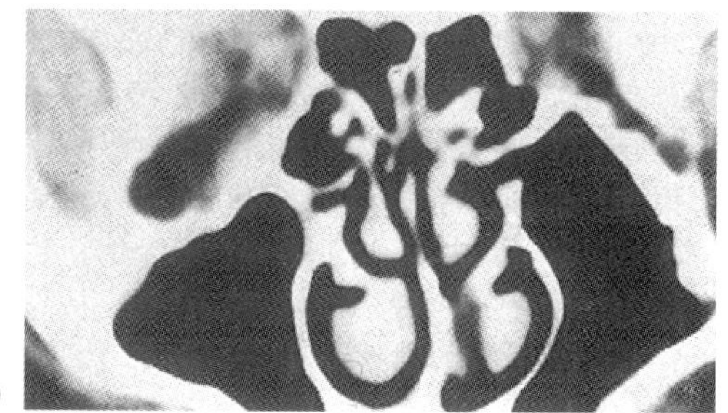

图 12–16 （A）眶尖受累图解。（B）54 岁男性患者，右眼内上和眶周疼痛伴眼睑轻度充血和肿胀 5 周，近来出现复视。右眼视力手动，中央和下方视野缺损。眼球各方向运动均受限，眼球突出 5mm，瞳孔直接对光反射消失，球结膜轻充血水肿。（C，D）CT 扫描显示眶尖浸润，邻近肌肉、视神经、脂肪受累。诊断为特发性眶尖炎。给予强的松每日 80mg，疗效显著，用药一周后视力 20/50，眼球运动好转，全身检查结果阴性。

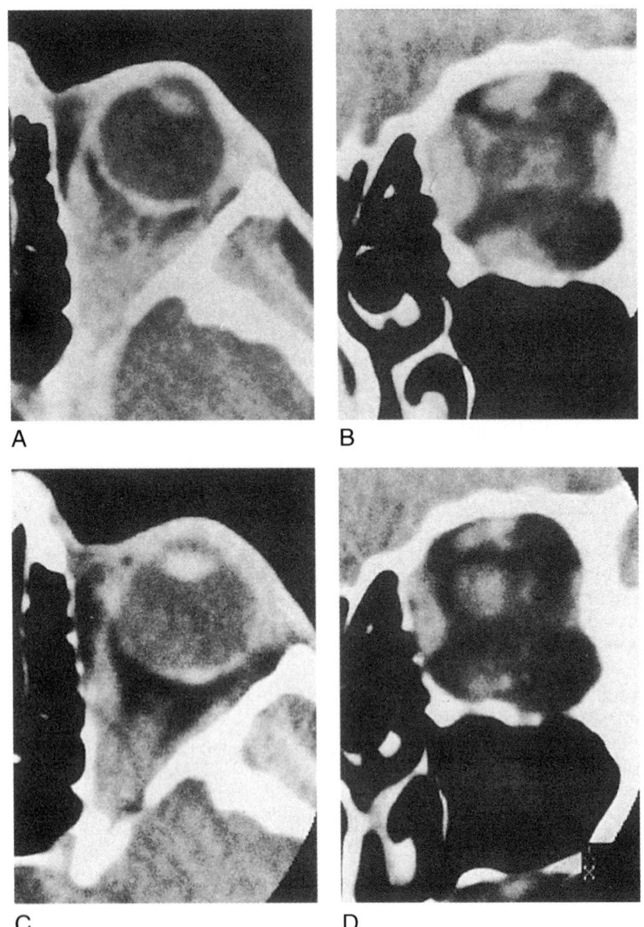

图 12-17 患者 57 岁女性，左眼红、肿胀 1.5 个月，上睑下垂 3~4 天，复视伴眶尖疼痛 2 天。经检查视力为 20/20，上斜 15°，左眼外斜 20°，眼球突出 4mm，冲击触痛（+）。（A，B）轴位、冠状位 CT 可见眶尖、脂肪及周围肌肉软组织浸润。每日口服 60mg 强的松并逐渐减量 2 个月，治疗有效。（C，D）3.5 个月后 CT 扫描所见，临床治愈，系统检查阴性。

病原体（感染和传染），有特异性局部和（或）系统性疾病表现，以及有特异性组织病理学表现。

感染和传染

感染性蜂窝织炎是眼眶炎症的一个重要病因，它可以由眼眶邻近组织鼻窦、面部及口咽部炎症蔓延而来。此外，此病还可继发于眶内异物和脓毒血症。致病原因包括各种细菌、病毒、真菌和寄生虫感染，这些病原体的分布随地域不同而存在一定差异。根据我们的经验，眶蜂窝织炎大多由细菌性鼻窦炎引起。值得注意的是，一定要考虑感染性疾病的流行病学分布，而且要考虑到那些免疫系统被抑制的患者存在特殊病原体感染的可能。

（1）微生物感染

①眶蜂窝织炎和鼻窦炎

● 临床表现

识别继发于鼻窦炎的眶蜂窝织炎非常重要，因为眼眶与颅内结构相毗邻，可能迅速导致严重的后果。从病理生理学角度，感染起源于副鼻窦并很快通过薄骨壁和筛孔蔓延到眼眶组织，或者通过眼眶和鼻窦之间相互沟通的静脉逆行感染。疾病发展非常迅速，出现从水肿和蜂窝织炎到局部和邻近组织出现脓性破坏以及骨膜下、眼眶和颅内脓肿形成和血栓性静脉炎等一系列变化过程（表12-3）。从临床角度讲，眶蜂窝织炎一般伴有眼球轴性移位，但如形成脓肿，特别是骨膜下间隙的脓肿则一般不发生眼球轴性移位，而可能出现非轴性移位并发展形成皮下硬结或瘘管（图12-18~图12-20）。后部骨膜下脓肿由于眶尖受压可导致视力迅速丧失和神经感觉损害（图12-21）。炎症直接蔓延还可导致炎性视神经损害（图12-22）。

由于持续性眶内压升高以及脓肿形成或由于视神经炎和血管炎，可导致永久性视力丧失。最严重的并发症是炎症通过导静脉向海绵窦播散，导致海绵窦血栓形成（图12-23）。相反，如炎症通过板障静脉播散到颅内，则可出现硬膜下积脓或颅内脓肿。

一般情况下，病情进展的特征是出现进行性加重的全身不适、眼睑充血、眼球突出、球结膜水肿、疼痛、眶张力增高、眼球运动障碍、眼内压升高、脉络膜和视网膜静脉淤血（伴视乳头水肿和静脉周围炎）。海绵窦血栓形成可合并头痛、恶心、发烧、神志异常、球结膜水肿加重、双侧受累、神经麻痹、眼外肌运动功能下降以及眼睑呈蓝紫色表现。病情进展的眼部危险信号是视力下降、眼外肌运动减弱（特别是与蜂窝织炎严重程度不成比例时）、瞳孔扩大或传入性瞳孔障碍、眼底血管充血、视乳头水肿、静脉周围炎、炎症波及到对侧眶内，眼睑呈蓝紫色、进行性眼球突出，眼内压增高和感觉迟钝。

眶蜂窝织炎的眼部并发症包括暴露性和神经营养性角膜炎、结膜脱出、继发性青光眼、化脓性葡萄膜和视网膜炎、渗出性视网膜脱离、视神经病变以及全眼球炎。

表 12-3　眶蜂窝织炎和鼻窦炎

	蜂窝织炎	脓肿	海绵窦
临床表现			
眼部和眶部	第一类：炎性水肿 眼睑水肿 第二类：眶蜂窝织炎 进行性加重的眼睑水肿和充血，结膜水肿，轴性眼球突出，静脉充血（脉络膜和视网膜），进行性疼痛±眼内压增高	第三类：骨膜下脓肿 ±硬结和波动，眼睑水肿，结膜充血，±非轴性眼球突出，眼内压增高，眶张力增高，眼球运动受限，局部压痛，±视力下降，±视乳头水肿，与炎症程度不相符的运动和感觉障碍，可突然发病 第四类：眶内脓肿 眼球突出加重，炎症体征加重，眼肌麻痹，视力下降，视乳头水肿，可触及的波动性包块，±血管周围炎	第五类：海绵窦血栓形成 双侧发病，严重的结膜水肿，严重的眶张力增高，眼内压明显升高，颅神经麻痹（Ⅲ、Ⅳ、Ⅴ、Ⅵ），感觉减退，眼球运动受限加重，与蜂窝织炎不相符的眼球运动受限，静脉充血加重，视乳头水肿
全身情况	全身不适（±）	渐进性的全身不适和发烧±体温高峰	头痛，意识改变，恶心，呕吐，发烧
影像学表现			
CT	第一类 & 第二类：眼睑水肿，鼻窦混浊、黏膜增厚，±眶脂肪密度下降及浸润	第三类：均质的骨膜下脓液积聚，其眼眶侧边界光滑，厚壁脓肿，±气体 第四类：均质的或非均质性包块，±对比增强的囊壁，±眶内气体	第五类：双侧眶上静脉增宽，眼外肌肥大，海面窦扩张，±脑梗塞，±中央静脉系统脓肿——硬膜下/脑内
超声	结构清晰，脂肪密度改变	病变不规则、境界不清	眶静脉增宽，眼外肌肥大
X 线	鼻窦透明度下降，±气液平面	鼻窦混浊，±气液平面	鼻窦透明度下降，±气液平面

分类

Chandler等率先将眼眶蜂窝织炎在临床上分为五类（表12-3）。

第一类：炎性水肿（眶隔前和眶周蜂窝织炎），其特征性表现为眼睑肿胀合并轻度眶组织水肿，初期常累及上睑（特别是内侧）。炎性水肿反映出静脉回流减慢和静脉淤血，疾病若进一步发展可出现球结膜水肿（图12-18A）。

第二类：眶蜂窝织炎。眼眶组织炎性浸润，出现不同程度的占位改变和功能障碍（水肿、淤血、眼球突出，运动和视觉障碍）。细菌性炎症和无菌性炎症都可有这种表现（图12-18B）。

第三类：骨膜下脓肿（图12-19和图12-24）。在骨膜下间隙内的脓性病灶会引起眼球非轴性移位、局部触痛、与脓肿大小和部位有关的波动性肿物。脓肿体积和脓肿形成速度可反映出病原体毒性或骨膜下间隙特有的病理生理学特点。因为脓性物质在不破坏周围软组织的情况下也可以在这个潜在腔隙内积聚，所以脓肿可以迅速形成。实际上，骨膜下脓肿可表现为眼球突出和功能障碍，而缺乏明显的炎性体征，如球结膜水肿和眼睑充血。眼球移位通常是非轴性的，并可反映出脓肿的位置。

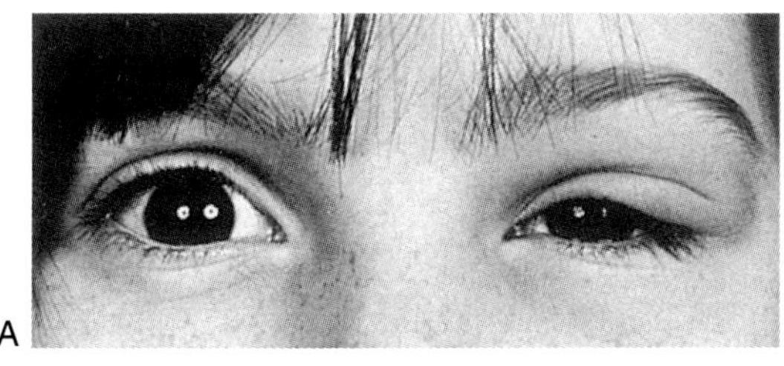

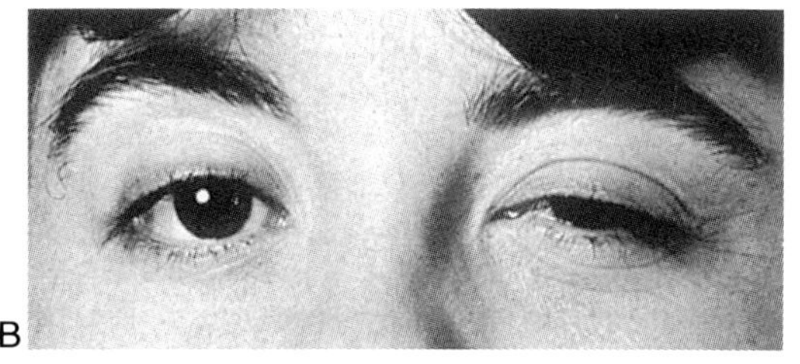

图 12-18　（A）10 岁患者，临床上表现为第 1 类眶蜂窝织炎和炎性水肿（眶周蜂窝织炎）伴有由筛窦炎引起的眼睑轻度水肿（特别是上睑）。（B）22 岁，女性患者，第 2 类眶蜂窝织炎，继发于上呼吸道感染的筛窦炎。眼球突出 4mm，眼球向外移位，疼痛，触痛，伴轻度视力下降。静脉内给予抗生素治疗对这两例患者均有效。

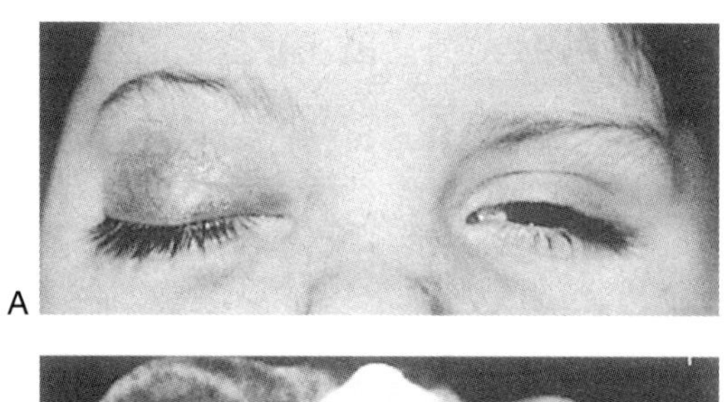

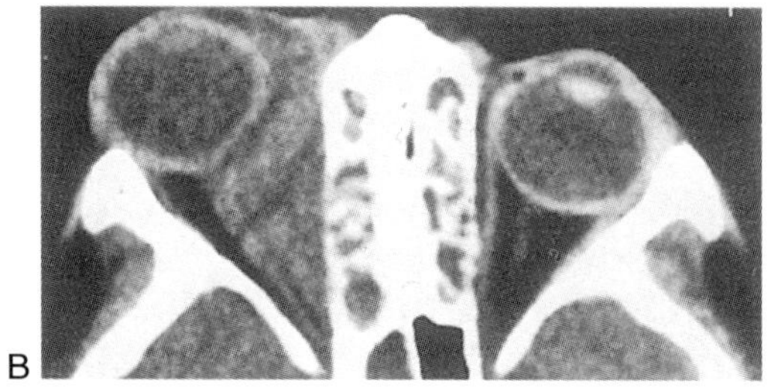

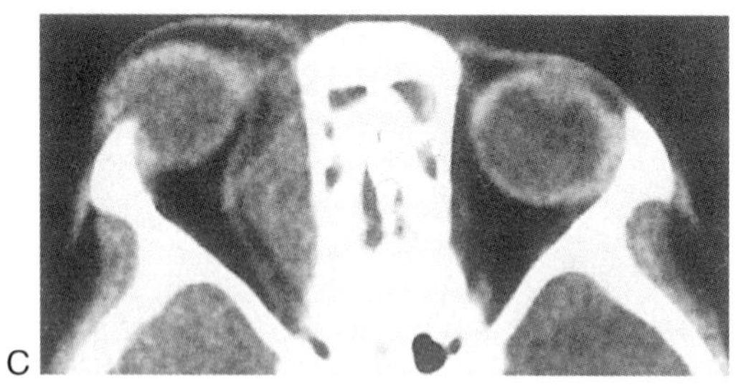

图 12-19 第 3 类骨膜下脓肿。(A)10 岁患者，右眼突然出现上睑下垂、眼睑充血、视力下降(20/70)、眼球运动明显受限、周身不适、恶心 2 天，眼睑水肿 7 天。患者有轻度视乳头水肿和眶张力增高，轴向 CT 扫描显示为由筛窦炎引起的眶内侧骨膜下脓肿，注意轻度的眼球膨隆和视神经弓形弯曲(B)及内直肌改变(C)。经过紧急引流和全身抗生素治疗，患者痊愈。

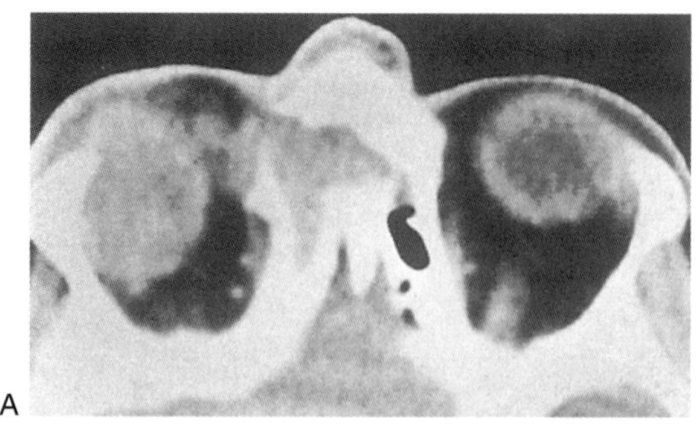

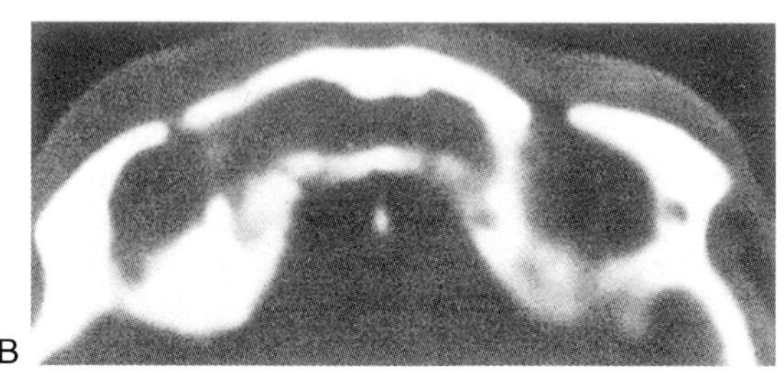

图 12-20 轴向 CT 扫描示由前组筛窦炎导致的第 4 类眼眶脓肿(A、B 为不同断面)。患者为 70 岁，男性，有过敏性鼻炎及复发性乳头状瘤经鼻窦摘除病史。本次发病前 3 周出现右眼眶上痛、炎症、水肿，并间断性“从眼角”流出脓性物。患者病情进展，出现眶张力增高伴复视、上睑下垂、视力下降(20/50)、眼球运动受限及眼球向下移位(5mm)。对该患者的治疗是眼眶脓肿及鼻窦引流、静脉滴注抗生素。

第四类：眼眶脓肿(图12-20)。眼眶蜂窝织炎继续进展或骨膜下脓肿蔓延会导致肌锥内或肌锥外脓肿。此时，眼球突出、炎性体征、眼外肌麻痹、视力损害和全身中毒症状通常非常严重。

第五类：海绵窦血栓形成。当出现中枢神经系统功能障碍或发生局部炎性体征和功能障碍时 (如前所述)，则预示着海绵窦血栓形成。

尽管这种分类是依据疾病发展的顺序，但并不

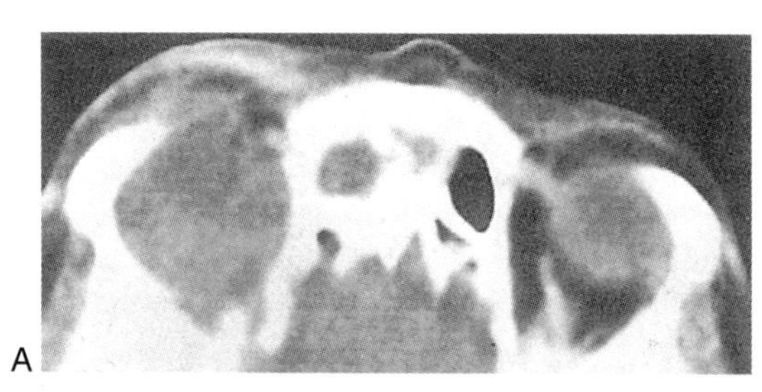

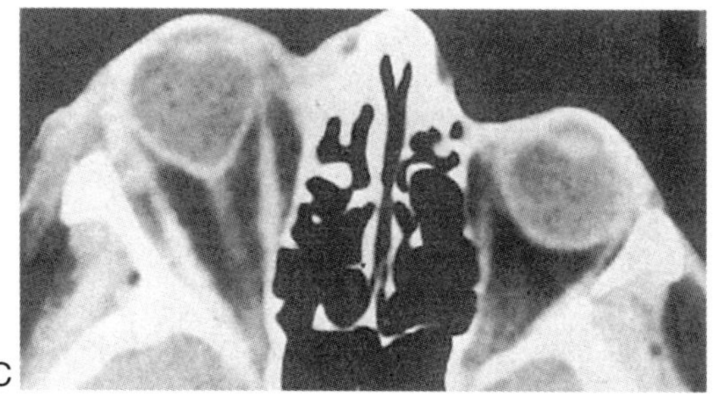

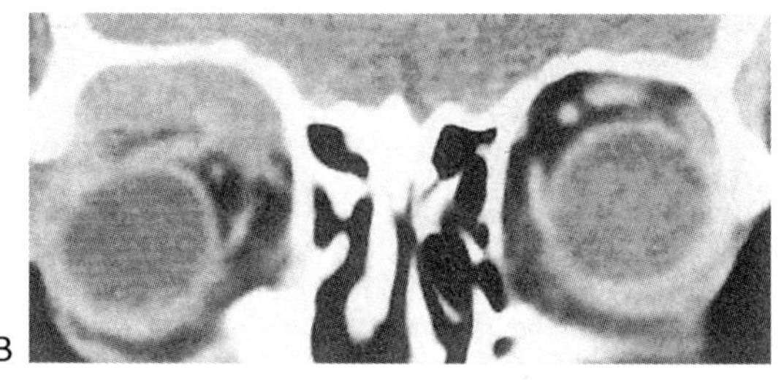

图 12-21 61 岁女性患者的冠状位(B)及轴位(A、C)CT 扫描。患者右眼额窦脓肿导致严重的眼球突出、眼球向下移位、视力下降。在此之前，患者曾有 2 周额窦进行性疼痛病史。脓肿穿破进入右上方骨膜下间隙，从而导致突然的严重的眼球突出。严重的眶压升高和脓肿向前发展导致了明显的眼球后部膨隆。尽管立即引流治疗，但仍造成了永久性的视力下降。

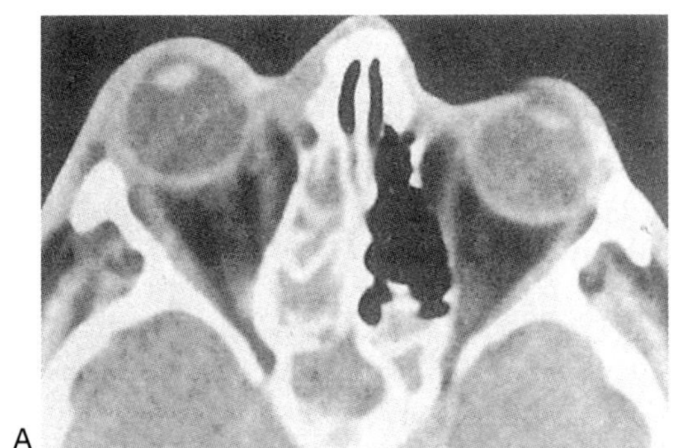

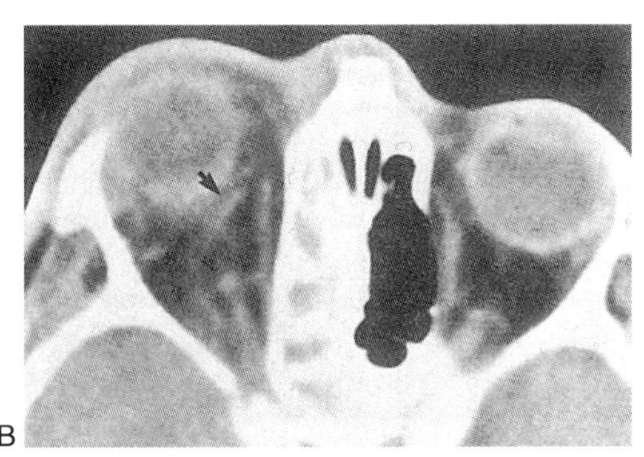

图 12-22　80岁患者，右眼眶蜂窝织炎，继发于慢性复发性筛窦炎。眼睑水肿、眶尖浸润（B），右眼上静脉增粗（箭头）。该患者由于眶尖蜂窝织炎而导致视力严重受损。

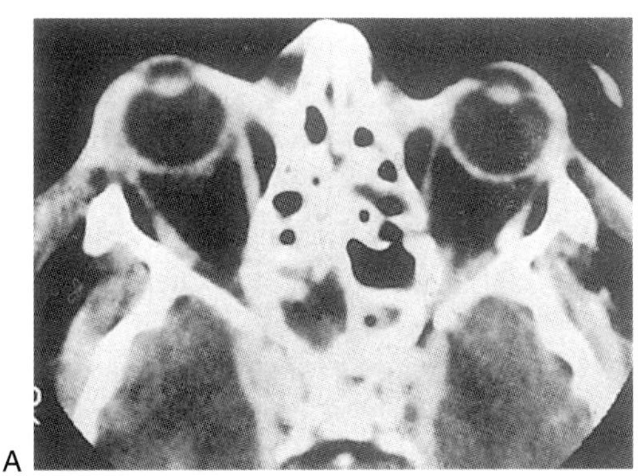

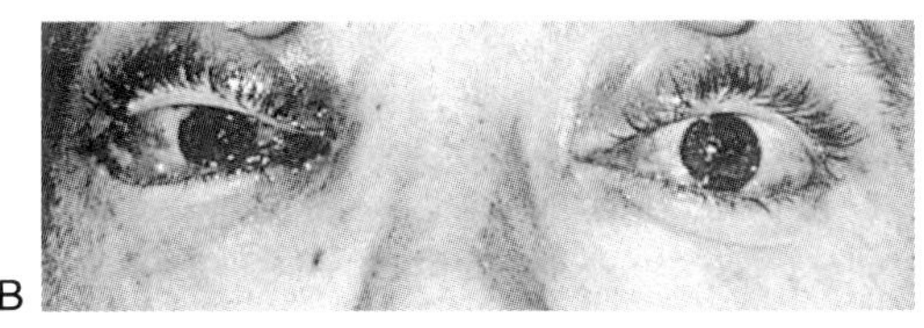

图 12-23　海绵窦血栓形成。患者（B）临床上表现为严重的双侧眼球突出、结膜水肿、眼睑水肿、上睑下垂、视力严重下降、意识改变、眼球运动几乎完全受限。（A）轴向CT扫描，注意蝶窦混浊、海绵窦充血、眼球突出。患者2周之前出现球后和额部疼痛。全身应用抗生素、鼻窦引流、对症治疗，效果良好，但病人还是出现了右侧脑梗塞。

排除由于病原体毒力过强或由于急性爆裂性骨折导致的鼻窦内感染向骨膜下间隙和眶腔内迅速蔓延造成的突发表现（图12-21）。此外，从邻近结构（特别是蝶窦炎）来源的感染向海绵窦或眶尖蔓延可能会导致进展迅速、早期就出现的严重的组织破坏。另一个重要的也是常见的引起疾病变化的原因是治疗不彻底和治疗方法不得当。现代影像学技术可使眶内和眶周病变能够被早期识别而且有助于对疾病严重性进行评估并能指导治疗。

诊断

为了发现脓肿形成和获得准确的疾病分期和病变部位，最好通过影像学检查来诊断眼眶蜂窝织炎。CT和MRI能够显示出准确的病变部位和炎症程度，同时也能够用于观察疾病是好转还是恶化。鼻窦病变表现为黏膜增厚、模糊和气液平面。鼻窦的慢性感染性炎症可导致窦壁增厚，持续性炎症（特别是在儿童）可能为鼻腔内异物残留所造成。依据炎症的主要部位，可分为骨膜下、肌锥外和肌锥内脓肿。

骨膜下感染最常发生于筛窦附近，但可能会向上聚积而且会合并额窦炎，通过冠状扫描很容易看见（图12-19、图12-23和图12-24）。积聚于骨膜下间隙内的液体或脓液表现为密度均匀一致或不等，而且周围边缘可被强化。随着病情进展，肌锥外脂肪和眼外肌受累。当炎症突然进入球后或在肌锥内时，水肿可导致脂肪密度增加。如果病变主要累及肌锥内而无鼻窦疾病，应怀疑异物残留或免疫失代偿。当出现弥散性炎症时，周围软组织由于炎症而变得模糊不清。脓肿可表现为边界不清的包块，边缘可被强化。产气厌氧菌可产生具有透明腔隙的脓肿，但在病变早期，脓腔尚未形成之前，可出现弥漫性密度增高影。若眼球受累，巩膜葡萄膜环可增厚。

流行病学

流行病学要考虑的重要因素是病原体的地区性分布，但更重要的是要考虑成人疾病与儿童疾病之间的差异（表12-4）。因为儿童鼻窦发育迟缓，因此病灶多局限于筛窦，而且鼻窦炎的主要易感原因是上呼吸道感染。4岁以下儿童易受流感嗜血杆菌感染，但应用流感嗜血杆菌疫苗和广谱抗菌素后，感染此类细菌的儿童明显减少。总的说来，儿童（9岁以下）鼻窦炎和骨膜下脓肿大多是由单一的需氧菌如肺炎链球菌、黏膜炎莫拉菌、流感嗜血杆菌感染引起的。骨膜下脓肿在儿童中较为少见，而且即使有临床表现，在没有危及视力的前提下，也同样可以进行保

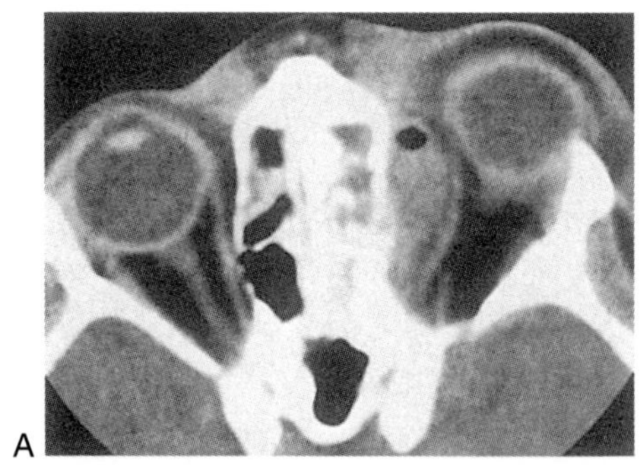

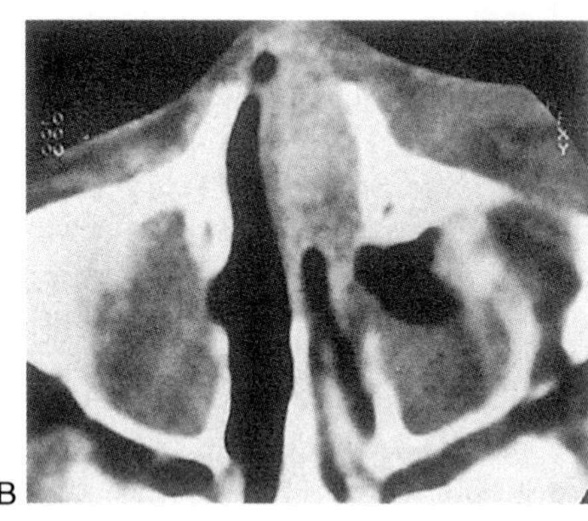

图 12-24 9岁男童，临床表现为进行性加重的左眼眼睑水肿和充血、视力下降（20/60）、眼球上转受限。（A）轴向CT扫描示骨膜下脓肿伴双侧上颌窦及左侧筛窦炎。注意脓肿内有气体（应怀疑为产气微生物），脓肿使内直肌和眼球向外移位，颊部软组织水肿（B）。经静脉滴注抗生素、外路筛窦切开流术、窦腔冲洗等治疗，病情好转。

守治疗。

相反，成人可能会由于鼻窦炎、鼻息肉、过敏、创伤和近期拔牙而导致典型的前组筛窦疾病。成人感染多为典型的多种细菌感染而且常包含厌氧菌。眼球非轴性移位较常见，这反映了脓肿已经形成。直接进行鼻咽涂片，尤其是用鼻窦吸出物或进行脓菌培养，结果通常为阳性而且也有意义。除了有蝶窦病变的患者之外，大多数患者有典型的眼眶体征而且合并有鼻窦炎和眶蜂窝织炎的临床表现，但有蝶窦病变的患者由于眶尖受累而常导致不同程度的视觉或运动感觉功能障碍。其他要注意的流行病学因素是耐药菌如耐美菲西林的金葡菌和抗青霉素的肺炎球菌的菌株出现。

治疗

鼻窦炎和眶蜂窝织炎的治疗和结局在成人与儿童之间存在一定程度的差异。绝大多数儿童患者不需要进行鼻窦或脓肿引流；相反，成人则往往需要进行引流，尤其是存在眶张力增高并危及视力时，更应如此。对成年患者来讲，为了确保细菌完全被清除，避免疾病复发，防止疾病向颅内蔓延和发生骨髓炎，应通过静脉给予足量的广谱抗生素或经过细菌培养的针对性抗生素进行治疗，并维持治疗一段时间。应用鼻窦内窥镜进行骨膜下脓肿引流可使创伤降低到最小程度。CT和MRI检查有助于判断是否需要进行引流并可对脓肿进行定位，同时还可以准确地监测病情进展情况和治疗效果。最好能根据细菌培养结果进行抗菌治疗，同时应请感染科专家进行会诊。表12-5提供了一个眶蜂窝织炎抗菌治疗的经验模式以供参考。值得注意的是对于没有危及到视力或功能的患者，特别是年龄较小的患者，在开始治疗后的几天内，在静脉内给予抗菌治疗的同时，仍可能会出现骨膜下脓肿的扩大。如果脓肿危及视神经和视网膜功能，或患者出现广泛的眶张力增加和疼痛难忍，就应立即进行引流。对于合并颅内感染的额窦炎，应行脓肿引流。

眼科医师的职责是明确诊断并在治疗过程中监控眼球功能，尤为重要的是一定要识别眶张力增高对眼球功能的危害，因此，对视敏度、眼球突出程度和中枢神经系统功能以及眼球水平和垂直移位、眼球运动、瞳孔体征和眼底检查进行观察和监控非常重要。治疗的主要原则包括预防眼和眼外并发症的发生，合理应用抗生素，以及必要时（如脓肿合并眼

表 12-4 眶蜂窝织炎和鼻窦炎

	儿童	成人
症状和体征	眼睑水肿、复视、视力下降、眼球突出	眼睑水肿、复视、视力下降、眼球突出、通常为非轴性移位
全身情况	常出现乏力、发热、恶心	少见乏力、发热、恶心
定位	筛窦或广泛鼻窦炎	前组筛窦
病史	上呼吸道感染	过敏、鼻窦炎、拔牙
细菌学（培养）	没有细菌生长或革兰阳性、阴性细菌，流感嗜血杆菌，金葡菌	通常有细菌生长，革兰阳性、阴性菌，金葡菌可混合厌氧菌感染
治疗	全身用抗生素，很少需要引流	通常需手术引流脓液，抗生素
预后	痊愈，并发症少	通常有并发症，包括视力下降、中枢神经系统脓肿、复发性蜂窝织炎和骨髓炎

表 12-5　眶蜂窝织炎的经验性抗微生物治疗方案*

临床分型	主要致病菌	推荐方案
眶隔前(眶周)	A 型链球菌、金黄色葡萄球菌、流感嗜血杆菌**	儿童:阿莫西林/克拉维酸钾或安比西林/舒巴克坦,若是流感嗜杆菌感染则治疗方案同成人 成人:哥沙西林(Ⅳ,高浓度)头孢唑啉,克林霉素
眶部(鼻窦炎)	链球菌、肺炎链球菌、流感嗜血杆菌、类杆菌属、梭菌属、厌氧性球菌、金黄色葡萄球菌(不常见)	二代或三代头孢菌素(如:头孢呋新、头孢替坦二钠、头孢替坦二钠、头孢噻肟、头孢噻肟),或哌拉西林,替卡西林/克拉维酸钾,或亚胺培南
创伤和异物相关的	金黄色葡萄球菌、表皮葡萄球菌、链球菌、大肠杆菌、厌氧菌(有土壤污染)	万古霉素+一种针对革兰阴性菌抗菌素***

* 应根据微生物检测结果,特别是脓肿引流物的培养结果,来进一步修改治疗方案;** 自从进行 HI 疫苗后已非常少见;*** 可有多种选择,例如环丙沙星、头孢他定、头孢噻肟、哌拉西林或亚胺培南

球膨隆、眼球突出、视力和眼球运动功能损害)进行手术引流,对症治疗和密切随访。

②引起眶蜂窝织炎的其他原因

◎ 邻近组织蔓延

大多数由邻近组织炎症蔓延而导致的眶蜂窝织炎多位于眶隔前,而极少累及眼眶深部组织(图12-25)。一些患者在蜂窝织炎出现之前常有局部创伤或感染,如泪囊炎。通常,由于皮下组织疏松而出现明显的水肿。未经治疗或严重的感染很少侵入眶深部(图12-26),大多数患者可通过静脉滴注抗生素治疗。

许多微生物与炎症的邻近蔓延有关,包括金黄色葡萄球菌和化脓性链球菌。如病变部位出现恶臭,特别是伤口曾被土壤污染或咬伤时应考虑厌氧菌感染。化脓性链球菌可能会引起丹毒、坏死性筋膜炎或中毒性休克,因此需要积极的治疗。

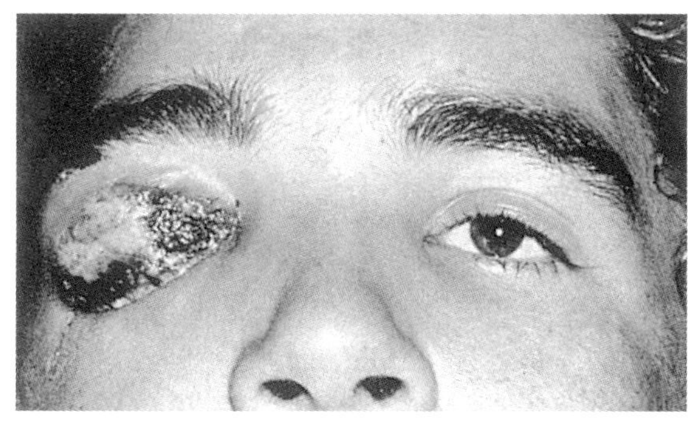

图 12-25　21 岁患者,微小的眼睑划伤后 4 天出现严重的坏疽性眶隔前蜂窝织炎,它对局部及全身用抗生素敏感,没有眶内组织受累,仅遗留很小的疤痕。

治疗包括仔细的细菌分离,全身或局部应用抗生素和进行脓肿引流。直接培养和伤口刮片通常能检出微生物,但在未引流的情况下,仔细地进行局部皮下组织吸出将有助于细菌分离。

药物治疗取决于病情的严重程度,当组织受累严重或疾病来势迅猛,应通过静脉给药进行治疗,如病变局限而且患者全身状态良好时,口服抗生素就足够了。

皮肤和皮下组织感染,尤其是面部感染,多见于儿童,应予单独考虑。引起儿童感染的免疫和局部因

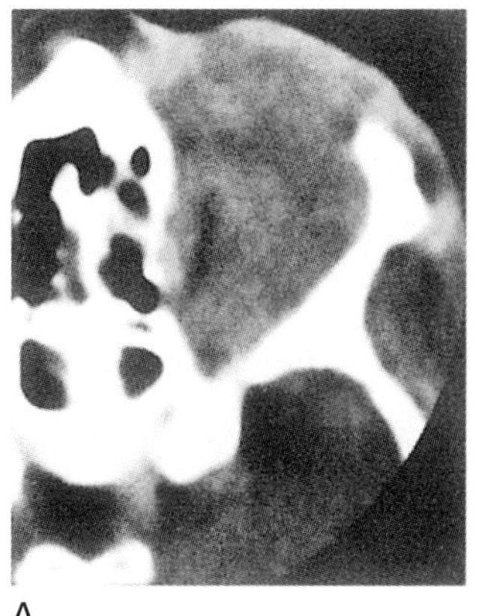

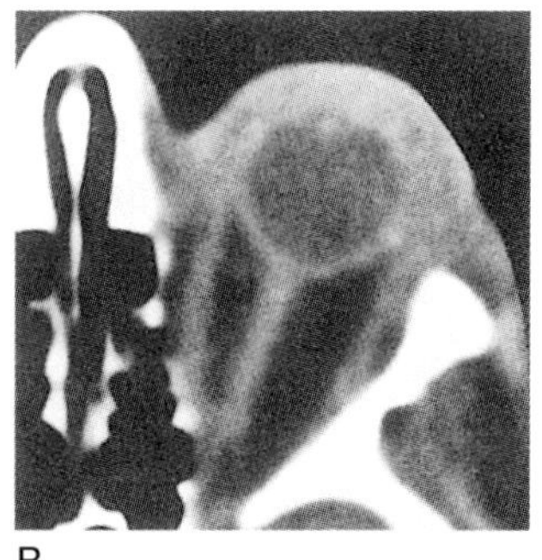

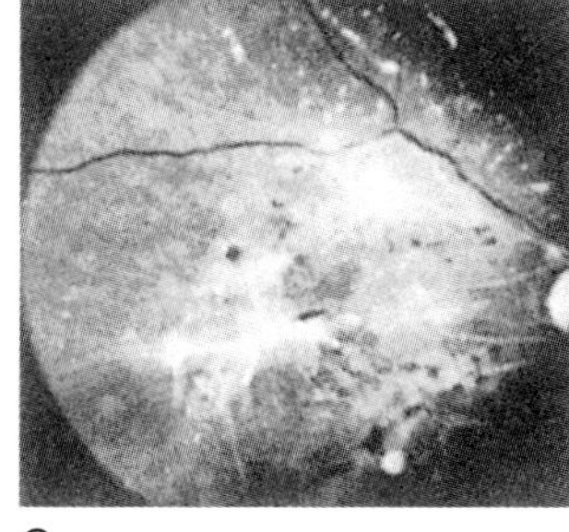

图 12-26　(A)34 岁女性患者,由眼睑伤口感染引起的眶蜂窝织炎的 CT 表现。(B)注意由于严重的眶张力增高引起的眼球膨隆,尽管及时引流及全身抗生素治疗,患者还是因为视网膜炎和梗塞而视力丧失。(C)蜂窝织炎发病 3 个月后的眼底照相。

素存在一定的差异并可产生几种特殊的综合征，如脓胞病、流感嗜血杆菌性蜂窝织炎和结膜炎以及上颌骨骨髓炎。脓胞病是一种由金黄色葡萄球菌和A型化脓性链球菌引起的浅表混合性感染，常累及头颈部，起初表现为微红色斑块，进而发展为囊泡性皮疹，最终囊泡破裂、脓液流出，形成黄色痂皮。当眼睑受累时，可出现明显的充血和水肿。治疗包括局部清洁，应用抗生素膏以及全身应用抗耐青霉素菌的抗生素。

3岁以下儿童易受流感嗜血杆菌感染，患儿通常合并上呼吸道感染、全身乏力和发热。当结膜受累时，可出现黏液脓性分泌物，而眼睑表现为特征性的紫蓝色。正如前面所述，这种细菌还可能会导致鼻窦炎和眶蜂窝织炎。由于菌血症比较常见，因此在这种情况下血培养特别有意义。病情有可能发展迅猛，因而必须通过静脉给予抗生素治疗。由于流感嗜血杆菌通常对青霉素耐药，故选用氨苄青霉素进行治疗，如果细菌对氨苄青霉素耐药，则选用氯霉素。结膜炎患者可局部滴用氯霉素眼药水。随着流感嗜血杆菌疫苗的问世，此病在应用疫苗的地区患病率明显下降。

一种罕见的上颌窦急性骨髓炎可在9个月以下婴儿发生。感染由金黄色葡萄球菌引起，病情进展迅速，而且常合并严重的全身症状。由于感染可能会迅速蔓延并存在颅内、眼眶和全身受累的危险，因此应通过静脉给予大剂量抗菌素来进行治疗。

其他邻近组织播散

结膜炎很少侵入到深部眶组织，而且一般有典型的病史。我们曾遇到几例由于严重的结膜炎而导致的眶蜂窝织炎。常见的眶隔前蜂窝织炎是由于带状疱疹引起的，而且易被误认为是细菌感染造成，尤其在老年患者更应该注意。

眼眶异物

眶内异物是另一种感染源，根据我们的经验，最常见的异物是侵蚀性眶内植入物。异物可以诱发迅速进展的眶蜂窝织炎，或产生局部脓肿并形成瘘道（图12-27）。植物性异物在瘘道形成的同时，还可诱发慢性肉芽肿性反应（图12-28）。治疗须将异物取出，并进行局部冲洗，而且全身应用抗生素。

化脓性蜂窝织炎

化脓性眶蜂窝织炎非常少见，但可发生在失代

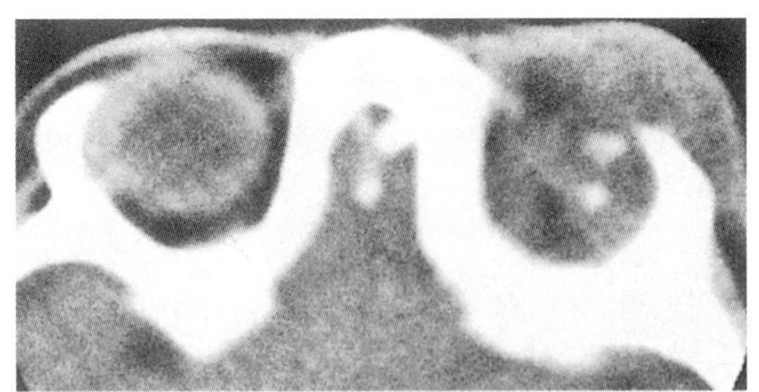

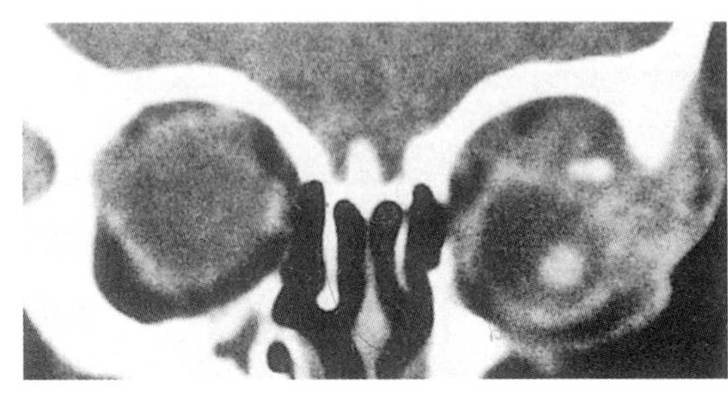

图 12-27 一岁半女婴，轴向与冠状 CT 扫描示继发于眶内异物的眼眶脓肿。患者上睑铅笔尖刺伤 10 天，眼睑水肿和脓液流出 2 天，看不见眼睑伤口但可见上穹窿部一小瘘道。对引流出的脓液行细菌培养示混合细菌感染（草绿色链球菌、流感嗜血杆菌、革兰阴性厌氧杆菌）。

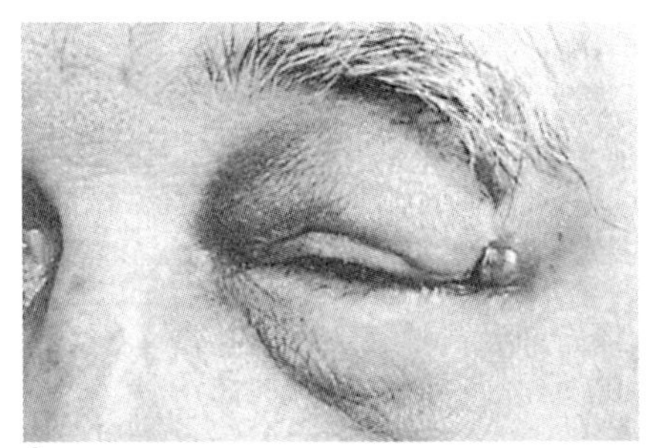

A

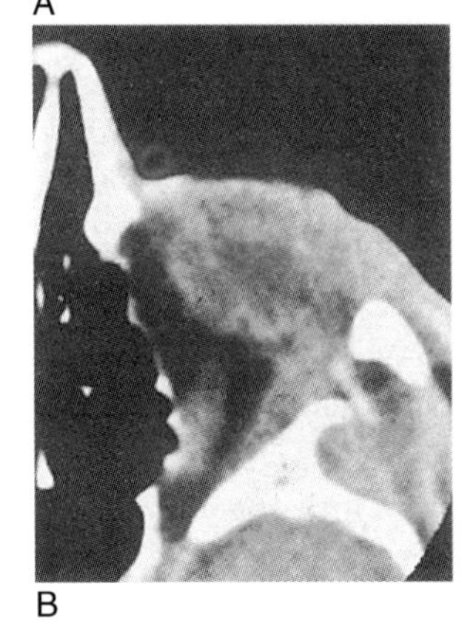

B

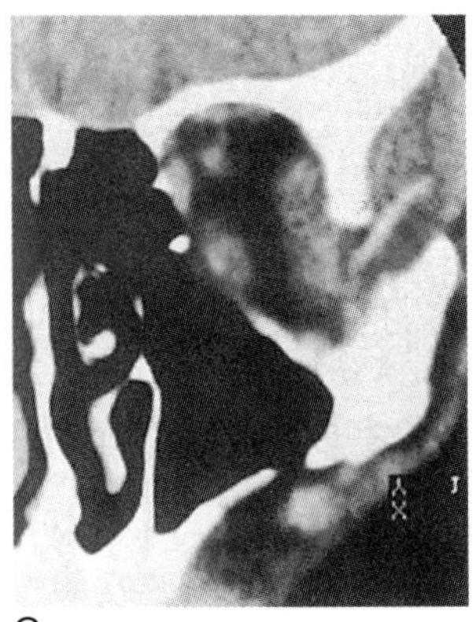

C

图 12-28 （A）55 岁男性患者，慢性鼻窦引流和轻度眶蜂窝织炎伴有牙关紧闭。3 个月前患者曾在灌木丛中摔倒。在轴向（B）和冠状（C）CT 扫描示木质异物穿透左外侧眶壁，颞窝可见一线形高密度影从右侧角穿过眶壁。术中从颞窝取出延伸入翼腭窝的树枝，这解释了牙关紧闭的原因。

偿的宿主。在这种情况下，由于可能存在特殊菌感染，因此局部和全身细菌学检查非常重要。此病的易感因素包括免疫失代偿、年老、营养不良和慢性酒精中毒。

◎ 眶内源性蜂窝织炎

泪腺炎、全眼球炎（图12-29）和泪囊炎也是眼眶炎症的感染源。引起这些疾病的微生物可通过原发灶向眶内蔓延。

（2）真菌感染

①鼻-眼眶毛霉菌病

鼻-眼眶毛霉菌病是一种侵入性机会感染，常发生于体弱患者，特别是见于糖尿病失控的酮症酸中毒和免疫功能失代偿以及肾病患者。健康人很少被感染（由于吞噬细胞的正常抑制作用），如果发生感染，通常可能有局部病灶。约10%的血液系统恶性肿瘤患者会发生毛霉菌感染的眼眶疾病，在这种情况下多导致死亡。

鼻窦和鼻咽部被真菌孢子（广泛存在于土壤、空气、皮肤、毛孔、粪便、食物）感染，继而孢子生长，在菌丝向周围组织侵犯的同时，真菌不断向周围蔓延。毛霉菌很容易侵犯和阻塞静脉并导致梗塞，同时可合并炎性坏死并形成典型的黑痂。真菌感染可能向眶内组织和颅内蔓延并导致破坏，最终致命。

早期诊断有助于控制疾病和成功治疗，因此，对有易感因素的患者进行典型特征的识别非常重要（图12-30）。早期的眼眶症状会出现眶尖酸痛，随病情进展，可出现进行性加重的眶蜂窝织炎、眼球突出、视力突然下降和眶尖神经病变。疾病早期很少出现典型的皮肤、软腭和鼻黏膜焦痂。影像学检查可发现与混浊的鼻窦相毗邻的眼眶结构位置异常，同时可伴或不伴有骨质破坏。也可发现软组织密度增高和视神经增粗。

治疗时要求良好的相互配合和快速的综合干预手段。早期确诊有助于获得良好的预后。应对病变组织进行显微镜检查、真菌培养和组织病理学检查。组织学上，利用常规染色方法（苏木精和伊红染色）可以观察到粗大的树枝状无隔菌丝，借助特殊染色能使真菌显得更加清晰。治疗时应纠正代谢紊乱，代谢紊乱本身就意味着真菌感染的可能。如果可能的话，应通过冰冻切片进行监控，对病变组织实施广泛切除，同时术后应予引流。

如果病变被早期控制，则不必通过组织剜出来进行治疗，可通过全身应用抗真菌药，并利用抗真菌药进行局部冲洗就可达到治疗效果。在进行手术切除时，切除范围应与疾病对生命和视力的危害以及术后畸形之间权衡利弊。还有一些学者认为高压氧

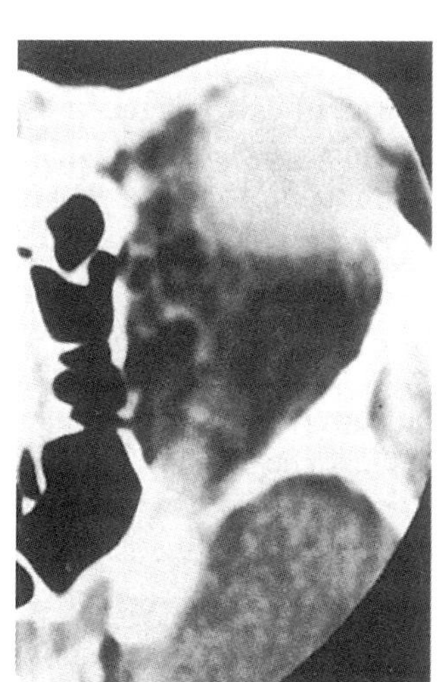

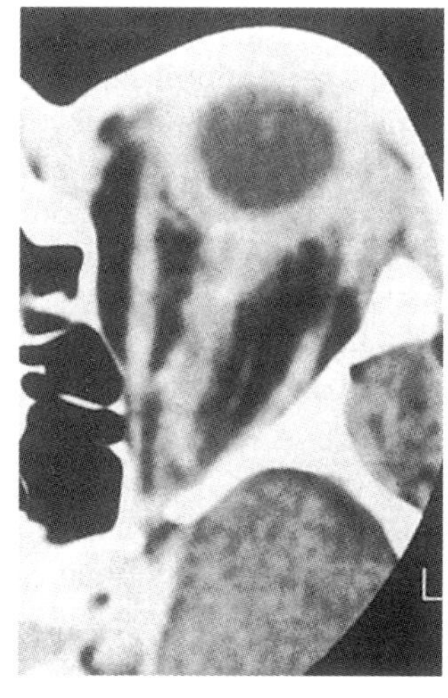

图 12-29　轴向 CT 扫描显示后房型人工晶体植入术后严重的眼内炎和眶蜂窝织炎。注意明显的眶脂肪浸润和葡萄膜巩膜层增厚。

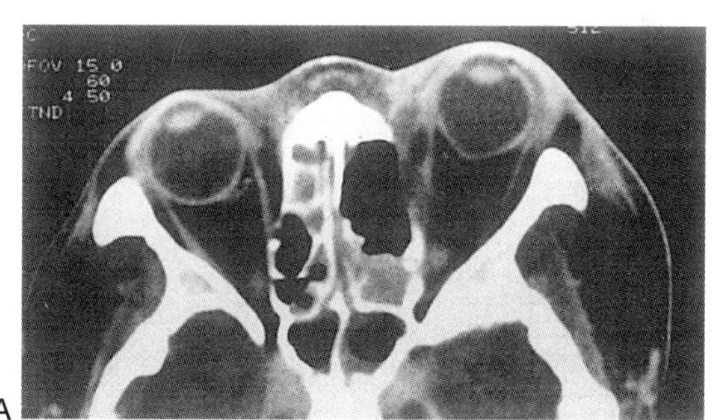

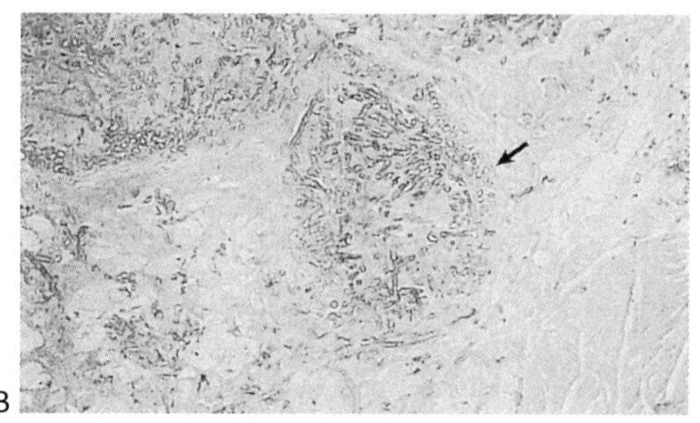

图 12-30　毛霉病。43 岁骨髓移植术后白血病复发的患者。（A）轴向 CT 扫描和（B）活检，图示眶组织毛霉病伴有血管内侵犯（血管变窄）（HE 染色，×10），病人死于毛霉病的颅内蔓延。

治疗可能对此病有一定效果。

②曲霉病

曲霉菌是一种正常无害的腐生生物，它可导致机会性感染而且很难培养。由于这种微生物可导致化脓性眼内炎、角膜溃疡和眼眶侵害而被眼科医师所熟知。吸毒、肾移植和免疫抑制可增加患者的易感性，它是除根霉菌外惟一要进行苏木素—伊红染色和特异性染色的真菌，但曲霉菌有隔膜而根霉菌却没有隔膜。

临床上曲霉菌可以以两种形式存在，第一种以播散的形式存在（经常发生在免疫失代偿的宿主），常由于小血管内微小真菌病灶而导致广泛的坏死性血管炎，眼内炎是这种形式的常见结局。第二种形式在眼眶内存在，真菌通常来源于邻近鼻窦，在眼眶内相对缓慢地形成限局性浸润包块。当向前发展时，可导致眼球突出和眼球移位；当向眶尖发展时，可引起非常疼痛的眶尖综合征（图12–2）。眼眶炎症可以在健康人群中发生，但更多见于反复发作的鼻窦炎和鼻息肉患者。最常见到的浸润方式是肉芽肿形式，但也可出现局部脓肿和瘘管，这种疾病常被漏诊而导致破坏性的局部蔓延甚至死亡。

以播散形式存在的曲霉菌感染很少能被治愈，对早期发现的局限性病变最好通过手术引流和清创术并结合全身和局部应用抗真菌药进行治疗，针吸细胞学检查有助于早期诊断。

最近我们遇到了4例鼻窦受累较轻而表现为眶尖曲霉菌感染的病例。这四例患者均有4~6个月的进行性球后痛和视力下降以及进行性眶尖神经病变的病史，影像检查发现，患者蝶窦内侧有微小改变，窦壁上有局限的小缺损，眶尖出现浸润性病灶，甚至蔓延到海绵窦内（图12–31）。典型的眶尖浸润表现为局部出现细小的局灶性低密度区，经证实为微小脓肿。尽管经过广泛清创、局部用抗真菌药物冲洗和全身治疗，其中两名患者仍出现颅内感染并导致死亡，而另外两名患者病情始终未见好转。

③其他真菌感染

其他真菌很少感染眼眶（图12–32），可根据对真菌的特异性识别进行治疗，同时可通过局部和全身进行抗真菌治疗。目前已知的真菌感染包括北美芽生菌病、非洲网状内皮细胞真菌病、孢子丝菌病、鼻孢子虫病、球孢子菌病、念珠菌病和夏威夷双极霉菌。过敏性真菌性鼻窦炎可能伴发眼眶症状，但一般不发生侵袭，这种疾病可能由多种真菌引起，应对疾病进行识别，以便可通过鼻窦清创术和激素进行治疗（图12–33）。

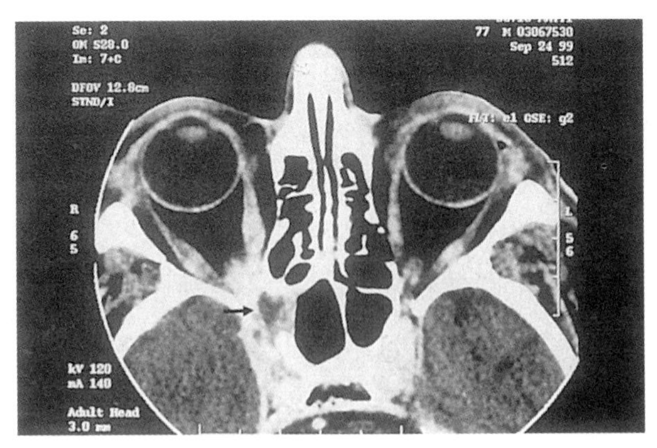

图 12–31 78岁男性患者，右侧额部疼痛5个月，近2~3周视力下降，近一周视力从20/25下降到20/40。伴有传入性瞳孔障碍和色觉异常。水平CT扫描示蝶窦外侧骨壁侵蚀，伴有中央低密度区，这是起源于鼻窦的局限性曲霉菌脓肿形成（箭头所示）。

（3）结核和梅毒

结核病在世界范围内有持续增加的趋势。眼眶受累发生于两种情况：一种是通过血源性播散，另一种是通过邻近组织直接蔓延，往往是经鼻窦。血源性播散可引起两种眼眶病表现，第一种也是最常见的是骨膜炎。典型的骨膜炎常发生于年龄在20岁以下的群体，颧骨多受累，起病比较隐匿，常引起限局性炎性损害，并发展为冷脓肿，导致骨吸收和瘘管形成。眼眶结核瘤是血源性播散的另一种形式，常伴有眼眶浸润性团块形成，可引起神经感觉障碍。这两种情况均可伴有活动性结核存在，但也可不存在结核表现。针吸活检有助于诊断。

眼眶结核的另一种来源是直接蔓延，它可以从眶内结构或更为常见的是从邻近鼻窦蔓延而来（图12–34）。从鼻窦来源的播散可引起坏死性浸润性损害并形成皮肤瘘管。在上述所有情况中，很少能在直接活检组织中发现抗酸杆菌。在等待细菌培养结果时，如出现结核菌素试验强阳性，并结合存在这样的病灶，则完全有理由认为结核感染并予以治疗。建议全身使用抗结核药物。

梅毒累及眼眶的情况比较少见，但存在免疫抑

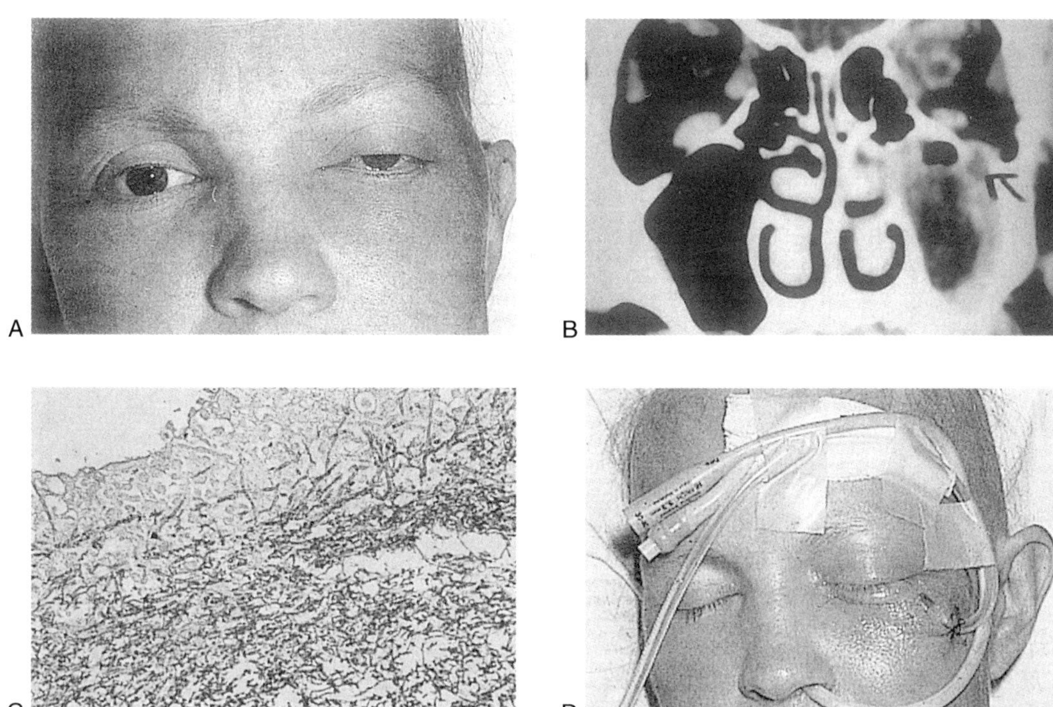

图 12-32　37 岁女性，免疫抑制的患者。（A）急性髓性白血病巩固治疗后出现血细胞减少。患者间断发烧、左侧上睑下垂、眶内麻木感伴有眼球向上移位和颧骨前部充血。（B）CT 扫描显示上颌骨和下部眼眶浸润，行鼻窦探查术，切除其内容物和眶下脂肪。（C）组织活检和培养为假性阿什利菌感染（Grocott 染色，×10）。（D）在鼻窦的左侧建立灌洗系统，并进行局部和全身的抗真菌治疗。当该患者嗜中性粒细胞恢复时，其局部和全身症状消失。

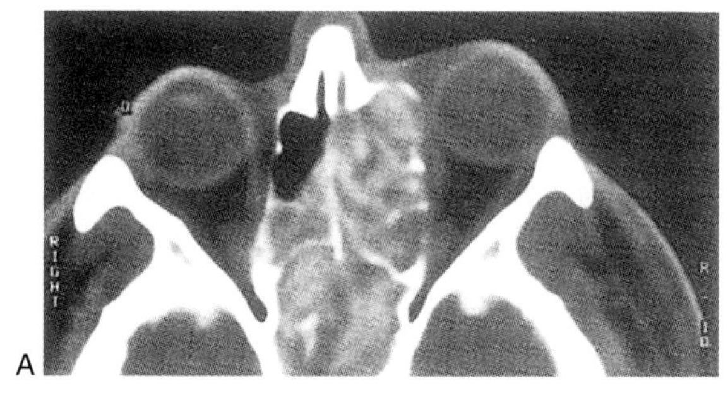

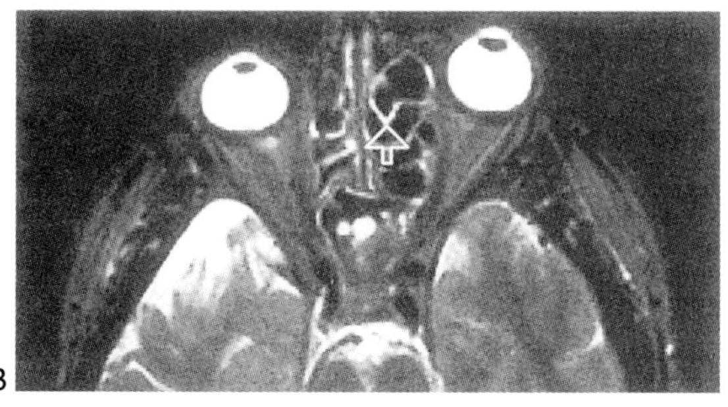

图 12-33　过敏性真菌性鼻窦炎。（A）眼眶的轴向 CT 扫描示一软组织包块充满筛窦和蝶窦并向左眼眶的前内侧壁蔓延。（B）轴向 T2 加强扫描示筛窦（箭头）和蝶窦黏膜有亮度增高信号，左侧筛窦和前部蝶窦信号明显降低。

制综合征的患者感染的机会增加。梅毒性骨膜炎可引起弥漫性或局限性骨损害，因此可类似急性或慢性炎性疾病。瘘管形成、骨吸收以及继发播散到眶内都可能会发生。当病变位于眼眶后段，可引起典型的疼痛性眶尖综合征。原发性软组织梅毒瘤可发生于眶内、眼外肌和泪腺。全身合理的抗生素治疗可使疾病消退。

（4）寄生虫感染

眼眶的寄生虫感染有特定的地域性流行趋势，多发生于有地方性寄生虫的国家或地区。眼眶最常见的寄生虫病是包虫病，而囊虫病、微丝蚴病和旋毛虫病也可发生于眼眶。

①包虫病

包虫寄宿于狗、羊、猪、牛以及其他一些动物的肠管，在幼虫期可以寄生到人体并播散到体内多个地方并形成包囊。包囊的特征是有一个壳质的外囊和一个细胞性内囊，在子包囊中可包含有许多头节。

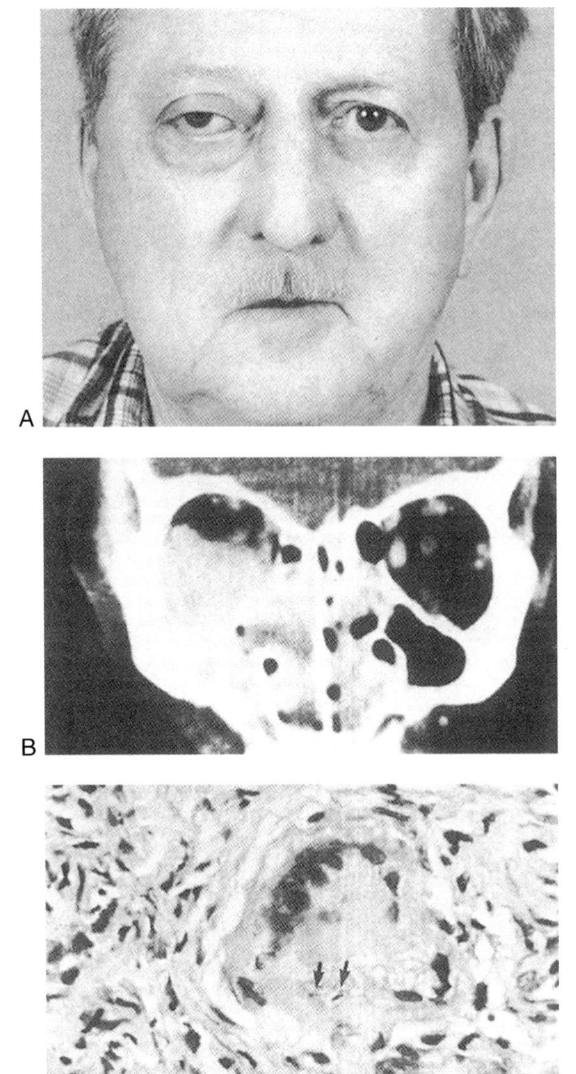

图 12–34 （A）1983 年 10 月，右侧眼球突出伴眼睑、太阳穴和面部水肿——结膜水肿。（B）当时 CT 扫描显示一软组织包块侵及下直肌、下斜肌、外直肌及上颌窦。（C）组织学检查发现包块内有 Langerhans 巨细胞、上皮细胞和细菌残迹（箭头）（Ziehl-Neelson 染色，×400）。

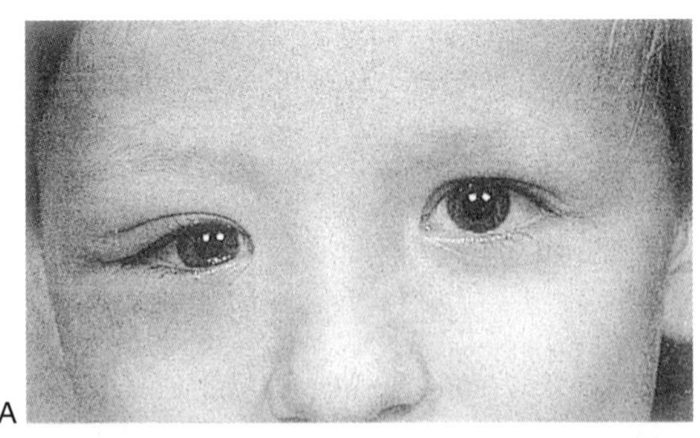

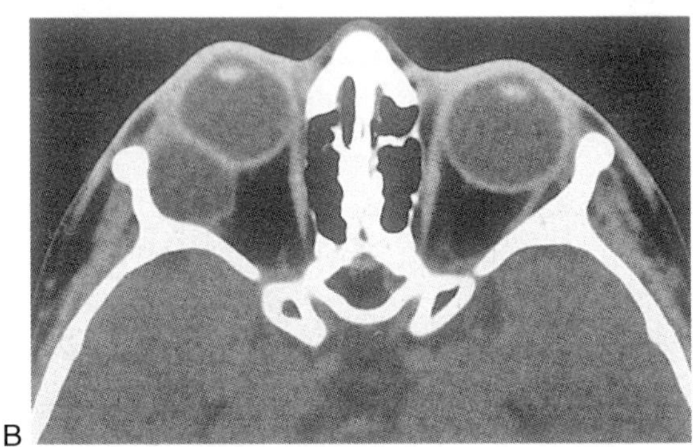

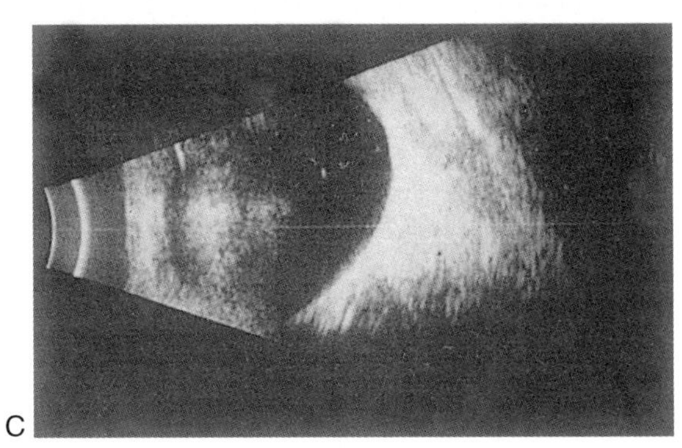

图 12–35 （A）4 岁的波斯尼亚男孩，眼球向下向内移位 3 个月，最近出现眶周组织水肿和充血。轴向 CT 扫描（B）和 B 超（C）示一囊性包块，切除后证实为包虫包囊。全身检查发现肝脏一孤立包囊，经 1 个月的阿苯达唑 15mg/（kg·d）治疗得以痊愈。

眼眶包虫病占所有包虫病的1%，多发生于10~40岁之间，而且常见于眼眶上部和后部。此病通常隐匿发作，而且主要以占位性病变表现为主，但囊肿破裂后可出现急性爆发性炎症表现，导致囊肿破裂的原因可以是由于手术或创伤引起。包囊很少向颅内侵蚀或进入邻近的鼻窦。

根据影像学检查发现眼眶包囊便可明确诊断，有时还可发现钙化（图12–35）。生物学试验，包括皮试、补体固定试验和血凝抗体试验，可以进一步支持诊断。治疗可通过眼眶直接或外侧开眶将包囊完整地切除，应尽量避免囊肿破裂以防止炎症反应或子包囊污染。最好全身使用抗寄生虫药物，一旦发生剧烈的局部炎症反应，可以通过局部或全身使用皮质类固醇激素进行治疗。有人建议全身应用阿苯达唑可有效地消除包虫感染。包虫囊可通过针吸活检明确诊断，通过吸出内容物，包囊内注入杀虫药并联合全身应用阿苯达唑来进行治疗。

②囊虫病

猪囊尾蚴是猪带绦虫的幼虫，多发生于眼和脑，但很少发生于眼眶，此病常见于结膜或眼内。眼眶受累部位多见于眶前部，故眼球突出并不常见。嗜酸细胞增多、补体固定试验阳性和血沉增快对诊断并不具有特异性。前部结膜下寄生物可通过手术将其切除。囊虫易沉积于肌肉内，可能会表现为眼外肌脓肿（图12-36），可通过血清学检查或细胞针吸检查来进行肌肉囊虫病诊断。囊虫很少从肌肉内自发伸出，可通过手术切除脓肿，但治疗时需全身使用阿苯达唑，如出现炎症反应，可适当佐以皮质类固醇激素。

③旋毛虫病

旋毛虫多在横纹肌内形成包囊，因此眼外肌是好发部位之一。患者可出现眼眶急性炎症表现，包括

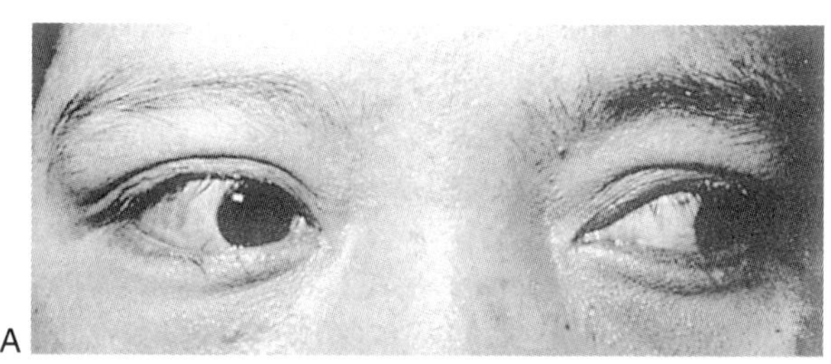

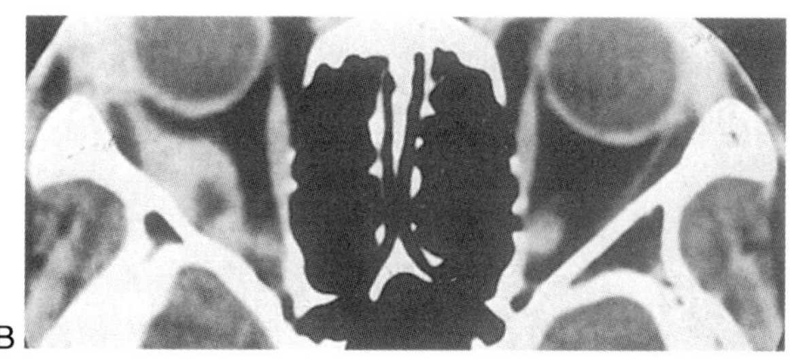

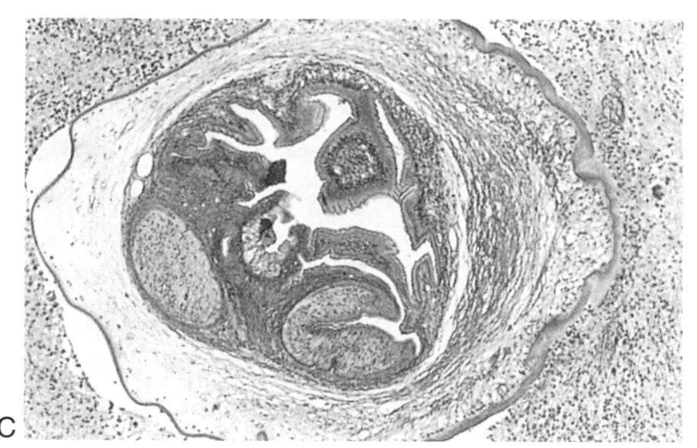

图 12-36　（A）35 岁柬埔寨女性患者，右眼疼痛水肿 1 周，向左和向右注视时出现复视。患者有眼球运动痛，右眼突出 7mm 伴有外展、上转受限，并有外下方结膜充血和水肿。白细胞计数 8.1，未见嗜酸性细胞。（B）轴向 CT 扫描示一中心透明的包块与右眼外直肌相连续并使其边界模糊，超声检查发现右眼外直肌实性包块。行眼眶切开活检术，术中发现脓肿位于右眼外直肌内，手术切除。（C）组织学检查为囊虫病，可见囊虫头节和包囊，伴有带状炎症反应，可见嗜酸性细胞、多形核白细胞、上皮样细胞和少数巨细胞围绕虫体。

肿胀、球结膜水肿、视觉紊乱和痛性肌病。眼肌受累通常早于一般的横纹肌。CT检查可发现眼外肌有钙化。通过噻苯达唑和皮质类固醇激素治疗可减轻炎症的症状和体征。

④其他寄生虫

引起眶深部感染的微丝蚴非常少见，而多数感染见于表浅组织。感染眼眶的其他寄生虫还包括旋盘尾丝虫、蛔虫、血吸虫和阿米巴。

（5）其他感染

眼眶节肢动物感染并不常见，通常发生于慢性化脓和体质衰弱的情况下，特别是在热带此病比较多见。眼眶蝇蛆病在临床表现上存在严重程度的差异，轻者只表现为幼虫感染的轻度结膜炎，重者表现为眼眶软组织和骨迅速破坏。单条幼虫感染可形成瘘道和局部炎症反应，通过驱虫可以治疗疾病。一方面局部应用松节油来去除蛆，另一方面应用适当的抗生素来治疗细菌感染并促进肉芽生长。严重者，由于全身衰竭，常可导致致命性后果。

四、其他（特异性）眼眶炎症

特异性炎症同样也包括一组常合并全身临床表现的炎性浸润性的疾病，而且引起局部炎症改变的病理基础与引起其他全身改变的病理基础相同。这些炎症大致可分为血管性炎症、肉芽肿性炎症和特发性硬化性炎症。

1. 血管炎（脉管炎）

血管炎包括广泛的炎性血管破坏过程，它涉及到不同直径的血管和不同类型的炎性浸润，这些炎性浸润类型包括从伴白细胞溶解的多形核白细胞浸润（结节性动脉周围炎、超敏性脉管炎）到坏死性肉芽肿性疾病（Wegener肉芽肿）。血管炎共同的组织病理学表现为血管损害或主要以血管为中心的炎症反应。典型的血管损害包括下列某些或全部表现：内皮损害、血管壁坏死、血管内或血管周围纤维素沉积和组织坏死的间接征象。从免疫复合物沉积到迟发超敏反应，大部分血管炎的发生有一定的免疫学基础（表12-6），其中绝大多数血管炎有免疫复合物调节参与。

从临床角度，血管炎表现出一个连续的炎症反

表 12-6 根据病理的血管炎分型

感染性
- 细菌性（如奈瑟菌属）
- 立克次体（如洛基山斑疹热）
- 由螺旋体引起的（如梅毒）
- 真菌性（如曲霉病）
- 病毒性（如疱疹）

免疫性
- 免疫复合物介导的
  - Henoch-Schonlein 紫癜
  - 冷球蛋白血症性血管炎
  - 血清病血管炎
  - 狼疮性血管炎
  - 乙型肝炎微动脉炎
- 直接抗体攻击介导的
  - Goodpasture 综合征（抗基底膜抗体）
  - Kawasaki 病（抗内皮细胞抗体）
- ANCA 相关的（可能是 ANCA 介导的）
  - Wegener 肉芽肿——cANCA
  - 多微血管炎（多微动脉炎）
  - Churg-Strauss 综合征——pANCA
- 细胞介导的
  - 同种异体器官的移植排斥反应

不明原因
- 巨大细胞（颞侧）动脉炎
- Takayasu 动脉炎
- 结节性多动脉炎

ANCA=抗中性粒细胞胞浆抗体

应过程，它包括从急性和亚急性发作到出现血管阻塞症状和体征的慢性炎症反应表现。区分不同类型的血管炎主要依据受累器官或组织所表现出来的症状，以及它们主要的组织病理学特点。然而，一定要注意，有些血管炎很难对其进行分类，而且也无法将其归于某一特定类型。这种疾病可包括全身许多脏器病变，但眼或眼眶病变主要包括Wegener肉芽肿、结节性多动脉炎、超敏性脉管炎。结缔组织疾病可出现血管炎表现，包括系统性红斑狼疮、类风湿性动脉炎、硬皮病和多发性肌炎。

应把血管炎视为特异性眼眶炎症的一个特殊群体，因为这种疾病使我们联想到多种多样的炎性疾病以及与全身疾病的重要关系。一定要对这组疾病进行早期全面系统的分析并警惕眼眶炎症的发生。尽管在这组疾病中有许多疾病有相对明显的全身症状和体征，但是，如果病变处于早期阶段而且仅局限于眼眶时，就很难对这些疾病做出诊断并与非特异性炎症进行鉴别。由于这类疾病可能会导致严重后果甚至危及生命，因此我们必须在诊断上要特别小心，而且要将它们从眼眶非特异性炎症中区分出来。眼眶血管炎的主要类型包括Wegener肉芽肿、超敏性脉管炎（包括眼眶血管炎亚型，血管炎伴结缔组织疾病和Cogan综合征），结节性动脉周围炎以及其他一些非常罕见的血管炎类型（表12-7）。

（1）Wegener 肉芽肿

Wegener肉芽肿可表现为全身或局部病变。当发生于全身时，表现为广泛性炎症，提示可能为结缔组织病变。全身病变最显著的特征是迅速出现进行性多系统损害而且累及上、下呼吸道，随后由于出现坏死性肾小管炎而导致肾功能衰竭。若不进行治疗，患者通常在两年内就会死亡。

如果累及眼眶，患者可以无典型的系统性损害表现，因为在这种情况下，Wegener肉芽肿常以局部受累的形式表现出来而肾脏却并不受累。疾病可活动数年，但表现为缓慢消退的过程，而且可合并耳、鼻、咽喉、乳腺疾病。眼和眼眶受累在全身和局部Wegener肉芽肿中较为常见，约50%的患者可有眼和眼眶受累表现。局部Wegener肉芽肿病程演进缓慢，而全身性Wegener肉芽肿开始发展迅速，随后进入长期间歇发作阶段。

眼眶Wegener肉芽肿的主要临床表现为眼球突出，同时出现破坏性炎性肿块、伴有坏死性巩膜炎的眼部炎症以及视神经病变（图12-37）。病变常累及双侧，若不及时治疗，可造成不可逆转的病变损害。此病最好通过全身应用类固醇激素同时联合烷化剂进行治疗，烷化剂最好使用环磷酰胺，这样就可以阻止局部或全身疾病继续发展。在进行必要的强化治疗之前，一定要建立特异性诊断，如果病变局限于眼眶，可通过活检来明确诊断。

眼眶Wegener肉芽肿的诊断应建立在临床、放射学检查和病理表现基础之上。从临床角度，一些重要的临床表现可提示Wegener肉芽肿的可能，这些表现包括双侧受累，呼吸道或包括乳突在内的窦腔受累（这一点经常被忽视）（图12-38），发病开始即出现巩膜炎，特别是巩膜炎合并典型的角膜缘炎性浸润，以及出现系统性病变（图12-39）。其他一些相对次要的临床表现包括听力丧失或耳溢液以及出现特征

表 12-7　一些系统性血管炎的特征

血管炎	累及的血管	受累的器官或组织	基本病理特征	眼部及眶部表现
结节性多动脉炎	中小肌动脉	胃肠消化道,肠系膜,肝脏,胆囊,肾脏,胰腺,肺,肌肉,其他部位	损害可发生于任何年龄;血管全层出现急性纤维素性坏死和广泛的动脉周围炎症	视网膜和脉络膜梗死
过敏性肉芽肿(Churg-Strauss 综合征)	中小动脉,邻近静脉、小动脉、毛细血管	全身性损害,但常累及肺	伴有血管外肉芽肿的坏死性炎症,可同时存在急性期和恢复期的病变,肉芽肿内可见巨细胞和大量嗜酸细胞	很少出现眼部表现:如表层巩膜炎、边缘性角膜溃疡、眼睑肿胀和结膜肉芽肿
超敏性血管炎	小静脉,毛细血管,小动脉	所有的器官和组织(皮肤,肌肉,心脏,肾脏,肺)	血管壁全层发生纤维素性坏死的急性坏死性血管炎,管腔内血栓形成	可能会偶尔出现眼睑及眼眶前部的炎症
Wegener 肉芽肿	中小血管	肺,肾脏,上呼吸道;局限性的	血管壁发生纤维素性坏死的急性坏死性血管炎;靠近组织肉芽肿处	40%具有眼部表现: 20%~38%巩膜炎 10%~20%葡萄膜炎 14%~28%角膜小滴 7%~18%视网膜血管炎 18%~22%累及眼眶
巨细胞动脉炎(颞动脉炎)	肌动脉;大血管	通常位于颞侧,眼动脉和脑动脉,可能是系统性的	在中层的强烈反应导致弹力膜断裂,巨细胞卷入纤维碎片中,偶尔在管腔内有血栓形成	40%有眼部症状,主要是视力的问题

性的角膜缘透明区合并巩膜炎和角膜炎。此外,由于此病可偶然发作而且可自行缓解,因此追问病史,患者可能在很久以前曾有过眼眶病发作史或不明原因的鼻窦疾病(图12-40)。

Wegener肉芽肿发病年龄跨度较大,从小孩到老年均可发病,尤其重要的是此病可发生于青年。

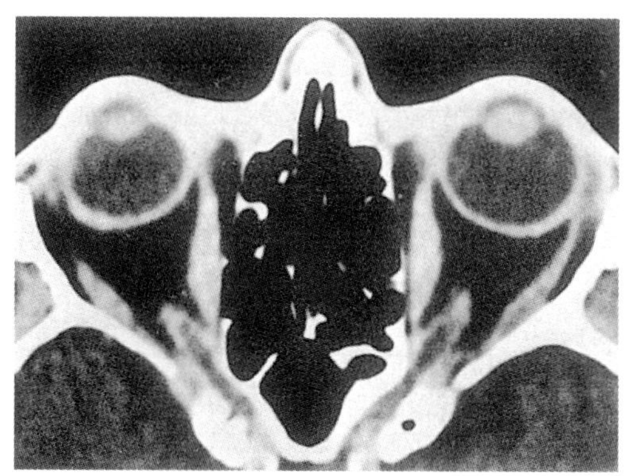

图 12-37　CT 轴扫显示双侧视神经眶尖部肿胀,内直肌和外直肌轻度增粗,巩膜层增厚。这张片子见于一 64 岁老年女性,表现为双侧巩膜炎和视神经病变(双眼视力均为手动)。最初的全身检查未见异常。怀疑为 Wegener 肉芽肿,并给予大剂量皮质类固醇激素和环磷酰胺进行治疗。左眼视力提高到 20/50,右眼视力仍为手动。患者拒绝继续治疗。过了几个月后患者出现多处肾脏梗死、双肺血管炎症和胸膜渗出。此患者在出现了巩膜炎和视神经病变的 8 个月后死于 Wegener 肉芽肿。

根据主要的临床和CT表现,此病可大致分为三类:弥漫性眼眶受累(可能是双侧)(图12-40)、泪腺受累以及伴视力损害的中线受累(图12-41)。眼睑肿胀合并眼睑皮肤颜色改变在泪腺受累患者中表现非常明显(图12-42)。泪腺受累患者可不出现眼眶邻近结构或中线病变,广泛的眼眶浸润可伴有眼睑皮肤的黄色改变。

CT可见窦腔(包括乳突)受累(图12-38),并可出现眶内炎性浸润性肿块以及邻近脂肪影消失。眶中线受累时可伴有骨质破坏。视神经病变是眶内受累的结果,但并不常见。

另一个重要的临床表现是慢性疾病可能会发生急性演进,我们在一些患者中注意到了这一点,其中大多数患者在发生剧烈的损害之前有相对较轻的前驱症状。眶组织活检可能很难做出解释,还应依据临床特征等综合检查结果来进行分析,其中包括仔细的临床系统性检查、c-ANCA实验(早期局限性病变并不总出现阳性结果)和眶部、副鼻窦及乳突部的影像检查。组织病理学特征包括伴有淋巴细胞、嗜酸细胞、多形核白细胞的混合炎症表现;以及混合性肉芽肿性炎症反应或星形微小脓肿;并可出现脂肪坏死

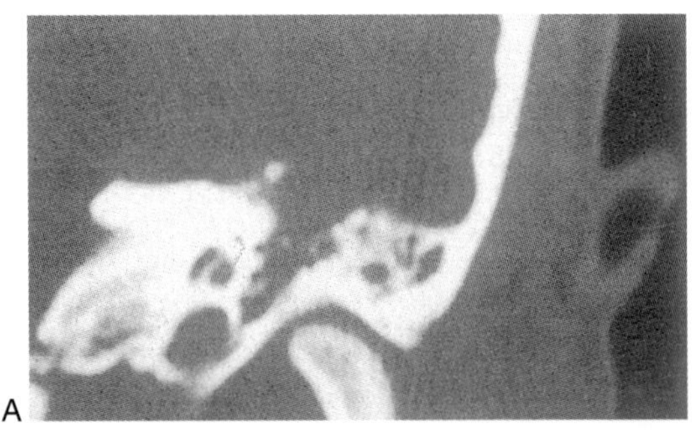

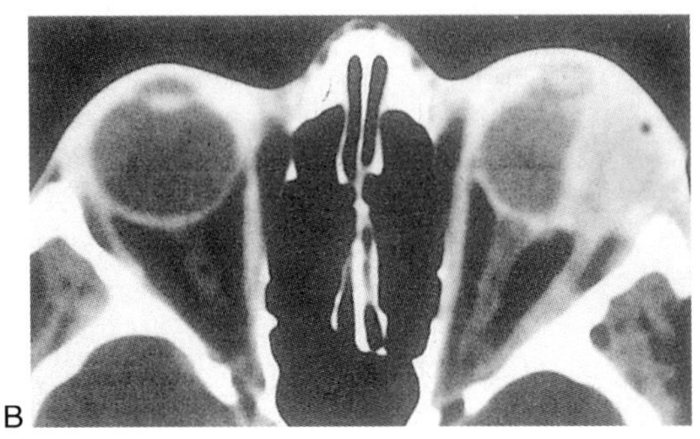

图 12-38 （A）内耳的 CT 扫描显示骨质破坏，这与耳朵溢液、听力丧失和耳鸣有关。该患者进行性眶蜂窝织炎和渗出性病变两个月并按感染给予治疗。（B）轴扫显示严重的坏死性巩膜炎及左侧邻近眼眶浸润，临床上显示右眼轻度巩膜炎。广泛的脉络膜和视网膜脱离。眶组织活检结果为 Wegener 肉芽肿与微脓肿的混合性炎症。全身检查未见异常。用类固醇激素和环磷酰胺治疗后，眼、耳、鼻及咽喉的症状缓解。左眼变成结核性病变。

区域和富含脂肪的巨噬细胞，以及累及血管壁的急性炎症反应（血管炎）和纤维化。这些组织病理学表现是Wegener肉芽肿在眼外软组织中的特征性表现。

从各种临床表现和活检中识别此病非常重要，因为这种疾病可通过环磷酰胺和皮质激素进行治疗，而且疗效显著。三甲氧苄氨嘧啶——磺胺甲异恶唑（Septra），抗肿瘤坏死因子（anti-TNFs），如依那西普（TNF-α拮抗剂，抗类风湿关节炎药）和英夫利昔单抗（抗类风湿药）也可能有一定疗效。不要把此病的临床和病理表现限定于一定范围，这样会有助于早期诊断以及快速治疗，并可预防局部或全身出现灾难性后果。

（2）其他呼吸系统血管炎

另外两种呼吸系统血管炎是Churg-Strauss综合征和淋巴瘤样肉芽肿。Churg-Strauss综合征（过敏性肉芽肿和脉管炎）在组织学表现上与结节性多动脉炎很相似，但在临床上常合并低通气性疾病和嗜酸细胞增多症。这种疾病的组织学特点为伴有或不伴有肉芽肿的多形核细胞性血管炎。Churg-Strauss综合征的全身表现可以多种多样而且常累及许多脏器，

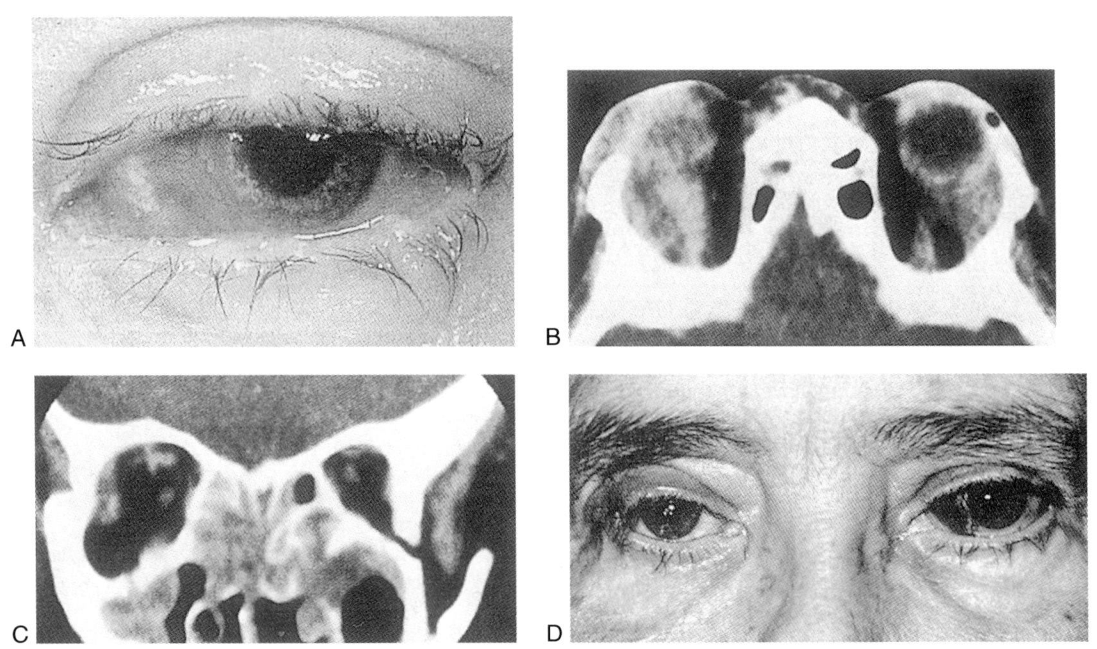

图 12-39 （A）一 67 岁老年女性患者双眼畏光、触痛和发炎 6 个月，左眼比右眼重。此外，还有体温升高和慢性窦腔阻塞，并在 6 个月内呈进行性发展。在体格检查中，她有广泛性的双侧巩膜炎并合并有边缘性角膜溃疡和角膜缘渗出，视力减退（OD 20/400，OS 20/200），巩膜扩张伴有眼周围组织肿胀、眼球突出、水肿。（B，C）CT 显示双外侧眼眶浸润、广泛的软组织改变、鼻窦和鼻腔骨质破坏。整个图片提示这是 1 例限制性 Wegener 肉芽肿，并经活检证实。（见图 12-3）。（D）同一患者连续 2 个月用环磷酰胺和强的松治疗后的外观。此时他的视力为 20/40 OD，指数/6 英尺 OS。全身检查阴性。

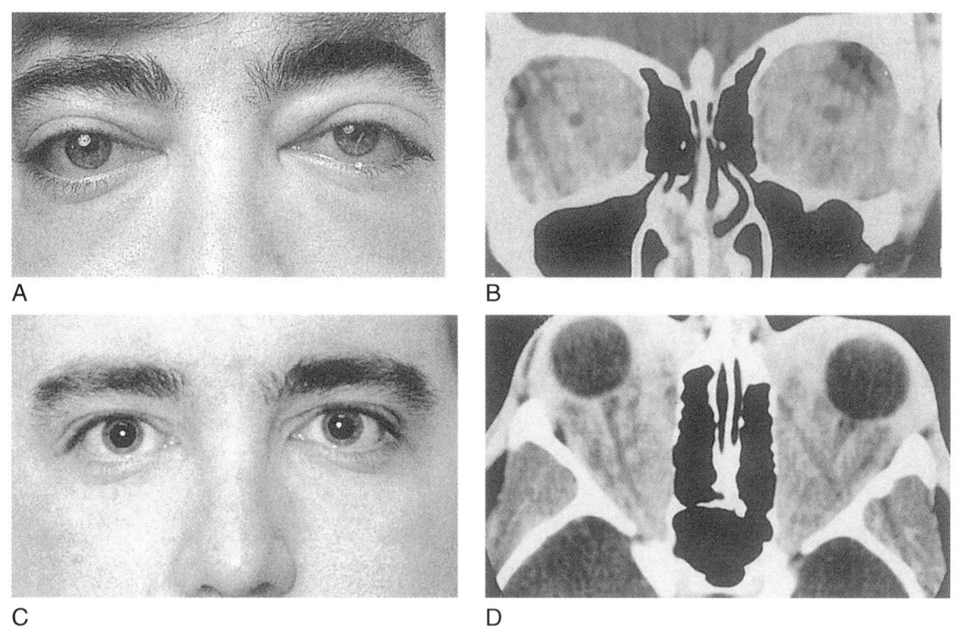

图 12-40 (A)一 21 岁男性复发患者,1987 年 1 月就诊时已有 1 年的病史,病变呈进行性,眼睑肿胀伴充血和眼球突出。他常出现鼻塞。双眼视力均为 20/20,瞳孔大小正常,眼睑水肿,结膜有明显的充血水肿,眼睑坚实水肿。眼球突出度:右眼 29mm,左眼 30mm。双眼发生对称性的中度眼球运动受限。其健康状况良好。(B,D)冠扫和轴扫 CT 显示双侧眶脂肪被弥漫性渗出所代替,其他结构显示不清,导致眼球突出且中鼻甲和下鼻甲肿大。尽管怀疑是 Wegener 肉芽肿,但活检结果不确定。但仍给予类固醇激素和环磷酰胺治疗,情况有所改善。(C)治疗 8 个月后外观。他的眼部状况稳定到 1991 年,但鼻塞加重。CT 复查显示眼球突出减轻但眶脂肪影消失是持续存在的。这种稳定的临床状况一直持续到 1992 年的 11 月,患者出现鼻塞、呼吸短促和咽喉疼痛。系统检查发现双侧胸部病理性密度影及声门下炎性团块,同时活检只显示为慢性炎症。此时的 c-ANCA 实验结果阳性,诊断为 Wegener 肉芽肿。他开始接受三甲氧苄氨嘧啶-磺胺甲异恶唑(Septra)和类固醇激素的治疗。6 周内,停用激素,由于他的气道阻塞减轻,肺部渗出减少,所以通气改善。1996 年他由于外斜视行外直肌后徙术。随后 1997 年被诊断为双眼圆锥角膜及白内障早期。在服用三甲氧苄氨嘧啶-磺胺甲异恶唑(Septra)期间,该患者病情稳定,无呼吸系统和眼眶症状。

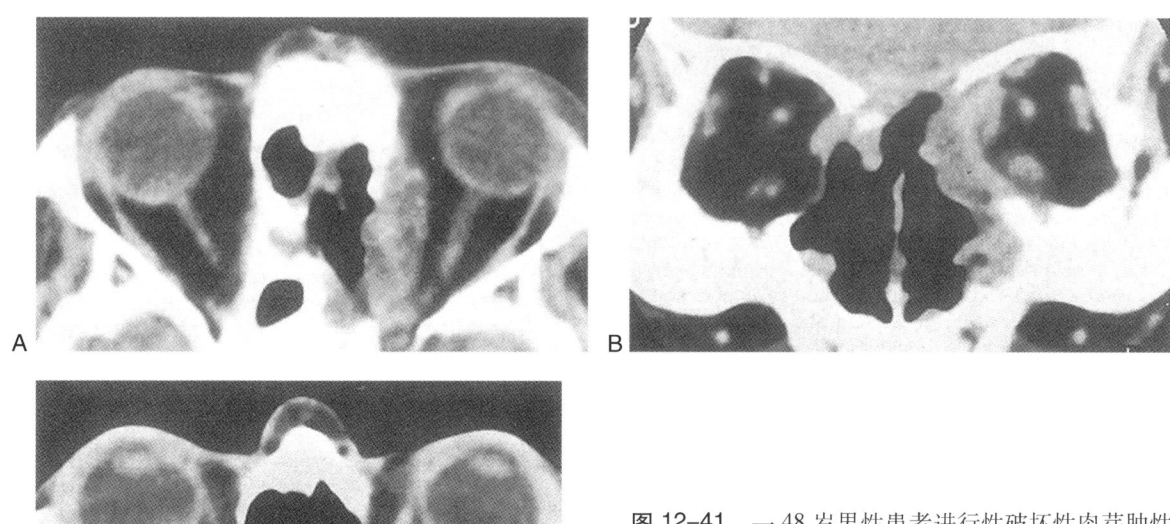

图 12-41 一 48 岁男性患者进行性破坏性肉芽肿性炎症 15 年,鼻咽部及鼻窦的结构破坏。多个鼻窦受累,形成鞍状鼻。(A,B)显示中线部位的肉芽肿,而无全身其他部位病变。怀疑 Wegener 肉芽肿并给予环磷酰胺和强的松进行治疗。(C)CT 轴扫显示治疗 6 个月后的眼眶改变。

85%以上的病例可见到外周血嗜酸细胞增多。

与Wegener肉芽肿不同的是,Churg-Strauss综合征常合并过敏和哮喘,嗜伊红细胞增多,以及单纯应用皮质激素治疗便可有效。

Churg-Strauss综合征很少累及眼部,累及眼部时主要出现浅层巩膜炎、全葡萄膜炎、边缘性角膜溃

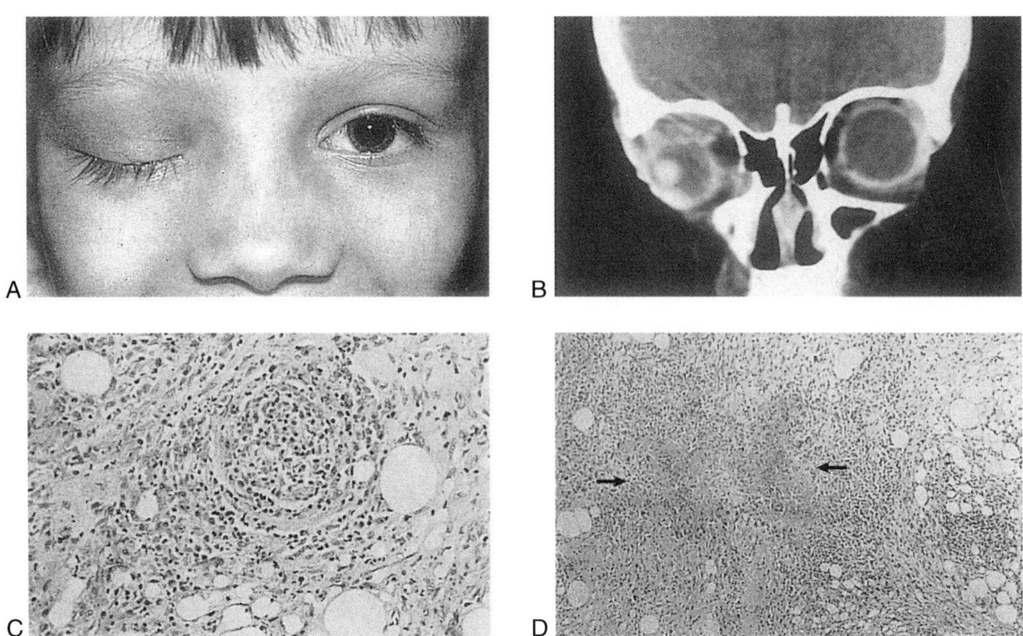

图 12-42 （A）一5岁女性患者，病理结果显示眼睑的炎性肿块和眼睑持续水肿。（B）CT见眶外上方肿块。活检标本示坏死性血管炎（C，HE染色，×25）并伴有微脓肿形成（箭头处）（D，HE染色，×10），局部纤维化和混合性炎症。至1990年11月未见全身异常，诊断为Wegener肉芽肿。此患者经减量的强的松和环磷酰胺治疗1年，病情稳定；1991年8月停用强的松，1992年2月停用环磷酰胺，未复发。

疡、眼睑肿胀和结膜肉芽肿。此外，也可出现缺血性视神经病变。

通常用类固醇激素进行治疗，而且大多数患者收效显著。对顽固性病例可加用环磷酰胺和硫唑嘌呤。

现在认为淋巴瘤样肉芽肿是一种进行性、弥漫性大B细胞淋巴瘤，其中富含反应性T细胞。此病常与EB病毒感染有关。这些淋巴瘤主要累及肺、皮肤和中枢神经系统，其次可累及眼眶。以前所谓的致死性中线肉芽肿或多形性网织细胞增多症，现在被认为是一种原发性肿瘤性病变。这种疾病典型的表现是累及鼻部，但最为重要的是此病有累及面中线的倾向。大多数病变组织学表现为血管受累为主和以T细胞或自然杀伤细胞系为主的反应。

（3）结节性多动脉炎（结节性动脉周围炎）

结节性动脉周围炎是一种累及中、小动脉及邻近静脉的血管炎症，也偶可累及小动脉和小静脉。这种疾病的特点是节段性受累而且常好发于血管分叉处并导致结节性动脉瘤。从出现纤维样坏死的急性炎症期到血管炎治愈和治愈后一段时期，患者可经历不同的血管炎症改变阶段。此病好发于肾脏、心脏、肝脏和胃肠道，也可发生于皮肤、周围神经、胰腺、睾丸和横纹肌。

系统性疾病好发于男性，年龄在20~40岁之间，在临床上属于非特异性表现而且表现多种多样，可出现发热、全身不适、白细胞增多以及多系统受累。2/3以上的患者如未治疗则会于1年内死于肾脏、大脑、心脏和胃肠疾病。

这种疾病在眼科的主要临床表现是视网膜和脉络膜坏死以及由于组织坏死造成的渗出性脱离。眼眶受累并不常见，可表现为非特异性眼眶炎症，而且常在系统性疾病发生之前出现。也可发生角巩膜坏死以及巩膜炎。

需通过对受累组织进行活检才能确诊，但通过血管造影可发现动脉瘤。需通过全身应用激素和环磷酰胺进行治疗，5年存活率可达80%。

（4）超敏性（白细胞溶解性）脉管炎

超敏性脉管炎在显微镜下类似结节性动脉周围

炎，但它主要累及较小的血管而且累及的血管基本一致。病理学方面，小动脉、小静脉和毛细血管经常发生坏死或仅发生血管周围中性粒细胞浸润和白细胞核溶解。这种表现最为常见，而且常累及皮肤、肺、黏膜、心脏、胃肠道、肾脏和横纹肌。多数情况下，毒品、微生物或肿瘤抗原可促使该病发生。这类疾病还包括合并胶原性疾病和特发性冷球蛋白血症的脉管炎。由于小血管受累，所以出现出血和微梗塞病变的症状和体征。病变累及范围很广，既可表现为多系统受累也可仅表现为以皮肤损害为主，很多患者可能有近期呼吸道感染或吸毒史。患者可出现关节痛、关节炎、肌痛、渗出性肺病、心包炎、心肌炎、周围神经病变以及脑病。此外，胃肠道和肾脏也可受累。

可通过活检来确定特异性诊断。由于存在个体间差异，所以判断此类疾病的预后非常困难。如果是由于毒品或毒物刺激造成的疾病，那么将刺激因素去除将可使疾病逆转。通过激素治疗，可减轻疾病的症状和体征。排除胶原性疾病非常重要。我们根据经验把白细胞溶解性血管炎分为三类：眶血管炎、血管炎合并结缔组织疾病和Cogan综合征。所有这些疾病都有相似的超敏性脉管炎的组织学表现，但只是合并症有所不同。

①眶血管炎

眶血管炎的组织学特征与超敏性脉管炎相似，Henderson和Garrity及其同事将这种疾病描述为超敏性脉管炎合并纤维样改变、血管破裂、出血、坏死和脂肪破坏。

临床上，患者可表现为不同程度的急性和亚急性非特异性眼眶炎症。在进行诊断时，此病很少合并系统性疾患而且也很少导致系统性疾患。根据我们的经验，病变常累及眶前部和眼睑，并且全身应用激素治疗有效。图12–43所示为一累及眶前的急性病例，治疗相对比较容易。Henderson和Garrity等近来提出，此病可能比较顽固，需应用免疫抑制剂进行治疗。

②血管炎合并结缔组织疾病

任何结缔组织疾病都可合并系统性血管炎，这些疾病包括系统性红斑狼疮、风湿性关节炎和皮肌炎。这类疾病的血管炎表现类似于超敏性脉管炎。20%的狼疮患者可有眼部受累的临床表现，主要是视网膜血管炎。眼眶受累并不常见，通常继发于结膜或眼部的血管炎症。目前已有几例关于眼眶血管炎和眼眶肌炎的报道，我们也曾遇到几例这样的患者，

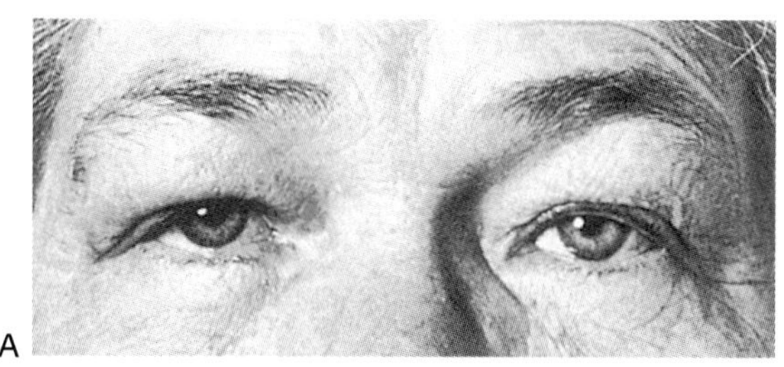

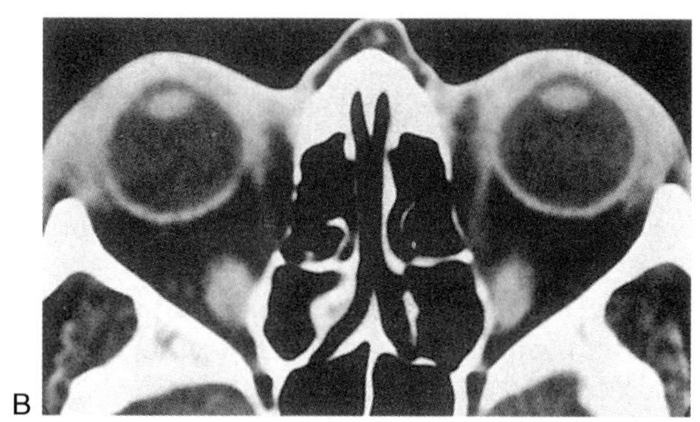

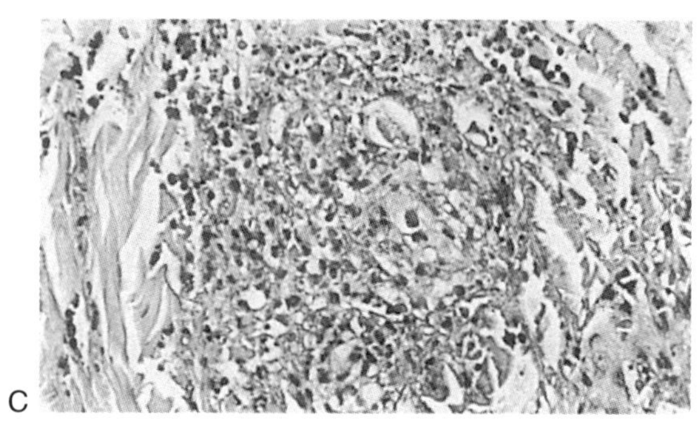

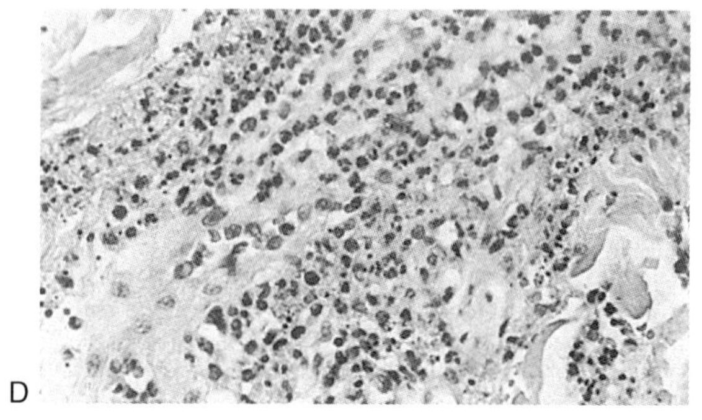

图 12–43　（A）这是一个 39 岁女性，双上睑肿胀 2 个月，右眼较左眼重。（B）轴扫 CT 片上眼睑软组织影增强、泪腺增大。（C，D）活检，肌肉和软组织苍白、密集，泪腺组织未见异常（C 和 D，HE 染色，×10）。组织学表现为白细胞溶解性血管炎。累及的血管有肌肉中的小血管和邻近结缔组织的小血管，包括毛细血管、毛细血管前小动脉、毛细血管后小静脉。炎性渗出物位于血管内和血管壁周围，渗出物中混合有细胞核碎裂的嗜中性粒细胞，炎性渗出物与白细胞溶解性血管炎同时存在。全身检查阴性，给予 25mg/d 强的松逐渐减量，3 周后症状完全改善，在随后的 1 年内未复发。

其中一例由于血管炎而导致眶前急性淤血，同时合并巩膜和眼内组织结构受累（图12–44）。对这种病人应进行积极的全身治疗才能有效。我们也曾遇到过几例已确诊为系统性红斑狼疮的患者表现为急性、自限性前眶区炎症或眶肌炎。

③Cogan 综合征

Cogan综合征可分为典型性和非典型性两种。典型性Cogan综合征起初被描述为角膜基质炎合并听觉症状和眩晕。非典型性者眼和眼眶受累但角膜不受累。然而，有人通过仔细观察发现患者有短暂的激素敏感性浅层角膜炎（圆点状），其特征性表现是出现在角膜周边部。非典型性综合征可累及巩膜和眼周围组织并导致眼睑肿胀、球结膜水肿、充血和眶前部炎性病变。识别这些特征非常重要，因为系统性坏死性血管炎偶尔会合并眼部这些特征，而且可能会非常严重并累及多个脏器，甚至危及生命。早期使用免疫疗法可防止耳聋。我们曾遇到一例患这种综合征的病人，首发症状表现为急性严重性眶前浸润性炎症（图12–45）。一周内，患者出现浅层角膜圆点状浸润和听力障碍，通过结膜活检证实为血管周围浸润性炎症。全身激素治疗对这种疾病有效，但是，有些病例可表现为爆发性炎症而且对激素不敏感。

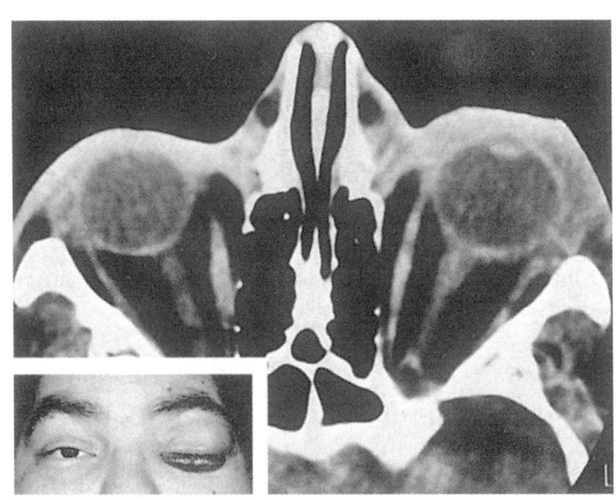

图 12–44 22岁的男性患者患有系统性红斑狼疮和肾病综合征，突然出现左眼中心视力丧失、眼睑水肿和球结膜水肿。左眼视力为指数/6英尺，眼球运动明显减退。眼球突出度分别为OD20mm，OS22mm，同时伴有角膜缘浸润和多发脉络膜坏死伴浅脱离。CT轴扫显示左眼眶前部软组织明显肿胀，其中包括左侧泪腺、上直肌和外直肌以及邻近组织。此外还可见巩膜增厚。右眼脉络膜有小的梗死灶，2~3天后软组织发生同样的病变。这些局部病变对免疫抑制疗法和血浆去除疗法反应良好。

④颞动脉炎

颞动脉炎常合并缺血性视神经病变而很少合并眼眶软组织结构受累的临床表现。

2. 眼眶特发性硬化性炎症

特发性硬化性炎症是一类具有独特的临床病理特点的疾病，此病的组织学特点与腹膜后纤维化非常相似（参见病理章节）。这种疾病的特点是一种原发慢性免疫介导的纤维化改变，而且对皮质激素和放疗不敏感，常导致视力障碍。在我们研究中心，这类疾病约占非甲状腺性炎性病变的5%。

临床特点主要以瘢痕性浸润为主，同时合并占位性病变和轻度炎性改变。患者表现为疼痛、眼球突

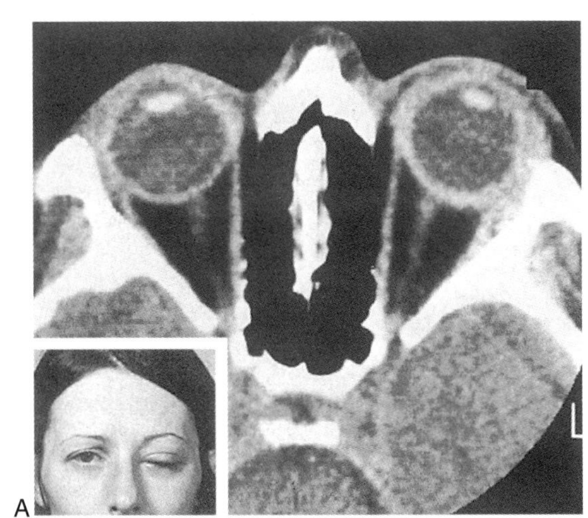

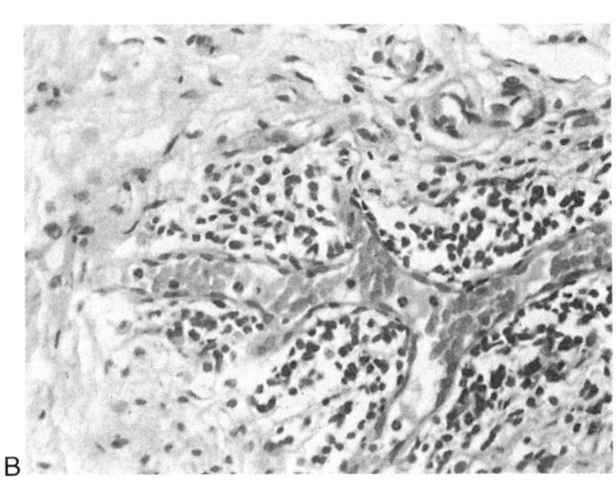

图 12–45 （A）患者表现为左侧严重的眶前部炎症，眼睑水肿、球结膜水肿、上睑下垂和眼的浅表炎症并伴有轻度眼球突出。一周内，出现角膜上皮下浸润和听力障碍。CT轴扫显示巩膜壁增厚、显影增强，前部软组织影亦增强。该患者被诊断为Cogan综合征（非典型的），对大剂量类固醇激素治疗有效。（B）结膜活检显示血管周围强烈的淋巴细胞和浆细胞浸润的非特异性炎症（HE染色，×10）。

出、轻度眼睑肿胀、充血、眼球运动受限和上睑下垂，许多患者还可有视力损害。这种疾病可表现为双侧受累，但可不对称。根据解剖位置，此病可分为三类：弥漫型、泪腺型和眶尖型。其中最常见的是疾病起源于眶前部外上方并累及泪腺。然而，有20%的患者从眶尖开始发病。我们也曾遇到几例开始时表现为肌炎的患者（图12-46）。随着病情进一步演进，弥漫性眼眶受累比较常见，而且可能会进一步向颅内蔓延并引起骨质破坏，以至于累及海绵窦甚至翼腭窝（图12-47）。这种疾病还可在腹膜后以及其他部位合并纤维硬化，这种纤维硬化与多灶性纵隔纤维硬化或腹膜后纤维硬化极为相似，我们在三名患者中曾遇到过这种表现。

此病的特征性影像学表现是出现密度均匀增高的肿块，且边缘不规则，并掩盖了邻近的眼外肌、泪腺或眼眶结构（图12-48）。

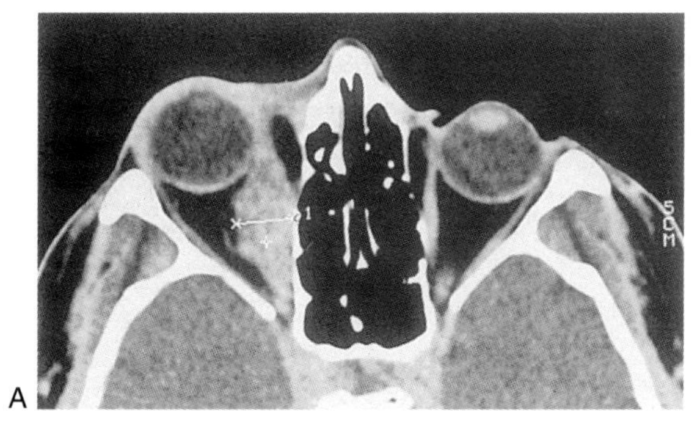

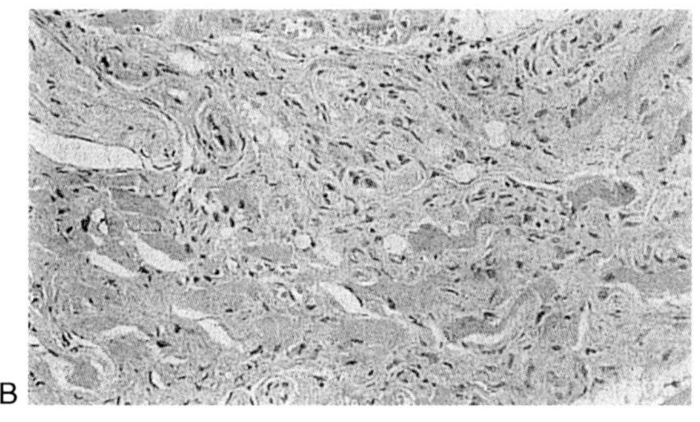

图 12-46 一个右眼具有多年弱视病史的 30 岁患者，突然发生右眼周围红肿、疼痛。经检查，右眼突出 4mm 并有中度内转受限，巩膜轻度充血，球结膜水肿。（A）CT 显示右眼内直肌肌和邻近脂肪发生进行性的纤维化损害。（B）肌肉显示硬化性炎症（HE 染色，×10）。用大剂量的激素和放疗，炎症病变无好转。情况持续恶化，最后发展成视乳头严重水肿，视力下降至 20/200。右眼给予减压措施，患者开始服用咪唑硫嘌呤和非激素的抗炎药，炎症稳定了。眼球突出缓解后，右侧眶容积明显不足需要眶内填充。患者视网膜也同时出现了新生血管和虹膜红变，行全视网膜光凝。

应与引起眶内结缔组织生成、疼痛并伴轻度炎症性疾病进行鉴别。这些疾病包括甲状腺性眼眶病、结节病、Wegener肉芽肿、鼻窦疾病、结核、Erdheim-Chester病、原发和继发性肿瘤（特别是乳腺、肠道或前列腺癌）、脑膜瘤以及非常罕见的淋巴瘤。

这种疾病的典型组织病理学表现是纤维化，同时伴有少量细胞的炎性浸润，这种表现与腹膜后纤维化有同样的免疫病理机制。

过去，这种疾病的治疗效果较差，30%以上的患者疗效较差。自从我们对这种疾病的免疫病理特点全面了解后，我们对硬化性炎症制定了一系列强有力的措施，其中包括及时进行活检，早期诊断和早期治疗。所谓早期治疗包括联合应用皮质激素和其他作用于T细胞（环孢霉素）和B细胞（根据年龄使用氨甲蝶呤、环磷酰胺和硫唑嘌呤）的药物。从建立这套疗法起，我们已有六名患者的病情被迅速终止并不再发展。对这种疾病，需要通过风湿病专家和化疗专家共同参与，采用多学科治疗手段。

3. 肉芽肿性炎症

非血管性肉芽肿性病变可依据所有病变均有组织细胞浸润这样的组织病理学特点而归为一类。由于这种疾病常表现为低度浸润过程并伴有轻度炎症表现，而且临床表现多种多样，因此这些疾患几乎均需要经过活检才能确诊。因此，从实用角度出发，可把他们按组织学表现和临床表现进行分类。目前已知的眼眶肉芽肿性疾病包括异物肉芽肿、皮样囊肿破裂、结节病和结节病样反应、黄色肉芽肿和骨纤维化。

（1）异物肉芽肿

引起异物肉芽肿最常见的原因是皮样囊肿破裂（图12-49）。根据我们的经验，尽管50%以上的患者通过组织学检查可发现皮样囊肿破裂，但只有15%的患者有临床炎症表现。有炎症表现的患者通常有典型的影像表现，CT检查可发现病灶周围不规则浸润，病灶内可见透明区域，提示炎症反应灶内有脂肪散布。需通过手术切除进行治疗，由于这种病变的边缘通常不规则而且常发生纤维化，因此手术时应尽量避免损伤周围组织，只要不是囊肿，可残留小的纤维组织，日后可通过激素进行治疗。

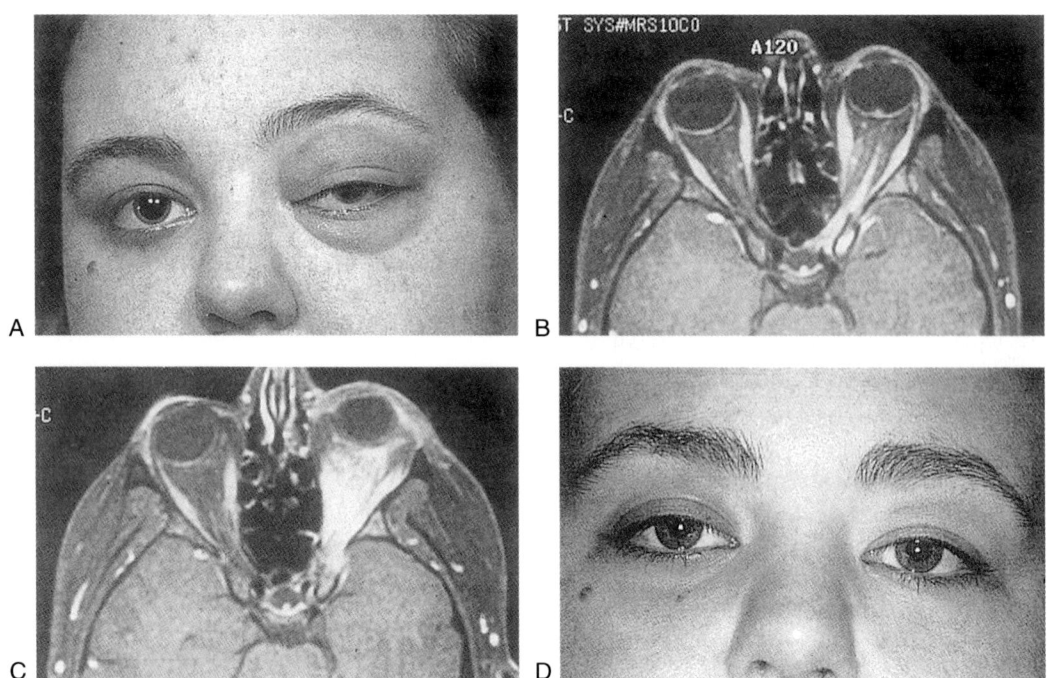

图 12-47 该患者为 23 岁女性，1995 年 4 月突然发生无痛性中心视力丧失，被诊断为非特异性眼眶炎症综合征，MRI 显示炎症累及眶上裂及前组筛窦。用激素治疗后反应很迅速，但是 8 月又复发了，即给予萘普生（抗炎镇痛药）、氨甲蝶呤和放疗。她出现了明显的激素副作用和进行性的上睑下垂及眼球突出。（A）在转诊介绍中提到 1997 年 1 月她的视力分别是 OD20/20，OS20/40 并有旁中心暗点，相对性瞳孔传入障碍，左上睑硬化。测量眼球突出度，OD19mm，OS26mm，左眼运动受限，暂时性缺血，黄斑皱褶。（B）MRI（脂肪抑制并强化）显示眶尖视神经鞘浸润伴内直肌增粗并伸至筛窦，呈进行性。（C）至 1996 年 12 月眼眶广泛受累（脂肪抑制并强化）。经活检证实为硬化性炎症。风湿病医生对她进行激素、环孢霉素、和环磷酰胺治疗，很快眼球突出缓解，眼球运动度增加，6 个月后视力提高到 20/25（D）。在 1 年的时间里药物减量并停用。病情复发，局限在内直肌，再次行上述治疗。

植物性异物也可能会造成眼眶肉芽肿性炎症，但通常有典型的外伤病史和持续不断的低度炎性反应，甚至可以形成瘘管（图12-28）。

另一种异物肉芽肿是石蜡瘤，它是由于眼眶软组织内注射石蜡油类物质引起的病变（图12-50）。我们注意到，最常见的情况是继发于鼻窦手术后，使用浸满大量凡士林的纱布进行填塞所致。对这种病变进行治疗，需尽可能的切除异物组织并联合应用抗炎治疗。可通过不使用浸满凡士林的纱布来预防此病的发生。我们曾遇到几例在眼眶手术中使用骨

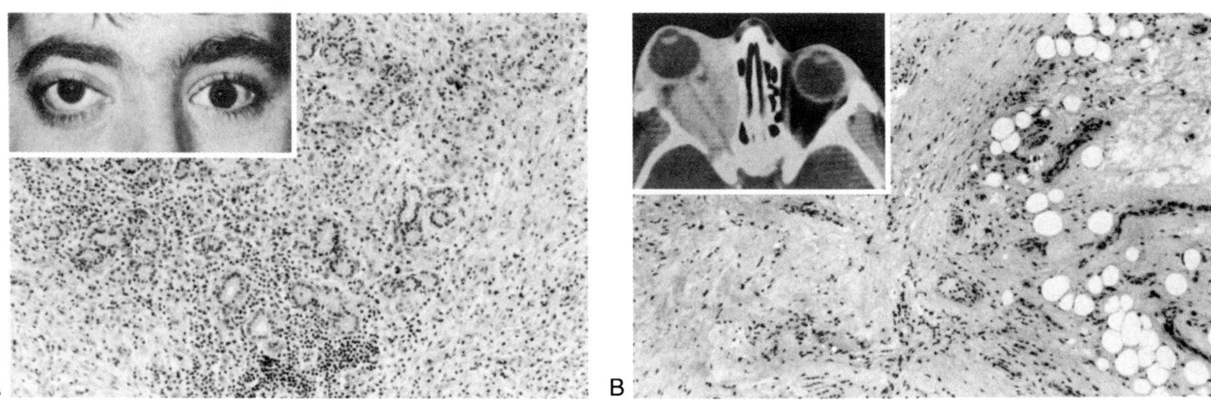

图 12-48 （A，插图）18 岁男孩因硬化性炎症发生进行性右眼突出 2 年余，炎症从右眼外上方开始。此外还有视乳头水肿，眼球运动障碍，视力下降，右眼瞳孔传入障碍和脉络膜皱褶。（B，插图）CT 显示包括视神经和眼外肌在内的广泛眶内炎症。组织学上属硬化性炎症并累及泪腺（A）侵犯眼眶（B）（A 和 B，HE 染色，×2.5）。系统检查见循环免疫复合物增加，IgM 水平升高，并有 3 个月的无菌性关节炎发作病史。行眼眶放疗后，临床情况稳定，眼球突出和眼球运动均有改善。但视力未恢复。

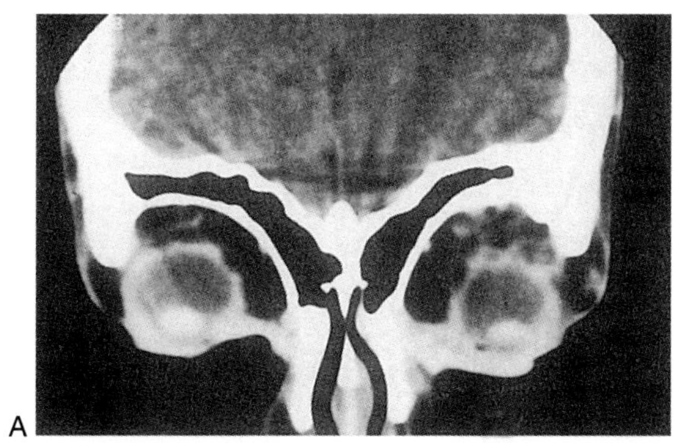

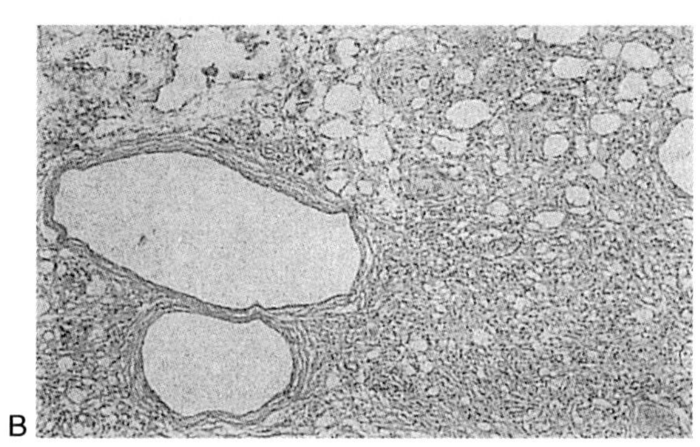

图 12-49 皮样囊肿破裂后导致的异物肉芽肿。43 岁男性患者发作两次左上睑肿胀、刺痛、充血，伴有触痛和轻度提睑困难。(A) CT 显示上方及外上方典型的低密度物质浸润，局部骨质破坏。切除后证实纤维性物质与邻近骨质破坏处的囊肿相连。(B) 眶内浸润的组织学显示脂质空腔周围是肉芽肿性炎症反应，与破裂的皮样囊肿相一致（HE 染色，×2.5）。

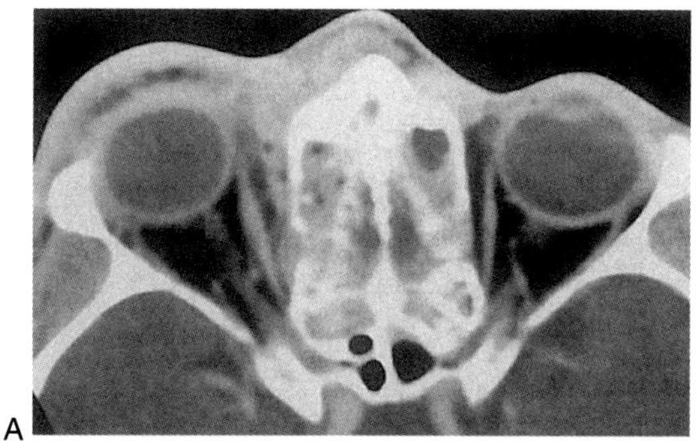

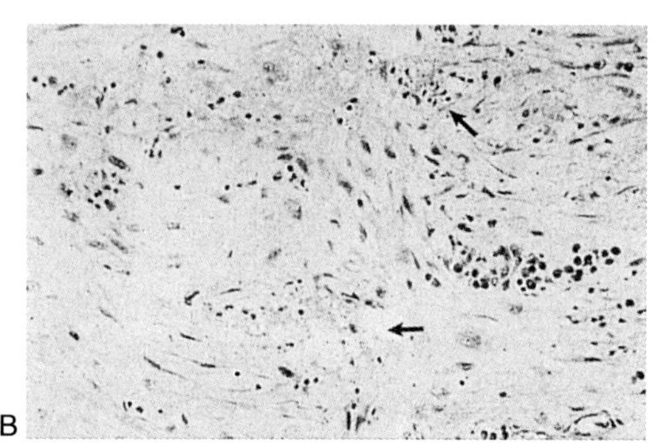

图 12-50 一 45 岁男性，在筛窦切除术和息肉切除术后发生眶蜂窝织炎，伴有右侧皮下气肿。按非特异性眼眶炎症综合征给予激素治疗，由于不坚持用药，遂复发。(A) 眼眶的炎症为前部骨膜下及骨膜外浸润，在眼眶和邻近鼻窦表现为射线透射区。(B) 活检证实石蜡瘤（箭头——脂质区）（HE 染色，×10）。将受累区切除并给予 12 周的激素来控制炎症。最后留下上睑永久性结节及瘢痕、轻度上睑下垂和眼球运动受限。全身并发症为双侧激素后臀部综合征，12 个月后缓解。

蜡而导致肉芽肿的病例，也有因使用牛皮骨胶原而发生肉芽肿的报道。

(2) 结节病和结节病样反应

根据我们的经验，孤立性结节病样反应和结节病这两种病变在眼眶病所占比例几乎相等。所有的病变均表现为占位性病变，而很少合并炎症表现，超过半数以上的患者泪腺受累（图12-51）。当泪腺受累时，一半患者表现为双侧受累，而且这些患者主要表现为孤立性反应，但至少有1/3的患者合并结节病。总的来讲，已确诊为结节病的患者中有7%的人可发生泪腺受累，而仅0.6%的患者以泪腺受累为其首发临床表现（表12-8）。在影像学表现上，病变界限通常非常清楚，但偶可出现浸润性边缘。

结节病患者可能还会有其他眼部表现包括葡萄膜炎、脉络膜视网膜炎、结膜炎性结节或视神经鞘结节病（图12-52）。通常可口服皮质激素进行治疗，也可根据临床具体情况联合免疫抑制剂进行治疗。

还有一种值得注意的结节病反应是硬脑膜受累的结节病。我们曾遇到三例视神经硬脑膜受累的结节病，这些患者的特征性表现是相对突然地出现视力障碍，影像检查可发现多灶性密度增高的硬脑膜病变，其中有一例患者还出现脉络膜浸润。此外，我们还遇到一例硬膜结节病患者，病变累及颅底、眶骨膜和眼外肌。所有的硬膜结节病患者均需通过抗炎和/或免疫抑制剂进行强化治疗。如果能早期识别硬膜结节病并进行早期治疗，则视神经病变可以逆转。

(3) 眼眶黄色肉芽肿

眼眶黄色肉芽肿表现为伴组织细胞浸润的慢性炎性改变，组织细胞内富含脂质，胞核小而圆，胞浆中可见大量空泡。此病的特征性表现是出现散在多核的Touton巨细胞。由于在黄色肉芽肿中存在这种组织细胞，因此导致了眼睑典型的橘黄色外观，这种疾

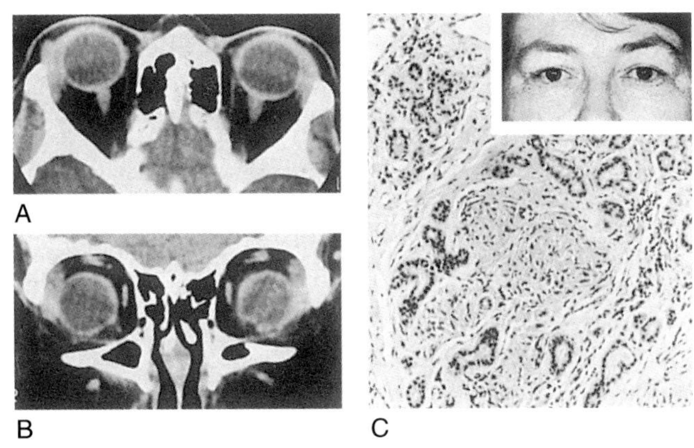

图 12-51 （A，B）CT 轴扫和冠扫显示双侧泪腺增大并突出，2~3 个月内缓慢发展。（C）组织学显示在泪腺中可见裸露的腺管。患者双侧肺门淋巴结肿大，最后诊断为结节病（HE 染色，×25）。

病在儿童和成人中均可发生。

青少年型黄色肉芽肿常累及眼睑、前部色素膜组织和其他部位的皮肤，而累及前部眼眶的病例很少。

成年发病的眼眶黄色肉芽肿比较罕见，常累及双侧，而且可能合并血液系统疾病。成人眼周黄色肉芽肿可与Erdheim-Chester病、渐进性坏死性黄色肉芽肿或青少年型黄色肉芽肿交织在一起。此外，最近报道的几例成年人双眼周围出现的黄色肉芽肿并无全身症状、与哮喘无关。我们也曾遇到3例合并成年发作的哮喘和淋巴结良性反应性增生的黄色肉芽肿病人（图12-53）。近年来，我们已注意到此病通过激素诱导结合环孢霉素进行治疗，或联合应用免疫抑制

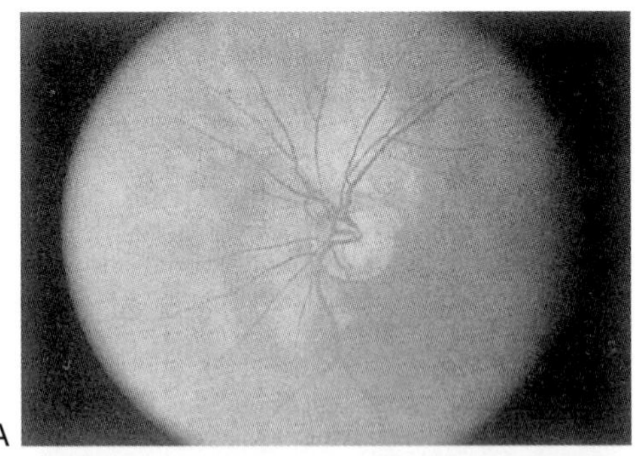

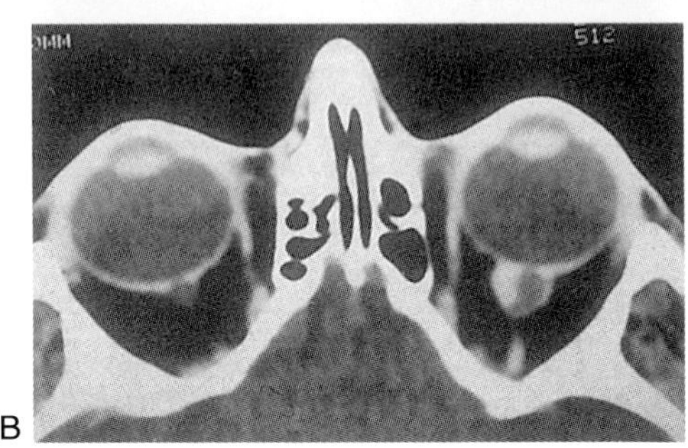

图 12-52 65 岁的女性患者，间歇性、进行性视力丧失，因为 CT 片可见硬脑膜影增厚，故怀疑为神经脑膜瘤，眼底照相（A）和 CT（B）。起初患者拒绝活检，激素治疗后视力显著提高。坚持用小剂量的激素治疗，但出现了乳头旁脉络膜渗出，怀疑为结节病、浆细胞瘤或脑膜瘤。经结膜前部视神经硬脑膜活检，结果为结节病样反应。激素治疗，在以后的 5 年内症状缓解。

剂可收到一定效果（图12-54）。

坏死性黄色肉芽肿的典型表现是出现多发性、黄色瘤样皮下硬结，患者常合并异球蛋白血症（图12-55）。眼部受累比较常见，通常累及眼睑和眼眶，

表 12-8 结节病的临床特征和表现

临床特点	已知结节病的特征	眼科表现
40%出现在常规的 X 线胸片上	90%X 线显示肺门淋巴结肿大	50%累及眼
15%发生急性的多关节炎（常合并结节性红斑和虹膜睫状体炎）	40%出现肺外表现	15%有眼部症状
11%结节性红斑	33%~50%有皮肤损害	30%有后部葡萄膜炎并有 CNS 病
6%皮肤结节病	20%发生肝脾肿大	
7%眼结节病	20%出现在眼	
0.6%泪腺	X 线 20%有骨改变	
	8%唾液腺	
	7%泪腺	
	13%泪液分泌减少	
	17%~33%结膜阳性（活检）	
	4%CNS	
	0.2%眼眶	
	累及肺：一期 1.50%	
	二期 2.25%	
	三期 3.15%	

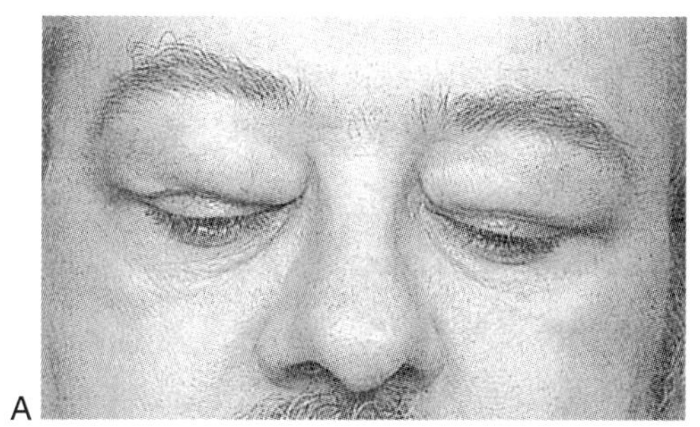

图 12-53 成年时发生的哮喘伴黄色肉芽肿病变。(A)一 45 岁男性,上睑及眼眶出现进行性质硬非炎性黄色瘤样物质浸润,并伴轻度眼球突出和向上注视时复视 5 年余。他同时有成年发作的哮喘。(B)CT 显示前部及上方浓密不规则浸润,活检(C)可见有 Touton 巨细胞的黄色肉芽肿(HE 染色,×25)。

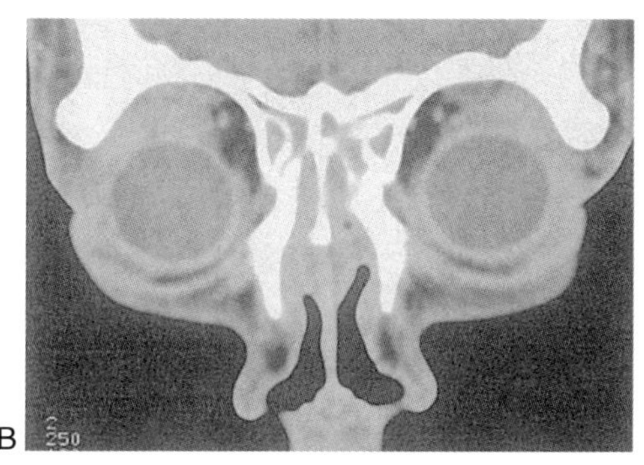

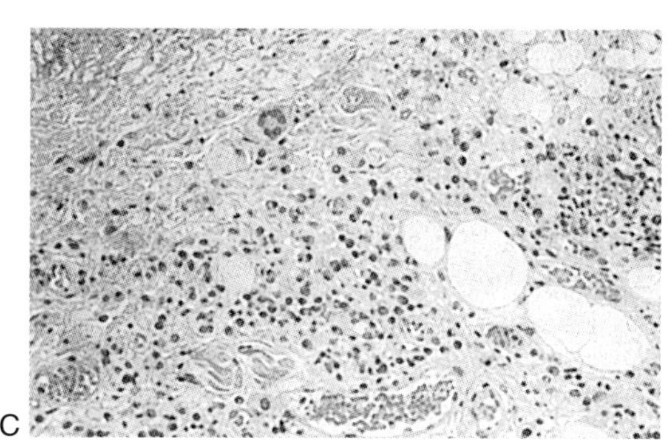

有时还可累及结膜,一些患者还可有表层巩膜炎、巩膜炎、葡萄膜炎和角膜炎。这些病变可形成溃疡并存在病变范围扩大的趋势。大约47%的患者存在恶变的危险,可能会出现多发性骨髓瘤、浆细胞增殖性病变、淋巴增生性病变和淋巴细胞性白血病。组织病理学上,这种疾病表现为不成形的肉芽肿并可见大片组织细胞,许多组织细胞已经脂化,而且可发现Touton细胞和异物巨细胞。上述组织学形态改变往往还伴有胶原的渐进性坏死。此外还可见到胆固醇裂缝和淋巴样结节。虽然患者中只有少数有明显的多发性骨髓瘤,但大多数患者表现为单克隆丙种球蛋白血症。当患者60岁时,皮肤会出现蜡黄样改变和硬性浸润。如患者合并淋巴瘤,通过全身治疗也可对局部病变有一定效果。

识别黄色肉芽肿的重要性就在于此病常与许多全身疾病有关,而且在这些疾病中有很多病变可危及生命。

Erdheim-Chester病很少累及眼眶并形成脂肪肉芽肿。据报道全身性病变可累及骨、心脏、肺或腹膜后。累及眼眶的病例表现为弥漫性受累,导致浸润、

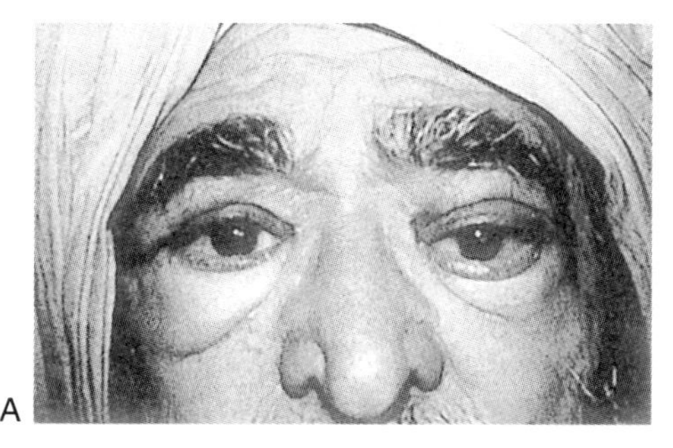

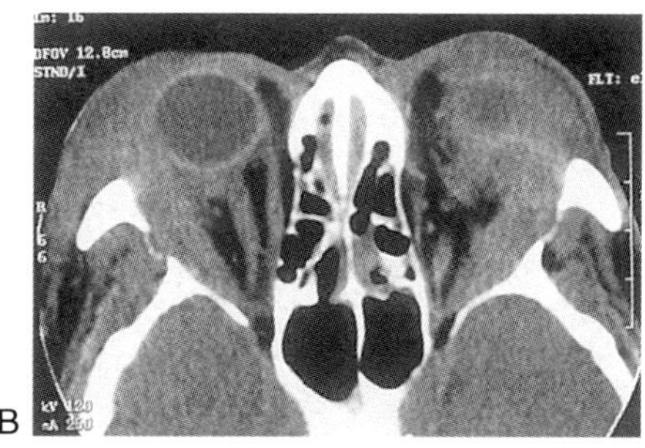

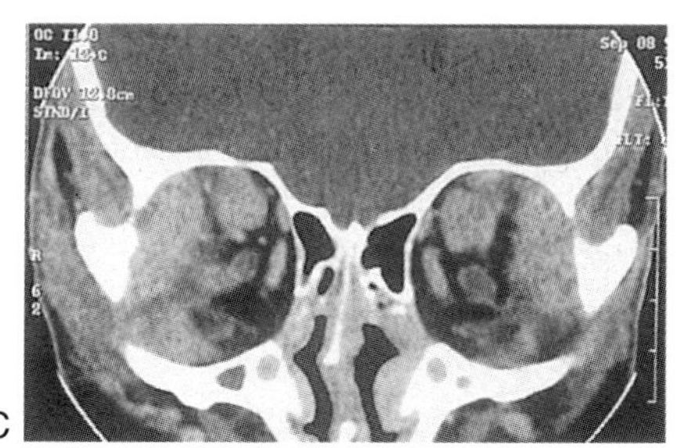

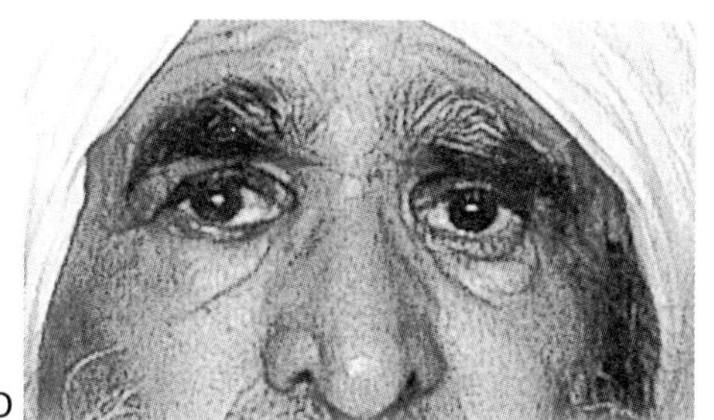

图 12-54 (A)一 72 岁男性患者有 5 年的进行性眼眶浸润病史。检查,视力减退,OD 20/30,OS 20/60,皮下质硬黄色物,眼球突出,眼球运动减退,同时腮腺增大变硬。(B,C)CT 显示眶内广泛的不规则浸润。曾经活检诊断是 Erdheim-Chester 病,建议改为黄色肉芽肿合并淋巴结病和成人哮喘。(D)他对类固醇激素和环孢霉素反应敏感,视力恢复和眼球突出减轻,眼球突出度由 OD18mm,OS23mm 到 OU11mm。此外,他的眼球运动恢复,哮喘也在 6 个月内有明显改善。

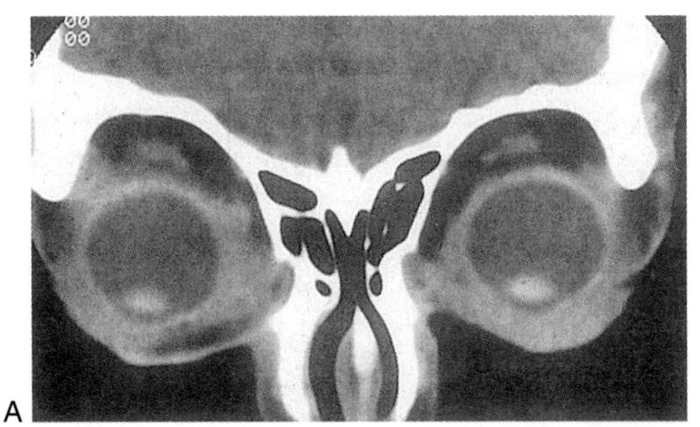

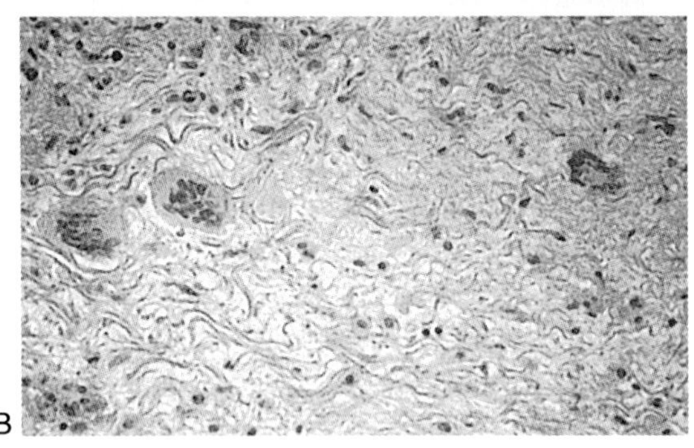

图 12-55 一 69 岁女性患者，进行性眼球充血伴眼睑黄色瘤病变 1 年。眼睑有较硬的弹性渗出，Tenon 囊活动轻度受限。活检证实在 Tenon 囊内有 Touton 巨细胞存在的脂质肉芽肿，符合坏死性黄色肉芽肿（HE 染色，×25）。她还患有异球蛋白血症，用激素减量治疗后获得部分改善。

瘢痕形成、压迫症状和限制性运动障碍同时合并皮下黄色瘤样损害。全身应用激素治疗可使部分症状得到缓解。

假性风湿结节偶尔出现在儿童皮肤内，表现为局灶性皮下黄色结节。这些结节可发生在眶周，但不会出现在眼眶深部，因而有时可累及眶前部。这种病变表现为带状肉芽肿，肉芽肿周围被渐进性坏死的胶原环绕，此病可单纯行手术切除即可达到治疗目的。

（4）骨纤维化形成

许多骨纤维化形成，其中包括动脉瘤样骨囊肿、巨细胞性肉芽肿和胆固醇性肉芽肿，均可发生于眼眶周围并进一步累及眼眶软组织结构。然而，这些疾病的讨论范畴应属于骨肿瘤而不是眼眶炎症。

（5）特发性脂肪肉芽肿

尽管这种疾病在以往的文献中曾被描述过，但根据我个人的经验，这种疾病会逐渐减少。由于脂质化过程可导致肉芽肿形成，因此这种疾病的产生可能是对脂质化过程的一种片面认识，关于这种疾病已在前面讨论过。

（6）Melkersson-Rosenthal 综合征

Melkersson-Rosenthal综合征在1929年就有相关的论述，其特征是复发性口面部水肿（75%的患者）和反复发作的面神经或其他神经麻痹（33%），并可伴有或不伴有舌裂缝（舌系带）。仅8%的患者可出现上述三联征表现。患者多表现为口面部出现相对较硬的非压陷性组织肿胀，而且同时伴有局部肌肉硬结（图12-56）。许多患者有眼睑改变，同时眼睑皮肤呈橘黄色硬皮样外观。组织病理学特点包括上皮样细胞肉芽肿或淋巴结浆细胞型肉芽肿，以及特征性的内皮下外淋巴成分合并淋巴管扩张和皮肤水肿。治疗效果差，主要以非激素类抗炎药及全身应用激素来进行治疗，如果眼睑有持久性功能和美容问题，可通过手术切除和整形来解决。

4. 过渡性疾病

许多这类疾病均可在眼眶发生，临床上主要以占位性表现和眼眶组织浸润为主，有时也可有轻度

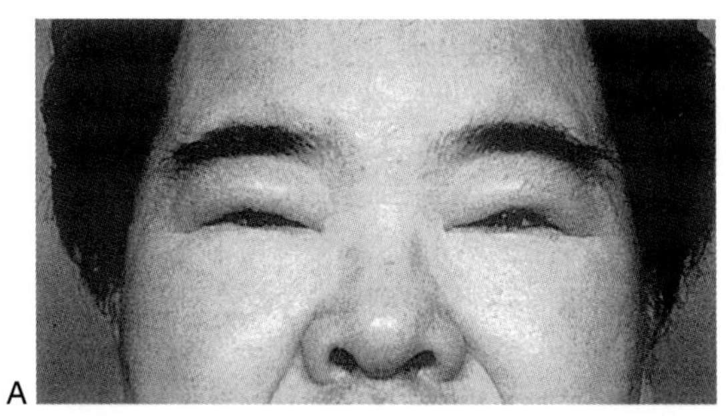

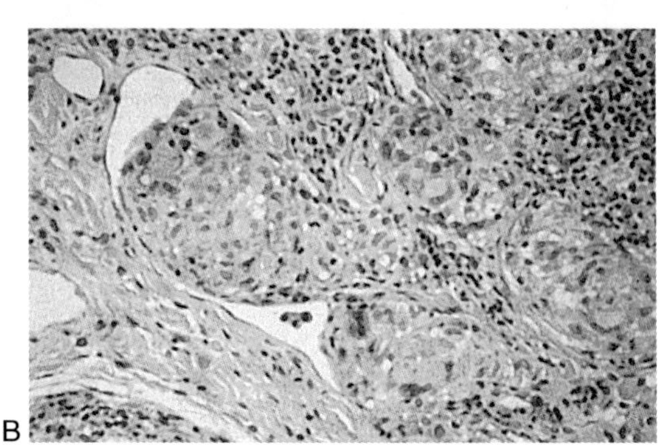

图 12-56 （A）63 岁男性患者表现为长期进行性的眼睑增厚变硬。检查，眼睑变硬、无膨大，颧骨前皮肤增厚。其他眼部检查结果未见异常。（B）组织切片显示多处非坏死性肉芽肿，有的位于淋巴管内上皮下间隙，具有 Melkersson-Rosenthal 综合征的特点（HE 染色，×25）。

的炎症表现。这些疾病可通过活检与其他眼眶炎症性疾病和淋巴增生性疾病相鉴别。这些疾病包括Kimura病、Sjögren综合征和鼻窦组织细胞增多症合并大块状淋巴结病。根据我个人的观点，这些疾病多属于淋巴增生性疾病，因此应按淋巴增生性疾病进行讨论。这些疾病在这里出现的原因是把它们作为对那些临床上以轻度占位性表现和浸润性表现为主的疾病进行鉴别诊断的补充。

(1) Kimura 病

Kimura病，有时也称为嗜酸细胞增多性血管淋巴增生病，它是一种良性疾病，好发于年轻的成年人，表现为皮肤出现炎性血管瘤，尤其以头颈部为主，而且常伴有局部淋巴结病变。目前认为此病是一种反应性炎症疾病并伴有全身嗜酸细胞增多，这种疾病有时可自行缓解。这些临床特点肯定了这种疾病是一种炎症性疾病。这种疾病多见于亚洲人，而且常伴有外周血嗜酸细胞增多和血清IgE水平升高，而且已有很多眼眶疾病的报道。

组织学上，病灶界限非常清晰，病灶内可见血管和肥大挖空的内皮细胞以及成带状环绕排列的多形性炎性细胞和许多嗜酸细胞，有时还能见到淋巴滤泡和断裂的炎性大血管。

许多研究证明Kimura病与伴有嗜酸性细胞的血管淋巴增生性病变非常容易鉴别，但很多文献却驳斥这种观点。

眼眶受累的主要表现是眶前区、内外眦或眼睑出现界限清楚的软组织肿块(图12-57)。此病为良性疾病，可见炎性、淋巴增殖以及血管成分，需与许多其他的眼眶病变相鉴别，这些病变包括血管肉瘤、上皮样血管内皮瘤、非特异性眼眶炎症、虫咬、脓性肉芽肿、嗜酸性肉芽肿、血管瘤性淋巴样错构瘤和肉芽肿性颜面。如果病变界限清楚而且比较局限，就可行局部切除。如果病变太大不能完全切除、复发或比较顽固，则可进行放疗。

(2) Sjögren 综合征

Sjögren综合征被描述为出现角结膜干燥、口干燥症和自身免疫性疾病这三联征中任意两种疾病的一种综合性疾病。这种疾病主要或单独表现形式为单纯性眼和口腔改变，因此被称为干燥综合征。然而，这种疾病常伴有自身免疫性疾病，包括风湿性关节炎(最为常见)、系统性红斑狼疮、多发性肌炎、脉管炎、硬皮病、混合性结缔组织疾病、自身免疫性肝脏疾病和溶血性贫血。

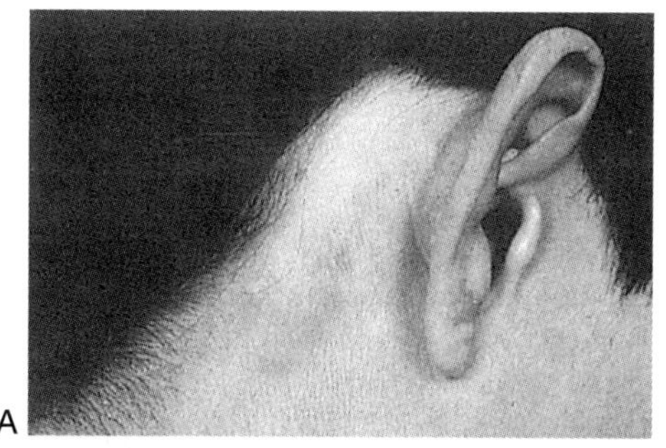

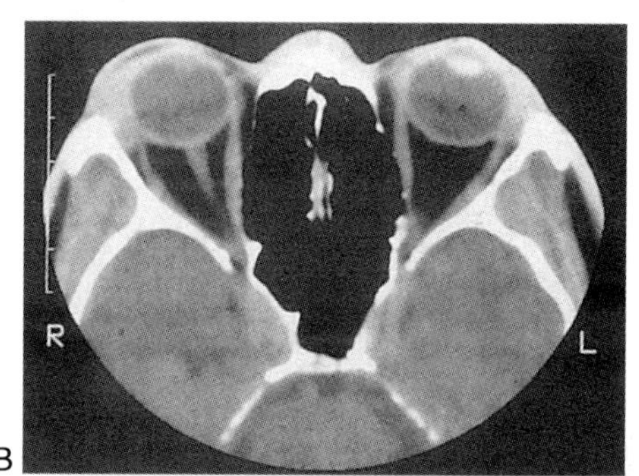

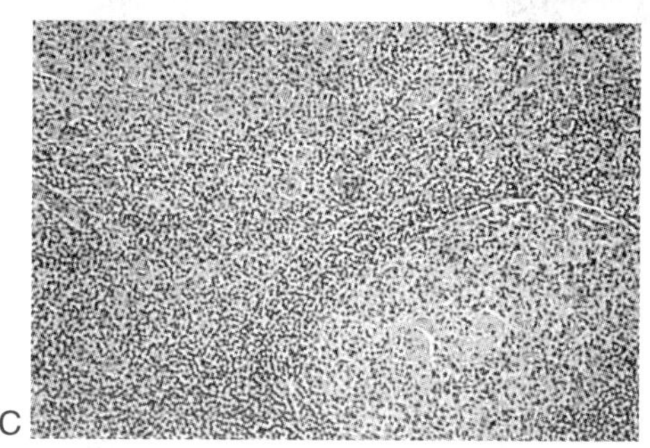

图 12-57　Kimura 病。31 岁越南患者，双侧间歇性泪腺增大伴有耳后及颈部淋巴结肿大。泪腺和淋巴结活检可见巨细胞性滤泡，周围包绕着淋巴细胞、组织细胞、大量嗜酸细胞和浆细胞，与 Kimura 病相符(HE 染色，×10)。

◎ 发病机制

淋巴细胞浸润以及泪腺和唾液腺硬化是导致泪液和唾液减少的主要原因。器官特异性损害可能是由于细胞毒性T细胞浸润和自身抗体的出现造成的结果。3/4的患者即使在无风湿性关节炎的临床表现的情况下也可查出风湿因子(50%有干燥综合征表现的患者可查出风湿因子，而当合并有风湿性关节炎的时候，几乎全部患者均可查出风湿因子)。此外，约70%的患者可检查出抗核抗体(ANA)，25%的患者LE试验呈阳性。可在唾液腺导管细胞、胃壁细胞和甲状腺发现特异性器官抗体。有两种抗核抗体，抗-SS-A和抗-SS-B，与这种疾病有关。SS-B抗体对于Sjögren综合征来讲可能更特异一些，约60%~70%的患者可检查出SS-B抗体的存在，而仅14%的患者可检查出抗-SS-A抗体的存在，说明抗-SS-A并不特异。患有自身免疫性疾病的患者血清学和免疫学检查结果与其他疾病存在一定的差异。Sjögren综合征患者患自身免疫性甲状腺疾病的风险很高。

典型的病理学表现为早期腺体（大小泪腺和涎腺，还有其他外分泌腺）导管周围淋巴细胞浸润，随后出现腺泡萎缩、玻璃样变和纤维化。导管上皮可增生，形成表面肌上皮岛。早期泪液内溶酶体消失（而结节病表现为溶酶体增加）可能有助于Sjögren综合征的诊断。

临床表现

典型的角结膜干燥症发病隐匿，表现为烧灼感、干燥、畏光和分泌黏液，并因此可能会出现视力波动和睑痉挛。临床检查可发现患者常伴有丝状角膜炎和灰色点状角膜炎，穹窿部可见浓厚的黏液，通过孟加拉玫瑰（1%）染色可发现角膜炎。此外，还可常常见到滤泡和睑板腺感染。患者泪膜破裂时间缩短，Schirmer试验泪液分泌减少。触诊可能会发现肿大的泪腺，并有波动感（图12-58）。临床上，泪腺受累可表现为轻度的泪腺炎伴不同程度的泪腺肿大，而且有时会出现泪腺侵入到其他眼眶软组织中，以及出现泪液分泌下降和干燥综合征表现（图12-59）。

唾液腺受累可导致吞咽困难、味觉减退和口腔黏膜变薄。此病可伴腮腺肿大（50%），肿大的腮腺可有波动感。鼻咽部和呼吸道受累可表现为鼻出血、嗅觉减退、声音嘶哑和反复发作的支气管炎。此外，除了自身免疫性疾病合并干燥症外，患者可出现淋巴增生性疾病，这种疾病通常是一种假性淋巴瘤，而且可能会与恶性淋巴瘤鉴别比较困难。事实上，一些患者病变会进一步发展为涎腺和涎腺外的恶性淋巴

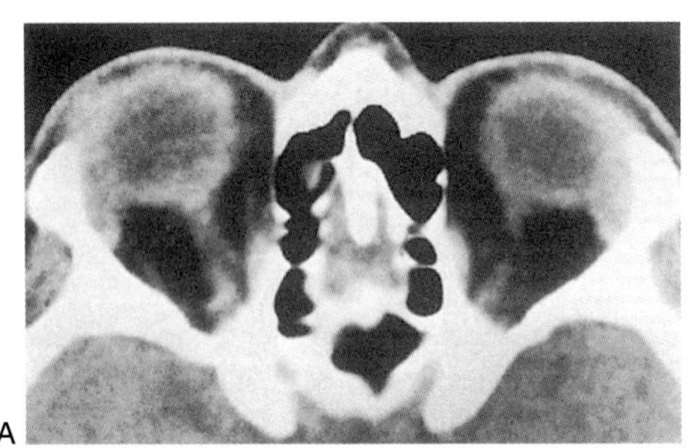

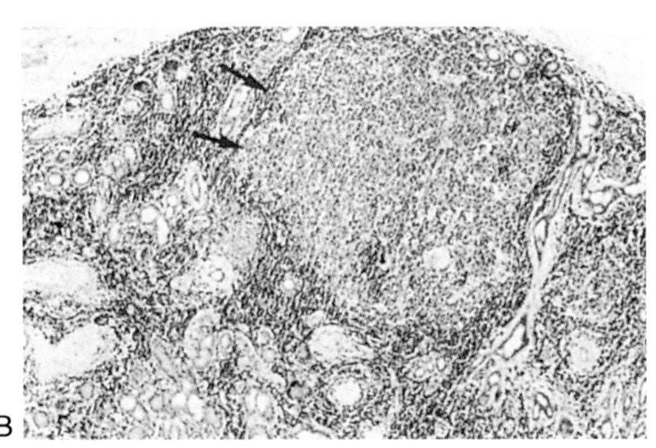

图 12-58 50岁女性患者，上睑肿胀并有沙砾样改变3个月，（A）CT轴扫显示双侧泪腺增大。Schirmer实验示泪液分泌减少。（B）组织学可见伴有部分腺体破坏的密集淋巴细胞浸润。注意大的滤泡中心（箭头）（HE染色，×10）。全身检查，双侧膝盖中度渗出，右侧腮下唾液腺增大。与Sjögren综合征符合。30mg/d强的松治疗，泪液分泌改善，泪腺水肿减轻。强的松逐渐减量3个月，改用氯喹200mg/d治疗6个月。在随后的两年内无复发。

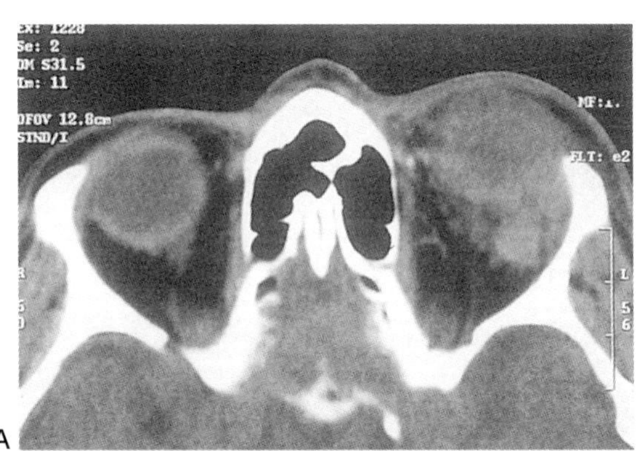

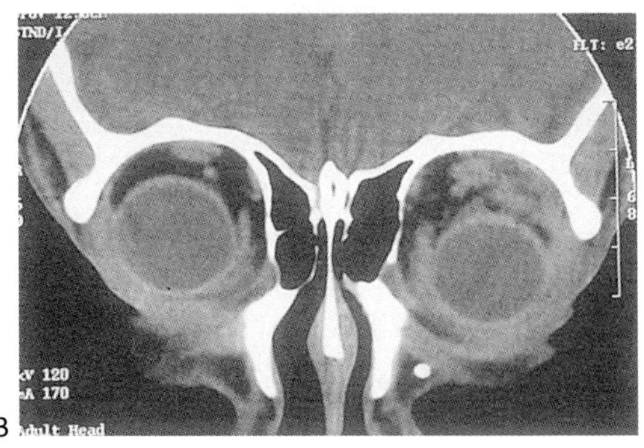

图 12-59 61岁男性患者，左眼球结膜及眼睑水肿3个月。眼球向下移位3mm，向内移位1mm，轴性眼球突出4mm。眼球运动良好，上下穹窿无可触及肿块。泪液分泌实验五分钟右眼减少至2mm，左眼减少至4mm。（A）CT轴扫（B）CT冠扫显示泪腺增大，邻近眼眶不规则浸润。活检显示Sjögren病的组织学特点。

瘤（40倍的高危险性）。此外，除了免疫性疾病的表现外，患者还可表现为雷诺综合征、高丙种球蛋白血性紫癜、黏滞性过高综合征和周围神经病变。神经病变多累及颅神经，尤其是三叉神经。

◎ 影像学表现

Sjögren综合征患者的泪腺的影像学检查既可表现为正常、增大或萎缩。MRI检查可见肥大的泪腺密度相对均匀一致，而正常大小的泪腺密度却不完全均匀，整个泪腺组织可见高信号密度斑点（T1加权像，在脂肪饱和后被抑制）。相反，由于脂肪沉积加速，萎缩的泪腺也表现为密度不均匀。正常大小的泪腺与肥大的泪腺都有一个范围较宽逐渐消失的泪腺外形，而萎缩的泪腺则轮廓较窄。

◎ 鉴别诊断

泪腺和唾液腺的炎性病变曾一度被称为Mikulicz病，目前这种名称已扩大到了所有引起泪腺和唾液腺增大的疾病，包括结节病、Sjögren综合征、淋巴瘤、白血病、结核、梅毒和其他特异性以及非特异性疾病。因此，Mikulicz综合征是一种广义的非特异性的包含了许多疾病的疾病统称。

◎ 治疗

该病一般治疗效果较差而且病情容易发展。当出现严重的全身病变时，可全身给予激素和免疫抑制剂。局部治疗的主要目的是治疗角结膜干燥症和口干燥症。我们曾遇到一例患者，先通过激素治疗后使用氯喹治疗，疗效较好。对于顽固性局部疾病可使用低剂量放疗（2500rad）。最近的研究表明，新的抗淋巴细胞单克隆抗体可能会对此病有一定疗效。

鼻窦组织细胞增多症合并大块状淋巴结病（Rosai-Dorfman病）

这种疾病多见于青年人，常伴有颈部淋巴结增大，而且约10%的患者累及眼眶。血清γ球蛋白水平和红细胞沉降率常常升高。组织学检查可见许多大的组织细胞被淋巴细胞和浆细胞包绕，病变组织被纤维组织分割形成小叶状。Rosai-Dorfman病可向淋巴结外蔓延并侵及眼眶，而且会继续发展并导致失明。此病治疗棘手，需使用激素和免疫抑制剂。此病禁忌使用放射治疗。

（3）Castleman 病

Castleman病是另一种罕见的而且或许也是一种过渡性淋巴增生性疾病。此病从组织学角度出发可分为血管型和浆细胞型玻璃样变，也可有一些中间组织学形态表现。血管型玻璃样变多局限于纵隔；浆细胞型玻璃样变常累及淋巴结，而且可能为多中心病灶，此病常伴有全身症状和自身免疫性疾病，病变进展较快，常导致感染和恶变如Kaposi肉瘤、恶性淋巴瘤或上皮性恶性肿瘤。局灶性病变可通过手术切除，多中心发病则需要联合化疗。

在眼眶病中，此病非常罕见，只有一例泪腺限局性受累的报道，第二例被报道的患者为左视神经周围和双泪腺受累，患者多中心发病并伴有异常的血清免疫球蛋白。这种疾病是另一种淋巴增生性疾病，正如前面所描述的那样，此病可作为眼眶淋巴瘤的鉴别诊断之一，但在本章应列入过渡性疾病当中。

五、非特异性炎症分析指南

顽固的或低度的眼眶炎症通常需要进行活检。非特异性炎症包含了多种疾病而且其中的许多疾病需与特异性炎症进行鉴别。眼眶影像学检查有助于鉴别而且可提供疾病发生的部位和相关的眼眶及眶周情况。一旦获得活检结果，就可以根据炎症浸润类型和浸润部位对疾病进行分类（图12-60）。

这些不同的炎症浸润类型包括淋巴细胞型、肉芽肿型、白细胞型、混合型以及黄色肉芽肿型，这些疾病已在许多疾病讨论中提到过。如病灶中出现血管、组织粘连性改变以及坏死，则可说明疾病属于特异性炎症，因为上述特征是特异性炎症的典型病理学表现。此外，根据疾病的全身或局部特点，结合疾病类型和病灶反应可对疾病做出定义。这张草图将有助于对眼眶许多复杂的炎性病变进行诊断和鉴别诊断。

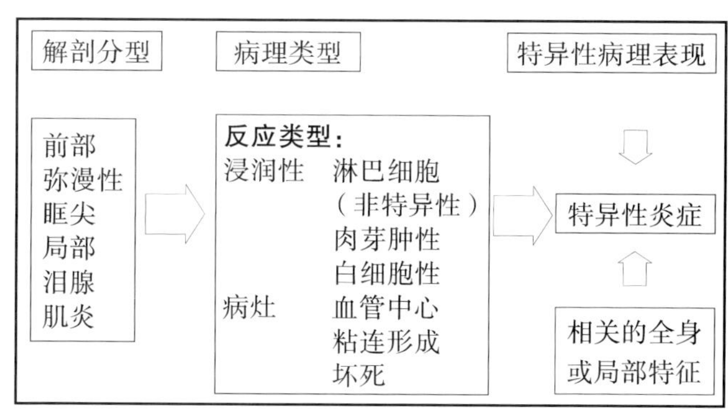

图 12-60　炎症分析图。

参考文献

General

Henderson JW. Orbital Tumors. 3rd ed. Philadelphia: Lippincott-Raven, 1994.

White VA, Rootman J. Orbital pathology. In: Albert DM, Jakobiec FA, eds. Principles and Practice of Ophthalmology, vol 4. Philadelphia: WB Saunders, 1994: 2303-59.

Nonspecific Inflammation of the Orbit

General

Chavis RM, Garner A, Wright JE. Inflammatory orbital pseudotumor. A clinicopathologic study. Br J Ophthalmol 1978; 96: 1817-22.

Garner A. Pathology of "pseudotumours" of the orbit: a review. J Clin Pathol 1973; 26: 639-48.

Jakobiec FA, McLean I, Font RL. Clinicopathologic characteristics of orbital lymphoid hyperplasia. Ophthalmology 1979; 86: 948-66.

Kennerdell JS, Dresner SC. The nonspecific orbital inflammatory syndromes. Surv Ophthalmol 1984; 29: 93-103.

Knowles DM 2nd, Jakobiec FA, Halper JP. Immunologic characterization of ocular adnexal lymphoid neoplasms. Am J Ophthalmol 1979; 87: 603-19.

Knowles DM 2nd, Jakobiec FA. Ocular adnexal lymphoid neoplasms: clinical, histopathologic, electron microscopic, and immunologic characteristics. Hum Pathol 1982; 13: 148-62.

Mottow LS, Jakobiec FA. Idiopathic inflammatory orbital pseudotumor in childhood. I. Clinical characteristics. Arch Ophthalmol 1978; 96: 1410-7.

Mottow-Lippa L, Jakobiec FA, Smith M. Idiopathic inflammatory orbital pseudotumor in childhood. II. Results of diagnostic tests and biopsies. Ophthalmology 1981; 88: 565-74.

Nugent RA, Rootman J, Robertson WD, et al. Acute orbital pseudotumors: classification and CT features. AJNR 1981; 2: 431-6.

Myositis

Brenner EH, Shock JP. Proptosis secondary to systemic lupus erythematosus. Arch Ophthalmol 1978; 91: 81-2.

Bullen CL, Younge BR. Chronic orbital myositis. Arch Ophthalmol 1982; 100: 1749-51.

Dunnington JH, Berke RN. Exophthalmos due to chronic orbital myositis. Arch Ophthalmol 1943; 30: 446-66.

Durno CA, Ehrlich R, Taylor R, et al. Keeping an eye on Crohn's disease: orbital myositis as the presenting symptom. Can J Gastroenterol 1997; 11: 497-500.

Grimson BS, Simons KB. Orbital inflammation, myositis, and systemic lupus erythematosus. Arch Ophthalmol 1983; 101: 736-8.

Harris GJ, Murphy ML, Schmidt EW, et al. Orbital myositis as a paraneoplastic syndrome. Arch Ophthalmol 1994; 112: 380-6.

Hemady R, Tauber J, Foster CST. Immunosuppressive drugs in immune and inflammatory ocular disease. Surv Ophthalmol 1991; 35: 369-85.

Jellinek EH. The orbital pseudotumor syndrome and its differentiation from endocrine exophthalmos. Brain 1977; 92: 35-58.

Kennerdell JS. Discussion. Outcome of orbital myositis: clinical features associated with recurrence. Ophthalmology 1997; 104: 414.

Lanciano R, Fowble B, Sergott RC, et al. The results of radiotherapy for orbital pseudotumor. Int J Radiat Oncol Biol Phys 1990; 18: 407-11.

Leib ML, Odel JG, Cooney MJ. Orbital polymyositis and giant cell myocarditis. Ophthalmology 1994; 101: 950-4.

Mannor GE, Rose GE, Moseley IF, Wright JF. Outcome of orbital myositis. Clinical features associated with recurrence. Ophthalmology 1997; 104: 409-13.

Mombaerts I, Koornneef L. Current status in the treatment of orbital myositis. Ophthalmology 1997; 104: 402-8.

Orcutt JC, Garner A, Henk JM, Wright JE. Treatment of idiopathic inflammatory orbital pseudotumors by radiotherapy. Br J Ophthalmol 1983; 67: 570-4.

Purcell JJ Jr, Taulhee WA. Orbital myositis after upper respiratory tract infection. Arch Ophthalmol 1981; 99: 437-8.

Sanchez-Roman J, Varela-Aguilar JM, Bravo-Ferrer J, et al. Idiopathic orbital myositis: treatment with cyclosporin. Ann Rheum Dis 1993; 52: 84-5.

Scott IU, Siatkowski RM. Idiopathic orbital myositis. Curr Opin Rheumatol 1997; 9: 504-12.

Sergott RC, Glaser JS, Charyulu K. Radiotherapy of idiopathic inflammatory orbital pseudotumor. Indications and results. Arch Ophthalmol 1981; 99: 853-6.

Shah SS, Lowder CY, Schmitt MA, et al. Low-dose methotrexate therapy for ocular inflammatory disease. Ophthalmology 1992; 99: 1419-23.

Siatkowski RM, Capo H, Byrne SF, et al. Clinical and echographic findings in idiopathic orbital myositis. Am J Ophthalmol 1994; 118: 343-50.

Slavin ML, Glaser JS. Idiopathic orbital myositis: report of six cases. Arch Ophthalmol 1982; 100: 1261-5.

Stevens AW, Grossman ME, Barr ML. Orbital myositis, vitiligo, and giant cell myocarditis. J Am Acad Dermatol 1996; 35: 310-2.

Trokel SL, Hilal SK. Recognition and differential diagnosis of enlarged extraocular muscles in computed tomography. Am J Ophthalmol 1979; 87: 503-12.

Weinstein GS, Dresner SC, Slamovits TL, Kennerdell JS. Acute and subacute orbital myositis. Am J Ophthalmol 1983; 96: 209-17.

Wolter JR, Hoy JE, Schmidt DM. Chronic orbital myositis. Its diagnostic difficulties and pathology. Am J Ophthalmol 1966; 62: 292-8.

Lacrimal NSOIS

Blodi FC, Gass JDM. Inflammatory pseudotumor of the orbit. Br J Ophthalmol 1968; 52: 79-93.

Blodi FC. Orbital inflammations. Orbit 1982; 1: 1-19.

Coop ME. Pseudotumor of the orbit. A clinical and pathological study of 47 cases. Br J Ophthalmol 1961; 45: 513-42.

Harr DL, Quencer RM, Abrams GW. Computed tomography and ultrasound in the evaluation of orbital infection and pseudotumor. Radiology 1982; 142: 395-401.

Kennerdell JS, Dresner SC. The nonspecific orbital inflammatory syndromes. Surv Ophthalmol 1984; 29: 93-103.

Nugent RA, Rootman J, Robertson WD, et al. Acute orbital pseudotumors: classification and CT features. AJNR 1981; 2: 431-6.

Anterior and Diffise NSOIS

Gunalp I, Gunduz K, Yazar Z. Idiopathic orbital inflammatory disease. Acta Ophthalmol Scand 1996; 74: 191-3.

Kenney AH, Hafner JN. Ultrasonic evidence of inflammatory thickening and fluid collection with the retrobulbar fascia: the T sign. Ann Ophthalmol 1977; 9: 1557-63.

Mombaerts I, Schlingemann RO, Goldschmeding R, Koornneef L. Are systemic corticosteroids useful in the management of orbital pseudotumors? Ophthalmology 1996; 103: 521-8.

Mombaerts I, Goldschmeding R, Schlingemann RO, Koornneef L. What is orbital pseudotumor? Surv Ophthalmol 1996; 41: 66-78.

Mottow LS, Jakobiec FA. Idiopathic inflammatory orbital pseudotumor in childhood. I. Clinical characteristics. Arch Ophthalmol 1978; 96: 1410-7.

Mottow-Lippa L, Jakobiec FA, Smith M. Idiopathic inflammatory orbital pseudotumor in childhood. II. Results of diagnostic tests and biopsies. Ophthalmology 1981; 88: 565-74.

Nugent R, Belkin R, Neigel J, et al. Graves' orbitopathy: correlation of CT and clinical findings. Radiology 1990; 177: 675-82.

Rootman J, Nugent RA. The classification and management of acute orbital pseudotumours. Ophthalmology 1982; 89: 1040-8.

SPECIFIC INFLAMMATIONS OF THE ORBIT

Cellulitis

Ambati BK, Ambati J, Azar N, et al. Periorbital and orbital cellulitis before and after the advent of haemophilus influenzae type B vaccination. Ophthalmology 2000;107:1450-3

Arjmand EM, Lusk RP, Muntz HR. Pediatric sinusitis and subperiosteal orbital abscess formation: diagnosis and treatment. Otolaryngol Head Neck Surg 1993; 109: 886-94.

Bilaniuk LT, Zimmerman RA. Computer-assisted tomography: sinus lesions with orbital involvement. Head Neck Surg 1980; 2: 293.

Brook I. Bacteriologic features of chronic sinusitis in children. JAMA 1981; 246: 967-9.

Brook I, Friedman EM, Rodriguez WJ, Controni G. Complications of sinusitis in children. Pediatrics 1980; 66: 568-72.

Brook I, Frazier EH. Microbiology of subperiosteal orbital abscess and associated maxillary sinusitis. Laryngoscope 1996; 106: 1010-3.

Canadian Medical Association. A practical guide for the diagnosis and treatment of acute sinusitis. CMAJ 1997; 156(6; Suppl): S1-S14.

Catalano RA, Smoot CN. Subperiosteal orbital masses in children with orbital cellulitis: time for a reevaluation? J Pediatr Ophthalmol Strabismus 1990; 27: 141-2.

Chandler JR, Langenbrunner DJ, Stevens ER. The pathogenesis of orbital complications in acute sinusitis. Laryngoscope 1970; 80: 1414-28.

Clairmont AA, Per-Lee JH. Complications of acute frontal sinusitis. Am Fam Physcian 1975; 11: 80-4.

Clary RA, Cunningham MJ, Eavey RD. Orbital complications of acute sinusitis: comparison of computed tomography scan and surgical findings. Ann Otol Rhinol Laryngol 1992; 101: 598-600.

Clunc JP. Septic thrombosis within the cavernous chamber. Am J Ophthalmol 1963; 56: 33-9.

Donahue SP, Schwartz G. Preseptal and orbital cellulitis in childhood: a changing microbiologic spectrum. Ophthalmology 1998; 105:1902-6.

El Shewy TM. Acute infarction of the choroid and retina. A complication of orbital cellulitis. Br J Ophthalmol 1973; 57: 204-5.

el-Toukhy E, Szal M, Levine MR, Levine HL. Osteomyelitis of the orbit. Ophthalmic Plastic and Reconstructive Surgery 1997; 13: 68-71.

Fleisher G, Ludwig S, Campos J. Cellulitis: bacterial etiology, clinical features, and laboratory findings. J Pediatr 1980; 97.

Garcia GH, Harris GJ. Criteria for nonsurgical management of subperiosteal abscess of the orbit: analysis of outcomes 1988-1998. Ophthalmology 2000;107:1454-8

Gellady AM, Shulman ST, Ayoub EM. Periorbital and orbital cellulitis in children. Pediatrics 1978; 61: 272-7.

Goodwin WJ Jr, Weinshall M, Chandler JR. The role of high resolution computerized tomography and standardized ultrasound in the evaluation of orbital cellulitis. Laryngoscope 1982; 92: 729-31.

Hamory BH, Sande MA, Sydnor A, Jr, et al. Etiology and antimicrobial therapy of acute maxillary sinusitis. J Infect Dis 1979; 139: 197-202.

Handler LC, Davey IC, Hill JC, Lauryssen C. The acute orbit: differentiation of orbital cellulitis from subperiosteal abscess by computerized tomography. Neuroradiology 1991; 33: 15-8.

Harris GJ. Subperiosteal abscess of the orbit. Arch Ophthalmol 1983; 101: 751-7.

Harris GJ. Age as a factor in the bacteriology and response to treatment of subperiosteal abscess of the orbit. Trans Am Ophth Soc 1993; 91: 441-516.

Harris GJ. Subperiosteal abscess of the orbit. Age as a factor in the bacteriology and response to treatment. Ophthalmology 1994; 101: 585-95.

Harris GJ. Subperiosteal abscess of the orbit: computed tomography and the clinical course. Ophthalmic Plastic and Reconstructive Surgery 1996; 12: 1-8.

Lerman SJ, Brunken JM, Bollinger M. Prevalence of ampicillin resistant strains of Haemophilus influenzae causing systemic infection. Antimicrob Agents Chemother 1980; 18: 474-5.

Leo JS, Halpern J, Sachler JRL. Computed tomography in the evaluation of orbital infections. Comput Tomogr 1980; 4: 133-8.

Lew D, Southwick FS, Montgomery WW, et al. Sphenoid sinusitis. A review of 30 cases. N Engl J Med 1983; 309: 1149-54.

Mann W, Amedee RG, Maurer J. Orbital complications of pediatric sinusitis: treatment of periorbital abscess. Am J Rhinol 1997; 11: 149-53.

Morgan PR, Morrison WV. Complications of frontal and ethmoid sinusitis. Laryngoscope 1980; 90: 661-6.

Mortimore S, Wormald PJ. The Groote Schuur hospital classification of the orbital complications of sinusitis. J Laryngol Otol 1997; 111: 719-23.

Noel LP, Clarke WN, Peacocke TA. Periorbital and orbital cellulitis in childhood. Can J Ophthalmol 1981; 16: 178-80.

Noel LP, Clarke WN, MacDonald N. Clinical management of orbital cellulitis in children. Can J Ophthalmol 1990; 25: 11-6.

Page EL, Wiatrak BJ. Endoscopic vs external drainage of orbital subperiosteal abscess. Arch Otolaryngol Head Neck Surg 1996; 122: 737-40.

Patt BS, Manning SC. Blindness resulting from orbital complications of sinusitis. Otolaryngol Head Neck Surg 1991; 104: 789-95.

Pereira KD, Mitchell RB, Younis RT, Lazar RH. Management of medial subperiosteal abscess of the orbit in children--a 5 year experience. Int J Pediatr Ophthalmol 1997; 38: 247-54.

Schramm VL, Jr, Curtin HD, Kennerdell JS. Evaluation of orbital cellulitis and results of treatment. Laryngoscope 1982; 92: 732-8.

Schwartz GR, Wright SW. Changing bacteriology of periorbital cellulitis. Ann Emerg Med 1996; 28: 617-20.

Shapiro ED, Wald ER, Brozanski BA. Periorbital cellulitis and paranasal sinusitis: a reappraisal. Pediatr Infect Dis 1982; 1: 91-4.

Singh B. The management of sinogenic orbital complications. J Laryngol Otol 1995; 109: 300-3.

Tarazi AE, Shikani AH. Irreversible unilateral visual loss due to acute sinusitis. Arch Otolaryngol Head Neck Surg 1991; 117: 1400-1.

Wald ER, Milmoe GJ, Bowen A, et al. Acute maxillary sinusitis in children. N Engl J Med 1981; 304: 749-54.

Weiss A, Friendly D, Eglin K, et al. Bacterial periorbital and orbital cellulitis in childhood. Ophthalmology 1983; 90: 195-203.

Williams SR, Carruth JA. Orbital infection secondary to sinusitis in children: diagnosis and management. Clin Otolaryngol 1992; 17: 550-7.

Yarington CT, Jr. Cavernous sinus thrombosis revisited. Proc R Soc Med 1977; 70: 456-9.

Zalzal GH. Periorbital hematoma secondary to sinusitis in a child. Arch Otolaryngol Head Neck Surg 1991; 117: 557-9.

Zimmerman RA, Bilaniuk LT. CT of orbital infection and its cerebral complications. Am J Roentgenol 1980; 134: 45-50.

Other Sources of Cellulitis

Campolattaro BN, Lueder GT, Tychsen L. Spectrum of pediatric dacryocystitis: medical and surgical management of 54 cases. J Pediatr Ophthalmol Strabismus 1997; 34: 143-53.

Frederick J, Braude AI. Anaerobic infections of the paranasal sinuses. N Engl J Med 1974; 290: 135-7.

Ingraham HJ, Ryan ME, Burns JT, et al. Streptococcal preseptal cellulitis complicated by the toxic Streptococcus syndrome. Ophthalmology 1995; 102: 1223-6.

Meyer MA. Streptococcal toxic shock syndrome complicating preseptal cellulitis. Am J Ophthalmol 1997; 123: 841-3.

Shayegani A, MacFarlane D, Kazim M, Grossman ME. Streptococcal gangrene of the eyelids and orbit. Am J Ophthalmol 1995; 120: 784-92.

Mucormycosis

Bodenstein NP, McIntosh WA, Vlantis AC, Urquhart AC. Clinical signs of orbital ischemia in rhino-orbitocerebral mucormycosis. Laryngoscope 1993; 103: 1357-61.

Ferry AP. Cerebral mucormycosis (phycomycosis). Ocular findings and review of the literature. Surv Ophthalmol 1961; 6: 1-24.

Ferry AP, Abedi S. Diagnosis and management of rhino-orbitocerebral mucormycosis (phycomycosis). A report of 16 personally observed cases. Ophthalmology 1983; 90: 1096-104.

Gass JDM. Ocular manifestations of acute mucormycosis. Arch Ophthalmol 1961; 65: 226-37.

Kohn R, Hepler R. Management of limited rhino-orbital mucormycosis without exenteration. Ophthalmology 1985; 92: 1440-4.

Langford JD, McCartney DL, Wang RC. Frozen section--guided surgical debridement for management of rhino-orbital mucormycosis. Am J Ophthalmol 1997; 124: 265-7.

Nussbaum ES, Hall WA. Rhinocerebral mucormycosis: changing patterns of disease. Surg Neurol 1994; 41: 152-6.

O'Brien TJ, McKelvie P. Rhinocerebral mucormycosis presenting as periorbital cellulitis with blindness: report of 2 cases. Clin Experiment Neurol 1994; 31: 68-78.

Pagano L, Ricci P, Tonso A, et al. Mucormycosis in patients with haematological malignancies: a retrospective clinical study of 37 cases. GIMEMA Infection Program (Gruppo Italiano Malattie Ematologiche Maligne dell'Adulto). Br J Haematol 1997; 99: 331-6.

Press GA, Weindling SM, Hesselink JR, et al. Rhinocerebral mucormycosis: MR manifestations. J Comp Assist Tomogr 1988; 12: 744-9.

Straatsma BR, Zimmerman LE, Gass JDM. Phycomycosis. A clinicopathologic study of fifty-one cases. Lab Invest 1962; 11: 963-85.

Yohai RA, Bullock JD, Aziz AA, Markert RJ. Survival factors in rhino-orbital-cerebral mucormycosis. Surv Ophthalmol 1994; 39: 3-22.

Aspergillosis

Cahill KV, Hogan CD, Koletar SL, Gersman M. Intraorbital injection of amphotericin B for palliative treatment of Aspergillus orbital abscess. Ophthal Plast Reconstr Surg 1994; 10: 276-7.

Chandra P, Ahluwalia BK, Chugh TD. Primary orbital aspergilloma. Br J Ophthalmol 1970; 54: 693-6.

Crivelli G, Riviera L. Unilateral blindness from aspergilloma at the right optic foramen. J Neurosurg 1970; 33: 207-11.

Fisher EW, Toma A, Fisher PH, Cheesman AD. Rhinocerebral mucormycosis: use of liposomal amphotericin B. J Laryngol Otol 1991; 105: 575-7.

Fraser DW, Ward JI, Ajello L, Plikaytis BD. Aspergillosis and other systemic mycoses. The growing problem. JAMA 1979; 242: 1631-5.

Green WR, Font RL, Zimmerman LE. Aspergillosis of the orbit. Report of ten cases and review of the literature. Arch Ophthalmol 1969; 82: 302-13.

Harris GJ, Will BR. Orbital aspergillosis. Conservative debridement and local amphotericin irrigation. Ophthal Plast Reconstr Surg 1989; 5: 207-11.

Johnson R, Rootman J. Bilateral retinal infarction in disseminated aspergillosis. Can J Ophthalmol 1982; 17: 233-6.

Levin LA, Avery R, Shore JW, et al. The spectrum of orbital aspergillosis: a clinicopathological review. Surv Ophthalmol 1996; 41: 142-54.

Oneson RH, Feldman PS, Newman SA. Aspiration cytology and immunohistochemistry of an orbital aspergilloma. Diagn Cytopathol 1988; 4: 59-61.

Wolter JR. Diagnosis and management of orbital aspergillosis. Ann Ophthalmol 1976; 8: 17-20.

Young RC, Bennett JE, Vogel CL, et al. Aspergillosis. The spectrum of the disease in 98 patients. Medicine 1970; 49: 147-73.

Other Mycotic Infections

Ajayi BG, Osuntokun B, Olurin O, et al. Orbital histoplasmosis due to Histoplasma capsulatum var. duboisii: successful treatment with Septrin. J Trop Med Hyg 1986; 89: 179-87.

Klapper SR, Lee AG, Patrinely JR, et al. Orbital involvement in allergic fungal sinusitis. Ophthalmology 1997; 104: 2094-100.

Maskin SL, Fetchick RJ, Leone CR, Jr, et al. Bipolaris hawaiiensis-caused phaeohyphomycotic orbitopathy. A devastating fungal sinusitis in an apparently immunocompetent host. Ophthalmology 1989; 96: 175-9.

Streeten BW, Rabuzzi DD, Jones D. Sporotrichosis of the orbital margin. Am J Ophthalmol 1974; 77: 750-5.

Vida L, Moel SA. Systemic North American blastomycosis with orbital involvement. Am J Ophthalmol 1974; 77: 240-2.

Tuberculosis of the Orbit

Baghdassarian SA, Zakharia H, Asdourian KK. Report of a case of bilateral caseous tuberculous dacryoadenitis. Am J Ophthalmol 1972; 74: 744-6.

D'Souza P, Garg R, Dhaliwal RS, et al. Orbital-tuberculosis. Int Ophthalmol 1994; 18: 149-52.

Jain MR, Chundawat HS, Batra V. Tuberculosis of the maxillary antrum and of the orbit. Indian J Ophthalmol 1979; 27: 18-20.

Khalil M, Lindley S, Matouk E. Tubercolosis of the orbit. Ophthalmology 1985; 92: 1624-7.

Oakhill A, Shah KJ, Thompson AG, et al. Orbital tuberculosis in childhood. Br J Ophthalmol 1982; 66: 396-7.

Pillai S, Malone TJ, Abad JC. Orbital tuberculosis. Ophthal Plast Reconstr Surg 1995; 11: 27-31.

Sheridan PH, Edman JB, Starr SE. Tuberculosis presenting as an orbital mass. Pediatrics 1981; 67: 874-5.

Spoor TC, Harding SA. Orbital tuberculosis. Am J Ophthalmol 1981; 91: 644-7.

Echinococcosis (Hydatid Cyst)

Ergun R, Okten AI, Yuksel M, et al. Orbital hydatid cysts: report of four cases. Neurosurg Rev 1997; 20: 33-7.

Gelisken F, Erda S, Kreissig I. Exsudative netshautablosung bei intraorbitaler Echinokokkuszyste. Klin Monatsbl Augenheilkunde 1994; 205: 109-11.

Gil-Grande LA, Rodriguez-Caabeiro F, Prieto JG, et al. Ramdomised controlled trial of efficacy of albendazole in intra-abdominal hydatid disease. Lancet 1993; 342: 1269-72.

Gomez Morales A, Croxatto JO, Crovetto L, Ebner R. Hydatid cysts of the orbit. A review of 35 cases. Ophthalmology 1988; 95: 1027-32.

Ozek MM, Pamir MN, Sav A. Spontaneous rupture of an intraorbital hydatid cyst. A rare cause of acute visual loss. J Clin Neuro Ophthalmol 1993; 13: 135-7.

Richards KS, Morris DL. Effect of albendazole on human hydatid cysts: an ultrastructural study. HPB Surg 1990; 2: 105-13.

Saenz-Santamaria J, Moreno-Casado J, Nunez C. Role of fine-needle biopsy in the diagnosis of hydatid cyst. Diagn Cytopathol 1995; 13: 229-32.

Sami A, Achouri M, Harouch M, et al. Kystes hydatiques intra-orbitaires. 10 cas. Neuro-Chirurgie 1995; 41: 398-402.

Schipper HG, Kager PA. Diagnostiek en behandeling van cysteuze echinokokkose (infectie met Echinococcus granulosus). Nederlands Tijdschrift voor Geneeskunde 1997; 141: 984-9.

Sperryn CW, Corr PD. CT evaluation of orbital hydatid disease: a review of 10 cases. Clin Radiol 1994; 49: 703-4.

Cysticercosis

Arora VK, Gupta K, Singh N, Bhatia A. Cytomorphologic panorama of cysticercosis on fine needle aspiration. A review of 298 cases. Acta Cytol 1994; 38: 377-80.

Atul K, Kumar TH, Mallika G, Sandip M. Socio-demographic trends in ocular cysticercosis. Acta Ophthalmol Scand 1995; 73: 438-41.

Bansal RK, Gupta A, Grewal SP, Mohan K. Spontaneous extrusion of cysticercosis: report of three cases. Indian J Ophthalmol 1992; 40: 59-60.

DiLoreto DA, Kennedy RA, Neigel JM, Rootman J. Infestation of extraocular muscles by Cysticercus cellulosae. Br J Ophthalmol 1990; 74: 751-2.

Kapila K, Verma K. Diagnosis of parasites in fine needle breast aspirates. Acta Cytol 1996; 40: 653-5.

Sekhar GC, Lemke BN. Orbital cysticercosis. Ophthalmology 1997; 104: 1599-604.

Srivastava VK, Srivastava A, Singhal KC. Albendazole therapy in orbital cysticercosis. Ind J Physiol Pharmacol 1996; 40: 265-6.

Trichinosis

Behrens-Baumann W, Freissler G. Retinochorioidiopathie bei einem Patienten mit seropositiver Trichinose. Klin Monatsbl Augenheilkunde 1991; 199: 114-7.

Other Infestations

Agarwal DC, Singh B. Orbital myiasis - a case report. Indian J Ophthalmol 1990; 38: 187-8.

Grammer J, Erb C, Kamin G, et al. Ophthalmomyiasis externa due to the sheep botfly Oestrus ovis (Diptera: Oestridae) in southwest Germany. Ger J Ophthalmol 1995; 4: 188-95.

Mariotti JM, Vacheret G. Les myiases conjonctivales, une pathologie frequente en Corse. J Fr Ophthalmol 1992; 15: 679-82.

Wolfelschneider P, Wiedemann P. Ophthalmomyiasis externa durch Oestrus ovis (Schafs- und Ziegenbremse). Klin Monatsbl Augenheilkunde 1996; 209: 256-8.

OTHER SPECIFIC INFLAMMATIONS OF THE ORBIT

Wegener's Granulomatosis

Austin P, Green WR, Sallyer DC, et al. Peripheral comeal degeneration and occlusive vasculitis in Wegener's granulomatosis. Am J Ophthalmol 1978; 85: 311-7.

Belden CJ, Hamed LM, Mancuso AA. Bilateral isolated retrobulbar optic neuropathy in limited Wegener's granulomatosis. J Clin Neuro Ophthalmol 1993; 13: 119-23.

Bullen CL, Liesegang TJ, McDonald TJ, DeRemee RA. Ocular complications of Wegener's granulomatosis. Ophthalmology 1983; 90: 279-90.

Carrington CB, Liebow A. Limited forms of angiitis and granulomatosis of Wegener's type. Am J Med 1966; 41: 497-527.

Cassan SM, Divertie MB, Hollenhorst RW, Harrison EG Jr. Pseudotumor of the orbit and limited Wegener's granulomatosis. Ann Intern Med 1970; 72: 687-93.

Cassan SM, Coles DT, Harrison EG, Jr. The concept of limited forms of Wegener's granulomatosis. Am J Med 1970; 49: 366-79.

Courcoutsakis NA, Langford CA, Sneller MC, et al. Orbital involvement in Wegener granulomatosis: MR findings in 12 patients. J Comp Assist Tomogr 1997; 21: 452-8.

Coutu RE, Klein M, Lessell S, et al. Limited form of Wegener's granulomatosis. Eye involvement as a major sign. JAMA 1975; 233: 868-71.

Fahey JL, Leonard E, Churg J, Godman GC. Wegener's granulomatosis. Am J Med 1954; 17: 168-79.

Fauci AS, Haynes B, Katz P. The spectrum of vasculitis: clinical, pathologic, immunologic, and therapeutic considerations. Ann Intern Med 1978; 89: 660-76.

Fauci AS, Haynes BF, Katz P, Wolff SM. Wegener's granulomatosis: prospective and therapeutic experience with 85 patients for 21 years. Ann Intern Med 1983; 98: 76-85.

Faulds JS, Wear AR. Pseudotumor of the orbit and Wegener's granuloma. Lancet 1960; 2: 955-7.

Harcourt RB. Orbital granulomata associated with widespread angiitis. Br J Ophthalmol 1964; 48: 673-7.

Haynes BF, Fishman MI, Fauci AS, Wolff SM. The ocular manifestations of Wegener's granulomatosis. Fifteen years experience and review of the literature. Am J Med 1977; 63: 131-41.

Hoekstra JA, Fauci AS. The granulomatous vasculitides. Clin Rheum Dis 1980; 6: 373.

Kalina PH, Lie JT, Campbell RJ, Garrity JA. Diagnostic value and limitations of orbital biopsy in Wegener's granulomatosis. Ophthalmology 1992; 99: 120-4.

Muhle C, Reinhold-Keller E, Richter C, et al. MRI of the nasal cavity, the paranasal sinuses and orbits in Wegener's granulomatosis. Eur Radiol 1997; 7: 566-70.

Nolle B, Coners H, Duncker G. ANCA in ocular inflammatory disorders. Adv Exp Med Biol 1993; 336: 305-7.

Novack SN, Pearson CM. Cyclophosphamide therapy in Wegener's granulomatosis. N Engl J Med 1971; 284: 938-42.

Perry SR, Rootman J, White VA. The clinical and pathologic constellation of Wegener's granulomatosis of the orbit. Ophthalmology 1997; 104: 683-94.

Piercey S, Montanaro A. Recurrent Wegener's granulomatosis: a case report and review. Ann Allergy Asthma Immunol 1996; 76: 317-20.

Provenzale JM, Mukherji S, Allen NB, et al. Orbital involvement by Wegener's granulomatosis: imaging findings. Am J Roentgenol 1996; 166: 929-34.

Provenzale JM, Allen NB. Wegener granulomatosis: CT and MR findings. AJNR 1996; 17: 785-92.

Robin JB, Schanzlin DJ, Meisler DM, et al. Ocular involvement in the respiratory vasculitides. Surv Ophthalmol 1985; 30: 127-40.

Spalton DJ, Graham EM, Page NGR, Sanders MD. Ocular changes in limited forms of Wegener's granulomatosis. Br J Ophthalmol 1981; 65: 553-63.

Tullo AB, Durrington P, Graham E, et al. Florid xanthelasmata (yellow lids) in orbital Wegener's granulomatosis. Br J Ophthalmol 1995; 79: 453-6.

Weiter J, Farkas TG. Pseudotumor of the orbit as a presenting sign in Wegener's granulomatosis. Surv Ophthalmol 1972; 17: 106-19.

Wolff SM, Fauci AS, Horn RG, Dale PC. Wegener's granulomatosis. Ann Intern Med 1974; 81: 513-25.

Other Respiratory Syndromes

Chumbley LC, Harrison EG, Jr, DeRemee RA. Allergic granulomatosis and angiitis (Churg-Strauss syndrome). Report and analysis of 30 cases. Mayo Clin Proc 1977; 52: 477-84.

Churg J, Strauss L. Allergic granulomatosis, allergic angiitis, and periarteritis nodosa. Am J Pathol 1951; 27: 277-301.

Churg J. Allergic granulomatous and granulomatous-vascular syndromes. Ann Allergy 1963; 21: 619.

Cury D, Breakey AS, Payne BF. Allergic granulomatous angiitis associated with uveoscleritis and papilledema. Arch Ophthalmol 1956; 55: 261-6.

Hardy WR, Anderson RE. The hypereosinophilic syndromes. Ann Intern Med 1968; 68: 1220-9.

Heine A, Beck R, Stropahl G, et al. Entzundlicher pseudotumor der anterioren orbita. Ein symptom bei einer allergisch-granulomatosen angiits Churg-Strauss-Syndrome). Ophthalmologe 1995; 92: 870-3.

Khan NA, Shenoy PK, McClymont L, Palmer TJ. Exophthalmos and facial swelling: a case of limited Churg-Strauss syndrome. J Laryngol Otol 1996; 110: 578-82.

Lanham JG, Elkon KB, Pusey CD, Hughes GR. Systemic vasculitis with asthma and eosinophilia: a clinical approach to the Churg-Strauss syndrome. Medicine 1984; 63: 65-81.

Meisler DM, Stock EL, Wertz RD, et al. Conjunctival inflammation and amyloidosis in allergic granulomatosis and angiitis (Churg-Strauss syndrome). Am J Ophthalmol 1981; 91: 216-9.

Nissim F, Von der Valde J, Czernobilsky B. A limited form of Churg-Strauss syndrome: ocular and cutaneous manifestations. Arch Path Lab Med 1982; 106: 305-7.

Polyarteritis Nodosa

Astrom K, Lidholm S. Extensive intracranial lesions in a case of orbital nonspecific granuloma combined with polyarteritis nodosa. J Clin Pathol 1963; 16: 137.

Boeck J. Ocular changes in periarteritis nodosa. Am J Ophthalmol 1956; 42: 567-77.

Calabrese LH, Hoffman GS, Clough JD. Systemic vasculitis. In: Young JR, Olin JW, Bartholemew JR, eds. Peripheral Vascular Diseases. St. Louis: Mosby, 1996; 382-5.

Cogan DG. Corneoscleral lesions in periarteritis nodosa and Wegener's granulomatosis. Trans Am Ophth Soc 1955; 53: 321-44.

Goar EL, Smith LS. Polyarteritis nodosa of the eye. Am J Ophthalmol 1952; 35: 1619-25.

Ingalls RG. Bilateral uveitis and keratitis accompanying periarteritis nodosa. Trans Am Acad Ophthalmol Otolaryngol 1951; 55: 630-1.

Kielar RA. Exudative retinal detachment and scieritis in polyarteritis. Am J Ophthalmol 1976; 82: 694-8.

Koike R, Yamada M, Matsunaga T, et al. Polyarteritis nodosa (PN) complicated with unilateral exophthalmos. Intern Med 1993; 32: 232-6.

Robinowitz M. Histopathologic features of nonarteriosclerotic diseases of the aorta and arteries. In: Sidaway AN, Sumpio BE, DePalma RG, eds. The Basic Science of Vascular Disease. Armonk, NY: Futura

Publishing, 1997: 357-60.
van Wien S, Merz EH. Exophthalmos secondary to polyarteritis nodosa. Am J Ophthalmol 1963; 56: 204-7.
Walton EW. Pseudotumor of the orbit and polyarteritis nodosa. J Clin Pathol 1959; 12: 410-26.
Zeek PM. Medical progress: periarteritis nodosa and other forms of necrotizing angiitis. N Engl J Med 1953; 248: 764-72.
Zeek PM. Periarteritis nodosa: a critical review. Am J Clin Pathol 1952; 22: 777-90.

Hypersensitivity (Leucocytoclastic) Angiitis

Bohndorf M, Baykal HE, Plinkert PK, et al. Audiovestibulare, ophthalmologische Befunde und Therapie bei 6 Patientinnen. HNO 1996; 44: 302-6.
Brenner EH, Shock JP. Proptosis secondary to systemic lupus erythematosus. Arch Ophthalmol 1978; 91: 81-2.
Cogan DG. Syndrome of nonsyphilitic interstitial keratitis and vestibuloauditory symptoms. Arch Ophthalmol 1945; 33: 144-9.
Cogan DG. Nonsymphilitic interstitial keratitis with vestibuloauditory symptoms. Report of four additional cases. Arch Ophthalmol 1949; 42: 42-9.
Cogan DG, Dickersin GR. Nonsymphilitic interstitial keratitis with vestibulo-auditory symptoms. A case with fatal aortitis. Arch Ophthalmol 1964; 71: 172-5.
Dicken CH. Periorbital edema: an important physical finding in dermatomyositis. Cutis 1991; 48: 116-7.
Fisher ER, Hellstrom HR. Cogan's syndrome and systemic vascular disease. Analysis of pathologic features with reference to its relationship to thromboangiitis obliterans (Buerger). Arch Ophthalmol 1961; 72: 572-92.
Garrity JA, Kennerdell JS, Johnson BL, Ellis LD. Cyclophosphamide in the treatment of orbital vasculitis. Am J Ophthalmol 1986; 102: 97-103.
Ghanchi FD, Williamson TH, Lim CS, et al. Colour Doppler imaging in giant cell (temporal) arteritis: serial examination and comparison with non-arteritic anterior ischaemic optic neuropathy. Eye 1996; 10: 459-64.
Gold DH, Morris DA. Ocular findings in systemic lupus erythematosus. Br J Ophthalmol 1972; 56: 800-4.
Haynes BF, Kaiser-Kupfer MI, Mason P, Fauci AS. Cogan's syndrome: studies in thirteen patients, long-term follow-up, and a review of the literature. Medicine 1980; 59: 426-41.
Haynes BF, Pikus A, Kaiser-Kupfer M, Fauci AS. Successful treatment of sudden hearing loss in Cogan's syndrome with corticosteroids. Arthritis Rheum 1981; 24: 501-3.
Henderson JW. Orbital Tumors. 3rd ed. Philadelphia: Lippincott-Raven, 1994.
Jordan DR, McDonald H, Olberg B, et al. Orbital panniculitis as the initial manifestation of systemic lupus erythematosus. Ophthal Plast Reconstr Surg 1993; 9: 71-5.
McNeil NF, Berke M, Reingold IM. Polyarteritis nodosa causing deafness in an adult. Report of a case with special reference to concepts about the disease. Ann Intern Med 1952; 37: 1253.
Nassani S, Cocito L, Arcuri T, Favale E. Orbital pseudotumor as a presenting sign of temporal arteritis. Clin Exp Rheum 1995; 13: 367-9.
Norton EWD, Cogan DG. Syndrome of nonsyphilitic interstitial keratitis and vestibuloauditory symptoms. A long-term follow-up. Arch Ophthalmol 1959; 61: 695-7.
Oliner L, Taubenhaus M, Shapira TM, Leshin N. Nonsymphilitic interstitial keratitis and bilateral deafness (Cogan's syndrome) associated with essential polyangitis (periarteritis nodosa). A review of the syndrome with consideration of a possible pathogenic mechanism. N Engl J Med 1953; 248: 1001-8.
Peitersen E, Carlsen BH. Hearing impairment as the initial sign of polyarteritis nodosa. Acta Otolaryngol 1966; 61: 189-95.
Serop S, Vianna RN, Claeys M, De Laey JJ. Orbital myositis secondary to systemic lupus erythematosus. Acta Ophthalmol 1994; 72: 520-3.
Wilkinson LS, Panush RS. Exophthalmos associated with systemic lupus erythematosus. Arthritis Rheum 1975; 18: 188-9.

Sclerosing Inflammation of the Orbit

Aylward GW, Sullivan TJ, Garner A, et al. Orbital involvement in multifocal fibrosclerosis. Br J Ophthalmol 1995; 79: 246-9.
Cervellini P, Volpin L, Curri D, et al. Sclerosing orbital pseudotumor. Ophthalmologica 1986; 193: 39-44.
Kennerdell JS. The management of sclerosing nonspecific orbital inflammation. Ophthalmic Surg 1991; 22: 512-8.
Levey JM, Mathai J. Diffuse pancreatic fibrosis: an uncommon feature of multifocal idiopathic fibrosclerosis. Am J Gastroenterol 1998; 93: 640-2.
Levine MR, Kaye L, Mair S, Bates J. Multifocal fibrosclerosis. Report of a case of bilateral idiopathic sclerosing pseudotumor and retroperitoneal fibrosis. Arch Ophthalmol 1993; 111: 841-3.
Manassero A, Cracco C, Terrone C, Rossetti SR. Coexistence of orbital and retroperitoneal involvement in multifocal fobrosclerosis: case report. Archivo Italiano di Urologia, Andrologia 1998; 70: 11-4.
McCarthy JM, White VA, Harris G, et al. Idiopathic sclerosing inflammation of the orbit: immunohistologic analysis and comparison with retroperitoneal fibrosis. Mod Pathol 1993; 6: 581-7.
Richards AB, Shalka HW, Roberts FJ, Flint A. Pseudotumor of the orbit and retroperitoneal fibrosis. A form of multifocal fibrosclerosis. Arch Ophthalmol 1980; 98: 1617-20.
Rootman J, McCarthy J, White V, et al. Idiopathic sclerosing inflammation of the orbit: a distinct clinicopathologic entitity. Ophthalmology 1994; 101: 570-84.
Schonder AA, Clift RC, Brophy JW, Dane LW. Bilateral recurrent orbital inflammation associated with retroperitoneal fibrosclerosis. Br J Ophthalmol 1985; 69: 783-7.
Van Hoe L, Oyen R, Gryspeerdt S, et al. Case report: pseudotumoral pelvic retroperitoneal fibrosis associated with orbital fibrosis. Br J Radiol 1995; 68: 421-3.

Granulomatous Inflammation of the Orbit

Mombaerts I, Schlingemann RO, Goldschmeding R, Koornneef L. Idiopathic granulomatous orbital inflammation. Ophthalmology 1996; 103: 2135-41.
Satorre J, Antle CM, O'Sullivan R, et al. Orbital lesions with granulomatous inflammation. Can J Ophthalmol 1991; 26: 174-95.

Foreign Body Granuloma

Abramson DH, Andracchi S. Orbital avitene granuloma formation after enucleation for intraocular retinoblastoma. Am J Ophthalmol 1997; 123: 567-9.
Feldmann R, Harms M, Chavaz P, et al. Orbital and palpebral paraffinoma. J Am Acad Dermatol 1992; 26: 833-5.
Hintschich CR, Beyer-Machule CK, Stefani FH. Paraffinoma of the periorbit - a challenge for the oculoplastic surgeon. Ophthal Plast Reconstr Surg 1995; 11: 39-43.
Katz SE, Rootman J. Adverse effects of bone wax in surgery of the orbit. Ophthal Plast Reconstr Surg 1996; 12: 121-6.
Witschel H, Geiger K. Paraffin induced sclerosing lipogranuloma of eyelids and anterior orbit following endonasal sinus surgery. Br J Ophthalmol 1994; 78: 61-5.

Sarcoid and Sarcoidosis

Bronson LJ, Fisher YL. Sarcoidosis of the paranasal sinuses with orbital extension. Arch Ophthalmol 1976; 94: 243-4.
Cook JR, Brubaker RF, Savell J, Sheagren J. Lacrimal sarcoidosis treated with corticosteroids. Arch Ophthalmol 1972; 88: 513-7.
Crick RP, Hoyle C, Smellie H. The eyes in sarcoidosis. Br J Ophthalmol 1961; 45: 461-81.
Crystal GG, Roberts RC, Hunninghake GW, et al. Pulmonary sarcoidosis: a disease characterized and perpetuated by activated lung T lymphocytes. Ann Intern Med 1981; 94: 73-94.
Daniele RP. Sarcoidosis: diagnosis and management. Hosp Pract 1983; 18: 113-5.
Fanburg BL. Sarcoidosis and Other Granulomatous Diseases of the Lung.

New York: Marcel Dekker, 1983.
Fisher OE, Burton GG, Bryan WE. Sarcoidosis involving the lacrimal sac. Am Rev Respir Dis 1971; 103: 708-10.
James DG. The diagnosis and treatment of ocular sarcoidosis. Acta Med Scand Suppl 1964; 425: 203-8.
James DG, Neville E, Langley DA. Ocular sarcoidosis. Trans Ophthalmol Soc UK 1976; 96: 133-9.
Jensen VJ. Sarcoidosis of the orbit. Acta Ophthalmol [Kbh] 1957; 35: 416-9.
Kao SCS, Rootman J. Unusual ophthalmic presentations of dural sheath sarcoid: report of two cases. Can J Ophthalmol 1996; 31: 195-200.
Karma A. Diagnosing sarcoidosis by transconjunctival biopsy of the lacrimal gland. Am J Ophthalmol 1984; 98: 640-2.
Karma A, Poukkula A, Ruokonen A. Gallium[67] citrate scanning in patients with lacrimal gland and conjunctival sarcoidosis. A report on three cases. Acta Ophthalmol 1984; 62: 549-55.
Katz P, Fauci AS, Yeager H Jr, Reen BM. Serum angiotensin-converting enzyme and lysozyme in granulomatous diseases of unknown cause. Ann Intern Med 1981; 94: 359-60.
Khan F, Wessely Z, Chazin SR, Seriff NS. Conjunctival biopsy in sarcoidosis: a simple, safe, and specific diagnostic procedure. Ann Ophthalmol 1977; 9: 671-6.
Lauver JW, Gooneratne NS. Lacrimal, parotid and mediastinal uptake of gallium 67 in sarcoidosis. Br J Radiol 1976; 52: 582-4.
Mayock RL, Bertrand P, Morrison CE. Manifestations of sarcoidosis. Analysis of 145 patients, with a review of nine series selected from the literature. Am J Med 1963; 35: 67-89.
Melmon KL, Goldberg JS. Sarcoidosis with bilateral exophthalmos as the initial symptom. Am J Med 1962; 33: 158-60.
Moller DR. Systemic sarcoidosis. In: Fishman AP, ed. Pulmonary Diseases and Disorders, vol 1. New York: McGraw-Hill, 1998: 1055-68.
Nessan VJ, Jacoway JR. Biopsy of minor salivary glands in the diagnosis of sarcoidosis. N Engl J Med 1979; 301: 922-4.
Nichols CW, Mishkin M, Yanoff M. Presumed orbital sarcoidosis: report of a case followed by computerized axial tomography and conjunctival biopsy. Trans Am Ophth Soc 1978; 76: 67-75.
Nowinski T, Flanagan J, Ruchman M. Lacrimal gland enlargement in familial sarcoidosis. Ophthalmology 1983; 90: 909-13.
Obenauf CD, Shaw HE, Sydnor CF, Klintworth GK. Sarcoidosis and its ophthalmic manifestations. Am J Ophthalmol 1978; 86: 648-55.
Papo I, Beltrami CA, Salvolini U, Caruselli G. Sarcoidosis simulating a glioma of the optic nerve. Surg Neurol 1977; 8: 353-5.
Satorre J, Antle M, White V, Rootman J. Inflamaciones sarcoideas de la orbita. Archivos de la Sociedad Espanol de Oftalmologia 1991; 60: 609-16.
Sharma OP, Vita JB. Determination of angiotensin-converting enzyme activity in tears. A noninvasive test for evaluation of ocular sarcoidosis. Arch Ophthalmol 1983; 101: 559-61.
Silverstein A, Feuer MM, Siltzbach LE. Neurologic sarcoidosis. Study of 18 cases. Arch Neurol 1965; 12: 1-11.
Thrasher DR, Briggs DD, Jr. Pulmonary sarcoidosis. Clin Chest Med 1982; 3: 537-63.
Weinreb RN, Yavitz EQ, O'Connor GR, Barth RA. Lacrimal gland uptake of gallium citrate Ga 67. Am J Ophthalmol 1981; 92: 216-20.
Wolk RB. Sarcoidosis of the orbit with bone destruction. AJNR 1984; 5: 204-5.

Xanthogranulomatous Disorders of the Orbit

Alper MG, Zimmerman LE, LaPiana FG. Orbital manifestations of Erdheim-Chester disease. Trans Am Ophth Soc 1983; 81: 64-85.
Bullock JD, Bartley GB, Campbell RJ, et al. Necrobiotic xanthogranuloma with paraproteinemia: case report and a pathogenetic theory. Ophthalmology 1986; 93: 1233-6.
Codere F, Lee RD, Anderson RL. Necrobiotic xanthogranuloma of the eyelid. Arch Ophthalmol 1983; 101: 60-3.
Cornblath WT, Dotan SA, Trobe JD, Headington JT. Varied clinical spectrum of necrobiotic xanthogranuloma. Ophthalmology 1992; 99: 103-7.
Floyd BB, Brown B, Isaacs H, Minckler DS. Pseudorheumatoid nodule involving the orbit. Arch Ophthalmol 1982; 100: 1478-80.
Jakobiec FA, Mills MD, Hidayat AA, et al. Periocular xanthogranulomas associated with severe adult-onset asthma. Trans Am Ophth Soc 1993; 91: 99-129.
Kossard S, Winkelmann RK. Necrobiotic xanthogranuloma with paraproteinemia. J Am Acad Dermatol 1980; 3: 257-70.
Macfarlane AW, Verbov JL. Necrobiotic xanthogranuloma with paraproteinaemia. Br J Dermatol 1985; 113: 339-43.
Nasr AM, Johnson T, Hidayat A. Adult onset primary bilateral orbital xanthogranuloma. Orbit 1991; 10: 13-22.
Robertson DM, Winkelmann RK. Ophthalmic features of necrobiotic xanthogranulorna with paraproteinemia. Am J Ophthalmol 1984; 97: 173-83.
Rose GE, Patel BC, Garner A, Wright JE. Orbital xanthogranuloma in adults. Br J Ophthalmol 1991; 75: 680-4.
Ross MJ, Cohen KL, Peiffer RL Jr, Grimson BS. Episcleral and orbital pseudorheumatoid nodules. Arch Ophthalmol 1983; 101: 418-21.
Shields JA, Karcioglu ZA, Shields CL, et al. Orbital and eyelid involvement with Erdheim Chester disease. Arch Ophthalmol 1991; 109: 850-4.
Zimmerman LE. Ocular lesions of juvenile xanthogranuloma: nevoxanthoendothelioma. Trans Am Acad Ophthalmol Otolaryngol 1965; 69: 412-39.

Fibro-osseous Lesions

O'Sullivan RM, Nugent RA, Satorre J, Rootman J. Granulomatous orbital lesions: computed tomographic features. Can Assoc Radiol J 1992; 43: 349-58.
Satorre J, Antle CM, O'Sullivan R, et al. Orbital lesions with granulomatous inflammation. Can J Ophthalmol 1991; 26: 174-95.

Melkersson-Rosenthal Syndrome

Cockerham KP, Hidayat AA, Cockerham GC, et al. Melkersson-Rosenthal syndrome: new clinicopathologic findings in 4 cases. Arch Ophthalmol 2000;118:227-32.
Yeatts RP, White WL. Granulomatous blepharitis as a sign of Melkersson-Rosenthal syndrome. Ophthalmology 1997;104:1185-90.

Kimura's Disease

Archer KF, Hurwitz JJ, Heathcote G. Orbital angiolymphoid hyperplasia with eosinophilia. Presentation as chalazion. Ophthalmic Plastic & Reconstructive Surgery 1991; 7: 208-21.
Buggage RR, Spraul CW, Wojno TH, Grossniklaus HE. Kimura disease of the orbit and ocular adnexa. Surv Ophthalmol 1999;44:79-91.
Cook HY, Stafford ND. Angiolymphoid hyperplasia with eosinophilia involving the lacrimal gland: case report. Br J Ophthalmol 1988; 72: 710-2.
Francis IC, Kappagoda MB, Smith J, Kneale K. Kimura's disease of the orbit. Ophthalmic Plastic & Reconstructive Surgery 1988; 4: 235-9.
Fu KK. Orbital Kimura's disease. J Roy Soc Med 1993; 86: 234-5.
Hareyama M, Oouchi A, Nagakura H, et al. Radiotherapy for Kimura's disease: the optimum dosage. Int J Rad Oncol Biol Phys 1998; 40: 647-51.
Hidayat AA, Cameron JD, Font RL, Zimmerman LE. Angiolymphoid hyperplasia with eosinophilia (Kimura's disease) of the orbit and ocular adnexa. Am J Ophthalmol 1983; 96: 176-89.
Hui PK, Chang JK, Ng CS, et al. Lymphadenopathy of Kimura's disease. Am J Surg Pathol 1989; 13(3): 177-86.
Jayamanne DGR, Webber SK, Ridley REW, et al. Angiolymphoid hyperplasia with eosinophilia (Kimura's disease) of the conjunctiva. Br J Ophthalmol 1995; 79: 1053-4.
Kennedy SM, Pitts JF, Lee WR, Gibbons DC. Bilateral Kimura's disease of the eyelids. Br J Ophthalmol 1992; 76: 755-7.
Kim GE, Kim WC, Yang WI, et al. Radiation treatment in patients with recurrent Kimura's disease. Int J Rad Oncol Biol Phys 1997; 38: 607-12.
Kuo T, Shih L, Chan H. Kimura's disease. Am J Surg Pathol 1988; 12(11): 843.
Moroz I, Rosen N, Rosner M. Bilateral Kimura's disease with devastating visual outcome. Eye 1998; 12: 102-3.

Nomura K, Sasaki C, Murai T, et al. Angiolymphoid hyperplasia with eosinophilia: successful treatment with indomethacin farnesil. Br J Dermatol 1996; 134: 189-90.

Senel MF, Van Buren CT, Etheridge WB, et al. Effects of cyclosporine, azathioprine and prednisone on Kimura's disease and focal segmental glomerulosclerosis in renal transplant patients. Clinical Nephrology 1996; 45: 18-21.

Sheren SB, Custer PH, Smith ME. Angiolymphoid hyperplasia with eosinophilia of the orbit associated with obstructive airway disease. Am J Ophthalmol 1989; 108: 167-9.

Smith DL, Kincaid MC, Nicolitz E. Angiolymphoid hyperplasia with eosinophilia (Kimura's disease) of the orbit. Arch Ophthalmol 1988; 106: 793-5.

Sjogren's Syndrome

Adamson TC 3rd, Fox RI, Frisman, DN, Howell FV. Immunohistologic analysis of lymphoid infiltrates in primary Sjogren's syndrome using monoclonal antibodies. J Immunol 1983; 130: 203-8.

Bloch KJ, Buchanan WW, Wohl MJ, Bunim JJ. Sjogren's syndrome: a clinical, pathological and serological study of 62 cases. Medicine 1965; 44: 187.

Chisholm DM, Mason DK. Labial salivary gland biopsy in Sjogren's disease. J Clin Pathol 1968; 21: 656-60.

Fauci AS, Moutsopoulos HM. Polyclonally triggered B cells in the peripheral blood and bone marrow of normal individuals and in patients with systemic lupus erythematosus and primary Sjogren's syndrome. Arthritis Rheum 1981; 24: 577-83.

Heaton JM. Sjogren's syndrome and systemic lupus erythematosus. Br Med J 1959; 1: 466.

Izumi M, Eguchi K, Uetani M, et al. MR features of the lacrimal gland in Sjogren's syndrome. AJR 1998;170:1661-6.

Kolsi R, Abid M, Rebai T, et al. Syndrome de Gougerot-Sjogren associe aux dysthyroidies. Revue du Rhumatisme et des Maladies Osteo-Articulaires 1990; 57: 805-8.

Moutsopoulos HM (moderator). NIH Conference. Sjogren's syndrome (sicca syndrome): current issues. Ann Intern Med 1980; 92(Part 1): 212-26.

Scofield RH. Autoimmune thyroid disease in systemic lupus erythematosus and Sjogren's syndrome. Clinical & Experimental Rheumatology 1996; 14: 321-30.

Shearn MA. Sjogren's Syndrome. Philadelphia: WB Saunders, 1971.

Shearn MA. Sjogren's syndrome. Med Clin N Am 1977; 61: 271-82.

Talal N, Bunim JJ. The development of malignant lymphoma in the course of Sjogren's syndrome. Am J Med 1964; 36: 529.

Talal N, Sokoloff L, Barth WF. Extrasalivary lymphoid abnormalities in Sjogren's syndrome (reticulum cell sarcoma, pseudolymphoma, macroglobulinemia). Am J Med 1967; 43: 50-65.

Sinus Histiocytosis

Foucar E, Rosai J, Dorfman R. Sinus histiocytosis with massive lymphadenopathy (Rosai-Dorfman disease): review of the tentity. Sem Diagn Pathol 1990; 7: 19-73.

Remadi S, Anagnostopoulou ID, Jlidi R, et al. Extranodal Rosai-Dorman disease in childhood. Pathology, Research & Practice 1996; 192: 1007-15.

Resnick DK, Johnson BL, Lovely TJ. Rosai-Dorfman disease presenting with multiple orbital and intracranial masses. Acta Neuropathologica 1996; 91: 554-7.

Castleman's Disease

Herrada J, Cabanillas F, Rice L, et al. The clinical behavior of localized and multicentric Castleman disease. Ann Intern Med 1998;128:657-62.

Kurokawa T, Suzuki S, Kawaguchi K, et al. Castleman diseaes presenting with ophthalmic signs and symptoms. Am J Ophthalmol 1999;128:114-6.

Palestro G, Turrini F, Pagano M, Chiusa L. Castleman's disease. Adv Clin Path 1999;3:11-22.

Snead MP, James JN, Snead DRJ, et al. Orbital lymphomas and Castleman's disease. Eye 1993;7:84-8.

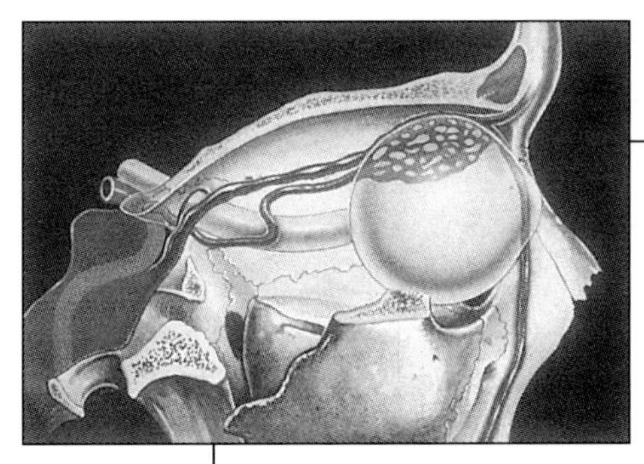

第13章 血管性病变

一、概念模型

想理解眼眶的血管性病变，就要熟悉胚胎学、病理生理学和血流动力学概念，这些与病变生物学行为、临床表现及治疗方案关系密切。既往，眼眶或其他部位的血管病变严格的依据疾病分类学定义，随着认知的增加，这些疾病的解剖和病理基础也越来越清楚。广义上说，血管性病变分为血管畸形、动静脉交通和新生物。从发病机制看，血管的胚胎发育和解剖决定了疾病的类型和发展。了解每个病例的血流动力学的本质是处理这些血管病变的基础。

为了了解这些病变，就要清楚新生物与畸形的区别（表13-1）。新生物出生时并不存在，而是伴或不伴有发育过程的增生的结果。相反，尽管血管畸形生长隐匿，并随着整个机体的生长而长大，但它是先天存在的。新生物在细胞水平上以内皮细胞增生为特征。并且，可以转移到体外环境继续生长。血流动力学方面，他们有与正常血管系统相连的输入输出管腔。而畸形有扁平的内皮细胞，在体外不能生长，有发育不全的血管层。影像学方面，新生物边缘清晰，可分叶，实质染色。而畸形弥漫分布，无实质染色，或呈斑状染色，与扩张的不规则增大的血管相连，局部有钙化。对相邻骨骼结构的影响也有差异。新生物产生占位效应（扩张相邻骨骼结构和使软组织移位），或浸润骨骼和软组织。而畸形通过融合，使骨骼和软组织产生扭曲、增生和破坏，并改变他们的血流动力学。

在胚胎发育期，外周循环分三期发展。间质细胞的索带形成未分化的毛细血管网；随后，相连的通道发展为网状血管丛，来自动脉端的血液通过该血管丛流入静脉端。血流开始时即发生重构，使一些血管关闭，另一些保留下来或扩张，最终成熟的循环建立起来。在胚胎血管发育时，任何时期发育异常均会导致相应的病变。因此畸形包括了单纯静脉、动脉、淋巴管、毛细血管或以上几种的混合存在，可多部位同时发生。

眼眶血管畸形的临床特性，决定于与其相关的主要血管类型（动脉、静脉或淋巴管）。动静脉交通与新生物也是如此，动静脉交通可分为先天性和获得性。新生物从定义上是来源于血管系统的增生性

表 13-1　血管新生物与畸形的比较

新生物	畸形
临床	
非先天性	先天性（可隐匿）
增生±退化	与机体一起生长
细胞学	
生长细胞（隆起的内皮细胞）	扁平内皮
体外可生长	体外不能生长
正常的输入输出血管	发育不全的血管
放射学	
边缘清±分叶	弥漫
实质染色	不染色
	低流量：静脉石和扩张管腔
	高流量：增大的血管
	无血流
骨骼	
占位效应	可产生扭曲、增生和破坏

病变，可为发育不全或逆向分化。

临床上最重要的是各种血管病变的血流动力学本质，这决定了病变的表现和治疗方案。血流动力学可以理解为病变的输入输出血流的关系和相互影响，这对某些病变非常有用。例如，动静脉畸形从正常动脉系统输入血流，从正常的静脉系统输出血流，动脉血流入畸形血管中，通过眼上静脉或眼下静脉流入静脉窦。由于缺乏交通毛细血管，病变直接将血流分流到正常的静脉系，当血流量高时，表现为波动性、湍流、进行性动脉化和潜在血栓。相反，获得性动静脉分流可自发形成，也可继发于创伤。继发于创伤的交通为动脉向静脉系统的高血流量形成的瘘。在眼眶中，颈动脉海绵窦瘘是典型的动静脉交通的例子。由于血流是从动脉到静脉，输出血流通过静脉以逆行方式注入正常组织，导致肿胀、渗出、压力升高、波动、杂音。获得性低流量硬脑膜瘘是小静脉血栓的结果，导致越来越少的静脉分流。这种情况下，增加的静脉压远比高流瘘低，导致血栓、渗出和水肿。

获得性动静脉交通的特异性表现反映了血流动力学改变。从正常动脉到正常静脉的高分流病变表现为搏动性杂音，可见到或可触及到眼眶搏动，静脉压升高后的变化（巩膜外静脉扩张、眼压升高、眼眶组织水肿和视网膜充血）。动静脉低分流病变体征较轻，有眼球突出但无波动感，无杂音，眼内压轻度升高。但低分流有发生突发血栓的趋势，依据不同的血流动力学改变，上述症状可减轻或加重。

在循环的静脉方面，最明显的血流动力学异常为扩张性静脉畸形。病变为非常丰富的异常静脉网并与静脉系统直接沟通。系统压力增加（瓦尔萨尔瓦试验或胸内压增加）、血流量减少均可导致畸形血管扩张。

从应用临床的角度看，来源于静脉始基的其余眼眶血管畸形表现出不易觉察的延展性、反复突发的出血、扩张和水肿。这反映出缺乏或没有与正常动静脉系统相通的管道，这包括非扩张性静脉曲张和淋巴管瘤，很可能是静脉和淋巴管混合性病变。单纯的淋巴管畸形在眼眶少见，常位于眶前部，临床和影像学证实，与周围血管无直接血流动力学关系。

新生物具有能影响增生的血流动力学成分。例如，毛细血管瘤顶部作为动脉部分的基地，增加了病变血供，表现出搏动和充血。降低毛细血管瘤的流出量（增加颈静脉压力，如哭喊）导致扩张和增加搏动，并且由于降低血氧饱和度而产生蓝色改变。

大多病变产生占位效应，这可为正相（眼球突出或眼球移位）或负相（眼球内陷-位于扩张的静脉曲张中），或间歇性（外伤性颈动脉海绵窦瘘和先天性高流瘘动静脉畸形引起的搏动性突眼，或扩张性静脉畸形在瓦尔萨尔瓦试验时引起眼球突出）。

总之，我们怀疑血管病变时依据其临床表现，包括其本身的特征、肿胀、血管充血（由于动静脉分流、扩张或静脉血栓）、自发出血（伴或不伴有既往异常）、眼眶搏动、间歇性眼球突出。

本章将讨论主要的眼眶血管病变。畸形可分为动脉性、静脉性、混合性、淋巴管性和混杂性先天性血管病变。因为海绵状血管瘤的生物特性，我们也将其归为畸形。另一类血管病变是动静脉交通，可分为创伤性或自发性。余下为新生物、动脉瘤、阻塞性病变和眼眶中未分类的血管病变。

二、畸形

在发病机制和血流动力学方面，血管畸形与获得性动静脉分流或瘘不同。它们来源于动脉系统、静脉系统或两者兼有。动脉来源的畸形通过毛细血管床短路发展为动静脉分流，血流直接从动脉注入到静脉流出。另一方面，静脉畸形包括单纯的静脉扩张，或伴有异常流出道的复杂性静脉异常。再者，淋巴管病变来源于静脉始基，包括孤立的单纯淋巴通道或更多见的混合性静脉淋巴管畸形。总之，任何动静脉、淋巴管或毛细血管都会发生畸形。

眼眶病协会采用了按血流动力学对眼眶血管畸形分类的方法。这种分类有助于根据血流情况进行鉴别诊断，对病变的症状、体征以及治疗很有帮助。在将一例疾病归类之前，要分析大量的临床和影像学特征，包括体位性变化、搏动和杂音、瓦尔萨尔瓦试验结果、超声或多普勒血流影像（可证明血流情况，静脉流或动脉流）、对比增强CT或CT血管造影结果、水平和冠状CT扫描病变大小的改变、MRI和MR血管造影的血流特征、静脉图（直接或间接）或动脉图显示内部的血流特征。在此基础上，可将眼眶血管畸形归为以下类型（表13-2）：

1型——无血流（独立的血流动力学）。例如真正的淋巴管畸形和一些静脉淋巴管畸形。

2型——静脉血流。包括通过临床和影像发现的

表 13-2 血管病变的血流动力学分类

类型	血流动力学	临床特征	影像学	组织学
1 型——无血流				
淋巴管瘤(混合性静脉淋巴管畸形)		反复出血,多边界不清	强化 CT 为不规则斑片状;MRI 显示新鲜和陈旧的血性囊肿;直接注射病变内停留	扩张、薄壁、发育不良、含浆液的血管伴淋巴细胞聚集
2 型——静脉血流				
扩张性	直接与静脉系统相连,血流丰富	瓦尔萨尔瓦试验或弯腰时增大;扩张处可疼痛;可多发	冠状 CT 显示扩张;多普勒可见血流;均匀强化;直接注射可见与静脉系统直接相连;逆向注射病变处聚集;1 型:扩张伴正常流出;2 型:畸形伴正常流出;3 型:单一或多条血管	含血液的变形静脉通道,无血栓或间质内出血
非扩张性	直接与静脉系统相连,血流少	瓦尔萨尔瓦试验时不增大;易反复出血,与 1 型相似	直接注射致流出;逆向注射病变部分充盈;CT 和 MRI 均匀增强;局部有新鲜和陈旧出血	不规则变形的静脉伴程度不同的新鲜和陈旧血液
混合性淋巴管静脉扩张性	扩张性和非扩张性特征(1型与2型)	1 型与 2 型扩张性特征	1 型与 2 型扩张性特征	变形的淋巴管和静脉管道,新旧血液,平滑肌束
3 型——动脉血流				
动静脉畸形	直接由畸形反流入静脉;眶内眶外分流	瓦尔萨尔瓦试验触痛;极少出血;随时间逐渐扩张	CT和CT血管造影可见均匀增强;MRI可见流空;偶见新旧出血;多普勒可见搏动和血流;静脉压增高时可增大;直接注射由正常或动脉化的静脉快速流出;动脉内注射可见血管性肿块伴高流量流出道	厚壁不规则的动脉管道,可有基质出血
海绵状血管瘤	经畸形的低流量	无痛性扩张	边界清楚的不规则病变,斑片或均匀增强;血管造影可见晚期蓄积;直接注射病变聚集	薄壁充血的管腔,可见平滑肌和纤维基质
获得性动静脉分流				
高流瘘	由动脉逆流入眼眶静脉	搏动性、肿胀、血管杂音、眼内压增高、眼上静脉扩张、偶见缺血性视网膜病变	CT和MRI可见眼上静脉、眼外肌扩张,硬脑膜、海绵窦血管性病变;多普勒可见搏动;超声可见眼上静脉、眼外肌扩张;选择性血管造影可见分流	动脉化的静脉
低流瘘	动脉到静脉的反流	与高流瘘相同,但程度轻	与高流瘘相同,但程度轻	较薄的动脉化的静脉

随静脉压力升高而增大的扩张性血管畸形。混合型扩张性静脉淋巴管畸形具有1型和2型特征。非扩张性静脉和混合性非扩张性静脉淋巴病变可见反复出血、膨胀和炎症,从临床表现上不易区别。扩张性静脉畸形是无害的。

3型——动脉血流。这类病变可见动脉血流。最常见为动静脉畸形，血流直接从动脉端通过畸形流入静脉端。

最后，按解剖特点，血管畸形分为四类：浅表病变，包括结膜或睑血管畸形；深部病变，完全位于球后而表面无改变；混合病变，既有浅表又有深部病变；复杂病变，累及眼眶、眶骨膜甚至颅内组织等多发病变（图13-1）。

1. 动静脉畸形

（1）高流瘘病变

◎ 临床表现

眼眶的动静脉畸形的特性是高流量动脉血注入畸形，通过正常静脉通道流出，产生动脉化（图13-2）。因而，它们通过眼眶系统的短路从系统中分流出血液，而不进入正常的血管通道。临床上，表现为搏动性眼球突出，偶发出血或栓塞，通过动脉化静脉产生海蛇头效应。在体内其他部位，这种病变可以从系统中分流出大量血液，使组织缺血，导致盗血综合征，当病变非常大或多发时，可导致心衰。这种高流量动脉畸形有杂音，当饱食后或Valsalva试验时可产生疼痛。

◎ 影像学表现

眼眶动静脉畸形为不规则快速增强的肿块，多普勒显示高流量特征，MRI显示流空效应。直接选择性血管造影显示迅速充盈的近轴动脉系统、畸形和远端静脉流出（图13-3）。

◎ 治疗

可利用放射介入血管技术治疗高流量动静脉畸形。当病变位于眼眶内，可以有选择性地将导管置于后睫状血管和中央视网膜血管的远端，诱发利多卡因试验，选择性黏合栓塞后切除（图13-4）。对于那些供养血管位于眼眶外的病变，栓塞后切除和手术都是安全和直接的方法。更为复杂的动静脉畸形可能是多系统先天血管畸形的一部分，以后再讨论。

（2）低流量畸形

①海绵状血管瘤

◎ 血流动力学

海绵状血管瘤被认为是血管错构瘤，但在某些方面更像低流量动静脉血管畸形；它们拥有直接的相对较小的动脉输入和输出。直接注射手术取出的病变，显示它们由交错相连的血管通道组成，内有血流，充盈较慢，与局部栓塞的区域无关（图13-5D）。

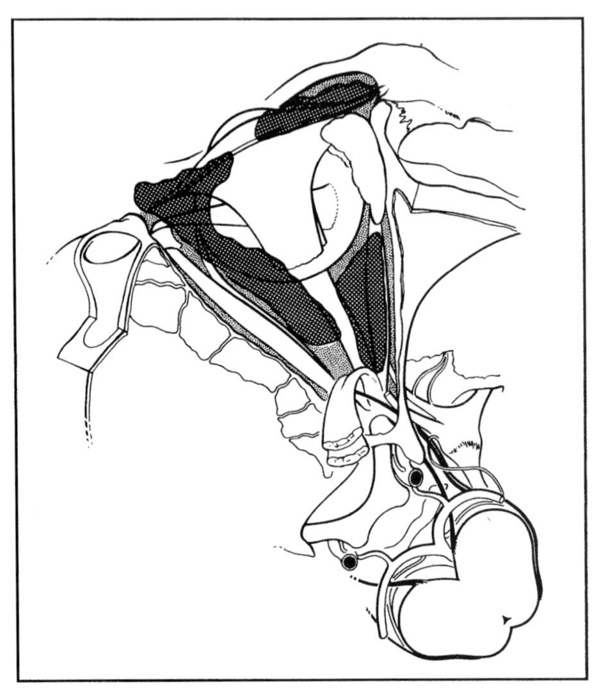

图13-1 眼眶示意图显示血管肿瘤的主要解剖亚型，包括浅表（皮肤、眶隔前、结膜）、深部（眶隔后、肌锥内）和浅表深部的混合病变。

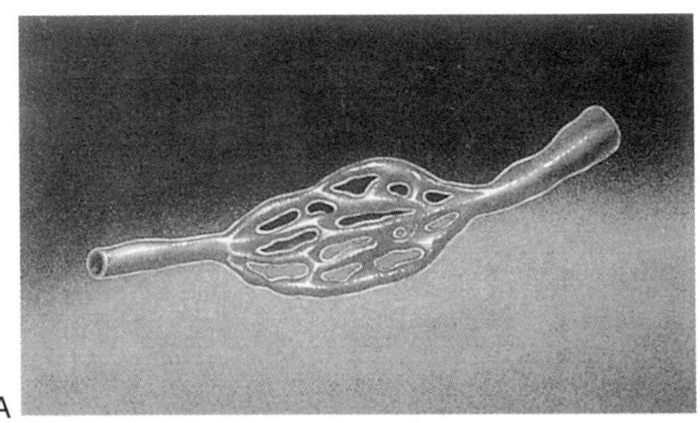

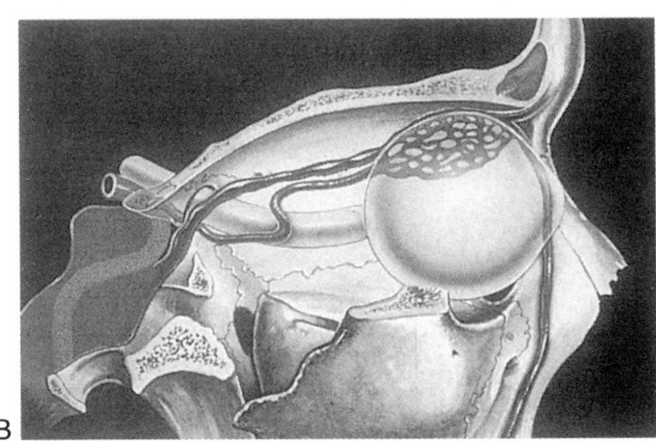

图13-2 来源于眼动脉分支的动静脉畸形的输入输出系统，通过眼上静脉系统注入海绵窦。

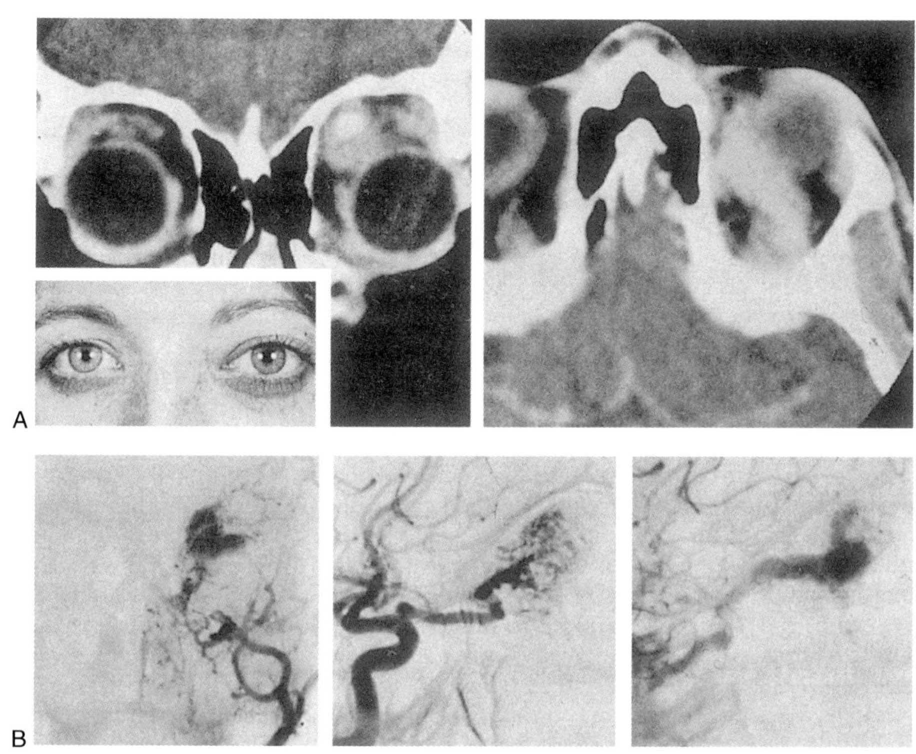

图 13-3 （A）17 岁女性患者，原发性动静脉畸形，眼球突出 3 年，进一步临床观察发现有与脉搏同步的眼眶搏动。CT 显示边界不清、密度增大的肿块和扩张的眼上静脉，可见钙化。（B）血管造影显示扩张的眼动脉（中图）和颈外动脉分支（左图）供应杂乱的畸形血管，早期排入明显扩大的眼上静脉（右图）。

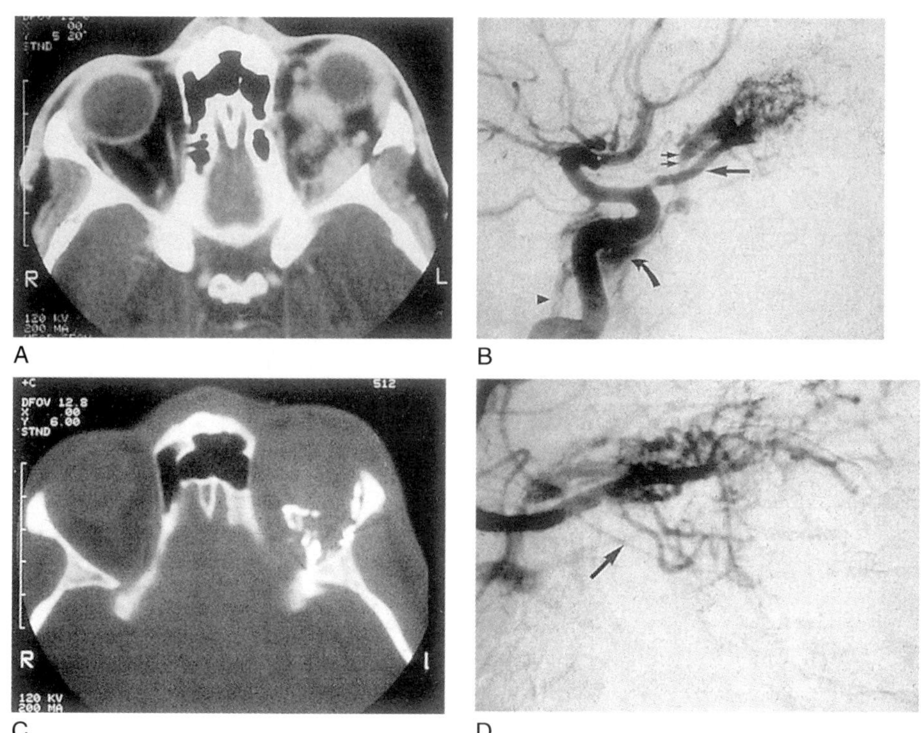

图 13-4 眼眶内动静脉畸形经选择性黏合栓塞、切除的 CT 和血管造影特征。（A）CT 显示位于上方和外侧的病变。（B）从左颈内静脉注射造影剂，可见扩张的眼动脉（直箭头）供养由小血管构成的弥漫性动静脉畸形，静脉引流通过后部的眼上静脉（双箭头）注入海绵窦（弯箭头）和下方岩窦（小箭头）。（C）CT 显示供养血管栓塞后的表现。（D）氰丙烯酸异丁脂栓塞了三支血管后，造影显示动静脉畸形显著减小，眼上静脉变细，睫状后动脉明显（直箭头）。

组织病理学显示，肿瘤外有包囊，内有大量内皮衬里的管腔组成，血管壁和基质内富含疏松分布的平滑肌。海绵状血管瘤在组织学和血流动力学上属于低流量动脉端的错构瘤畸形，临床和影像学特征可证实。临床上，这些肿瘤质软，超声上有可压缩性，证实了肿瘤缓慢充盈。具有与肝血管瘤类似的闪烁图案。MRI钆造影中，病变早期中央斑片状增强，晚期全部均质充盈（20~60min）。这些特性体现出病变起源于动脉。直接血管造影可见数个小的肿瘤内聚集区，在动脉晚期出现，持续到静脉期（图13-5C）。

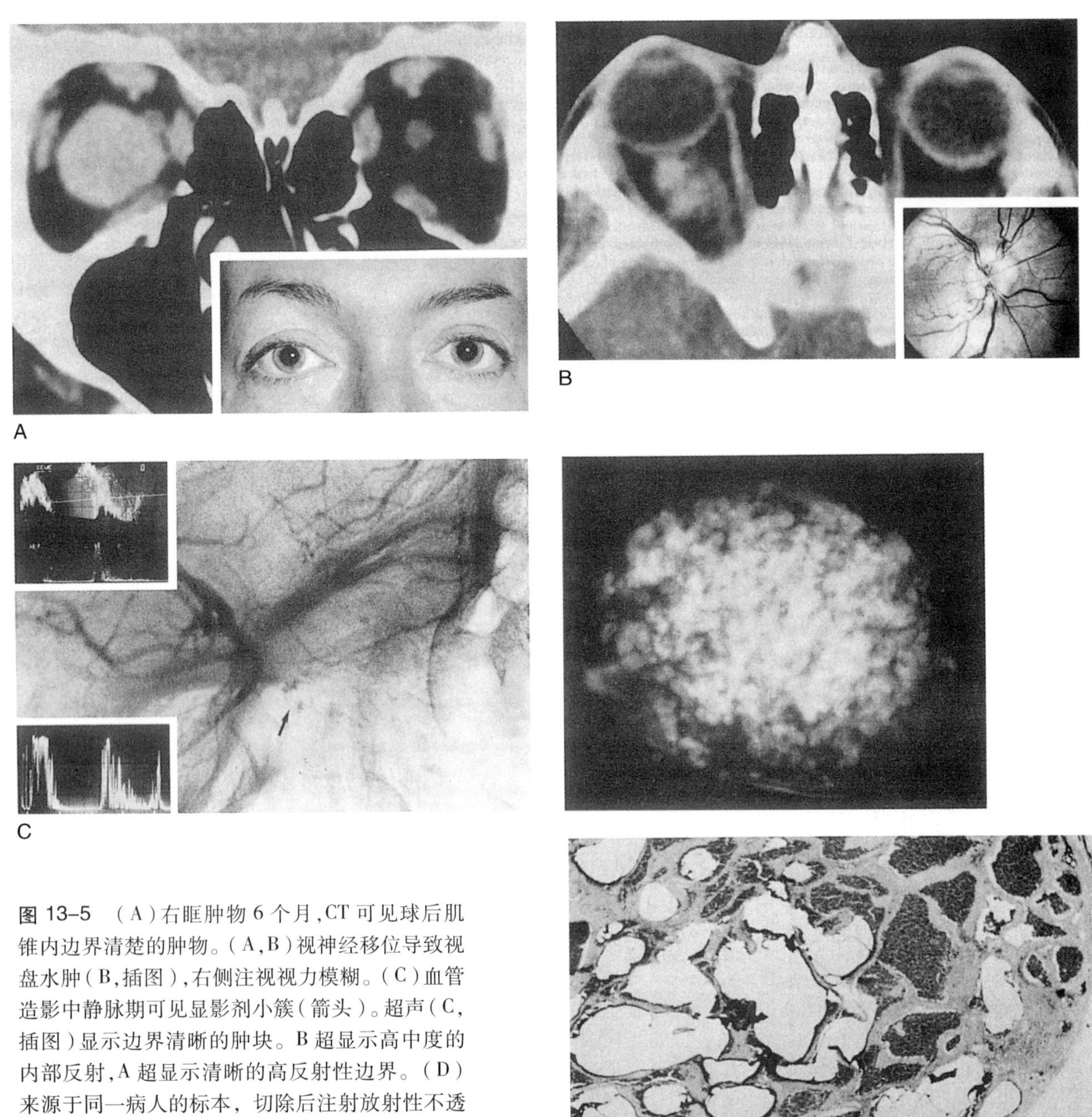

图 13-5 （A）右眶肿物6个月，CT可见球后肌锥内边界清楚的肿物。（A，B）视神经移位导致视盘水肿（B，插图），右侧注视视力模糊。（C）血管造影中静脉期可见显影剂小簇（箭头）。超声（C，插图）显示边界清晰的肿块。B超显示高中度的内部反射，A超显示清晰的高反射性边界。（D）来源于同一病人的标本，切除后注射放射性不透明的造影剂。注意囊的边缘清晰，血管管腔相互交错呈网状，有些区域未充盈如右侧，这表明血供的多源性（HE染色，×2.5）。

肿瘤主体部分不显影，眼动脉及其分支移位或伸长但不扩张。直接注射证实病变内管道交错，但很少有局部栓塞。这些病变有非常小的动脉输入、非常缓慢的血流以及微小静脉的输出通道。

临床表现

海绵状血管瘤是良性非浸润性病变，表现为缓慢进展的非浸润占位效应。尽管它们可以随时间逐渐演变，但也只有一小部分出现明显的瘢痕、含铁血黄素沉积、血栓或炎性浸润。因此，临床上一般不会见到突发的炎症或出血表现，并且病史呈缓慢进展的占位效应。

我们观察了44例海绵状血管瘤，好发于30~70岁成人，多发于肌锥内和外侧，产生占位效应（如眼球突出、后极凹痕、脉络膜皱褶、视神经移位），极少出现运动障碍（图13-5）。其中，25例（57%）主诉视觉症状（进行性远视）。由于肿瘤进展缓慢，病人不易觉察，但与以往照片对比后，常发现出持续多年的眼球突出。体积非常大或位于眶轴的肿瘤会压迫视神经、出现复视或眼眶疼痛（图13-6）。凝视会诱发视神经压迫，有2例因此出现短暂性全盲。

◎ 影像学表现

CT显示边缘光滑、界限清晰的椭圆或圆形肌锥内肿物，强化后增强。少数病变的小部分延伸到肌锥外，但大部分位于肌锥内。大多数肿物在外侧生长、使视神经向内侧移位；眼球突出，由于肿物压迫产生眼球压迹。由于肿物长期缓慢增长的压迫作用，大约有一半病例出现眶外壁轻度向外突出。强化部分可为均质或不均质，比例基本相等。通过高质量的扫描，大多数病例可看到不增强的视神经；视神经明显移位，而不被肿瘤包围。偶可见到小部分钙化。

B超显示圆形、后界完整、边缘清晰的肌圆锥内肿物（图13-5C）。内部有回声，相邻眼外肌回声增强。A超在规则高反射峰之间可见介质反射，并且介质声波衰减。边界清晰，后界高反射峰为包囊。

颈内血管造影显示肿瘤内数处小的造影剂聚集，于动脉晚期出现，一直持续到静脉期（图13-5C）。肿物主体不显影。眼动脉及其分支可移位、扭曲，但不扩张，从颈外动脉分支来源的供血很少。尽管海绵状血管瘤血管造影有特征性表现，但很少做，因为没有必要。但在某些病例中，见不到造影剂聚集，血管造影完全正常或仅有血管移位。MRI T1加权像海绵状血管瘤与肌肉等信号，而T2比肌肉信号高。钆造影可见中央斑块状增强，20~60min后均匀分布（图13-6）。MRI中，病变随造影剂增强（图13-7）。

◎ 治疗

海绵状血管瘤的生物学行为是随时间缓慢生长，大多因为其他原因行CT或MR检查时发现，这表明其发病率远比临床表现出来的要高。一般来说，若不是病变产生功能性障碍或影响容貌，多不必手术。从临床上看，海绵状血管瘤对患者的影响与位置有关。当病变正好位于球后时，会使视盘抬高，出现后极皱褶、进行性远视。当病变位于眶尖时，会引起视神经病变。实际上，有些病变从眶上裂蔓延生长并压迫周围骨组织。在治疗上可观察随访，特别是在眼部

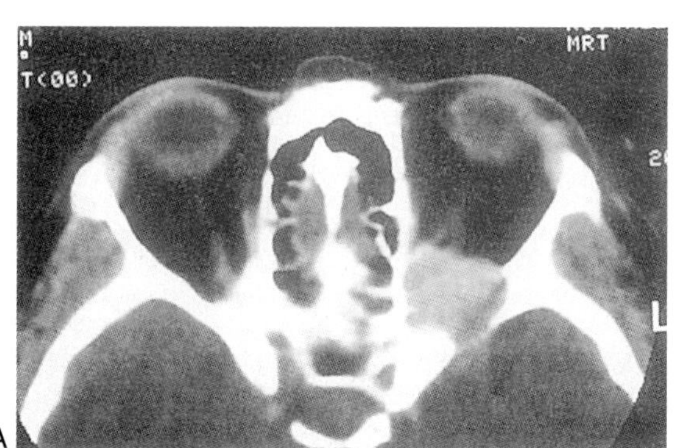

A

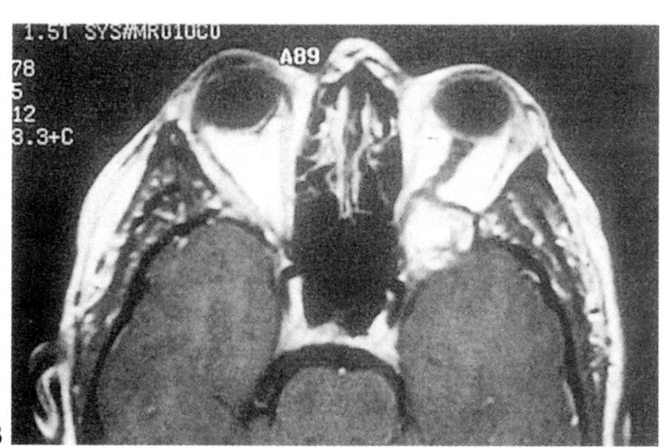

B

图 13-6　（A）36 岁女性的眶尖部血管瘤，视力减退 9 个月，传出瞳孔障碍伴轻度视神经萎缩。（B）MRIT1 钆注射显示光滑的病变轮廓，早期中心斑状摄取造影剂。肿瘤经颅眶联合手术予以切除。

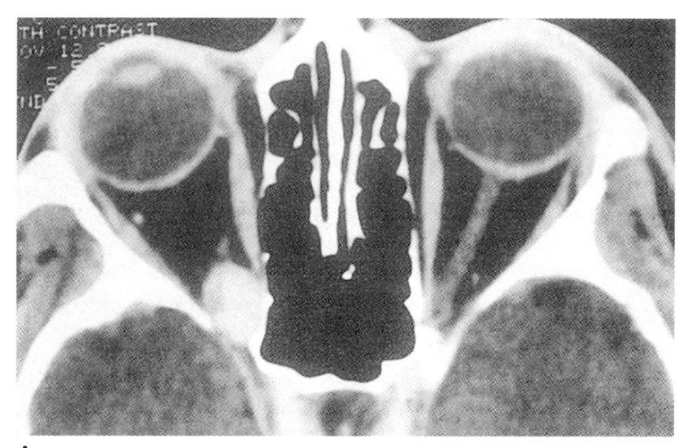

A

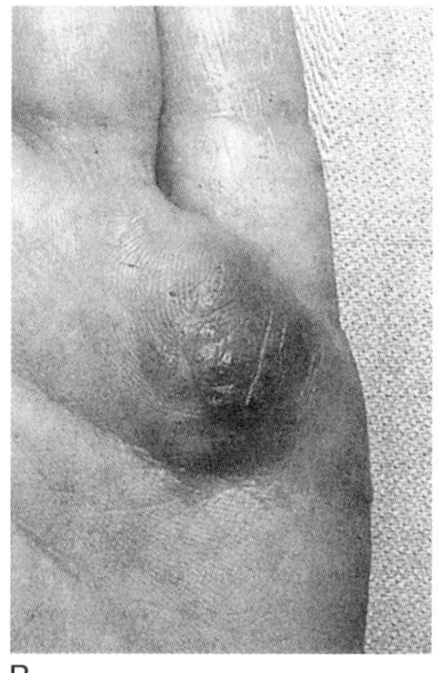
B

图 13-7　（A）患者为 Usher 综合征的 30 岁女性，水平 CT 显示均匀增强的眶尖血管瘤，使原本已经下降的视力进一步降低。病变位于视神经下方。（B）患者左手掌也可见一血管瘤。

功能未受影响时。

海绵状血管瘤的手术非常经典，可以说是眼眶肿瘤中手术难度最小、手术效果最好的病变。若有手术指征，手术时根据其低流量特征，可以手术切除，或穿刺放血以缩小体积，然后由小的手术切口摘除，多不影响邻近组织。手术暴露可见病变呈隆起、结节状、紫红色的肿物，表面可见血管管腔。通过钝性分离，可将其同周围组织游离。很容易分辨出与其连接的血管，而后烧灼。手术中大多可发现眶尖血管标志，最好留到手术最后阶段，因为术中出血可影响手术野。在手术的最后阶段，特别是摘除肿瘤后，可出现术区血液缓慢喷出，这时可以单纯压迫止血，不必寻找出血点并用双极电凝。手术可选择结膜入路或改良眼睑入路，并联合肿瘤穿刺放血，特别当病变位于眶前部时。

②骨海绵状血管瘤

另一类也被称为海绵状血管瘤，发生于与眼眶相邻的骨骼上。组织学上，它们类似退化的毛细血管瘤，由大的半透明薄壁血管组成，没有海绵状血管瘤的基质成分。由于它们与周围组织连接紧密，切除时会导致大量出血。它们会使眶骨缓慢扩张，最终必须手术切除（图13-8）。CT发现病变具有恒星爆发的特性，手术前血管造影可辨别病变的输入输出特性。选择性栓塞可达到无出血性切除的目的。

2. 静脉血管畸形

（1）静脉异常

◎ 血流动力学

静脉异常包括节段性不规则扩张的静脉输出系统或异常静脉管腔构成的肿块，伴有或不伴有变形的输出管腔（图13-9）。根据与静脉系统功能联系的多少，病变可产生两类不同的临床症状。若病变联系多，则随静脉压变化，易扩张，据我们的经验，大多数单纯性静脉血管畸形属于这种病变。病人主诉眼球突出和疼痛，并随弯腰、Valsalva试验这些活动时增加。与此相反，与静脉系统联系较少的病变从临床和放射学上看，是不扩张的，不随系统静脉压产生明显变化，更多的伴有血流淤滞，导致血栓或出血。这些非扩张性病变从临床与治疗的角度讲，易与作为静脉淋巴管病变一部分的“淋巴管瘤”混淆，后者也缺乏或很少与静脉输出系统相连。所有血管畸形均可发生自发性出血；但血流动力学特性决定了非扩张性畸形比扩张性静脉病变更易出现血栓或出血，因为前者的血流相对淤滞。

①扩张性静脉血管畸形

◎ 临床表现

回顾扩张性静脉血管畸形，经过临床、影像学和

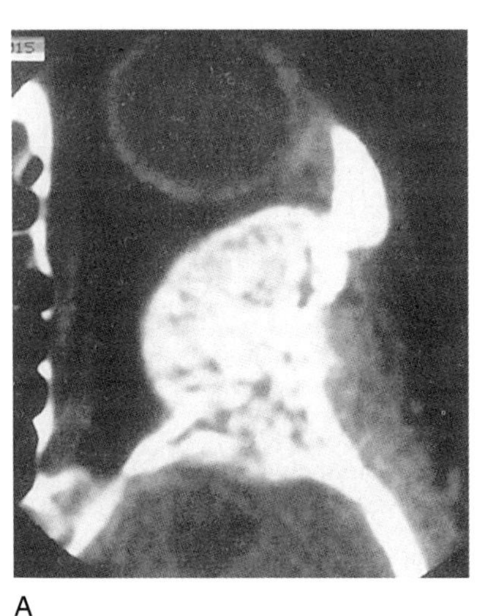
A

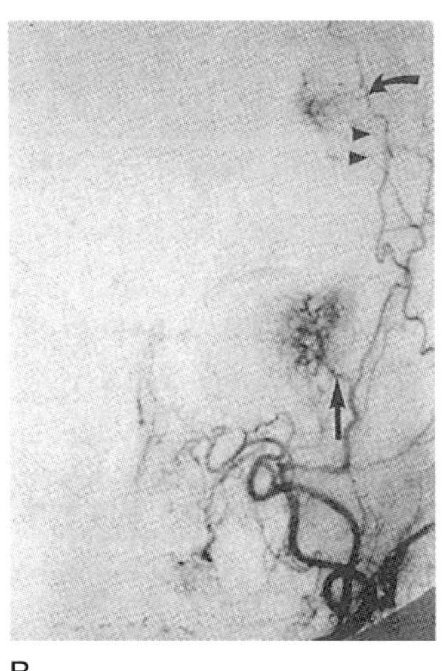
B

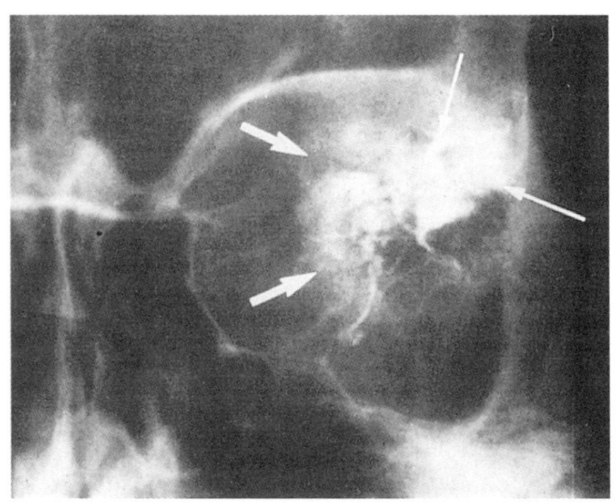
C

图13-8 66岁老年女性，左眼进行性缓慢突出。左眼眼球突出度为17.5mm，向下移位2mm，向内移位3mm，上转轻度受限。（A）水平CT显示蝶骨大翼的骨性肿物伸入眼眶，可见骨海绵状血管瘤的特征表现，即伴有平行纹线的增粗的小梁图案（恒星爆发）和脂肪密度区。病变被栓塞，血管造影（B）显示来源于脑膜中动脉的蝶翼分支的血供（直箭头）。骨海绵状血管瘤的特性是具有缓慢血流的卷曲扩张的肿瘤血管。第二处病变位于左额骨，由颞浅动脉（弯箭头）和脑膜中动脉（小箭头）分支供血。（C）栓塞后平片显示，肿瘤内显影剂淤滞产生弥漫烟雾状浑浊（粗箭头）以及栓塞的大血管产生的更加浓密的影（细箭头）。

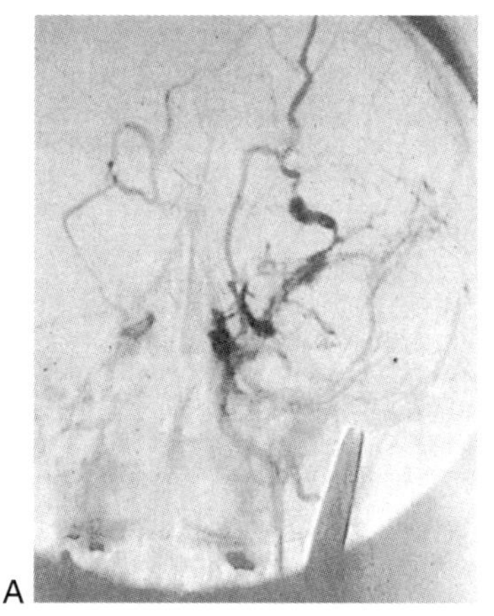
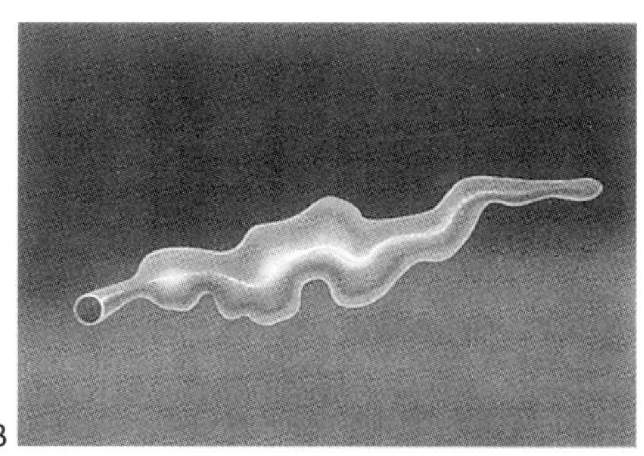
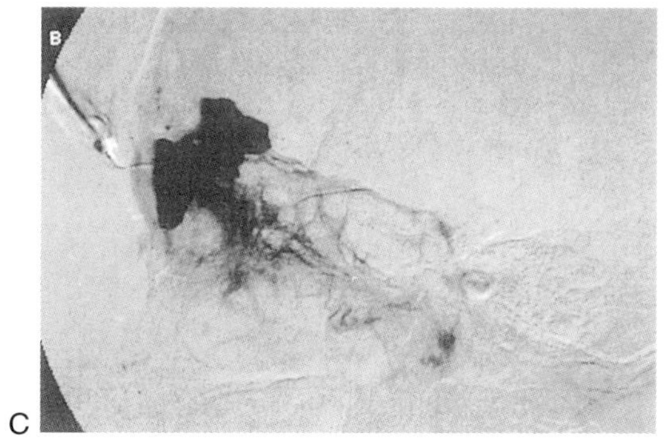
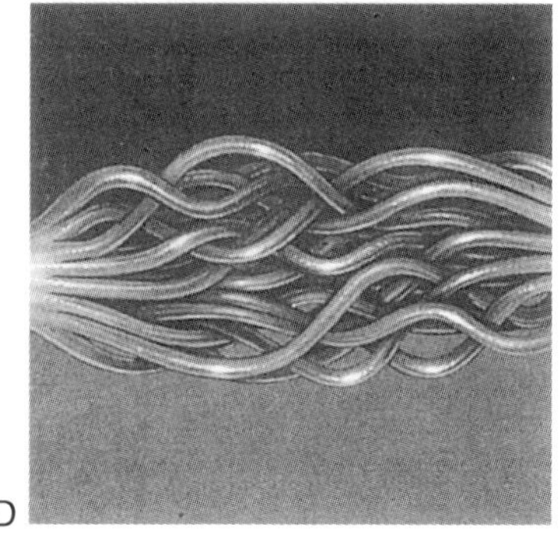

图 13-9　(A)直接静脉图显示眼眶静脉畸形。特征是扩张的静脉输出通道，为眼上静脉的一部分，示意图为(B)。(C)直接注射到多通道囊状扩张的静脉畸形中，通过复杂的发育不良的静脉网进入翼腭窝和眼上、眼下静脉系统，示意图见(D)。

直接或间接静脉造影证实，绝大部分是单纯性静脉畸形。30例中有4例具有混合性静脉淋巴管特性，表现更像非扩张性静脉畸形，并伴有反复出血；但经过临床或影像学证实，它们具有扩张性。

扩张性静脉曲张分为浅表、深部、混合或复杂性。浅表病变为肉眼可见、色暗、弯曲的眼球上或眼眶病变(图13-10)。深部病变表现间歇性眼球突出，有时为眼球凹陷(由于脂肪萎缩)，偶呈青色，用力或弯腰可引起扩张性疼痛(图13-11)。混合性病变直接在表面可见，并且Valsalva试验引起明显的眼球

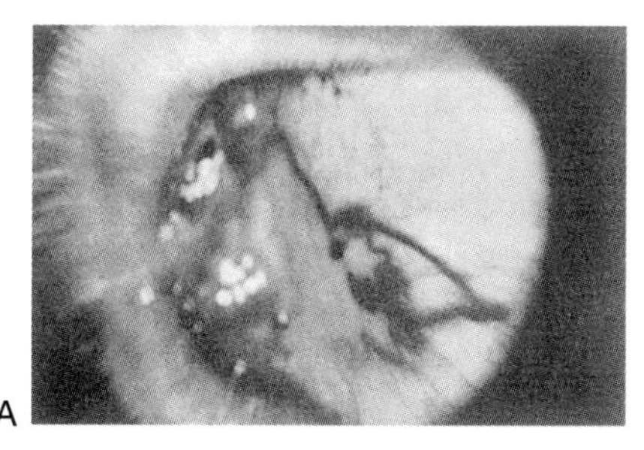
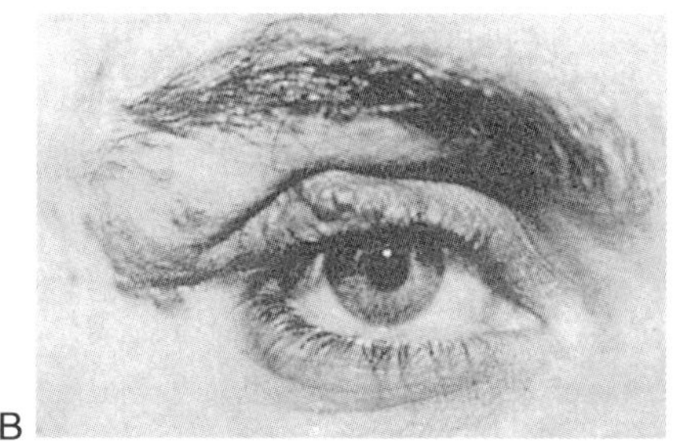
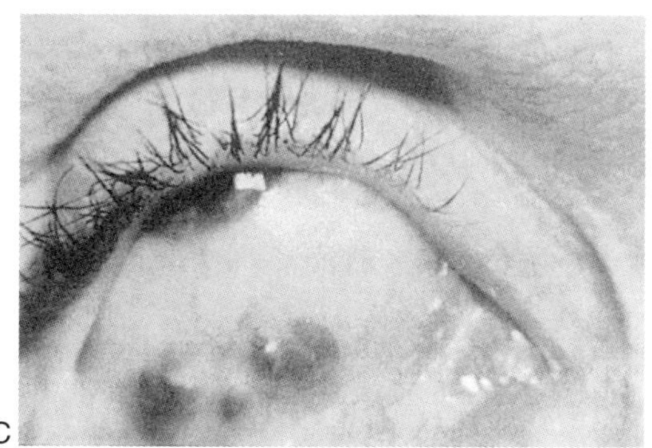
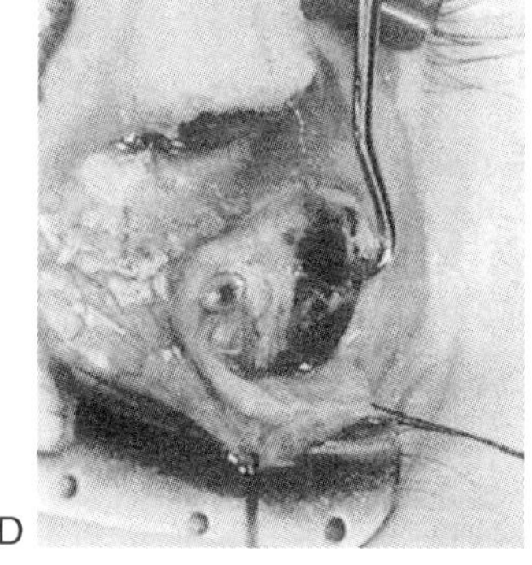

图 13-10　结膜(A)和眼睑(B)静脉曲张的临床照片。注意弯曲充盈的动脉瘤样静脉网。(C)眼眶深部静脉曲张的眼表部分。(D)累及眶前部下方的浅表静脉曲张的术中照片。

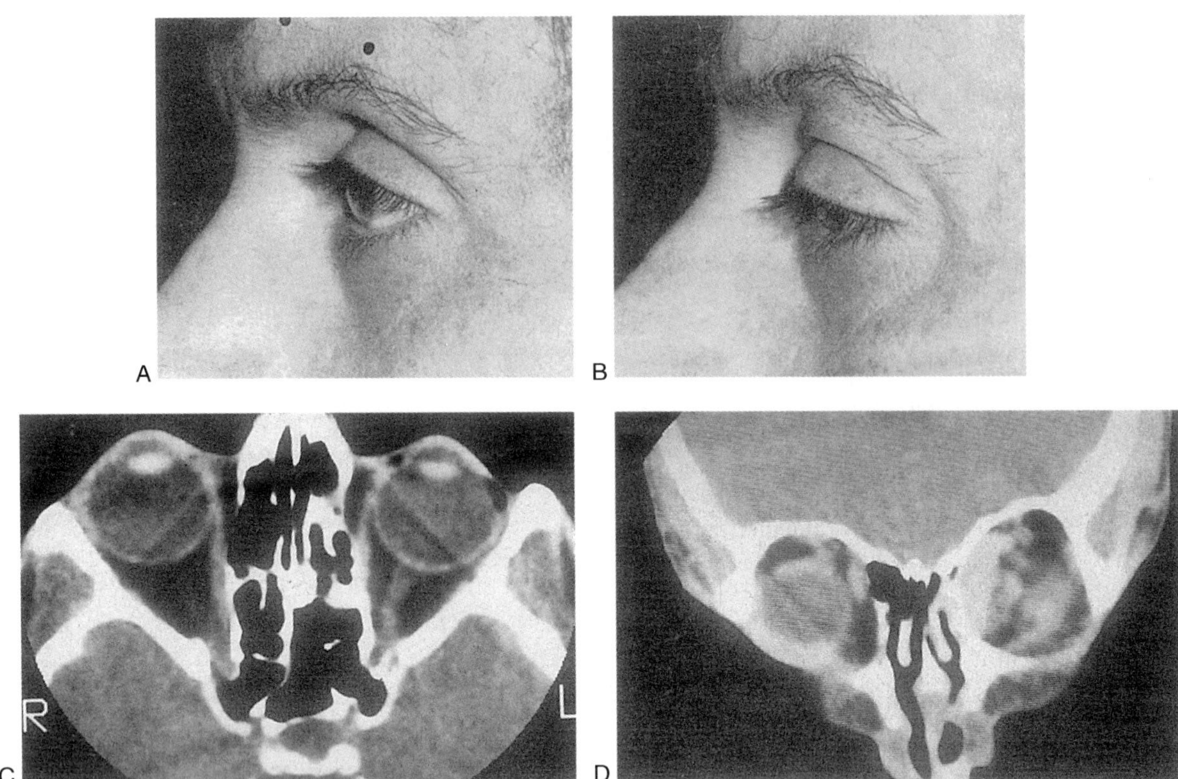

图 13-11 Valsalva 试验前（A）后（B）扩张性眼眶静脉曲张的临床照片，患者正常时有眼球凹陷，Valsalva 试验后眼球突出、眼睑饱满。患者 33 岁，自幼出现间断性眼球突出。此外，在她的颈部和背部也有类似的扩张性静脉病变。（C）水平 CT 显示眼球内陷（由于脂肪萎缩）而未见病变。（D）冠状 CT 可见随着静脉压升高，内侧出现扩张性静脉曲张。

突出，伴或不伴有眼球凹陷。复杂性病变通常广泛累及眶周组织和头皮，可有颅内血管畸形的表现，为复杂性脑静脉畸形的一部分（图13-12）。此外，复杂性病变可有其他部位的静脉畸形。

◎ 影像学表现

扩张性静脉血管畸形的主要影像学特征包括Valsalva试验时，冠状CT显示病变扩张，动态CT或MRI扫描显示膨胀，A、B超或多普勒回声提示肿瘤体积增大。近端或病变内直接注射可显示扩张变形的血管流出进入正常的静脉通道，更为常见的是囊性的血管畸形由多处静脉流出道流出，包括翼腭窝、面部和海绵窦等（图13-9C和图13-12）。

◎ 治疗

大多数扩张性静脉病变后果不严重，不需治疗。手术适应证通常为疼痛、美容或进行性扩大。我们只遇到一例因为压迫视神经而手术的患者。

由于畸形血管壁薄、缠在一起易于破裂，导致大量出血，使直接手术很困难（图13-13）。手术需要低血压麻醉和各种止血技能，包括分离、结扎或钳夹异常血管。由于病变与眶深部以及包括翼腭窝、面部、骨和颅内组织在内的邻近组织存在多重复杂的联系，使得直接手术切除时出血很多。直接切除最好适用于浅表病变。

术前要设法减少这些病变的血管化，包括用热电干燥法和逆行静脉导管术行病变内栓塞，以及使用铂微螺栓栓塞法。我们的方法是做术中静脉图、控制性胶栓塞联合术中流出道阻断，然后切除胶状肿物。使用n-丁基-2-氰丙烯酸盐、脂质和钽粉的混合物栓塞血管畸形，形成不透射性斑块，这样就可在相对不出血的情况下切除肿瘤（图13-14）。栓塞前了解扩张性静脉畸形的血流动力学非常重要。如果病变未完全切除，当栓塞了病变的流出道或病变本身时，病变剩余部分将扩张或血液淤滞。这会改变血流动力学，产生术后血栓或出血。

②非扩张性静脉血管畸形

非扩张性静脉血管畸形表现为浅表、深部或混合性病变。临床上，它们以症状急性加重和缓解为特征，这是由病变内的出血或血栓引起的（图13–15）。深部病变的出血或血栓导致突发性眼球突出、疼痛和眶压升高。此外，还可有机械性眼球运动受限或视力下降。深部出血引起的伴有淤斑的结膜下扩张。病变浅表部分可引起眼睑和结膜的水肿、变形，并可不深入到深部眼眶。

非扩张性血管曲张在临床上很难与淋巴管瘤区分，但从我们的角度来说，还是有一些不同的地方。与较大的富含血液的血管曲张相比，淋巴管瘤浅表部分的各种弯曲血管更明显，其中一些含有血液或清亮液体。此外，淋巴管瘤在发病期间可扩张，在头颈部的皮肤和黏膜也可出现类似的病变。两种病变的组织病理学也很难区别，但血管曲张明显是静脉性病变，具有界限清晰的静脉通道，而淋巴管瘤则是由内皮细胞衬里薄壁的管腔、基质内淋巴细胞聚集、浆液性或血液充满的管腔（偶见发育不良）且管壁的平滑肌较少以及基质所组成。当血管曲张不扩张时，两者的临床表现相同，这是由于它们的血流很慢甚至没有，并且这两种病变具有相似的胚胎起源。直接注射或分支静脉注射（眶周或颈内静脉图）证实血管曲张有静脉联系，而淋巴管瘤却未发现其与静脉或动脉系统有任何联系。当在出血和病变呈多叶时，B超和CT可显示异常扩张不规则的静脉。由于扩张静脉中血液淤滞，A超显示病变结构边界清晰、规则，内部回声低、轻微减弱。依据我们的经验，CT和超声的表现不是特异性的。值得注意的是，许多这样的病变是由静脉和淋巴管混合形成的。

治疗

非扩张性眼眶静脉血管畸形需要治疗的两个适

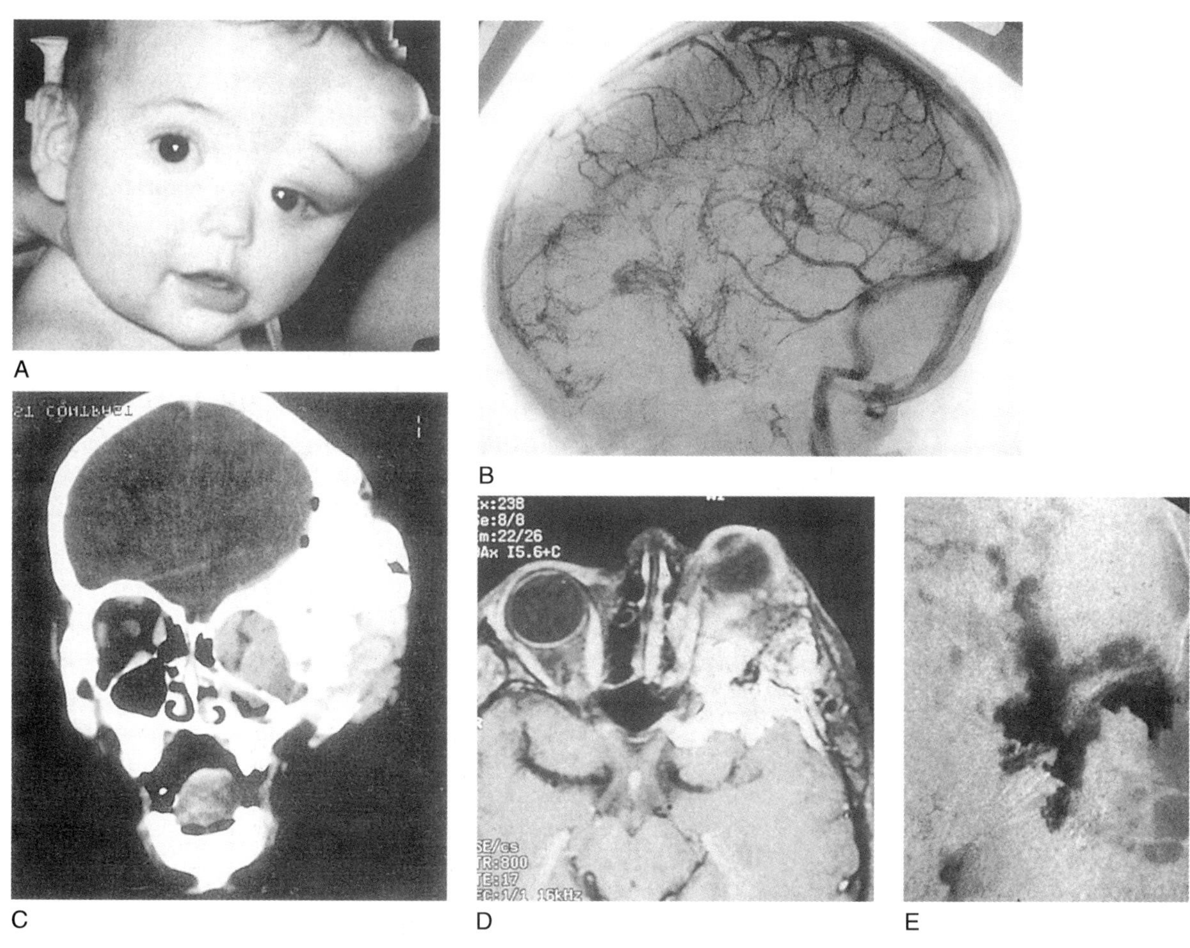

图 13–12　（A）婴儿左眼眶、前额和头皮处可见复杂性易消退畸形。哭闹时明显扩张。（B）大脑血管造影图静脉期显示颅内多处静脉池，与眼眶静脉畸形相邻。（C）冠状 CT 示扩张的病变累及面、眼眶和硬脑膜。（D）水平 MRI T1 增强后显示眼眶和颅内受累情况。（E）直接静脉图晚期显示畸形从颅内和眼眶蔓延至大脑顶叶和额叶底部。此外，血流也进入翼腭窝。

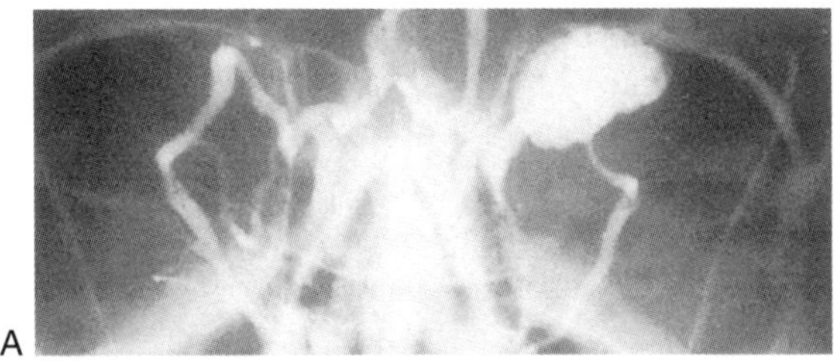

A

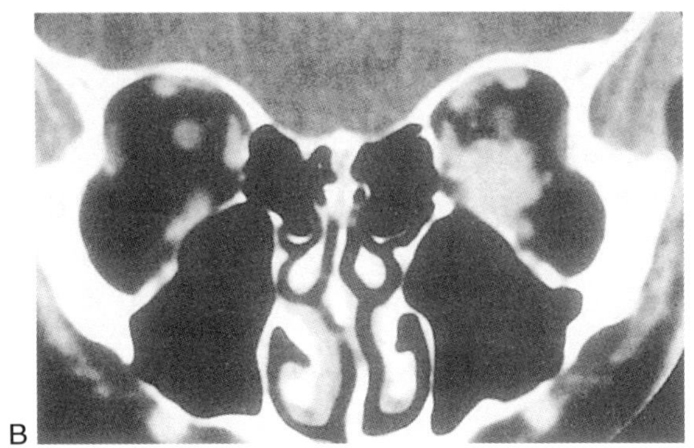

B

图 13–13 （A）标准静脉图显示左眼眶内上方复杂的多通道静脉畸形，未见其他病变。（B）冠状 CT 示左眼眶孤立的轻度不规则肌锥内肿块，位于视神经下方。（由于病变与眼上静脉系统无联系，故标准静脉图未能显示出视神经下方的肌锥内静脉病变）。

应症与淋巴管瘤相同。一个是极度眶压升高导致功能障碍，另一个为面容变形。明显的眼眶出血导致视力下降和严重的头痛，也须手术，但大多数情况下，可保守治疗，或观察，或抽取囊内容物。手术治疗包括暴露眼眶深部、清除凝血块、切除相关病变。也可借助二氧化碳激光。手术可见病变边界不清，内含凝血块以及充满新鲜未凝血的混合腔隙。术中有可能发现不了原发处的曲张静脉和流出道，因此在这种情况下只能清除血块、减压。术前了解主要的静脉成分有助于防止不必要的出血。较浅表的病变可使用双极灼烧术或二氧化碳激光行皮下或眶前部切除。

3. 淋巴管畸形和混合性静脉淋巴管畸形

混合性静脉淋巴管畸形在血流动力学的许多方面应视为独立的血管错构瘤，而不是先前认为的混合性扩张性静脉淋巴管病变。既然有证据表明眼眶的眶隔后和深部无淋巴管道，则眼眶中此病变的定义好像不合适。眼眶淋巴管瘤一直是争论的中心，特别是无法从血流动力学方面将淋巴管瘤同血管曲张中区分开。但我们认为，根本的区别（特别是与扩张性疾病）是基于临床、血流动力学、组织病理学标准。这种病变可区别的特征包括血流动力学相对独立。这些混合性静脉淋巴管病变源于原始静脉的先天性血管畸形，具有独特的临床、放射学和组织学特性。它们是动脉、静脉和淋巴管病变的混合血管畸形，以具有淋巴管和静脉成分为特征。

根据病变位置可分为四种类型：浅表、深部、混合性以及累及面部、颅内或全身的复杂性病变。病变

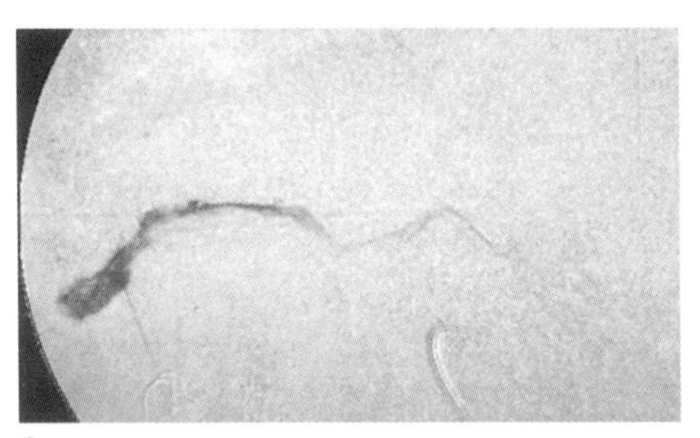

A

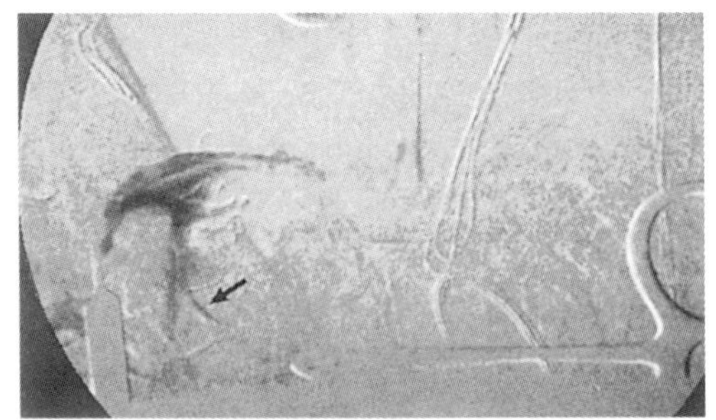

B

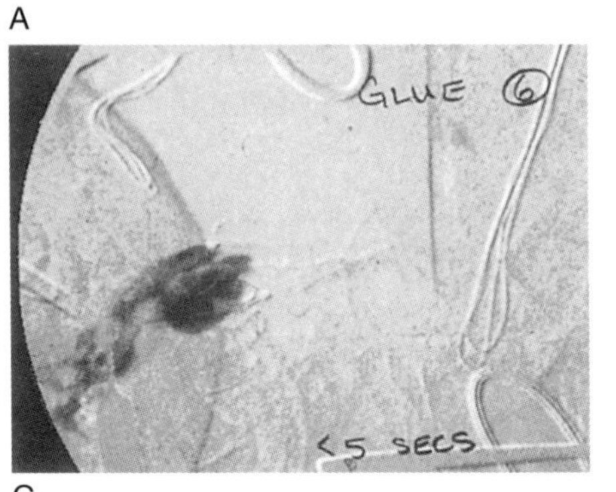

C

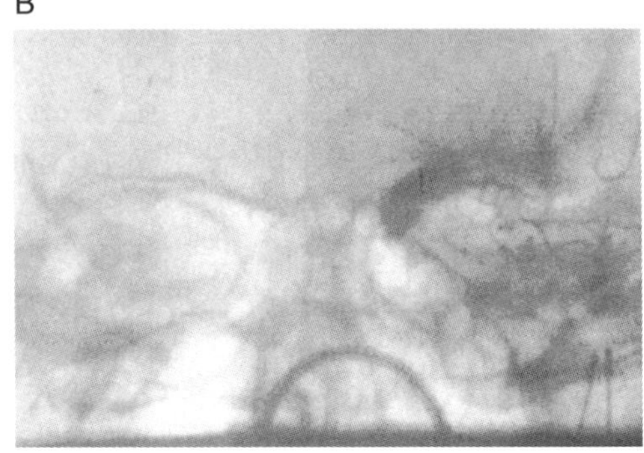

D

图 13–14 （A）术中直接病变侧静脉图显示病变充盈，通过位于眶上裂的单一静脉通道流入海绵窦。（B）在注射胶混合物前，给眶上裂加压以控制流出量。下方明显浑浊部分（箭头）为人造胶。原位可见栓塞后胶块（C），术中荧光镜前后像证实在眶上静脉畸形中存在胶块（D），并行手术切除。

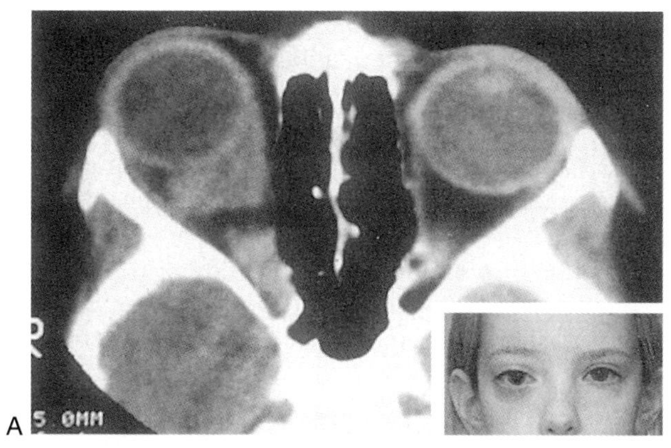

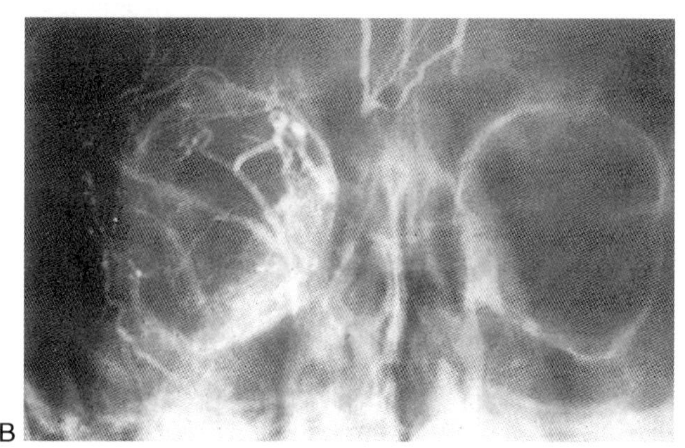

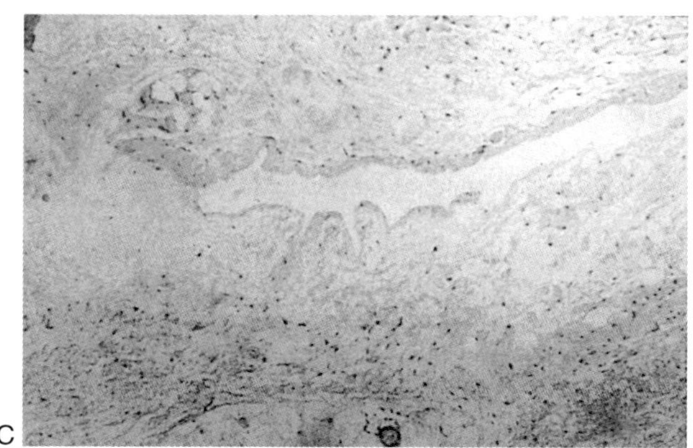

图 13-15 （A）10岁儿童，突然发作痛性眼球突出，随后数天结膜下出血，上述症状反复出现。（B）静脉图示复杂性静脉血管畸形，由于发作后影响视力，将其切除。（C）组织学显示复杂变形的静脉通道（HE 染色，×10）。随后其右眼的周边视网膜发展为大动脉瘤。

位置决定了它们在临床表现、并发症和治疗上不同。

组织病理学方面，由于与血管错构瘤具有相似的基本成分和相对独立的血流动力学特征，所以淋巴管瘤可包括在血管错构瘤范围内。其特征包括透明的血浆充盈的血管通道、胶原基质网、反复发作和陈旧出血、淋巴细胞聚集、发育异常的血管和随处增生的平滑肌束（图13-16）。大多部分内皮衬里的通道内含有浆液，也可有血液或血液和血液成分的混合物，尤其是混合性病变深部部分。超微结构显示，异常血管具有血管和淋巴管双重特征（图13-17）。

（1）浅表病变

典型的浅表性淋巴管瘤是位于结膜或眼睑的肉眼可见的病变，包括多发清晰的囊性结构，或由黄变或部分血液充盈囊构成的混合物（图13-18A）。另一方面，它们可仅由皮下透明的蓝色囊构成。独立的浅表病变可能只具有单纯的淋巴管特性。影响外观时，可手术切除；因为病变局限并且较小，手术相对容易。

（2）深部病变

由于自发性出血，深部淋巴管瘤会突然出现眼球突出（图13-19和图13-20）。以我们的经验来看，大多数病变发生在儿童时期，所有病例的临床照片相似。其中只有4例具有静脉联系的特征，表现为Valsalva试验后膨胀或冠状CT可见病变大小发生改变。其余34例不具有深部血管联系的特征。这类病人大多数有自发出血，伴眼球突出，可为突发性或几周内逐渐进展。偶可出现进行性加重的眼球突出。相当一部分病人（超过一半）出现视力下降、视乳头水肿和视神经传导障碍。

我们最近注意到一部分眼眶静脉淋巴管畸形（淋巴管瘤）的病人有与海绵状血管瘤相似的症状（图13-21）。这类病人有缓慢发展的眼球突出。CT示肌锥内肿瘤密度相对均匀、前部界限清晰。MR增强出现不均匀增强。临床图片、CT以及术中均与海绵状血管瘤相似。但由于病变与深部组织连接紧密且病变不规则扩张，所有病人在进行后部分离时都非常困难。

◎ 影像学表现

CT显示眶隔后肌锥内、肌锥外间隙的低密度囊样肿块。注射显影剂后可见薄层边缘增强，与组织学上异常的内皮细胞衬里的通道相对应（图13-20）。此外，一些病变表现出囊性区域外有局部增强以及骨性眼眶增大。超声显示球后囊性肿块。血管造影和眼眶静脉图不能显示管腔成分，仅能看到正常血管移位。直接注射可见持续性介质蓄积池。根据病变不同的顺磁性特性，MRI可将出血性囊性病变结构区分为亚急性和慢性（图13-21B），同时也可显示病变的实体成分。

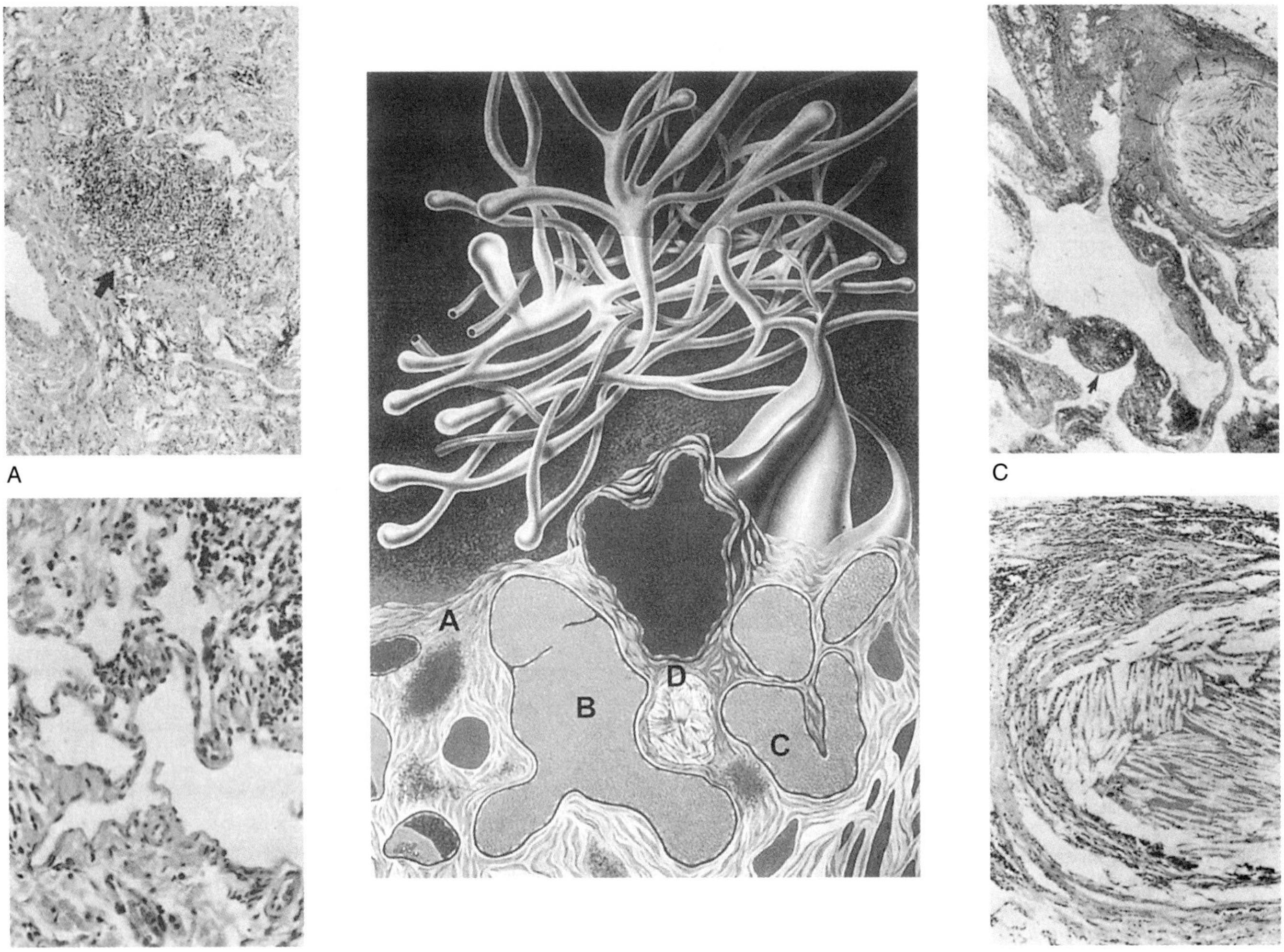

A

B

C

D

图 13–16 淋巴管瘤组织成分的组织病理学和示意图，可见大的透明的内皮衬里的血管通道（B，C），伴有基质结缔组织和淋巴细胞聚集（A，C：箭头）。注意陈旧性出血和胆固醇裂隙（C，D）（HE 染色，A×10；B×25；C×2.5；D×10）。

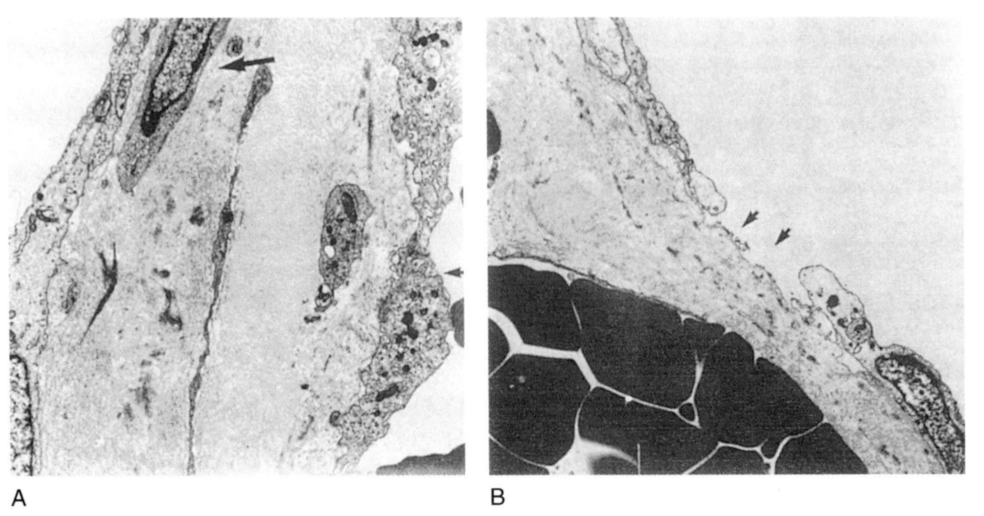

图 13–17 混合性静脉淋巴管畸形（淋巴管瘤）的电镜照片。（A）位于两个扩张的血管样毛细血管间的基质。注意致密的内皮细胞（短箭头）和周细胞（长箭头）。（B）淋巴样间隙，邻近一含有红细胞的血管通道。注意周细胞缺乏、淋巴管典型的内皮细胞间隙（短箭头），位于含有液体的腔隙旁。

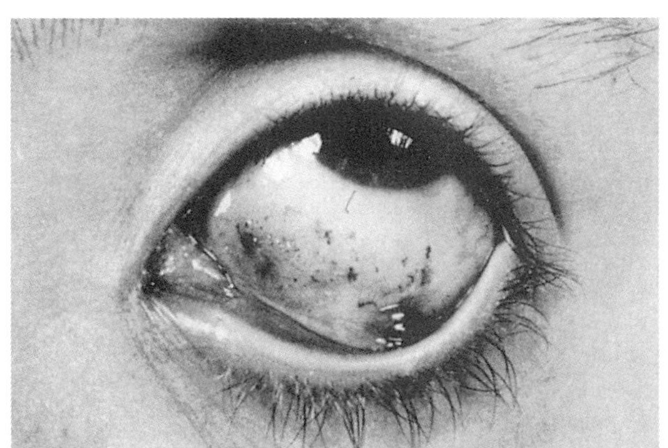

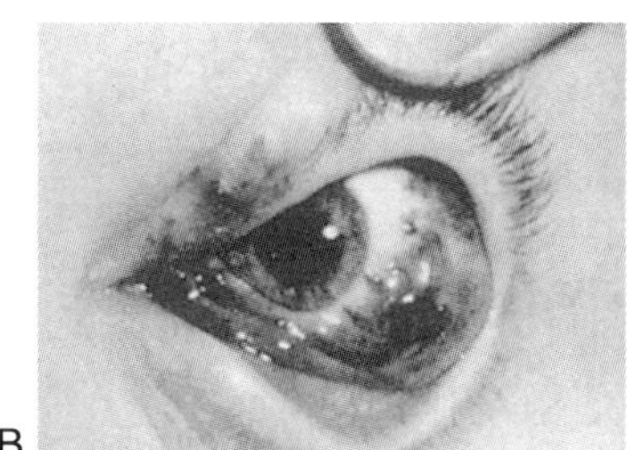

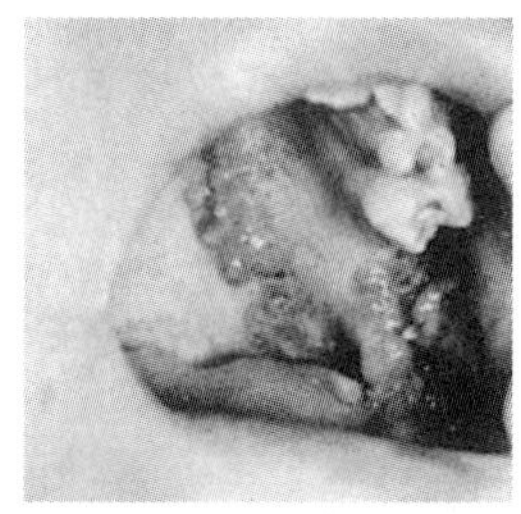

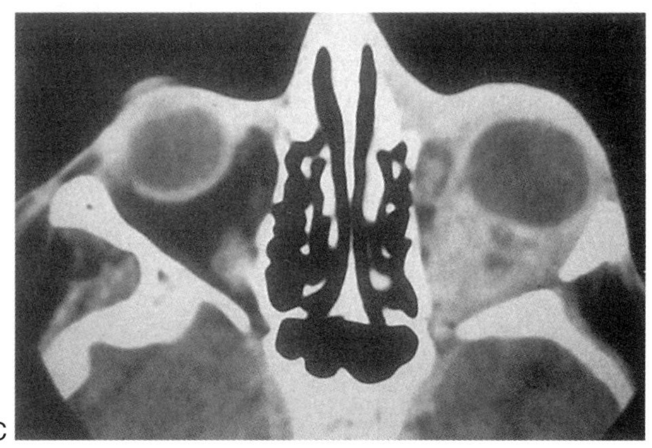

图 13–18 混合性淋巴血管瘤。(A)临床图像显示出生时就发现的特征性多发结膜囊肿，一些含有透明的或黄色的液体，另一些含有血液。CT 显示眼球后可见深部病变。活检可见细小的内皮细胞衬里的管腔，伴结缔组织基质。经组织学证实，患者眼球表面(B，左)和口腔(B，右)为混合的静脉淋巴畸形。口腔为典型多发性囊性病变，一些含有血液，另一些含有透明或黄色液体。(C)CT 显示病变发生于肌锥内、肌锥外并扩展至眶外。

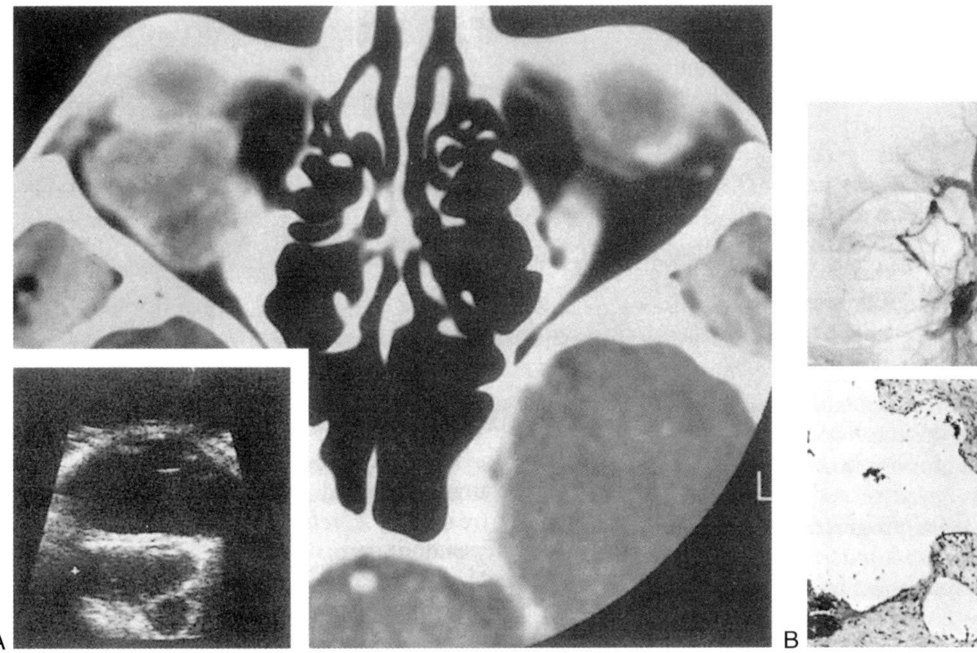

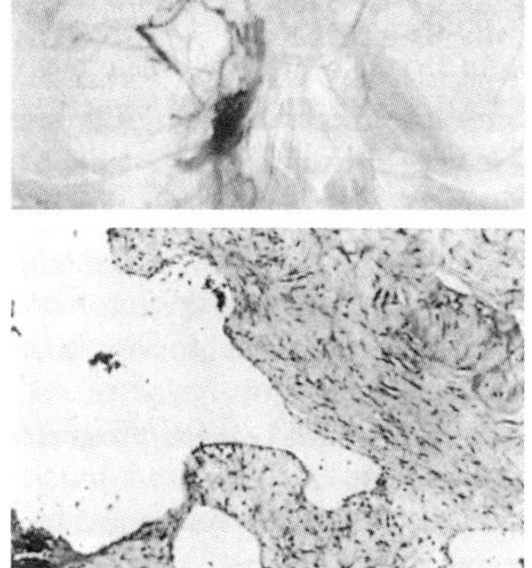

图 13–19 (A)强化 CT 显示右侧深部淋巴管瘤，呈低密度囊性肿块、边缘增强。(A，插图)超声显示分叶状肿块、内部回声极少，压迫眼球变平。患者迅速出现的眼眶占位症状 6 周，在治疗前几天，针吸后症状加重。(B)眼眶静脉图仅显示眼上静脉移位、轻度拉伸，与病变无联系。病变边缘处组织学显示大的薄壁内皮细胞衬里的管腔，无平滑肌层，由疏松的胶原基质包绕，腔内血液少。中央部管腔包含降解的血液成分。

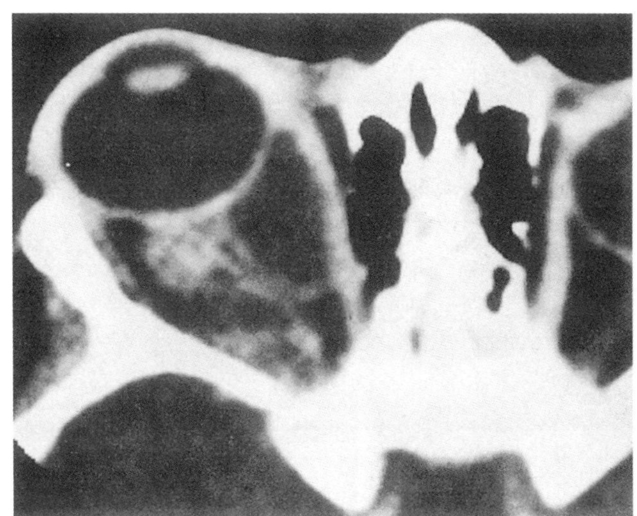

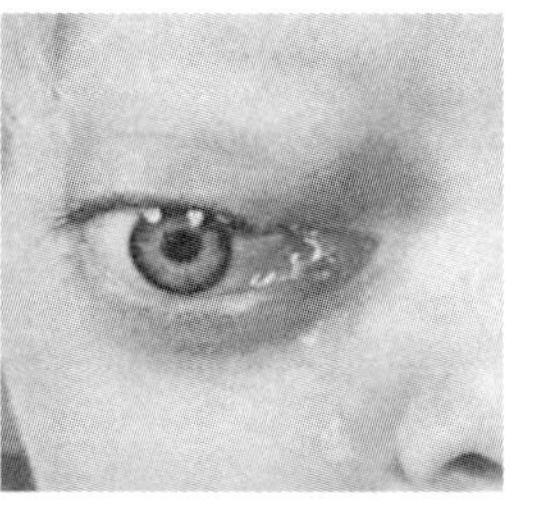

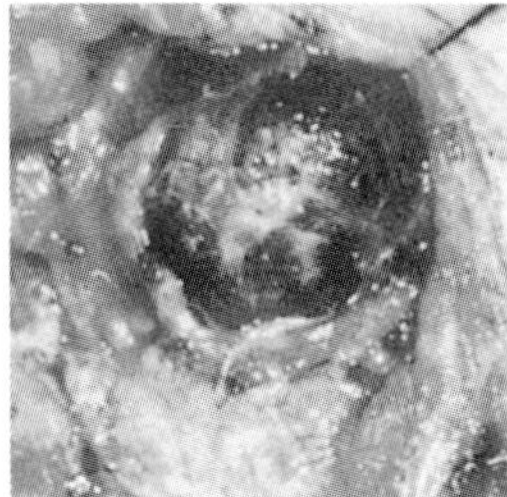

图 13-20 深部混合性静脉淋巴管畸形（淋巴管瘤）。临床图片显示 2 周内进行性眼球突出，导致视盘水肿、脉络膜皱褶。强化 CT 显示大的内侧囊性区，伴后缘增强，外侧斑状不规则增强。术中证实出血性囊性成分。

◎ 治疗

急性眶内出血可压迫视神经，需紧急手术治疗。通过仔细分离、清除血囊和切断供养的异常血管，可以成功治愈（图13-20）。由于出现边缘性或不规则局部增强，强化CT可显示血管畸形的区域。但是病变周围的眼眶组织多为致密瘢痕而且与病变相互交错，手术时很难区分正常或异常组织，因此病变不易完全切除。术后引流非常重要，可避免术后出血。12例患者行手术治疗，其中6例为进行眼球突出，6例为压迫性视神经病变。1例有缓慢的（几个月）自发吸收。5例病人由于再次出血而接受治疗，这说明病变边缘不清、完全切除非常困难。一些作者认为囊肿反复引流可作为一种降低眶压和容积的保守方法。

（3）混合性和复杂性病变

由于混合性淋巴管瘤的扩展性，通常在患儿一岁时就可发现并经许多年增大。它们会间断自发出血。位于深部的出血会产生视神经功能障碍，位于浅表部位的出血会产生反复的结膜下出血、眶周淤斑和水肿。但与深部淋巴管瘤不同的是混合性淋巴血管瘤有部分肉眼可见。浅表部分包括多发性结膜和眼睑囊肿，其中一些充满了透明或黄色的液体，另一

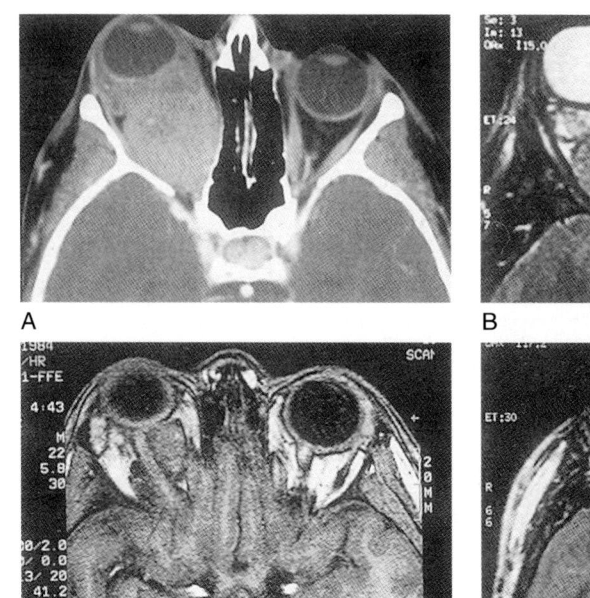

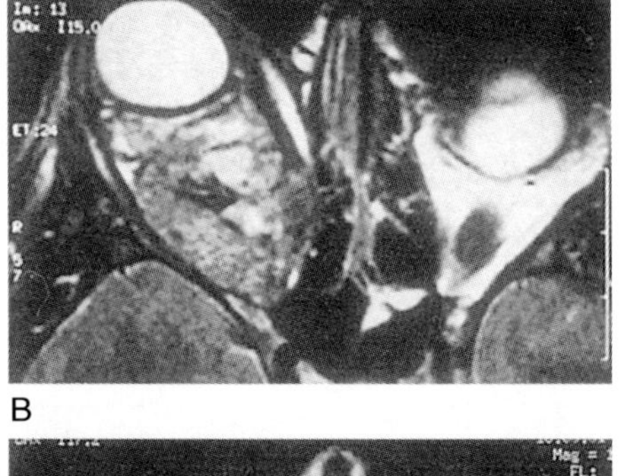

A B C D

图 13-21 （A）CT 显示眼眶巨大的静脉淋巴管畸形，患者 15 岁，右眼进行性突出和视力下降 3 年。查体，视力 20/60，传出性瞳孔障碍，睑裂增宽，眼球向下移位 3mm，较对侧突出 10mm，Valsalva 试验无变化，外斜 30°，下斜 8°，视乳头水肿。病变为大的多叶性，伴眼眶扩张。（B）MRI T2 加权显示局部高信号。（C）视神经向上移位。于 1999 年 7 月行手术摘除肿瘤。（D）术后 3 个月眼眶 MRI T2 加权像。视力 20/40，无传出性瞳孔障碍，眼球突出度，右眼 11mm，左眼 15mm，右眼下斜 25°、外斜 14°。手术后 14 个月，视力 20/25-2，眼球突出度，右眼 14mm，左眼 16mm，右眼下斜 20°，外斜 14°，将接受斜视手术。

些含有血液或呈半月面。此外，1/3病人（6例中有2例）可见类似的口腔黏膜囊性病变（图13-18B）。混合性病变通常范围大，累及肌锥内、肌锥外、眶隔前、眶隔后间隙。巨大病变会造成面部变形，并且，由于视神经萎缩（自发性眶内出血的结果）或弱视会引起视力低下。有两例病人由于颅内孤立的血管畸形造成脑出血（图13-22和图13-23）。这两例病人使我们注意到这类病变有颅内成分，27%（7/26）的病例可见颅内血管畸形，这在以前并未发现，值得重新认识。颅内病变具有静脉畸形的影像学特征。值得注意的是，这些病例绝大多数合并混合性眼眶病变，具有浅表、深部成分，可见眼眶骨性扩张、肌锥内、肌锥外病变，并通过眶上裂延伸或进入翼腭窝。

影像学表现

影像学可见巨大软组织肿块，累及眶隔前、后和肌锥内、外间隙。这些弥漫性病变边缘不清，造影显示不均匀增强，肿块内可见圆形囊状非增强区，伴不同的顺磁性。眼眶增大常见。临床和影像学未发现它与动脉或静脉系统有联系（图13-24）。

治疗

混合性病变通常在有紧急情况，例如急性球后出血伴有视神经压迫，或面部变形以及慢性压迫时，须行眼眶手术。由于病变大、广泛累及眼眶，手术难度非常大。二氧化碳激光对治疗这类病变有所帮助。我们对一些患者行全眼眶周边切除术，尽可能切除病变组织。

总之，混合性静脉淋巴管畸形属于血管错构瘤，其组织病理学特征与头颈部相似的病变相同，包括透明的充满浆液的管腔、疏松的结缔组织基质、淋巴细胞聚集、陈旧性出血、随意分布的平滑肌束和发育异常的管腔。没有活动性血流联系的证据（例如Valsalva试验无变化），直接或间接注射和影像学检

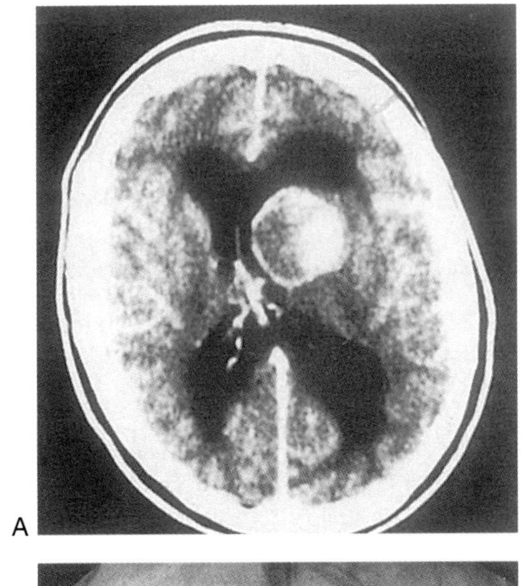

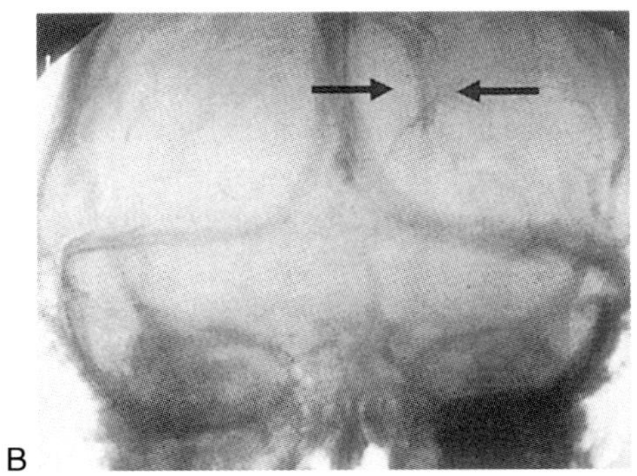

图 13-22　患者女性，22 岁时诊断为弥漫性左眼眶淋巴管瘤，裸眼视力为光感。27 岁时由于左基底节出血引起阻塞性脑积水（A），行双侧脑室分流术。（B）血管造影显示左侧大脑半球静脉畸形（箭头所示）。回顾以前的强化 CT 可见左侧基底节静脉畸形。

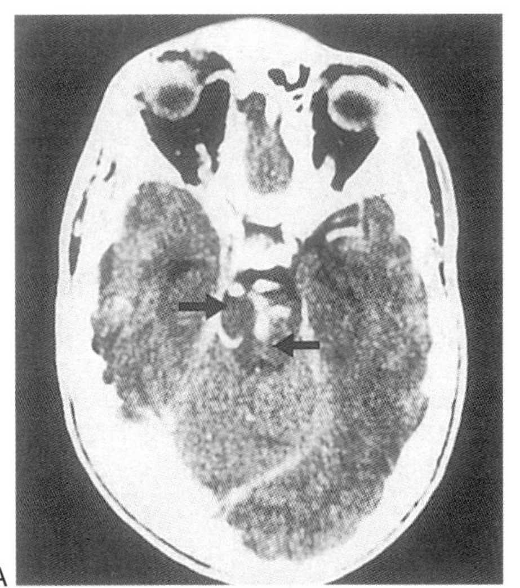

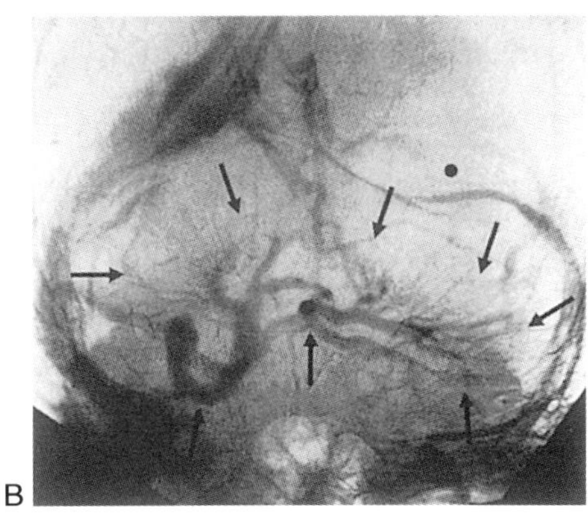

图 13-23　（A）14 岁男性患者，右侧眼眶淋巴瘤，可见右侧中脑外周和穿中脑血管畸形（箭头所示）。（B）血管造影显示后颅窝大范围静脉畸形，未见左横窦（点）。

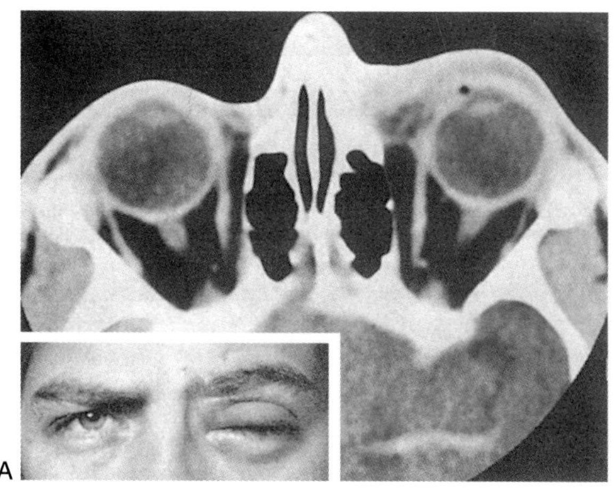
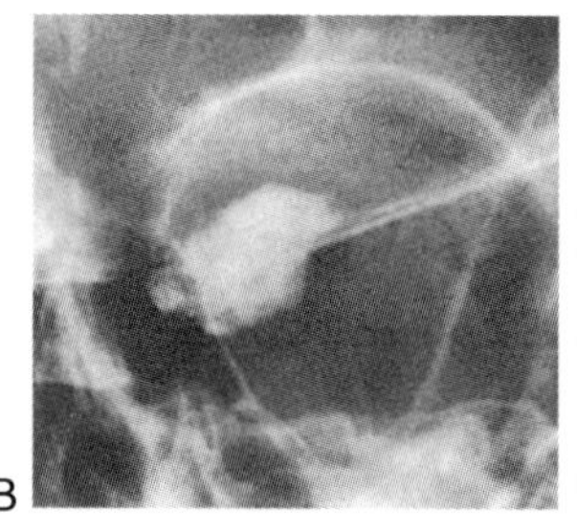
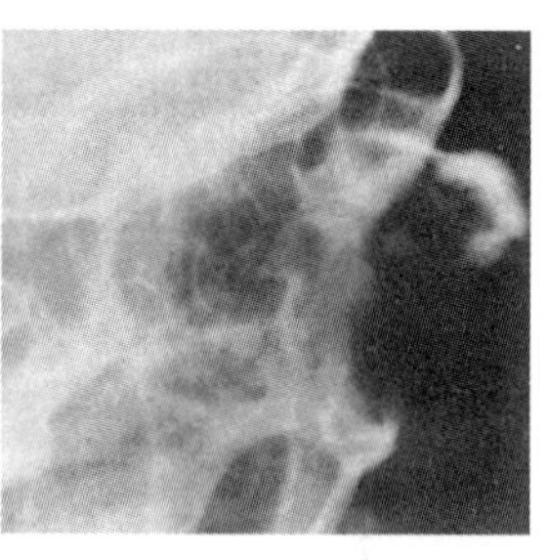

图 13-24 混合性淋巴管瘤。（A，插图）患者19岁，从婴儿期就出现眼睑、结膜和眶前肿物，并导致弱视和斜视。病变结膜部分有典型的囊性成分。多次行眼睑手术。（A）CT显示眶前、眼睑和结膜肿物不均匀增强。（B）术前病变内注射造影剂，早期和晚期照片（30min）显示多发细小的管腔，与静脉系统无联系。

查表明病变与动静脉系统无联系或联系极少。这些薄壁管腔的血流动力学相对独立，这就解释了这类病变的病生理特性。血液淤滞、轻微创伤引起血管破裂或脆的新生血管丛自发性出血，都会引起病变出血。此外，肿物间歇性缓慢扩张与吸收组织液的渗透过程有关。值得强调的是临床和影像学检查不能将其与非扩张性静脉曲张区分开，它们实际是血管畸形中的静脉淋巴管畸形。临床可将这些疾病分为浅表、深部、混合性和复杂性。一少部分（仅遇到4例）具有淋巴管和扩张性静脉成分。该病变的临床表现、预后和治疗直接与其病生理学和位置有关。

4. 其他先天性血管畸形

这部分将要讨论四种先天性血管畸形，一种为斑痣性错构瘤病（Sturge-Weber综合征），其余为结节性硬化、神经纤维瘤病和von Hippel-Lindau病。斑痣性错构瘤病表现为皮肤或黏膜痣、错构瘤以及新生物。中枢神经系统和眼最易受累，但其他系统也可受累。

斑痣性错构瘤病这一术语纯粹是形态学和描述性的，与发病机制没有任何联系。最近，许多新的综合征，包括本章将讨论三种综合征（遗传出血性毛细血管扩张，Wyburn-Mason综合征和Klippel-Trenaunay综合征）都归入斑痣性错构瘤病，神经皮肤综合征也可归于此病。

这些病变都非常少见。其中，Sturge-Weber综合征最常见，其次是遗传出血性毛细血管扩张、Klippel-Trenaunay综合征、Wyburn-Mason综合征。所有这些病变，眼部受累比眼眶受累更常见。此外，这些复杂性血管畸形可联合出现。

（1）Sturge-Weber 综合征

有许多术语描述Sturge-Weber综合征，最常用的是头面部多发性血管瘤。但脑的中胚层覆盖、脑膜和颅骨受累比脑的本身受累更常见。故使用脑膜面部血管瘤病更为准确。

诊断标准至少包括面部火焰痣，伴同侧软脑膜多发性血管瘤。该病有高度特征性的颅内钙化，并有局灶性癫痫和对侧半身不遂。同侧青光眼和牛眼非常常见。尽管有家族性不完全病例的报道，但该病的遗传性仍不确定。

出生时即有面部痣，通常为扁平、红色或紫色、压之退色，至少累及上睑或眶上面部和头皮。通常为单侧，但可越过中线（图13-25）。偶尔病变越过中线，表现为或多或少的双侧相似。口咽、躯干和四肢也可出现相似的皮肤病变。病理为扩张的内皮衬里的血管，位于皮肤的中层和深层。

软脑膜血管瘤病常为单侧，最易累及枕部或顶枕部，有时也累及整个大脑半球。增厚的脑膜包括几层厚的致密的畸形血管。血管壁常有多个透明样变的结缔组织区。在大脑皮层及皮层下白质之下可见高度血管化，不伴明显的血管畸形。畸形下的皮质萎缩，镜下可见神经细胞丢失、变性和神经胶质增生。相关的脑部畸形包括多脑回、无脑回、多脑回和异位。可见同侧半月神经节囊性肥大和异位，表明脑膜面部畸形与三叉感觉根神经节在局部解剖上有联系。脊髓中也可见到脑脊膜高度血管化，并伴有异位的背根神经节细胞和神经胶质增生。肾、脾、卵巢、小

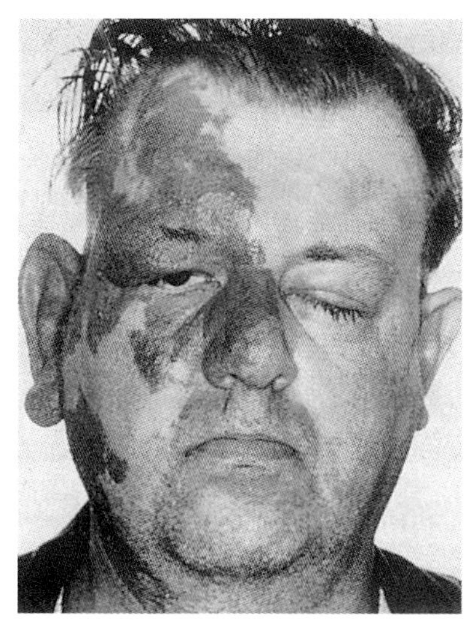
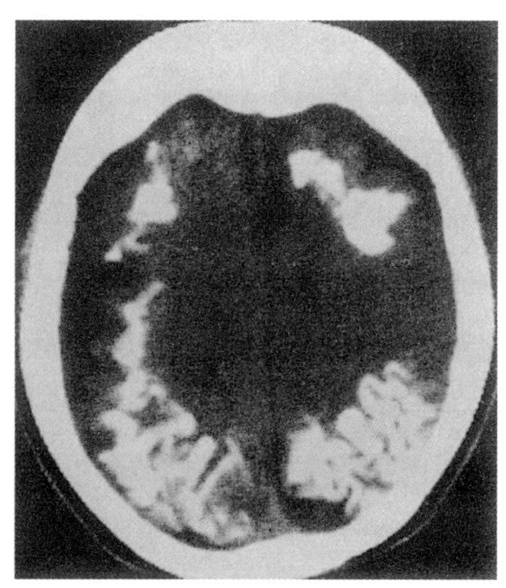

图 13–25　（A）Sturge-Weber综合征（脑膜面部血管瘤病）患者的临床照片。注意面部的火焰痣并不限于中线。该病人伴有同侧青光眼。左眼由于葡萄膜黑色素瘤行放射性贴附器手术而闭合。（B）CT显示特征性的局限于脑回的匐行性钙化。

肠、肾上腺、甲状腺、胰腺和肺中可见毛细血管瘤。

镜下可见两种钙化，一种为小血管壁内细小颗粒状沉积，一种为分散于皮质内、主要在第二、三层（分子层和锥形层）的大的粗糙钙化。2岁前，这些钙化在影像检查上看不见，而在青少年时广泛出现。平片或CT上发现局限于脑回、成对平行、匐行性钙化有诊断意义（图13–25）。钙化是继发于血液滞留和组织缺氧。

局限于前额的痣多同时伴有枕叶血管瘤，而累及上颌区的痣多同时伴有顶叶血管瘤。这是因为在胎儿早期，当脑及其覆盖物的原始循环分化时，这些部位存在解剖联系。先天缺少血管收缩性神经支配是造成继发性血管畸形的原因，这导致了异常血管的增生和扩张。猜测缺乏的可能是三叉神经感觉支的副交感支。

造影图上，可能因为血流缓慢，软脑膜血管瘤病不浑浊或仅轻微浑浊。病变区的皮质浅表静脉数目减少，而深部静脉相应增多，这可作为伴行的引流通道。

由于软脑膜血管瘤病累及视皮层，可出现同侧偏盲，但因为患者智力异常，这一体征很难查出。

90%的病人婴儿期就可出现局灶性或全身性癫痫发作。50%的病人出现亚正常精神状态。未治疗的癫痫患者半身不遂和智力障碍可进行性加重，为了控制癫痫发作和防止进行性神经和智力损害，可早期行脑叶切除术。

从眼科角度讲，眼睑受累、牛眼和/或青光眼是最常见的临床表现，可出现在30%的病例中。尽管有争议，但多认为其病因与巩膜外血管瘤引起的上巩膜静脉压升高和角状劈裂畸形有关。如果视网膜脱离时间长，可引起新生血管性青光眼。

临床也经常可以发现弥漫性脉络膜血管瘤或增生，表现为眼底后极部颜色加深或“番茄酱样”眼底。可有继发性视网膜脱离和/或一些局灶性血管瘤增厚区，伴有弥漫性血管瘤背景。偶可见到局灶性血管瘤的病例。镜下，这些海绵状血管瘤由大的扩张的内皮细胞衬里的管腔组成，并被稀少的结缔组织所分割。当病变扩展时，外部射线放疗可控制病变继续发展。若病变局限，则可用敷贴器治疗。因此，病变区的视网膜会出现萎缩或囊性变。这类血管瘤可钙化，影像学检查偶尔可显示出来。病变也可累及结膜或巩膜表面。还可见到视神经胶质增生，以及眼球和神经广泛的高度血管化。

（2）遗传性出血性毛细血管扩张（Osler-Weber-Rendu综合征）

遗传性出血性毛细血管扩张是一种罕见的常染色体显性遗传疾病，以皮肤和黏膜层出现大量毛细血管扩张为特征，病变进行性加重并伴有反复出血。毛细血管扩张的大小从针尖样到直径为几毫米的蜘蛛痣不等；通常呈扁平状，偶为结节状；颜色从亮红色到紫色；20~30岁之前很少出现，在这以后，其大小和数目均增加。除皮肤外，鼻、口腔、胃肠黏膜也常受累，反复出现鼻出血和胃肠道出血。

常见广泛的内脏受累，临床上最严重的是肺动静脉瘘和畸形。病变多发，以肺下叶为主，引起红细胞增多、逆行栓塞和脑脓肿。可见咯血，但多与空气栓塞无关。15%的遗传性出血性毛细血管扩张患者有肺动静脉瘘；而40%~60%的有肺动静脉瘘或畸形的患者有遗传性出血性毛细血管扩张。

肝脏受累的病变过程类似肝硬化，但很少发生肝性脑病。脾脏、胰腺和泌尿生殖道也受累。

中枢神经系统也可见大范围的血管畸形，最常见的是小的点状毛细血管扩张性病变，可单发或多发，可发生在脑的任何部位，多不对称。动静脉畸形、动脉瘤、双向动静脉瘘、海绵状血管瘤都见报道。

眼眶受累并不常见。散发病例报告中，有结膜毛细血管扩张、视网膜静脉曲张样扩张性静脉畸形、视神经毛细血管扩张和眼眶动静脉畸形（图13-26）。还有一例增殖性视网膜血管病变的报道。

毛细血管扩张性病变在所有器官中都具有相似的病理，均由增生和扩张的小静脉构成。电镜显示内皮细胞绒毛缺乏、许多内皮间隙被血栓填塞。由于没有周细胞、平滑肌和弹性纤维，因此这些小静脉缺乏血管周围支持，这就造成了容易出血。在这些病变中也可见局部高度的纤维融解。

（3）Wyburn-Mason 综合征

Wyburn-Mason综合征由视网膜动静脉交通构成，伴有深在的同侧脑动脉畸形，并累及视路。动静脉畸形还可见于面部软组织、下颌或上颌。该病常见面部痣，多位于同侧的三叉神经分布区，多为淡红色散在针刺状红点，但也可见典型的葡萄酒色素痣。

视网膜病变为视网膜动静脉直接交通，多不形成血管网。但也有少数病例只存在孤立的视网膜动静脉交通畸形，而没有其他病变。畸形表现形式多样，包括肉眼可见的单个交通到有明显表现的多发性复杂交通均可见到。越复杂的病变与Wyburn-Mason综合征的关系就越大（图13-27）。

受累的动脉和引流静脉增粗、弯曲，直径可达500~600 μm，眼底镜下很难区别动静脉。荧光血管造影显示血流快速流过供养动脉。当造影剂到达静脉端时，血流突然增大，这是动静脉交通处的证据。引流静脉中常可见层流，管腔中央部分的血流最快。

大的复杂性交通可引起视力损害甚至黑蒙、视网膜水肿、渗出和囊性视网膜变性。常见视网膜出血，可能与引流静脉血栓有关。

脑动静脉畸形可累及同侧从视神经到视皮质的部分或全部视路。可扩展至中脑背侧、小脑和丘脑。这些病变实际上可为双侧发病。

临床表现与受累的范围和位置有关。Wyburn-Mason综合征中，大的畸形可引起视力损害，而小的

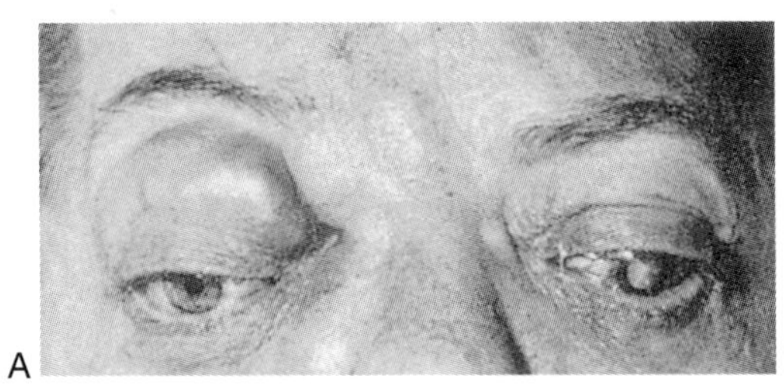

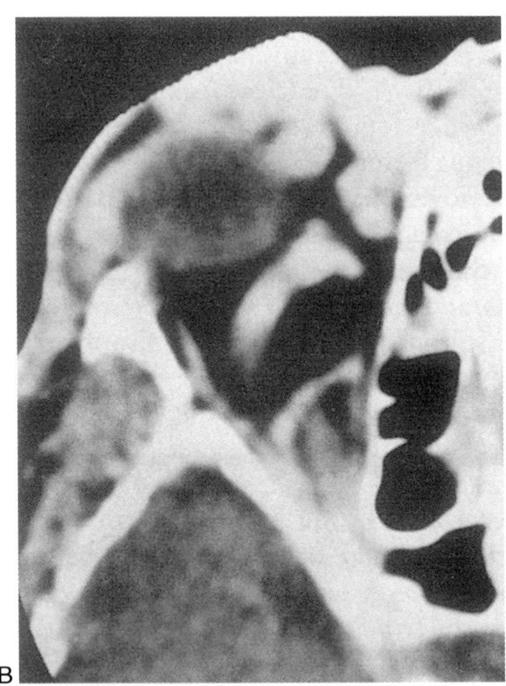

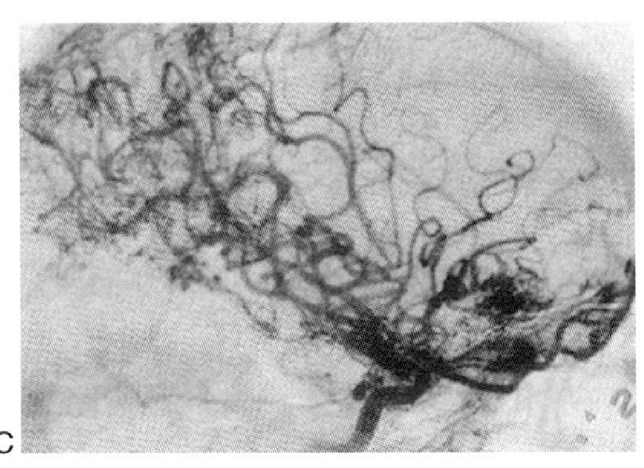

图 13-26 一例 Osler-Weber-Rendu 综合征患者临床、CT、血管造影的表现。（A）临床照片示右上睑大面积增大的搏动性静脉。（B）CT 显示增大的眼上静脉和眼睑静脉。（C）动脉图显示眼眶内多发性动静脉畸形、动脉瘤和瘘，并有一眼眶动静脉畸形。

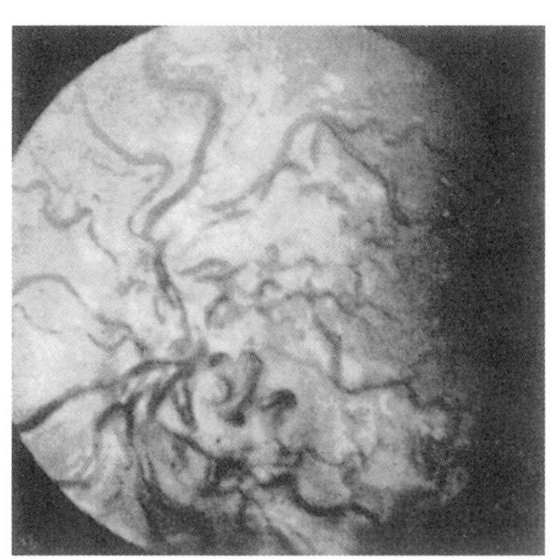

图 13-27 Wyburn-Mason 综合征患者的荧光造影图，显示复杂的视网膜血管交通。

独立性动静脉交通偶然也可损害视力。患者多在儿童期表现出单侧弱视、内斜或两者兼有。随后，视力会突然或逐渐丧失。视神经和眼眶软组织受累可引起搏动性突眼。视交叉或视交叉后部受累会引起偏盲。大脑的动静脉畸形会导致偏瘫、偏麻、癫痫或蛛网膜下腔出血。

因为病变累及视神经和眼眶结构，眼眶平片和CT可显示视神经管和眼眶眶腔增大。动静脉畸形本身在CT上表现为边界不清的密度增强的肿块。对于所有具有视网膜动静脉交通的病人，都应进行头和眼眶增强CT和CT造影检查以及随后的确诊性血管造影检查，以明确病变累及范围，特别是颅内情况。

（4）Klippel-Trenaunay 综合征

Klippel-Trenaunay综合征包括皮下血管瘤和静脉曲张，多发生于单侧肢体，并伴有同侧肢体骨质和软组织增生。眼眶的血管畸形少见，包括静脉曲张、结膜毛细血管扩张、视网膜静脉曲张以及结膜、巩膜和脉络膜的血管瘤。曾报道一例该病患者伴有视神经和下直肌增大。

三、获得性动静脉分流（硬脑膜颈动脉海绵窦瘘）

眼眶血管以不同程度、不同的机制，参与了获得性动静脉分流。动静脉瘘或分流从病因学角度可分为自发性或创伤性，从血流动力学角度可分为高流量或低流量，从血管造影角度可分为直接或硬脑膜瘘。

1. 解剖和分类

硬脑膜颈动脉海绵窦瘘是颈内或颈外动脉的脑膜支与海绵窦之间形成异常通道。它发自颈内动脉的海绵窦内分支（典型为脑膜垂体干或下海绵窦动脉）或通过上颌内上升至咽部和枕动脉、并在海绵窦区给脑膜供血的颈外动脉系统。

海绵窦是单纯静脉系统，血液从前到后流动。来自眼眶和眶周的血液通过眼上、眼下静脉和蝶顶窦流出，进入海绵窦。从海绵窦流出后经岩上窦或岩下窦进入侧窦和乙状窦或颈内静脉，或通过基底窦进入翼丛。

Barrow将颈动脉海绵窦瘘分为四型（表13-3）。A型为直接高流量的颈内动脉与海绵窦间的瘘，可为创伤后，或由动脉瘤自发破裂引起。其余的硬脑膜瘘大多为自发性。B型为颈内动脉脑膜支与海绵窦间的分流。C型为颈外动脉脑膜支与海绵窦的分流。D型为颈内外动脉与海绵窦的分流。总之，B型罕见，C型较常见。自发性硬脑膜瘘多为D型。

2. 发病机制和血流动力学

尽管硬脑膜瘘的发病机制存在争议，但海绵窦

表 13-3 颈动脉海绵窦瘘分型

Barrow 分型	来源	累及血管	比例	治疗
A 型	外伤，少数为动脉瘤破裂	颈内静脉	13/26	气囊或手术阻断
B 型	自发	颈内静脉脑膜支	0/26	选择性或逆行栓塞；20%~50%自发关闭
C 型	自发	颈外动脉脑膜支到海绵窦	3/26	选择性或逆行静脉栓塞；20%~50%自发关闭
D 型	自发	颈内外动脉脑膜支	10/26	选择性或逆行静脉栓塞；20%~50%自发关闭

静脉血栓可能是自发性动静脉分流（通常为低流量）的发病因素，并可能在病变发展过程中起重要作用。推测血栓后窦（以海绵窦为例）开始管腔重塑，原先在硬脑膜窦壁的微动脉开始扩大，形成显著的血流分流（图13-28A）。眼上静脉血栓会使眼眶症状减轻或消失。另一方面，海绵窦其他流出静脉形成血栓会增加眼上静脉的血瘤、使眼眶症状加重。关于自发性动静脉瘘起源的其他理论有海绵窦内动脉血管破裂后出现分流，或者是先天就存在动静脉瘘，只是当血液自前向后流时没有症状。外伤性颈动脉海绵窦瘘（多为高流量）则是因为颈内动脉在海绵窦部分发生撕裂，也有少数为动脉瘤自发破裂（图13-28B）。

获得性动静脉分流对眼眶组织的影响与其位置、分流的程度有关，与血流量呈正比。动静脉血流量和压力增加会导致静脉扩张、液体渗出、血管紊乱，引起血液淤滞和血栓。高流瘘的临床表现更明显，为眼眶水肿、球结膜水肿、巩膜静脉压升高（因而导致眼压升高）、视网膜血管扩张、搏动性眼球突出和杂音。相比之下，低流量分流的症状和体征较少，包括水肿，血管扩张，伴或不伴有眼内压增高（图13-29）。局限于眼眶中的动静脉分流，我们定义为原发性眼眶分流，属于先天性动静脉畸形，可单独出现，也可为先天性综合征的一部分。与获得性分流的逆行流向相反，为顺行流动。

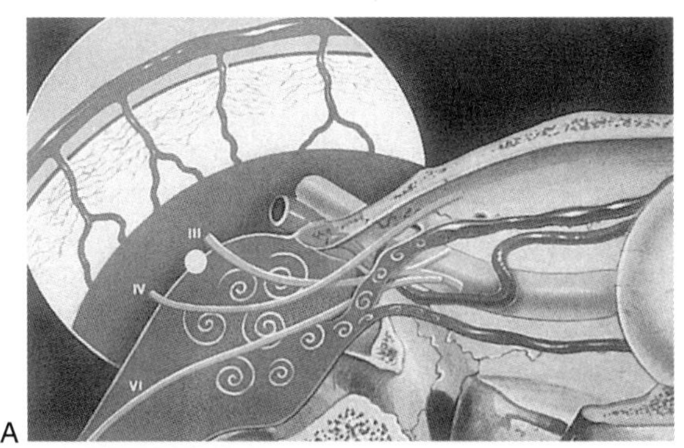

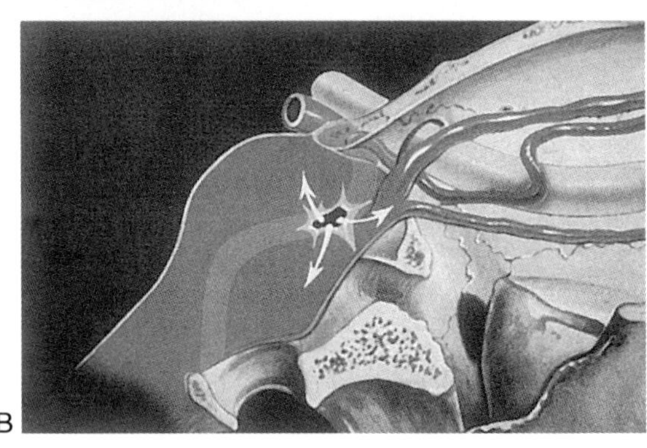

图 13-28 硬脑膜（A）和颈内动脉海绵窦瘘（B）的血流动力学示意图。硬脑膜瘘的特征是血液从多处硬脑膜动脉流入后，这些低流量血流在入口处产生混乱的血流，因此常形成自发性血栓。颈动脉海绵窦瘘多由外伤或动脉瘤破裂引起，形成海绵窦高血流量，并逆行流入眼眶静脉系统。

少数情况下，眼眶动脉也参与供应眼眶外的动静脉分流。在这些病例中，主要表现是动脉充血，实

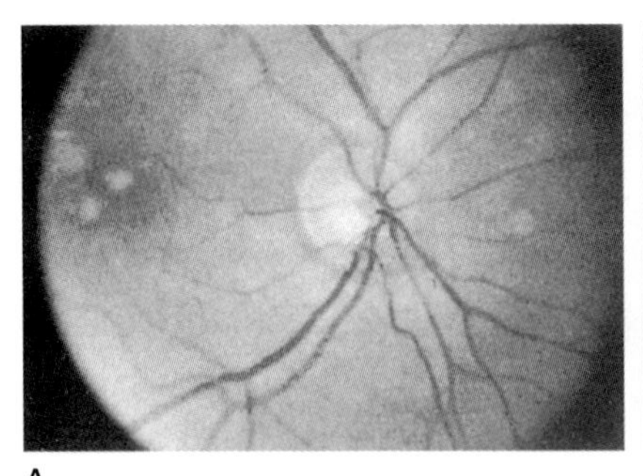

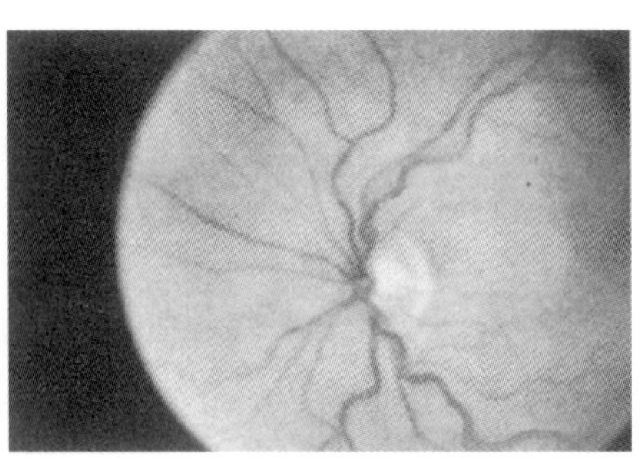

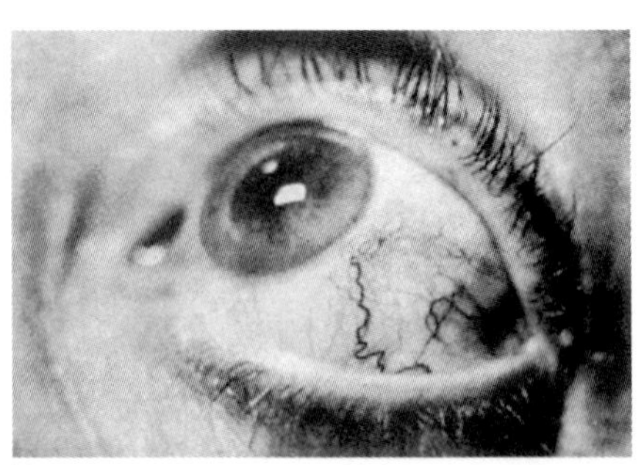

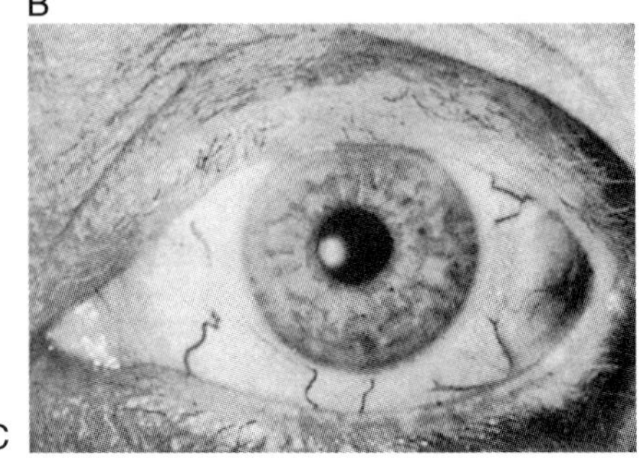

图 13-29 低流量动静脉分流的临床表现。（A）左眼后极部血管扩张、弯曲（与正常的右眼后极部形成对比）。（B）72 岁女性患者自发性出现眼表血管扩张和眼球突出 3mm。（C）74 岁女性患者，由于低流量分流引起眼表血管扩张、弯曲，伴有第六对颅神经轻度麻痹、眼压升高（34mmHg）和眼球突出 2mm。

际上是盗血或缺血的症状。

外伤性颈动脉海绵窦瘘（A型）来源于颈内动脉本身在海绵窦部分发生撕裂（图13-28B和图13-30）。撕裂多为严重的颅脑创伤引起，常伴有颅底骨折。偶尔也有贯通眼眶和眶上裂的穿通伤，刺穿颈内动脉引起颈动脉海绵窦瘘。不论哪种类型，都是颈内动脉在海绵窦部分产生洞隙。由于动脉这部分包埋于静脉丛中，会导致动静脉瘘，使海绵窦及其分支的血流量和压力增加，并逆行排入眼静脉。大的动静脉分流表现为高流量血管病变的症状和体征。病人在受伤后可觉察到搏动性杂音。常见搏动性眼球突出、球结膜水肿、眼眶肿胀、巩膜上静脉淤血和眼压升高。扩张的海绵窦压力以及少数情况下创伤本身，可造成颅神经麻痹（多为第三、六颅神经或两者同时受累）。症状多为双侧，但病变对侧眼的症状较轻。少数情况下若颈内动脉的洞较小，则创伤后颈动脉海绵窦瘘表现为低流量分流。

B，D型分流（图13-31和图13-32）可能由自发性血栓引起。而C型瘘位于颈外动脉的硬脑膜支和海绵窦之间，源于微小的创伤（图13-33）。这些病变中，仅有一支脑膜供养动脉呈小的分流进入海绵窦，而并非动脉网。推测小的创伤、高血压或扭曲导致正常的脑膜动脉破裂，产生各种自发性动静脉分流。

颅内其他部位的硬脑膜窦分流也会进入眼上静脉，引起眼部症状。少数颅内动静脉畸形形成的快速静脉引流也会引起相似的症状。

总之，获得性动静脉分流不是高流量就是低流量。高流量病变通常来源于创伤后颈动脉海绵窦瘘，也有少数为自发性。低流量分流为海绵窦区的硬脑膜动静脉瘘，通常为自发性，少数为创伤后。

临床表现

硬脑膜分流的主要表现包括眼红、疼痛、复视和杂音，多出现于明确诊断前的3~4个月。临床体征包括充血、眼球突出、眼压升高、有时视网膜静脉扩张以及杂音（图13-29）。巩膜血管扩张引起巩膜充血，若为慢性，则会引起虹膜血管扩张。少数情况下，还

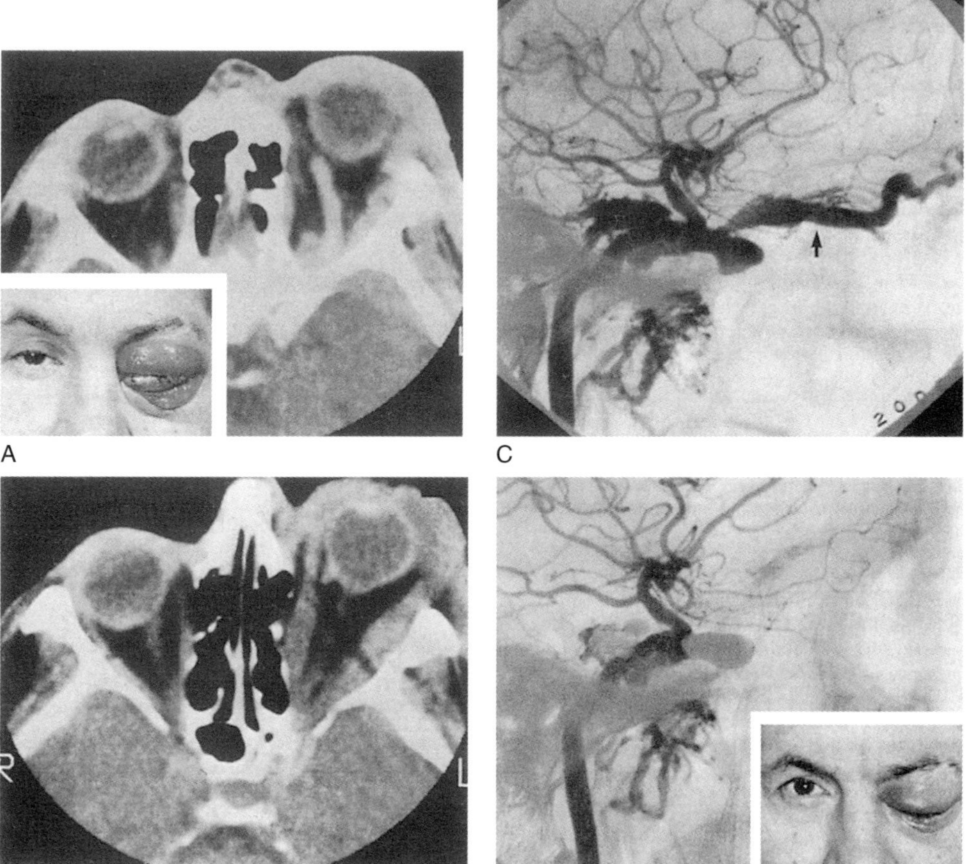

图 13-30　（A，B）高流量分流（A 型）的 CT 和临床特征，为头部创伤后出现显著的眼眶肿胀。注意眼上静脉增粗、显著的眼球突出伴有眼球固定和眼外肌增大。（C）同一病人血管造影显示外伤性颈动脉海绵窦瘘，高流量分流进入海绵窦，逆行注入眼上静脉（箭头所示）。（D）行可分离气囊栓塞，阻断到眼上静脉的分流，术后血管造影图。（D，插图）栓塞后 1 周，症状缓解。

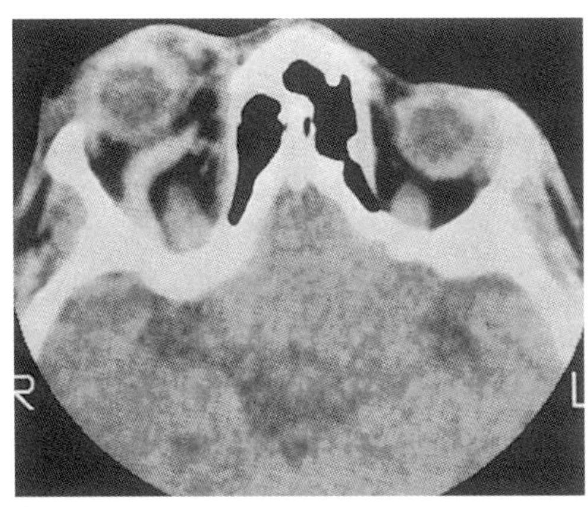
A

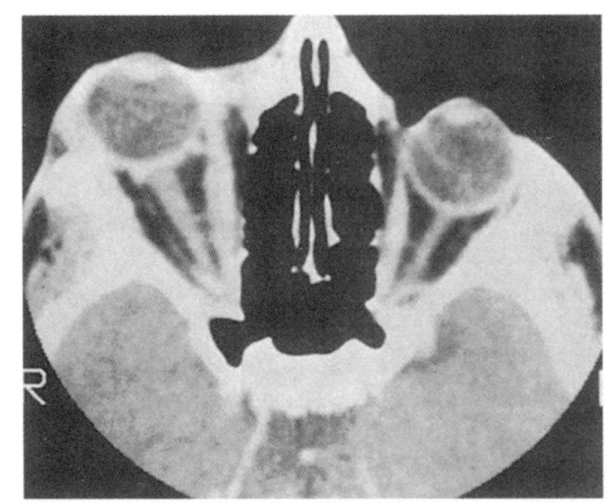
B

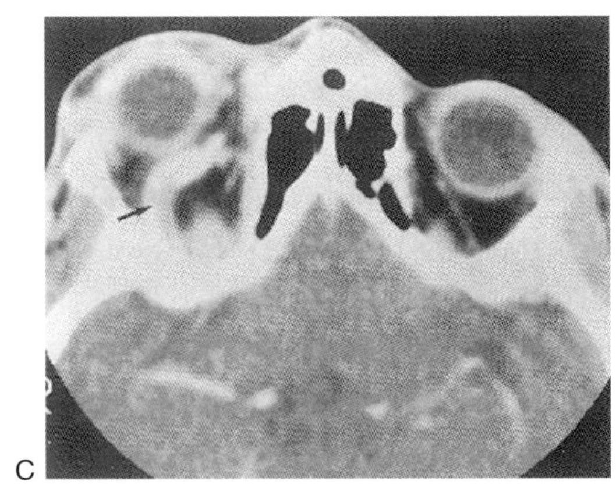
C

图 13-31 低流量自发性动静脉分流的增强 CT 和血管造影特征是眼上静脉（A）和涡静脉（B）扩张。（B）注意中度增大的眼外肌和眼球突出。（C）1 个月后行增强 CT 检查示症状部分缓解，为血管造影后 2 天。注意腔内非增强区（箭头）为自发性血栓。（D，E）同一病人的颈动脉海绵窦分流（D 型）的血管造影特征。注意后部海绵窦充盈的起始阶段（D）伴有前部海绵窦延迟逆行混浊以及眼上静脉扩张（E）。

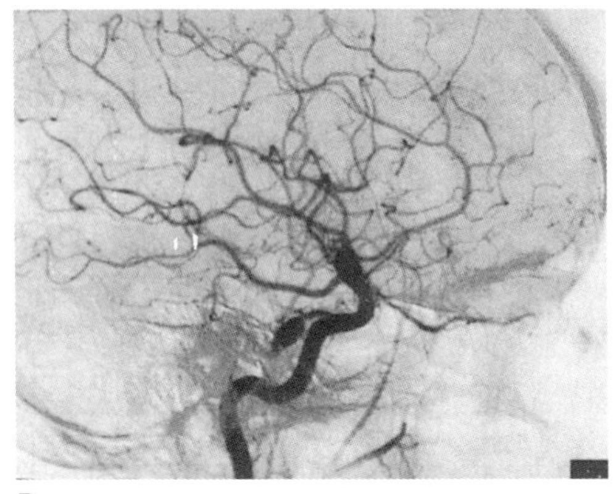
D

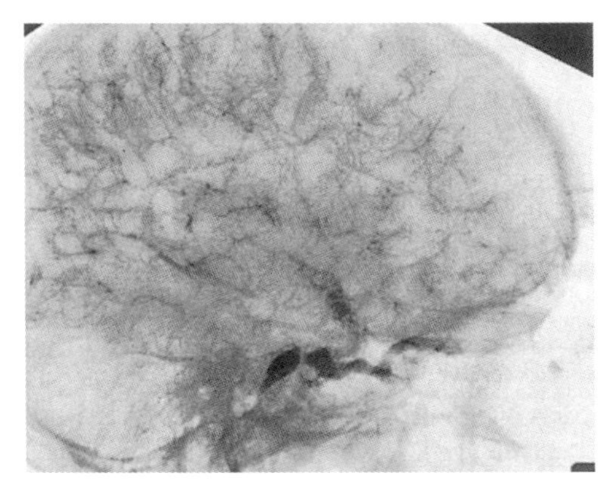
E

A

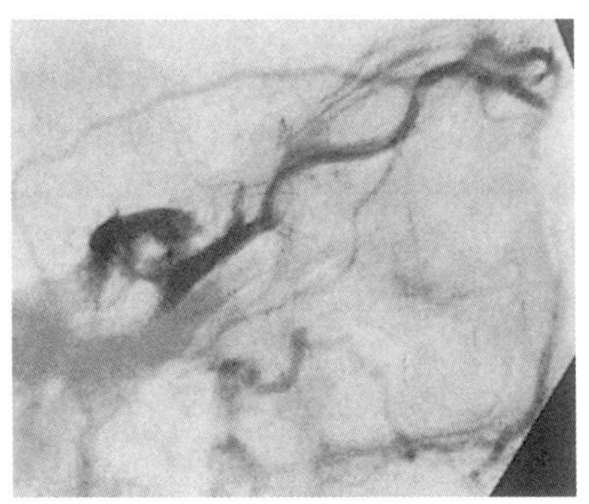
B

图 13-32 59 岁女性患者，自发性低流量动静脉分流（D 型）CT 和血管造影特征。注意 CT 示眼外肌轻度增粗（A），造影图可见从颈外动脉分支到海绵窦的分流，逆行注入大小相对正常的眼上静脉（B）。眼球突出 3mm、眼压正常、视网膜静脉轻度扩张、巩膜上静脉扩张。

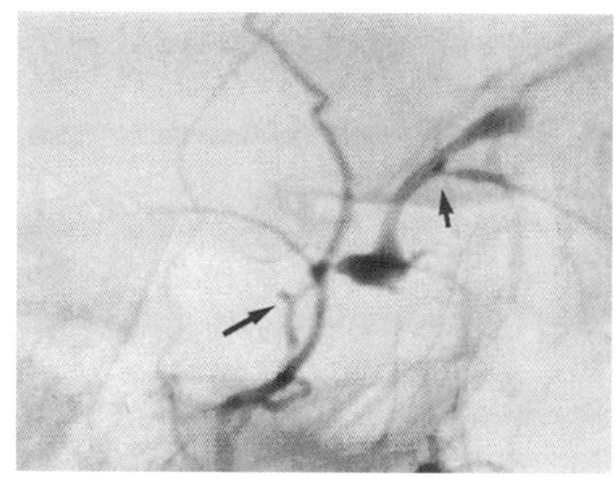
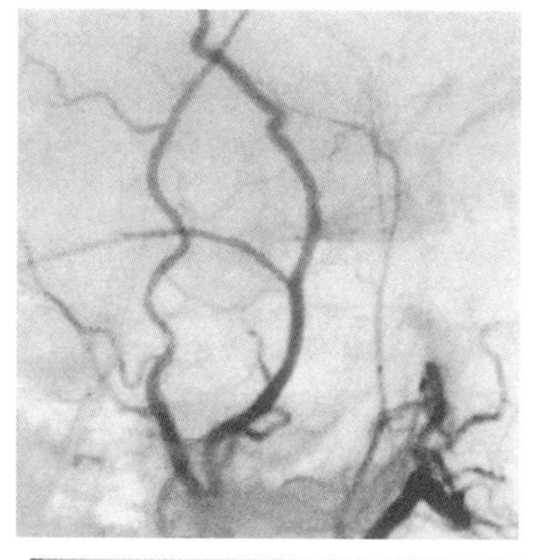
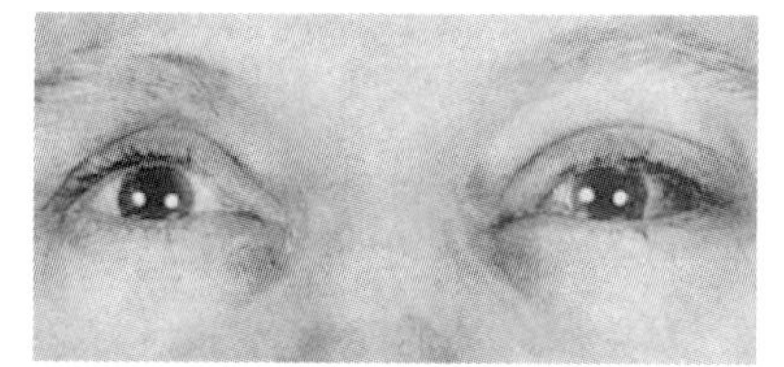
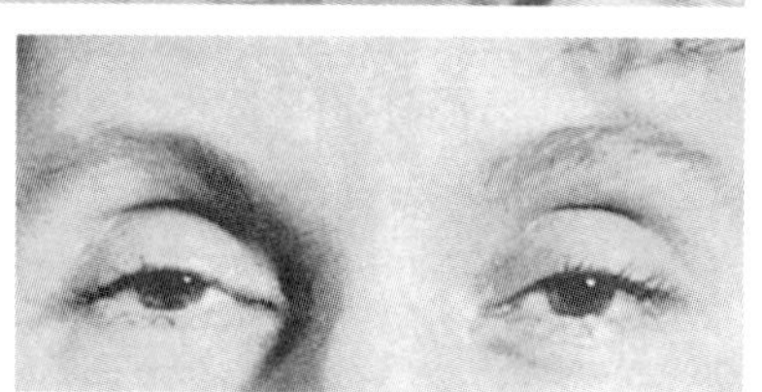
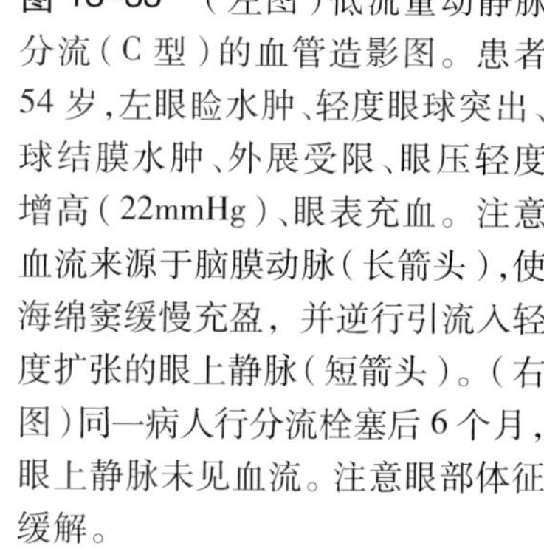

图 13–33　（左图）低流量动静脉分流（C 型）的血管造影图。患者 54 岁，左眼睑水肿、轻度眼球突出、球结膜水肿、外展受限、眼压轻度增高（22mmHg）、眼表充血。注意血流来源于脑膜动脉（长箭头），使海绵窦缓慢充盈，并逆行引流入轻度扩张的眼上静脉（短箭头）。（右图）同一病人行分流栓塞后 6 个月，眼上静脉未见血流。注意眼部体征缓解。

可出现火焰状出血、脉络膜脱离和黄斑囊样水肿，最终视力丧失（图13–34）。仅1/3的病人有杂音。海绵窦压力增高或血栓导致眼眶充血或颅内神经麻痹，

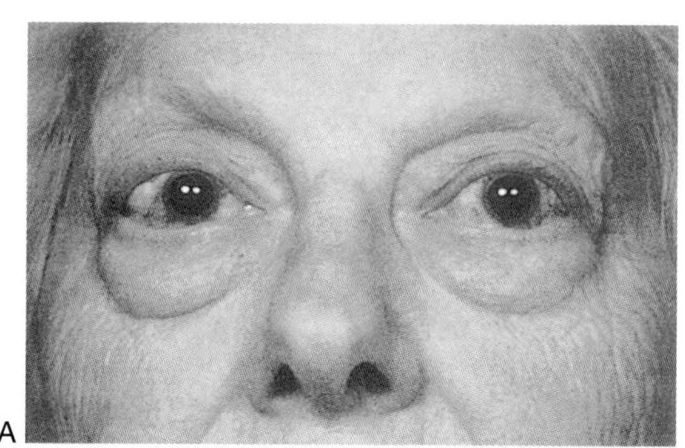

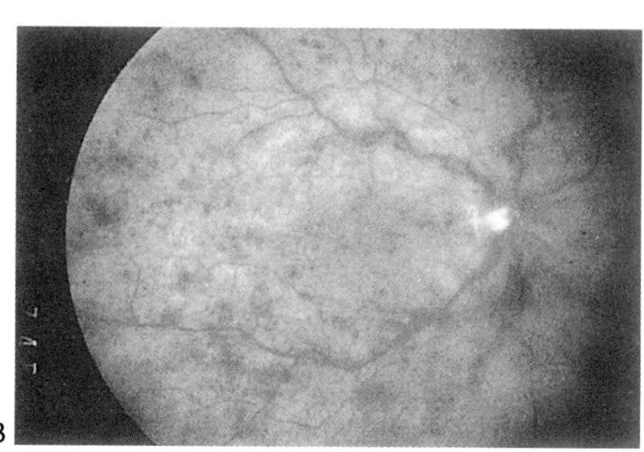

图 13–34　69 岁女性患者，自发性硬脑膜瘘引起眼压增高，行颈外动脉入路栓塞术。1 年后，由于静脉缺血缺氧性视网膜病变引起持续的眼表静脉扩张和视力下降（右眼 20/300，左眼 20/70）。9 个月后自行缓解，最终视力为右眼 20/200，左眼 20/50。

可出现复视。同时可存在系统性疾病，如高血压、糖尿病。C型瘘多发于年轻人。

影像学表现

CT和MRI是非常有用的检查工具，可显示眼上静脉扩张（80%），眼外肌增大（65%）或海绵窦增大（35%）。在所有病例中，20个病人中只有一例没有任何上述表现。眼眶B超也可显示眼上静脉扩张、搏动以及眼外肌增大或脉络膜脱离。

双侧选择性颈内和颈外动脉血管造影可明确诊断。由于仅凭临床表现不能判断病变位于哪一侧以及是单侧还是双侧，所以双侧血管造影非常必要。选择性造影图可以判定血流是源于颈内动脉还是颈外动脉。我们对自发性硬脑膜瘘的血管造影检查发现，23%为C型，77%为D型。

治疗

伴有高流瘘的A型病人，由于绝大部分不能自发闭合，所以最好使用分离性气囊治疗（图13–30）。若失败，应行海绵窦孤立术或动脉结扎术。

大多数自发性颈动脉海绵窦瘘是硬脑膜动静脉畸形，20%~50%会自发关闭。因此，若没有衰弱性头痛、药物无法控制的高眼压以及严重的视网膜静脉淤滞或视力丧失，只需保守观察。值得注意的是，这类病变如果血管造影图显示存在通过中脑静脉系统的血流，则有相当一部分患者会发展为脑出血，应给予治疗以预防脑出血的发生。青光眼伴硬脑膜瘘的

病人如果行造瘘手术，则发生脉络膜驱逐性出血的危险较高。C型由单一血管供给，而B型则很少由单一血管供给，所以前者可以很好地行选择性栓塞。D型由于来源于颈内和颈外动脉，故治疗难度较大，需要栓塞所有供养血管，而只有大约50%可治愈。即使这些治疗以失败告终，也会促进海绵窦逆行消失（图13-35）。最容易的入路是经眼上静脉经，但也可经颈内静脉，放置线圈，产生血栓。在我们的病例中，10例D型瘘中有5例在颈外动脉栓塞后关闭。其余5例，1例在反复颈外动脉栓塞后关闭，2例在眼上静脉插管和海绵窦关闭后关闭。最后2例经最初的治疗后有所缓解，就行保守治疗，但并未完全治愈。值得注意的是，眼上静脉栓塞可使瘘的临床症状缓解，但眼部症状可能急性加重，数周后会有所改善。

血管内栓塞或经静脉海绵窦夹闭的并发症少见，包括血管穿孔、出血、局部或全身感染、一过性或永久性神经障碍（从孤立的颅神经障碍到半脑功能失常）。在13例颈外动脉栓塞的病例中，有2例出现一过性三叉神经第二支麻痹，1例出现额叶梗塞，最终临床完全缓解。3例经眼上静脉插管、铂线圈海绵窦夹闭，其中1例出现大脑中动脉梗塞，并留下长期后遗症。总的来说，40%的病人自发闭合，50%经治疗后闭合，2例行保守治疗，1例拒绝治疗而无缓解。

四、肿瘤（新生物）

我们将血管性肿瘤分为肿瘤和错构瘤。它们的特征是血流动力学决定了肿物的占位效应。肿瘤可为高流量（婴儿血管瘤）、低流量以及流量极小或无流量（一些固态肿瘤）。恶性病变除了占位和血流动力学效应外，还有局部浸润特征。

1. 错构瘤

尽管仍然存在争议，但我们仍将毛细血管性血管瘤归为错构瘤，而非肿瘤。我们也将海绵状血管瘤和淋巴管瘤归为畸形。婴儿型血管瘤起病急、血运丰富，伴或不伴有皮肤和/或全身表现。

（1）毛细血管瘤

婴儿型毛细血管瘤表现为血管异常生长，伴有不同程度的内皮增生。内皮瘤病变越致密，则病变生长和退行得通常越快。这些内皮细胞组成不同密度和大小的基底膜衬里的血管通道网（图13-36）。

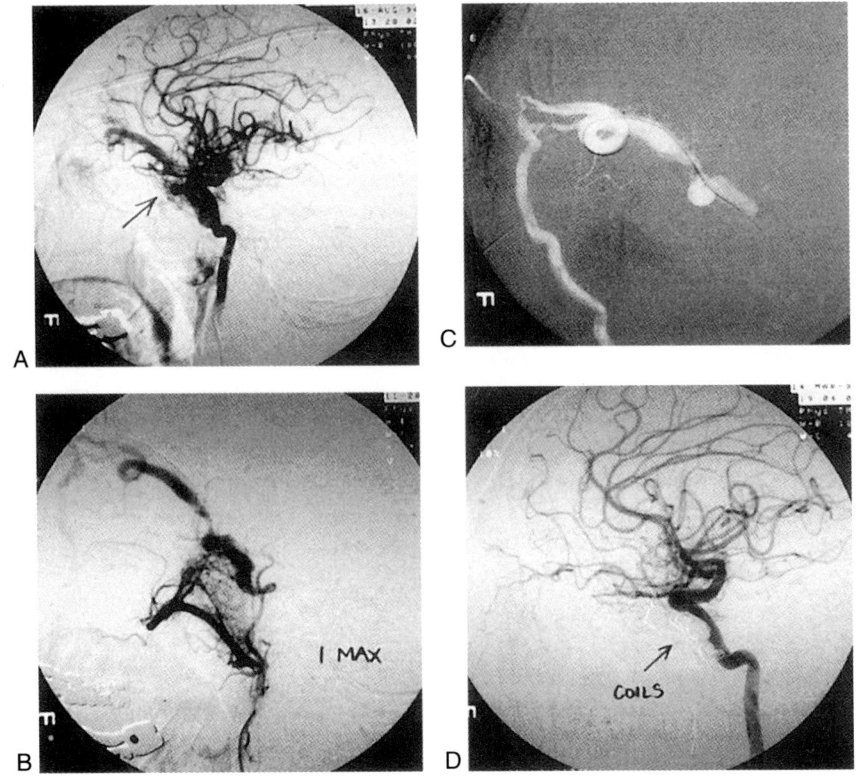

图 13-35 患者67岁，自发性高流量瘘，2次行传统路线的栓塞术。（A）左颈动脉造影显示高流量瘘，由眼上静脉引流。（B）直接眼上静脉插管。（C，D）海绵窦内放置可分离线圈。患者最终治愈。

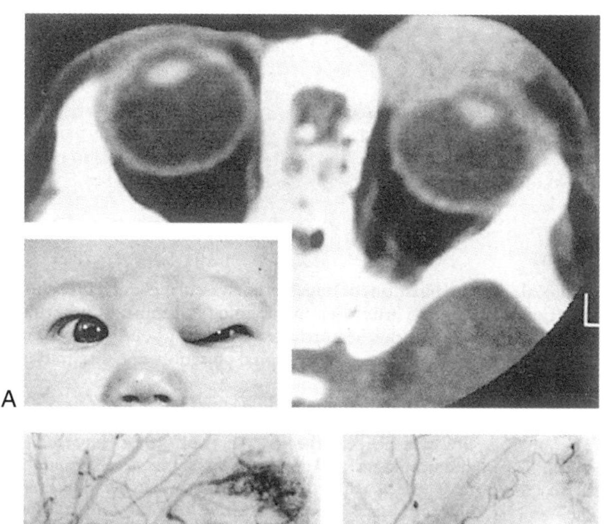

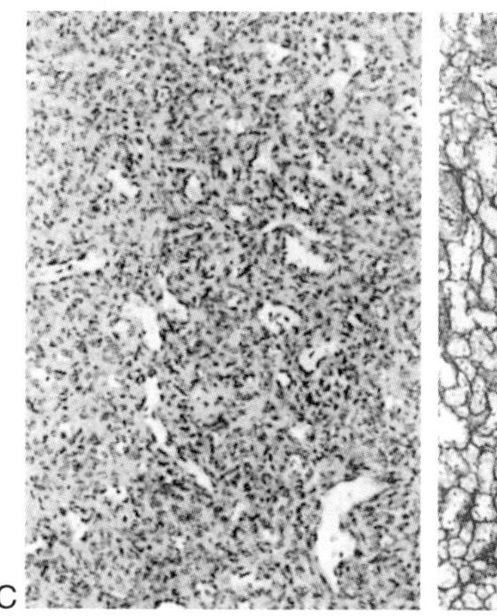

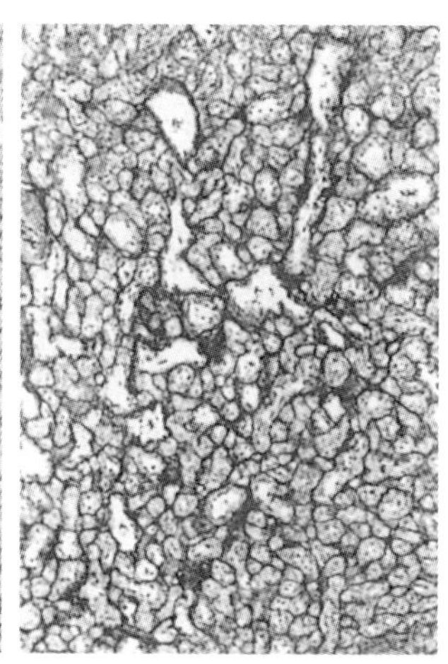

图13-36 （A，插图）11个月婴儿左上睑肿物，生后10周时发现，近6周迅速增大。病变呈橡皮样、上睑微紫色的肿物，位于眶隔后眶前部。散光4°，有弱视。（A）增强CT显示均匀增强、外形光滑肿物，使眼球向后移位。皮质激素治疗无效，由于明显的散光，而于低压麻醉下行肿物摘除术。（B）术前血管造影显示细小的血管网迅速充盈，供血大部分来自颈内动脉系统（左图）和小部分来自颈外动脉系统（右图）。（C，左图）光镜下显示大量内皮细胞衬里的细小的管腔组成网状结构，细胞丰富、密度高（HE染色，×10）。（C，右图）婴儿型血管瘤链霉素染色可见大量的毛细血管通道（链霉素染色，×10）。

毛细血管瘤女性多发，通常生后第一个月即表现出来，开始为小的扁平病灶，数周~数月内迅速扩张，随后开始退化。由于病变大小和组织病理学的差异，退化会经过数月到数年（3/4的患者7岁以前肿瘤会退化）。病变经过退变在组织学上表现为内皮细胞减少、血管管腔增大而数量减少、胶原沉积和病变内脂肪增多，在某些病例中出现炎性细胞浸润（图13-37）。该病多合并头颈部和全身的皮肤血管瘤或深部脏器毛细血管瘤。当内脏病变较大时，会导致血小板和红细胞分离，出现血小板减少症和出血倾向（Kasabach-Merritt综合征）。

我们遇到的31例婴儿型毛细血管瘤患者，可按病变位置分为四个亚型，即表浅、深部、混合性以及复杂或系统性。表浅病变仅累及眼睑或结膜表面，深部病变累及眶隔后的眼眶，混合性病变表浅和深部均累及，而复杂性病变则为多中心发病。

①深部婴儿型毛细血管瘤

◎ 临床表现

这些血管瘤位于眶隔后，也可位于眼睑和眶前的深部组织，或单独发生于球后（图13-36~图13-38）。主要临床特征为眼球突出和移位，都是由肿瘤占位效应引起。因为该肿瘤血运丰富，仔细检查会发现有搏动。当哭喊或Valsalva实验时病变增大。上睑或面部血管明显扩张，眼睑或结膜可见蓝紫色变色。触诊肿物，质地呈橡皮感或柔软，边界光滑，轻压可下陷。病变的大小和位置经常引起视轴扭曲和遮挡，导致弱视或斜视。合并的屈光异常为散光和近视，并且如果不加以治疗有发生弱视的危险。

◎ 影像学表现

CT和MR扫描（图13-39）显示，这些病变可边界清楚，也可呈浸润生长。肿瘤可发生于任何腔隙，经常越过分界面，既累及肌锥内又累及肌锥外，既累及眶隔后又累及眶隔前。眼球后部的肿瘤常引起眼球移位，有时出现眼球压陷。注射造影剂后肿瘤可中等增强或显著增强，可为均匀或不均匀（图13-36和图13-38）。此特征反映了病变组织学退化，病变退化时，增强较弱且不均匀。我们没有发现钙化。

MRI上，毛细血管瘤多边界清楚，但有些病变在T1加权像上可有边界不规则、均匀或不均匀的低信号。信号强度相对于眼外肌为高。在T2加权像上，相对于脂肪和眼外肌，肿瘤显示为致密高信号，可有多个流空腔隙。钆强化的T1加权像，毛细血管瘤可为弥

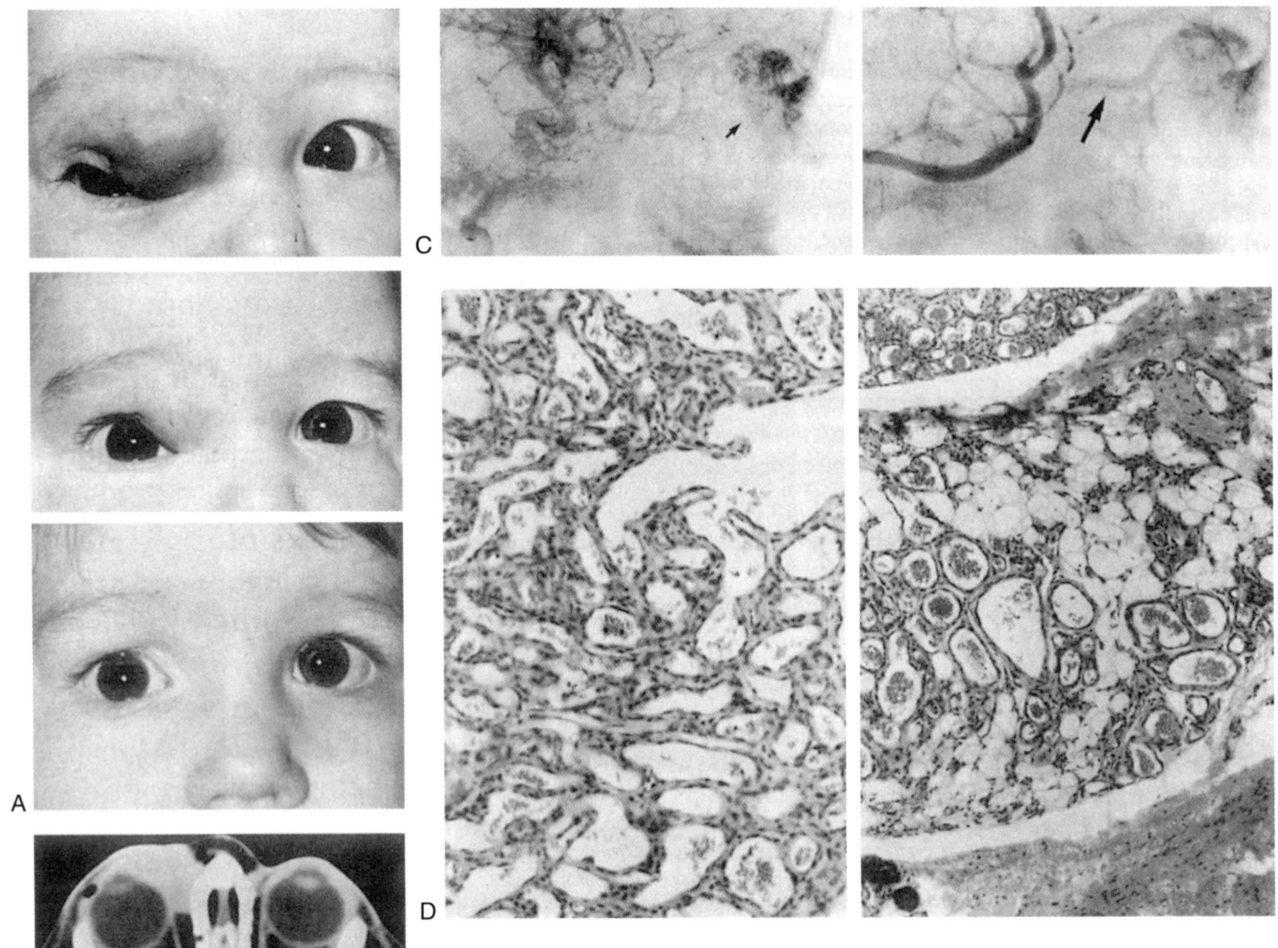

图 13-37 （A,上图）11个月幼儿的临床图片显示前部眶隔后血管瘤。皮质激素治疗有效（A,中图），但有反弹，散光5°。行前部切除术后（A,下图）屈光正常。（B）CT显示肿物边界清楚、使眼球向后向外移位。（C）血管造影显示扩大的眼动脉内高流量血流，并迅速分流至眼上静脉（右图，大箭头）。注意病变后部呈斑片状（不均匀）充盈，为退行性特征（左图，小箭头）。（D）病变光镜下显示成熟的较大管腔、胶原增多、病变内脂肪沉积。

散的、均匀或不均匀增强，脂肪抑制显示更好。

B超显示病变高回声，光滑分叶状或不规则形。A超图像不规则，这是因为血管腔隙和间隔产生的低到中度的内部的反射，以及间隔产生的尖峰。多普勒彩超显示血流速度快。

血管造影显示肿瘤多由来自眼动脉和颈外动脉分支的多重血管供应（图13-36）。供应血管多扩张，可见早期引流静脉，这反映了肿瘤内血流快速分流（图13-37）。虽然可见少数血管区，但肿瘤一般表现为致密混浊，这可能是由于病变退化所致。

治疗

绝大多数深部婴儿型血管瘤可自行退化；因此，此类病变多可保守治疗。然而，如果病变大，合并显著的眼球突出、散光或阻挡视轴，则需要积极治疗。治疗包括放射治疗、全身和局部应用皮质激素（图13-37）以及手术。对于合并Kasabach-Merrit综合征血小板大量消耗的病变，应全身应用抗纤溶因子，包括氨基己酸或氨甲环酸。全身应用皮质激素和抗纤溶因子时，均应在有经验儿科医师指导下进行。对于大的无法切除的病变以及虽可切除但正在萎缩的病变，我们采用全身和局部注射皮质激素治疗。根据反应情况，强的松全身剂量为1.5~2.5mg/（kg·d），持续数周。局部病变注射去炎松40~80mg和甲强龙25mg。注射后，病变局部张力增加，然后迅速消散，肿物体积减小。根据我们的经验，皮质激素对大多数病例有效，但激素减量后复发的也很常见（反跳现象）。最近，一些病例采用重组 α-2a和2b干扰素治疗，效果不确定。

以下情况我们选择手术治疗：严重威胁视力并对皮质激素无反应，激素撤药反跳，出现严重的激素副作用，严重的眼球突出，以及病变孤立、边界清楚并伴有功能障碍。术前需要详细的检查，包括全身检查、CT，必要时血管造影。术中需低血压麻醉，手术操作要细致。并且术中要边止血边切除。手术时，可见这些肿瘤有细小的伪足向周围延伸，可根据周围结构的情况对其进行烧灼。这些伪足经常需要进行显微切除。对于这些选择的病例，手术会使肿物快速消退，而获得满意效果（图13-37）。

因为考虑到许多远期的副作用，我们未采用放射治疗；而有几所医院采用过氡小管植入或射线外照射治疗，并报道肿瘤消退。

②表浅婴儿型毛细血管瘤

表浅婴儿型毛细血管瘤也叫草莓痣，并局限于皮肤。该肿瘤可单发或多发，可发于身体各部位，并经历相同的生长转化过程。消退的重要临床特征是，病变处出现苍白的瘢痕性细小星状区。让患儿父母了解这种特征很有意义。如果不合并功能异常，这些病变最好保守观察。较大的血管瘤，如果经常出血或影响视力，则需要治疗。治疗包括激素、皮肤激光、冷冻和手术。

③混合性婴儿型毛细血管瘤

混合性婴儿型毛细血管瘤既有皮肤病变也有深部病变。临床上，皮肤部分病变与可触及的深部病变相连，使眼球移位。当病变广泛时，则患儿外观非常恐怖，治疗效果也较差。这类病变会产生皮肤和眼眶的显著畸形，并且经常合并弱视。潜在的视功能风险

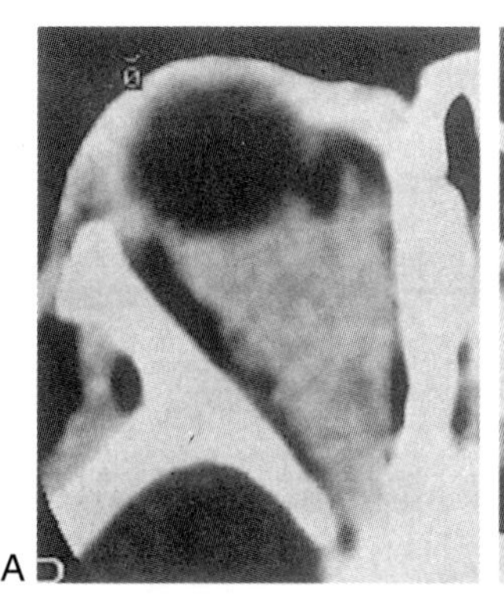
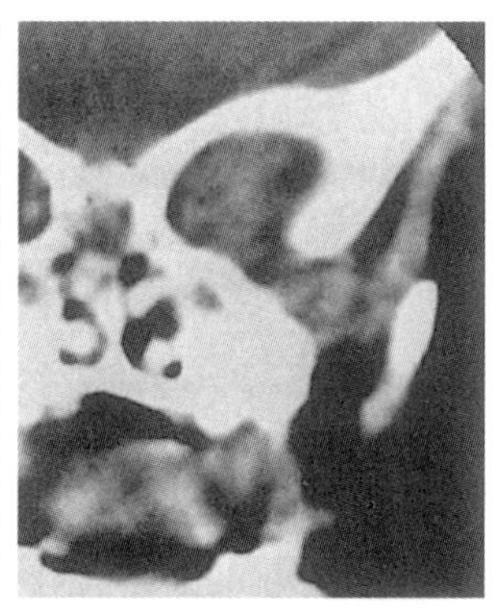
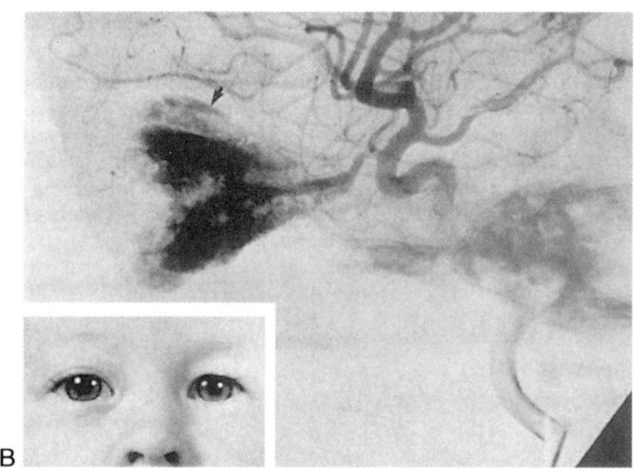
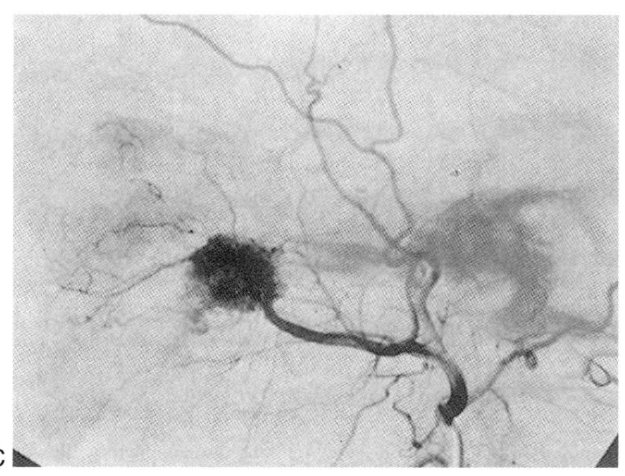

图 13-38　（A，左图）5个月婴儿强化水平CT显示右眼弥散性深部增强的肌锥内婴儿型血管瘤，引起搏动性眼球突出。（A，右图）冠状CT扫描显示位于翼腭窝的肿物。（B）颈内动脉血管造影显示，眼动脉扩张，球后肿物呈弥散性致密混浊影。阴性阴影为提上睑肌和上直肌（箭头）。（C）翼腭窝肿物由上颌动脉分支供给。

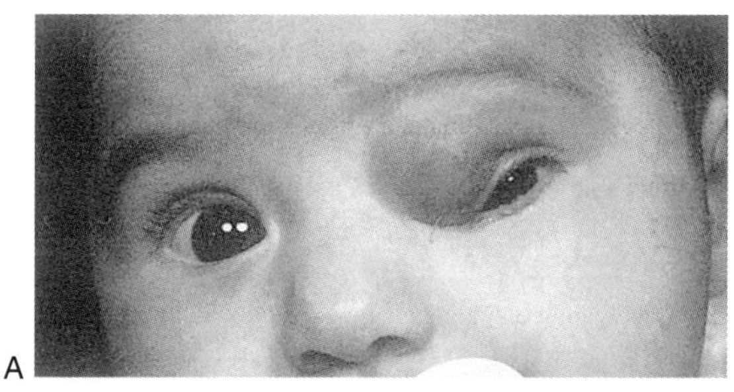
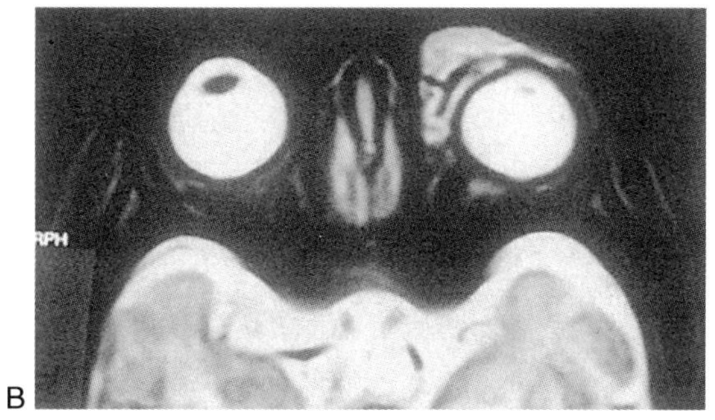

图 13-39　（A）7个月婴儿患进行性增大的毛细血管瘤，并且部分阻挡视路，导致严重的散光。（B）MR T2加权像显示病变中央流空。行手术切除，视轴恢复，散光下降。

也影响着治疗方案的选择，治疗包括糖皮质激素、干扰素、系统性抗纤溶因子、选择性血管造影栓塞以及放射治疗辅以局部治疗。处理多余皮肤和畸形的整形手术应在原发病变消退后进行。我们随访了7例这种病例，全部在病变自发消退后行整形手术，并获得了不错的美容效果（图13–40）。由于视轴明显改变，所有这些病例都发生了功能性弱视。很多病例早期就进行了治疗，但是我们的观点是，这样并不会有很好的治疗效果，并且对面容损害更重。对于这类病变，单独应用药物治疗或单独应用手术治疗都不会取得成功。但早期的激素治疗是有效的。混合性血管瘤容易发生弱视；所以，治疗的目标是在风险最小的情况下获得最好的美容效果。

2. 肿瘤

（1）血管外皮细胞瘤

血管外皮细胞瘤是一种少见的肿瘤，很少发生于成人的头颈部。组织病理学很难确定其生物学行为。因为周细胞是梭形细胞，具有中等量细胞浆、边界不清，所以常规组织病理学很难将其与内皮细胞、组织细胞、成纤维细胞区别开，最好通过电子显微镜和免疫组织化学对其进行鉴别。自从Stout首次报道该肿瘤后，血管外皮细胞瘤在全身各部位均有报道，好发于腹膜后和下肢。发生于眼眶的血管外皮细胞瘤已有多次报道描述，其行为及形态学与其他部位的病变相似。

组织病理学特征包括单一细胞性肿瘤，伴有形成分支（鹿角）管腔的窦状血管。与毛细血管瘤形成对照的是，网硬蛋白和相关因子Ⅷ形成致密网状结构包绕个体细胞。周细胞仅对波形蛋白染色。血管外皮细胞瘤还含有黏液、细胞、席纹状和囊性等成分。此外，还有巨细胞以及坏死、出血及透明样变区。有三种亚型，窦状型、实体型和混合型。按照组织病理学标准，血管外皮细胞瘤可以分为良性、边界性和恶性。良性肿瘤表现为轻度的不典型增生、有丝分裂相当少见，而边界性和恶性者则表现为有丝分裂增多、血管腔隙压缩、多形性、坏死、出血以及边缘浸润。尽管边界性和恶性病变扩展速度可能快一些，但依据病变的组织病理学特点仍然很难确定肿瘤的生物活

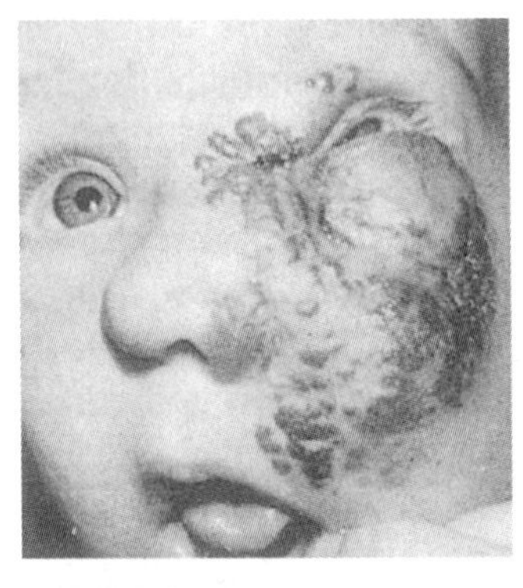
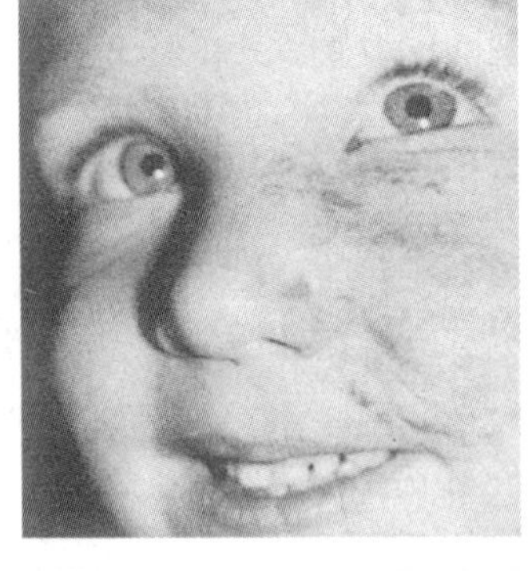
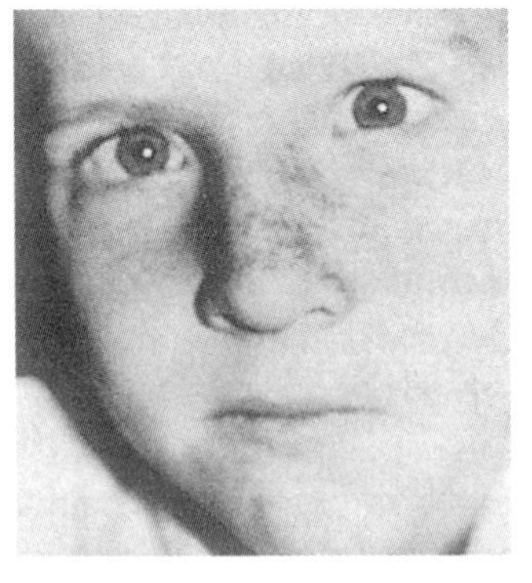
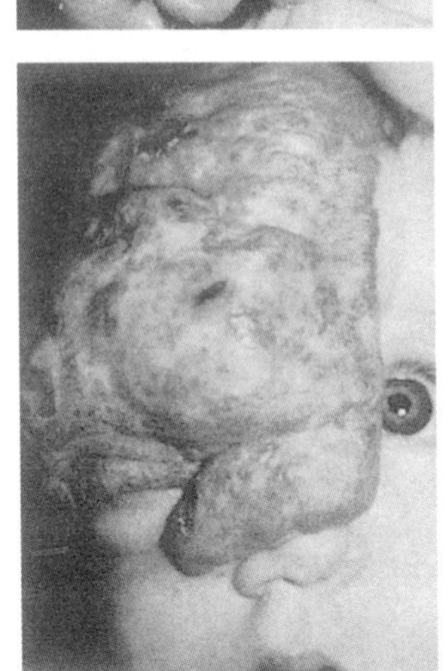
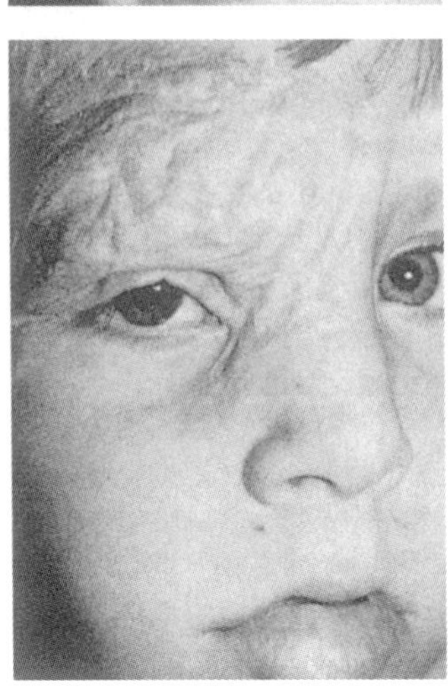
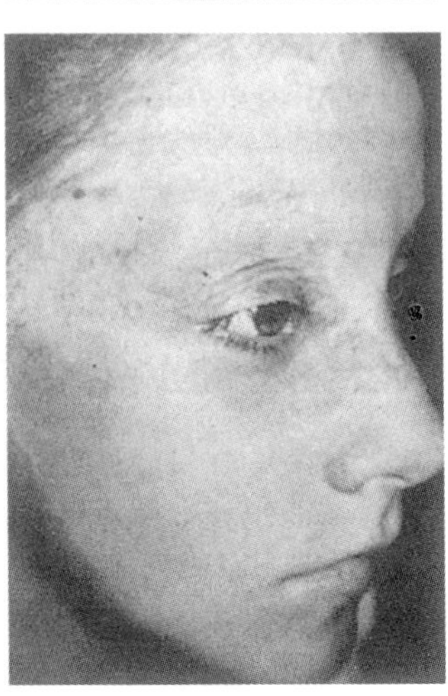

图 13–40 （上，左图）患儿5岁，巨大的面部和眼眶血管瘤。（上，中图）保守观察，3年后，血管瘤自行消退。（上，右图）患儿12岁时经整形和斜视矫正术后的外观像。（下，左图）另一患儿10个月时，巨大的婴儿型血管瘤。（下，中图）53个月后自发消退。（下，右图）患者11岁时手术后外观像。

性。最近认为，组织学诊断的良性脂肪性血管外皮细胞瘤与脂肪肉瘤不易区分。

◎ 临床表现

血管外皮细胞瘤发病年龄从20个月至87岁均有，平均为40岁。主要临床特征为眼球突出和占位效应，多见于眶上部，不伴有疼痛，具有浸润或包埋的特征（图13-41A）。血液动力学方面，循环血流快，血液分流显著。血管造影显示供养动脉扩张，早期肿瘤充盈，静脉流出快（图13-41B）。尽管如此，血流动力学活跃的临床证据很少，而在血管造影的三期中均

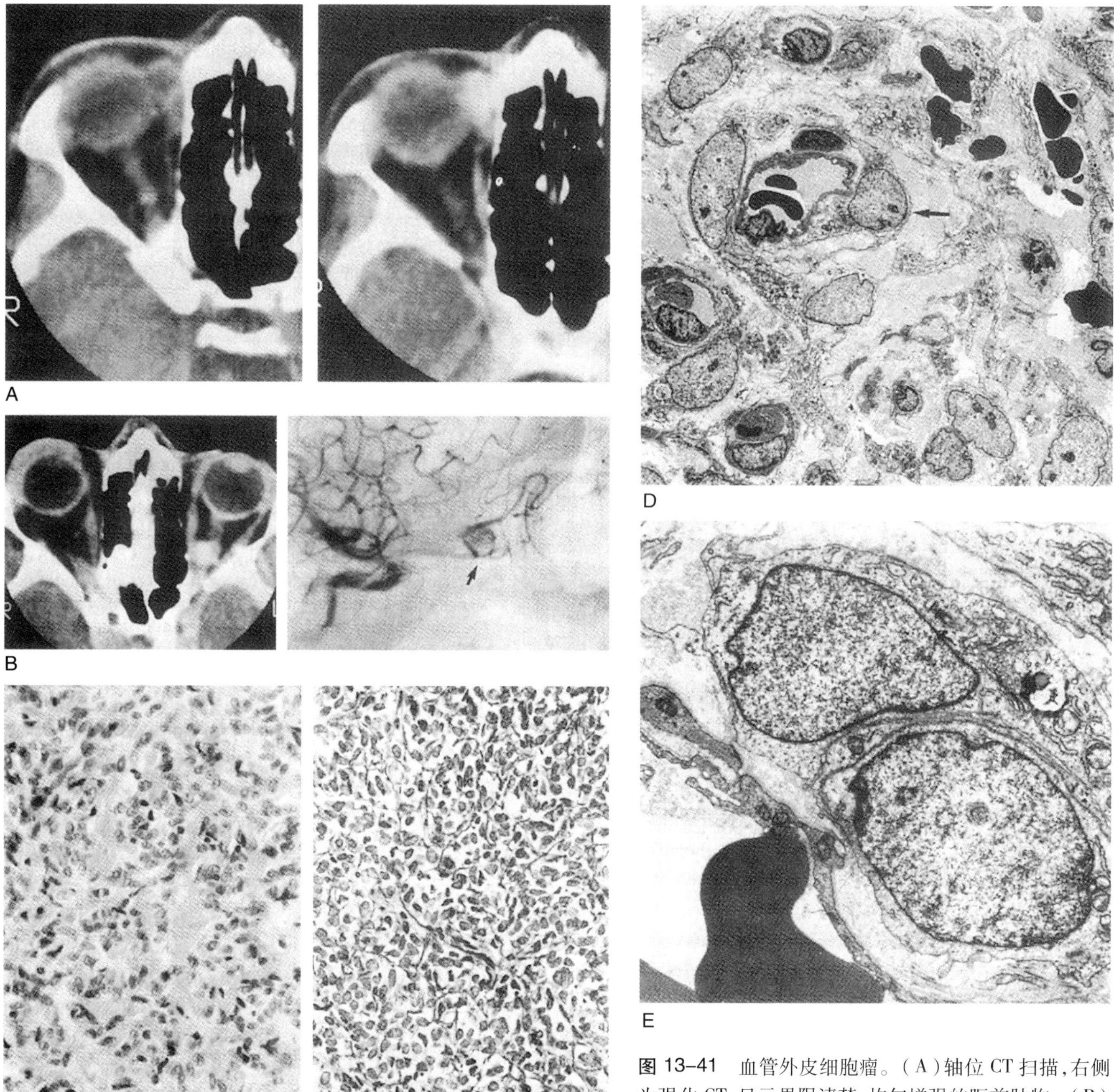

图 13-41　血管外皮细胞瘤。（A）轴位 CT 扫描，右侧为强化 CT，显示界限清楚、均匀增强的眶前肿物。（B）强化 CT 显示眶尖肿物挤压视神经，并导致视神经病变。血管造影（B，右图）显示早期均匀增强的细小血管网（箭头）。（C）实体体血管外皮细胞瘤的组织病理学（B 图病例）。该图显示了梭形细胞群（C，左图）和包绕单个细胞的致密网硬蛋白结构（C，右图）（左图：HE 染色，×25；右图：网硬蛋白染色，×25）。（D，E）血管外皮细胞瘤的超微结构特点（来自 A 图患者）。周细胞特征性包裹管腔周围（D，箭头）。周细胞的其他特征包括基底膜、细胞浆内丝少见以及胞饮小泡（D，×2000；E，×9400）。

表现出活跃状态。患者从起病到出现症状一般不到1年，但是，病史从1个月到26年不等。CT和MR显示这种肿瘤边界清楚，强化时均匀增强；血管造影充盈较快（图13-42）。

主要的鉴别诊断，除了婴儿型毛细血管瘤外，还包括纤维组织细胞瘤、孤立的纤维性肿瘤和间质软骨肉瘤。如果肿瘤来源于硬脑膜鞘，则鉴别诊断还应包括视神经脑膜瘤和硬脑膜结节病。纤维组织细胞瘤呈席纹状、大量细胞，但没有明显的血管成分；而间质软骨肉瘤则有软骨样或软骨组织。在超微结构下，周细胞有几个显著特征，包括胞饮小泡多见、桥粒少且发育差以及显著的多层基底膜。

◎ 治疗

大约1/3眶内血管外皮细胞瘤会复发，10%到15%会转移。值得注意的是，血管外皮细胞瘤会表现出视神经病变。局部复发多与切除不彻底或部分切除有关。此外，恶性和边界性病变更容易复发。但是，组织学上的良性肿瘤也可能复发或转移。因为这种肿瘤局部复发和转移的风险较大，并且可能发生于

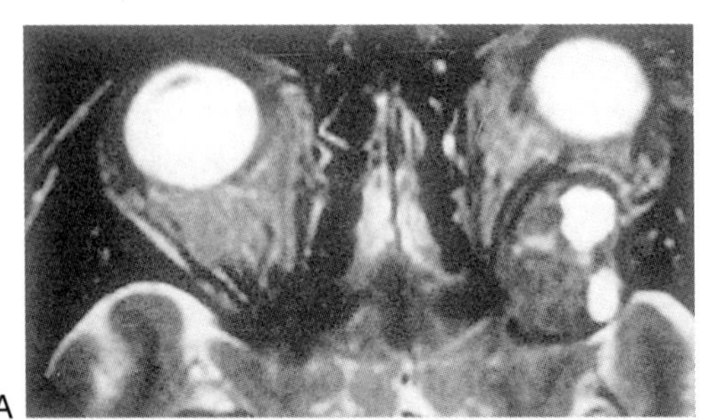

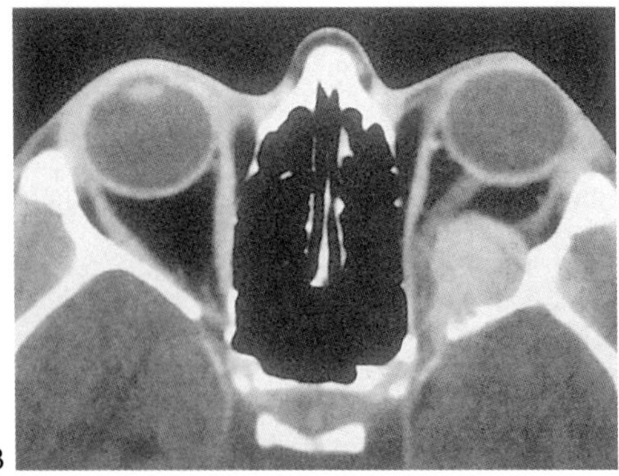

图 13-42 MR（A）和CT（B）扫描显示眶尖肿物，压迫眶后外侧壁，使其凹陷，并引起视神经病变。（A）T1加权像（强化加脂肪抑制）显示在实体肿瘤内一些大的含液区域。该肿物经眶颅联合术切除，组织学确定为血管外皮细胞瘤。随访5年，该患者局部硬脑膜复发。

多年以后，所以必须长期随访（至少10年）才能证实完全治愈。由于这些肿瘤具有伪膜，我们主张细致完全的局部切除，但是由于肿瘤易碎，这一点做起来比较困难。身体其他部位的病变，如果复发或侵袭性生长，则多给予大剂量放疗，但是在眼眶，则这种治疗的并发症较多。如果出现局部侵袭性生长，则须行眶内容剜除术。应用全身化疗的病例太少，其疗效尚不确定。

手术时，这种肿瘤大多边界清楚、粉红或紫红色肿块，可有粗大的扩张毛细血管。我们见过7例此类肿瘤。2例在手术切除后复发，一例起自视神经（图13-41B），另一例起自眶尖（图13-42）。术中，肿块非常脆，大多数病变边界清楚，很少有浸润。有文献报道，病变从1.7~5.5cm不等，大多约为3cm。一些患者颅内也存在较大病变。

总之，眼眶血管外皮细胞瘤是不常见的血管肿瘤，多为边界清楚、非浸润的眶上方肿块。除非肿瘤表现出侵袭性生物学行为，否则该肿瘤的生物学行为很难预测，手术最好是仔细的局部切除。在这种情况下，治疗要更积极，包括术前栓塞术、扩大切除和放射治疗。

（2）恶性血管内皮瘤（血管肉瘤）

恶性的、内皮细胞起源的血管肿瘤非常罕见，占所有肉瘤的1%。典型的病变发生于皮肤，好发于老年男性的头颈部，通常界限不清且为多灶性，累及头皮和眼睑的皮肤和皮下组织（图13-43）。该肿瘤可为多发，即可局部侵袭，也可全身侵犯。病变组织结构范围多种多样，这也在一定程度上造成了该病没有标准化的命名体系。组织学主要特征是可见不规则的管腔（多含血液），由不典型内皮细胞衬里、并形成乳头状外观。值得注意的是多种肿瘤都需要与该肿瘤鉴别，从易于确定的具有血管网硬蛋白的非典型内皮细胞性病变，到难以和癌症鉴别的低分化上皮样细胞。超微结构，形态特征反映了这种多样性，但是都具有基本的内皮细胞特征（基底层、胞饮泡、紧密连接、胞丝和Weibel-Palade体）。可发现因子Ⅷ相关抗原和荆豆-1。

大约有12例原发于眼眶的恶性血管内皮瘤的报道，相对的更常见的是头颈部的多发性病变。我们见过2例多发性进展性病变。多表现为在相对很短的时

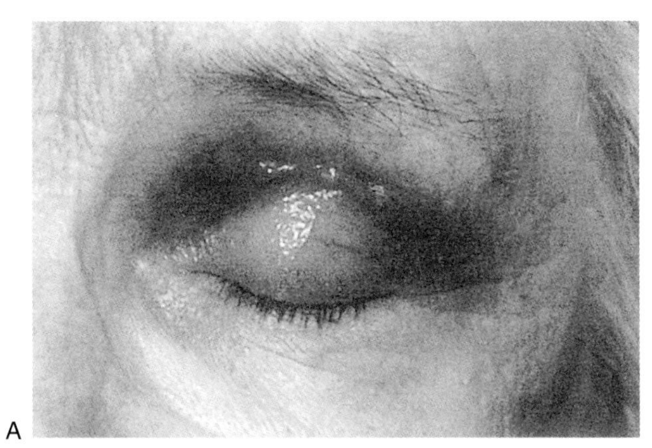
A

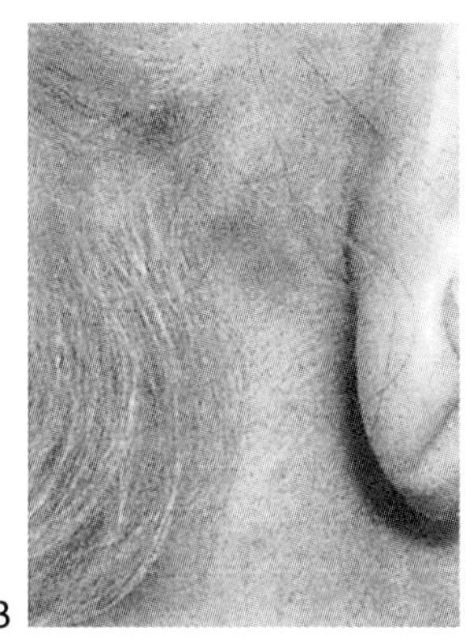
B

图 13-43　（A）79 岁女性患者左上睑自发性出血，活检证实为血管肉瘤。值得注意的是病变多发，包括头皮和耳后。

间内（2~3个月），占位效应不断进展，并伴有间断性出血。发病无性别差异，平均年龄24岁。报道的患者中有1/4出现局部感觉或运动神经方面的症状和体征，包括Tolosa-Hunt综合征。总之，这些肿瘤典型表现为局部侵犯，为防止复发和转移，我们主张行大范围手术切除。

（3）Kaposi 肉瘤

多灶性出血性肉瘤最早在1872年由Kaposi描述。存在三类临床症状，与人口学、遗传因素和免疫状态有关。第一类较为典型，症状是四肢（尤其下肢）末端出现不连续的紫罗兰色病变，多见于老年男性（多为70岁）和免疫缺陷病人。这类患者多来自东欧或地中海。病变进展时表现为病变数量增多、结节状、出血以及胃肠道、泌尿生殖道、淋巴结和内脏受累。死亡率为10%~20%，一般临床过程为8~10年。继发性恶性肿瘤，尤其是起源于网状内皮细胞的，死亡率约为25%。

第二类更具侵袭性，发生于非洲中部，多见于40岁左右。内脏、淋巴结和内脏黏膜受累在疾病早期阶段就可出现，进展更快。第三类为艾滋病患者的一种独特的进展类型。

临床上，对该病进行分期，为结节期、局部侵袭期以及全身期，这与预后密切相关。眼部一般累及皮肤、眼睑或结膜。其中，非洲类型累及泪腺。

组织学上，认为该肿瘤发生于原始周细胞。早期，侵袭性不强时表现为大量炎症细胞，类似脓性肉芽肿，背景为恶性梭形细胞。随着病变进展，梭形细胞增多并且不典型性细胞增多，而炎细胞减少。可见反复性出血和裂缝样血管管腔。

根据分期进行治疗。局部病变可切除或注射化疗药物。多灶性病变或内脏受累采用全身化疗和扩大范围的放疗。

（4）血管平滑肌瘤（血管肌瘤）

血管平滑肌瘤是一种罕见的多位于表皮下的肿瘤，起源于血管的平滑肌。发生于眶内的血管平滑肌瘤更罕见，为生长缓慢、包裹性肿块，多发于40~50岁。需要同这种包膜完整的眶内血管平滑肌瘤鉴别的病变包括海绵状血管瘤、神经鞘瘤和神经纤维瘤。虽然主要临床特征为肿块的占位效应，但还有疼痛和Valsalva动作时发生变化。组织学可见具有血管特征的梭形细胞束交织排列，还可见黏液区。致密的血管病变可能与血管外皮细胞瘤混淆。组织化学或电子显微镜下证明为平滑肌来源可明确。因为它们包膜完整并为良性，治疗为完全切除。不完全切除可导致局部复发。

（5）上皮样血管内皮瘤

上皮样血管内皮瘤是一种低度恶性的血管肉瘤，发生于眶内的不超过10例，其中1例邻近眶骨。

五、动脉瘤

眼眶血管网内的动脉瘤多是因为其他原因做血管造影时偶然发现的。眶内动脉瘤一般不引起功能障碍。然而，我们遇到过一例眶内动脉瘤，是作为动静脉分流的并发症发生，并导致眶尖肿胀（图13-44）。这例肿瘤的占位效应引起眶尖结构压力增加，并最终导致视神经病变。我们还遇到过一例巨大的颅眶动脉瘤（图13-45）。

六、血栓性病变

前面提到的很多病变都在动脉或静脉中含有血

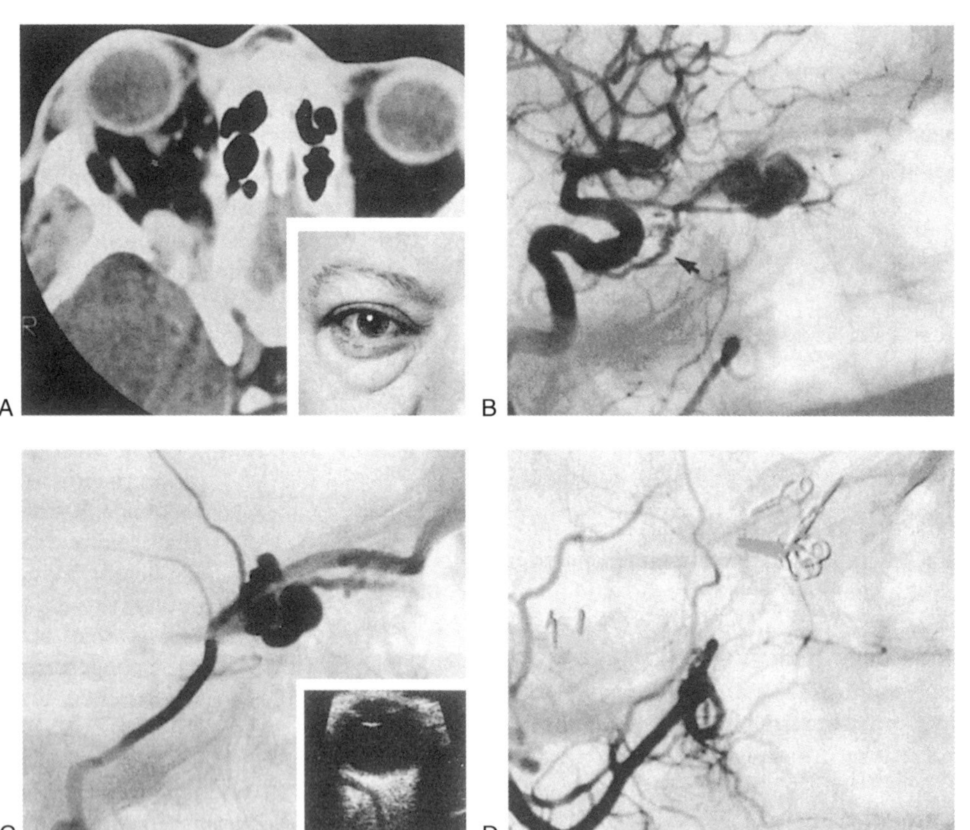

图 13-44 （A，插图）53 岁女性患者，由动静脉分流引起眶尖静脉性动脉瘤，导致眼眶、球结膜水肿、眼内压升高（24mmHg，而对侧为 10mmHg）、眼球突出 7mm 和视力下降。可听到颞侧杂音。（A）CT 扫描发现静脉性脉瘤伴有由于 Hyrtl 管扩大引起的骨缺损。（B）血管造影显示颈内动脉供应分流（箭头），并且由于眼球突出使眼动脉变直。（C）右侧选择性脑膜中动脉血管造影也显示供应静脉性动脉瘤。（C，插图）超声显示扩张的眼上静脉。（D）手术封闭脑膜中动脉供应并且夹闭动脉瘤，术后血管造影如图，症状缓解。

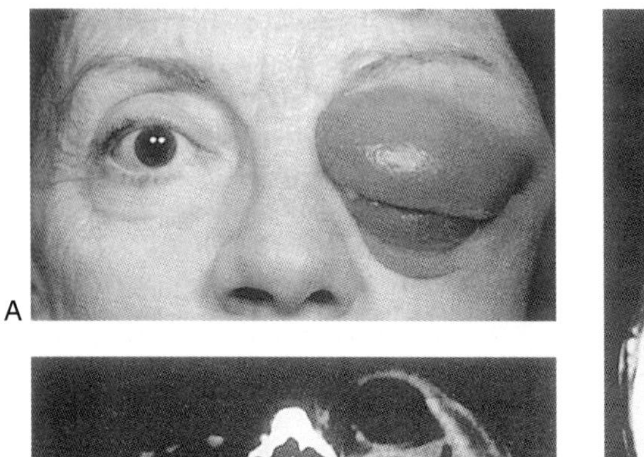

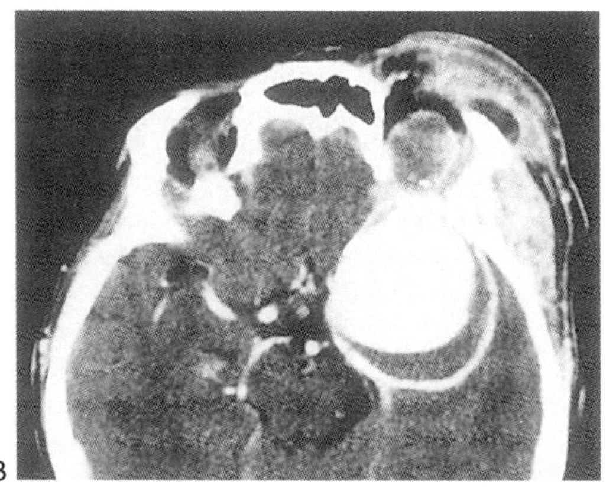

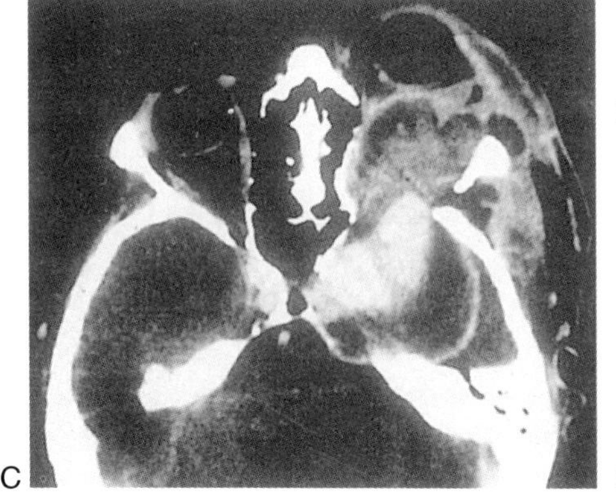

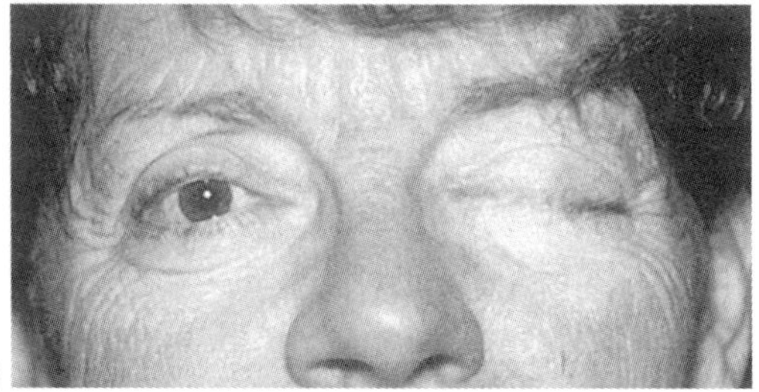

图 13-45 （A）41 岁女性患者，2 年来左眼视力进行性减退。由于巨大的颈内动脉瘤扩展入眼眶，导致Ⅱ、Ⅲ、Ⅳ、Ⅴ颅神经麻痹，并伴有进行性眼球突出、眶周水肿和球结膜水肿。（B，C）动脉瘤部分塞栓。经过试验性球囊阻塞，患者放置了永久性颈内动脉球囊阻塞装置，症状和体征均有缓解（D）。

栓成分，包括动静脉瘘、眼眶静脉曲张以及一些肿瘤。另一方面，动静脉的阻塞过程可能是其他全身性或局部疾病的合并症，例如继发于蝶窦炎的眼眶静脉血栓。少数眼眶静脉血栓是一种自发现象，表现为突然性出血、球结膜水肿和由于眶上静脉阻塞引起的视网膜静脉扩张。随着血管再通，这些症状和体征会自发地好转。我们遇到过4例女性患者，眶上静脉前支自发性静脉血栓形成。她们表现为突然发作的无痛性上睑水肿，在上睑内1/3可触及到眶前上方肿物。此外，还可出现眼球下移、不同程度的眼球突出以及向上注视时轻度受限（图13–46）。其中，2例患者行部分或全部静脉血栓取出术。由于诊断明确，对于最近遇到的2例患者，我们采用保守观察的方法，她们均自行缓解。此外，我们还见到1例由于多次眼部手术后继发眶内炎症、导致眼上静脉血栓形成的患者。

七、未分类的自发性和创伤后眼眶出血

眼眶出血是外伤的一个特征，并且可能导致视功能、感觉或运动障碍。在紧急情况下，需要行急诊外眦切开术、CT或超声引导下穿刺或眶减压术。我们也遇到过一些特发性自发的眼眶出血，这在文献中也有过报道。无论如何，我们遇到的大部分自发性出血的患者都伴有血管、血液动力学和血液的异常。

一个非常重要但是少见的自发性眼眶出血的原因是手术后出血，常发生在眼眶手术后的3~4天。（我们未遇到过）。出血可能由于血管内凝血块溶解，也可能与手术后炎症反应或眶脂肪损伤导致蛋白水解酶释放有关。

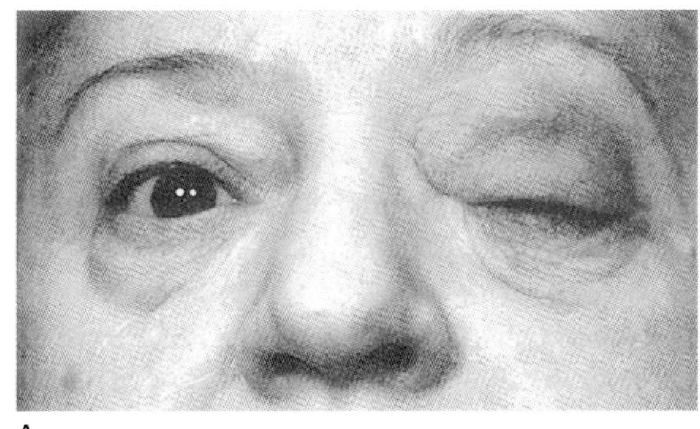
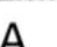

B

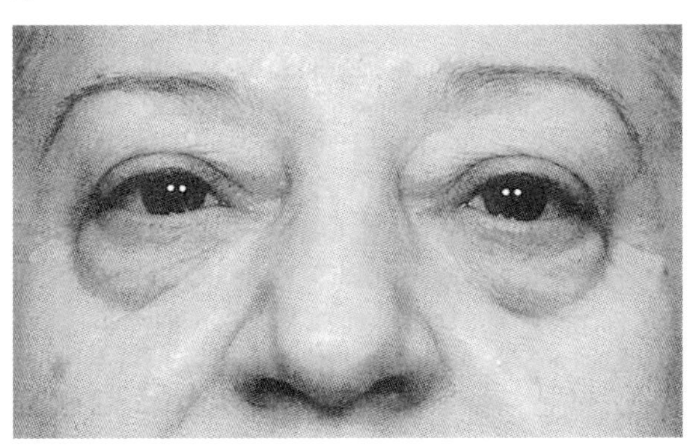
C

图 13–46　（A）61 岁女性患者，一周前突发左上睑肿胀，不伴有疼痛和视力改变。她表现为左上睑水肿，并可触及到一结节，考虑为眼上静脉血栓形成所导致（B）。保守观察，数周后病变自行消退（C）。

参考文献

General

Duke-Elder S, MacFaul PA. The ocular adnexa. Part II. Lacrimal, orbital and para-orbital diseases. In: Duke-Elder S, ed. System of Ophthalmology, Vol 13. St. Louis: CV Mosby, 1974.
Enzinger FM, Weiss SW. Soft Tissue Tumors, 3rd ed. St. Louis: CV Mosby, 1995.
Henderson JW. Orbital Tumors, 3rd ed. New York: Raven Press, 1994:89-133.
Jakobiec FA, Jones IS. Vascular tumors, malformations, and degenerations. In: Jones IS, Jakobiec FA, eds. Diseases of the Orbit. Philadelphia: Harper & Row, 1979:269-308.
Mulliken J, Young AE. Vascular Birthmarks: Hemangiomas and Malformations. Philadelphia: WB Saunders, 1988.
Reese AB. Tumors of the Eye, 3rd ed. Philadelphia: Harper & Row, 1976.

Malformations

Cavernous Hemangioma

Coleman DJ, Jack RL, Franzen LA. High resolution B-scan ultrasonography of the orbit. 2. Hemangiomas of the orbit. Arch Ophthalmol 1972;88:368-74.
Deol AK, Terry JE, Seibert DA, et al. Hemangioma of the apical orbit diagnosed by radionuclide imaging. Optom Vis Sci 1994;71:57-9.
Dilenge D. Arteriography in angiomas of the orbit. Radiology 1974;113:355-61.
Forbes GS, Sheedy PF, Waller RR. Orbital tumors evaluated by computed tomography. Radiology 1980;136:101-11.
Fries PD, Char DH. Bilateral orbital cavernous hemangiomas. Br J Ophthalmol 1988;72:871-3.
Fries PD, Char DH, Norman D. MR imaging of orbital cavernous hemangioma. J Comput Assist Tomogr 1987;11:418-51.
Harris GJ, Jakobiec FA. Cavernous hemangioma of the orbit: a clinicopathologic analysis of sixty-six cases. In: Jakobiec FA, ed. Ocular and Adnexal Tumors. Birmingham, AL: Aesculapius, 1978:741-81.
Hassler W, Schaller C, Farghaly F, Rohde V. Transconjunctival approach to a large cavernoma of the orbit. Neurosurgery 1994;34:859-61.
Henderson JW, Farrow GM, Garrity JA. Clinical course of an incompletely removed cavernous hemangioma of the orbit. Ophthalmology 1990;97:625-8.
Johnson TE, Nasr AM, Nalbandian RM, Cappelen-Smith J. Enchondromatosis and hemangioma (Maffucci's syndrome) with orbital involvement. Am J Ophthalmol 1990;110:153-9.
Ki WW, Shin JW, Won KS, et al. Diagnosis of orbital cavernous hemangioma with Tc-99m RBC SPECT. Clin Nucl Med 1997;22:546-9.
Kopelow SM, Foos RY, Straatsma BR, et al. Cavernous hemangioma of the orbit. Int Ophthalmol Clin 1971;11:113-24.
McNab AA, Wright JE. Cavernous hemangioma of the orbit. Aust N Z J Ophthalmol 1989;17:337-45.
Ohbayashi M, Tomita K, Agawa S, et al. Multiple cavernous hemangiomas of the orbits. Surg Neurol 1988;29:32-4.
Ohtsuka K, Hashimoto M, Akiba H. Serial dynamic magnetic resonance imaging of orbital cavernous hemangioma. Am J Ophthalmol 1997;123:396-8.
Orcutt JC, Wulc AE, Mills RP, Smith CH. Asymptomatic orbital cavernous hemangiomas. Ophthalmology 1991;98:1257-60.
Reese AB. Expanding lesions of the orbit. Trans Ophthalmol Soc UK 1971;91:85-104.
Sood S, Vashisht S, Betharia SM, Berry M. CT evaluation of orbital osseous hemangioma. Australas Radiol 1992;36:124-6.
Sullivan TJ, Aylward GW, Wright JE, et al. Bilateral multiple cavernous hemangiomas of the orbit. Br J Ophthalmol 1992;76:627-9.
Wende S, Kazner E, Grumme T. The diagnostic value of computed tomography in orbital disease: a cooperative study of 520 cases. Neurosurg Rev 1980;3:43-9.
Wilms G, Raat H, Dom R, et al. Orbital cavernous hemangioma: findings on sequential Gd-enhanced MRI. J Comput Assist Tomogr 1995;19:548-51.
Wolin MJ, Holds JB, Anderson RL, Mamalis N. Multiple orbital tumors were cavernous hemangiomas. Ann Ophthalmol 1990;22:426-8.
Wright JE. Orbital vascular anomalies. Trans Am Acad Ophthalmol Otolaryngol 1980;78:OP606-16.

Venous Vascular Malformations

Lacey B, Rootman J, Marotta TR. Distensible venous malformations of the orbit. Clinical and hemodynamic features and a new technique of management. Ophthalmology 1999;106:1197-1209.
Wright JE, Sullivan TJ, Garner A, et al. Orbital venous anomalies. Ophthalmology 1997;104;905-13.
Wright JE. Orbital vascular anomalies. Trans Am Acad Ophthalmol Otolaryngol 1974;78:606-16.

Lymphatic and Combined Venous-Lymphatic Vascular Malformations

Batsakis JG. Tumors of the Head and Neck - Clinical and Pathological Considerations, 2nd ed. Baltimore: Williams & Wilkins, 1979:301.
Brent Bond J, Haik BG, Taveras JL, et al. Magnetic resonance imaging of orbital lymphangioma with and without gadolinium contrast enhancement. Ophthalmology 1992;99:1318-24.
Cline RA, Rootman J. Enophthalmos: a clinical review. Ophthalmology 1984;91:229-37.
Harris GJ, Sakol PJ, Bonavolonta G, DeConciliis C. An analysis of thirty caes of orbital lymphangioma: pathophysiologic considerations and management recommendations. Ophthalmology 1990;97:1583-92.
Iliff WJ, Green WR. Orbital lymphangiomas. Ophthalmology 1979;86:914-29.
Jakobiec FA, Jones IS. Vascular tumors, malformations, and degenerations. In: Jones IS, Jakobiec FA, eds. Diseasesof the Orbit. Philadelphia: Harper & Row, 1979:269-308.
Jones IS. Lymphangiomas of the ocular adnexa: analysis of 62 cases. Am J Ophthalmol 1961;51:481-509.
Katz SE, Rootman J, Vangveeravong S, Graeb D. Combined venous-lymphatic malformations of the orbit (so-called lymphangiomas). Ophthalmology 1998;105:176-84.
Kazim M, Kennerdell JS, Rothfus W, Marquardt M. Orbital lymphangioma: correlation of magnetic resonance images and intraoperative findings. Ophthalmology 1992;99:1588-94.
Pang P, Jakobiec FA, Iwamoto T, Hornblass A. Small lymphangiomas of the eyelids. Ophthalmology 1984;91:1278-84.
Rootman J, Stewart B, Goldberg RA. Orbital Surgery: A Conceptual Approach. Philadelphia: Lippincott-Raven, 1995.
Rootman J, Hay E, Graeb D, Miller R. Orbital-adnexal lymphangiomas: a spectrum of hemodynamically isolated vascular hamartomas. Ophthalmology 1986;93:1558-70.
Selva D, Strianese D, Bonavolonta G, Rootman J. Orbital venous-lymphatic malformations (lymphangiomas) mimicking cavernous hemangiomas. Am J Ophthalmol 2001;131:364-70.
Waldo ED, Vuletin JC, Kaye GI. The ultrastructure of vascular tumors: additional observations and a review of the literature (part 2). Pathol Annu 1977;12:279-308.
Williams HB. Hemangiomas and lymphangiomas. Adv Surg 1981;15:317-49.

Other Congenital Vascular Malformations

Sturge-Weber Syndrome
Gass JDM. Stereoscopic Atlas of Macular Disease: Diagnosis and Treatment, 4th ed. St. Louis: Mosby, 1997:213.

Jorgensen JS, Guthoff R. Die Rolle des episkleralen Venendrucks bei der Entstehung von Sekundarglaukomen. Klin Monatsbl Augenheilkd 1988;193:471-5.

Nellhaus G, Haberland C, Hill BJ. Sturge-Weber disease with bilateral intracranial calcifications at birth and unusual pathologic findings. Acta Neurol Scand 1967;43:314-47.

Phelps CD. The pathogenesis of glaucoma in Sturge-Weber syndrome. Ophthalmology 1978;85:276-86.

Susac JO, Smith JL, Scelfo RJ. The "tomato catsup" fundus in Sturge-Weber syndrome. J Pediatr Ophthalmol Strabismus 1974;92:69-70.

Victor M, Ropper AH. Adams and Victor's Principles of Neurology, 7th ed. New York: McGraw Hill, 2001:1069-80.

Wohlwill FJ, Yakovlev PI. Histopathology of meningo-facial angiomatosis (Sturge-Weber's disease). J Neuropathol Exp Neurol 1957;16:341.

Hereditary Hemorrhagic Telangiectasia

Davis DG, Smith JL. Retinal involvement in hereditary hemorrhagic telangiectasia. Arch Ophthalmol 1971;85:618-21.

Hashimoto K, Pritzker MS. Hereditary hemorrhagic telangiectasia. Oral Surg Oral Med Oral Pathol 1972;34:751-68.

Hieshima GB, Cahan LD, Berlin MS, Pribram HW. Calvarial, orbital and dural vascular anomalies in hereditary hemorrhagic telangiectasia. Surg Neurol 1977;8:263-7.

Hodgson CH, Burchell HB, Allen GC, Clagett OT. Hereditary hemorrhagic telangiectasia and pulmonary arteriovenous fistula: a survey of a large family. N Engl J Med 1959;261:625-36.

Roman G, Fisher M, Perl DP, Poser CM. Neurological manifestations of hereditary hemorrhagic telangiectasia (Rendu-Osler-Weber disease): report of 2 cases and review of the literature. Ann Neurol 1978;4:130-44.

Swensson B, Swensson O, Haring G. Progressive disseminierte essentielle Teleangiektasien mit konjunktivaler Beteiligung. Klin Monatsbl Augenheilkd 1998;212:116-9.

Wyburn-Mason Syndrome

Archer DB, Deutman A, Ernest JT, Krill AE. Arteriovenous communications of the retina. Ophthalmology 1973;75:224-41.

Danis R, Appen RE. Optic atrophy and the Wyburn-Mason syndrome. J Clin Neuroohthalmol 1984;4:91-5.

Fujita H, Nakano K, Kumon Y, et al. [A case of Wyburn-Mason syndrome]. Rinsho Shinkeigaku 1989;29:1039-44.

Kim J, Kim OH, Suh JH, Lew HM. Wyburn-Mason syndrome: an unusual presentation of bilateral orbital and unilateral brain arteriovenous malformations. Pediatr Radiol 1998;28:161.

Maeda H, Fujieda M, Morita H, Kurashige T. [Wyburn-Mason syndrome: a case report]. No To Hattatsu 1992;24:65-9.

Theron J, Newton TH, Hoyt WF. Unilateral retinocephalic vascular malformations. Neuroradiology 1974;7:185-96.

Wyburn-Mason R. Arteriovenous aneurysm of mid-brain and retina, facial naevi and mental changes. Brain 1943;66:163-203.

Klippel-Trenaunay Syndrome

Good WV, Hoyt CS. Optic nerve shadow enlargement in the Klippel-Trenaunay-Weber syndrome. J Pediatr Ophthalmol Strabismus 1989;26:288-9.

Limaye SR, Doyle HA, Tang RA. Retinal varicosity in Klippel-Trenaunay syndrome. J Pediatr Ophthalmol Strabismus 1979;16:371-3.

Rathbun JE, Hoyt WF, Beard C. Surgical management of orbitofrontal varix in Klippel-Trenaunay-Weber syndrome. Am J Ophthalmol 1970;70:109-12.

ARTERIOVENOUS SHUNTS (Dural Carotid Cavernous Fistulas)

Barrow DL, Spector RH, Braun IF, et al. Classification and treatment of spontaneous carotid-cavernous sinus fistulas. J Neurosurg 1985;62:248-56.

Brismar G, Brismar J. Spontaneous carotid-cavernous fistulas: phlebographic appearance and relation to thrombosis. Acta Radiol [Diagn] (Stockh) 1976;17:180-92.

Chaudhary MY, Sachdev VP, Cho SH, et al. Dural arteriovenous malformation of the major venous sinuses: an acquired lesion. AJNR 1982;3:13-9.

Davies MA, TerBrugge K, Willinsky R, et al. The validity of classification for the clinical presentation of intracranial dural arteriovenous fistulas. J Neurosurg 1996;85:830-7.

Debrun GM, Vinuela F, Fox AJ, et al. Indications for treatment and classification of 132 carotid-cavernous fistulas. Neurosurgery 1988;22:285-9.

Grove AS Jr. The dural shunt syndrome: pathophysiology and clinical course. Ophthalmology 1984;91:31-44.

Houser OW, Campbell JK, Campbell RJ, Sundt TM Jr. Arteriovenous malformation affecting the transverse dural venous sinus: an acquired lesion. Mayo Clin Proc 1979;54:651-61.

Lasjaunias P, Chiu M, Ter Brugge K, et al. Neurological manifestations of intracranial dural arteriovenous malformations. J Neurosurg 1986;64:724-30.

Newton TH, Hoyt WF. Spontaneous arteriovenous fistula between dural branches of the internal maxillary artery and the posterior cavernous sinus. Radiology 1968;91:1147-50.

Seeger JF, Gabrielsen TO, Giannotta SL, Lotz PR. Carotid-cavernous sinus fistulas and venous thrombosis. AJNR 1980;1:141-8.

Siu K, Henderson K. Dural arteriovenous shunts in the region of the cavernous sinus. Aust N Z J Surg 1974;44:264-9.

Taki W, Nakahara I, Nishi SH, et al. Pathogenetic and therapeutic considerations of carotid-cavernous sinus fistulas. Acta Neurochir (Wien) 1994;127:6-14.

Talusan ED, Fishbein SL, Schwartz B. Increased pressure of dilated episceral veins with open-angle glaucoma without exophthalmos. Ophthalmology 1983;90:257-65.

Vinuela F, Fox AJ, Debrun GM, et al. Spontaneous carotid-cavernous fistulas: clinical, radiological, and therapeutic considerations. J Neurosug 1984; 60:976-84.

Wright JE. Orbital vascular anomalies. Trans Am Acad Ophthalmol Otolaryngol 1974;78:606-16.

New Growths

Hamartomas

Capillary Hemangioma

Haik BG, Jakobiec FA, Ellsworth RM, Jones IS. Capillary hemangioma of the lids and orbit: an analysis of the clinical features and therapeutic results in 101 cases. Ophthalmology 1979;86:760-92.

Henriksson P, Nilsson IM, Bergentz SE, et al. Giant hemangioma with a disorder of coagulation. Acta Paediatr Scand 1971;60:227-34.

Kasabach HH, Merritt KK. Capillary hemangioma with extensive purpura: report of a case. Am J Dis Child 1940;59:1063-70.

Kennedy RE. Arterial embolization of orbital hemangiomas. Trans Am Ophthalmol Soc 1978;76:266-77.

Kushner BJ. Intralesional corticosteroid injection for infantile adnexal hemangioma. Am J Ophthalmol 1982;93:496-506.

Lang PG, Dubin HV. Hemangioma-thrombocytopenia syndrome: a disseminated intravascular coagulopathy. Arch Dermatol 1975;111:105-7.

Neidhart JA, Roach RW. Successful treatment of skeletal hemangioma and Kasabach-Merritt syndrome with aminocaproic acid. Am J Med 1982;73:434-8.

Pasyk KA, Dingman RO, Argenta LC, Sandall GS. The management of hemangiomas of the eyelid and orbit. Head Neck 1984;6:851-7.

Pearce RL, Summers L, Herrmann RP. The management of patients with the Kasabach-Merritt syndrome. Br J Oral Surg 1975;13:188-95.

Plesner-Rasmussen HJ, Marushak D, Goldschmidt E. Capillary hemangiomas of the eyelids and orbit. Acta Ophthalmol 1983;61:645-54.

Steahly LP, Almquist HT. Steroid treatment of an orbital or periocular hemangioma. J Pediatr Ophthalmol 1977;14:35-7.

Stigmar G, Crawford JS, Ward CM, Thomson HG. Ophthalmic sequelae of infantile hemangiomas of the eyelids and orbit. Am J Ophthalmol 1978;85:806-13.

Teske S, Ohlrich SJ, Gole G, et al. Treatment of orbital capillary hemangioma with interferon. Aust N Z J Ophthalmol 1994;22:13-7.

Walker RS, Custer PL, Nerad JA. Surgical excision of periorbital capillary

hemangiomas. Ophthalmology 1994;101:1333-40.
Wisnicki JL. Hemangiomas and vascular malformations. Ann Plast Surg 1984;12:41-59.

Neoplasia

Hemangiopericytoma

Angervall L, Kindblom LG, Nielsen JM, et al. Hemangiopericytoma: a clinicopathologic, angiographic and microangiographic study. Cancer 1978;42:2412-27.
Brown DN, MacCarty CS, Soule EH. Orbital hemangiopericytoma: review of the literature and report of four cases. J Neurosurg 1965;22:354-61.
Croxatto JO, Font RL. Hemangiopericytoma of the orbit: a clinicopathologic study of 30 cases. Hum Pathol 1982;13:210-8.
Enzinger FM, Smith BH. Hemangiopericytoma: an analysis of 106 cases. Hum Pathol 1976;7:61-82.
Folpe AL, Devaney K, Weiss SW. Lipomatous hemangiopericytoma: a rare variant of hemangiopericytoma that may be confused with liposarcoma. Am J Surg Pathol 1999;23:1201-7.
Fox SA. Hemangiopericytoma of the orbit. Am J Ophthalmol 1955;40:786-9.
Francois J, Hassens M. Hemangiopericytome de l'orbite. Ann Oculist 1963;196:873-911.
Geisinger KR, Silverman JF, Cappellari JO, Dabbs DJ. Fine-needle aspiration cytology of malignant hemangiopericytomas with ultrastructural and flow cytometric analyses. Arch Pathol Lab Med 1990;114:705-10.
Gensler S, Caplan LH, Laufman H. Giant benign hemangiopericytoma functioning as an arteriovenous shunt. JAMA 1966;198:203-6.
Goodman SA. Hemangiopericytoma of the orbit. Am J Ophthalmol 1955;40:237-43.
Henderson JW, Farrow GM. Primary orbital hemangiopericytoma: an aggressive and potentially malignant neoplasm. Arch Ophthalmol 1978;96:666-73.
Jakobiec FA, Howard GM, Jones IS, Wolff M. Hemangiopericytoma of the orbit. Am J Ophthalmol 1974;78:816-34.
Kikuchi K, Kowada M, Sageshima M. Orbital hemangiopericytoma: CT, MR, and angiographic findings. Comput Med Imaging Graph 1994;18:217-22.
Macoul KL. Hemangiopericytoma of the lid and orbit. Am J Ophthalmol 1968;86:731-3.
McMaster MJ, Soule EH, Ivins JC. Hemangiopericytoma: a clinicopathologic study and long-term follow-up of 60 patients. Cancer 1975;36:2232-44.
Rice CD, Kersten RC, Mrak RE. An orbital hemangiopericityoma recurrent after 33 years. Arch Ophthalmol 1989;107:552-6.
Shields JA, Shields CA, Rashid RC. Clincopathologic correlation of choroidal folds: secondary to massive cranioorbital hemangiopericytoma. Ophthal Plast Reconstr Surg 1992;8:62-8.
Sugar HS, Fishman GR, Kobernick S, Goodman P. Orbital hemangiopericytoma or vascular meningioma? Am J Ophthalmol 1970;70:103-9.
Sullivan TJ, Wright JE, Wulc AE, et al. Haemangiopericytoma of the orbit. Aust N Z J Ophthlamol 1992;20:325-32.

Malignant Hemangioendothelioma: Angiosarcoma

Carelli PV, Cangelosi JP. Angiosarcoma of the orbit. Am J Ophthalmol 1948;31:453-6.
Hufnagel T, Ma L, Kuo TT. Orbital angiosarcoma with subconjunctival presentation. Report of a case and literature review. Ophthalmology 1987;94:72-7.
Maddox JC, Evans HL. Angiosarcoma of skin and soft tissue: a study of forty-four cases. Cancer 1981;48:1907-21.
Messmer EP, Font RL, McCrary JA 3rd, Murphy D. Epithelioid angiosarcoma of the orbit presenting as Tolosa-Hunt syndrome. A clinicopathologic case report with review of the literature. Ophthalmology 1983;90:1414-21.
Sekimoto T, Nakaseko H, Kondo K, et al. A case of malignant hemangioendothelioma in the orbit. Nippon Ganka Kiyo 1971;22:535-8.
Stout AP. Hemangio-endothelioma: a tumor of blood vessels featuring vascular endothelial cells. Ann Surg 1943;118:445-64.
Treheux A, Reny A, Picard JL, et al. Tumeur rare de l'orbite chez l'enfant. J Radiol Electrol Med Nucl 1975;56:279-80.
Tsuda N, Takaku I. A case report of malignant vascular tumor of the orbit in a newborn. Folio Ophthalmol Japonica 1970;21:728.

Kaposi's Sarcoma

Dayan AD, Lewis PD. Origin of Kaposi's sarcoma from the reticuloendothelial system. Nature 1967;213:889-90.
Giraldo G, Beth E, Cocur P, et al. Kaposi's sarcoma: a new model in the search for viruses associated with human malignancies. J Natl Cancer Inst 1972;49:1495-507.
Giraldo G, Beth E, Huang ES. Kaposi's sarcoma and its relationship to cytomegalovirus (CMNV). III. CMV, DNA and CMV early antigens in Kaposi's sarcoma. Int J Cancer 1980;26:23-9.
Holland GN, Gottlieb MS, Yee RD, et al. Ocular disorders associated with a new severe acquired cellular immunodeficiency syndrome. Am J Ophthalmol 1982;93:393-402.
Holecek MJ, Harwood AR. Radiotherapy of Kaposi's sarcoma. Cancer 1978;41:1733-8.
Howard GM, Jakobiec FA, DeVoe AG. Kaposi's sarcoma: the subconjunctival hemorrhage that never clears. Am J Ophthalmol 1975;79:420-3.
Kalinske M, Leone CR Jr. Kaposi's sarcoma involving eyelid and conjunctiva. Ann Ophthalmol 1982;14:497-9.
Lanzotti VJ, Campos LT, Sinkovrics JG, Samuels ML. Chemotherapy for advanced Kaposi's sarcoma. Arch Dermatol 1975;111:1331-3.
Macher AM, Palestine A, Masur H, et al. Multicentric Kaposi's sarcoma of the conjunctiva in a male homosexual with the acquired immunodeficiency syndrome. Ophthalmology 1983;90:879-84.
O'Brien PH, Brasfield RD. Kaposi's sarcoma. Cancer 1966;19:1497-502.
Odom RB, Goette DK. Treatment of cutaneous Kaposi's sarcoma with intralesional vincristine. Arch Dermatol 1978;114:1693-4.
Sezer N, Ercikan C. Kaposi's sarcoma with ocular manifestations. Br J Ophthalmol 1964;48:223-6.
Templeton AC, Bhana D. Prognosis in Kaposi's sarcoma. J Natl Cancer Inst 1975;55:1301-4.

Vascular Leiomyoma

Carrier DA, Mawad ME, Kirkpatrick JB. MR appearance of an orbital leiomyoma. AJNR 1993;14:473-4.
Duhig JT, Ayer JP. Vascular leiomyoma. A study of 61 cases. Arch Pathol 1959;68:424-30.
Henderson JW, Harrison EG Jr. Vascular leiomyoma of the orbit: report of a case. Trans Am Acad Ophthalmol Otolaryngol 1970;74:970-4.
Jakobiec FA, Howard GM, Rosen M, Wolff M. Leiomyomas and leiomyosarcoma of the orbit. Am J Ophthalmol 1975;80:1028-42.
Jakobiec FA, Jones IS, Tannenbaum M. Leiomyoma: an unusual tumor of the orbit. Br J Ophthalmol 1973;57:825-31.
Nath K, Shukla BR. Orbital leiomyoma and its origin. Br J Ophthalmol 1963;47:369.
Sanborn GE, Valenzuela RE, Green WR. Leiomyoma of the orbit. Am J Ophthalmol 1979;87:371-5.
Wolter JR. Hemangio-leiomyoma of the orbit. Eye Ear Nose Throat Mon 1965;44:42-6.

Epithelioid Hemangioendothelioma

Lyon DB, Tang TT, Kidder TM. Epithelioid hemangioendothelioma of the orbital bones. Ophthalmology 1992;99:1773-8.
Messmer EP, Font RL, McCrary JA IIIrd, Murphy D. Epithelioid angiosarcoma of the orbit presenting as Tolosa-Hunt syndrome. Ophthalmology 1983;90:1414-21.

Aneurysms

Kikuchi K, Kowada M. Case report: saccular aneurysm of the intraorbital ophthalmic artery. Br J Radiol 1994;67:1134-5.
Marotta TR, Lingawa SS, Katz SE, Woodhurst WB, Rootman J. Intraorbital rupture of a cavernous internal carotid artery aneurysm: therapeutic options. Ophthal Plast Reconstr Surg 2001;17:67-72.
Ogawa A, Tominaga T, Yoshimoto T, Kiyosawa M. Intraorbital ophthalmic artery aneurysm: case report. Neurosurgery 1992;31:1102-4.

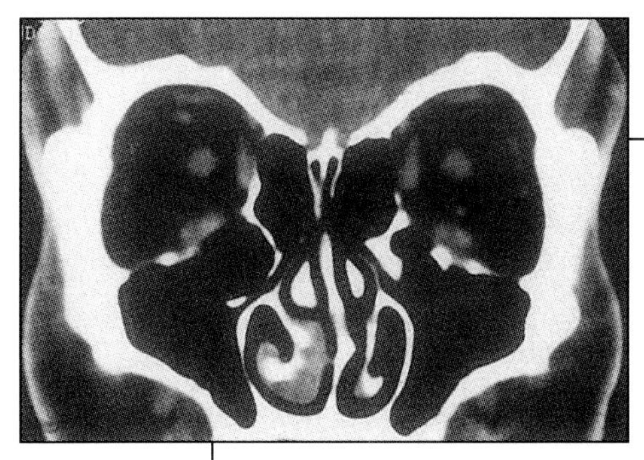

第14章

变性和沉积

我中心诊治的患者中，变性和沉积最少见（1.6%）。这类患者多有不同程度的萎缩或生活力缺损，并导致眶和眶内容改变。临床可表现为假性眼球突出（近视、水眼；图14-1）、眼球内陷（脂肪萎缩）、眼球运动异常（进行性眼外肌麻痹、线粒体营养不良、淀粉样沉积）或占位效应（淀粉样沉积、眶脂肪脱垂）。

一、变性

近视是假性眼球突出的常见原因。假性眼球突出可自然发生，双侧或单侧；可由于对侧眼外伤后萎缩，或者继发于儿童期对侧眼眶的炎症。导致假性眼球突出的其他的变性原因包括面部不对称、单侧骨增生不良、上睑下垂、水眼（图14-1）、自发性眼睑回缩和葡萄肿。

二、眼眶萎缩

眼眶萎缩可继发于脂肪变性，包括严重眼眶创伤、出血、炎症或放疗。眼眶放疗引起脂肪萎缩（尤其见于儿童）和眼球内陷；不幸的是，这是视网膜母细胞瘤和横纹肌肉瘤外照射放疗的常见后果（图14-2）。

三、生活力缺损

线状硬皮病（图14-3）、老年的特发性综合征（图14-4）或Parry-Romberg综合征（图14-5），这些病变都可导致眶内容丢失。线状硬皮病特征为进行性（图14-3A和图14-3B）皮下组织萎缩，多位于第五颅神经的第一支分布区（图14-3C）。多伴有眉毛或头发缺失，产生典型的“类军刀伤”外观。不伴有

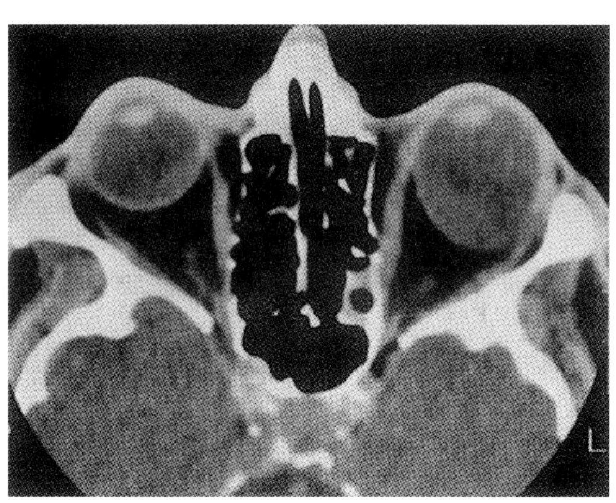

图14-1 患者67岁男性，儿时弱视斜视，近来左眼进行性突出，CT示左眼呈牛眼状。检查，左眼较右眼突出2mm，下移3mm，右眼上斜18°。眼底检查，左眼视神经萎缩和陈旧性脉络膜视网膜瘢痕。CT扫描证实眼球增大导致了眼球突出。

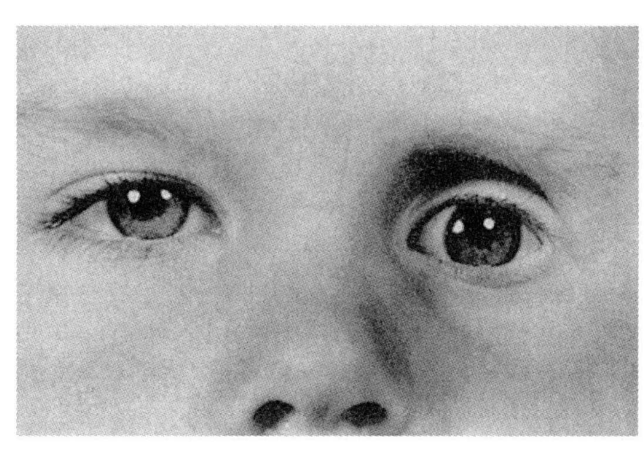

图14-2 该患儿双侧视网膜母细胞瘤，数年前行左侧眼眶放疗、右眼局部治疗。放疗导致明显的眼眶收缩。

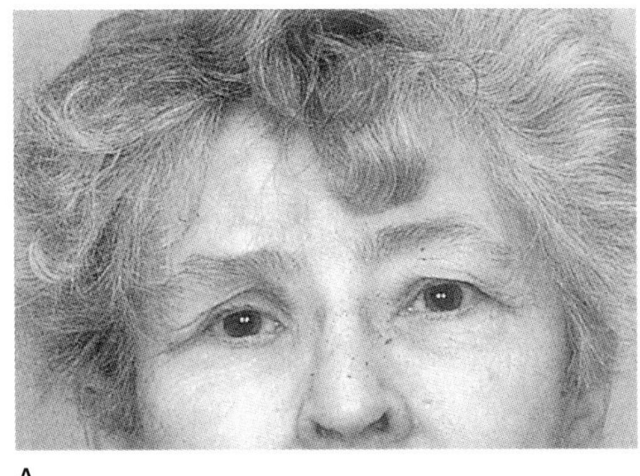
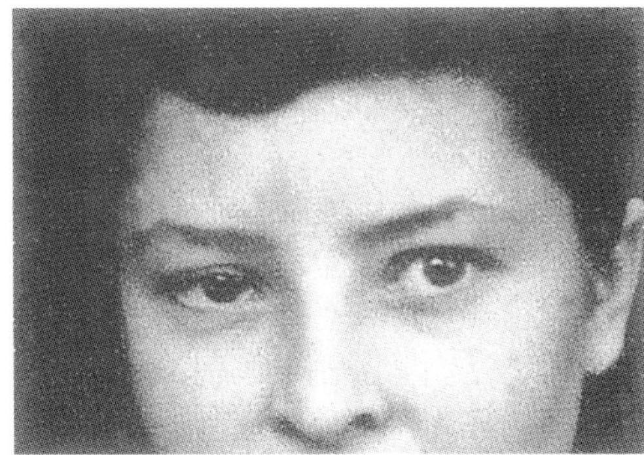
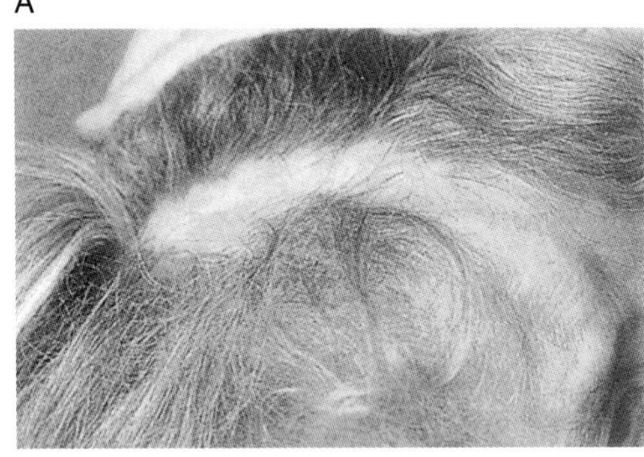
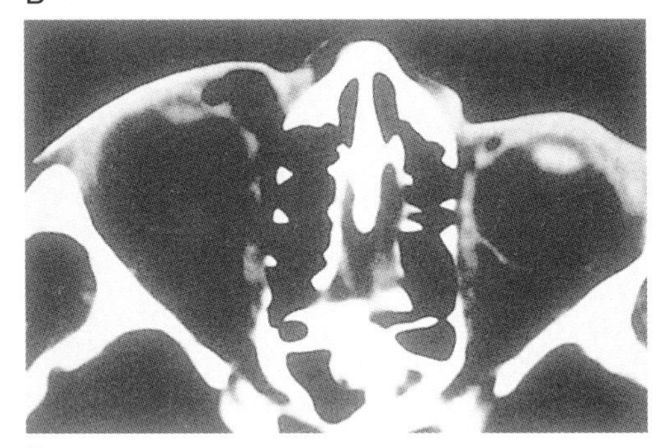

图 14-3 （A）患者 57 岁女性，因右眼眼球内陷而就诊。她右眼一直较小，但最近 12 年越来越明显。（B）患者 14 岁时的照片，显示右侧上眶睑沟加深。A 和 B 中都可见前额部萎缩性线状瘢痕（类军刀伤），头皮也有类似病变，并伴有头发缺失（C）。检查，睑裂高度为右眼 8mm、左眼 9mm，右眼提上睑肌肌力较左眼低 3mm。轻度兔眼，眼突度为右眼 6mm、左眼 14mm，上眶睑沟深，右眼上转、下转、外展不足。（D）CT 显示脂肪萎缩、眼球内陷。最终诊断为线状硬皮病。

骨改变、神经异常或身体其他部位异常。我们见过几例病人，除了典型表现外，还表现为同侧眼睑和眼外肌瘢痕性萎缩，并且脂肪萎缩导致眼球内陷。

同线状硬皮病相比，Parry-Romberg综合征（或进行性半侧面部萎缩-PFK）表现为半侧面部进行性皮下脂肪萎缩，发病早，并伴有同侧皮肤、肌肉及骨组织萎缩。此外，该病还可累及同侧上肢和半侧身体，少数对侧也可受累。早期发病的患者易合并骨萎缩。该病还可合并癫痫和神经症状。除眼球内陷外，还可出现Honer综合征、异色性虹膜炎、视网膜炎和色素膜炎。组织学方面，可见皮肤和皮下脂肪瘢痕性萎缩，并伴有一些炎症特征。一些病例的中枢神经系统影像学检查可发现血管异常、畸形和发育不良，可能与此神经皮肤综合征有关。炎症性特征可提示该病

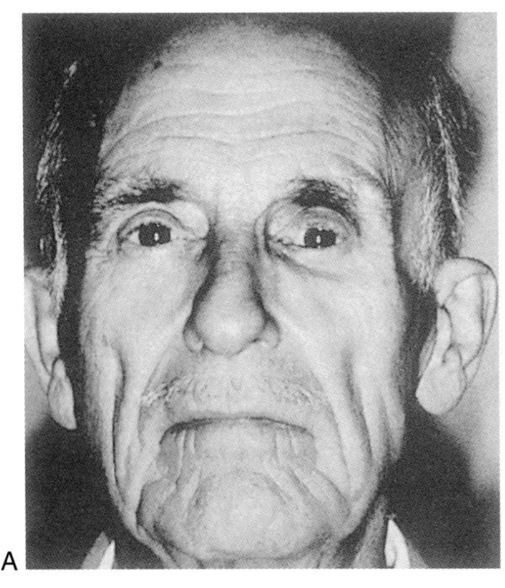
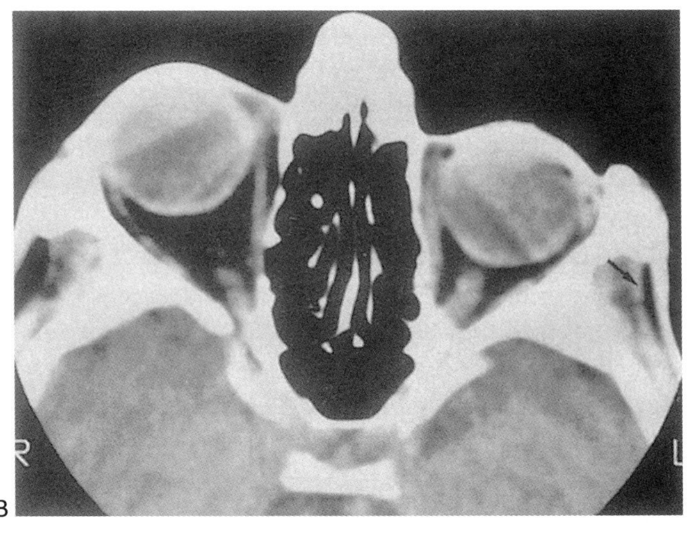

图 14-4 （A）患者 78 岁男性，主诉左眼“下沉”1~2 年，健康，未诉鼻窦疾病或其他眼部症状。眼球运动和视力正常。左侧上眶睑沟明显加深，左侧颞窝下陷。从临床角度看，他可能患有眼眶和颞窝的脂肪萎缩。以前的照片显示萎缩已进展了 3 年。（B）CT 扫描显示，与右眼相比，左眼明显内陷、眶脂肪减少，并且颞窝脂肪减少（箭头所示）。

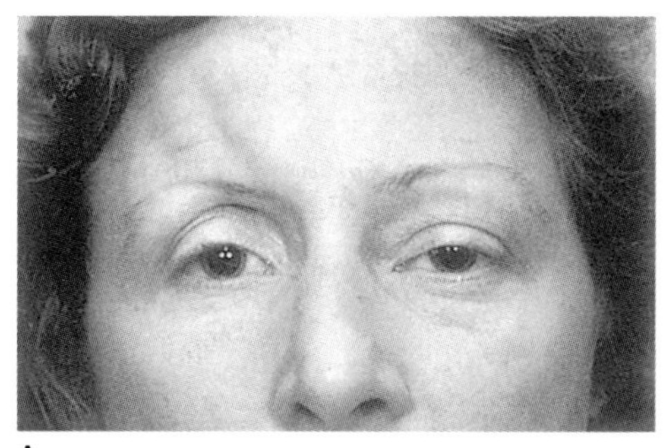
A

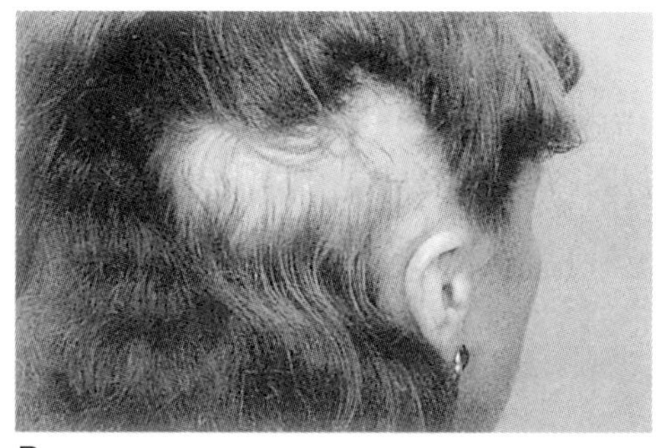
B

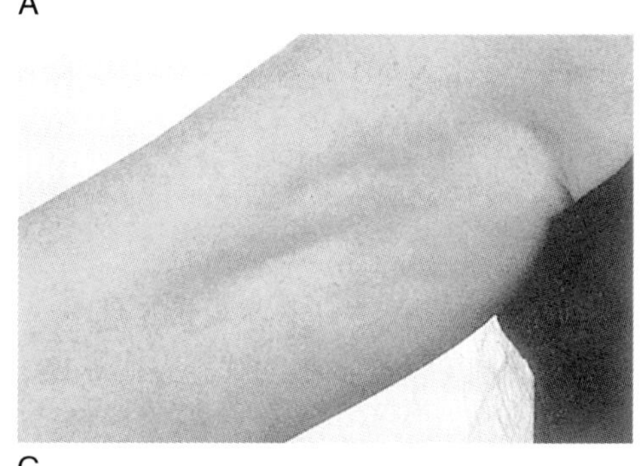
C

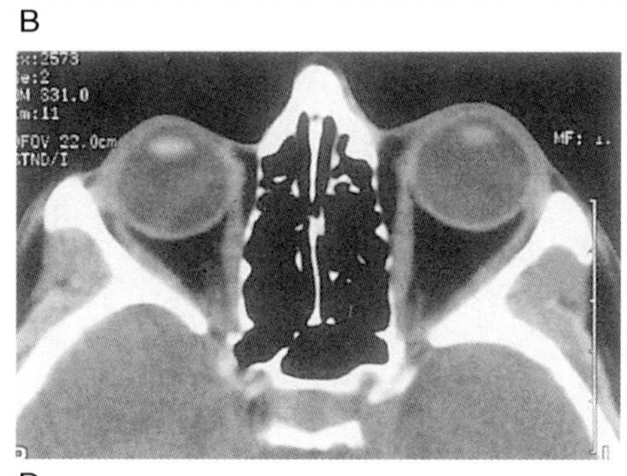
D

图 14-5　(A,B)患者 33 岁女性，右眼眼球内陷 15 年，上眶睑沟深，前额骨和头皮萎缩，并伴有头发缺失。还有肉芽肿性色素膜炎和虹膜炎病史。其他发现包括右手小、皮肤有局灶性病变、肌肉萎缩(C)。睑裂右眼 10mm、左眼 7mm，上眶睑深，头皮和前额线状变薄，眉毛、头发缺失。眼球突出度，右眼 10mm、左眼 14mm。可触及骨性改变，未发现眼眶瘢痕，眼球运动自如。初步检查神经系统正常，CT 扫描(D)显示眼眶脂肪萎缩。诊断为 Parry-Romberg 综合征。5 年后，患者出现平衡失调、右臂和肩胛骨肌肉萎缩加重、肩胛带变弱、反射抑制、足背麻木。MRI 显示大脑顶叶病变。

为一种免疫源性的神经血管病变。该病的一些特征与线状硬皮病相似，但是线状硬皮病没有临床眼部炎症表现、神经皮肤改变以及骨异常。

原发性眼眶脂肪萎缩，尤其是与年龄老化过程有关时，并不影响肌肉。我们遇到几例肌萎缩合并眼外肌运动受限的患者(图14-6)，其中两例是由于线粒体营养障碍。

变性疾病另一个常见的临床表现是肿块，多位于泪腺区，为脂肪从减弱的Tenon囊中脱出，这主要见于老年人。根据脱垂的眼眶脂肪容易推回，裂隙灯下通过Tenon囊可看到脂肪，以及结膜、眼球运动和眼眶均正常，就可明确诊断。它经常合并眶周脂肪脱垂的其他特征。CT扫描，邻近前部巩膜可见明显的局灶性X线透射区(图14-7)。

四、沉积(眼眶淀粉样沉积)

根据病理学表现，如果把淀粉样沉积归于炎症或淋巴细胞增生性疾病还存在争议。但是，因为其多样性、重叠分布以及本质特征，我们将其归为沉积。淀粉样沉积的共同特征为多种异常的纤维蛋白沉积，并具有相似物理化学特征(表14-1)。临床症状与淀粉样沉积累及的部位、分布和程度有关，其中，肾脏受累时最严重。沉积的症状依赖于位置、分布和淀粉样蛋白的强度，其中肾脏受累者最为严重。病变组织活检发现淀粉样蛋白，就可明确诊断。

光镜下这些蛋白表现为不定型、嗜酸性透明物质。特征性表现为刚果红染色阳性，偏振光显微镜下呈蓝绿双色性。此外，组织化学方法可有助于诊断，硫黄素T或硫黄素S染色后，这些沉积物龙胆紫染色呈异染性或在紫外线光中呈现荧光。超微结构显示沉积物为平行排列的纤维构成，直径为75~100nm(图14-8D)，X光衍射下呈横行β-皱褶层状结构。

淀粉样沉积可根据分布情况，分为全身和局部病变。全身型又可分为免疫细胞相关性(原发性)、继发性(与炎症疾病有关)和家族性。对于免疫相关

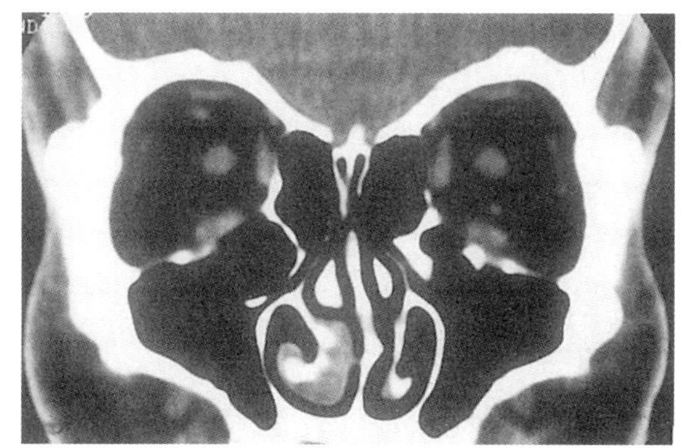
图 14-6　男性患者，24 岁，CT 显示眼外肌萎缩。患者表现为眼球运动明显受限，尤其是上转和内转，下直肌被动牵拉实验阳性。此外，还有上肢肌肉无力，肩和大腿无力。仔细检查包括活检不支持线粒体性肌病的诊断，而提示全身性肌病。

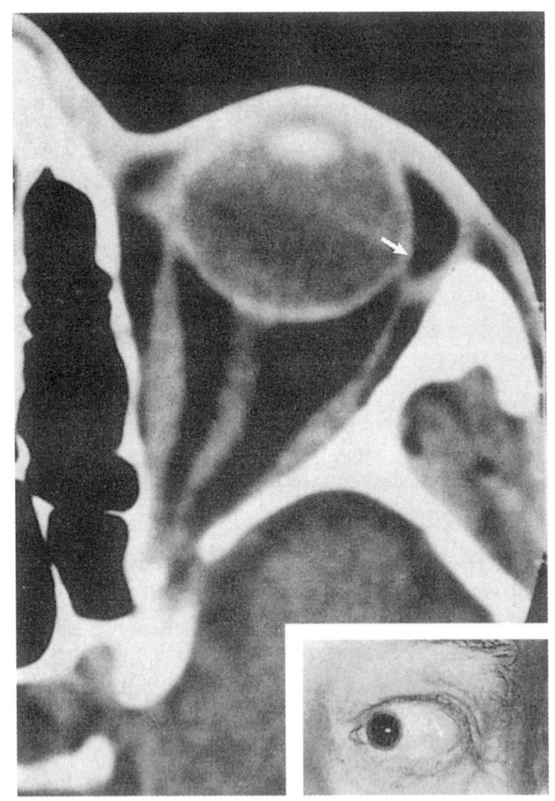

图 14–7 临床照相和轴位 CT 扫描显示通过 Tenon 囊的外侧眶脂肪脱垂（箭头），这是一种表现为明显的眶前肿物的临床综合征。

性（原发系统性淀粉样变性，没有其他潜在病变）和淋巴瘤相关淀粉样变性，原纤维由多种来源于免疫球蛋白轻链的蛋白碎片组成，称为AL淀粉样蛋白。典型沉积在血管周围，分布于皮肤、神经以及舌、心脏和胃肠道的肌肉中。原发淀粉样变性特征性发生于皮肤，该处淀粉样沉积为黄色斑块。

继发淀粉样变性发生于结膜，合并多种炎症，包括风湿性关节炎（14%~26%的患者有关节炎）、皮肌炎、硬皮病、炎症性肠病、骨髓炎、肺脓肿和麻风。继发性淀粉样变性的蛋白原纤维（AA淀粉样蛋白）来源于急性期反应物，血清淀粉样A蛋白。前体蛋白的过度生成和降解缺陷导致了两种类型的系统性淀粉样变性的原纤维沉积。继发性淀粉样变性多累及肝、脾、肾和肾上腺。遗传家族性系统性淀粉样变性综合征非常罕见。该病通常根据区域来源描述，可分为神经病变（葡萄牙）、肾病（家族性地中海热）、心脏病变和混合型（包括格子状角膜营养不良、甲状腺髓样癌和脑淀粉样变性）。神经病变有来源于前白蛋白的AF淀粉样蛋白。

在眶内，淀粉样变性或局限或为全身异常的一部分。全身型，当累及眼眶时，可为原发性或合并多发性骨髓瘤。常合并AL淀粉样蛋白沉积。从临床角度看，全身异常的眼眶表现为眼睑皮肤受累，有蜡黄色皮下沉积物，常合并自发性出血和淤斑。与局限性病变不同，弥散性或结节状淀粉样变性不累及皮肤。免疫细胞相关性系统性淀粉样变性（原发性和淋巴瘤相关性）也可浸润颅神经或眼外肌，很少累及玻璃体、视网膜、脉络膜和巩膜。

我们见过两种与文献描述类似的局部眼眶淀粉样变性。一种为1例双侧眼外肌及邻近眶组织结节状

表 14–1 临床淀粉样变性综合征和相应的淀粉样纤维

临床综合征	纤维蛋白	来源
原发性淀粉样变性	AL	单克隆免疫球蛋白轻链
淀粉样变性合并多发性骨髓瘤	AL	单克隆免疫球蛋白轻链
反应性淀粉样变性（继发性淀粉样变性）	AA	血清淀粉蛋白 A（SAA）=急性期反应物
家族性地中海热	AA	血清淀粉蛋白 A（SAA）=急性期反应物
家族性淀粉样多神经病（Ⅰ型，Ⅱ型）	ATTR	甲状腺激素结合蛋白
家族性淀粉样变性心肌炎	ATTR	甲状腺激素结合蛋白
老年系统性淀粉样变性	ATTR	甲状腺激素结合蛋白
家族性淀粉样多神经病（Ⅲ型）（lowa）	AapoAl	载脂蛋白 Al
家族性淀粉样多神经病（Ⅳ型）（Finnish）	AGel	肌动蛋白
遗传性脑出血合并淀粉样变性（冰岛）	ACys	半胱氨酸蛋白酶抑制剂 C
Alzheimer 病	A	蛋白
Down 综合征	A	蛋白
遗传性脑出血合并淀粉样变性（荷兰）	A	蛋白
透析相关性淀粉样变性	2-微球蛋白	2-微球蛋白
淀粉样变性合并甲状腺髓样癌	降钙素前体	降钙素前体

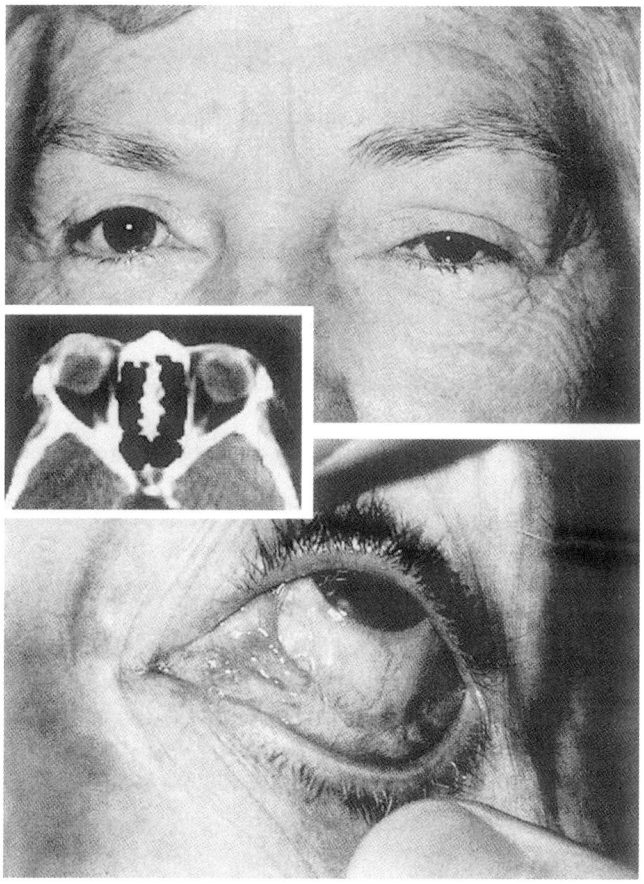

A

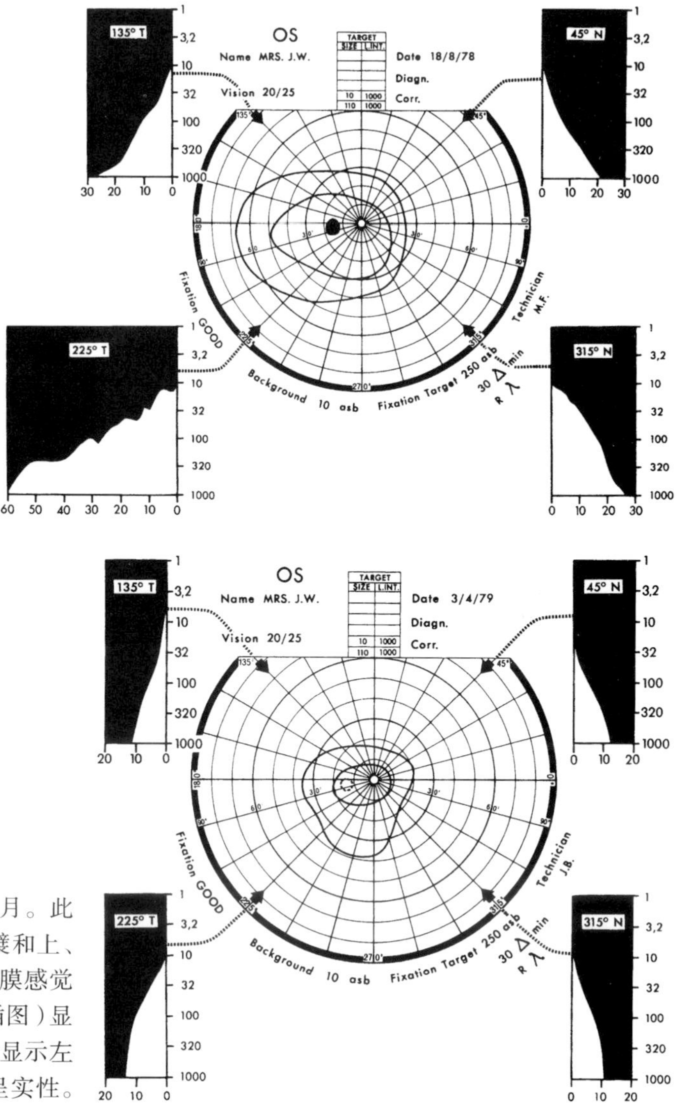

B

图 14–8　（A，上图）患者62岁女性，左眶疼痛、眼睑下垂18个月。此外，下方结膜增厚、充血。检查，下睑和眼眶质地柔软，半月皱襞和上、下穹窿结膜增厚，伴有坚硬微黄的结膜下浸润（A，下图）。角膜感觉减退，眼外肌运动自如，眼球突出度和眼底正常。CT扫描（A，插图）显示左侧上睑密度增加，并且巩膜和眼眶的前部增厚。（B）视野显示左侧普遍缩小，并且在第2年加剧。眶前和结膜下的淀粉样物呈实性。（C）眼眶标本电子显微镜下显示细胞外淀粉样丝状物，与内皮细胞和平滑肌细胞联系密切。淀粉样蛋白包绕血管周细胞（×5600）。（D）高倍电子显微镜照相显示细胞外淀粉样蛋白丝形成致密的网状结构（×94 000）。我们认为外周淀粉样蛋白沉积累及软膜血管，导致静态视野显示缩小的等视力线外形陡峭（B）。

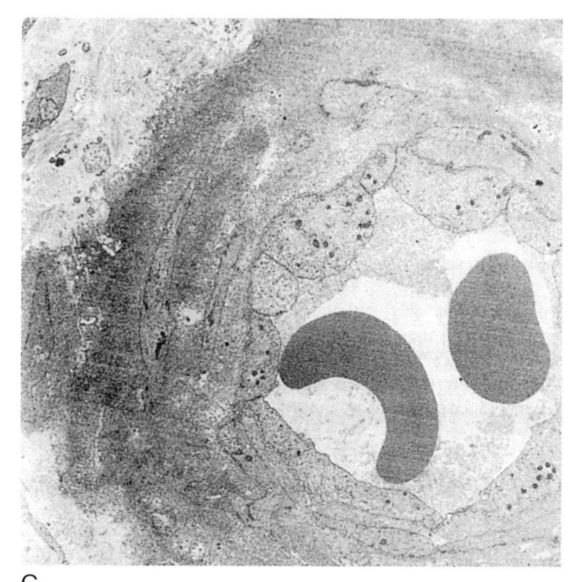

C

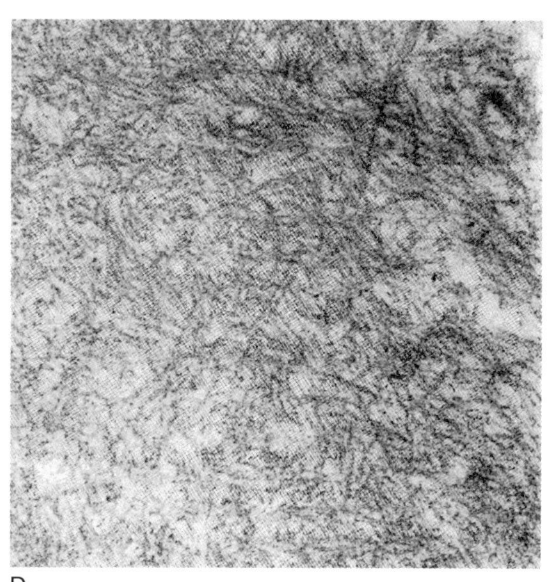

D

浸润，合并进行性眼球突出和眼外肌运动受限（图14-9）。第二种为2例淀粉样瘤。都发生在眶前邻近泪腺处，这是文献描述的好发部位。淀粉样瘤中可见局部钙化，这也该病的特征之一。手术时，这些病变呈特征性腊黄色并且易碎（几乎都可刮除）（图14-10）。

通过PCR，我们确定了2例患者为单克隆浆细胞来源（图14-9）。确诊后患者均行放射治疗，取得成功。我们遇到的最近一例患者，病变累及穹窿结膜并延伸至眶深部，导致视野缩小（图14-8）。

原发性局限性淀粉样蛋白多见于角膜和结膜，不常累及眼眶。继发于结角膜慢性炎症或感染的局限性淀粉样变性经常处于亚临床状态，只有在显微镜下才能确认，该病也不累及眼眶。眼眶中的淀粉样蛋白很少见，表现为软组织中慢性膨胀性肿块。当累及眼外肌时，引起特征性的结节状增大（图14-9）。免疫性淀粉样变性是由于浆细胞克隆性增生导致产生淀粉样蛋白源性轻链免疫球蛋白，可局限或弥散分布。该病以良性局限性形式发生于多个器官，尤其是支气管和眼部，如眼眶、眼睑和结膜。我们还报道了一例由于浆细胞单克隆增生导致的局限性眼部免疫淀粉样变性。

总之，尽管眼眶受累可以是全身症状的一部分，并且多累及眼睑，但是眼眶淀粉样蛋白浸润多为原发性、局灶性。原发性淀粉样蛋白沉积可始发于结膜，很少延伸累及后部组织。这可引起眼球突出或眼外肌浸润，后者可产生运动障碍或上睑下垂。晚期，偶尔发生眼球固定。泪腺受累可导致泪腺窝扩大和肿胀，并合并结角膜炎，不易与缓慢生长的泪腺肿瘤相区别。继发于神经浸润的眼眶疼痛已有报道。此外，血管旁沉积可导致反复眶内出血和眼睑紫癜。

浸润经常呈隐袭发展，经常到晚期才能诊断。确诊需要活检和组织病理学检查的特殊染色（包括免疫组化）。全身受累程度的判断需要进行彻底的体格检查、血尿蛋白免疫电泳、24小时尿Bence Jones蛋白（免疫球蛋白轻链碎片）检测，怀疑多发性骨髓瘤时行骨髓穿刺。直肠和腹部脂肪活检有助于除外全身性疾病。

局限性淀粉样变性的治疗是手术切除以及重建，放射治疗也有一定作用。因为局限性淀粉样变性不累及全身，损伤仅局限于受累组织，所以大多数病

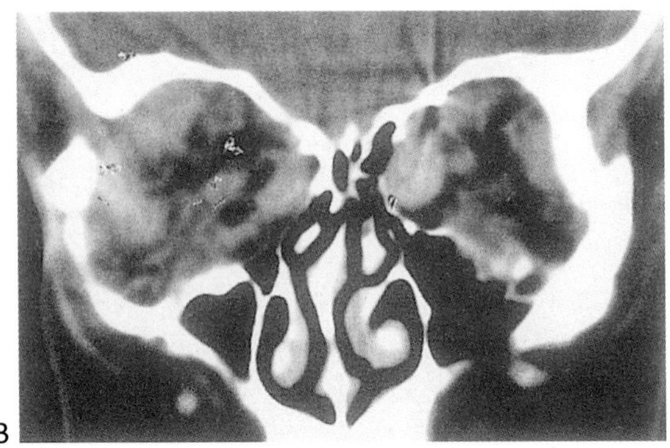

图 14-9 患者44女性，因进行性眼球突出，怀疑为甲状腺性眼眶病，行减压术。水平（A）和冠状（B）CT扫描显示眼外肌结节样增大，邻近组织浸润。活检诊断为局限性淀粉样沉积，PCR证实为单克隆免疫球蛋白。3000cGy眼眶放射治疗后病变消退。

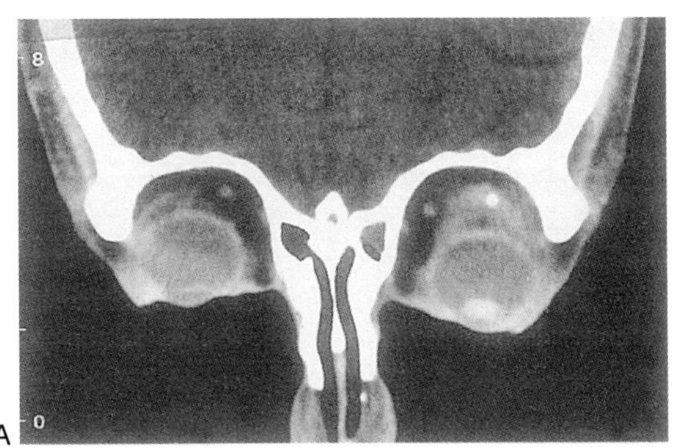

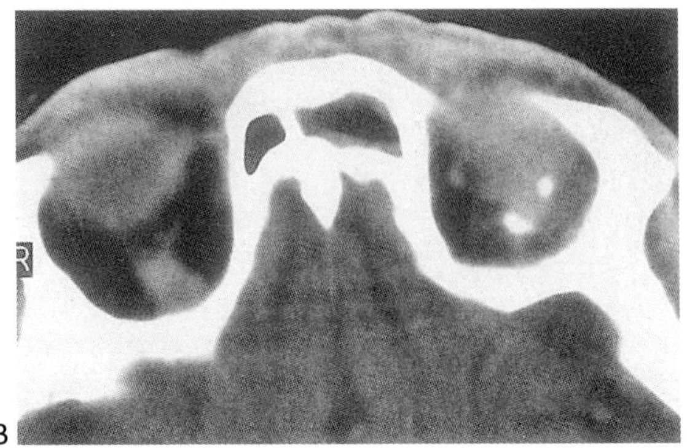

图 14-10 85岁男性患者，局部钙化的不规则眶前病变，表现为上睑下垂、眼球向下移位、轻度眼球突出。经开眶术逐步切除颗粒样病变，并证实为淀粉样瘤，伴有稀疏的细胞成分。1年后，未复发。

例预后较好。系统性病变的各种类型都较为严重。在一些继发性淀粉样变性病例中，消除慢性感染或刺激性新生物后，沉积物会再吸收。无论如何，大多数原发性和继发性全身性病变都会不断进展，引起重要脏器衰竭，多在诊断后1~4年内死亡，平均为14个月，也可发生在10年内任何时间。合并骨髓瘤的淀粉样变性患者常在6个月内死亡。有人曾尝试用秋水仙素和二甲基亚枫（DMSO）治疗家族性地中海热和原发性系统性淀粉样变性。

参考文献

Parry-Romberg Syndrome

Bilen N, Efendi H, Apaydin R, et al. Progressive facial hemiatrophy (Parry-Romberg syndrome). Aust J Dermatol 1999;40:223-5.

Chapman MS, Peraza JE, Spencer SK. Parry-Romberg syndrome with contralateral and ipsilateral extremity involvement. J Cutan Med Surg 1999;3:260-2.

Cory RC, Clayman DA, Faillace WJ, et al. Clinical and radiologic findings in progressive facial hemiatrophy (Parry-Romberg syndrome). AJNR 1997;18:751-7.

Dupont S, Catala M, Hasboun D, et al. Progressive facial hemiatrophy and epilepsy: a common underlying dysgenetic mechanism. Neurology 1997;48:1013-8.

Fernandez O, Romero F, Salazar JA, Rodriguez-Barrionuevo C. El sindrome de Parry-Romberg: una forma de vasculitis focal. Neurologia 1998;13:54-7.

Goldberg-Stern H, deGrauw T, Passo M, Ball WS Jr. Parry-Romberg syndrome: follow-up imaging during suppressive therapy. Neuroradiology 1997;39:873-6.

Matthias C, Terstegge K, Siemes H. Otorhinolaryngological complications of progressive facial hemiatrophy (Romberg's disease). Ann Otol Rhinol Laryngol 1995;104:853-7.

Miedziak AI, Stefanyszyn M, Flanagan J, Eagle RC Jr. Parry-Romberg syndrome associated with intracranial vascular malformations. Arch Ophthalmol 1998;116:1235-7.

Miller MT, Spencer MA. Progressive hemifacial atrophy. A natural history study. Trans Am Ophthalmol Soc 1995;93:203-17.

Ong K, Billson FA, Pathirana DS, Clifton-Bligh P. A case of progressive hemifacial atrophy with uveitis and retinal vasculitis. Aust N Z J Ophthalmol 1991;19:295-8.

Pensler JM, Murphy GF, Mulliken JB. Clinical and ultrastructural studies of Romberg's hemifacial atrophy. Plast Reconstr Surg 1990;85:669-74.

Taylor HM, Robinson R, Cox T. Progressive facial hemiatrophy: MRI appearance. Dev Med Child Neurol 1997;39:484-6.

Terstegge K, Kunath B, Felber S, et al. MR of brain involvement in progressive facial hemiatrophy (Romberg disease): reconsideration of a syndrome. AJNR 1994;15:145-50.

Woolfenden AR, Tong DC, Norbash AM, Albers GW. Progressive facial hemiatrophy: abnormality of intracranial vasculature. Neurology 1998;50:1915-7.

Amyloidosis

Borodic GE, Beyer-Machule CK, Millin J, et al. Immunoglobulin deposition in localized conjunctival amyloidosis. Am J Ophthalmol 1984;98:617-22.

Campos EC, Melato M, Manconi R, Antonutto G. Pathology of ocular tissues in amyloidosis. Ophthalmologica 1980;181:31-40.

Cline RA, Rootman J. Enophthalmos: a clinical review. Ophthalmology 1984;91:229-37.

Cohen AS, Connors LH. The pathogenesis and biochemistry of amyloidosis. J Pathol 1987;151:1-10.

Cohen AS, Shirahama T, Sipe JD, Skinner M. Editorial. Amyloid proteins, precursors, mediator, and enhancer. Lab Invest 1983;48:1-4.

Cooper JH, Ramsey M, Rootman J. Extramedullary plasmacytoma (amyloid tumor) of the caruncle. Can J Ophthalmol 1989;24:166-8.

Cotran RS, Kumar V, Collins T. Diseases of immunity. In: Cotran RS, Kumar V, Collins T, eds. Robbins Pathologic Basis of Disease. 6th ed. Philadelphia: WB Saunders, 1999:188-259.

Erie JC, Garrity JA, Norman ME. Orbital amyloidosis involving the extraocular muscles. Arch Ophthalmol 1989;107:1428-9.

Finlay KR, Rootman J, Dimmick J. Optic neuropathy in primary orbital amyloidosis. Can J Ophthalmol 1980;15:189-92.

Gean-Marton AD, Kirsch CF, Vezina LG, Weber AL. Focal amyloidosis of the head and neck: evaluation with CT and MR imaging. Radiology 1991;181:521-5.

Glenner GG. Amyloid deposits and amyloidosis: the beta-fibrilloses I. N Engl J Med 1980;302:1283-92.

Glenner GG. Amyloid deposits and amyloidosis: the beta-fibrilloses II. N Engl J Med 1980;302:1333-43.

Husby G, Sletten K. Chemical and clinical classification of amyloidosis. Scand J Immunol 1986;23:253-65.

Kaiser-Kupfer MI, McAdam KPWJ, Kuwabara T. Localized amyloidosis of the orbit and upper respiratory tract. Am J Ophthalmol 1977;84:721-8.

Kisilevsky R. Amyloidosis: a familiar problem in the light of current pathogenetic developments. Lab Invest 1983;49:381-90.

Klintworth GK. Proteins in ocular disease. In: Garner A, Klintworth DG, eds. Pathobiology of Ocular Disease. New York: Marcel Dekker, 1994:993-1007.

Knowles D, Jakobiec F, Rosen M, Howard G. Amyloidosis of the orbit and adnexae. Surv Ophthalmol 1975;19:367-84.

Kyle RA, Greipp PR. Amyloidosis (AL). Clinical and laboratory features in 229 cases. Mayo Clin Proc 1983;58:665-83.

Levine MR, Buckman G. Primary localized orbital amyloidosis. Ann Ophthalmol 1986;18:165-7.

Lucas DR, Knox F, Davies S. Apparent monoclonal origin of lymphocytes and plasma cells infiltrating ocular adnexal amyloid deposits: report of 2 cases. Br J Ophthalmol 1982;66:600-6.

Marsh WM, Streeten BW, Hoepner JA, et al. Localized conjunctival amyloidosis associated with extranodal lymphoma. Ophthalmology 1987;94:61-4.

Murdoch IE, Sullivan TJ, Moseley I, et al. Primary localised amyloidosis of the orbit. Br J Ophthalmol 1996;80:1083-6.

Okamoto K, Ito J, Emura I, et al. Focal orbital amyloidosis presenting as rectus muscle enlargement: CT and MR findings. AJNR 1998;19:1799-801.

Pasternak S, White VA, Gascoyne RD, Perry SR, Johnson RLC, Rootman J. Monoclonal origin of localised orbital amyloidosis detected by molecular analysis. Br J Ophthalmol 1996;80:1013-7.

Raflo GT, Farrell TA, Sioussat RS. Complete ophthalmoplegia secondary to amyloidosis associated with multiple myeloma. Am J Ophthalmol 1981;92:221-4.

Schaldenbrand JD, Keren DF. IgD amyloid in IgD-lambda monoclonal conjunctival amyloidosis. A case report. Arch Pathol Lab Med 1983;107:626-8.

Simpson GT 2nd, Skinner MS, Strong M, Cohen AS. Localized amyloidosis of the head and neck and upper aerodigestive and lower respiratory tracts. Ann Otol Rhinol Laryngol 1984;93:374-9.

Tan SY, Pepys MB. Amyloidosis. Histopathology 1994;25:403-14.

Tan SY, Murdoch IE, Sullivan TJ, et al. Primary localized orbital amyloidosis composed of immunoglobulin gamma heavy chain CH3 domain. Clin Sci 1994;87:487-91.